PARALISIA CEREBRAL

NEUROLOGIA   ORTOPEDIA   REABILITAÇÃO

2ª edição

PARALISIA CEREBRAL

NEUROLOGIA   ORTOPEDIA   REABILITAÇÃO

2ª edição

LUIZ FERNANDO FONSECA

Coordenador – Preceptor da Residência Médica de Neuropediatria do Hospital João Paulo II – Centro Geral de Pediatria (CGP) – FHEMIG, Belo Horizonte-MG

Preceptor da Residência Médica de Pediatria CGP- FHEMIG

Coordenador do Serviço de Neuropediatria do Hospital Mater Dei, Belo Horizonte-MG

Especialista em Pediatria e Neurologia Infantil

CESAR LUIZ ANDRADE LIMA

Professor Assistente Departamento Aparelho Locomotor da Faculdade Medicina da UFMG

Coordenador do Serviço de Ortopedia Pediátrica do Hospital Ortopédico Belo Horizonte-MG

Membro do Serviço de Trauma Infantil dos Hospitais João XXIII e Maria Amélia Lins. FHEMIG, Belo Horizonte-MG

Presidente da Sociedade Brasileira de Ortopedia Pediátrica

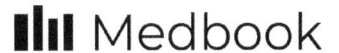 Medbook

Editoração Eletrônica
REDB – Produções Gráficas e Editorial Ltda.

Ⅰ.ⅠⅠ Medbook
MedBook – Editora Científica Ltda.
Avenida Treze de Maio 41/sala 804
Cep 20.031-007 – Rio de Janeiro – RJ
Telefone: (21) 2502-4438
www.medbookeditora.com.br
contato@medbookeditora.com.br
vendasrj@medbookeditora.com.br

COLABORADORES

ADRIANA IZABEL LEISTER

Terapeuta Ocupacional.
Consultora em Temas de Arte, Saúde e Educação
Inclusiva.
Especializada em Dança Educativa Moderna,
UFV – Viçosa-MG.
Ex-Coordenadora do Trabalho de Artes
Cênicas do Brincar Centro de Estimulação
Especial.
Ex-Presidente da Associação Crepúsculo.

ADRIANA MARTINS GOMES

Professora do Curso de Fonoaudiologia do
Instituto Metodista Izabela Hendrix e da
Pontifícia Universidade Católica de Minas
Gerais.
Mestrado em Fonoaudiologia pela Universidade
Veiga de Almeida, Rio de Janeiro-RJ.

AFRÂNIO DONATO DE FREITAS

Chefe do Serviço de Cirurgia da Mão do Hospital
Belo Horizonte.
Diretor Clínico e Coordenador das Residências
de Ortopedia e de Cirurgia da Mão do Hospital
Ortopédico de Belo Horizonte.
Ex-Presidente da Sociedade Brasileira de Cirurgia
da Mão.

ALEXANDRE PICON MÜRER

Especialista em Odontopediatria pela PUC-MG.

ANA PAULA BENSEMANN GONTIJO

Mestre em Ciências da Reabilitação.
Fisioterapeuta Clínica.
Professora da UFMG.
Especialista no Conceito Neuroevolutivo Bobath.

ANA PAULA COUTINHO FONSECA

Médica Fisiatra Titulada pela Sociedade
Brasileira de Medicina Física e Reabilitação
(SBMFR) e pela Associação Médica
Brasileira (AMB).
Diretora Científica da Associação Brasileira de
Medicina Física e Reabilitação – 2004-2008.

ANA ROSA MAGALDI RIBEIRO DE OLIVEIRA

Médica Formada na UFMG.
Residente em Clínica Médica pela UFJF.

ANGELO RAPHAEL TOLENTINO DE REZENDE

Residente de Neurologia Infantil do Hospital
Infantil João Paulo II- FHEMIG, Belo
Horizonte-MG

BEATRIZ FAGUNDES PEDROSA

Pediatra e Otorrinolaringologista.
Membro do Departamento de
Otorrinolaringologia da Sociedade Brasileira de
Pediatria.

CARLA MENEZES DA SILVA

Fonoaudióloga Clínica.
Mestre em Fonoaudiologia PUC-SP.
Especialista em Motricidade Oral, CFFª.
Especializada no Conceito Neuroevolutivo
Bobath, ABRADIMENE.
Terapeuta Hanen.
Docente do Curso de Fonoaudiologia,
PUC-MG.

CARLOS ALBERTO DOS SANTOS

Ortopedista Pediátrico da Clínica de Paralisia
Cerebral da AACD/SP.
Ortopedista do Grupo de Afecções Paralíticas
do Instituto de Ortopedia e Traumatologia da
Universidade de São Paulo.
Doutor em Ortopedia e Traumatologia pela
Universidade de São Paulo.

CESAR LUIZ ANDRADE LIMA

Professor Assistente do Departamento Aparelho
Locomotor da Faculdade Medicina da
UFMG.
Coordenador do Serviço de Ortopedia Pediátrico
do Hospital Ortopédico Belo Horizonte-MG.
Membro do Serviço de Trauma Infantil dos
Hospitais João XXIII e Maria Amélia Lins
FHEMIG, Belo Horizonte-MG.
Presidente da Sociedade Brasileira de Ortopedia
Pediátrica

CHRISTINA DUTRA BAPTISTA

Terapeuta Ocupacional.
Ergonomista.
Especializada em Equipamentos Terapêuticos
Personalizados.
Terapeuta Ocupacional Responsável pela ETP –
Equipamentos Terapêuticos Personalizados
Comércio Ltda.

CHRISTOVÃO DE CASTRO XAVIER

Neurologista Infantil.
Preceptor da Residência de Neuropediatria do
Hospital Infantil João Paulo II – FHEMIG.
Superintendente Hospitalar do Hospital
Governador Israel Pinheiro (IPSEMG).

CLÁUDIA EUNICE NEVES DE OLIVEIRA

Fisioterapeuta.
Mestre em Distúrbios do Movimento pela
Universidade Presbiteriana Mackenzie, SP.

CRISTIANO MAGALHÃES MENEZES

Cirurgião Assistente do Grupo de Cirurgia
da Coluna do Hospital Ortopédico de Belo
Horizonte-MG.
Membro Titular da Sociedade Brasileira de
Ortopedia e Traumatologia (SBOT) e da
Sociedade Brasileira de Coluna (SBC).

DANIELA VIRGINIA VAZ

Fisioterapeuta.
Mestre em Ciências da Reabilitação.
Professora de Fisioterapia na UFMG.

DÉBORA R. BERTOLA

Mestre em Medicina pela FMUSP.
Médica Assistente da Unidade de Genética Clínica
do Instituto da Criança do Hospital das Clínicas
da FMUSP.

DENIZE AROUCA ARAUJO

Especialista em Psicologia Clínica na Abordagem
Social e Antropológica.
Psicóloga da Associação Mineira de Reabilitação,
Belo Horizonte-MG.

DOROTEA STARLING

Ortopedista Pediátrico, Membro da Sociedade
Brasileira de Ortopedia e Traumatologia
(SBOT), e da Sociedade Brasileira de Ortopedia
Pediátrica (SBOP).
Membro do Corpo Clínico do Hospital Maria
Amélia Lins (FHEMIG).

EISLER CRISTIANE CARVALHO VIEGAS

Ex-Residente de Neuropediatria do Hospital João Paulo II (CGP), FHEMIG, Belo Horizonte-MG.
Preceptora de Neurologia Infantil do Hospital João Paulo II (CGP), FHEMIG, Belo Horizonte-MG.

EMILY SOBREIRA HABIB

Fisioterapeuta UTIP – Hospital Mater Dei.
Professora de Fisioterapia da Faculdade Ciências Médicas, Belo Horizonte-MG.
Mestrado da UFMG na Área de Ciências da Reabilitação.
Professora da UNI-BH.

FLÁVIA FELIPE SILVINO

Fonoaudióloga, Especialista no Conceito Neuroevolutivo Bobath (Básico e Baby).
Pós-Graduada em Alfabetização pela UFMG.
Mestranda em Linguagem e Cognição pela UFMG.
Membro da Equipe de Intervenção Precoce da Associação Mineira de Reabilitação.

GERALDO PIANETTI

Professor Adjunto IV do Departamento de Psiquiatria e Neurologia da Faculdade de Medicina da UFMG.
Preceptor da Residência em Neurocirurgia e Chefe do Serviço de Neurocirurgia Pediátrica do Hospital das Clínicas da UFMG.
Mestre em Neurocirurgia.

HENRIQUE BITTENCOURT

Médico Hematologista.
Doutor em Medicina pela Universidade Federal do Rio Grande do Sul.
Fellow em Transplante de Células-Tronco Hematopoiéticas – Hospital Saint Louis – Paris.
Professor Adjunto do Departamento de Clínica Médica da Universidade Federal de Minas Gerais.
Coordenador do Programa de Transplante de Células-Tronco Hematopoiéticas do Hospital das Clínicas da UFMG.

JOSÉ ALOYSIO DA COSTA VAL FILHO

Coordenador do Serviço de Neurocirurgia Pediátrica do Biocor Instituto
Coordenador do Comitê de Ética em Pesquisa do HPMMG, Belo Horizonte-MG.

JOSÉ GILBERTO DE BRITO HENRIQUES

Professor Doutor Faculdades de Medicina da UFMG e UNIFENAS, Belo Horizonte-MG.
Neurocirurgião Pediátrico do Hospital das Clínicas do UFMG, Hospital Mater Dei.

JOSÉ MARIANO DA CUNHA FILHO

Neuropediatra da Maternidade Odete Valadares – FHEMIG.
Ex-Residente e Preceptor da Residência do Hospital João Paulo II (CGP), FHEMIG, Belo Horizonte-MG.

JOSÉ SALOMÃO SCHWARTZMAN

Professor Titular Universidade Presbiteriana Mackenzie.

KARINA SANTOS WANDECK

Neurologista Infantil dos Hospitais Mater Dei, Belo Horizonte e UNIFENAS, Belo Horizonte-MG.
Ex-Residente de Neuropediatria do Hospital João Paulo II – FHEMIG, Belo Horizonte-MG.

KETTE DUALIBI RAMOS VALENTE

Doutora em Neurologia pela FMUSP.
Médica Supervisora do Laboratório de Neurofisiologia Clínica do Instituto de Psiquiatria do Hospital das Clínicas da FMUSP.

LEONARDO CURY ABRAHÃO

Ortopedista Pediátrico, Membro da Sociedade Brasileira de Ortopedia e Traumatologia (SBOT) e da Sociedade Brasileira de Ortopedia Pediátrica (SBOP).
Superintendente Clínico da Associação Mineira de Reabilitação (AMR), Belo Horizonte.
Membro do Corpo Clínico do Hospital Ortopédico, Belo Horizonte.
Membro do Serviço de Ortopedia Matta Machado do Hospital da Baleia, Belo Horizonte.

LIDIANE MAGALHÃES LEMOS

Médica Obstetra.
Coordenadora Científica Sonnus, Medicina Fetal, Belo Horizonte-MG.

LILIAN MAGALHÃES DE ALBUQUERQUE

Especialista em Neurologia pela UFMG.
Especialista no Conceito Neuroevolutivo Bobath – Michigan.
Especialista em Hipoterapia.
Professora da UNI-BH.
Diretora da Federação Hípica de Minas Gerais.

LÍVIA DE CASTRO MAGALHÃES

Terapeuta Ocupacional, PhD.
Professora Adjunta, Departamento de Terapia Ocupacional, UFMG.

LUCIANA DOLABELA VELLOSO GAUZZI

Preceptora da Residência de Neuropediatria do Centro Geral de Pediatria – FHEMIG, Belo Horizonte-MG.
Neurologista Infantil do Hospital Regional de Betim.

LUCIANO AMÉDÉE PÉRET FILHO

Professor Adjunto Doutor do Departamento de Padiatria da Faculdade de Medicina da Universidade Federal de Minas Gerais.
Membro do Serviço de Gastroenterologia Pediátrica e Nutrição do Hospital das Clínicas da UFMG.

LUCIENE CHAVES FERNANDES

Doutora em Oftalmologia pela Faculdade de Medicina da Universidade Federal de Minas Gerais (UFMG).
Coordenadora do Serviço de Visão Subnormal do Hospital São Geraldo – Hospital das Clínicas da UFMG.
Assessora da Christoffel-Blindenmission(CBM) para a Baixa Visão na América Latina.

LUCINDA M. S. MENDONÇA

Psicóloga Clínica.

LUIS CANDIDO PINTO DA SILVA

Especialista em Odontopediatria.
Mestre em Odontologia Área de Concentração Odontopediatria pela PUC-MG.
Professor da Disciplina de Odontopediatria do Curso de Graduação da PUC-MG.
Professor do Curso de Especialização em Odontopediatria da PUC-MG.
Coordenador e Professor da Residência de Atendimento de Crianças com Necessidades Especiais da PUC-MG.

LUIZ FERNANDO FONSECA

Coordenador-Preceptor da Residência Médica de Neuropediatria do Hospital João Paulo II – Centro Geral de Pediatria (CGP)-FHEMIG, Belo Horizonte-MG.
Preceptor da Residência Médica de Pediatria CGP – FHEMIG.
Coordenador do Serviço de Neuropediatria do Hospital Mater Dei, Belo Horizonte-MG.
Especialista em Pediatria e Neurologia Infantil.

MARCELLA DE ARAUJO FONSECA

Fisioterapeuta do Hospital Israel Pinheiro – IPSEMG, Belo Horizonte-MG.

MARCELO MAGALDI RIBEIRO DE OLIVEIRA

Neurocirurgião.
Fellow em Neurocirurgia Pediátrica na University of British Columbia- Canadá.
Doutorado em Cirurgia – UFMG.
Professor Adjunto de Cirurgia da UFMG.

MARCELO VALENTE

Mestre e Doutor em Radiologia pela FMUSP.
Professor Titular de Semiologia Especializada da Faculdade de Medicina da Universidade Metropolitana de Santos.
Responsável pela Neurologia Pediátrica do Instituto da Criança do Hospital das Clínicas da FMUSP.

MÁRCIA CRISTINA FRANCO LAMBERTUCCI

Terapeuta Ocupacional.
Especialista nos Métodos Neuroevolutivo e de
Integração Sensorial.

MARCOS ANTÔNIO FERREIRA JR.

Cirurgião Assistente do Grupo de Cirurgia
da Coluna do Hospital Ortopédico de Belo
Horizonte – MG.
Membro Titular da Sociedade Brasileira de
Ortopedia e Traumatologia (SBOT) e da
Sociedade Brasileira de Coluna (SBC).

MARCUS VINICIUS RODRIGUES SILVA

Obstetra pela Faculdade de Medicina UFMG.
Ex-Membro do Harris Birthrigth Research Centre
for Fetal Medicine – Londres, 1998.
Preceptor da Pós-Graduação em Obstetrícia e
Ginecologia do Hospital Mater Dei.
Presidente do Comitê de Medicina Fetal –
2002/2003.
Mestre em Obstetrícia pela Faculdade de Medicina
da UFMG.

MARIA JULIANA TORRES SAMPAIO

Terapeuta Ocupacional Clínica.
Especialista no Conceito Neuroevolutivo Bobath,
ABRADIMINE.
Neuropediatra pela UFMG.
Terapeuta Clínica com Atuação em Consultório
Particular.

MARIA LETÍCIA GAMBOJI TEIXEIRA

Neurologista Infantil, Associação Mineira de
Reabilitação Belo Horizonte-MG.
Ex-Residente de Neurologia Infantil do Hospital
Infantil João Paulo II (CGP)-FHEMIG, Belo
Horizonte-MG.

MARIA MATILDE DE MELLO SPOSITO

Médica Fisiatra, Mestre e Doutor em Medicina
pela Escola Paulista de Medicina – Universidade
Federal de São Paulo.
Professora Orientadora, Nível Adjunto Doutor do
Curso de Pós-Graduação em Medicina – Área
de Concentração – Reabilitação da Universidade
Federal de São Paulo – Escola Paulista de
Medicina – EPM/UNIFESP.
Médica Fisiatra, Membro do Grupo de Pesquisa em
Toxina Botulínica da Divisão de Medicina
de Reabilitação – Unidade Umarizal da
Faculdade de Medicina da Universidade de São
Paulo – USP.

MARINA DE BRITO BRANDÃO

Terapeuta Ocupacional da Associação Mineira de
Reabilitação.
Mestre em Ciências da Reabilitação (UFMG).
Especialista em Terapia Ocupacional:
Desenvolvimento Infantil (UFMG).
Professora da Universidade FUMEC.

MÁRIO SÉRGIO FONSECA

Especialista em Odontopediatria.
Mestre em Odontologia, Área de Concentração em
Odontopediatria, pela PUC-MG.
Professor de Odontopediatria de FOUI.
Professor do Curso de Especialização em
Odontopediatria da PUC-MG.
Professor da Residência de Atendimento de
Crianças com Necessidades Especiais da
PUC-MG.

MARISA COTTA MANCINI

Doutora em Ciências (Boston University).
Pós-Doutorado (CESPA, University of
Connecticut).
Professora Associada do Departamento de
Terapia Ocupacional e Programa de
Pós-Graduação em Ciências da
Reabilitação da Universidade Federal de
Minas Gerais (UFMG).

MARYSE OLÍVIA ÁVILA BARBOSA

Assistente Social, com Especialização na Fundação São Camilo em Gestão Hospitalar.

Atua na Gerência de Apoio ao Paciente do Hospital João Paulo II (Ex Centro Geral de Pediatria), da Fundação Hospitalar do Estado de Minas Gerais.

MAURO CÉSAR DE MORAIS FILHO

Ortopedista Pediátrico da Clínica de Paralisia Cerebral da AACD/SP.

Coordenador do Laboratório de Marcha da AACD/SP.

Ortopedista do Grupo de Afecções Paralíticas do Instituto de Ortopedia e Traumatologia (IOT) e do Laboratório de Marcha da Divisão de Medicina e Reabilitação (DMR) da Universidade de São Paulo.

MYRIAN JOPPERT DE MOURA

Psicopedagoga.
Terapeuta Ramain.

NELSON FRANCISCO ANNUNCIATO

Professor Doutor em Neurociências.

NIVÂNIA MARIA DE MELO REIS

Terapeuta Ocupacional.

Especializada em Educação Especial, FAFI, Belo Horizonte-MG.

Especializada no Conceito Neuroevolutivo Bobath, ABRADIMENE.

Mestranda em Educação pela FAE Universidade Federal de Minas Gerais.

Diretora da Escola Brincar Unidade Pedagógica.

Professora e Coordenadora da Área de Limitações Locomotoras do Núcleo de Apoio à Inclusão da PUC-Minas.

Professora do Curso de Pedagogia com Aprofundamento em NEE da PUC-Minas.

Terapeuta Encarregada de Prescrições e Aplicações de Tecnologia Assistiva da Lúmen Equipamentos Terapêuticos.

OLINDINA NEME BARBOSA MIRANDA

Nutricionista do Hospital Infantil João Paulo II.
Especialista em Nutrição Clínica.

PAULA SILVA DE CARVALHO CHAGAS

Mestre em Ciências da Reabilitação pela UFMG.

Doutoranda em Ciências da Reabilitação (UFMG).

Professora Assistente do Departamento de Fisioterapia da Universidade Federal de Juiz de Fora (UFJF).

PAULA STARLING SIMÃO

Aperfeiçoamento no Conceito Bobath.

Fonoaudióloga do Hospital Mater Dei, Unidade de Terapia Intensiva.

Especialista em Motricidade Oral pelo CEFAC.

PEDRO AMÉRICO DE SOUZA

Doutor em Reabilitação pelo Institut für Rehabilitation und Behindertensport (Colonia – Alemanha).

REGINA HELENA CALDAS DE AMORIM

Neuropediatria. Especialização na Universidade René-Descartes – Paris.

Doutora em Pediatria pela UFMG.

Professora Adjunta do Departamento de Pediatria da UFMG.

Coordenadora do ACRIAR.

RENATA ARAÚJO FONSECA

Fonoaudióloga.
Aperfeiçoamento no Conceito Bobath.
Especialista em Linguagem pelo CEFAC.
Aperfeiçoamento em Neurociências pelo CEFAC.

RENATO PACHECO DE MELO

Ex-Residente de Neurologia Infantil do Hospital Infantil João Paulo II (CGP)-FHEMIG, Belo Horizonte-MG.

Neurologista Infantil do Hospital São Vicente e Maternidade São José de Conselheiro Lafaiete – MG.

Especialista em Pediatria e Neuropediatria.

RITA DE CÁSSIA RIGHI RODRIGUES CHAVES

Terapeuta Ocupacional.
Especialista em Desenvolvimento Infantil pela
Universidade Federal de Minas Gerais – UFMG
e no Método Neuroevolutivo Bobath: Nível
Básico e Baby Course.
Coordenadora do Projeto de Inclusão Escolar da
Associação Mineira de Reabilitação – AMR.

ROBERTO SAKAMOTO FALCON

Cirurgião Chefe do Grupo de Cirurgia da Coluna
dos Hospitais Ortopédico e Baleia, Belo
Horizonte-MG.
Membro Titular da Sociedade Brasileira de
Ortopedia e Traumatologia (SBOT) e da
Sociedade Brasileira de Coluna (SBC).

RODRIGO CARNEIRO DE CAMPOS

Ex-Residente de Neuropediatria do Hospital
Infantil João Paulo II.
Membro do Centro de Neuropediatria do Hospital
Infantil São Camilo.
Neurologista Infantil da Prefeitura de Belo
Horizonte e do Centro Psicopedagógico da
FHEMIG, Belo Horizonte-MG.

RONILZA FERREIRA FRANCO

Fonoaudióloga, Especialização em Fonoaudilogia
Hospitalar, pela Universidade Estácio de Sá.

SHEILA CRISTINA MARIANO

Ex-Residente de Neuropediatria do Hospital
Infantil João Paulo II – FHEMIG.
Neurologista Infantil da Prefeitura Municipal de
Belo Horizonte e do Hospital de Pronto-Socorro
João XXIII – FHEMIG.
Especialista em Pediatria.

SILVIA CORDEIRO SANTIAGO

Residente de Neurologia Infantil do Hospital
Infantil João Paulo II (CGP)-FHEMIG, Belo
Horizonte-MG.

SIMONE MEDEIROS BRITO DE OLIVEIRA

Fisioterapeuta.
Aperfeiçoamento e Formação no Tratamento de
Baixa Visão Associada a Disfunção Neurológica
– Belo Horizonte-MG.

SIMONE PRESOTTI TIBÚRCIO

Especialista em Aquisição e Desenvolvimento
da Linguagem AMIH. Formação no
Modelo Benenzon de Musicoterapia –
Buenos Aires.
Psicóloga PUC/MG.
Presidente da Associação de Musicoterapia de
Minas Gerais.

SOLANGE FIGUEIREDO NOGUEIRA

Terapeuta Ocupacional Clínica.
Mestranda em Ciências da Reabilitação (UFMG)
Especialista em Terapia Ocupacional:
Desenvolvimento Infantil (UFMG)
Aperfeiçoamento no Método Neuroevolutivo
Bobath.
Professora da Universidade FUMEC.

STEFÂNIA MARIA PIRES FERREIRA

Fisioterapeuta.
Especialista no Conceito Neuroevolutivo Bobath
(Básico e Baby).
Membro da Equipe de Intervenção Precoce
da Associação Mineira de Reabilitação, Belo
Horizonte-MG.

SUSANA SATUF REZENDE LELIS

Residente do Quinto Ano de Neurologia Infantil
do Hospital Infantil João Paulo II (CGP) –
FHEMIG, Belo Horizonte-MG.
Pediatra.

THELMA RIBEIRO NOCE

Ex-Residente de Neuropediatria do Hospital Infantil João Paulo II – FHEMIG.

Neurologista Infantil dos Hospitais da Baleia, Felício Rocho e Sofia Feldman.

Mestre em Neurologia pela Faculdade de Medicina de Ribeirão Preto – USP.

VALÉRIA CRISTINA RODRIGUES CURY

Fisioterapeuta, Mestre em Ciências da Reabilitação pela Universidade Federal de Minas Gerais, Formação no Conceito Neuroevolutivo, Reeducação Postural e Método Pilates.

VERA LÚCIA ANASTÁCIO

Assistente Social, com Especialização USP/SP na Área de Violência Doméstica Contra Crianças e Adolescente.

Atua no Programa CGP Domiciliar e Programa VentLar do Hospital Infantil João Paulo II (Ex Centro Geral de Pediatria), da Fundação Hospitalar do Estado de Minas Gerais.

WALTER CAMARGO JR.

Psiquiatria Infantil do Hospital Infantil João Paulo II (CGP), FHEMIG, Belo Horizonte-MG.

Presidente da ABENEPI-MG.

PREFÁCIO DA 1ª EDIÇÃO

Ao longo dos nossos 35 anos no exercício da Neuropediatria e Ortopedia Infantil, tanto no setor público como no privado, temos nos deparado com o extraordinário benefício que o trabalho interdisciplinar produz, principalmente quando a equipe multidisciplinar entende e compartilha a filosofia da atuação conjunta. Infelizmente, o material didático disponível e as publicações científicas relatando a experiência nesta área são escassos. Nasceu daí a nossa pretensão de criar esta obra que hoje vemos realizada.

Há algum tempo observamos que na literatura específica brasileira não existe um livro que aborde de forma completa todo o complexo diagnóstico, tratamento e reabilitação da criança portadora de paralisia cerebral.

O primeiro encontro de Neuropediatria Infantil, realizado em outubro de 2002, foi o passo inicial para a realização deste livro. Muitos são seus autores. Sua autoria ultrapassa as fronteiras das Minas Gerais porque conta, além da colaboração preciosa de colegas mineiros, com a participação de brilhantes profissionais de outros estados. Sem eles nada teria acontecido.

O livro é dividido em três seções: Neurologia, Ortopedia e Reabilitação. Nos capítulos iniciais são descritos os aspectos pré-natais de prevenção da paralisia cerebral, os exames neurológicos, incluindo os sinais de alerta que ajudam a predizer uma futura disfunção neuromotora, e as bases neuropatológicas que definirão o tratamento.

Na abordagem neurológica, demonstramos a nossa experiência na classificação, nas causas, nos exames complementares e no tratamento das crianças com paralisia cerebral.

São abordadas de maneira prática e interdisciplinar terapias atuais, como toxina botulínica, rizotomia dorsal seletiva e tratamento com baclofeno intratecal, dentre outras.

O Capítulo 9, Neuroimagem e Genética na Avaliação das Malformações do SNC, expressa com muita propriedade a dificuldade do diagnóstico etiológico e o auxílio complementar recíproco da neuroimagem e da genética.

Sob o título de Influência da Terapia sobre os Processos Plásticos do Sistema Nervoso, no Capítulo 8, é demonstrado, de forma sucinta e objetiva, como e por que um hemisfério cerebral lesado e sem função que provoca atividade elétrica anormal e convulsões pode ser desconectado por meio de cirurgia – hemisferectomia funcional – fazendo com que o hemisfério cerebral íntegro assuma as funções do lado comprometido.

As manifestações epilépticas e seu tratamento em todas as faixas etárias são detalhadamente discutidas em capítulo específico.

A visão pediátrica e neuropediátrica na abordagem nutricional do paciente com paralisia cerebral apresenta-nos a importância na preservação de um padrão desejável de qualidade de vida e de nutrição para o paciente.

O diagnóstico diferencial é enfocado nas patologias que se aproximam da clínica da paralisia cerebral.

A grande maioria das crianças com paralisia cerebral pode apresentar, durante o crescimento, problemas ortopédicos ligados à disfunção cerebral e aos distúrbios dos movimentos que essa disfunção determina. Muitos desses problemas são previsíveis e, portanto, passíveis de prevenção.

Nesta obra, os capítulos referentes à área do aparelho locomotor abordam de maneira clara as alterações mais freqüentes de cada articulação, as deformidades, sua prevenção e tratamento.

No Capítulo 19, Abordagem Ortopédica da Criança com Paralisia Cerebral, é apresentada uma visão global e ampla de como a criança deve ser vista pelo ortopedista, levando em consideração não somente sua alteração ou deformidade, mas também todas as variáveis que interferem no resultado final do tratamento.

A reabilitação da criança é abordada em 25 capítulos, expressiva participação nesta obra, por meio da atuação interdisciplinar constituída pelos diversos profissionais nas áreas de Fisiatria, Fisioterapia, Terapia Ocupacional, Fonoaudiologia, Psicologia, Psiquiatria, Psicopedagogia, Musicoterapia, Oftalmologia, Odontologia, Assistência Social e Educação Física.

O entrosamento da Fisioterapia, da Terapia Ocupacional e da Fonoaudiologia mediante atuação integrada revela, com detalhes, avanços nas áreas de integração sensorial, informática terapêutica, comunicação alternativa, intervenção precoce, hipoterapia, métodos de avaliação e equipamentos terapêuticos individuais.

É interessante observar a descrição de como a esporteterapia e a musicoterapia podem funcionar como indutoras da neuroplasticidade cerebral.

Em capítulos específicos, são abordados o Serviço Social e a Psicologia, trabalhando junto à família, da aceitação, inclusão social e encaminhamentos aos benefícios previstos em lei.

O capítulo de Oftalmologia, por meio de tratamentos clínico e cirúrgico específicos, revela-nos a possibilidade da melhoria da qualidade visual o que, em conjunto com a estimulação visual, soma espetaculares benefícios para o paciente.

A Odontologia para o atendimento de pacientes com necessidades especiais tem, nesta obra, seu papel fundamental na prevenção das doenças bucais e nas decorrentes, que afetam, como um todo, a saúde do paciente, minimizando e mesmo prevenindo um sofrimento maior provocado pela doença.

A Fisiatria, em parceria com a Neurologia e a Ortopedia, coloca toda a tecnologia atual no tratamento da criança com disfunção neuromotora.

A Psiquiatria infantil brindou-nos com Transtorno do Déficit de Atenção/Hiperatividade. Relacionado à Paralisia Cerebral, tema muito atual, desenvolvido com muita propriedade.

A questão da inclusão escolar no Brasil é relatada com detalhes, mostrando não só a experiência da autora, mas fazendo reflexões importantes relativas a tentativas, viabilidade, eficiência e resultados concretos vivenciados em sua prática educacional.

Finalmente, o depoimento de duas mães mostrando, desde o pré-natal até a idade atual, o carinho, a determinação, as incertezas, o tratamento que essas crianças com paralisia cerebral necessitam e às quais dirigimos nosso agradecimento.

Cesar Luiz Andrade Lima
Luiz Fernando Fonseca

PREFÁCIO DA 2ª EDIÇÃO

Segundo o Dr. Ruy do Amaral Pupo Filho, no capítulo Interação com a Criança Especial, publicado no volume 6/3 do livro *Clínica Ortopédica*, a maioria das pessoas se imagina despreparada para cuidar de um filho especial. Parece-lhes que criar um filho normal é tarefa para a qual já se nasce pronto. Sabe-se, porém, que educar um filho normal ou especial exige dos pais a mesma dose de instinto e preparo, e arte e técnica. O filho especial necessitará, certamente, de maior dedicação. Criar um filho é tão prazeroso e perigoso como pilotar um avião. Com o filho normal a criação pode ser feita em "piloto-automático", ele vai quase sozinho... Já a criança especial exige um vôo manual, é preciso estar sempre observando a altitude, controlando os instrumentos, acelerando os motores etc. O trabalho e a preocupação são tantos que, às vezes, o piloto se esquece de apreciar a viagem e a paisagem... Quem tiver olhos para ver e coração para sentir será capaz de interagir com muita alegria com seu filho especial. Apesar de todas as frustrações e dificuldades, criar um filho, especial ou não, é uma das mais enriquecedoras experiências de vida que alguém pode ter. Ajudar a criança e sua família a prepararem e a apreciarem a "viagem" é tarefa de uma equipe multidisciplinar que trabalha com conceitos de inter e transdisciplinaridade.

Nesta segunda edição do livro *Paralisia Cerebral*, esses conceitos são exaustivamente discutidos por diversos autores, de diversas áreas de reabilitação, que procuraram passar ao leitor sua experiência no tratamento desta patologia única que exige não-somente conhecimentos científicos, mas um envolvimento mais profundo entre paciente, família, terapeutas e médicos.

Esta edição, como a anterior, é dividida em três seções: Neurologia, Ortopedia e Reabilitação. O livro foi totalmente revisado e atualizado. Procuramos acrescentar novos avanços, incluímos novas figuras e novos capítulos para suprir as necessidades atuais dos que se interessam pelas variadas nuanças e peculiaridades da paralisia cerebral. Seus capítulos procuram conceituar e abordar de maneira clara e objetiva os princípios do tratamento e cobrem de forma prática o dia-a-dia de quem trabalha com a criança especial.

Nossos agradecimentos, em primeiro lugar, aos nossos colegas autores de Minas Gerais e de outros estados, residentes, ex-residentes, profissionais que trabalham na área de reabilitação e que, de uma forma ou de outra, contribuíram para enriquecer este livro, à MedBook, nossa editora, que demonstrou confiança em nosso trabalho e, finalmente, um obrigado especial às crianças, que nos permitiram crescer com elas.

Luiz Fernando Fonseca
Cesar Luiz Andrade Lima

SUMÁRIO

APRESENTAÇÃO I

No mundo das diferenças,
O pouco, o muito pouco para uns,
É tudo o que eles têm e é muito,
Demais, para quem quase nada tem.

No seu restrito mundo, o deficiente,
Com um sorriso triste que agrada,
Demonstra muito o que por ele se faz,
Para eles, muito; para nós, quase nada.

No mundo das indiferenças,
O ser e o estar dedicado a esses alguns
É não só tratar de suas doenças,
É amar quem mais precisa de muito.

Dr. José Marcio G. de Souza
Maio de 2008

Recebi do Dr. Cesar Luiz o convite para apresentar a nova edição de *Paralisia Cerebral* revisada e ampliada, completando o trabalho de uma equipe de especialistas que se dedicou a ensinar e difundir o conhecimento mais atualizado sobre a paralisia cerebral. Numa reapresentação, seríamos redundantes em expor novamente a importância desta obra e qualificar os autores e seus colaboradores. Sobre isso já escreveu, e muito bem, o Dr. Arlindo Pardini, na Apresentação da 1ª edição.

Quero tão-somente apresentar dois personagens que fazem a essência do viver e do conviver com essa doença cerebral: o deficiente e o seu médico.

O paralisado cerebral, nas mais variadas formas de apresentação e gravidade, nos traz a imagem de uma criança que é deficiente, acometida, na maioria das vezes, por espasticidade e outras formas de discinesias que lhe tolhem o movimento correto e que, em algumas delas, compromete o sistema perceptocognitivo.

Essa criança é o nosso primeiro personagem. Eu a vejo descendo do ônibus, aqui em frente à AMR, ora no colo da mãe, que a carrega com muito esforço, ora na sua cadeira de rodas. Ela vem quase todos os dias, mesmo com chuva; o seu tratamento é longo, é repetitivo, sofrido, e ela só traz consigo a esperança. Essa criança pode vir andando, o que é sempre difícil, oscilante, dependurada em sua mãe. Essa criança pode estar na sala de cirurgia prestes a se submeter a correções múltiplas em busca, muitas vezes, de resultados modestos. No entanto, essa criança continua a ser o objetivo, o centro das atenções; é o indivíduo como ser social especial, e deve ser tratada como tal, não só por sua deficiência, mas por todo o contexto biopsicossociocultural.

O outro personagem está entre nós: é o médico.

"Existem muitos entre nós que, no âmbito de suas existências, são pessoas medianas, que levam as atividades da vida como sobrevivência e rotina. Alguns de nós estão acima da média e fazem a diferença em alguma direção, em algum sentido da vida. Por outro lado,

existem aqueles, dentre nós, que são pessoas exemplares, que impactam o seu meio de maneira indiscutível. Essas pessoas são aquelas que caminham silenciosas, que não cantam seus próprios louvores, mas que deixam fecundas marcas no solo onde pisam."

O Dr. Cesar Luiz é um perfeito exemplo dessas pessoas que, despretensiosamente, constroem algo que é para ficar, edificam pensando no futuro, pensam generosamente e se dedicam com todo empenho. Ele é um médico brilhante, professor de qualidades inatas e com visão ampla sobre os problemas da criança deficiente e carente, atividade à qual se dedica há muito tempo. Além do mais, é gentil, disponível e atencioso com a criança e seus familiares.

Assim, agora me sinto à vontade para dizer que, para se tratar de uma criança deficiente com paralisia cerebral, não basta saber, é preciso amar.

Dr. José Marcio G. de Souza
Chefe dos Serviços de Cirurgia do Joelho e de Cirurgia Artroscópica do Hospital Ortopédico

APRESENTAÇÃO II

Como nascem os livros?

Cada livro certamente tem sua história particular.

Como nasceu este livro – *Paralisia Cerebral*?

Esta magnífica obra foi concebida graças ao providencial encontro de dois profissionais extraordinários, os doutores Luiz Fernando Fonseca e Cesar Luiz Andrade Lima, nas suas respectivas áreas: Neurologia e Ortopedia.

A paralisia cerebral (PC) é uma patologia de incidência relativamente alta em qualquer comunidade (estatísticas americanas citam números em torno de 1/5.000 crianças, o que permite supor que em nosso meio, em função do estágio de desenvolvimento do Brasil, a incidência seja ainda maior). Além disso, a PC está presente de modo marcante não só nos portadores, mas também na sociedade como um todo, tornando imperiosa a participação do Estado na promoção de políticas que possibilitem a inclusão social dentro das potencialidades de cada caso individual; parece-me que a busca de tais objetivos deve partir da valorização do ensino, da educação, instrumentos importantes para possibilitar em muitos casos até a profissionalização.

Clinicamente, a PC é um quadro que apresenta facetas diversas, ensejando até certos paradoxos, como, por exemplo, o uso da palavra paralisia para denominar um determinado caso em que o déficit motor pode ser irrelevante ou até ausente. As combinações de déficit variam ao infinito, podendo ocorrer casos de déficit motor muito acentuado em crianças com as funções superiores pouco afetadas ou até preservadas (talvez sejam estas as situações mais desafiadoras e melindrosas do ponto de vista da reabilitação e integração sociocultural, inclusão); em contraste, estão aqueles casos de preservação motora em crianças com as funções superiores acentuadamente deficitárias (dentre estes, provavelmente, se incluem as maiores dificuldades de manejo, devido aos problemas de conduta, gerando, às vezes, situações dolorosas).

Em síntese, não existe um quadro clínico padrão na PC. Todo caso tem de ser individualizado. É necessário, então, um enfoque multidisciplinar, desde o diagnóstico até a programação terapêutica, e ao longo de toda a seqüência evolutiva; daí se evidencia a preciosidade que é este trabalho: em um mesmo livro a participação multidisciplinar composta por profissionais de mais alta qualificação.

A paralisia cerebral é um tema para o qual se impõe uma abordagem multidisciplinar, o que é óbvio.

Constatar o óbvio não tem nada de extraordinário, aliás ele é constatado rotineiramente e até usado demagogicamente por muitos que, a partir dele, poderiam e deveriam promover ações visando ao bem da coletividade mas, em vez disso, manipulam com a finalidade única de, de maneira egoísta, às vezes até criminosamente, alcançar vantagens pessoais e/ou corporativas, especialmente a manutenção do poder.

Felizmente, desta vez, o óbvio mobilizou duas figuras humanas extraordinárias, o que levou à concepção desta obra.

A simples concepção, entretanto, não assegura o nascimento, é preciso cuidar. Para a realização são necessários trabalho, tenacidade, desprendimento, capacidade em diversas áreas; é fácil imaginar o quanto de dedicação os autores precisaram dispor para possibilitar o nascimento desta obra, que hoje festejamos.

Luiz Fernando e Cesar são merecedores de nossa mais profunda admiração e consideração, assim como todos os colaboradores. De minha parte, sou tentado a proclamar que nunca antes neste país tive conhecimento de um livro sobre este tema com as características deste.

Conheço Luiz Fernando há mais de 30 anos, desde a sua chegada a Belo Horizonte, vindo de Campinas, onde concluiu sua formação.

Neste convívio, uma forte amizade foi se desenvolvendo, e eu tive a oportunidade de acompanhar o seu crescimento, que ocorreu da maneira mais bonita e meritória: por meio de muito trabalho, dedicação, persistência, sempre com honestidade. Destacou-se na área científica e de ensino, publicando trabalhos, coordenando livros como este, formando profissionais mais jovens, o que não o impediu de, paralelamente, desenvolver a sua vida profissional na atividade clínica, na qual é um exemplo de dedicação, competência, doação, além de cativar seus clientes, funcionários e colegas com carinho e amor ao próximo, traços marcantes de sua personalidade. Sem dúvida, Luiz Fernando é um exemplo dessas pessoas que são capazes de se multiplicar para realizar os desafios a que se propõem.

Certamente, esta obra traz em si os traços de seus autores. É algo precioso, e dele se beneficiarão os profissionais das mais diversas áreas que se ocupam do atendimento aos portadores de PC, estes, sem dúvida, os maiores beneficiários.

Finalizando, agradeço ao Dr. Luiz Fernando este honroso convite, que entendo como expressão de sua generosidade e da grande amizade que nos une.

Dr. Haroldo Silva Alves de Sousa
Neuropediatra

PARALISIA CEREBRAL

NEUROLOGIA · ORTOPEDIA · REABILITAÇÃO

2ª edição

PARALISIA CEREBRAL

NEUROLOGIA · ORTOPEDIA · REABILITAÇÃO

2ª edição

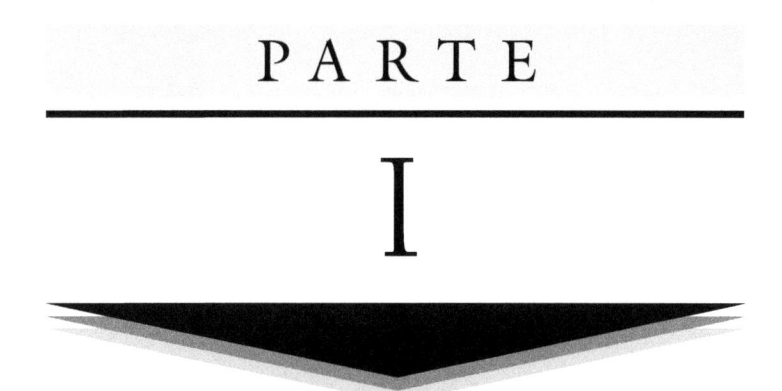

PARTE

I

NEUROLOGIA

Humanizando o Momento da Notícia

Luiz Fernando Fonseca
Sheila Cristina Mariano

▶ INTRODUÇÃO

O assunto que será abordado neste capítulo não interessa apenas ao neurologista. Todo médico já precisou, em algum momento, dar uma notícia sobre moléstia a um paciente ou familiar. Entretanto, a neurologia abrange um grande número de doenças graves, que podem levar à morte repentinamente ou em curto prazo; doenças incuráveis, progressivas ou não; e doenças que deixam seqüelas incapacitantes que interferem diretamente na qualidade de vida do doente. Nestas situações é comum o médico se frustrar diante da sua impotência e se esquecer de que pode usar a sua própria pessoa como instrumento terapêutico para minimizar a dor do seu paciente. Segundo Hipócrates, o profissional de saúde deve praticar "a arte de curar a poucos, aliviar a muitos e consolar a todos".

▶ AS EXPECTATIVAS DO DOENTE

O médico não pode se restringir à doença e a seus aspectos científicos, ele deve valorizar particularmente cada paciente. Além do sofrimento físico, o paciente também sofre com suas expectativas em relação à doença e suas especulações fantasiosas se baseiam em conhecimentos incompletos.

Infelizmente, alguns profissionais só conseguem entender esse aspecto da doença quando se tornam pacientes.

O paciente anseia por um diagnóstico porque o desconhecido é pior que o conhecido. Então, assim que confirmada, deve-se dizer o nome da enfermidade e tudo que possa contribuir para colaboração no tratamento.

Os pais também se queixam dos médicos que não falam sobre a doença do seu filho embora, algumas vezes, sejam eles quem fogem do assunto. Por outro lado, quando um familiar ansioso por notícias aborda o médico antes mesmo de ter um diagnóstico definitivo, o profissional deve tomar cuidado para não se precipitar e fornecer um diagnóstico suspeito, ainda sem comprovação, pois isso pode implicar grandes transformações naquela família. Nesta situação, deve-se transmitir segurança, tranqüilizar o paciente e seus familiares, enquanto são realizados os exames. Fornecer informações sobre o andamento dos exames e explicar como é feito cada procedimento. Aproveitar essa espera para cultivar uma boa relação médico-paciente-família e, quando chegar o momento da notícia, relevar os desentendimentos anteriores, procurando compreender os sentimentos das pessoas envolvidas e o momento difícil pelo qual estão passando.

"Quando estiver errado, reconheça seu erro e procure melhorar, sendo sempre humilde."

▶ O MOMENTO DA NOTÍCIA

Depois da confirmação do diagnóstico ou de ter verificado a impossibilidade do mesmo, apesar de terem sido realizado todos os recursos propedêuticos, deve-se escolher um local reservado para comunicá-lo, nunca em enfermarias, na presença de outros doentes, ou em corredores de hospital.

Lembrar que uma notícia isolada, dada em um local inapropriado (por exemplo, num corredor de hospital), em um primeiro contato com a pessoa, pode ter conseqüências desastrosas.

O momento da notícia é ainda mais delicado quando se trata do paciente pediátrico. Os pais podem perceber que algo está errado, mas nunca imaginam a possibilidade de seu filho ser portador de uma doença grave. Quando o problema é detectado já no período neonatal, especialmente no caso de malformações e síndromes genéticas, é sempre um choque para os pais o conhecimento de que seu filho não corresponde à perfeição idealizada por eles. Sentimentos de negação, vergonha e rejeição podem se suceder; e a criança desde cedo é capaz de perceber que não é amada e desejada, o que prejudicará ainda mais o seu desenvolvimento. Então, deve-se dar a notícia após a criança já ter sido amamentada e carregada no colo dos pais; e se isso não for possível, após os pais terem visitado a criança no CTI ou no berçário.

Se o profissional sentir que age de modo correto e está sendo interpretado por outro médico, ou pela família, por algum erro, pode deixar o caso, explicando o motivo, no local de trabalho.

"O respeito ao colega e a ética profissional não podem ser esquecidos".

▶ A POSTURA DO PROFISSIONAL

Os pais e os pacientes notam a fisionomia, tom de voz e postura do médico. O profissional deve ser solidário sem ser íntimo, ter bom senso e objetividade. É importante evitar detalhes que não serão assimilados num primeiro momento. Usar linguagem simples, fácil de compreender, sem termos técnicos.

Médicos e profissionais de saúde, entretanto, devem ter o cuidado de não usar estas informações de maneira inadequada. Informar aos pais o diagnóstico e prognóstico de uma criança é uma tarefa extremamente delicada e deve visar a adequar as expectativas dos pais à realidade de vida da criança, evitando-lhes dar falsas esperanças.

"Cada paciente deve ser tratado como único, independentemente de sua classe social".

▶ O QUE DIZER?

Dizer sempre a verdade. O paciente prefere ouvir a verdade a ter a sensação de que o médico não foi sincero.

Nunca diga que o paciente não tem nada, mesmo que ainda não exista um diagnóstico, pois desta forma parece estar menosprezando suas queixas. Não minimizar o quadro dizendo, por exemplo, "seu filho tem um probleminha". E jamais falar sobre prognóstico usando frases como "seu filho nunca vai andar". Muitos casos superam as expectativas, o que pode ser explicado pela plasticidade cerebral.

É preciso ser positivo, expor acerca dos avanços sociais e das conquistas das pessoas portadoras de deficiência, para que aprendam a lidar com suas dificuldades, tornando uma limitação e não um impedimento para uma vida próxima do normal. É importante dizer que o paciente nunca será normal mas que pode melhorar progressivamente, a seu tempo, com o trabalho de diversos profissionais, incentivando a estimulação precoce.

Nos casos de paralisia cerebral, apesar do dano neuronal irreversível, não se deve tirar as perspectivas de boa evolução, pois existem vários graus da doença. Especialmente nas formas diplégica e hemiplégica, as crianças podem deambular, às vezes com auxílio de órteses, e como são, na maioria, cognitivamente normais, podem freqüentar escola e serem alfabetizadas. Mesmo nos casos graves, deve-se incentivar a fisioterapia motora como forma de prevenção das deformidades. Em alguns casos, deve-se ouvir o que a mãe quer fazer, por exemplo, nos casos irreversíveis, e ficar ao lado dela.

Somente no caso de doenças progressivas (neurodegenerativas) a notícia não pode ser aliviada. Informar as formas de evolução já descritas na literatura. Mostrar a localização das lesões. Sempre que possível mostrar casos semelhantes, informar sobre organizações e associações de pais, pois o paciente e sua família se identificam com outros que estão vivendo a mesma situação e podem se ajudar mutuamente.

Um exemplo bastante comum, no dia-a-dia do neuropediatra, são as crises epilépticas neonatais, às vezes de difícil controle. Nestes casos nunca pode ser dada uma má notícia já na fase inicial. Deve-se tentar controlar as convulsões e acompanhar o paciente, pois a evolução é que vai mostrar o prognóstico, dependendo também da etiologia.

É muito importante, quando se suspeita de doença genética, orientar os pais para evitarem nova gravidez enquanto ainda não tem um diagnóstico conclusivo. E se for confirmada, providenciar o aconselhamento genético.

Mesmo com tais cuidados, às vezes torna-se necessário repetir tudo ou dividir em etapas, pois os pais e pacientes não conseguem aceitar o diagnóstico e assimilar tantas informações ao mesmo tempo. O profissional deve se mostrar disponível para responder às perguntas e tirar dúvidas a qualquer momento. Fornecer textos de fácil leitura sobre a doença e fazer recomendações por escrito são boas alternativas.

▶ APÓS A NOTÍCIA

Superada esta fase, segue uma luta diária com consultas a vários especialistas em fisioterapia, fonoaudiologia, terapia ocupacional, e a escolha da escola mais adequada. Ocorrem os problemas com o preconceito, a falta de acessibilidade, os comentários difíceis feitos por outras crianças ou pais.

As famílias, quando não se desestruturam com a chegada de um filho com necessidades especiais, crescem muito e se tornam verdadeiras lições de vida. O que se nota, no dia-a-dia, é o pai que não aceita o problema, principalmente quando a criança era normal e posteriormente ficou com alguma seqüela, como nos traumatismos cranioencefálicos. Seguem trechos do relato inteiramente fidedignos de uma mãe que expressa toda sua aflição, coragem e determinação para criar uma criança com paralisia cerebral: "O chão faltou aos meus pés quando foi feito o diagnóstico: paralisia cerebral, e o prognóstico: meu filho não falaria, não andaria, não se desenvol-

veria como as outras crianças. Senti-me tragada por um redemoinho. As palavras do médico me destruíram por dentro. Saímos dali com meu filho nos braços sem saber o que fazer da vida. Meu filho estava condenado! Tudo estava perdido e eu não sabia o que fazer com tudo que havíamos sonhado para ele. Mal sabia, entretanto, que a nossa vida começava ali (...). Estranhamente começamos a sentir uma força crescendo dentro de nós e a visão do futuro começou a tomar forma, e à medida que a visualizávamos, a vida foi se tornando mais concreta e menos absurda.

A cada dia aumentava em mim a certeza da necessidade de lutar para que o meu filho pudesse ser feliz. Decidi que toda a minha vida seria uma luta para propiciar a ele todas as oportunidades para o seu pleno desenvolvimento. Nada tem sido fácil. Muitas vezes cavamos os caminhos com as mãos e aprendemos tudo com a vida, uma vez que não existe um manual para cuidar e educar uma criança com necessidades especiais (...).

O social é sempre um problema maior no mundo dos deficientes. Temos de vencer nossas próprias dificuldades em lidar com o mundo e aí então lidar com os preconceitos do mundo (...). Não me detive. Mostrei ao mundo meu filho e briguei para que ele tivesse seu espaço. Eu nunca permiti que o preconceito, a discriminação, o impedisse de viver e que isso o isolasse do mundo (...). Perdi muito tempo da minha vida me perguntando por quê? Hoje me pergunto apenas como. Aprendemos a esperar, a ser tolerantes e, acima de tudo, a acreditar".

Nós médicos, portanto, não podemos mudar o diagnóstico, porém podemos humanizar o momento da notícia.

▶ REFERÊNCIAS

1. Fonseca LF, Lima CLA. *Paralisia cerebral*. 1ª ed., 2004.
2. Pupo Filho RA. *O momento da descoberta*. Clínica Ortopédica 2005:371-3.

Aspectos Pré-natais Determinantes da Paralisia Cerebral

Marcus Vinicius Rodrigues Silva
Lidiane Magalhães Lemos

▶ AVALIAÇÃO PRÉ-NATAL DOS FATORES DETERMINANTES DA PARALISIA CEREBRAL

A paralisia cerebral (PC) é um evento clínico de etiologia complexa, por vezes múltipla, e que pode ter sua origem no período pré-natal. A hemorragia intraventricular em grau avançado é importante fator para o desenvolvimento posterior de lesões neuromotoras, e a avaliação materno-fetal adequada possibilita a identificação precoce dos fatores predisponentes antenatais, muitas vezes permitindo a prevenção ou atenuação de complicações subseqüentes. A paralisia cerebral de origem pré e perinatal pode ser dividida em quatro grandes grupos: as malformações no sistema nervoso central, as infecções congênitas, os quadros de hipoxia aguda e crônica e a ocorrência de prematuridade. Este último grupo deve ser avaliado de modo distinto, por comportar a etiologia da maior parte dos casos de paralisia cerebral em que a intervenção obstétrica necessita concentrar mais esforços para seu controle clínico. Estas medidas serão de extrema importância no estabelecimento do prognóstico pós-natal imediato e a longo prazo.

Independentemente de sua etiologia, a paralisia cerebral experimenta íntima relação com o período pré-natal. Estudos avaliando crianças de 3 anos de idade mostram que anormalidades congênitas estão presentes em praticamente 20% dos quadros da doença (Croen e cols., 2001).

Importância da prematuridade

Entre todos os parâmetros perinatais determinantes do prognóstico neurológico, a prematuridade concentra a atenção clínica mais relevante, seja porque é o evento mais prevalente entre os fatores etiológicos da paralisia cerebral, mediante a maior freqüência de hemorragia intracraniana, seja porque os esforços clínicos para a diminuição de sua incidência têm mostrado repetidos insucessos nas medidas de profilaxia, identificação do risco e introdução de terapêuticas efetivas. A introdução de novos fármacos para controle das contrações uterinas prematuras e o conhecimento de novos fatores determinantes da prematuridade, como a redução do comprimento do colo uterino e a colonização vaginal por microrganismos patógenos, não foram capazes de diminuir o número de partos prematuros (Vayssiere e cols., 2002). As drogas clássicas em uso para tratamento do trabalho de parto prematuro, incluindo a ritodrina, betamiméticos, antagonistas de canal de cálcio e sulfato de magnésio, mostram resultados desanimadores no prolongamento da gestação, além de possuírem efeitos colaterais maternofetais consideráveis e não melhorarem o resultado neonatal. Por outro lado, os progressos mais notáveis na medicina fetal e reprodução humana permitiram gestações em mulheres antes consideradas inférteis e que agora têm a concepção em idades mais tardias e com maior risco de gestação múltipla. Ao mesmo tempo, os procedimentos diagnósticos e terapêuticos pré-natais, como a biópsia de vilo corial, a amniocentese, cordocentese e as cirurgias fetais, possibilitam diagnóstico e terapêutica mais acurados no feto, porém aumentam a incidência de prematuridade por meio do maior número de rotura de membranas pré-termo.

Novos horizontes se abrem em relação à condução do quadro de rotura pré-termo de membranas amnióticas, quadro obstétrico considerado de intervenção obrigatória no parto até poucos anos atrás. O maior conhecimento da fisiopatologia da rotura e das conseqüências fetais, a introdução do uso de antibióticos e corticóides, bem como a possibilidade de diagnóstico precoce de corioamnionite, permitem a condução destes casos de modo conservador, levando à interrupção da gravidez em idade mais tardia, com melhor prognóstico pós-natal.

No campo da neonatologia, enquanto progressos imensuráveis surgiram nas últimas décadas para prevenção das complicações respiratórias, oculares e infecciosas no recém-nascido prematuro, pouco avanço se deu na prevenção e atenção médica aos casos instalados de hemorragia intracraniana. Também decorrente destes progressos, o aumento da sobrevida de crianças muito prematuras (muito baixo peso) levou inevitavelmente ao aumento da prevalência de crianças com seqüelas neurológicas tardias (Doyle, 2001; Sweet e cols., 2003).

As complicações neonatais de hemorragia intracraniana e leucomalacia periventricular ocorrem em relação inversa à idade gestacional ao parto (Woods e cols., 2000; Doyle e cols., 2000; Johnson e cols., 1993). O nascimento de crianças de extremo baixo peso, abaixo de 1.000 gramas, representa um evento médico com alto potencial de seqüelas neurológicas tardias. Em um grande estudo finlandês envolvendo os partos no país entre 1996 e 1997, o acompanhamento de 211 crianças nascidas com peso abaixo de 1.000 gramas e sobrevivendo ao período neonatal mostrou uma prevalência de 11% de paralisia cerebral e de 24% de outras anormalidades motoras, considerando 18% do grupo como portador de graves limitações psiconeuromotoras (Tommiska e cols., 2003). Mais importante, as seqüelas neurológicas não diminuíram a incidência com o aumento da idade gestacional no grupo entre 22 e 26 semanas, e 42% delas evoluíram sem comprometimento neurológico permanente.

Patologias obstétricas relacionadas à prematuridade apresentam altos índices de complicações pósnatais, imediatas e tardias. As patologias hemorrágicas da placenta, descolamento prematuro e a placenta prévia, pioram o prognóstico neurológico posterior, mesmo quando a incidência de complicações é corrigida para a idade gestacional. Os casos de prematuridade ligada a descolamento prematuro da placenta estão associados a uma maior incidência de paralisia cerebral quando comparados a casos de prematuridade associada a placenta prévia ou trabalho de parto prematuro (Matsuda e cols., 2003).

A identificação pré-natal das gestações em risco elevado de descolamento de placenta, principalmente a síndrome antifosfolípide e pré-eclâmpsia grave, com terapia adequada a cada situação, incluindo o uso de ácido acetilsalicílico, heparina e intervenção obstétrica para o parto, favorece um resultado gestacional satisfatório, reduzindo as chances de hipoxia aguda em um evento obstétrico mais freqüente em fetos já submetidos a condições de hipoxemia crônica.

▶ FATORES ANTENATAIS DETERMINANTES DA HEMORRAGIA INTRAVENTRICULAR

Hipoxia intra-útero

A relação direta entre hipoxemia, hipercapnia e acidose intra-útero com pior prognóstico neurológico a longo termo é bastante conhecida, e vários estudos na literatura quantificaram estas alterações nos anos subseqüentes ao nascimento (Ward e Beachy, 2003). A hemorragia intracraniana neonatal ocorre junto à matriz germinal subependimária, provavelmente por uma fragilidade endotelial em vasos submetidos previamente a condições de isquemia. As células do plexo coróide parecem ser especialmente vulneráveis à necrose em caso de episódio hipóxico-isquêmico nos cérebros imaturos, enquanto as células ependimárias e subependimárias adjacentes mostram sinais de edema e regeneração posterior, sendo mais resistentes à hipoxia (Rothstein e Levison, 2002). Deste modo, o controle adequado das condições fetais que levam à hipoxia pode influir positivamente no prognóstico pós-natal.

No período fetal, as modificações dos índices gasométricos podem ocorrer em caráter agudo, como na hipertonia uterina, prolapso de cordão umbilical ou descolamento prematuro de placenta. Apesar destas patologias, a hipoxemia e acidose fetais são mais prevalentes nos quadros de insuficiência placentária crônica, desenvolvida e agravada ao longo de várias semanas gestacionais, em conseqüência dos quadros de doença hipertensiva específica da gestação, doenças auto-imunes, vasculopatias maternas e quadros idiopáticos. Neste grande intervalo entre uma gestação normal e um grave comprometimento perinatal, existe toda uma progressão do quadro fetal que pode ser avaliada mediante métodos não-invasivos, permitindo condutas obstétricas que reduzem de modo significativo as complicações pós-natais.

▸ SOFRIMENTO FETAL CRÔNICO (HIPOXIA CRÔNICA)

O sistema nervoso central (SNC) do feto está formado ao final da 8ª semana embrionária. A partir desta idade, inicia-se um processo de desenvolvimento contínuo que se estende muito além do período neonatal. Neste processo, várias funções vitais controladas pelo SNC vão surgindo a cada período, conforme o estágio de desenvolvimento dos tecidos cerebrais. Algumas funções biofísicas fetais foram determinadas na época de seu aparecimento e em sua estrutura cerebral de controle.

As funções vitais, como tônus muscular, respiração e manutenção da freqüência cardíaca, são controladas por estruturas nervosas consideradas mais primitivas na escala de desenvolvimento filogenético. As funções mais especializadas surgem mais tardiamente e são controladas por tecidos cerebrais de surgimento posterior na escala de evolução, usualmente o córtex cerebral. Estes tecidos mais especializados são mais susceptíveis à hipoxia, e quadros de queda da concentração de O_2 nos tecidos fetais afetam primeiramente estas funções, antes daquelas atividades cerebrais de manutenção da vida.

O sofrimento fetal crônico origina-se primariamente de um processo de redução da quantidade de oxigênio e metabólitos transferidos através da placenta. Durante o desenvolvimento placentário, a invasão das artérias miometriais pelo trofoblasto,

destruindo a camada musculoelástica destes vasos, é essencial para a diminuição da resistência ao fluxo sanguíneo uterino. Este fenômeno é chamado de invasão trofoblástica, e sua ausência ou ocorrência incompleta forma a base para a má perfusão das áreas de troca fetomaterna na placenta, observada mais freqüentemente nas doenças vasculares maternas, doenças auto-imunes, gestações múltiplas, diabetes e causas idiopáticas. No lado fetal da placenta ocorrem freqüentemente fenômenos de trombose das vilosidades placentárias, dificultando ainda mais a realização de trocas gasosas. A má perfusão ocasiona um problema em duas vias, uma vez que o oxigênio necessário aos tecidos fetais não atinge sua circulação, bem como o dióxido de carbono formado na respiração celular fetal não pode ser eliminado completamente para o organismo materno, originando a hipercapnia.

▸ MECANISMO DE PROTEÇÃO CEREBRAL NA HIPOXIA INTRA-ÚTERO

O feto em hipoxia crônica desenvolve um mecanismo de proteção das estruturas vitais ao seu crescimento e desenvolvimento. Modificações hemodinâmicas ocorrem em todo o organismo com o objetivo de priorizar o fornecimento de sangue aos órgãos nobres, essencialmente o cérebro, o coração e as supra-renais. Estes órgãos sofrem uma dilatação progressiva de seus vasos, aumentando o aporte sanguíneo de oxigênio e nutrientes. Por outro lado, órgãos considerados menos nobres sofrem uma constrição vascular, diminuindo o metabolismo nestas regiões, principalmente os rins, pulmões, intestinos e tegumento. O sangue oxigenado que chega ao feto através da veia umbilical é direcionado preferencialmente ao ducto venoso, que possui um direcionamento ao átrio esquerdo, a partir do qual será enviado às artérias coronárias e carótidas, irrigando o miocárdio e o sistema nervoso central.

Este mecanismo de compensação tem como objetivo o fornecimento de maiores aportes de oxigênio a órgãos mais susceptíveis à hipoxia. O tecido cerebral fetal é extremamente sensível à baixa dos teores de O_2 e acidose celulares resultantes da insuficiência placentária. A queda do pH abaixo de 7,20 é observada durante a evolução do quadro obstétrico e, nos estágios mais avançados, um pH próximo ou inferior a 7,00 está associado a maiores índices de paralisia cerebral subseqüente (Manning e cols., 1997).

▶ HIPOXEMIA PRÉ-NATAL E COMPLICAÇÕES NEUROLÓGICAS PÓS-NATAIS

A ocorrência de asfixia no ambiente uterino é um dos fatores determinantes de lesões neurológicas subseqüentes. A síndrome hipóxico-isquêmica é considerada uma entidade clínica que antecede grande parte dos quadros de seqüelas neurológicas, incluindo paralisia cerebral. O melhor entendimento da fisiopatologia da PC mostrou que a asfixia exclusiva do período de parto está envolvida em apenas 10% dos casos diagnosticados (Low e cols., 1975; Low, 1997). Do mesmo modo, a asfixia iniciada no período anteparto, com acidose metabólica associada, parece ser a etiologia provável em até 50% dos casos de PC (Low e cols., 1985).

A maior prevalência de quadros neurológicos de paralisia espástica em fetos com asfixia crônica pode ser avaliada por meio do estudo de gases sanguíneos no feto ou recém-nascido (RN). O RN submetido a condições de asfixia intraparto, na vigência das contrações uterinas, desenvolve um quadro sanguíneo de queda do pH e aumento do CO_2, com conseqüente acidemia, sem modificação importante dos níveis de tampões biológicos. Estes recém-nascidos apresentam pequenas variações do excesso de base imediatamente ao nascimento (Low, 1997). Por outro lado, fetos em condição de hipoxia crônica, iniciada em período anterior às contrações uterinas, apresentam níveis aumentados de ácidos metabólicos, principalmente o ácido lático, formado a partir do metabolismo anaeróbico em ambientes com baixa disponibilidade de oxigênio. Nesta condição, instala-se um quadro de acidose metabólica, em contraposição ao quadro de acidose respiratória observado nos recém-nascidos com asfixia intraparto (Arikan e cols., 2000).

A acidose respiratória deriva do acúmulo de ácido carbônico no organismo, de origem respiratória, e não está associado a injúria celular. A acidose metabólica, por outro lado, está presente nos quadros de hipoxemia crônica que levam à produção de energia celular por via anaeróbica, com conseqüente aumento de ácidos metabólicos que liberam íons hidrogênio no decorrer do processo, reduzindo o pH sanguíneo. A magnitude do quadro de hipoxia pode ser avaliada pelo pH e, de modo eficiente, pela medida do excesso de base, cujos desvios da normalidade refletem o grau de agressão celular (Ross e Gala, 2002).

A ocorrência de asfixia intraparto mostra comportamento neonatal distinto em relação à idade gestacional. Em fetos a termo, a presença de acidose respiratória não altera o prognóstico neurológico imediato, e a incidência de complicações neonatais não difere do grupo de recém-nascidos com pH normal. Neste estudo envolvendo 159 fetos, sendo 51 com acidose respiratória e 59 com acidose metabólica, 23 dos 27 fetos que apresentaram complicações em mais de um sistema orgânico pertenceram ao grupo com acidose metabólica ao nascimento (Helwig e cols., 1996). No mesmo grupo foi observado aumento da incidência de complicações neurológicas neonatais. A duração da acidose e o nível de pH correlacionaram-se diretamente com a gravidade das complicações clínicas apresentadas.

A duração, intensidade e tempo de recuperação da acidose estão relacionados ao desenvolvimento de complicações neurológicas neonatais, incluindo a encefalopatia hipóxico-isquêmica (EHI). Por sua vez, a asfixia perinatal é o principal fator de risco para paralisia cerebral a longo prazo (Low, 1997).

Os recém-nascidos pré-termo com acidose metabólica também apresentam incidência aumentada de complicações neurológicas em relação ao grupo de controle com pH normal, demonstrado principalmente nos partos entre as 32ª e 36ª semanas gestacionais. A ocorrência de acidose esteve relacionada à maior incidência de encefalopatia grave, caracterizada por lesão parenquimatosa cerebral identificada na ultra-sonografia ou na tomografia computadorizada até o 10º dia de vida (Low e cols., 1995). O mesmo estudo não demonstrou aumento das complicações neonatais quando o parto ocorreu antes da 32ª semana gestacional. Este achado pode ser parcialmente explicado pela menor duração da hipoxemia no ambiente uterino, com possibilidade de menor dano celular, embora a gravidade do quadro tenha demandado a interrupção da gestação em idade precoce.

A determinação dos níveis de pH e gases sanguíneos ao nascimento correlaciona-se melhor com o prognóstico neurológico tardio que a simples utilização do parâmetro de pequeno para a idade gestacional (PIG), considerando-se o peso abaixo do 10º percentil. O acompanhamento prospectivo até 18 meses de idade corrigida para este grupo de crianças, com média de idade ao nascimento de 36,5 semanas e peso médio de 2.095 gramas, avaliados pela escala de Bayley, não conseguiu identificar claramente fatores perinatais que alterassem significativamente o resultado mental posterior, incluindo perímetro cefálico ao nascimento, permanência prolongada em cuidados neonatais intensivos e ausência de aleitamento materno nos primeiros 3 meses de vida. Neste estudo a ocorrência de pré-eclâmpsia esteve relacionada a melhor prognóstico mental subseqüente quando comparado a crianças PIG nascidas de mães normotensas (McCowan e cols., 2002).

Este resultado pode ser explicado pela maior probabilidade de se encontrarem crianças PIG com infecções congênitas (rubéola, citomegalovírus, toxoplasmose) e doenças genéticas neste grupo específico, reconhecidamente com pior prognóstico neuromotor quando comparadas a crianças PIG por graus variados de hipoxia intra-útero.

▶ AVALIAÇÃO DA VITALIDADE FETAL E RELAÇÃO COM PROGNÓSTICO NEUROLÓGICO: PERFIL BIOFÍSICO FETAL

A partir de 1980, o grupo canadense do prof. Frank Manning publicou uma seqüência de estudos clínicos relacionando variáveis ultra-sonográficas no feto e a cardiotocografia basal em relação ao resultado gestacional pós-natal imediato (Manning e cols., 1980). As variáveis estudadas foram a presença de tônus fetal, movimentos corpóreos, movimentos respiratórios, variabilidade da freqüência cardíaca fetal e presença de maior volume de líquido amniótico (medida do maior bolsão vertical de líquido amniótico > 2cm). As quatro primeiras variáveis são controladas, direta ou indiretamente, por estruturas do sistema nervoso central, conforme descrito no Quadro 2.1. A cada variável presente no exame, o feto recebia uma pontuação 2, somando um máximo de 10 pontos. Este exame recebeu o nome de perfil biofísico fetal. Manning demonstrou que,

quanto maior a pontuação recebida pelo feto em um exame, melhor o resultado perinatal e menores as chances de hipoxia intra-útero.

Os primeiros estudos mostraram um prognóstico fetal nos sete dias subseqüentes à realização do exame e preocuparam-se essencialmente com a morbimortalidade imediata em gestações de alto risco (Manning e cols., 1980). Os estudos posteriores mostraram o seguimento pós-natal destes fetos, descrevendo parâmetros tardios de fetos submetidos à hipoxia crônica. Em um destes estudos, o grupo avaliou o último resultado do perfil biofísico realizado na gestação e a incidência de paralisia cerebral. Em 22.336 gestações de alto risco, encontrou 27 casos alterados, com uma relação inversa entre a pontuação no perfil e o risco de paralisia cerebral (Manning e cols., 1997). A lesão foi encontrada em 0,824/1.000 fetos com último exame normal e 250/1.000 em fetos com último exame exibindo 0/10 pontos. Avaliou que a asfixia antenatal era a causa aparente da lesão neurológica em 29,6% dos casos. Por intermédio deste estudo inferiu-se que a prevenção de hipoxia crônica grave e acidose no feto, tomada em condutas obstétricas adequadas, pode reduzir a incidência de seqüelas neurológicas posteriores. Uma mostra parcial deste fato pode ser buscada no próprio grupo de recém-nascidos estudados neste trabalho clínico. Uma análise preliminar dos resultados do perfil biofísico (PBF) associado à paralisia cerebral aos 2 anos de idade, relativo aos casos avaliados nos primeiros anos de seguimento e publicada pelo autor, mostrou uma incidência inicial de 35% de PC nas crianças com perfil biofísico 0/10, índice reduzido para 25% na série final (Manning, 1995). A melhora da assistência obstétrica e do atendimento imediato ao recém-nascido durante os quase 20 anos de captação de dados para o trabalho certamente influiu nos resultados (Quadro 2.1).

Quadro 2.1 ▶ Controle das variáveis agudas do perfil biofísico fetal

Função biofísica	Idade de aparecimento
Tônus fetal	6ª semana
Movimentos corporais	8ª semana
Movimentos respiratórios	16ª semana
Aceleração cardíaca	20ª semana

▶ RELAÇÃO DO PERFIL BIOFÍSICO FETAL COM A GASOMETRIA FETAL

A presença de um estudo biofísico alterado no feto correlaciona-se diretamente com o agravamento do resultado perinatal (Manning e cols., 1990). Diversos estudos relacionaram a progressão de perdas de pontuação no perfil biofísico com a deterioração dos níveis gasométricos na circulação fetal. Vintzileos e cols. (1991) estudaram os gases sanguíneos de 62 neonatos nascidos por meio de cesariana sem trabalho de parto prévio e que tiveram uma avaliação do perfil biofísico fetal realizada no máximo 3 horas antes da cirurgia. Um pH arterial médio de 7,08 foi encontrado em recém-nascidos com ausência de movimentos corpóreos, agravando-se na ausência de tônus fetal (pH arterial médio de 7,03). Além disso, neste grupo de fetos com ausência de movimentos corpóreos e tônus, a PO_2 arterial declinou de um nível de 15mmHg para 6,2mmHg, e a PCO_2 arterial elevou-se de 52,6mmHg nos recém-nascidos com PBF normal para 72mmHg, quando um excesso de base foi encontrado em níveis de –7,8mmol/L.

Ainda como achado de grande relevância clínica, fetos com resultado de perfil biofísico normal estiveram sempre com pH acima de 7,20, apresentando um ótimo prognóstico neurológico, enquanto aqueles que apresentaram as variáveis biofísicas mais alteradas, representadas por movimentos corpóreos e tônus, formaram um grupo de alto risco de seqüelas neuromotoras, conforme descrito na seção anterior. O mesmo estudo já havia demonstrado que este grupo de fetos mais acometidos tem estes reflexos completamente abolidos abaixo de um pH de 7,10 (Vintzileos e cols., 1987).

▶ RELAÇÃO DA GASOMETRIA FETAL COM O RESULTADO NEUROLÓGICO SUBSEQÜENTE

Considerando-se a associação direta entre asfixia fetal e pior resultado perinatal, diversos grupos tentaram relacionar os parâmetros de avaliação pré-natal com a possibilidade de comprometimento neurológico a longo prazo. Um grande estudo realizado na Noruega, envolvendo todos os nascimentos a termo entre 1983 e 1987, reuniu dados de 235.165 crianças com peso ao nascimento superior a 2.500 gramas e sem relatos de malformações congênitas, acompanhadas até a idade de 8 a 12 anos (Moster e cols., 2001). Considerando-se o índice de Apgar de 5 minutos, o estudo colaborativo revelou que crianças com Apgar no 5º minuto entre 0 e 3 apresentaram um aumento em 81 vezes do risco de paralisia cerebral, quando comparadas ao grupo de crianças com Apgar no 5º minuto entre 7 e 10. Quando ambos os índices de Apgar no 1º e 5º minutos, estiveram entre 0 e 3, a incidência de PC esteve aumentada em 145 vezes. Como o índice no 5º minuto reflete as condições anteparto do recém-nascido, a intervenção obstétrica antes do surgimento de quadros avançados de hipoxemia, associado a boa assistência intraparto, é capaz de reduzir a incidência de lesão neuromotora.

Condutas em eventos obstétricos e resultado neurológico

ADMINISTRAÇÃO DE ANTIBIÓTICOS

O emprego de antibióticos em obstetrícia mostrou-se eficaz na redução da incidência de sepse neonatal precoce por estreptococos B. O rastreamento universal das gestantes entre 35 e 37 semanas de gestação e tratamento subseqüente com penicilina reduziu para 0,23/1.000 nascidos vivos a incidência de sepse na primeira semana de vida nos Estados Unidos (Schrag e cols., 2002).

Considerando-se apenas o resultado neonatal nos primeiros sete dias, o emprego de antibióticos na rotura prematura de membranas entre 24 e 32 semanas de gestação não reduziu a incidência de hemorragias intracranianas graus III e IV, apesar de diminuir a incidência de síndrome de angústia respiratória e enterocolite necrosante (Brian e cols., 1997).

ADMINISTRAÇÃO DE CORTICÓIDES

A administração antenatal de corticóides está associada à redução da incidência de hemorragia intracraniana em recém-nascidos com peso abaixo de 1.500 gramas. Um estudo multicêntrico norte-americano retrospectivo envolvendo 4.795 neonatos de muito baixo peso, no período entre 1987 e 1991, observou que administração materna de curso de betametasona, em duas doses consecutivas de 12mg intramuscular intercaladas em 24 horas, reduziu a incidência de hemorragia intracraniana graus III e IV de 18% para 8% (OR: 0,39) em relação ao grupo sem o medicamento (Shankaran e cols., 1995).

Nos últimos anos, houve um grande questionamento em relação às conseqüências neonatais da administração da corticoterapia antenatal (Gardner e cols., 1997; Abbasi e cols., 2000). A observação de redução do perímetro cefálico em crianças submetidas a corticoterapia antenatal provocou grande apreensão em relação às conseqüências neurológicas subseqüentes. Este achado esteve vinculado ao emprego de múltiplas doses semanais de betametasona. Apesar disso, vários estudos falharam em demonstrar uma diminuição cefálica associada ao uso de corticóides em doses repetidas intra-útero, e alguns que a encontraram não atingiram significância estatística. Abbasi e cols. (2000), avaliando 713 neonatos cujas mães fizeram uso de corticoterapia para maturação pulmonar fetal, observaram uma redução de 0,46cm no perímetro craniano de crianças que foram submetidas a múltiplos cursos da droga, um número estatisticamente não-significativo. Estas crianças apresentaram desenvolvimento social e psicomotor normal aos 2 e 3 anos de idade.

▸ CORIOAMNIONITE

A associação de corioamnionite é mais freqüente em partos prematuros, especialmente na vigência de rotura de membranas. Grether e Nelson (1997) estudaram retrospectivamente o risco de paralisia cerebral espástica em crianças nascidas de mães com quadro infeccioso durante o trabalho de parto (temperatura materna = 38°C). Sinais de corioamnionite foram encontrados em 2,9% das mães de crianças de controle, 22% das crianças com paralisia espástica e 37% das crianças com o subtipo de paralisia espástica quadriplégica. Febre materna durante o período de trabalho de parto foi o critério utilizado em outro estudo que avaliou o quadro neurológico de crianças aos 9 anos de idade. O *status* neurológico foi verificado pelo teste K-ABC (teste de inteligência não-verbal de Kaufman), quando se verificou que crianças com teste alterado (índice < 70) expe-

rimentaram uma incidência maior de febre materna periparto (11% *vs.* 3%, OR corrigido = 3,8).

Fetos expostos a infecção intra-amniótica têm maior probabilidade de lesões neurológicas tardias, mesmo na ausência de quadro clínico infeccioso materno (Eschenbach, 1997). Hitti e cols. estudaram o líquido amniótico de 151 fetos nascidos de trabalho de parto prematuro em idade gestacional igual ou anterior a 34 semanas (Hitti e cols., 2001). Por meio de amniocentese pesquisaram a presença de microrganismos e concentração de citocinas aumentadas no líquido. Dos 140 fetos que sobreviveram após as primeiras 24 horas, a presença de cultura positiva no líquido e/ou citocinas elevadas esteve associada a um risco relativo de 2,2 na ocorrência de hemorragia intracraniana graus III e IV. Por outro lado, estudo retrospectivo de crianças de muito baixo peso nascidas após quadro de rotura prematura de membranas, avaliadas aos 7 meses de idade mediante o índice de Bayley, não encontrou risco aumentado de distúrbios neuropsicomotores na vigência de corioamnionite ao nascimento (Dexter e cols., 1999). O mesmo resultado foi encontrado em estudo retrospectivo que avaliou recém-nascidos com menos de 32 semanas, comparando várias citocinas inflamatórias com a ocorrência tardia de paralisia cerebral (Nelson e cols., 2003). Neste estudo, a pesquisa de citocinas após o nascimento não distinguiu os fetos que evoluíram com PC subseqüente, quando comparado a grupo de controle.

Uma metanálise buscando avaliar a associação entre corioamnionite e paralisia cerebral e sua lesão considerada precursora, a leucomalacia cística periventricular, foi realizada por Wu e Colford (2000). Estes autores avaliaram um risco relativo de 1,9 para paralisia cerebral e de 3,0 para leucomalacia em nascimentos pré-termo com corioamnionite clínica. Em crianças a termo, o risco também esteve aumentado, exibindo um risco relativo de 4,7 para o desenvolvimento de paralisia cerebral neste grupo de mães infectadas.

A presença de alterações inflamatórias na placenta foi demonstrada em estudos avaliando fatores maternos associados à prematuridade. A incidência de processo inflamatório nos tecidos placentários é bastante elevada em partos pré-termo, sendo encontrado em até 67% dos fetos prematuros extremos, com peso até 600 gramas (Sweet e cols., 2003).

A possibilidade de substâncias inflamatórias encontrarem-se elevadas no sangue de cordão umbilical e líquido amniótico de fetos que desenvolverão lesões neurológicas posteriores, seja a curto (leucomalacia periventricular) ou longo prazo (paralisia cerebral), traz para o período intra-uterino e para a assistência obstétrica a responsabilidade da prevenção, diagnóstico e tratamento de condições clínicas que facilitem a instalação de quadro de corioamnionite. Apesar de alguma controvérsia ainda restar sobre a real eficácia da pesquisa de citocinas inflamatórias no período periparto, algumas destas substâncias, notadamente a interleucina-6, aparecem sistematicamente descritas em vários estudos clínicos como determinantes prognósticos da lesão neurológica subseqüente (Yoon e cols., 2003).

▶ GESTAÇÃO MÚLTIPLA

A existência de gestação múltipla apresenta relação inversa entre o número de fetos e a idade gestacional ao parto. A menor duração da gestação nos casos de gemelidade aumenta sobremaneira o risco de complicações neurológicas imediatas e a longo prazo. A média de idade ao nascimento em gestações múltiplas nos Estados Unidos, no período de 1992 a 1997, foi de 37 semanas, reduzindo-se para 33 semanas nas gestações trigemelares e 31 semanas nas gestações quadrigemelares (Lipitz e cols., 1990; 1994). Nestes estudos, a incidência de nascimento anterior a 32 semanas, considerado de alto risco para hemorragia intracraniana, foi de 24% para gravidez trigemelar e de 50% para gravidezes quadrigemelares. O autor, avaliando prospectivamente as crianças nascidas de gestações múltiplas, encontrou 20% de anormalidades neuromotoras menores, incluindo desordens do tônus muscular e déficit de atenção, no acompanhamento até 1 ano de idade para gestações trigemelares. O mesmo acompanhamento em casos de gestação quadrigemelar, avaliados aos 2 anos de idade, mostrou 30% de anormalidades neurológicas neste grupo, com 20% preenchendo critérios de paralisia cerebral (Lipitz e cols., 1994).

A incidência de PC nos casos de gestação múltipla está diretamente relacionada ao peso ao nascimento, mas apresenta risco aumentado quando comparado a nascimentos únicos na mesma faixa ponderal. Um grande estudo retrospectivo americano avaliando 2.985 crianças nascidas de 1.537 gestações gemelares encontrou uma incidência de 1,1/1.000 nascidos vivos entre gestações de feto único e 12/1.000 em casos de gestação gemelar (Grether e cols., 1993). Analisando estes grupos por peso ao nascimento, a incidência de PC foi de 48/1.000 e 68/1.000, respectivamente, em gestações únicas e gestações gemelares nos recém-nascidos abaixo de 1.500 gramas; 3,5/1.000 e 5,3/1.000 na faixa de peso entre 1.500 e 2.499; e 0,7/1.000 e 2,4/1.000 nos recém-nascidos acima de 2.500 gramas.

A melhora nos resultados de obtenção de gravidez após técnicas de reprodução assistida foi acompanhada de grande elevação no número de gestações múltiplas, principalmente as de alto risco, acima de dois fetos. Kiely e cols. (1992) observaram um aumento de 113% no número de nascimentos triplos e quádruplos comparando o período de 1972-74 e 1985-89, nos Estados Unidos. Analisando-se apenas os nascimentos quádruplos, houve aumento de 356% nos casos neste período (Kleinman e Kiely, 1991). Além disso, este aumento no número de gestações múltiplas foi observado em uma população de alto nível socioeconômico, contrariando a expectativa dos fatores de risco para parto prematuro.

As técnicas de fertilização artificial também aumentaram a média de idade materna, com grande número de gestantes acima de 40 anos de idade. Em nossa experiência, acompanhando 22 gestações de mulheres acima de 40 anos, sendo 6 com gestações gemelares, a ocorrência de hemorragia intracraniana graus III e IV foi de 7,14% (2/28), evento encontrado em apenas 2,34% (3/128) em grupo semelhante, em avaliação retrospectiva, na faixa etária inferior a 35 anos (observação pessoal).

▶ INFECÇÕES CONGÊNITAS

Vários agentes infecciosos possuem um potencial elevado de dano neurológico definitivo caso sejam transmitidos ao feto durante a gestação. O grupo TORCH concentra os agentes mais prevalentes, com prognóstico neurológico reservado em variável porcentagem dos casos, especialmente a rubéola, citomegalovirose, meningite linfocítica viral, sífilis, varicela, toxoplasmose e herpesvírus tipo 2. A extensão destas lesões cerebrais pode variar de clinicamente imperceptíveis a quadros graves, com grande destruição do parênquima, originando casos importantes de convulsões, retardo mental e paralisia cerebral.

Rubéola e varicela

Com a vacinação em larga escala a partir da década de 1970 reduziu-se drasticamente o número de pessoas susceptíveis a esses vírus. Ainda assim, áreas de baixa cobertura vacinal e casos de não-sensibilização imunológica, observados em até 5% das pessoas submetidas a vacinação, respondem por casos de infecção transmitida de modo vertical durante a gravidez.

A síndrome da rubéola congênita é observada em fetos infectados nos 1º e 2º trimestres, até a 17ª semana. Infecção ocorrida após a 11ª semana é capaz de originar surdez neurossensorial isolada, sem outro acometimento no sistema nervoso central. A infecção anterior à 11ª semana produz graus variáveis de dano cerebral, catarata, surdez e alterações cardíacas (estenose pulmonar, defeitos do septo AV), microftalmia, microcefalia.

A verificação prévia dos níveis de anticorpos para estas doenças anterior ao início da gravidez, seguida de vacinação das mulheres susceptíveis, pode eliminar estes casos em nossa população. A vacinação não está indicada após o início da gravidez, mas a administração acidental durante este período não está associada à infecção fetal com lesões neonatais (Hofmann e cols., 2000).

A síndrome de rubéola congênita está associada ao retardo mental, e paralisia cerebral não é um evento comum no curso desta doença. Se um quadro de PC se desenvolve associado ao diagnóstico de rubéola congênita, um diagnóstico diferencial deve ser pesquisado.

Citomegalovirose

A infecção congênita por citomegalovírus (CMV), um vírus de DNA do grupo herpesvírus, é considerada a infecção mais prevalente em recémnascidos, variando entre 0,4 e 2,5% em estudos bem controlados realizados em países desenvolvidos, e a maioria destas crianças permanece assinto-

mática (Demmler, 1991; Britt e Alford, 1996). Sua importância deriva da capacidade de provocar destruição das células que hospeda, incluindo as células neuronais.

Nos Estados Unidos, a citomegalovirose congênita é a principal causa de paralisia cerebral, surdez congênita e retardo mental (Robert, 2002). As crianças em idade escolar comportam o grupo de maior risco de transmissão da doença, por meio de contato com a saliva de infectados (Pass e cols., 1982). Adultos susceptíveis infectam-se com o vírus CMV por intermédio do contato sexual, transfusão sanguínea, transplante de órgãos e contato com crianças e jovens. A maioria das crianças com citomegalovirose congênita não apresenta sintomas ao nascimento. Apenas 10% delas apresentam sinais e sintomas congênitos que incluem icterícia, *rash* cutâneo, petéquias, hepatosplenomegalia e crescimento intra-uterino restrito.

As mulheres soronegativas para CMV constituem o grupo de maior risco para transmissão vertical da doença, verificada em 40% destes casos, e 10% dos recém-nascidos apresentarão a doença. A transmissão vertical não é exclusiva da primoinfecção e mulheres portadoras do vírus são susceptíveis à infecção congênita. Apesar disso, as seqüelas neurológicas aparentemente são observadas somente na primoinfecção durante a gestação (Robert, 2002).

Os sinais da infecção no sistema nervoso central incluem microcefalia, coriorretinite, convulsões, surdez neurossensorial e hipo ou hipertonia (James Jr., 2000). Aproximadamente 50% das crianças com infecção intra-uterina apresentam calcificações cerebrais periventriculares, e crianças com estas calcificações possuem maior susceptibilidade ao desenvolvimento de seqüelas neuropsicomotoras (Noyola e cols., 2001).

As lesões cerebrais verificadas na CMV ocorrem no período fetal, e o tratamento pós-natal não é eficaz em melhorar o prognóstico a longo prazo.

As medidas de prevenção da infecção materna tentam evitar o contato com grupos de crianças em idade escolar e pré-escolar, de maior risco de contaminação. O grupo de gestantes de risco é formado por profissionais de instituições hospitalares, escolas e creches. O objetivo é evitar o contato de grávidas susceptíveis com a saliva destas crianças. Ao contrário das outras infecções virais, não há uma idade gestacional de maior risco para o desenvolvimento de lesões, e estas medidas de prevenção devem estender-se a todo o período gestacional.

As estratégias de prevenção da citomegalovirose não estão completamente estabelecidas e constam de medidas de limitação do contato da gestante com grupos de crianças pré-escolares e atividade sexual com portadores do vírus. As mães devem ser orientadas a proteger-se com máscaras faciais no contato com estas crianças e lavar bem as mãos se houver contato com secreções das mesmas, além de evitar contato sexual com novos parceiros.

Toxoplasmose

A toxoplasmose, doença causada pelo protozoário *Toxoplasma gondii,* um microrganismo intracelular obrigatório, é transmitida ao homem principalmente pelo contato com os ovos do seu hospedeiro intermediário, o gato. O contágio é feito mediante o contato com os ovos excretados pelo animal, principalmente fezes, vegetais contaminados e carnes malcozidas que contêm bradizoítos daquele agente. A infecção fetal ocorre nos casos de primoinfecção materna durante a gestação. A transmissão ao feto em pacientes previamente infectadas parece ser importante apenas em mulheres imunossuprimidas (Koskiniemi e cols., 1989).

A transmissão vertical do *T. gondii* aumenta de incidência com a evolução da idade gestacional. A taxa de infecção fetal é de 20% no 1º trimestre, 33% no 2º trimestre e 60% no 3º trimestre gestacional, devido à maior facilidade de passagem placentária com o evoluir da formação das vilosidades placentárias. Apesar disso, a gravidade da doença está inversamente relacionada com a idade gestacional no momento da infecção. As lesões no sistema nervoso central são tão mais graves quanto menor for a idade fetal, principalmente quando a infecção ocorre no 1º trimestre.

Estudos radiológicos em crianças com toxoplasmose congênita freqüentemente revelam a presença de calcificações cerebrais e hidrocefalia causada por obstruções canaliculares ou por aumento passivo secundário à perda de parênquima cerebral. As calcificações cerebrais na toxoplasmose tendem a ser difusas, ao contrário do padrão periventricular observado na citomegalovirose (Swisher e cols., 1994). A hidrocefalia parece resultar principalmente de processo inflamatório periventricular no aqueduto de Sylvius ou forame de Monro (James Jr., 2002).

O prognóstico de crianças com toxoplasmose congênita varia conforme a apresentação da doença. Naquelas sem acometimento do sistema nervoso central, a forma mais comum de doença é a forma ocular, causando coriorretinite, que se manifesta até a adolescência. Nas crianças com acometimento do sistema nervoso central, o prognóstico é reservado, com 80% delas apresentando convulsões, 60% tendo dificuldades visuais, 70% tendo paralisia cerebral e aproximadamente 60% apresentando índice de QI abaixo de 70 (Crouvreur e Desmonts, 1962). O tratamento pós-natal prolongado com pirimetamina e sulfadiazina, associado ao uso precoce de derivação ventricular, reduziu de modo considerável estas complicações (Guerina e cols., 1994; McAuley e cols., 1994), ainda que dados confiáveis não estejam disponíveis para nossa população.

Sífilis

A sífilis é uma doença causada pela bactéria *Treponema pallidum,* uma espiroqueta capaz de atravessar a barreira placentária e atingir o feto, produzindo graves lesões sistêmicas, inclusive no sistema nervoso central.

A criança infectada no ambiente uterino pode manifestar lesões ao nascimento ou tardiamente, até o 2º ano de vida. Estas lesões incluem crescimento restrito, *rash* cutâneo, hepatosplenomegalia, pseudoparalisias e anormalidades ósseas. No SNC, hidrocefalia, surdez neurossensorial e retardo do desenvolvimento neuromotor são as manifestações mais encontradas.

Herpesvírus 2

A transmissão vertical do herpesvírus 2 ocorre essencialmente durante o trabalho de parto, no contato do feto com secreções maternas na presença do vírus. A infecção excepcionalmente ocorre durante a gestação. As manifestações no SNC são intensas, incluindo mielite e meningite asséptica (Corey e Spear, 1986).

Naqueles que adquiriram a infecção no útero, menos de 5% dos casos, verificam-se microcefalia e microftalmia ao nascimento (Hutto e cols., 1987).

Recém-nascidos com a infecção congênita apresentam freqüentemente lesões que possuem péssimo prognóstico neurológico, como calcificações dos gânglios basais e tálamos, lesões císticas difusas nos hemisférios cerebrais e alterações lisencefálicas do córtex cerebral (Bale e Murph, 1997).

As crianças com infecção congênita pelo herpesvírus 2 apresentam alta taxa de mortalidade na infância, e aquelas que sobrevivem aos primeiros anos de vida freqüentemente apresentam seqüelas neurológicas graves e paralisia cerebral. O tratamento prolongado com aciclovir não parece melhorar o prognóstico neurológico tardio (Hoppen e cols., 2001).

Outras infecções

A varicela zoster, a meningite linfocítica viral, a malária e a doença de Chagas congênita também são doenças com potencial para desenvolvimento de seqüelas neurológicas graves nas crianças acometidas, apesar da baixa prevalência em nossa população (meningite linfocítica) ou baixa incidência de paralisia cerebral típica da doença (Chagas, malária e varicela).

▶ MEDIDAS PRÉ-NATAIS DE PREVENÇÃO DA PARALISIA CEREBRAL

- Identificação precoce dos fatores determinantes do parto prematuro, incluindo o controle de doenças maternas preexistentes e doenças originadas durante a gestação.
- Emprego liberal do uso de corticoterapia antenatal, nas grávidas em risco de parto prematuro.
- Identificação precoce e interrupção imediata das gestações com diagnóstico de corioamnionite.
- Exercer medidas profiláticas da exposição materna às infecções congênitas com risco potencial de comprometimento neurológico, especialmente a rubéola, citomegalovirose, sífilis, varicela, toxoplasmose e herpesvírus.
- Acompanhamento dos fetos em risco de hipoxia anteparto por profissionais com experiência em avaliação fetal no sofrimento crônico, permitindo a interrupção em fases antecedendo o mau resultado pós-natal.
- Controle do número de gestações múltiplas, essencialmente no grupo de mulheres submetidas a técnicas de reprodução assistida, discutindo

com o especialista a utilização de técnicas de menor incidência e redução do número de embriões transferidos ao útero.
- Acompanhamento humanizado e rigoroso do trabalho de parto, tratando as complicações obstétricas intercorrentes e identificando as alterações precoces dos sinais fetais de hipoxia intraparto nas fases *iniciais*, associadas a bom prognóstico subseqüente.

▶ REFERÊNCIAS

1. Abbasi S, Hirsch D, Davis J, Tolosa J, Stouffer N, Debbs R, Gerdes JS. Effect of single *versus* multiple courses of antenatal corticosteroids on maternal and neonatal outcome. *Am J Obstet Gynecol* 2000; *182*(5):1.243-9.
2. Arikan GM, Scholz HS, Haeusler MC, Giuliani A, Haas J, Weiss PA. Low fetal oxygen saturation at birth and acidosis. *Obstet Gynecol* 2000; *95*:565-71.
3. Bale JF, Murph JR. Infections of the central nervous system of the newborn. *Clin Perinatol* 1997; *24*:787-806.
4. Brian MM, Menachem M, Gary RT and cols. For the National Institute of Child Health and Human Development Maternal-fetal Medicine Units Network. Antibiotic therapy for Reduction of Infant Morbidity After Preterm Premature Rupture of membranes – a randomized controlled trial. *JAMA* 1997; *278*:989-95.
5. Britt WJ, Alford CA. Cytomegalovirus. *In:* Fields N, Knipe M, Howley M eds. *Fields virology*. Philadelphia: Lippincott-Raven, 1996:2.493-523.
6. Corey L, Spear PG. Infections with herpes simplex viruses. *N Engl J Med* 1986; *314*:686-91, 749-5.
7. Couvreur J, Desmonts G. Congenital and maternal toxoplasmosis. *Dev Med Child Neurol* 1962; *4*:519-30.
8. Croen LA, Grether JK, Curry Q, Nelson KB. Congenital abnormalities among children with cerebral palsy: More evidence for prenatal antecedents. *J Pediatr* 2001; *138*(6):804-10.
9. Demmler GJ. Summary of a workshop on surveillance of congenital cytomegalovirus disease. *Rev Infect Dis* 1991:315-29.
10. Dexter SC, Malle MP, Pinar L, Hogan JW, Carpenter MW and Vohr BR. Influence of chorioamnionitis on develpmental outcome in very low birth weigth infants. *Obstet Gynecol* 1999; *94*:267-73.
11. Doyle LW, Morley CJ, Halliday J. Prediction of survival for preterm births. Data on the quality of survival are needed. *Br Med J* 2000; *320*:648.
12. Doyle LW. Outcome at 5 Years of Age of Children 23 to 27 Weeks' Gestation: Refining the Prognosis. *Pediatrics* 2001; *108*(1):134-41.
13. Eschenbach DA. Amniotic fluid infection and cerebral palsy. Focus on the fetus. *JAMA* 1997; *278*:247-8.

14. Gardner MO, Papile LA, Wright LL. Antenatal corticosteroids in pregnancies complicated by preterm premature rupture of membranes. *Obstet Gynecol* 1997; *90*(5):851-3.

15. Grether JK, Nelson KB, Cummins SK. Twinning and cerebral palsy: experience in four northern California counties births 1983 through 1985. *Pediatrics* 1993; *92*(6):854-8.

16. Grether JK, Nelson KB. Maternal infection and cerebral palsy in infants of normal birth weigth. *JAMA* 1997; *278*:207-11.

17. Guerina N, Hsu H, Meissner H *et al.* Neonatal serologic screening and early treatment for congenital *Toxoplasma gondii* infection. *N Engl J Med* 1994; *330*:1.858-63.

18. Helwig JT, Parer JT, Kilpatrick SJ, Laros RK Jr. Umbilical cord blood acid-base state: What is normal? *Am J Obstet Gynecol* 1996; *174*:1.807-12.

19. Hitti J, Tarczy-Hornoch P, Murphy J, Hillier SL, Aura J, Eschenbach DA. Amniotic fluid infection, cytükines, and adverse outcome among infants at 34 weeks' gestation or less. *Obstet Gynecol* 2001; *98*(6):1.080-8.

20. Hofmann J, Kortung M, Pustowoit B, Faber R, Piskazeck U, Liebert UG. Persistent fetal rubella vaccine virus infection following inadvertent vaccination during early pregnancy. *J Med Virol* 2000; *61*(1):155-8.

21. Hoppen T, Eis-Hubinger AM, Schild RL *et al.* Intrauterine herpes simplex virus infection. *Klin Pediatr* 2001; *213*:63-8.

22. Hutto C, Arvin A, Jacobs R *et al.* Intrauterine herpes simplex virus infections. *J Pediatr* 1987; *110*:97-101.

23. James Jr JB. Congenital infections. *Neurol Clin* 2002; *20*(4): 1.039-60.

24. Johnson A, Townshend P, Yudkin P, Bull D, Wilkinson AR. Functional abilities at age 4 years of children bom before 29 weeks of gestation. *Br Med J* 1993; *306*:1.715-8.

25. Kiely JL, Kleinman JC, Kiely M. Triplets and higher-order multiple births. Time trends and infant mortality. *Am J Dis Child* 1992; *146*(7):862-8.

26. Kleinman JC, Kiely JL. Infant mortality. Healthy People 2000 Stat Notes. 1991; *1*(2):1-11.

27. Koskiniemi M, Lappalainen M, Hedman K. Toxoplasmosis needs evaluation: an overview and proposals. *Am J Dis Child* 1989; *143*:724-8.

28. Lipitz S, Frenkel Y, Watts C, Ben-Rafael Z, Barkai G, Reichman B. High-order multifetal gestation-management and outcome. *Obstet Gynecol* 1990; *76*(2):215-8.

29. Lipitz S, Reichman B, Uval J, Shalev J, Achiron R, Barkai G, Lusky A, Mashiach S. A prospective comparison of the outcome of triplet pregnancies managed expectantly or by multifetal reduction to twins. *Am J Obstet Gynecol* 1994; *170*(3):874-9.

30. Low JA, Galbraith RS, Muir DW, Killen HL, Pater EA, Karchmar EJ. The relationship between perinatal hypoxia and newbom encephalopathy. *Am J Obstet Gynecol* 1985; *152*:256-60.

31. Low JA, Panagiotopoulos C, Derrick EJ. Newborn complications after intrapartum asphyxia with metabolic acidosis in the preterm fetus. *Am J Obstet Gynecol* 1995; *172*(3):805-10.

32. Low JA, Pancham SR, Worthington D, Boston RW. The incidence of fetal asphyxia in six hundred high-risk monitored pregnancies. *Am J Obstet Gynecol* 1975; *121*:456-9.

33. Low JA. Intrapartum fetal asphyxia: definition, diagnosis, and classification. *Am J Obstet Gynecol* 1997; *176*:957-9.

34. Manning FA, Bondagji N, Harman CR, Casiro O, Menticoglou S, Morrison L. Fetal assessment based on the fetal biophysical profile score: relationship to subsequent cerebral palsy. *Gynecol Obstet Biol Reprod* 1997; *26*:720-9.

35. Manning FA, Harman CR, Morrison I, Menticoglou SM, Lange IR, Johnson JM. Fetal assessment based on fetal biophysical profile scoring. IV. An analysis of perinatal morbidity and mortality. *Am J Obstet Gynecol* 1990; *162*:703-9.

36. Manning FA, Platt LD, Sipos L. Antepartum fetal evaluation: development of a fetal biophysical profile scoring. *Am J Obstet Gynecol* 1980; *136*:787-95.

37. Manning FA. Fetal biophysical profile scoring – Long term outcome. *In:* Fetal Medicine – principles and practice. Manning FA, ed. Appleton & Lange, 1995.

38. Matsuda Y, Maeda T, Kouno S. Comparison of neonatal outcome including cerebral palsy between abruptio placentae and placenta previa. *Eur J Obstet Gynecol Reprod Biol* 2003; *106*(2):125-9.

39. McAuley J, Boyer K, Patel D *et al.* Early and longitudinal evaluations of treated infants and children and untreated historical patients with congenital toxoplasmosis. The Chicago Col1aborative Treatment Trial. *Clin Infect Dis* 1994; *18*:38-72.

40. McCowan LME, Pryor J, Dphil Harding JE. Perinatal predictors of neurodevelopmental outcome in small-for-gestational-age children at 18 months of age. *Am J Obstet Gynecol* 2002; *186*(5):1.069-75.

41. Moster D, Lie RT, Irgens LM, Bjerkedal T, Markestad T. The association of Apgar score and subsequent death and cerebral palsy: a population-based study in term infants. *J Pediatr* 2001; *138*:798-803.

42. Nelson KB, Grether JK, Dambrosia JM, Walsh E, Kohler S, Satyanarayana G, Nelson PG, Dickens BF, Phillips TM. Neonatal cytokines and cerebral palsy in very preterm infants. *Pediatr Res* 2003; *53*(4):600-7.

43. Noyola DE, Demmler GJ, Nelson CT *et al.* Early predictors of neurodevelopmental outcome in symptomatic congenital cytomegalovirus infection. *J Pediatr* 2001; *138*:325-31.

44. Pass RF, August AM, Dworsky M *et al.* Cytomegalovirus infection in a day care center. *N Engl J Med* 1982; *307:* 477-9.

45. Robert F. Pass Cytomegalovirus Infection. *Pediatrics in Review* 2002; *23*(5):163-70.

46. Ross MG, Gala R. Use of umbilical artery base excess: Algorithm for the timing of hypoxic injury. *Am J Obstet Gynecol* 2002; *187*(1):1-9.

47. Rothstein RP, Levison SW. Damage to the choroid plexus, ependyma and subependyma as a consequence of perinatal hypoxia/ischemia. *Dev Neurosci* 2002; *24*(5):426-36.

48. Schrag S, Gorwitz R, Fultz-Butts K, Schuchat A. Prevention of perinatal group B streptococcal disease. Revised guidelines from CDe. *MMWR Recomm Rep* 2002; *51*(RR-ll):122.

49. Shankaran S, Bauer CR, Bain R, Wright LL, Zachary J. Relationship between antenatal steroid administration and grades III and IV intracranial hemorrhage in low birth weight infants. The NICHD Neonatal Research Network. *Am J Obstet Gynecol* 1995; *173*(1):305-12.

50. Smith GN. What are the realistics expectations of tocolytics? *BJOG* 2003; *110*(Suppl 20):103-6.

51. Sweet MP, Hodgman JE, Pena I, Barton L, Pavlova Z, Ramanathan R. Two-year outcome of infants weighing 600 grams or less at birth and bom 1994 through 1998. *Obstet Gynecol* 2003; *101*(1):18-23.

52. Swisher C, Boyer K, McLeod R. Congenital toxoplasmosis. *Semin Pediatr Neurol* 1994; *1*:4-25.

53. Tommiska V, Heinonen K, Kero P, Pokela ML, Tammela O, Jarvenpaa AL, Salokorpi T, Virtanen M, Fellman V. A national two year follow-up study of extremely low birthweight infants born in 1996-1997. *Arch Dis Child Fetal Neonatal* 2003; *88*(1):F29-35.

54. Vayssiere C, Favre R, Audibert F, Chauvet MP, Gaucherand P, Tardif D, Grange G, Novoa A, Descamps P, Perdu M, Andrini E, Janse-Marec J, Maillard F, Nisand I. Cervicallength and fun-neling at 22 and 27 weeks to predict spontaneous birth before 32 weeks in twin pregnancies: a French prospective multicenter study. *Am J Obstet Gynecol* 2002; *187*(6):1.596-604.

55. Vintzileos AM, Flerning AD, Scorza WE, Wolf EJ, Balducci J, Campbell WA, Rodis JE. Relationship between fetal biophysical activities and umbilical cord blood gas values. *Am J Obstet Gynecol* 1991; *165*:707-13.

56. Vintzileos AM, Gaffney SE, Salinger LM, Campbell WA, Nochimson DJ. The relationship between fetal biophysical profile and cord pH in patients undergoing cesarean section before the onset of labor. *Obstet Gynecol* 1987; *70*:196-201.

57. Ward RM, Beachy JC. Neonatal complications following preterm delivery. *BJOG* 2003; *110*(4); (suppl 20):8-16.

58. Wood NS, Marlow N, Costeloe K, Gibson A T, Wilkinson AR. For the EPICure Study Group. Neurologic and developmental disability after extremely preterm birth. N *Engl J Med* 2000; *343*:378.

59. Wu WH, Colford Jr JM. Chorioamnionitis as a risk factor for cerebral palsy: A meta-analysis. *JAMA* 2000; *284*(11):1.417-24.

60. Yoon BH, Park CW Chaiworapongsa T. Intrauterine infection and the development of cerebral palsy. *BJOG* 2003; *110* (Suppl 20):124-7.

Exame Neurológico: Sinais de Alerta na Paralisia Cerebral

Regina Helena Caldas de Amorim

▶ INTRODUÇÃO

O diagnóstico de paralisia cerebral é clínico-neurológico e definido pelas alterações observadas, que correspondem à classificação de paralisia cerebral.[1,2] A tomografia computadorizada (TC) e/ou a ressonância magnética (RM) cerebral devem ser realizadas não só para verificar se há lesões, como para excluir outras doenças que cursam com déficits semelhantes aos da paralisia cerebral. Algumas vezes, esses exames não evidenciam lesões compatíveis com os achados clínicos, o que não impede de se manter o diagnóstico inicial.

▶ COMO DETECTAR PRECOCEMENTE A PARALISIA CEREBRAL?

Nos casos graves, especialmente aqueles acompanhados de micro ou macrocefalia associada a malformações do sistema nervoso central (SNC), o diagnóstico pode ser facilmente estabelecido no primeiro trimestre de vida. Além da evidente alteração do perímetro cefálico, ocorrerá importante atraso no desenvolvimento neuropsicomotor (DNPM), e o ultra-som transfontanelar, a TC ou a RM cerebral confirmarão a lesão.

Prematuridade, sofrimento fetal agudo ou encefalopatia hipóxico-isquêmica, principalmente se seguidos de atraso no DNPM e microcefalia, devem alertar para o risco de paralisia cerebral. Entretanto, algumas crianças apresentarão déficit cognitivo, com ou sem distúrbios de comportamento ou epilepsia, sem alterações motoras que permitam o diagnóstico de paralisia cerebral.

Nos casos mais leves de paralisia cerebral, as alterações podem não ser características antes do 6º ou mesmo do 9º mês de vida (ou de idade corrigida, para crianças nascidas antes do termo da gestação). O perímetro cefálico pode ser normal e o comprometimento motor pouco nítido, no primeiro semestre. Nessa situação, antes de se solicitarem exames complementares, deve-se ter o cuidado de elaborar uma anamnese detalhada para investigar os seguintes itens:

- História familiar e consanguinidade entre os pais (para diagnóstico diferencial com doenças hereditárias).
- Fatores de risco perinatais, com especial atenção à hipoxia e às infecções congênitas ⇒ TORCH. Bossa serossanguínea (BSS) de grande volume indica trabalho de parto demorado, com dificuldade mecânica na passagem da criança. Se a BSS é acompanhada de alterações neurológicas no período neonatal, tais como hipotonia, hipoatividade, irritabilidade, tremulações, é sinal de que houve sofrimento fetal agudo.
- Palato ogival, polegar fixado em flexão-adução e cavalgamento de suturas podem estar associados à lesão cerebral pré-natal.[3]

- Atraso nas etapas do DNPM. O exame neurológico, realizado por profissional experiente, permitirá a detecção de alterações mais discretas do tônus ou da movimentação, já no primeiro trimestre, que alertarão para a necessidade de exames complementares, de acompanhamento neurológico e de indicação precoce de tratamentos terapêutico ocupacional e/ou fisioterápico ou fonoaudiológico.[4-7]

Pretchl e cols. (1997) utilizam, como método para o diagnóstico precoce de distúrbios neurológicos, a análise dos movimentos corporais entre seis e vinte semanas após o nascimento a termo ou de idade corrigida, para recém-nascidos pré-termo.[8]

▶ PONTOS RELEVANTES

Medida do perímetro cefálico

A medida do perímetro cefálico deve ser comparada à de uma curva de referência, como a do NCHS (National Center for Health Statistics Percentiles).[9] Considera-se microcefalia a medida abaixo de dois desvios-padrão (2 DS) da média ou do percentil 50 (p50), e macrocefalia, a medida acima de dois desvios-padrão (2 DS) das mesmas referências.[3] É importante lembrar que cerca de 50% das variações do tamanho do crânio são familiares, e que recém-nascidos pré-termo normais apresentam perímetro cefálico maior, nos três primeiros meses

após o termo, devido à configuração elíptica do crânio (escafocefalia).[10,11]

Em presença de fechamento precoce da fontanela anterior, acompanhada de atraso no DNPM e/ou de alterações neurológicas, deve-se supor evolução para microcefalia, no caso de o perímetro cefálico já não estar abaixo da faixa de normalidade. A craniossinostose de todas as suturas é geralmente acompanhada de lesão subjacente do SNC, com microcefalia ou podendo evoluir para microcefalia.

Alterações a serem pesquisadas:[12]

- Atraso ou má qualidade nas etapas do desenvolvimento (considerar a idade corrigida, para os recém-nascidos pré-termo).
- Sinais anormais: um sinal isolado tem menos valor do que a associação de vários sinais. A gravidade da alteração é relacionada à sua importância funcional; a hipotonia axial é mais grave do que a hipotonia isolada dos membros.

Sinais de alerta no primeiro semestre (Fig. 3.1)[7,12-14]

TÔNUS CERVICAL (FIG. 3.2)

Hipotonia dos músculos flexores

Na manobra de tração dos membros superiores, para levar a criança do decúbito dorsal para a posição sentada, a cabeça não acompanha o tronco. Isso ocorre de modo isolado, nos casos mais leves (Fig. 3.2 A-C).

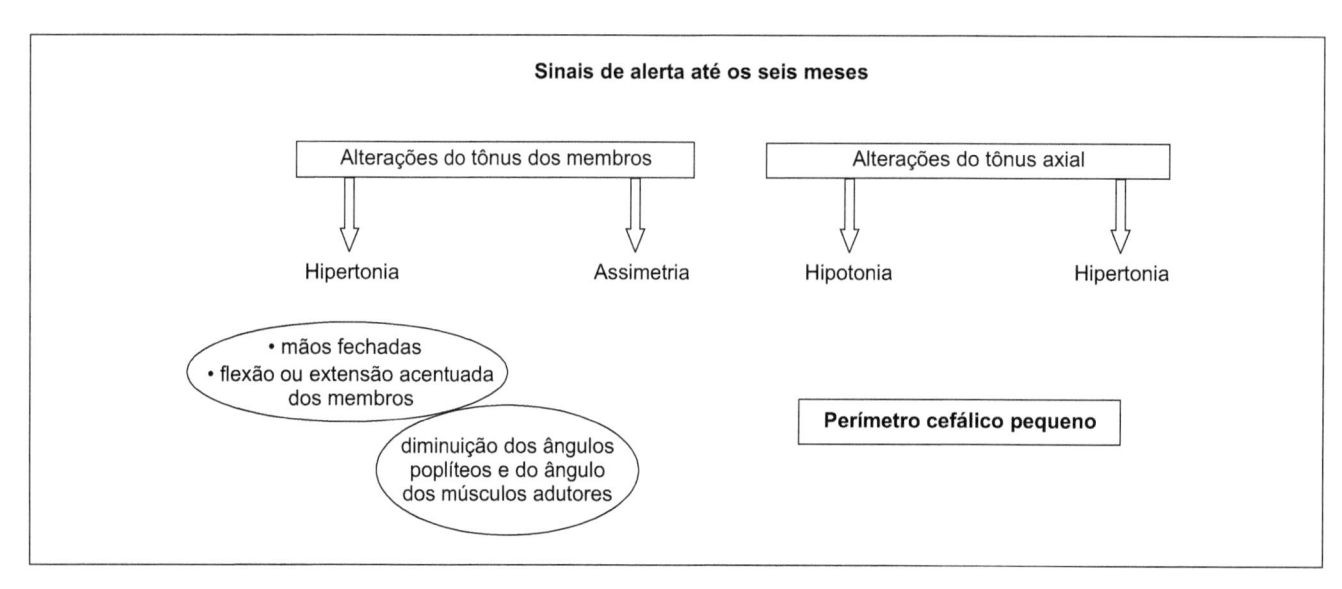

Fig. 3.1 ▶ Sinais de alerta no primeiro semestre.

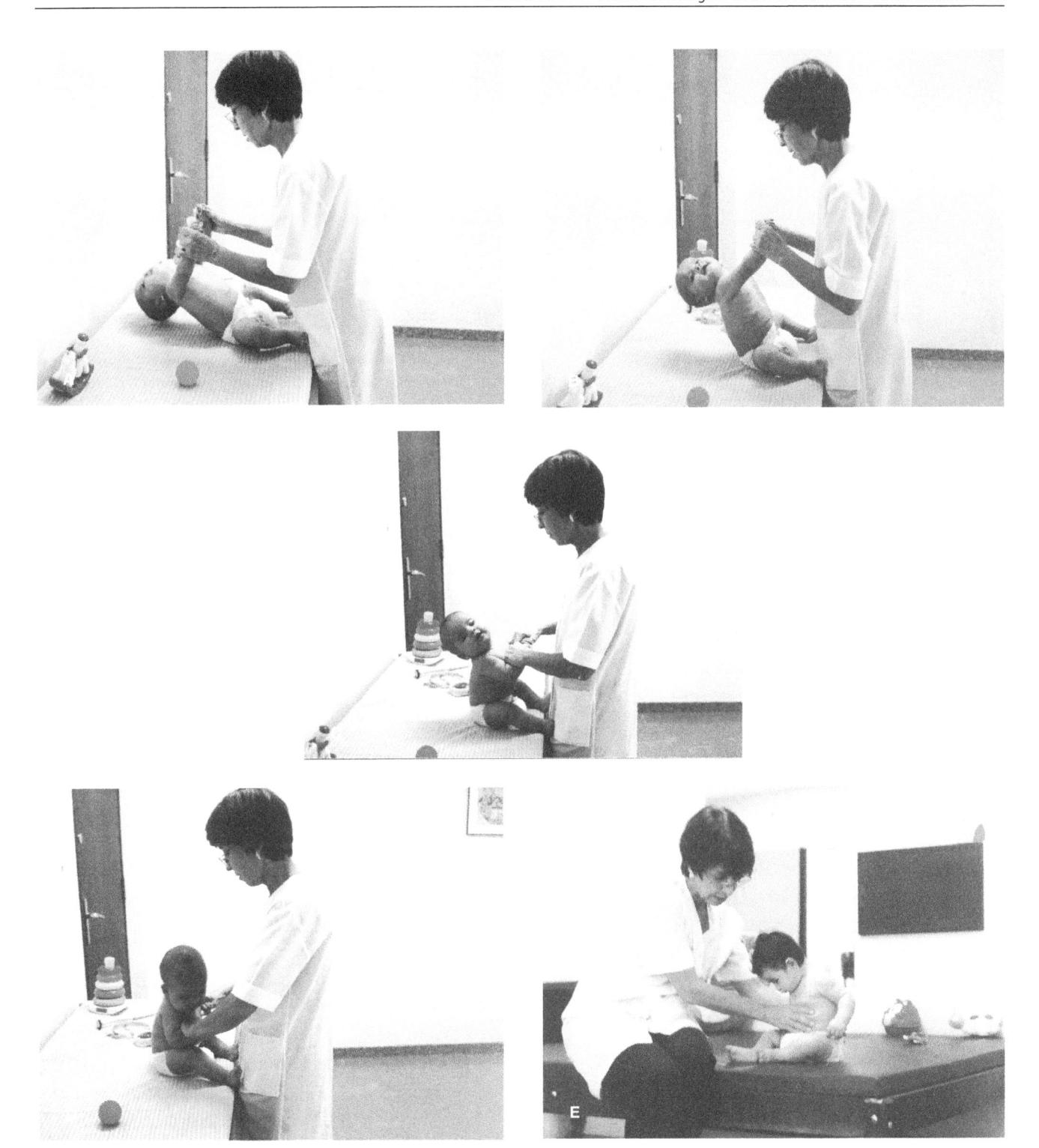

Fig. 3.2 ▶ **A** e **C**. Hipotonia dos músculos flexores do pescoço. **D** e **E**. Hipotonia dos músculos extensores do pescoço.

Hipotonia dos músculos extensores

Na posição sentada, a cabeça fica inclinada para a frente, ou cai para a frente com o cansaço (Fig. 3.2 D e E).

Havendo hipotonia cervical, qualquer movimento do tronco desencadeia oscilações da cabeça.

Hipertonia dos músculos extensores (musculatura cervical posterior)

Na posição sentada, o pescoço não flexiona e o queixo não encosta no esterno. Se a hipertonia for discreta, a flexão repetida do pescoço (quatro a cinco vezes), com a criança em decúbito

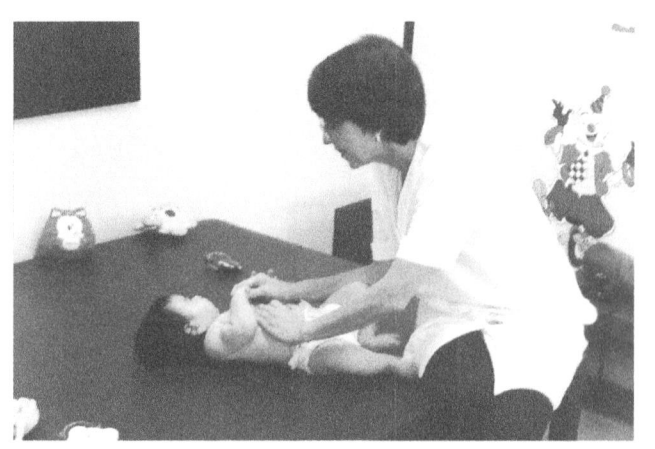

Fig. 3.3 ▶ Limitação da extensão do membro superior direito, na manobra do cachecol.

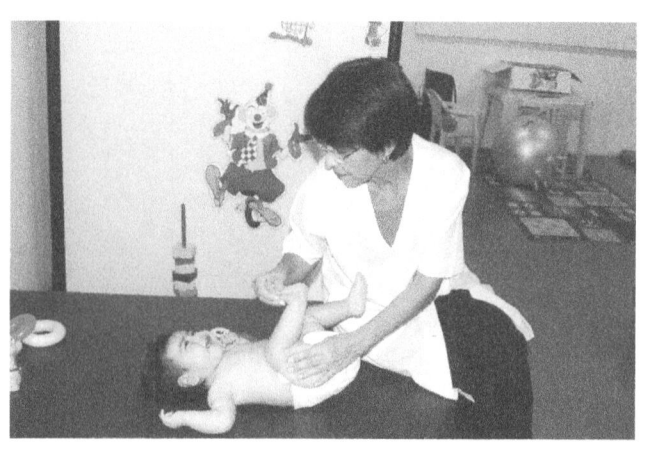

Fig. 3.5 ▶ Hipertonia do músculo isquiotibial à direita (ângulo poplíteo de ± 90°).

dorsal, causará aumento do tônus dos músculos extensores, o que é percebido pela resistência à flexão.

TÔNUS DOS MEMBROS

- Pode aumentar, bruscamente, com o choro ou riso, ou ao contato cutâneo (flutuação do tônus, nos atetósicos). A criança fica rígida e em extensão.
- Mãos freqüentemente fechadas, durante a vigília calma.
- Resistência e limitação da amplitude do movimento do membro superior, na manobra do cachecol (Fig. 3.3).
- Hipertonia de membros inferiores, com diminuição do ângulo dos músculos adutores do quadril e dos ângulos poplíteos (m. isquiotibiais) (Figs. 3.4 e 3.5).
- Aumento do ângulo de dorsoflexão do pé, com eqüinismo, indicativo de retração do tendão-de-aquiles.

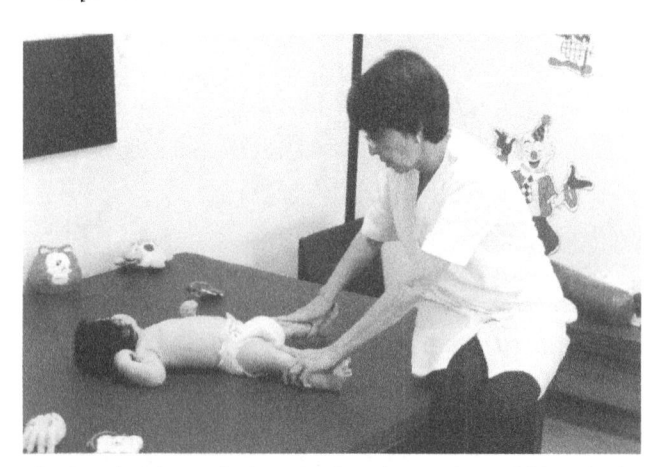

Fig. 3.4 ▶ Hipertonia dos músculos adutores do quadril (ângulo dos músculos adutores).

- Artelhos em hiperextensão ou muito fletidos.
- Assimetria: a assimetria do reflexo de Moro ou do reflexo de preensão palmar (*grasping*), se associada a alterações do tônus, da força muscular e dos reflexos profundos, ocorre na paralisia braquial e na hemiparesia. Neste último caso, o exame neurológico também revelará assimetria de postura, de tônus e de força muscular, no membro inferior homolateral ao déficit do membro superior.

Outros sinais[12]

- Estrabismo: unilateral, geralmente convergente, freqüente nas encefalopatias definitivas, leves ou graves.
- Irritabilidade, caracterizada por:
  - Tremulações ou clonias, espontâneas ou desencadeadas pelo manuseio.
  - Distúrbios do sono.
  - Choro constante e difícil de acalmar.
  - Sobressalto resultante da percussão sobre o esterno.
- Excitabilidade: reflexo de Moro e sobressaltos espontâneos freqüentes; barulho leve, contato brusco com a criança, ou mudança rápida de posição provocam sobressalto ou reflexo de Moro.
- Persistência do reflexo tônico-cervical assimétrico (RTCA), principalmente se desencadeado com facilidade, imediato e brusco, de modo espontâneo ou com a rotação passiva da cabeça. O padrão postural do RTCA consiste na extensão dos membros do lado da face e flexão dos membros do lado oposto (posição do esgrimista). A extensão, porém, pode predominar no membro superior ou no inferior, ou ocorrer apenas maior rela-

xamento do tônus dos membros correspondentes à face, sem a extensão completa. Esse reflexo desaparece entre o terceiro e o quatro mês de vida (ou de idade corrigida, para recém-nascidos pré-termo).

- Desinteresse: olhar vago, acompanhamento visual inconstante, atenção lábil, pouco interesse pelo objeto que é levado à boca, sem ser olhado ou manipulado.
- Alterações da motilidade: pobreza de movimentos, que são lentos e necessitam de muito estímulo para aparecer, ou movimentos anormais, bruscos, estereotipados e repetitivos.

A associação desses sinais revela comprometimento global do SNC, o que torna necessário reavaliações periódicas da criança e indicação de tratamentos específicos.

No 3º mês, inicia-se a fase de hipotonia fisiológica dos membros, primeiro nos membros superiores e, após o 4º ou 5º mês, nos membros inferiores. A partir do 3º mês, toda criança que mantém as mãos freqüentemente fechadas deve ser submetida a avaliação neurológica.

Aos seis ou sete meses, ainda pode existir leve hipotonia de tronco que causa discreta cifose toracolombar, na posição sentada. Dos oito aos nove meses, há melhora do tônus e do equilíbrio axial e surgem os movimentos de inclinação e rotação do tronco. As reações de proteção para frente (reação de pára-quedista) e para os lados estão presentes. Também nesse período, os balbucios, o contato com as pessoas e o interesse por objetos são constantes.

ANORMALIDADES DO 6º AO 9º MÊS[7,12-14]

Nas formas graves de paralisia cerebral, principalmente na atetósica, há persistência do RTCA.

Hipotonia de tronco

- Nessa faixa etária, a hipotonia do tronco é sempre associada à hipotonia cervical, especialmente da musculatura extensora (Fig. 3.6).
- Para avaliar o tônus de tronco, em presença de hipertonia de membros inferiores, a criança deve ser colocada sentada na borda da cama de exame, com os membros inferiores pendentes, se possível com a fossa poplítea encaixada na borda da cama.

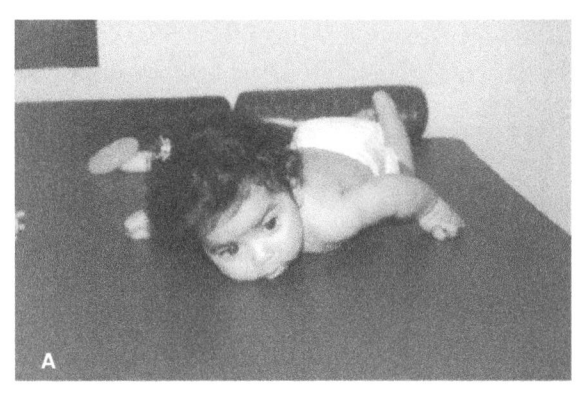

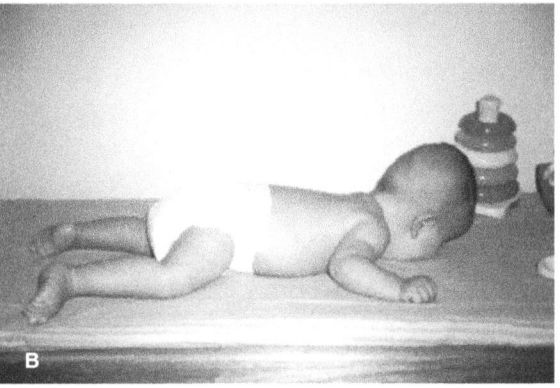

Fig. 3.6 ▶ A e B. Hipotonia dos músculos extensores do pescoço, em decúbito ventral.

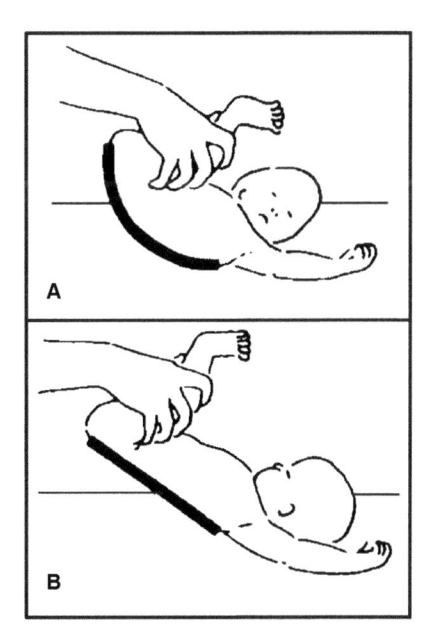

Fig. 3.7 ▶ Flexão passiva do tronco. A. Flexão moderada do tronco (normal). B. Ausência de flexão (hipertonia da musculatura) (Amiel-Tison, 1999, p. 90).

Hipertonia da Musculatura Posterior do Tronco (Fig. 3.7)

- Evidenciada pela impossibilidade de flexionar os membros inferiores sobre o abdome, com a criança em decúbito dorsal (manobra de flexão passiva do tronco), ou pela presença de opistótono.

Membros superiores

- Mãos fechadas, às vezes, próximas aos ombros (braços abduzidos e antebraços fletidos ⇒ postura em "candelabro").
- Limitação e resistência mais acentuadas na manobra do cachecol.
- Persistência do "jogo das mãos" (etapa normal do 3º mês).
- Preensão lenta e difícil e, em alguns casos, com movimentos anormais que podem ser a manifestação precoce de atetose.

Membros inferiores

- Rigidez dos membros inferiores, que dificulta a posição sentada e causa reação de sustentação imediata, intensa e contínua (Fig. 3.8). Essa rigidez, geralmente associada ao aumento do ângulo de dorsoflexão do pé (eqüinismo), deve ser verificada pela avaliação dos ângulos poplíteos (m. isquiotibiais) e do ângulo dos m. adutores do quadril, anormalmente pequenos. Hiper-reflexia osteotendinosa e, às vezes, clono dos pés podem ser observados.

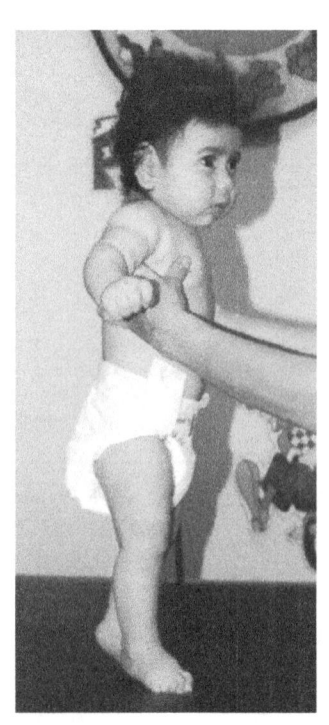

Fig. 3.8 ▶ Hipertonia de membros inferiores: reação de sustentação contínua, com pés em eqüinismo e hipertonia dos artelhos.

Assimetria no tônus corporal

Hemiparesia

- Comprometimento global do tônus, porém assimétrico.

As crianças portadoras de alterações motoras leves no primeiro ano de vida, sem lesão detectável do SNC, podem não apresentar paralisia cerebral. Muitas dessas alterações são transitórias e parecem representar disfunções que se manifestarão, na idade escolar, por distúrbios de aprendizagem ou de comportamento, ou por transtorno de déficit de atenção e hiperatividade (TDAH).[15-18]

Para as crianças consideradas de risco, cabe ao pediatra especial atenção à curva de crescimento do perímetro cefálico e às etapas do desenvolvimento neuropsicomotor, para que a detecção de paralisia cerebral seja realmente precoce.[19-23] Quanto mais cedo a criança for encaminhada para avaliação e tratamentos especializados, melhor será sua adaptação e a de seus familiares à situação, e maior a possibilidade de prevenção dos problemas secundários ao quadro neurológico.

▶ REFERÊNCIAS

1. Piovesana AMSG. Paralisia cerebral: contribuição do estudo por imagem. *In:* Souza AMC; Ferraretto I. (Org.). *Paralisia cerebral: aspectos práticos.* São Paulo: Memnon, 1998:8-32.
2. Piovesana AMSG, Filho JACV, Lima CLA, Fonseca MS, Mürer AP. Encefalopatia crônica: paralisia cerebral. *In:* Fonseca LF, Pianetti G, Xavier CC (org.). *Compêndio de Neurologia Infantil.* Rio de Janeiro: Medsi, 2001:825-38.
3. Amiel-Tison C. Le nouveau-né à terme. *In: Neurologie périnatale.* Paris: Masson, 1999:107-26.
4. Amiel-Tison C. Méthodes de l'examen neurologique. In: *Neurologie périnatale.* Paris: Masson, 1999:77-105.
5. Amiel-Tison C. A method for neurological evaluation within the first year of life: experience with full-term newborn infants with birth injury. *Ciba Found Symp* 1978; 59:107-25.
6. Amorim RHC. *Alterações neurológicas em recém-nascidos de alto risco:* características, evolução e fatores de risco [dissertação]. Belo Horizonte: Faculdade de Medicina da UFMG, 1994:260.
7. Amorim RHC, Magalhães LC, Paixão ML, Barros CGC. Acompanhamento do recém-nascido de risco. In: Fonseca LF, Pianetti G, Xavier CC (org.). *Compêndio de Neurologia Infantil.* Rio de Janeiro: Medsi, 2001:37-60.
8. Prechtl HFR *et al.* An early marker for neurological deficits after perinatal brain lesions. *Lancet* 1997; 349:1.361.

9. Hamill PVV, Drizd TA, Johnson CL, Reed RB, Roche AF. NCHS growth curves for children birth – 18 years; United States. *Vital Health Stat* 1977; *165*(11):1-74.

10. Weaver DD, Christian JC. Familial variation of head size and adjustment for parental head circumference. *The Journal of Pediatrics* 1980; *96*(6):990-4.

11. Largo RH, Duc G. Head growth and changes in head configuration in healthy preterm and term infants during the first six months of life. *Helvetica Paediatr Acta* 1977; *32*:432-42.

12. Saint-Anne Dargassies S. Détection sémiologique des troubles du développement neurologique chez le nourrisson jusqu'à 1 an. *Rev Neuropsychiatr Infant Hyg Ment Enfance* 1974; *22*(4/5):305-34.

13. Amiel-Tison C. Points de repère sur le développement cérébral de la naissance à 2 ans corrigés. *In: Neurologie périnatale*. Paris: Masson, 1999:149-62.

14. Amiel-Tison C, Grenier A. *La surveillance neurologique au cours de la première année de la vie.* Paris: Masson, 1985:175.

15. Amiel-Tison C, Dubé R. Signification des anomalies neuro-motrices transitoires; corrélations avec les difficultés de l'âge scolaire. *Ann Pediatr* 1985; *32*(1):55-61.

16. Amiel-Tison C, Dubé R, Garel M, Jéquier JC. Outcome at age five years of full-term infants with transient neurologic abnormalities in the first year of life. *In:* Stern L, Bard H, Friis-Hansen B (eds.). *Intensive care in the newborn.* New York: Masson, 1983:247-58.

17. Amiel-Tison C, Stewart A. Apparently normal survivors: neuromotor and congnitive function as they grow older. *In:* Les Éditions Inserm. *The newborn infant – One brain for life.* Paris: Inserm, 1994:227-37.

18. Nijiokiktjien C. Apparently normal survivors: neurobehavioral aspects at school age. Les Éditions Inserm. *The newborn infant – One brain for life.* Paris: Inserm, 1994:239-54.

19. Parmelee AH, Haber A. Who is the "Risk Infant?" *Clin Obstet Gynecol* 1973; *16*(1):376-87.

20. Rossetti LM. What is a high-risk infant? *In: High-risk infants*: identification, assessment, and intervention. Toronto: Little Brown, 1986:1-16.

21. Lopes SMB, Lopes JMA. *Follow-up do recém-nascido de alto risco.* Rio de Janeiro: Medsi, 1999:335.

22. Magalhães LC, Barbosa VM, Paixão ML, Figueiredo EM, Gontijo APB. Acompanhamento ambulatorial de recém-nascidos de alto risco: características da população atendida e incidência de seqüelas funcionais. *Rev Paul Pediatr* 1998; *16*(4):191-6.

23. Sociedade de Pediatria do Estado do Rio de Janeiro – Soperj. *Novo manual de* follow-up *do recém nascido de alto risco.* Rio de Janeiro: Soperj/Nestlé, 1995:115.

Paralisia Cerebral: Aspectos Neuropatológicos e Fisiopatologia

José Mariano da Cunha Filho

▶ INTRODUÇÃO

O termo paralisia cerebral (PC) engloba uma série de síndromes clínicas heterogêneas, decorrentes de distúrbios neuropatológicos não-progressivos do encéfalo. Neste capítulo, encontra-se uma abordagem concisa de aspectos relevantes das lesões envolvidas e da fisiopatologia dos distúrbios de tônus e motricidade da PC. As lesões decorrentes de insulto hipóxico-isquêmico no recém-nascido são destacadas ao final, tanto pela sua importância na prática clínica diária como por seu melhor conhecimento em relação a outros grupos etiopatogênicos relatados nas encefalopatias não-progressivas da infância.

Dependendo do rigor dos critérios clínicos utilizados, muitos pacientes são classificados em formas mistas de PC. Por questões didáticas, a abordagem neuropatológica aqui presente orienta-se distintivamente pela classificação usual: formas espástica, discinética e atáxica.

É importante ressaltar também que muitos autores incluem formas hipotônicas ou atônicas de PC, caracterizadas por hipotonia muscular generalizada persistente após 2-3 anos de idade, não resultante de doença primária de músculo ou nervo periférico. A maioria destas crianças desenvolve tardiamente espasticidade, discinesia ou ataxia, mas um número não desprezível delas mantém hipotonia generalizada. Os fundamentos anatômicos e fisiopatológicos destes casos ainda não são bem definidos.

▶ PC ESPÁSTICA

Os circuitos neurais responsáveis pelos reflexos tendinosos fornecem aos centros mais altos do sistema nervoso central (SNC) um mecanismo de ajuste do tônus muscular, sob diferentes circunstâncias. Desordens deste tônus são freqüentemente associadas a lesões das vias motoras descendentes, porque a intensidade dos reflexos de estiramento é controlada por centros cerebrais mais altos.

A forma mais comum de hipertonia é a espasticidade, caracterizada por reflexos tendinosos hiperativos e aumento na resistência de músculos submetidos a estiramento rápido. Uma força lentamente aplicada sobre um músculo, em um paciente com espasticidade, pode elicitar pouca resistência. Entretanto, quando a velocidade do estiramento é progressivamente aumentada, a resistência muscular também se intensifica na mesma proporção. Desta maneira, a espasticidade é primariamente um fenômeno fásico. Em alguns pacientes, no entanto, a espasticidade tem também um componente tônico, não-fásico, onde o reflexo de contração persiste, mesmo após o músculo não ser mais alongado.

A fisiopatologia da espasticidade é pouco clara. Por muito tempo atribuiu-se a presença de reflexos de estiramento exacerbados na espasticidade a uma hiperatividade dos neurônios motores gama, secundária à lesão das vias supra-espinais inibitórias. Experimentos recentes, no entanto, afirmam que a espasticidade pode ser explicada pela diminuição da inibição pré-sináptica dos neurônios motores alfa. Nesta última hipótese, os interneurônios, que exercem uma inibição pré-sináptica sobre as fibras aferentes Ia, estariam insuficientemente ativados, devido ao distúrbio supra-espinal, ocasionando uma descarga excessiva dos neurônios motores alfa. Este mecanismo de intensa facilitação da transmissão na via de reflexo monossináptico das fibras sensoriais Ia para os neurônios motores alfa é o fundamento básico para algumas abordagens terapêuticas da espasticidade.

Um destes procedimentos terapêuticos é a mimetização da inibição pré-sináptica nos terminais das fibras Ia, por meio da administração intratecal de baclofen na medula espinal. Esta droga é um agonista dos receptores do ácido gama-aminobutírico (GABA). A ligação do GABA a estes receptores diminui o influxo de cálcio nos terminais pré-sinápticos, reduzindo a liberação dos neurotransmissores.

Nas formas hemiplégicas da PC espástica, os achados mais comuns são as lesões císticas em território de artéria cerebral média, que podem ser de origem pré e perinatal. Em alguns casos há evidências de insulto hipóxico, mas a maioria dessas lesões não tem sua etiologia bem definida.

Lesões subcorticais periventriculares predominantes em um dos hemisférios, resultantes de leucomalacia periventricular ou outros eventos isquêmicos, também são freqüentes. Dilatação de um ventrículo lateral e irregularidades de sua parede são os aspectos mais vistos nestas lesões. Exame microscópico mostra perda neuronal e gliose de extensão variada.

Outras lesões menos comuns encontradas nas hemiplegias são as disgenesias cerebrais (principalmente esquizencefalia, hemimegalencefalia e polimicrogiria), leucomalacia hemorrágica, infartos hemorrágicos periventriculares, hemorragias intraparenquimatosas e algumas lesões diencefálicas.

Nas formas quadriplégicas há uma alta incidência de disgenesias e processos destrutivos, tais como hidranencefalia e encefalomalacia multicística. As lesões corticais e subcorticais estão freqüentemente acompanhadas por insultos ao tronco cerebral e aos núcleos da base, em muitos casos de quadriplegia. Outro grupo etiopatogênico relevante nestas formas de PC são as infecções do SNC, com destacada importância para as infecções herpéticas.

Leucomalacia periventricular (LPV) é a lesão mais freqüente nas formas diplégicas. O acometimento das fibras motoras internas adjacentes aos ventrículos laterais, em topografia de seus ângulos externos, explica os déficits motores predominantes em membros inferiores nestes casos. Hemorragia periintraventricular com hidrocefalia secundária também é uma possível causa de diplegia. Apesar do habitual maior comprometimento dos membros superiores, nos casos de lesões parassagitais (localizadas nas zonas limítrofes dos territórios de irrigação das artérias cerebrais), há relatos de diplegia nestes padrões de isquemia.

▶ PC DISCINÉTICA

A base fisiopatológica das paralisias cerebrais discinéticas é uma lesão do sistema extrapiramidal, especialmente núcleos da base (caudado, putâmen e pálido) e outros núcleos correlatos (por exemplo, núcleo subtalâmico). Não existem projeções dos núcleos da base para a medula, e suas atividades moduladoras são exercidas sobre o córtex, via tálamo. Experimentalmente, lesão do núcleo caudado e do putâmen provoca hipercinesia (coreoatetose); os insultos ao núcleo pálido ocasionam hipocinesia, e as lesões do núcleo subtalâmico são responsáveis pelos balismos.

As encefalopatias hipóxico-isquêmica e bilirrubínica são as principais causas de PC discinética. Há um maior envolvimento do núcleo caudado e putâmen nos eventos hipóxico-isquêmicos (*status marmoratus*) e do globo pálido no *kernicterus* (*status dysmyelinatus*).

▶ PC ATÁXICA

Os mecanismos neuropatológicos da PC atáxica são pouco conhecidos. Tanto as lesões displásicas, quanto as destrutivas do cerebelo podem ser encontradas, e sua diferenciação dificilmente é feita por meio de exames de imagem. Aicardi relata que a aplasia do verme cerebelar pode ser a causa de ataxia congênita, mas em alguns casos, com ausência total do verme, não se observam sintomas clínicos. Entretanto, muitos pacientes com síndrome de Joubert expressam ataxia e desequilíbrio, apesar de terem preservadas largas porções do verme.

As disgenesias cerebelares hemisféricas também podem apresentar uma pobre correlação clinicopatológica.

▶ LESÕES HIPÓXICO-ISQUÊMICAS NO PERÍODO NEONATAL

É o grupo etiopatogênico mais freqüente da PC, com padrões determinados pela idade gestacional ao nascimento e pelas características do insulto asfíxico sofrido. Os principais tipos de lesão identificados são: necrose neuronal seletiva, *status marmoratus*, lesão cerebral parassagital, lesões isquêmicas focais e leucomalacia periventricular.

▶ NECROSE NEURONAL SELETIVA

Necrose neuronal seletiva é a lesão mais freqüente, ocorrendo tanto em prematuros quanto em neonatos a termo. Neocórtex cerebral, hipocampo, gânglios da base, tálamo, núcleos do tronco cerebral e córtex cerebelar são as áreas mais comprometidas. Os neurônios das camadas corticais profundas são os mais afetados, e as lesões podem ser localizadas ou difusas, envolvendo preferencialmente o hemisfério esquerdo. A necrose celular torna-se evidente, com gliose reativa concomitante. Calcificações das áreas de necrose podem ocorrer, principalmente na substância branca e tronco cerebral.

O real mecanismo para a vulnerabilidade seletiva de grupos neuronais ainda não é bem conhecido, porém há evidências de fatores metabólicos e vasculares locais, assim como da distribuição anatômica das sinapses excitatórias na patogênese deste insulto.

As seqüelas motoras mais freqüentes são as quadriparesias (espásticas ou atônicas). Déficits da sucção, deglutição e da mímica facial são decorrentes das paralisias bulbar ou pseudobulbar que podem ocorrer nestes casos.

▶ "STATUS MARMORATUS"

Status marmoratus é o padrão de lesão menos comum, ocorrendo com maior freqüência nos neonatos a termo. Este acometimento do tálamo e gânglios da base pode ser considerado uma variante da necrose neuronal seletiva. Os achados neuropatológicos mais evidentes são a perda neuronal, gliose e hipermielinização com aspecto marmóreo das regiões afetadas.

Ressonância magnética e estudos neuropatológicos têm demonstrado padrões seletivos de injúria em sub-regiões dos gânglios da base. Em neonatos gravemente asfixiados, há uma atividade alta das sinapses excitatórias (principalmente com receptores de glutamato NMDA) no tálamo e putâmen, com maior lesão destas áreas. O globo pálido, por outro lado, torna-se mais protegido, devido à sua predominante atividade neuronal inibitória.

Déficits motores espásticos ocorrem em cerca de um terço dos pacientes com *status marmoratus*, sendo mais freqüentes nas crianças distônicas do que nas coreoatetósicas. A presença de espasticidade nestes casos provavelmente ocorre por lesões do córtex cerebral ou da substância branca subcortical. Algumas vezes, no entanto, o que se verifica é uma rigidez com base extrapiramidal, que é mal interpretada como espasticidade.

▶ LESÃO CEREBRAL PARASSAGITAL

Também denominada leucomalacia subcortical, refere-se à necrose do córtex cerebral e da substância branca subcortical das regiões súpero-mediais das convexidades cerebrais. O insulto ocorre em zonas limítrofes e terminais das artérias cerebrais anterior, média e posterior. Volpe destaca a relevância de súbitas quedas de fluxo sanguíneo cerebral na gênese desta lesão. Geralmente é simétrica, com predomínio nas regiões parietooccipitais.

Os achados crônicos caracterizam-se por atrofia cortical, gliose e ulegiria. Entre as seqüelas neurológicas prováveis estão a quadriparesia espástica e déficits intelectuais específicos.

▶ LESÕES ISQUÊMICAS FOCAIS

Lesões secundárias a infartos cerebrais são mais comuns em território de artéria cerebral média e habitualmente são extensas. Distúrbios vasculares, êmbolos (cardiopatias e cateterismo de vasos), trombos arteriais e venosos, hipotensão materna, transfusão fetofetal, asfixia perinatal e cardiopatias congênitas são os fatores etiológicos mais freqüentes. A necrose do córtex cerebral e da substância branca subcortical, às vezes com cavitação, acompanha uma distribuição vascular, que pode ser uni ou bilateral. Em adição às oclusões arteriais, estudos por angiografia e ressonância magnética demonstram que as tromboses venosas corticais também podem ser responsáveis por lesões cerebrais focais.

As hemiparesias espásticas estão mais relacionadas com os insultos focais, e as quadriparesias freqüentemente decorrem das lesões multifocais. Quando ocorre formação de cisto comunicante com o ventrículo lateral, a lesão porencefálica pode aumentar progressivamente, ocasionando déficits neurológicos focais também progressivos.

▶ LEUCOMALACIA PERIVENTRICULAR

A LPV é uma lesão mais freqüente nos prematuros e caracteriza-se por infarto e necrose da substância branca periventricular, geralmente bilateral e simétrica. Esta região é uma área limítrofe de suprimento sanguíneo, nos cérebros imaturos, localizada na zona terminal de irrigação entre as artérias coroidais e os ramos penetrantes das artérias cerebrais anterior, média e posterior. O insulto pode ficar restrito ao trígono e cornos occipitais ou estender-se às adjacências do corpo e porções anteriores dos ventrículos laterais. Além das características anatômicas das artérias da região, outros fatores envolvidos na patogênese da LPV são a perda da auto-regulação vascular, a baixa capacidade de vasodilatação local, em vigência do agravo hipóxico-isquêmico, e a vulnerabilidade intrínseca da substância branca dos prematuros.

As lesões observadas na LPV podem variar de pequenas áreas de gliose e de redução de mielina, restritas à região periventricular, até sítios extensos de leucomalacia subcortical, às vezes com aparência de encefalomalacia multicística.

As seqüelas neurológicas estão relacionadas com o tamanho das lesões. Insultos das fibras de projeção adjacentes aos ventrículos laterais levam à clássica diplegia espástica. Por outro lado, injúrias mais graves, extensivas à coroa radiada e ao centro semi-oval, afetam também os membros superiores e as funções intelectuais, em graus que dependem da quantidade de fibras de projeção e associação acometidas. Há correlação entre achados específicos (redução de substância branca periventricular e atrofia calcarina) e déficits de acuidade visual em crianças que apresentaram LPV.

Lesões semelhantes à LPV dos prematuros são descritas também em neonatos a termo, provavelmente originárias de insultos no terceiro trimestre de gestação. Estas crianças podem apresentar um espectro de seqüelas neurológicas não limitado à clássica diplegia espástica, que inclui atraso global de desenvolvimento e distúrbios motores heterogêneos.

▶ REFERÊNCIAS

1. Aicardi J. *Diseases of the Nervous System in Childhood.* Mac Keith Press, 1998:210-39.
2. Fonseca LF, Pianetti G, Xavier CC. *Compêndio de Neurologia Infantil.* Medsi, 2002:257-68.
3. Kandel ER, Schwartz JH, Jessell TM. *Principles of Neural Science.* McGraw-Hill, 2000:653-867.
4. Swaiman KF. *Pediatric Neurology.* Mosby, 1999:471-507.
5. Volpe JJ. *Neurology of Newborn.* WB Saunders Company, 1995:279-313.

Neuroimagem e Genética na Avaliação das Malformações do SNC

Marcelo Valente
Kette Dualibi Ramos Valente
Débora R. Bertola

▶ INTRODUÇÃO

Identificar a etiologia de uma criança com déficit intelectual ou motor é fundamental por inúmeras razões, dentre as quais a orientação quanto ao prognóstico, o cálculo do risco de recorrências, a identificação das possíveis intervenções terapêuticas e educacionais e, conseqüentemente, o auxílio na adaptação familiar. O diagnóstico preciso também propicia à família a condição necessária para integrar informações relacionadas à referida condição.[1,2] Sabe-se, porém, através de algumas séries publicadas, que somente é possível estabelecer o diagnóstico em cerca de 40 a 60% das crianças. As taxas diagnósticas são sensivelmente superiores nas condições mais graves.[3,4]

A maior parte dos profissionais de saúde que tem contato com estas crianças já está familiarizada com estas causas mais graves de déficit intelectual. Neste grupo de profissionais há também uma sensação de incapacidade diagnóstica devido ao grande número de pacientes cujas causas etiológicas são desconhecidas. A definição etiológica de um quadro clínico de origem desconhecida deveria estar associada a uma extensa investigação diagnóstica antes da "rotulação" precoce como um quadro de encefalopatia crônica não-evolutiva ou de paralisia cerebral (PC), em que a possibilidade de um diagnóstico etiológico preciso é abruptamente interrompida. Esta situação leva à seguinte pergunta: Quando deveremos estar satisfeitos com uma investigação etiológica?[5]

Nosso papel no texto que se segue é alertar para o fato de que muitos destes quadros com etiologia desconhecida de encefalopatia crônica não-evolutiva ou paralisia cerebral (PC) possuem uma causa etiológica diagnosticável por meio de algumas ferramentas disponíveis, dentre as quais destacaremos a neuroimagem e a genética. A partir de uma visão concisa, os pareceres clínicos, genéticos e de neuroimagem se complementam na orientação da investigação diagnóstica. Podemos dizer que hoje em dia a experiência clínica é obtida pela habilidade em combinar os avanços do conhecimento e a experiência multiprofissional.[2,3] Destacamos que o limite desta capacidade varia com o nível de treinamento, a qualificação profissional, a experiência pessoal e da equipe envolvida, sendo muitas vezes o fator limitante a disponibilidade de serviços e profissionais especializados.

Algumas questões são propostas para a introdução de alguns conceitos:

- Nos últimos 30 anos, com os grandes avanços técnicos e de monitoração fetal, era de se esperar uma diminuição da freqüência de insultos hipóxico-isquêmicos, determinando índices menores de lesões cerebrais. Surpreendentemente, no mesmo período, a incidência de PC em recémnascidos a termo não se alterou.[1,3]

- Como podemos estabelecer a causa de um quadro de PC muito anos após o evento? Com exceção da quadriplegia espástica, que está invariavelmente associada aos mecanismos de hipoxia intraparto, destaca-se que condições específicas, como o atraso do desenvolvimento neuropsicomotor (ADNPM), a epilepsia e os distúrbios da aprendizagem, não estão freqüentemente associadas aos quadros de hipoxia neonatal, especialmente quando não são acompanhadas de déficits motores. Sabe-se que muitas condições genéticas, metabólicas ou neurodegenerativas com curso lentamente progressivo podem freqüentemente assumir um diagnóstico genérico de PC.

- No momento de decidir qual investigação fazer, deve-se considerar a necessidade de realizar o diagnóstico específico evitando o uso rotineiro de exames caros e desconfortáveis para o paciente e seus familiares.[6] Convém destacar que todas as investigações diagnósticas trazem consigo riscos intrínsecos, como o emprego de radiações ionizantes, a necessidade de anestesia e suas complicações, sensações de desconforto ou dor. Além disso, há o risco de obterem-se resultados falsos-positivos ou negativos.

- A solicitação de um procedimento diagnóstico complementar deve ser cuidadosa e a investigação clínica é soberana, pois muitas vezes ela é suficiente para se estabelecer um diagnóstico definitivo, encerrando por completo a investigação.

- A grande dificuldade na investigação do déficit intelectual é que geralmente pouquíssimos dados são fornecidos ou estão disponíveis na orientação diagnóstica. É compreensível que estas crianças sejam submetidas a uma avaliação diagnóstica específica, porém dois problemas se apresentam nesta condição:
  - Não há um conceito padronizado e aceitável para este tipo de investigação.
  - Os estudos complementares podem ser redundantes em sua especificidade, capazes de demonstrar apenas variações de um mesmo espectro etiológico, acabando, conseqüentemente, por determinar uma falsa impressão de ineficácia diagnóstica, quando na verdade a ineficiência na programação da investigação etiológica é o principal fator deste descrédito.

Por essa razão, os estudos devem ser guiados por consensos, disponibilizados na literatura e freqüentemente atualizados, embora se deva levar em consideração as características individuais de cada paciente. Nestes casos, o parecer de um especialista é muito útil no processo investigativo.[1,2,5,7-9]

Estudos de neuroimagem e dos aspectos genéticos são itens fundamentais, juntamente com outros dados, como: problemas auditivos e visuais, exames de sangue, testes de tireóide, enzimas musculares, provas metabólicas e investigações de infecções congênitas.[5,10]

▶ NEUROIMAGEM

O papel da neuroimagem no diagnóstico das malformações craniofaciais, nas microcefalias ou macrocefalias, na investigação dos sinais e sintomas neurológicos, na epilepsia, nos quadros involutivos e especialmente nas malformações do SNC é bastante claro. Todavia, não há um consenso sobre o emprego da neuroimagem na investigação dos déficits intelectuais sem outros comemorativos clínicos.[4,11,12]

A ultra-sonografia (US) é o principal instrumento de avaliação por imagem dos eventos perinatais ou intra-uterinos, sendo sensível para evidenciar insultos hipóxicos ou hemorragias periventriculares (Fig. 5.1). O emprego deste método de estudo após os primeiros meses de vida não é mais possível devido às limitações técnicas intrínsecas à natureza física do exame. O edema cerebral, cujos sinais radiológicos podem ser muito discretos e até questionáveis, pode reforçar a suspeita de insulto cerebral,

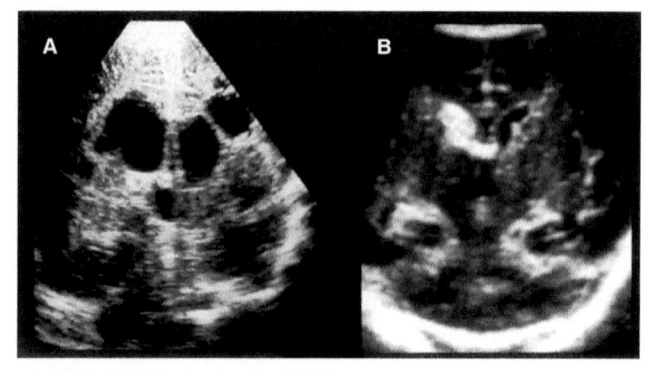

Fig. 5.1 ▶ US transfontanelar (plano coronal) evidenciando em (**A**) seqüela de insulto pregresso com a formação de cistos, caracterizando quadro de leucoencefalomalacia multicística; em (**B**) nota-se conteúdo hiperecogênico junto à parede ventricular, representando foco hemorrágico.

desenvolvendo-se entre 6 e 12 horas após o evento e regredindo após quatro dias.[13]

Após o período neonatal, o papel da neuroimagem é determinar se a condição clínica vigente é resultado de uma anormalidade cerebral determinada por um insulto hipóxico ou por uma infecção intrauterina e, principalmente, descartar alguma anomalia congênita.

O emprego da ressonância magnética (RM) ou da tomografia computadorizada (TC) na avaliação do SNC pode ser complementar ou exclusivo, levando-se em consideração a disponibilidade do método, seu custo e sua adequação às condições clínicas do paciente.

Pode-se dizer que a RM possui uma vantagem em relação à TC levando-se em conta a sua melhor definição anatômica (especialmente da fossa posterior e base do crânio) e sua sensibilidade às malformações do desenvolvimento cortical (Fig. 5.2) e do processo de mielinização. Cabe destacar, no entanto, que calcificações e anormalidades ósseas craniofaciais são mais bem estudadas pela TC (Fig.

5.3).[12,14,15] Além destes fatos, o custo da RM também é invariavelmente superior e geralmente há necessidade de suporte sedativo/anestésico para a realização da RM.

Em condições não-sindrômicas, em que há somente o déficit cognitivo e intelectual, Shafer e Bodensteiner[12] revisaram uma série de publicações e encontraram uma sensibilidade diagnóstica destes métodos de imagem entre 9 e 80%, dependendo diretamente dos critérios de seleção empregados. O único estudo que dá ênfase às condições ditas não-idiopáticas encontrou 28% de alterações em 76 crianças, valor semelhante ao encontrado por Demaerel,[14] que achou anormalidades na TC em 27,7% (39/141) dos pacientes com ADNPM isolado.

Apesar de algumas malformações do SNC possuírem, à neuroimagem, uma apresentação característica, muitas destas alterações não inferem que este seja o diagnóstico definitivo. Estes achados requerem uma reavaliação mais específica à sombra dos novos dados ofertados pela neuroimagem (Fig. 5.4).

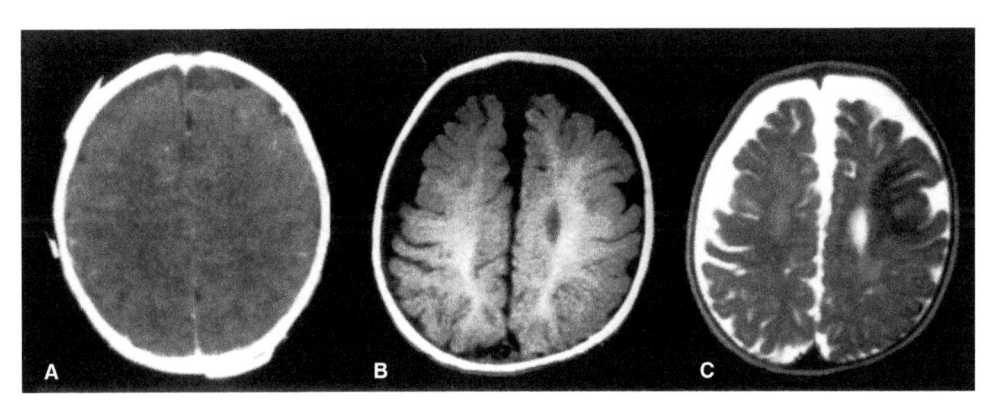

Fig. 5.2 ▶ Malformação cortical na região frontal esquerda em criança de 14 meses – planos axiais. (**A**) Tomografia computadorizada. (**B**) Ressonância magnética T1. (**C**) Ressonância magnética T2.

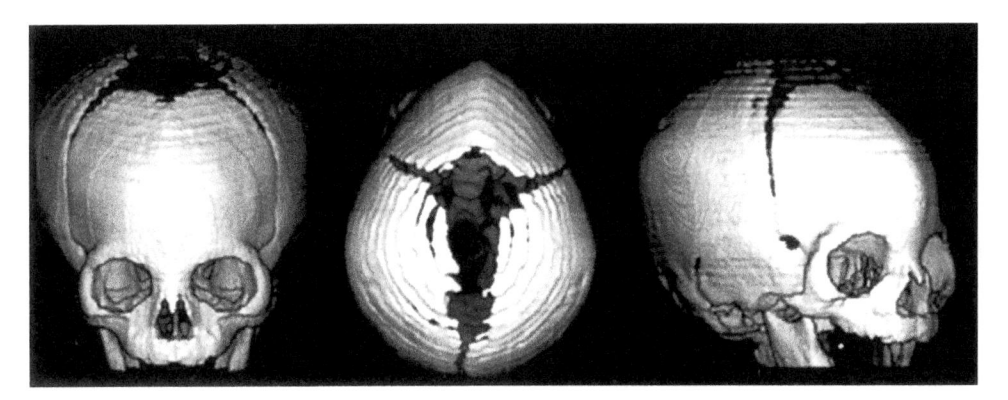

Fig. 5.3 ▶ Tomografia computadorizada com reconstrução tridimensional (TC3D) para estudo dos ossos do crânio e face em paciente com fechamento precoce da sutura metópica (trigonocefalia).

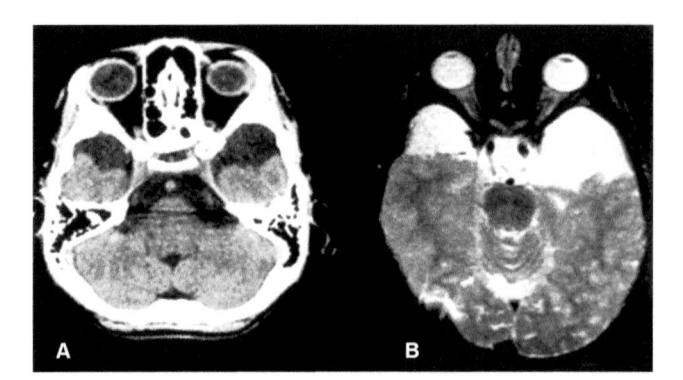

Fig. 5.4 ▶ Paciente com ADNPM. A investigação por neuroimagem de TC sem contraste (**A**) e de RM em T2 (**B**) evidenciou marcada redução volumétrica bitemporal (facilmente confundida com cistos de aracnóide) e, em conjunto com a história clínica, orientou a solicitação do exame específico, que confirmou a suspeita de acidúria glutárica tipo I.

Novos estudos com características funcionais (RM funcional, PET scan) ou metabólicas (espectroscopia) estão começando a ocupar seu espaço e deverão ser agregados à prática clínica em breve, ampliando nossa sensibilidade para alterações atualmente não específicas (como a caracterização da encefalopatia por deficiência de creatina).[5]

▶ MALFORMAÇÕES DO SNC

Um grande número de encefalopatias estáticas, com diversos graus de deficiências funcionais e cognitivas, possui uma origem muito distante do momento com o qual nos deparamos com elas, sejam estas inerentes a insultos ao processo de desenvolvimento normal ou determinadas por processos hereditários. Dentro desta situação clinicamente complexa, o binômio diagnóstico compreendido pela genética e neuroimagem aparece como instrumento complementar ao esclarecimento e identificação de suas características, especialmente quando nos deparamos com as chamadas malformações do SNC.[16,17]

Sabemos que o desenvolvimento do sistema nervoso fetal é decorrente de uma série de processos molecularmente definidos, entrelaçados e que estabelecerão a anatomia e a fisiologia do SNC por meio do processo de maturação.

Estes processos tradicionalmente classificados como eventos ontogenéticos isolados incluem: neurogênese, apoptose, neurulação, separação da crista neural, migração celular, direcionamento axonal

e brotamento dendrítico, sinaptogênese, biossíntese de neurotransmissores e mielinização. Estes eventos envolvem a diferenciação e a maturação funcional das células neuronais, a mudança na arquitetura tecidual e o desenvolvimento paralelo das estruturas não-neuronais de suporte, como o sistema vascular, as meninges, o sistema imune cerebral e as células microgliais. Quando falamos em malformações do SNC, algumas situações podem ter uma origem muito anterior, isoladamente em cada progenitor no processo da gametogênese, com posterior agregação do conteúdo genético dos pais na concepção e formação do embrião.[16,17]

A aquisição dos conhecimentos disponibilizados pela genética molecular na última década determinou novas perspectivas sobre os processos do desenvolvimento neurológico, extrapolando os conceitos provenientes das prévias avaliações morfológicas. Estes conhecimentos determinaram uma nova visão dos conceitos sobre a ontogênese e as disgenesias do sistema nervoso.[17]

É necessário sabermos que cada um destes processos encontra-se mediado por um rigoroso sistema de controle determinado pelo código genético. Alguns conceitos genéticos necessários à compreensão destas malformações serão apresentados a seguir.

▶ GENÉTICA

A genética médica tem adquirido grande notoriedade nos últimos anos, especialmente a partir do Projeto Genoma, cuja finalidade foi decifrar todo o código genético do ser humano. Constitui uma área essencial para compreendermos a maioria das doenças, incluindo não apenas aquelas patologias raras, mas também defeitos congênitos e doenças comuns que afetam os adultos, como o diabetes melito, doenças cardíacas, doenças psiquiátricas, dentre outras.[18,19]

As alterações em nosso material genético podem levar ao desenvolvimento de doenças. Isto ocorre porque ele é constituído de ácido desoxirribonucléico (DNA), responsável por toda a informação genética necessária para especificar os aspectos da embriogênese, desenvolvimento, crescimento, metabolismo e reprodução.

A partir do Projeto Genoma sabe-se que o material genético do ser humano é constituído por aproximadamente 35.000 genes localizados ao longo dos cromossomos, nos núcleos das células. A espécie humana possui normalmente 23 pares de cromossomos, sendo um par de cromossomos sexuais (XX nas mulheres e XY nos homens) e 22 pares de cromossomos denominados autossomos. O local onde os genes se localizam nos cromossomos recebe o nome de *locus* e, em cada um desses *loci,* pode haver cópias idênticas ou diferentes do mesmo gene, denominadas alelos.

Os distúrbios genéticos podem ser classificados em três grupos principais:

- Distúrbios cromossômicos – decorrentes de alterações no número e/ou na estrutura dos cromossomos, como, por exemplo, a síndrome de Down (trissomia do cromossomo 21) e a síndrome do *cri-du-chat* (deleção de parte do braço curto do cromossomo 5).
- Distúrbios monogênicos – decorrentes de uma alteração em um gene. As doenças monogênicas são classificadas de acordo com o modo pelo qual são herdadas. Se o gene estiver localizado em um cromossomo autossômico, recebe a denominação de doença de herança autossômica, e se estiver no cromossomo X, de doença de herança ligada ao X. Além disso, como os genes estão em pares, na herança dominante, basta que ocorra alteração de apenas um alelo para o desenvolvimento da doença. Contudo, se houver alteração nas duas cópias do gene, a herança será recessiva. Temos, portanto, doenças gênicas de herança autossômica dominante, autossômica recessiva, ligada ao X dominante e ligada ao X recessivo. A importância do reconhecimento de um distúrbio monogênico e de seu padrão de herança permite que se proceda a um aconselhamento genético com precisão do risco de recorrência para futuros filhos do casal e do indivíduo afetado. As doenças monogênicas conhecidas até então estão catalogadas no livro *Mendelian Inherintance in Man,* de Victor A. McKusick, cuja versão eletrônica (OMIM) pode ser acessada em www.ncbi.nlm.nih.gov/omim20.
- Doenças multifatoriais – decorrentes da interação entre alterações em diversos genes (fatores genéticos) e fatores ambientais. Um grande grupo de malformações (lábio leporino, fenda palatina, defeitos cardíacos, pé torto, luxação do quadril, falha de fechamento de tubo neural) e doenças que freqüentemente acometem os adultos fazem parte deste grupo (diabetes melito, doenças cardíacas, doenças psiquiátricas).

O desenvolvimento do sistema nervoso central (SNC) é bastante complexo. Vários processos que estão sob controle genético devem ocorrer apropriadamente para que o cérebro desenvolva-se de forma adequada.

A possibilidade da identificação do defeito genético responsável pela malformação do SNC permite que estudos posteriores possam esclarecer o mecanismo de atuação do produto gênico e de seu papel no desenvolvimento normal do cérebro. Além disso, a identificação do gene também permite a realização de um aconselhamento genético mais preciso, uma vez que o risco de recorrência para uma futura prole do casal, por exemplo, na herança autossômica dominante, varia entre 1% (pais não afetados) e 50% (um dos pais afetado com características leves da doença).

▸ MALFORMAÇÕES DO SNC: NEUROIMAGEM E ALTERAÇÕES GENÉTICAS CONHECIDAS

Hemimegalencefalia

A hemimegalencefalia é um defeito da proliferação neuronal e pode ser definida como o crescimento hamartomatoso anormal de parte (focal, megalencefalia) ou de todo um hemisfério (unilateral, megalencefalia). Pode aparecer isoladamente ou em associação com síndromes neurocutâneas ou macrossômicas. Embora as malformações do desenvolvimento cortical sejam decorrentes de eventos pré-natais e predisposição genética, no caso das hemimegalencefalias e displasias corticais focais pode haver recorrência familiar, com padrão de herança autossômico recessivo (AR).[21,22]

Na neuroimagem seu reconhecimento é feito mediante a presença de uma assimetria inter-hemisférica discreta, moderada ou grave, associada a um córtex displásico, giros anômalos, deslocamento *falcine* posterior e ventriculomegalia desproporcionada com cornos frontais bizarros (Fig. 5.5). Estas alterações podem ser vistas tanto na TC como na RM,

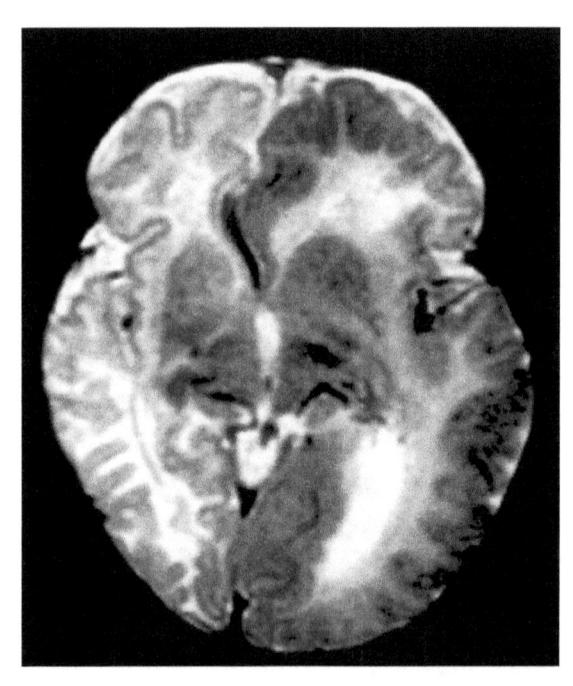

Fig. 5.5 ▶ RM axial T2 – hemimegalencefalia – marcada assimetria inter-hemisférica, estando o hemisfério cerebral esquerdo aumentado de volume, além de evidenciar alterações morfológicas da corticalidade homolateral.

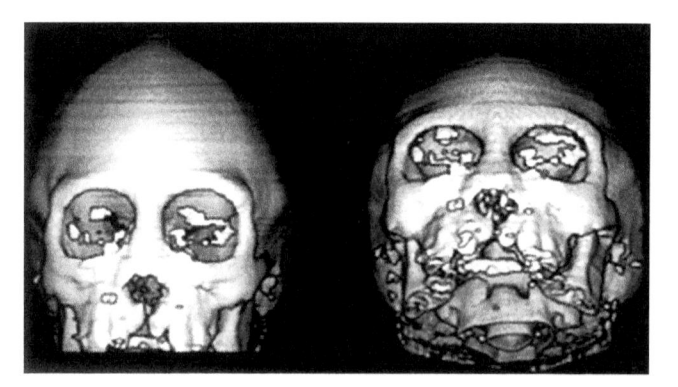

Fig. 5.6 ▶ Tomografia computadorizada com reconstrução tridimensional (TC3D) para estudo dos ossos do crânio e da face em paciente com holoprosencefalia, evidenciando fenda palatina mediana.

mas esta última apresenta maior especificidade após o período de maturação da mielinização.

O quadro clínico é caracterizado por hemiparesia ou hemiplegia e epilepsia refratária com início precoce. O controle farmacológico pobre pode conduzir a procedimentos cirúrgicos – as hemisferectomias anatômicas e funcionais. Quanto mais precoce este procedimento for realizado, melhor será a recuperação motora e o desenvolvimento neuropsicomotor, devido à plasticidade do hemisfério contralateral (desde que este seja sadio).

Holoprosencefalia

É a anomalia congênita do SNC mais freqüente, com uma incidência estimada de 1/10.000 a 1/20.000 nascimentos. Ela decorre de uma falha na divisão dos hemisférios cerebrais. Esta malformação do prosencéfalo é definida por distintos graus de fusão do lobo frontal, podendo estar associada a anomalias faciais (Fig. 5.6). Sua etiologia é complexa, pois ela pode decorrer de fatores ambientais, como, por exemplo, o diabetes materno, anomalias nos cromossomos e defeitos gênicos. A holoprosencefalia pode ser um achado isolado ou fazer parte de síndromes cromossômicas, como a síndro-

me de Meckel-Gruber e a síndrome de Smith-Lemi-Opitz.[16,22]

A forma familial não-sindrômica da holoprosencefalia pode ter um padrão de herança autossômico dominante, recessivo ou ligado ao X, já tendo sido descritos 12 *loci* diferentes, incluindo: Sonic Hedgehog (7q36), *ZIC2* (13q32), *SIX3* (2p21), *TGIF* (18p11.3). Apesar desta grande quantidade de alterações descritas, apenas 20% dos casos de holoprosencefalia são diagnosticados com um dos defeitos atualmente conhecidos.[16,22-31]

As alterações clássicas na neuroimagem demonstram a fusão do sistema ventricular, tálamos, núcleos da base e dos lobos frontais, em maior ou menor intensidade, dependendo de sua classificação. Nesta entidade, não é possível caracterizar os limites anteriores das estruturas medianas, como foice e fissura inter-hemisférica (Fig. 5.7).

A TC permite visualizar estas alterações, porém a RM com reconstruções multiplanares é o melhor método para a avaliação de todas as estruturas envolvidas nesta malformação. Disfunções do eixo hipotálamo-hipofisário são relatadas em 75% dos casos.

O tratamento e o prognóstico dependem do grau de fusão ou de separação dos hemisférios: quanto mais separados, melhor o prognóstico e mais sutis as manifestações clínicas e de neuroimagem. Quando presente, a epilepsia deve ser tratada, assim como possíveis disfunções hormonais.

Lisencefalias

As lisencefalias são divididas em dois grupos principais, sendo o tipo 1 reconhecido como a lisencefalia clássica e o tipo 2 associado a distrofias musculares.

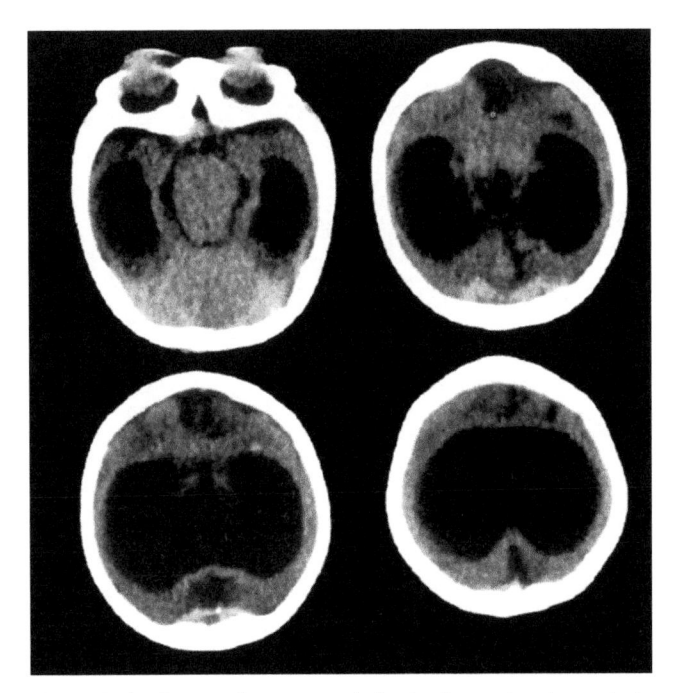

Fig. 5.7 ▶ Tomografia computadorizada demonstrando paciente com holoprosencefalia semilobar (mesmo paciente da Fig. 5.6). O sistema ventricular é único, fusão parcial dos núcleos da base e dos lobos frontais.

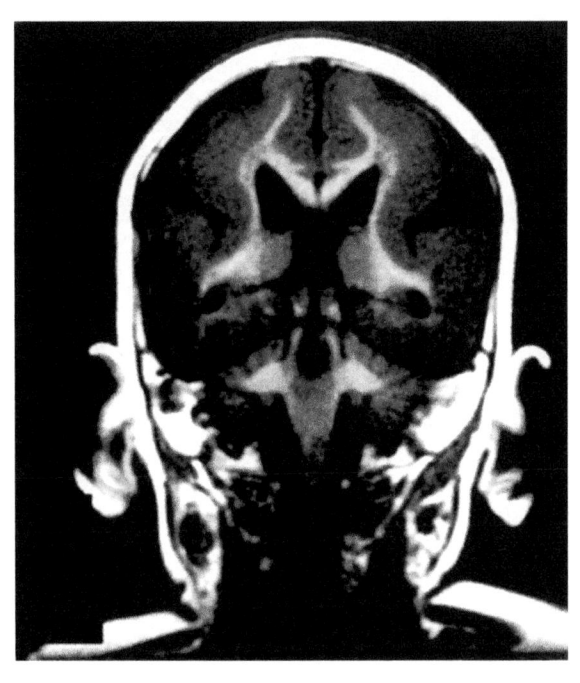

Fig. 5.8 ▶ Lisencefalia tipo 1 – RM T1 plano coronal em criança com lisencefalia. Os giros simplificados, pouco profundos e amplos, e o córtex espessado são característicos desta alteração.

A lisencefalia tipo 1, parte do espectro lisencefalia agiria – paquigiria – heterotopia em banda *(double cortex)*, é um distúrbio com acometimento da migração neuronal gerando um córtex com apenas quatro camadas celulares (o córtex normal deveria ter seis camadas), sendo o padrão de giração cerebral bastante liso (Fig. 5.8). Pode ser um achado isolado ou fazer parte da síndrome de Miller-Dieker. Nesta síndrome, além da lisencefalia, estes pacientes apresentam dismorfismos faciais, estreitamento bitemporal, fronte ampla, enrugamento da pele na região central da fronte, inclinação para cima das fendas palpebrais, nariz curto com narinas antevertidas, lábio superior protruso e orelhas posteriorizadas. É considerada uma síndrome de genes contíguos, caracterizada por uma microdeleção envolvendo não apenas o gene da lisencefalia, mas também de outros genes localizados no cromossomo 17p13.3. O gene *US-I*, localizado nesta região cromossômica, foi identificado como o responsável pela lisencefalia. Mutações no *US-1* levam a divisões anormais das células neuronais progenitoras. Além deste gene, outros quatro genes responsáveis ou que contribuem para o fenótipo foram identificados: 14-3-3 [varepsilon], *DCX, RELN* e *ARX*. A lisencefalia apresenta duas variações quanto a sua apresentação: o padrão clássico com a região parietooccipital mais afetada e o tipo ligado ao X com predomínio frontotemporal. A associação com heterotopia focal em banda é também descrita.[32-36]

A lisencefalia tipo 2 associa anormalidades intracranianas às alterações características da distrofia muscular. A neuroimagem pode revelar intenso acometimento da substância branca, alterações morfológicas do tronco cerebral e alterações do córtex supra e infratentorial. A tomografia pode identificar uma alteração na diferenciação da substância branca/cinzenta e pode avaliar acometimentos associados da fossa posterior como agenesia do verme cerebelar ou cefaloceles. A RM demonstra as alterações corticais: córtex fino displásico com aspecto em *coblestones*, alterações da mielinização e anomalias do corpo caloso, entre outras alterações (Fig. 5.9). Neste distúrbio, o envolvimento ocular é comum.

Embora menos sensível que a RM, a TC pode mostrar a simplificação da giração com poucos sulcos, que são largos e rasos. É importante salientar que durante um período do desenvolvimento fetal a morfologia adequada do encéfalo possui um aspecto semelhante às descritas no padrão lisencefálico, portanto, até a 26ª semana de gestação os estudos fetais (US e RM) devem exibir estas características.

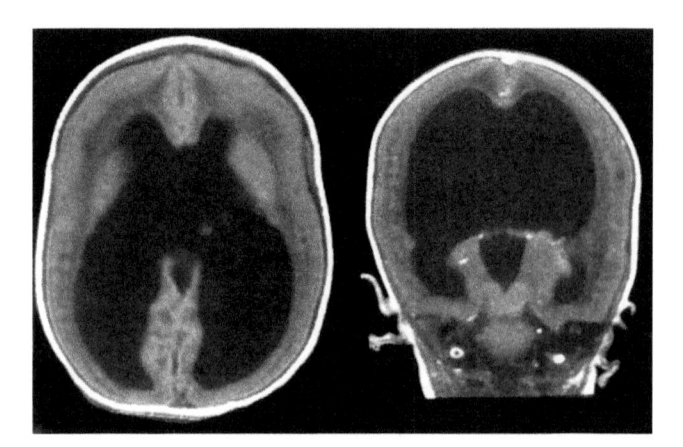

Fig. 5.9 ▶ RM T1 axial e coronal evidenciando lisencefalia tipo 2. Este tipo associa-se aos quadros de distrofia muscular e apresenta, além da simplificação dos giros, alterações corticais características (*coblestone*).

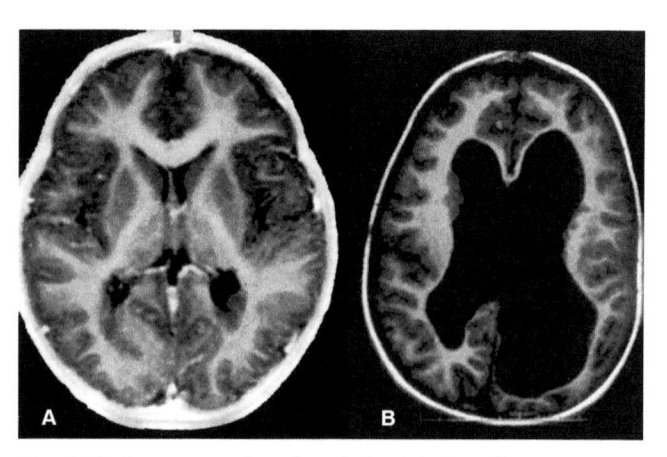

Fig. 5.10 ▶ Heterotopia periventricular. (**A**) Bilateral e simétrica (RM axial IR) e (**B**) assimétrica (RM axial T1).

Heterotopia periventricular

Os quadros de heterotopia da substância cinzenta podem ser grosseiramente divididos em dois tipos distintos: poucos nódulos, isolados e assimétricos ou unilaterais, ou muitos nódulos, com distribuição simétrica por toda a superfície ventricular. Dentro dos quadros de heterotopia da substância cinzenta, um grupo de pacientes que apresenta acometimento nodular heterotópico, circundando total ou quase totalmente a superfície dos ventrículos laterais, pode ter um caráter familial envolvendo uma mutação no braço longo do cromossomo X-Xq28 (gene *filamin 1*). Quando presente em meninas, é comum sua associação com alterações da fossa posterior; enquanto em meninos é mais freqüente a associação com anomalias corticais.[22,37,38]

A avaliação por neuroimagem revela a presença de pequenas protuberâncias exofíticas ovóides de aspecto nodular (com características de neuroimagem similares à substância cinzenta) contíguo estendendo-se a partir da superfície ventricular e projetando-se para o interior dos ventrículos laterais (Fig. 5.10). O diagnóstico diferencial destas alterações se faz com os hamartomas subependimários da esclerose tuberosa.

Heterotopia cortical sublaminar (heterotopia em banda ou double cortex)

Pode ser observada em pacientes de qualquer faixa etária com manifestações distintas incluindo

diferentes graus de atraso do DNPM e gravidade da epilepsia. Há um enorme predomínio no sexo feminino.

Os estudos de neuroimagem revelam um envolvimento difuso e homogêneo, no qual uma camada de substância cinzenta heterotópica encontra-se interposta entre a superfície cortical e a margem ventricular envolvida por substância branca bilateralmente (Fig. 5.11). A corticalidade adjacente é relativamente normal, exceto pela profundidade dos giros, que são mais rasos. Aparentemente, quanto maior a anormalidade cortical, pior o prognóstico.

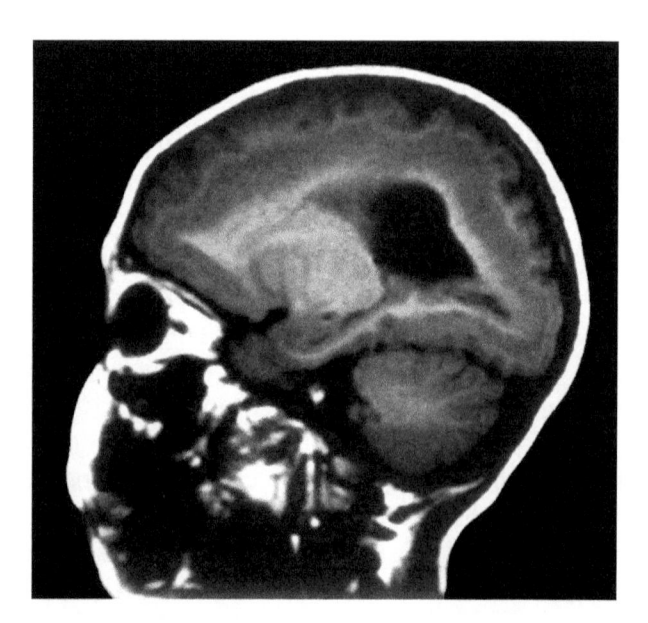

Fig. 5.11 ▶ RM plano sagital T1 – observam-se quatro camadas distintas (de fora para dentro): substância cinzenta/substância branca/ substância cinzenta heterotópica e substância branca. Caracterizando a condição conhecida como heterotopia laminar em banda ou *double cortex*.

No neonato, seu diagnóstico é difícil, visto que sua diferenciação com o processo de maturação é bastante sutil.

A heterotopia em banda tem dois tipos de herança, uma autossômica recessiva *(LIS1)* e outra dominante ligada ao X [Xq22.3-q23 *(DCX)*].[39-41]

Esquizencefalia

A esquizencefalia é uma malformação do desenvolvimento cortical caracterizada por fendas que se estendem desde a superfície pial até o sistema ventricular, cujas margens são recobertas por substância cinzenta heterotópica. Pode ser uni ou bilateral, simétrica ou não, de fendas estreitas (lábio fechado) (Fig. 5.12) ou amplas (lábio aberto) (Fig. 5.13).

Embora a TC e a RM possam identificar grande parte destas alterações, reconstruções multiplanares volumétricas podem ser empregadas na caracterização de fendas mais discretas. O grande desafio diagnóstico está em reconhecer as situações elásticas e destrutivas como hidranencefalia e porencefalia.

O espectro clínico da esquizencefalia é bastante variado, podendo ser encontrado em pacientes oligoassintomáticos. A epilepsia pode ou não ocorrer, mas quando presente apresenta fácil controle. Déficits neurológicos motores são geralmente observados e sua manifestação correlaciona-se com a extensão e

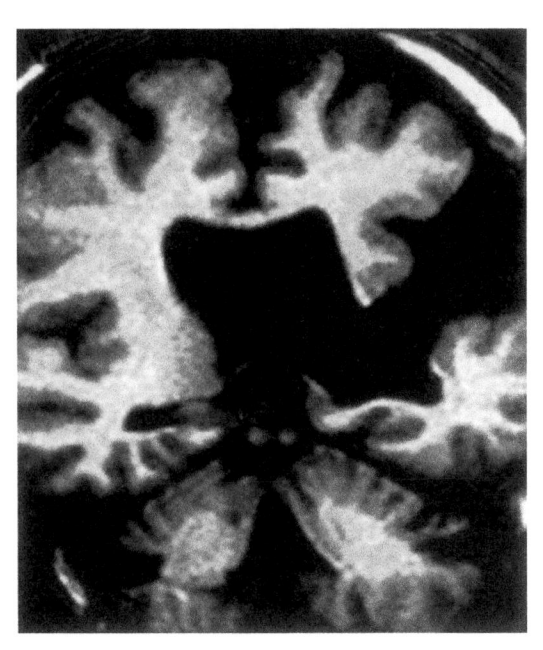

Fig. 5.13 ▶ Esquizencefalia – lábio aberto unilateral à esquerda. Ampla fenda esquizencefálica permitindo a comunicação entre os espaços liquóricos intra e extraventriculares.

localização da lesão. Quando múltiplas, extensas e bilaterais, o prognóstico é geralmente pior.

Neste grupo, temos com freqüência a interação de fatores etiológicos distintos – genéticos e ambientais (infecção, trauma ou tóxica). Alguns casos têm sido associados a uma mutação do gene *EMX2,* localizado no cromossomo 10q26.1.[42]

As esquizencefalias, assim como as polimicrogirias, são classificadas como distúrbios pós-migratórios do desenvolvimento cortical, por ocorrerem após a migração neuronal, em um estágio da diferenciação e da organização cortical.

Síndrome de Kallmann

A síndrome de Kallmann é uma doença gênica heterogênea, acometendo o processo de migração neuronal. O quadro clínico caracteriza-se por hipogonadismo hipogonadotrófico e anosmia/hiposmia.

O achado característico de neuroimagem se faz pela hipoplasia ou ausência dos sulcos, tratos e bulbos olfatórios. Seu diagnóstico por imagem pode ser confirmado por meio da RM com imagens dedicadas à região do pólo frontal no plano coronal, sendo a avaliação no plano sagital útil na avaliação das estruturas hipofisárias (Fig. 5.14). Pelo menos dois genes já foram implicados na sua gênese: *KAL1* e *FGFR1.*[43-46]

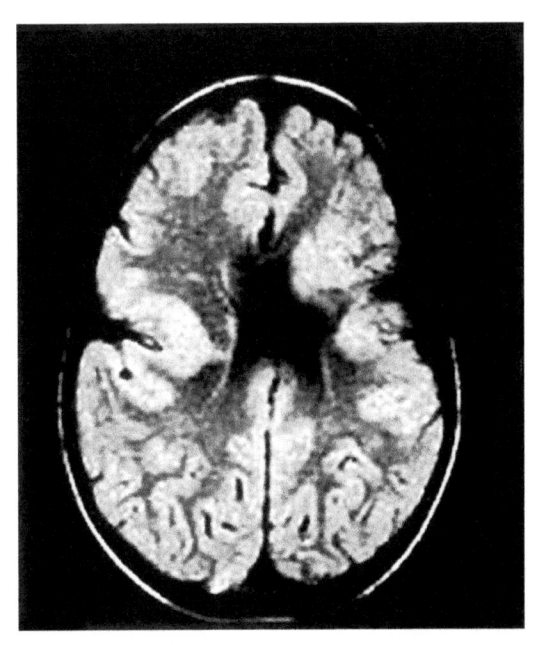

Fig. 5.12 ▶ Esquizencefalia – lábio fechado bilateral. Presença de fenda esquizencefálica estreita com bordas polimicrogíricas que se estendem bilateralmente desde a superfície cortical até a margem ventricular.

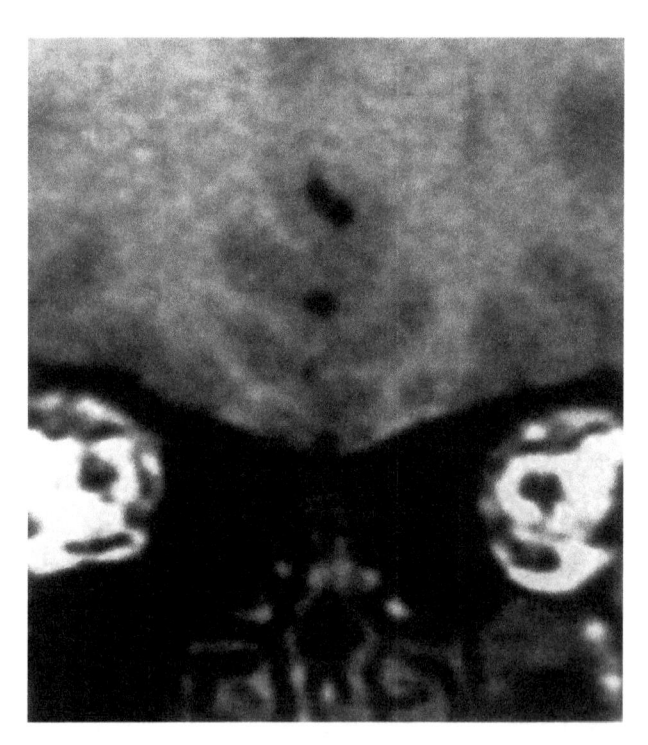

Fig. 5.14 ▶ Síndrome de Kallmann. A RM T1 coronal na região do pólo frontal não é capaz de identificar as estruturas do bulbo olfatório.

Condições pós-traumáticas ou pós-infecciosas podem determinar alterações clínicas e de imagem dificultando o diagnóstico diferencial desta síndrome.

Displasia septo-óptica

A displasia septo-óptica, ou síndrome de Morsier, ocorre esporadicamente. Caracteriza-se por diferentes graus de disfunção hipofisária, hipoplasia do nervo óptico e ausência das estruturas septais. Pode associar-se a outras malformações do SNC, como a esquizencefalia e anomalias das estruturas medianas. Mutações no gene *HESX1* foram observadas em alguns casos familiais.[47-50]

A neuroimagem apresenta ventrículos aparentemente grandes, aplainados superiormente e pontiagudos inferiormente, septo pelúcido ausente e quiasma óptico hipoplásico. A identificação nos estudos de imagem das estruturais ópticas e septais demanda, sempre que possível, aquisições anatômicas nos três planos ortogonais.

O tratamento e o prognóstico estão relacionados à gravidade da disfunção hormonal e a sua adequada reposição.

Esclerose tuberosa

A esclerose tuberosa ou doença de Bourneville é caracterizada pelo crescimento tumoral hamartomatoso acometendo diversos sistemas e órgãos. A tríade clássica com epilepsia, angiofibroma facial e retardo mental ocorre em apenas 30% dos casos. Trata-se de uma patologia gênica de herança autossômica dominante, com heterogeneidade gênica (9q34.3, 16p13.2).[51-56]

O achado característico na neuroimagem é a identificação de nódulos subependimários calcificados. A presença de astrocitomas de células gigantes (sendo neste caso necessária a avaliação com contraste), túberes corticais em forma, tamanho e números variados e lesões da substância branca no trajeto da migração neuronal completam o quadro de neuroimagem. A abordagem cirúrgica de túberes epileptogênicos isolados e dos astrocitomas de células gigantes quando estes obliteram o forame de Monro pode fazer parte da estratégia terapêutica (Fig. 5.15).

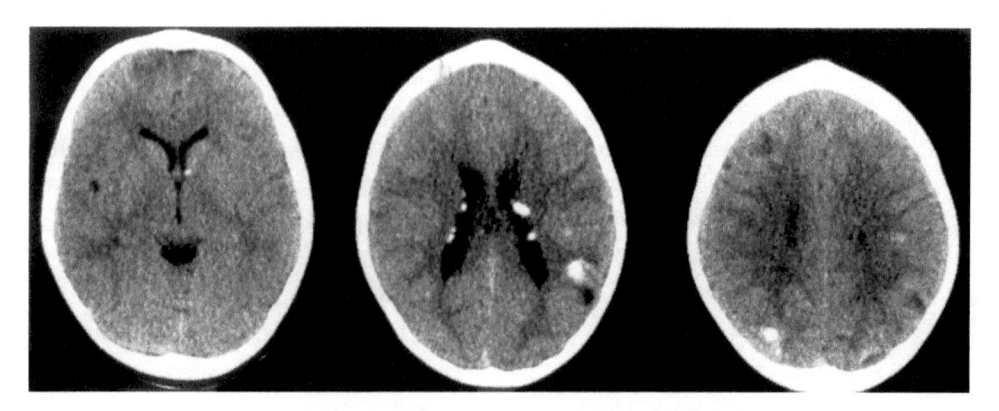

Fig. 5.15 ▶ Esclerose tuberosa. TC sem contraste evidenciando a presença de múltiplos nódulos calcificados, alguns na proximidade do III ventrículo. Notam-se também zonas hamartomatosas estendendo-se até a corticalidade (túberes), mais evidentes nas regiões parietais e frontal à direita.

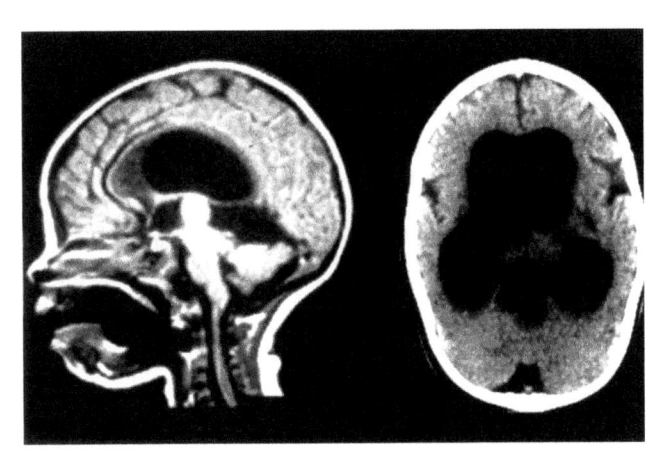

Fig. 5.16 ▸ Hidrocefalia ligada ao X. RM sagital (A) e TC.[8] Dilatação desproporcionada do sistema ventricular supratentorial presente identificada desde os primeiros momentos após o nascimento; nota-se também alteração morfológica cortical, com giros de aspecto "espessados".

Hidrocefalia ligada ao X (paquigiria e estenose de aqueduto ligada ao X)

A hidrocefalia ligada ao X é uma entidade rara com sintomas variáveis que incluem retardo mental, hidrocefalia secundária a estenose de aqueduto, espasticidade dos membros inferiores e polegares adultos. É considerada a hidrocefalia hereditária mais comum, com uma incidência de 1/30.000 nascidos do sexo masculino. Os estudos de neuroimagem mostram a dilatação do sistema ventricular supratentorial associada a distúrbios da organização cortical, identificados mais claramente pela RM. São descritas alterações do corpo caloso, fusão talâmica e ausência das estruturas septais (Fig. 5.16). O gene *L1-CAM*, localizado no cromossomo X (Xq28), é responsável pela hidrocefalia com herança ligada ao X recessiva.[57-59]

▸ CONCLUSÃO

Os rápidos avanços obtidos nas distintas áreas do conhecimento fizeram com que a gama de informações necessárias ao processo diagnóstico seja cada vez mais ampla, o que torna fundamental o trabalho multidisciplinar. A interação de distintas áreas do conhecimento como a genética e a neuroimagem pode permitir uma abordagem mais profunda e precisa, auxiliando o estabelecimento de um adequado diagnóstico etiológico, cujas implicações diretas e indiretas são inquestionáveis, não somente para os pacientes propriamente ditos, mas também para seus familiares.

▸ REFERÊNCIAS

1. Curry CJ, Stevenson RE, Aughton D *et al*. Evaluation of mental retardation: recommendations of a consensus conference. *Am J Med Genet* 1997; 72:468-77.
2. Shevell MI, Majnemer A, Rosenbaum P, Abrahamowicz M. Etiologic yield of subspecialists' evaluation of young children with global developmental delay. *Pediatrics* 2000; 136:593-8.
3. Wellesley D, Hockey A, Stanley F. The aetiology of intellectual disability in Western Australia: a community based study. *Dev Med Child Neurol* 1991; 33:963-73.
4. Curry CJ, Stevenson RE, Aughton D *et al*. Evaluation of mental retardation: recommendations of a consensus conference. *Am J Med Genet* 1997; 72:468-77.
5. Poplawski NK. Investigating intellectual disability: A genetic perspective. *J Paediatr Child Health* 2003; 39:492-506.
6. Higgs J, Jones M. Clinical reasoning in the health professions. In: Higgs J, Jones M eds. *Clinical reasoning in the health professions*, 2 ed., Oxford: Butterworth-Heinemann, 2000:3-32.
7. First LR, Palfrey JS. The infant or young child with developmental delay. *N Engl J Med* 1994; 330:478-83.
8. Levy SE, Hyman SL. Pediatric assessment of the child with developmental delay. *Pediatr Clin North Am* 1993; 40:465-77.
9. Rapin I. Physicians testing of children with developmental disabilities. *J Child Neurol* 1995; 10(Suppl. 1):S11-S15.
10. Clark GD. Brain development and the genetics ofbrain development. *Neurol Clin N Am* 2002; 20:917-39.
11. Shevell MI, Majnemer A, Rosenbaum P, Abrahamowicz M. Etiologic yield of subspecialists' evaluation of young children with global developmental delay. *Pediatrics* 2000; 136:593-8.
12. Schaefer GB, Bodensteiner JB. Radiological findings in developmental delay. *Semin Pediatr Neurol* 1998; 5:33-8.
13. Neuroimagem Raybaud CA, Livet MO, Jiddane M, Pinsard N. Radiology of ischemic strokes in children. *Neuroradiology* 1985; 27(6):567-78.
14. Demaerel P, Kingsley DP, Kendall BE. Isolated neurodevelopmental delay in childhood: clinico radiological correlation in 170 patients. *Pediatr Radiol* 1993; 23:29-33.
15. Kjos BO, Umansky R, Barkovich AJ. Brain MR imaging in children with developmental retardation of unknown cause: results in 76 cases. *Am J Neuroradiol* 1990; 11:1.035-40.
16. Sarnat HB. Centtal nervous system malformations: gene 10 cations of known human mutations. *Eur J Paediatr Neurol* 2003; 7:43-5.
17. Sarnat HB. Molecular Genetic Classification of Centtal Nervous System Malformations. *J Child Neurol* 2000; 15:675-87.

18. Jeng LB, Tarvin R, Robin NH. Genetic Advances in Central Nervous System Malformations in the Fetus and Neonate. *Sem Pediatr Neurol* 2001; 8(2):89-99.

19. Forestier F. Molecular genetics of central nervous system malformations. *Child's Nervous System* (2003) *Childs Nerv Syst.* Aug; 2003; 19(7-8):440-3.

20. Online Mendelian Inheritance in Man, OMIM (TM). McKusick-Nathans Institute for Genetic Medicine, Johns Hopkins University (Baltimore, MD) and National Center for Biotechnology Information, National Library of Medicine (Bethesda, MD), 2000. World Wide Web URL: http://www.ncbi.nlm.nih.gov/omim/.

21. Tsuru A, Mizuguchi M, Uyemura K et al. Immunohistochemical expression of cell adhesion molecule L1 in hemimegalencephaly. *Pediatr Neurol* 1997; 16:45-9.

22. Barkovich AJ, Kuzniecky RI, Jackson GD, Guerrini R, Dobyns WB. Classification system for malformations of cortical development Update 2001. *Neurology* 2001; 51:2.168-78.

23. Plawner LL et al. Neuroanatomy of HPE as a predictor of function: Beyond the face predicting the brain. *Neurology* 2002; 59(7):1.058-66.

24. Gurrieri F, Trask BJ, van den Engh G et al. Physical mapping of the holoprosencephaly critical region on chromsome 7q36. *Nature Genet* 1993; 3:247-51.

25. Roessler E, Belloni E, Gaudenz K et al. Mutations in the human Sonic Hedgehog gene cause holoprosencephaly. *Nature Genet* 1996; 14:357-60.

26. Vance GH, Nickerson C, Sarnat L et al. Molecular cytogenetic analysis of patients with holoprosencephaly and structural rearrangements of 7q. *Am J Med Genet* 1998; 16:51-7.

27. Brown SA, Warburton D, Brown LY et al. Holoprosencephaly due to mutations in ZIC2, a homologue of drosophila odd-paired. *Nature Genet* 1998; 20:180-3.

28. Wallis DE, Roessler E, Hehr U et al. Mutations in the homeodomain of the human SIX3 gene cause holoprosencephaly. *Nature Genet* 1999; 22:196-8.

29. Gripp K, Wotton D, Edwards MC et al. Mutations in TGIF cause holoprosencephaly and link Nodal signalling to human neural axis determination. *Nature Genet* 2000; 25:205-8.

30. Ming JE, Kaupas ME, Roessler E et al. Mutations in Patched-1, the receptor for Sonic Hedgehog, are associated with holoprosencephaly. *Hum Genet* 2002; 110:297-301.

31. Roessler E, Du L', Glinka A et al. The genomic stucture, chromosome location, and analysis of the human DKK1 head inducer gene as a candidate for holoprosencephaly. *Cytogenet Celi Genet* 2000; 89:220-4.

32. Dobyns WB, Reiner O, Carrozzo R, Ledbetter DH. Lissencephaly: a human brain malformation associated with deletion of the LIS 1 gene located at chromosome 17p 13. *JAMA* 1993; 210:2.838-42.

33. Chong SS, Pack SD, Roschke AV et al. A revision of the lissencephaly and J/filler-Dieker syndrome critical regions in chromosome 17p13.3. *Hum Mol Genet* 1997; 6:147-55.

34. Lo Nigro C, Chong SS, Smith ACM et al. Point mutations and an inttagenic deletion in LIS1, the lissencephaly causitive gene in isolated lissencephaly sequence and Miller-Dieker syndrome. *Hum Mol Genet* 1997; 6:157-64.

35. Hong SE, Shugart YY, Huang DT et al. Autosomal recessive lissencephaly with cerebellar hypoplasia is asssociated with human Reln mutations. *Nature Genet* 2000; 26:93-6.

36. Pihko H, Diesen C, Dieguez-Lucena J et al. Spectrum of mutations and phenotype/genotype correlations in muscle-eye-brain (MEB), another defect of glycosylation. *Brain Dev* 2002; 24:404-5. Abstract.

37. Eksioglu YZ, Scheffer IE, Cardena P et al. Periventticular heterotopia: an X-linked dominant epilepsy locus causing aberrant cerebral cortical development. *Neuron* 1996; 16:77-87.

38. Fox JW, Lamperti ED, Eksioglu YZ et al. Mutations in filamin 1 prevent migration of cerebral cortical neurons in human periventticular heterotopia. *Neuron* 1998; 21:1.315-25.

39. Gleeson JG, Allen KM, Fox JW et al. Doublecortin, a brainspecific gene mutated in human X-linked lissencephaly and double cortex syndrome, encodes a putative signaling protein. *Cell* 1998; 92:63-72.

40. Gleeson JG, Minnerath SR, Fox JW et al. Characterization of mutations in the gene doublecortin in patients with double cortex syndrome. *Ann Neurol* 1999; 45:146-53.

41. Des Portes V, Pinard JM, Billuart P et al. A novel CNS gene required for neuronal migration and involved in X-linked subcortical laminar heterotopia and lissencephaly syndrome. *Cell* 1998; 92:51-61.

42. Faina GT, Cardini FA, D'Incerti L et al. Familial schizencephaly associated with EMX2 mutation. *Neurology* 1997; 48:1.403-6.

43. Franco B, Guioli S, Pragliola A et al. A gene deleted in Kallmann's syndrome shares homology with neural cell adhesion and axonal pathfinding molecules. *Nature* 1991; 353:529-35.

44. Legouis R, Hardelin JP, Claverie JM et al. The candidate gene for the X-linked Kallmann syndrome encodes a protein related to adhesion molecules. *Cell* 1991; 61:423-35.

45. Taylor HS, Block K, Bick DP et al. Mutation analysis of the EMX2 gene in Kallmann's syndrome. *Fertii Steril* 1999; 12:910-4.

46. Truwit CL et al. MR imaging of Kallman Syndrome, a genetic disorder of neuronal migration affecting the olfactory and genital systems. *AJNR* 1993; 14:827-38.

47. Dattani MT, Martinez-Barera JP, Thomas PQ et al. HESX1: a novel gene implicated in a familial form of septo-optic dysplasia. *Acta Paediatr* 1999; 88(Suppl.):49-54.

48. Dattani MT, Martinez-Barbera JP, Thomas PQ et al. Mutations in the homeobox gene HESX1/Hesx1 associated with septo-optic dysplasia in human and mouse. *Nature Genet* 1998.

49. Parks JS, Brown MR, Hurley DL et al. Heritable disorders of pituitary development. *J Clin Endocrinol Metab* 1999; 84:4.362-70.

50. Carey ML, Friedman TB, Asher Jr JH, Innis JW Septo-optic dysplasia and WS1 in the proband of a WS1 family segregating for a novel mutation in PAX3 exon 7. *J Med Genet* 1998; 35:248-50.

51. Menchine M, Emeline JK, Mischel PS *et al.* Tissue and celltype specific expression of the tuberous sclerosis gene TSC2, in human tissues. *Modern Pathol* 1996; 9:1.071-80.

52. Wienecke R, Maize Jr JC, Reed JA *et al.* Expression of the TSC2 product tuberin and its target Rap 1 in normal human tissues. *Am J Pathol* 1997; 150:43-50.

53. van Slegtenhorst M, de Hoogt R, Hermans C *et al.* Identification of the tuberous sclerosis gene TSCl on chromosome 9q34. *Science* 1997; 277:805-8.

54. Ali JB, Sepp T, Ward S *et al.* Mutations in the TSC1 gene account for a minority of patients with tuberous sclerosis. *J Med Genet* 1998; 35:969-72.

55. Au KS, Rodriguez JA, Finch JL *et al.* Germ-line mutational analysis of the TSC2 gene in 90 tuberous sclerosis patients. *Am J Hum Genet* 1998; 62:286-94.

56. Kwiatkowska J, Jozwiak S, Hall *et al.* Comprehensive mutational analysis of the TSC1 gene: observations on frequency of mutation, associated features, and non-penetrance. *Ann Hum Genet* 1998; 18:9.365-75.

57. Jouet M, Kenwrick S. Gene analysis of L1 neural cell adhesion molecule in prenatal diagnosis of hydrocephalus. *Lancet* 1995; 345:161-2.

58. Graf WD, Bom DE, Samat HB. The pachygyriapolymicrogyria spectrum of cortical dysplasia in X-linked hydrocephaluso. *Eur J Pediatr Surg* 1998; 8(Suppl. 1):10-4.

59. Kenwrick S, Watkins A, De Angelis E. Neural cell recognition molecule L1: relating biological complexity to human disease mutations. *Hum Mol Genet* 2000; 9:879-86.

Paralisia Cerebral: Classificação e Apresentação Clínica

Luiz Fernando Fonseca
Maria Letícia Gamboji Teixeira
Luciana Dolabela Velloso Gauzzi
Silvia Cordeiro Santiago

▶ CLASSIFICAÇÃO E APRESENTAÇÃO CLÍNICA DA PARALISIA CEREBRAL

A paralisia cerebral (PC) é uma encefalopatia crônica infantil que se caracteriza por distúrbios motores de caráter não-progressivo, que se manifestam em um cérebro em desenvolvimento (antes dos 3 anos de idade), levando a distúrbios de motricidade, tônus e postura, podendo ou não se associar a um déficit cognitivo. O termo PC foi descrito em 1843, quando um ortopedista inglês, William John Little, observou 47 crianças portadoras de rigidez espástica.

▶ CLASSIFICAÇÃO

A classificação descrita abaixo é de acordo com o tipo e localização da alteração motora:

1) Espástica $\begin{cases} \text{Quadriplégica} \\ \text{Hemiplégica} \\ \text{Diplégica} \end{cases}$

2) Discinética

3) Atáxica

4) Hipotônica

5) Mista

Em nossa prática diária, percebemos que essa divisão, muitas vezes, isolada, não pode ser caracterizada com evidência. Encontramos movimentos involuntários sobrepondo formas espásticas e sinais de liberação piramidal em síndromes atáxicas. A variabilidade do quadro clínico nos primeiros anos de vida também é outro fator que pode dificultar a classificação.

PC espástica

A mais freqüente forma de paralisia cerebral é a espástica, que pode ser quadriplégica, hemiplégica e diplégica.

Trata-se de uma lesão do sistema nervoso central (SNC), comprometendo o neurônio motor superior, ou primeiro neurônio, ao longo do trato córtico-retículo-bulboespinal, ou trato piramidal, ou voluntário, cuja lesão leva a quadros bem característicos, como espasticidade, reflexos profundos hiperativos, clônus, reflexo cutaneoplantar em extensão (sinal de Babinski), lentificação dos movimentos, fraqueza e atrofia muscular, contraturas e dor.

A hipertonia piramidal é denominada espasticidade e esta é uma característica comum às crianças com PC. É caracterizada por ser eletiva, predominando em certos grupos musculares (flexores dos membros superiores e extensores dos membros inferiores). Também é elástica, encontrando-se grande resistência muscular à movimentação passiva no início do movimento, que cede depois de algum esforço (lembra a abertura de um canivete); posteriormente, terminada a distensão, o segmento retorna progressivamente a posição primitiva. A espasticidade é classicamente acompanhada por hiper-reflexia profunda, reflexo cutaneoplantar em extensão (sinal de Babinski) e sincinesias.

PC ESPÁSTICA QUADRIPLÉGICA

É a forma mais grave de PC espástica e caracteriza-se por acometimento significativo dos quatro membros, com aumento de tônus da musculatura flexora dos membros superiores e extensora-adutora dos membros inferiores.

Incidência: 9 a 43% dos casos.[7]

Etiologia: Fatores pré, peri e pós-natais que causam acometimento bilateral, simétrico ou assimétrico, e extenso do encéfalo.

Clínica: O grau de espasticidade (aumento do tônus muscular) é flutuante e na grande maioria dos casos se exacerba durante o choro.

- O tônus axial cervical está habitualmente diminuído.
- Em casos extremos, a criança assume a postura em descerebração e tendência a opistótono.
- Pode-se empregar indistintamente os termos plegia e paresia, apesar de critérios mais rígidos indicarem plegia como ausência de movimentação ativa e paresia como sua diminuição.
- Ao exame observam-se sinais de liberação piramidal precocemente (hiper-reflexia, clônus aquileu, reflexo cutaneoplantar em extensão) e a persistência dos reflexos primitivos (Moro, marcha reflexa, *grasping* palmar e plantar, nas crianças pequenas).

- O perímetro cefálico encontra-se diminuído e com velocidade de crescimento inferior ao normal.
- A marcha é muito dificultada pelo comprometimento muscular global.
- As alterações motoras podem ser assimétricas, denotando um quadro de dupla hemiparesia.
- As alterações de deglutição são secundárias ao comprometimento bilateral do trato corticobulbar (paralisia pseudobulbar) → incoordenação dos músculos orofaríngeos → pneumonias aspirativas de repetição.
- Após o estudo com o exame de imagem, principalmente ressonância magnética do encéfalo, o diagnóstico fica bastante evidente (Fig. 6.1).
- O tratamento deve ser interdisciplinar, precoce, sempre visando às prioridades de cada paciente.
- A avaliação da espasticidade é feita pela escala de Ashworth, mais aceita, confiável, aplicada por meio da movimentação passiva das extremidades.
- Outro método adequado de avaliação da espasticidade é a goniometria, onde a espasticidade pode ser mensurada através da medida em graus de uma articulação ao realizarmos um movimento de estiramento. Acreditamos, entretanto, que, independentemente destes métodos, são de suma importância a experiência, a intuição, a iniciativa e o raciocínio clínico do profissional para um diagnóstico e conduta precisa.
- A incidência de epilepsia é elevada, em torno de 66%.[2]
- Freqüentemente associam-se paralisias de nervos cranianos, déficits auditivos e visuais, distúrbios do sono e irritabilidade.

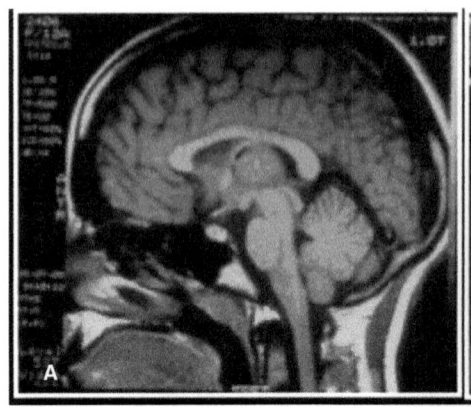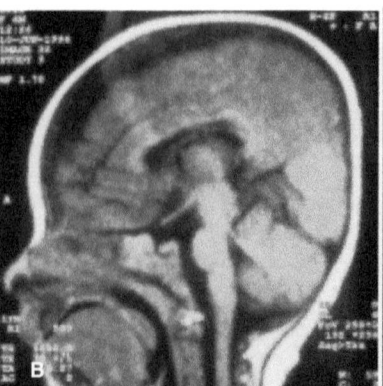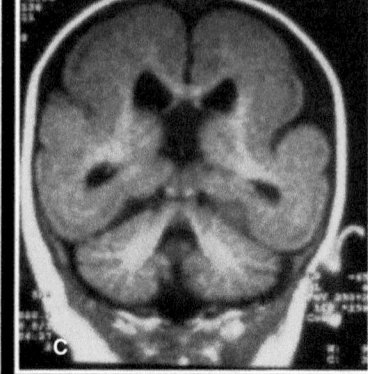

Fig. 6.1 ▸ RM do encéfalo. **A.** RM normal. **B.** Corte sagital: T1: lisencefalia. **C.** Corte coronal: T1: lisencefalia (PC quadriplégico-espástico) lisencefalia – distúrbio do desenvolvimento cortical (migração).

PC ESPÁSTICA HEMIPLÉGICA

Caracteriza-se por déficit motor e espasticidade unilaterais.

Incidência: 25 a 40% dos casos de PC.[7]

Etiologia: Insultos pré-natais em 70 a 90%.[1]

Clínica: Em algumas crianças existe uma dificuldade na detecção precoce do déficit motor e classificação.

- As primeiras manifestações iniciam-se por volta do 4º mês de vida – preferência unilateral para alcance de objetos (maior nitidez de déficit nos membros superiores), mão mais fechada no lado comprometido.
- O envolvimento do membro inferior pode se tornar nítido apenas com a deambulação.
- Existe hipertonia em flexão do membro superior comprometido e em extensão do membro inferior do mesmo lado; o pé pode estar na posição eqüinovaro, o que corresponde a uma compensação da alteração motora.[5]
- As sincinesias (movimentos não intencionais que acompanham movimentos voluntários) são freqüentes e tendem a persistir.
- Alterações sensitivas são comuns e de difícil interpretação.
- Alterações do campo visual em 17 a 27% dos casos – hemianopsia homônima.[4]
- A incidência de epilepsia, geralmente parcial, é elevada e se associa a déficits cognitivos.[3]
- Normalmente, os exames de neuroimagem demonstram com clareza as alterações, auxiliando-nos no diagnóstico (Figs. 6.2A e B e 6.3).
- O retardo mental e a dificuldade de aprendizagem podem atingir 60% dos pacientes.[6]

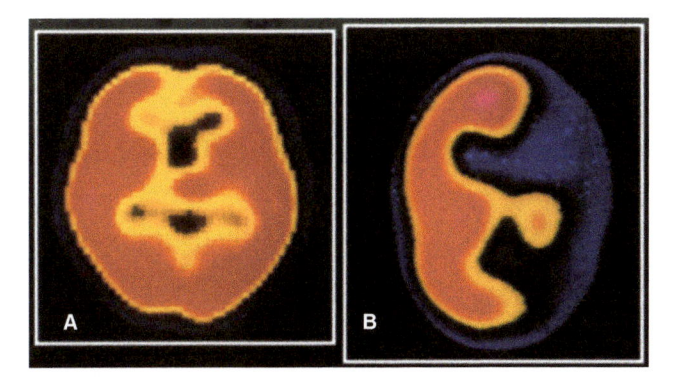

Fig. 6.2 ▶ **A.** SPECT cerebral normal. **B.** Déficit perfusional grave envolvendo todo o hemisfério esquerdo (encefalite).

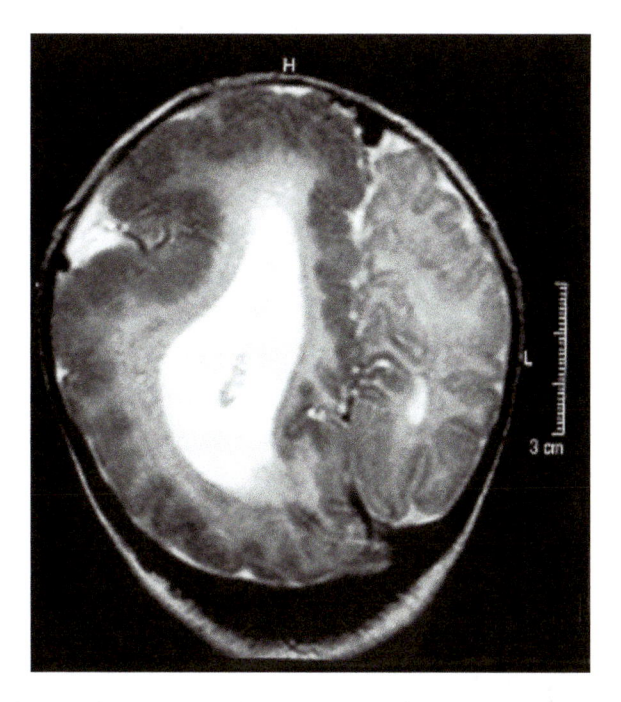

Fig. 6.3 ▶ Corte coronal – aumento hemisferial direito, com paquigiria e ventriculomegalia do mesmo lado. Hemimegalencefalia.

Em nossa prática diária, acreditamos que esta porcentagem é bem menor, sendo óbvio que o prognóstico depende da etiologia, existindo sempre o raciocínio de que há a plasticidade do SNC e o trabalho interdisciplinar.

PC ESPÁSTICA DIPLÉGICA

Caracteriza-se por comprometimento bilateral, freqüentemente dos quatro membros, com predomínio nos membros inferiores.

Incidência: 10 a 45% dos casos.[7]

Etiologia: A prematuridade é considerada o fator etiológico mais comum. Existe relação direta entre grau de prematuridade e risco de diplegia. As lesões mais freqüentes são a leucomalacia periventricular (LPV) e infartos venosos hemorrágicos.

Clínica: Na LPV ocorre uma lesão nas vias piramidais que se dirigem aos membros inferiores e se localizam mais medialmente, segundo o *homúnculo de Penfield*.

- As alterações clínicas são mais evidentes ao final do segundo semestre, principalmente naqueles prematuros que nasceram com menos de 1.000g e que permaneceram em incubadora e em ventilação mecânica, por período prolongado (Fig. 6.4).

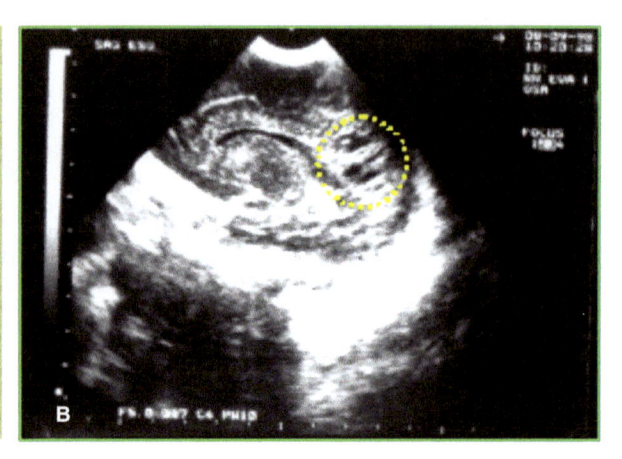

Fig. 6.4 ▶ **A.** Ultra-som transfontanela-corte sagital-normal. **B.** Áreas anecóicas periventriculares, compatíveis com LPV cística.

- Na criança prematura pode ocorrer que aos 10 meses ela ainda não assente sozinha ou fique de pé com apoio como o esperado, devido à hipertonia de membros inferiores.
- No 2º ano de vida a dificuldade de marcha é o principal sinal.
- Durante a marcha há tendência a andar na ponta dos pés (em posição eqüina).
- Nos casos mais graves ocorre também acometimento dos músculos adutores, levando a "postura em tesoura".
- Os reflexos osteotendíneos são hiperativos e associam-se a clônus aquileu e reflexo cutaneoplantar em extensão (sinal de Babinski).
- As alterações motoras podem ser assimétricas, principalmente quando associadas a infartos venosos unilaterais sobrepondo-se a uma LPV.
- Em diversos prematuros existe também um comprometimento dos membros superiores, sendo variável o comprometimento.
- A associação com estrabismo convergente é comum; defeitos no campo visual são raros; relação extensão da lesão peritrigonal – comprometimento das radiações ópticas – déficit visual.[1]
- A incidência de epilepsia é significativamente menor que nas outras formas clínicas de PC, com boa resposta à terapêutica anticonvulsivante.[4]
- O desempenho intelectual é preservado na maioria das crianças.

Consideramos, muita vezes na época pré-escolar (6 anos), uma avaliação psicopedagógica, nos casos de crianças prematuras abaixo de 1.000 gramas, que tiveram LPV.

A avaliação do grau de espasticidade é realizada por meio da escala de Ashworth que, apesar de apresentar divergências entre níveis intermediários de PC, pode ser utilizada para documentar variações ao longo do tempo e determinar a resposta ao tratamento.

Escala de Ashworth

Descrição	Pontuação
Ausência de aumento do tônus	0
Leve aumento do tônus – mínima resistência à extensão máxima em movimento passivo	–1
Leve aumento do tônus – discreta resistência persiste em menos da metade do movimento passivo	+1
Aumento mais nítido do tônus, mas membro movido facilmente	2
Aumento considerável do tônus – dificuldade de movimentação passiva	3
Membro rígido na extensão e flexão	4

PC discinética (extrapiramidal-coreoatetósica)

Caracteriza-se por movimentos involuntários e posturas anormais secundários a um déficit da coordenação motora e alterações na regulação do tônus muscular.

Incidência: 8 a 15% dos casos de PC.[7]

Etiologia: A incidência de fatores perinatais é maior que nas outras formas de PC, sendo os mais

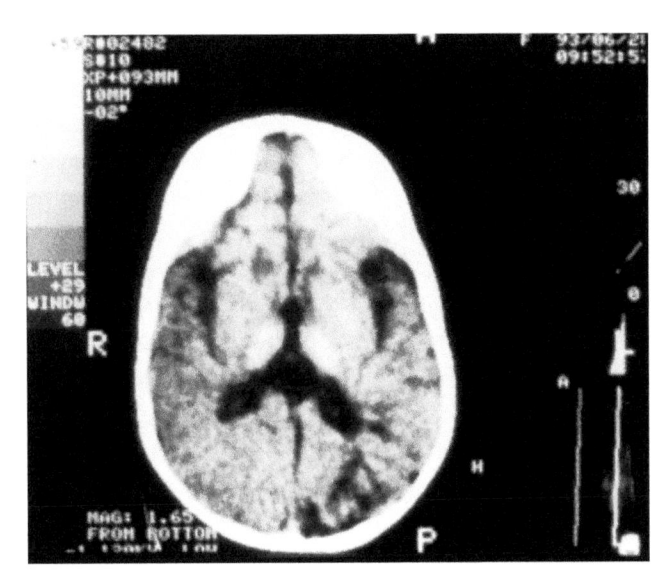

Fig. 6.5 ▶ TC do encéfalo: hiperdensidade talâmica bilateral compatível com *status marmoratus*.

prevalentes a encefalopatia bilirrubínica (*kernicterus*) e a encefalopatia hipóxico-isquêmica (*status marmoratus*)[1] (Fig. 6.5).

Clínica: O portador dessa forma de PC apresenta dificuldade na programação e execução de movimentos voluntários, na coordenação de movimentos automáticos e na manutenção da postura advindos da ativação involuntária e simultânea da musculatura agonista e antagonista secundária a lesão dos núcleos da base.[10]

Os reflexos tendinosos são normais ou hipoativos e o reflexo cutaneoplantar com resposta em flexão.

Existem duas formas de PC discinética: coreoatetósica e distônica.

FORMA COREOATETÓSICA

- É típica dos casos de etiologia relacionada ao *kernicterus* (hiperbilirrubinemia).
- Caracteriza-se por movimentos atetósicos (lentos, suaves e distais) e coréicos (rápidos, maior amplitude e proximais) que desaparecem durante o sono e se intensificam com a irritabilidade e choro.
- A distribuição dos movimentos é simétrica, acometendo membros e principalmente a face, o que resulta em caretas.
- Os pacientes com *kernicterus* apresentam déficit auditivo neurossensorial bilateral de origem central (núcleo do nervo vestíbulo coclear no tronco encefálico) ou periférica (nervo vestíbulo coclear).[10]

- Ocorre dificuldade de articulação das cordas vocais, o que se manifesta por variação no ritmo e volume da voz.
- A inteligência é pouco acometida, sendo mais afetada nos pacientes distônicos; mas a avaliação cognitiva é dificultada devido às limitações motoras e da fala.

FORMA DISTÔNICA

- É menos freqüente; sua principal etiologia é a encefalopatia hipóxico-isquêmica.
- A criança assume posturas bizarras devido à contração sustentada que envolve o tronco e membros.
- O diagnóstico diferencial com PC espástica pode ser difícil.
- A apresentação clínica das formas discinéticas é tardia, iniciando-se por volta do 6º mês de idade e pode não estar definida até os 2 anos.
- Os lactentes afetados são inicialmente hipotônicos.

PC atáxica

Forma pouco comum de PC.

Incidência: 4% dos casos.[7]

Etiologia: São freqüentes as etiologias genéticas e pré-natais, como a encefalocele de fossa posterior contendo parte do cerebelo, que corresponde a um distúrbio da neurulação primária e ocorre em torno da 5ª semana de gestação. A síndrome de Dandy-Walker também pode ser responsável pelo quadro (Fig. 6.6).

Clínica:
- As manifestações precoces incluem ataxia de tronco quando sentado, dismetria, incoordenação motora, porém o quadro pode não se tornar evidente até os 2 anos de idade.[9]
- A marcha é dita como atáxica, com base alargada. Pode não ocorrer até os quatro anos de idade e as quedas são freqüentes.
- A fala é chamada de escandida, explosiva inicialmente e posteriormente lenta e dividida.
- A escrita, que exige boa coordenação motora, fica muito prejudicada.
- Ao exame observam-se hipotonia, tremor intencional, nistagmo, sendo os reflexos tendinosos diminuídos e às vezes pendulares.
- As alterações intelectuais são freqüentes, mas são leves.

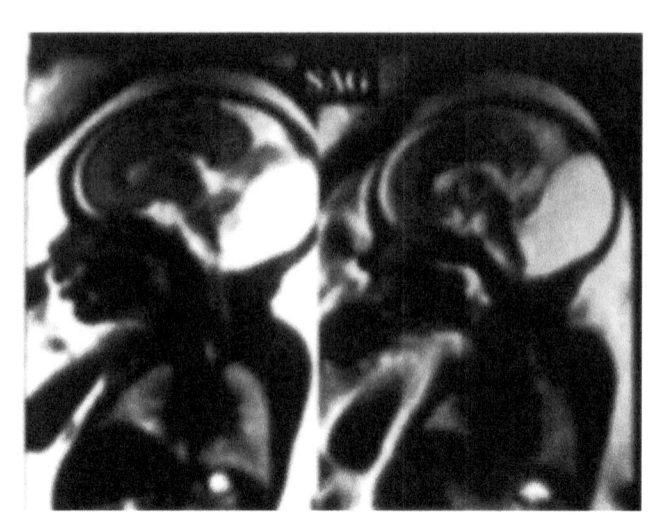

Fig. 6.6 ▶ RM fetal: síndrome de Dandy-Walker – Alargamento da fossa posterior, hipoplasia do verme cerebelar, dilatação cística do quarto ventrículo. (Imagem cedida pela Dra. Lara A. Brandão, do Hospital Samaritano, no Rio de Janeiro – RJ.)

PC hipotônica

A PC hipotônica caracteriza-se por hipotonia que persiste além dos 2 anos de idade e não resulta de uma lesão primária muscular ou do neurônio motor inferior.[4]

Incidência: 1% dos portadores de PC.

Etiologia: Heterogênea, como síndrome hipóxico-isquêmica, e fisiopatologia pouco compreendida.

Clínica:

- Diagnóstico diferencial com outras formas de PC que inicialmente apresentam hipotonia ou com doenças progressivas (leucodistrofias).
- Ocorre sempre um atraso significativo do desenvolvimento e a maioria dos pacientes não fica de pé ou deambula, sendo de péssimo prognóstico.[5]

PC mista

Caracteriza-se pela associação das apresentações citadas de PC, sem predomínio evidente de uma delas.

Incidência: 10 a 15% dos casos, podendo variar de acordo com o critério de classificação utilizado.

▶ CONCLUSÃO

Os médicos e profissionais de saúde que lidam com crianças portadoras de paralisia cerebral devem estar preparados para fornecer aos pais e responsáveis informações adequadas sobre diagnóstico e prognóstico e para adaptar as expectativas dos pais à realidade da criança

É importantíssimo o trabalho interdisciplinar, que será relatado em capítulos específicos.

▶ REFERÊNCIAS

1. Aicardi J. *Diseases of the nervous system in childhood.* Cambridge 1998:210-40.
2. Bruck I, Antoniuk AS, Spessatto A, Bem RS, Hausberger R, Pacheco CG. Epilepsy in children with cerebral palsy. *Arq Neuropsiquiatr* 2001; *59*(1):35-9.
3. Fennell EB, Dikel TN. Cognitive and neuropsychological function in children with cerebral palsy. *J Child Neurol* 2001; *16*(1):58-63.
4. Menkes J. *Child Neurology.* William e Wilkins, 2000.
5. Miller G, Clark GD. *The cerebral palsies: causes, consequences and management.* Butterworth-Heineman, 1998.
6. Panteliadis C, Urânia K, Tzitiridou M, Farmaki E, Covanis T, Jacobi G. Disability in patients with congenital hemiplegia: clinical and morfological findings. *Dev Med Child Neurol Suppl* 2000; *42*:32-3.
7. Piovesana AMSG. Encefalopatia crônica, paralisia cerebral. *In:* Fonseca LF, Pianetti G, Xavier CC. *Compêndio de Neurologia Infantil.* Medsi 2002:825-38.
8. Rosembaum PL *et al.* Prognosis for gross motor function in cerebral palsy. *JAMA* 2002; *288*(11):1357-63.
9. Swaiman KF, Russman BS. Cerebral palsy. In: Swaiman KF, Ashwal S. *Pediatric Neurology, Principle & Practice.* Mosby 1999:312-24.
10. Volpe JJ. *Neurology of the Newborn.* WB Saunders, 2001.

Abordagem Neurológica da Criança com Paralisia Cerebral: Causas e Exames Complementares

Luiz Fernando Fonseca
Susana Satuf Rezende Lelis

▶ ABORDAGEM NEUROLÓGICA NA PARALISIA CEREBRAL: CAUSAS – EXAMES COMPLEMENTARES

Conceito

A paralisia cerebral (PC) é uma encefalopatia infantil crônica não-progressiva ou uma disfunção neuromotora. É devida a lesões ocorridas em um encéfalo em desenvolvimento até os 3 anos de idade. A paralisia cerebral (PC) leva a distúrbios de motricidade, tônus e postura, podendo ou não ter comprometimento cognitivo.

Na PC existe uma melhora gradativa do paciente, discreta a acentuada, dependendo da localização e comprometimento encefálico, podendo ser uma lesão anatômica ou funcional. Exige uma estimulação precoce com um trabalho, se possível, interdisciplinar, minimizando as seqüelas.

Todos os profissionais têm sua função, existindo o momento certo para dar início a seu trabalho, sempre tendo em mente qual a prioridade para a criança.

Cada paciente com PC deve ser tratado como "único", seguindo uma rotina de acompanhamento, independentemente de sua classe social.

Devemos sempre entender e dialogar com a família, às vezes relevar por alguns incidentes e dar informações precisas, objetivas, sobre o prognóstico deste menor.

▶ INCIDÊNCIA

Nos países desenvolvidos, a incidência de crianças com paralisia cerebral está entre 1 e 2 por 1.000 nascidos vivos, enquanto nos países em desenvolvimento está estimada em 7 por 1.000 nascidos vivos (RN a termo).[1,2]

A etiologia mais comum de PC em nosso meio é a asfixia neonatal, devido a trabalho de parto prolongado.

A prematuridade, sem dúvida, é a segunda maior causa de PC, seguida pelas infeções do SNC, pré-natais ou pós-natais. No recém-nascido (RN) de baixo peso, abaixo de 1.500 gramas, devido aos cuidados em terapia intensiva, com sobrevivência crescente, a possibilidade de PC é bem maior, chegando a 25 a até 31 vezes mais que nos RN a termo.[3]

▶ CAUSAS – HISTÓRIA CLÍNICA

Com o advento de exames complementares, como a ultra-sonografia fetal, convencional e morfológica, ultra-sonografia transfontanela, tomografia axial computadorizada do encéfalo, ressonância nuclear magnética do encéfalo, SPECT cerebral, EEG (poligrafia neonatal, vídeo-EEG), o diagnóstico clínico da PC está cada dia mais preciso.

Tentaremos demonstrar nossa experiência, auxiliados por alguns colegas, sobre a importância de se diagnosticar, o mais precoce possível, por meio da anamnese, do exame clínico e dos exames complementares, nos casos possíveis, as causas mais freqüentes da PC. O exame neurológico tradicional e o evolutivo são de suma importância para o diagnóstico clínico e orientação dos pedidos de exames complementares.

Quando a criança com PC tem crises convulsivas, existe risco maior de déficit cognitivo. A função primordial do neuropediatra, então, é tentar impedir as convulsões. Temos que examinar o paciente, ter um diagnóstico preciso do tipo de crise, indicar o medicamento correto, pois a epilepsia, como comorbidade, é o maior fator prognóstico para o desenvolvimento de déficit motor e cognitivo.[4]

Outra função importante do neuropediatra é orientar, discernir, a necessidade da estimulação precoce deste paciente, o momento correto de início e dialogar com os profissionais indicados.

Anamnese deve ser completa, desde a história pregressa da mãe, verificando fatores de risco como: doença genética, consanguinidade, malformação em gestação anterior, história materna de abortos espontâneos anteriores, infecções; passando pela história gestacional até o nascimento e o momento atual da criança. Na história gestacional sempre devemos investigar: número de consultas de pré-natal, realização de sorologias para as doenças infecciosas, pré-eclâmpsia, distúrbios endocrinológicos, infecções intra-uterinas, gestação gemelar, sangramentos, uso de medicamentos, álcool, drogas ilícitas e qualquer intercorrência ocorrida durante este período. A utilização da fertilização *in vitro* também deve chamar a atenção do profissional. B. Stromberg[5] relatou que crianças nascidas após fertilização *in vitro* têm um risco aumentado de desenvolver problemas neurológicos, especialmente PC. Estes são devidos à alta freqüência de gravidez gemelar e à prematuridade após fertilização *in vitro*.

Durante o período perinatal, dentre os fatores de risco de PC estão a corioamnionite, o descolamento prematuro de placenta, infecções, asfixia perinatal, hemorragias intracranianas, os distúrbios respiratórios, hiperbilirrubinemia, sepse neonatal, ventilação assistida.

As causas de paralisia cerebral de origem genética são cada vez mais comprovadas, sendo fundamental o diagnóstico precoce para um aconselhamento genético adequado do casal. Existem casos familiares associados à esquizencefalia (distúrbio da organização cortical), sugerindo a etiologia genética, como também síndromes genéticas associadas à hemimegalencefalia e à lisencefalia (distúrbio na proliferação e na migração neuronal).[6]

No início do terceiro trimestre gestacional e nos RN prematuros preocupa-nos a área periventricular, pela sua vulnerabilidade vascular e maior susceptibilidade a hemorragias, com possível leucomalacia periventricular posterior e infarto hemorrágico periventricular.

O momento do parto é de suma importância, com necessidade sempre de um pediatra na sala do parto, seguimento em Unidade de Terapia Intensiva pelo intensivista, o momento certo da colocação do RN em ventilação mecânica, os exames complementares, como por exemplo o de bilirrubinas.

A hiperbilirrubinemia, decorrente da impregnação dos gânglios da base por bilirrubina indireta (*kernicterus*), leva à PC coreoatetósica.

No período pós-natal, eventos até o terceiro ano de vida, como TCE, infecções, acidentes vasculares cerebrais, tumores do sistema nervoso central (SNC), podem gerar PC.

Neste capítulo mostraremos a importância dos exames complementares de neuroimagem intra-útero, peri e pós-natal (exames anatômicos e funcionais).

▶ FATORES QUE AUMENTAM O RISCO DE PARALISIA CEREBRAL

- Convulsões.
- Apgar baixo no quinto minuto.
- Baixo peso fetal.
- Gestantes de alto risco.
- Idade materna (acima dos 40 a abaixo dos 16 anos).

Fertilização *in vitro* pela freqüência aumentada de prematuridade e gemelaridade.

▶ ULTRA-SONOGRAFIA FETAL: CONVENCIONAL-MORFOLÓGICA

O diagnóstico precoce de alguma afecção por meio da ultra-sonografia (US), ou outro exame complementar, possibilita, em alguns casos, o tratamento clínico durante a gestação, como exemplo podemos citar a toxoplasmose.

A ultra-sonografia (US) também auxilia o médico no tipo de parto, orientação à família sobre prognóstico, presença de malformações. Em diversos países, oferece a oportunidade para o casal decidir sobre o futuro da gestação. Não auxilia na fase inicial da gravidez, mas sim a partir da décima segunda semana (Fig. 7.1 A e B).

Através da US fetal, Faria e Pettersen,[7] a partir da 12ª semana gestacional, demonstraram defeitos do tubo neural, enquanto, próximo à vigésima semana, foi possível diagnosticar malformações no sistema nervoso central e também em outros órgãos já existentes. É um exame não-invasivo muito valioso. Com ele, na 22ª semana é possível fazer a identificação morfológica do crânio, encéfalo, medula espinal, de distúrbios do desenvolvimento cortical como, microcefalia (distúrbio de proliferação e diferenciação neuronal e glial), hidrocefalia,

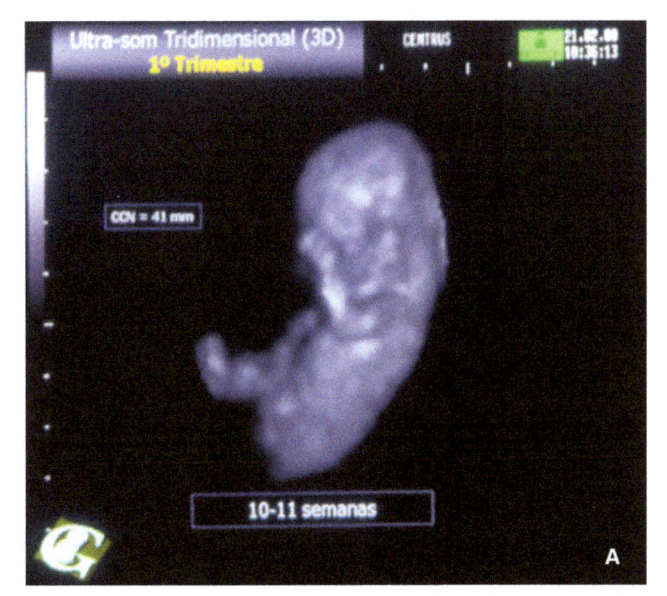
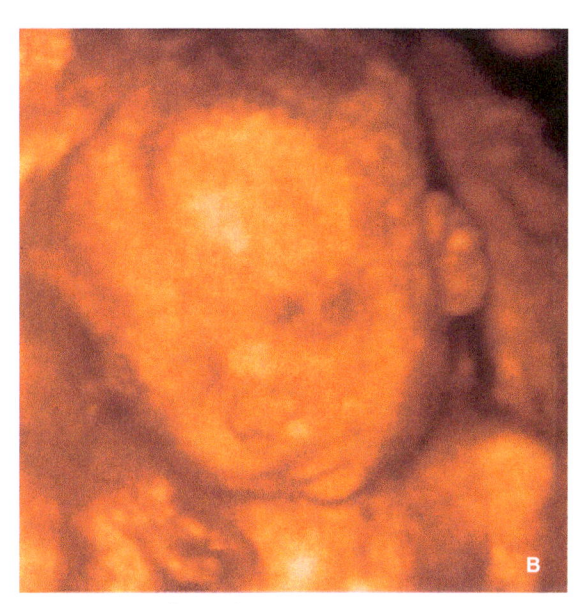

Fig. 7.1 ▶ **A.** Ultra-sonografia morfológica – 11 semanas. **B.** Ultra-sonografia morfológica – 22 semanas.

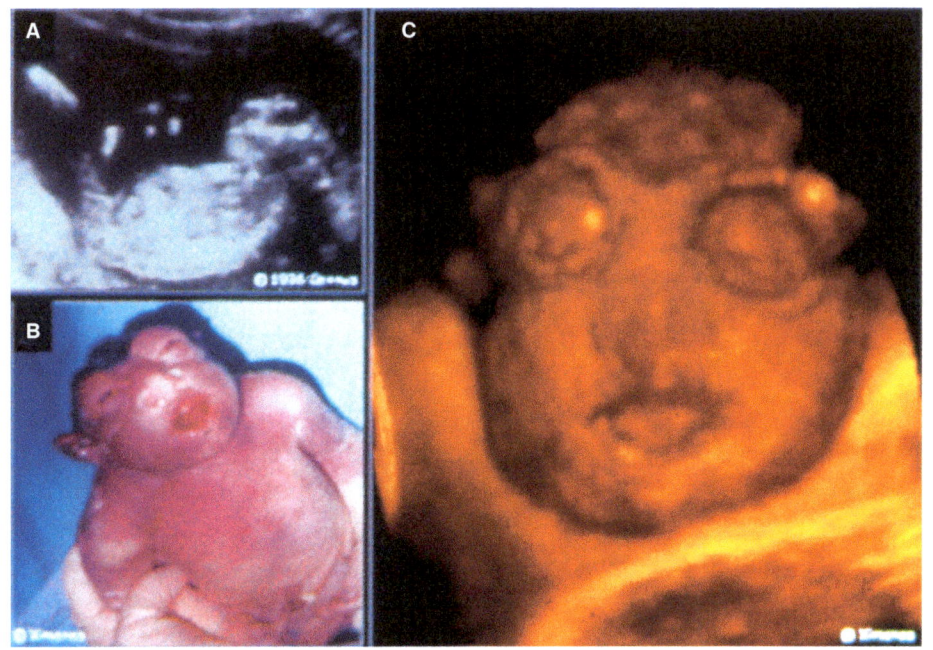

Fig. 7.2 ▶ Ultra-sonografia pré-natal – Anencefalia. **A.** Imagem de ultra-sonografia convencional. **B.** Foto do recém-nascido. **C.** Imagem de ultra-sonografia tridimensional. (Fase de neurulação primária – 3 a 4 semanas.)

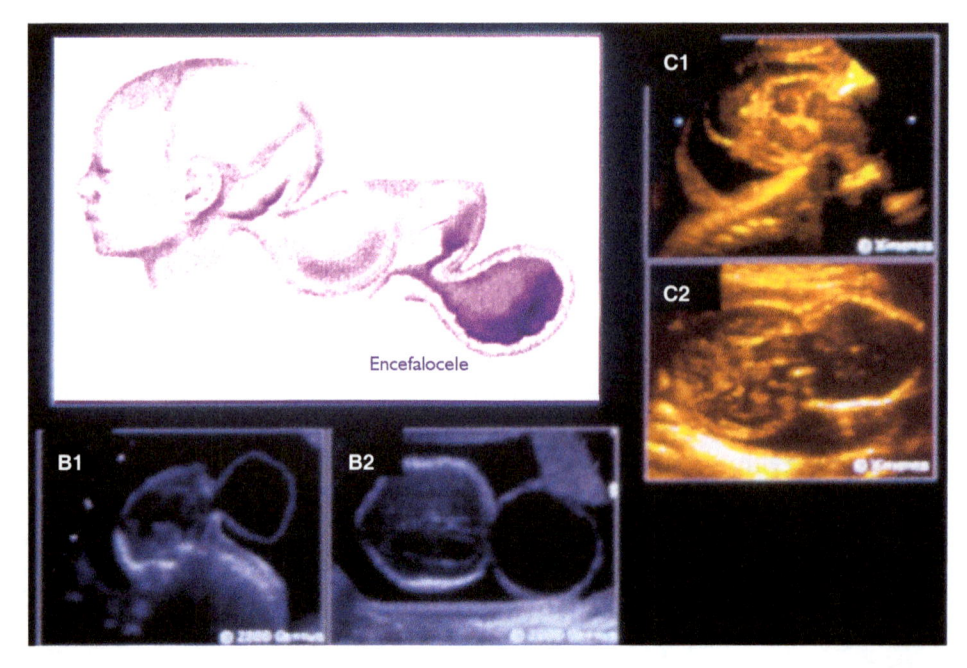

Fig. 7.3 ▶ **A.** Ultra-sonografia pré-natal – Encefalocele. **B1-B2.** Herniação das meninges. **C1-C2.** Herniação de massa encefálica (neurulação primária).

esquizencefalia (distúrbio da organização cerebral) (Figs. 7.2 e 7.3). O estudo morfológico tem como objetivo principal dar segurança ao casal sobre a normalidade anatômica do SNC. Na 32ª semana, a US endovaginal pode mostrar com clareza os sulcos cerebrais, com o diagnóstico claro de distúrbios da migração e da organização neuronal.

Ainda na 22ª semana, já é possível um rastreamento da insuficiência placentária por meio do estudo Doppler das artérias uterinas materna, aspecto e tamanho da placenta, assim como pelo estudo do seu fluxo interno. Identificado o grupo de risco, este deve ser monitorado de forma rigorosa sobre o crescimento e a vitalidade fetal a partir de 30 semanas. O exame dopplerfluxométrico fetal é um exame detalhado da circulação sanguínea, estudando a adaptação fetal quando existe privação de oxigênio, e de outras substâncias. Esta avaliação é eficiente e reconhece precocemente o feto de alto risco, orientando a conduta do obstetra. Uma vez diagnosticada a restrição de crescimento fetal com centralização de fluxo, medidas preventivas poderão ser tomadas, como o uso de corticóides.

O uso de corticóide pré-natal para acelerar a maturidade pulmonar, diminuindo assim a incidência de complicações pulmonares neonatais, teria um efeito benéfico adicional, ao estabilizar a membrana celular de diversos órgãos, inclusive os vasos da matriz germinativa, diminuindo, desta forma, o risco de hemorragias periintraventriculares. Porém o uso precoce pós-natal de corticóide, principalmente se nos primeiros quatro dias de vida do RN prematuro, pode acarretar o aparecimento de hipertensão arterial, hiperglicemia e hemorragia gastrointestinal, além de aumentar a possibilidade de incidência de uma futura PC.[8]

Como sabemos, a hipoxia intra-uterina manifesta-se pelo sofrimento fetal agudo, com consequências drásticas sobre o desenvolvimento neurológico do RN. Ainda existe uma correlação estrita entre síndrome hipóxico-isquêmica e lesões hemorrágicas no período neonatal, que são igualmente deletérias no RN.

A prematuridade é um fator importante para o desenvolvimento de lesão cerebral no período neonatal. As gestações com risco de prematuridade devem ser rastreadas e medidas preventivas podem ser utilizadas, como: inibidores de contratilidade uterina, cerclagem uterina, repouso materno e outras, reduzindo, assim, a morbimortalidade do RN.

Devido ao aumento das gestações, decorrente do acesso às técnicas de reprodução humana e aumento da idade materna, a incidência de prematuridade e complicações neonatais vem aumentando. A ultra-sonografia realizada no primeiro trimestre é capaz de diferenciar as gestações gemelares monocoriônicas das dicoriônicas. As monocoriônicas apresentam uma incidência maior de prematuridade, restrição de crescimento, transfusão fetofetal, morte de um gemelar e retardo mental do feto sobrevivente.

Em se tratando de gêmeos, há o risco de PC, principalmente nos monozigóticos, e as lesões são mais periventriculares, com comprometimento mais motor e maior dos membros inferiores. Pet-tersen e Faria, estudando 179 gestações múltiplas apresentaram uma incidência de prematuridade de 32%, 76% e 100%, e restrição de crescimento de 20%, 34% e 50%, para as gestações gemelares, tri-gemelares e quadrigemelares, respectivamente, para a população de Belo Horizonte.

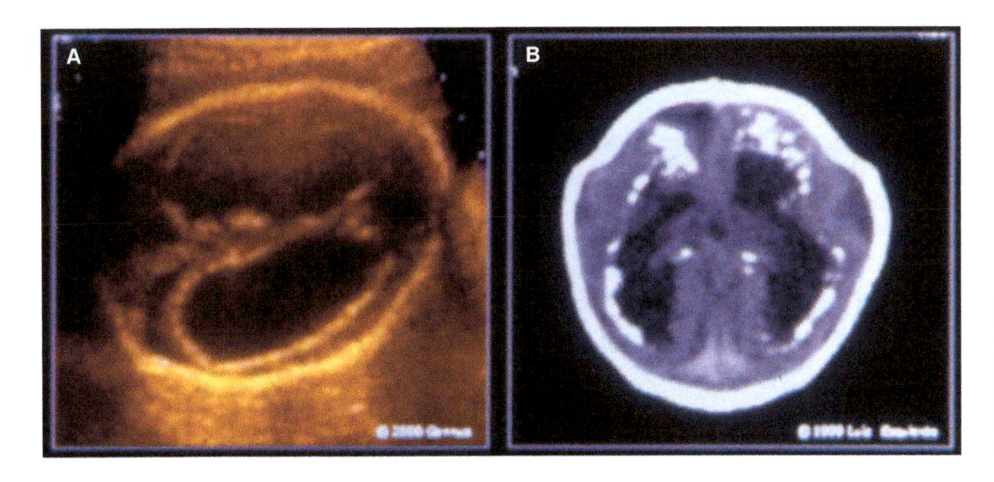

Fig. 7.4 ▶ Ultra-sonografia pré-natal – Calcificações periventriculares e dilatação ventricular por citomegalovírus. **A.** Imagem de ultra-som pré-natal. **B.** Imagem à tomografia computadorizada do encéfalo após o nascimento.

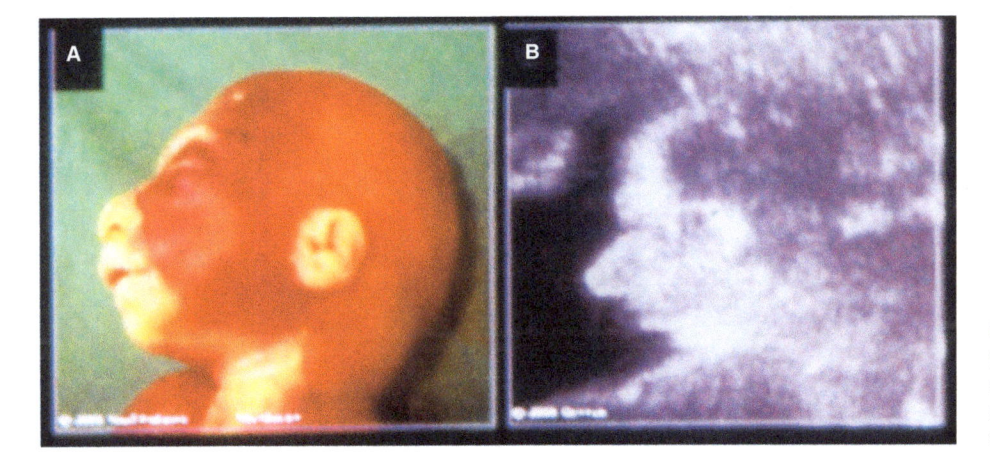

Fig. 7.5 ▶ Ultra-sonografia pré-natal – Microcefalia. **A.** Foto RN. **B.** Ultra-som pré-natal. (Fase de proliferação e diferenciação neuronal e glial – 6 a 8 semanas.)

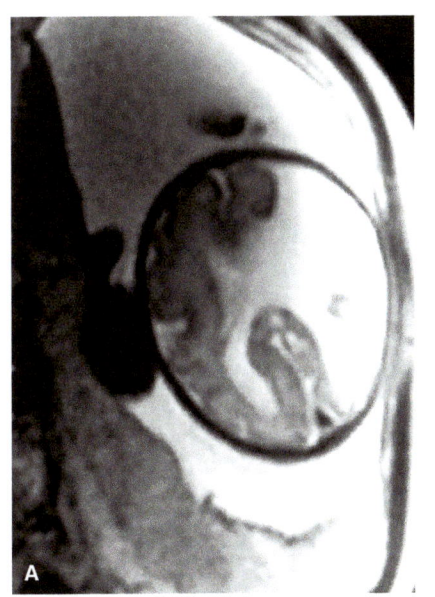
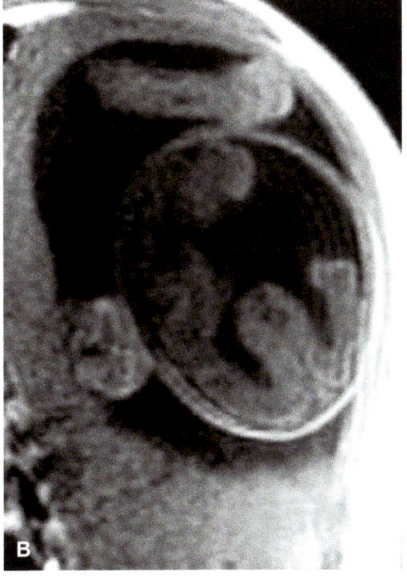

Fig. 7.6 ▶ Feto com esquizencefalia visto em RM de encéfalo. Axial T2 (**A**) e T1 (**B**) mostrando fenda liquórica estendendo-se da superfície pial do cérebro à superfície ependimária do ventrí-culo lateral, atapetada por substância cinzenta heterotópica, caracterizando fenda esquizence-fálica aberta.

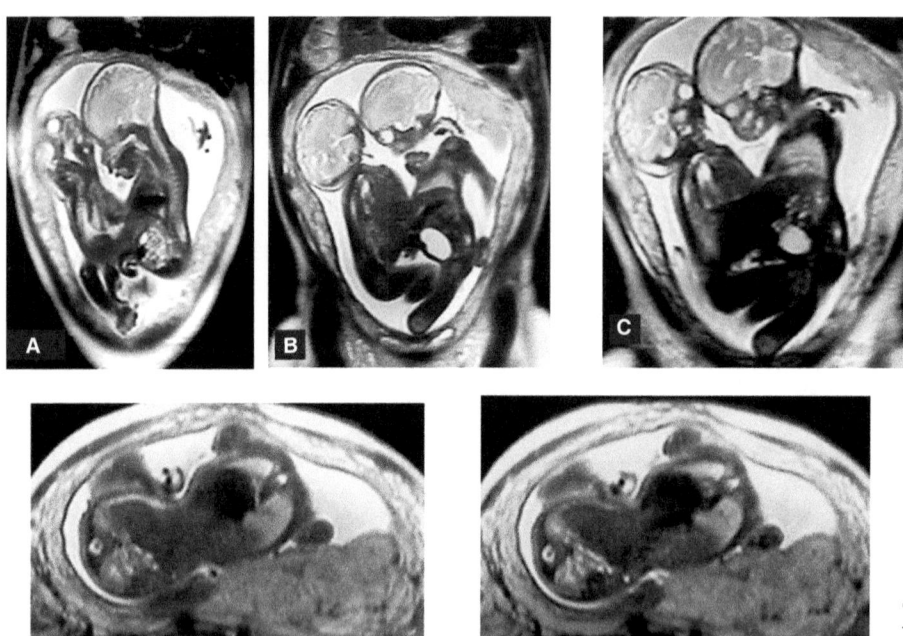

Fig. 7.7 ▶ Ressonância magnética evidenciando gemelaridade imperfeita (gêmeos toracópagos). **A-C** coronal T2 e **D** e **E** axial T2 fetos compartilhando órgãos toracoabdominais.

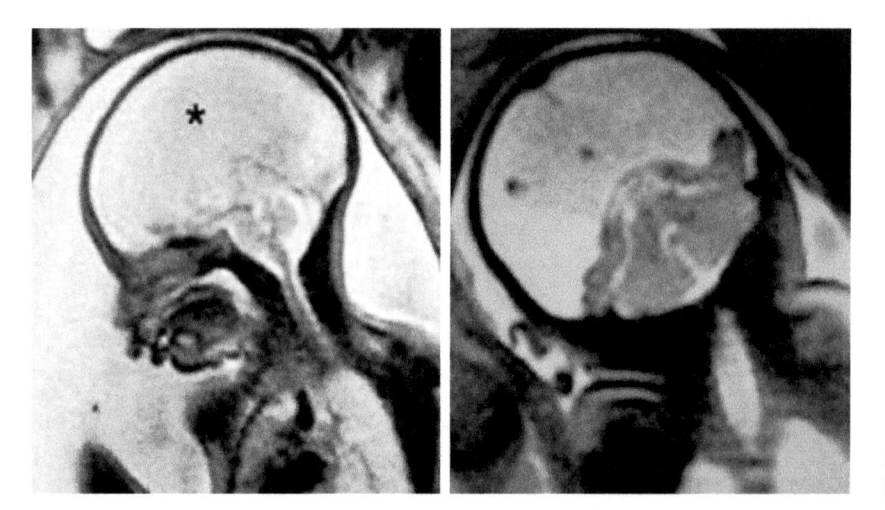

Fig. 7.8 ▶ Hidranencefalia – Malformação vista em ressonância magnética fetal.

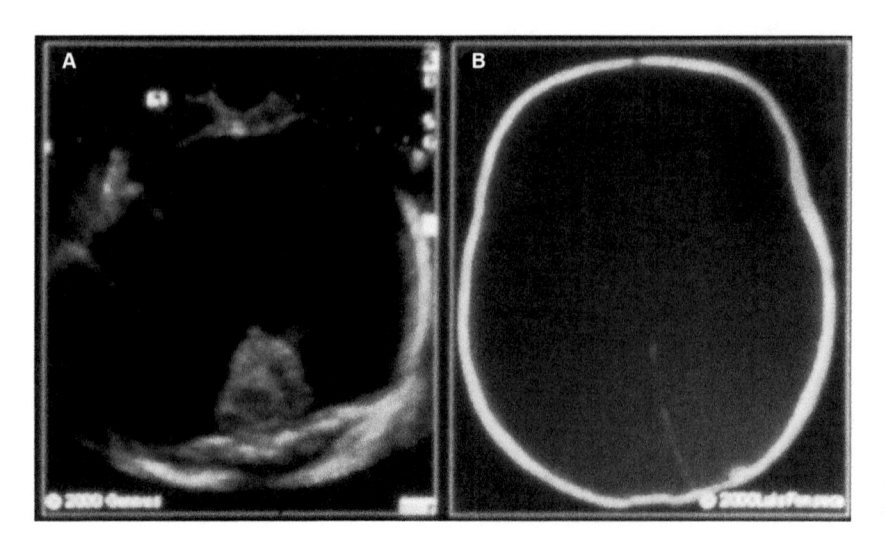

Fig. 7.9 ▶ Hidranencefalia. **A.** Malformação percebida por meio da ultra-sonografia transfontanelar. **B.** Malformação vista mediante tomografia computadorizada.

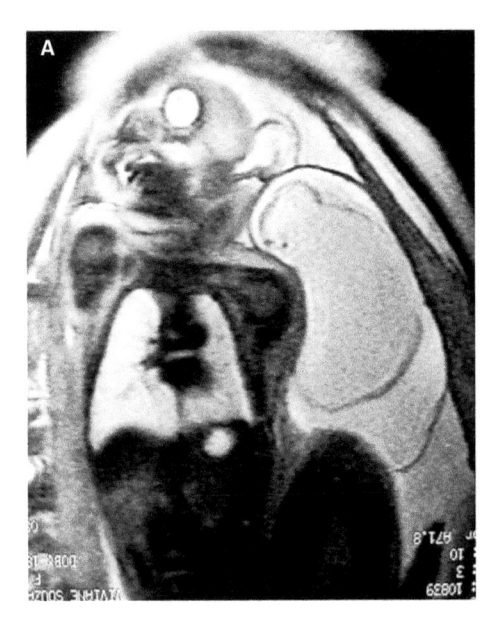 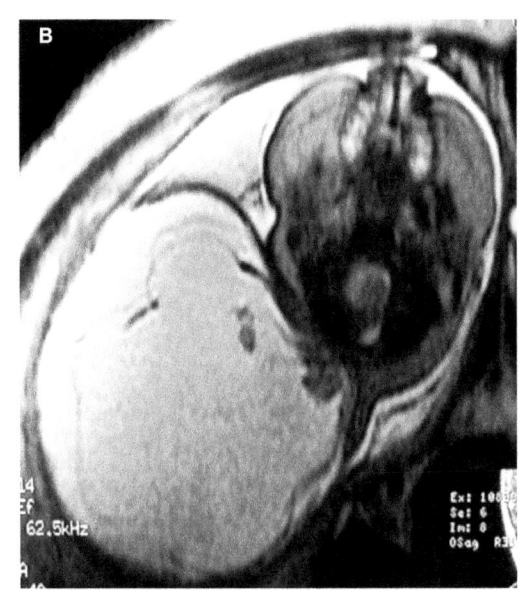

Fig. 7.10 ▸ RM de feto portador de malformação de Chiari III. **A.** Coronal T2 demonstrando grande formação cística que parece ter relação com o pescoço. Entretanto, no plano axial (**B**) evidenciamos encefalocele da fossa posterior contendo liquor e pequena quantidade de cerebelo.

▸ TRANSLUCÊNCIA NUCAL

É o melhor marcador ultra-sonográfico do primeiro trimestre da gestação para diagnóstico de anomalias fetais. A alteração da espessura correlaciona-se positivamente com alterações cromossômicas, síndromes genéticas e cardiopatias fetais. Sensibilidade de 80% no diagnóstico de anomalias cromossômicas quando associada à idade materna, com uma incidência de 5% de resultados falsos-positivos.

As alterações do fluxo no ducto venoso ao mapeamento do Doppler em cores e a alteração do perfil fetal, com diminuição da incisura nasal e hipoplasia/agenesia do osso nasal, associam-se à trissomia do 21 e podem ser consideradas como coadjuvante deste rastreamento.

A síndrome de Down é um dos principais exemplos da translucência nucal alterada, porém não é a única. O diagnóstico pré-natal de certeza é possível mediante o cariótipo fetal obtido por biópsia das vilosidades coriônicas ou amniocentese.

▸ ULTRA-SONOGRAFIA TRANSFONTANELAR

Procedimento indicado para o diagnóstico de lesão cerebral precoce no período neonatal. Vários achados ultra-sonográficos têm sido relacionados com a evolução neurológica. Sabemos que a mortalidade e seqüelas neurológicas estão relacionadas principalmente com lesões na substância branca periventricular, observadas no recém-nascido pré-termo com patologias neonatais.[9,10] Segundo Gherpelli,[11] a ultra-sonografia transfontanelar possui como vantagens: poder ser realizada sem a mobilização do recém-nascido do ambiente em que se encontra, boa resolução quando comparada com outros métodos (tomografia computadorizada e ressonância nuclear magnética), baixo custo, não utiliza radiação ionizante e não necessita da sedação da criança.

A principal lesão cerebral no recém-nascido pré-termo é a hemorragia periintraventricular, principalmente da matriz germinativa, podendo evoluir para sangramento dentro do sistema ventricular adjacente ou substância branca periventricular. Outras alterações cerebrais também podem ser identificadas, como: malformações, hidrocefalias, lesões cerebrais associadas a encefalopatia hipóxico-isquêmica neonatal, presença de cistos subependimários, leucomalacia periventricular, entre outras.[9,10]

Atualmente, a importância da US transfontanelar faz-se não só para o diagnóstico mas também para o acompanhamento adequado das mais diversas afecções.[11]

▸ CAUSAS PRÉ-NATAIS

- Corioamnionite.
- Infecções intra-uterinas.
- Distúrbio do desenvolvimento cortical.
- Hipoxia intra-uterina.

Corioamnionite

A corioamnionite é a infecção da membrana corioamniótica, do líquido amniótico e/ou cordão umbilical. O quadro clínico inclui: febre materna (> 38°C), dor uterina, taquicardia fetal, perda de fluido amniótico, líquido amniótico fétido e leucocitose materna; porém, a grande maioria dos casos é subclínica.

O diagnóstico pode ser feito microbiologicamente com demonstração de cultura positiva do líquido amniótico, PCR do fluido amniótico ou demonstração de polimorfonucleares nas membranas. Do ponto de vista bioquímico, temos a elevação de citocinas pró-inflamatórias no líquido amniótico.

As principais complicações são rotura das membranas e sepse, tanto materna quanto fetal. A rotura prematura das membranas resulta em parto prétermo que, somado com febre materna, aumenta a chance de recém-nascido com paralisia cerebral, principalmente na sua forma diplégica.

Temperatura axilar superior a 39°C nos três primeiros meses de gestação aumenta a probabilidade de aborto espontâneo e de defeitos do sistema nervoso do concepto. A febre no final da gestação aumenta a probabilidade de trabalho de parto prematuro.

Infecções intra-uterinas – TORCHS

No período gestacional, as futuras mães estão expostas a infecções, que muitas vezes têm capacidade de provocar distúrbios nas funções celulares do SNC do feto. Segundo Carneiro e Oliveira, infecções intra-uterinas (TORCHS) podem levar à reabsorção do embrião, abortamento, RN natimorto, retardo do crescimento intra-uterino, prematuridade, malformações e várias seqüelas observadas nas infecções crônicas, algumas delas evidentes somente alguns anos mais tarde.[12]

As principais são as TORCHS: T – toxoplasmose; R – rubéola; C – citomegalovírus; H – herpesvírus; S – sífilis; O – outras (hepatite B, listeriose, infecção pelo HIV, varicela-zoster, tuberculose, entre outras).

O prognóstico fetal irá depender da idade gestacional no momento da infecção e do tropismo do agente para determinado órgão. A via de contaminação poderá ser ascendente ou transplacentária.

Iremos descrever resumidamente as afecções supracitadas.

Toxoplasmose congênita

A toxoplasmose congênita ocorre quando o *Toxoplasma gondii*, protozoário intracelular, atinge a placenta e o feto, principalmente nas infecções maternas agudas. Aproximadamente 40% dessas mulheres, se não tratadas, transmitirão a infecção. A incidência é maior quando adquirida no terceiro trimestre (59%),[2] e a gravidade é maior quando adquirida no primeiro trimestre.[2] Tem incidência variável, ocorrendo em 1:1.000 a 1:12.000 dos nascidos vivos.[2,14]

DIAGNÓSTICO

Sabemos que 80% a 90%[15] das mães com infecção aguda pelo *T. gondii* são assintomáticas; sendo assim, a triagem sorológica antes da gestação ou no início desta identifica as mulheres susceptíveis e que deverão ser acompanhadas com sorologias seriadas durante toda a gestação. A soroconversão faz o diagnóstico da infecção aguda.

O teste de imunofluorescência indireta para IgG e IgM é o mais utilizado no nosso serviço. Títulos elevados de IgG nesse teste (> 1:4.000) correlacionam-se com infecção recente. Podemos também lançar mão do teste de avidez de IgG, que tenta diferenciar infecção aguda do contato prévio por meio da força de interação entre antígeno e anticorpo. Nas infecções recentes, menos de quatro meses, os anticorpos de baixa afinidade predominam, enquanto os de alta afinidade indicam infecção antiga.[15] Um problema freqüente da imunofluorescência é a persistência de anticorpos IgM mesmo em infecções antigas. Detecção de anticorpos IgA e IgE antitoxoplasma podem auxiliar no diagnóstico de infecção aguda materna, sendo detectáveis por menor período. Idealmente, deve-se utilizar uma combinação de dois testes para confirmação diagnóstica.[15]

Diante de resultados que indicam infecção materna aguda, devemos diagnosticar o envolvimento fetal. A ultra-sonografia fetal, apesar de ser o exame inicial, diagnostica apenas as seqüelas causadas pela doença. Idealmente, deve-se proceder à amniocentese para a realização da reação de amplificação gênica em cadeia catalisada pela polimerase (PCR) para detecção do DNA do *T. gondii*.[16]

QUADRO CLÍNICO

Os principais sinais e sintomas nas infecções precoces na gestação são as lesões oculares (retinocoroidite), calcificações intracranianas, microcefalia ou hidrocefalia, retardo do crescimento intra-uterino e hepatosplenomegalia. A maioria das crianças infectadas durante a gravidez é assintomática, porém podem desenvolver lesão ocular ou neurológica até a idade adulta. Nas crianças rastreadas para toxoplasmose congênita no período neonatal devemos sempre estar atentos a que exames sorológicos precoces possam ser IgG positivo, representando apenas anticorpos maternos.

TRATAMENTO MATERNO

O tratamento materno deve ser sempre realizado, pois pode prevenir, ou atenuar, a doença congênita. A espiramicina deve ser usada no tratamento de gestantes com infecção aguda cujo feto não esteja infectado, pois parece diminuir as taxas de transmissão em até 60%.[17] A combinação de sulfadiazina e pirimetamina está indicada para gestantes de idade gestacional superior a 16 semanas cujo feto tem infecção confirmada ou muito provável. Segundo estudo realizado em Paris,[18] essa associação mostrou-se mais efetiva na redução da gravidade da doença e na melhora do prognóstico neonatal.

ACOMPANHAMENTO E TRATAMENTO DO RECÉM-NASCIDO

O tratamento da criança infectada, sintomática ou não, é feito no primeiro ano de vida, na tentativa de minimizar as repercussões oculares e auditivas. O esquema de Couvreur, 1984, é o mais utilizado e consiste no emprego alternado de espiramicina com sulfadiazina e/ou pirimetamina durante um ano.

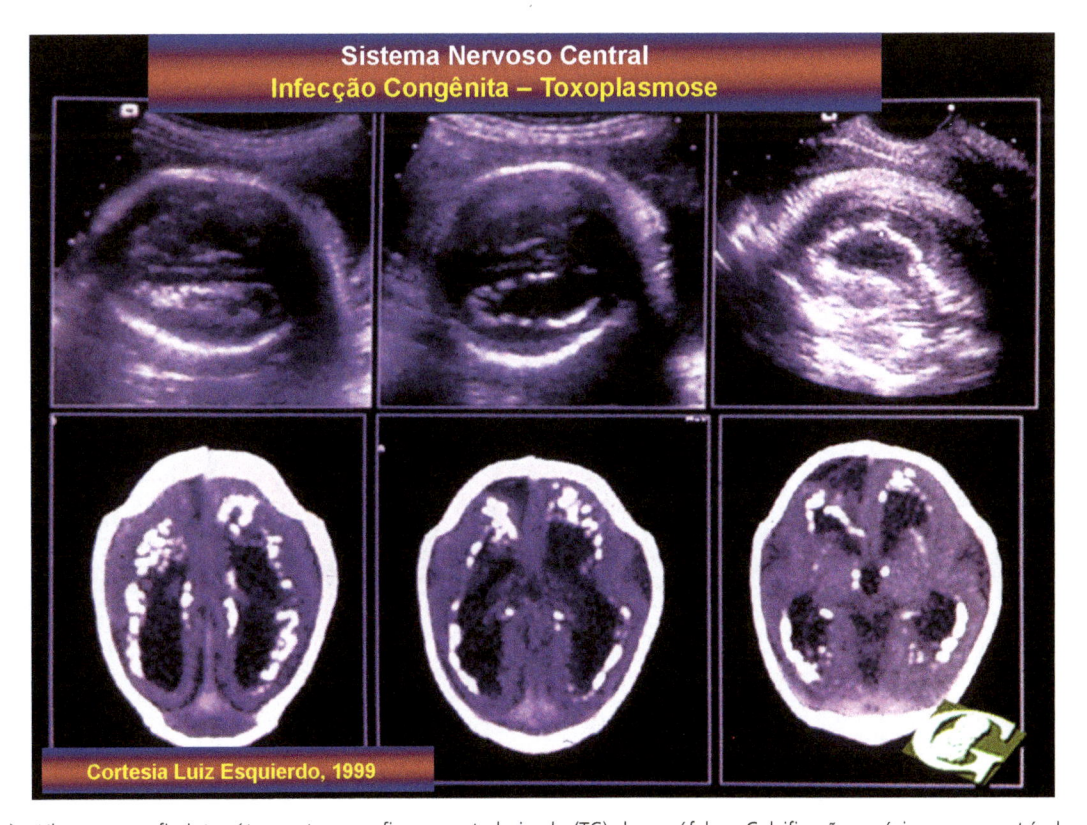

Fig. 7.11 ▶ Ultra-sonografia intra-útero e tomografia computadorizada (TC) do encéfalo – Calcificações próximas aos ventrículos e no córtex cerebral, ventrículos aumentados de tamanho (toxoplasmose congênita).

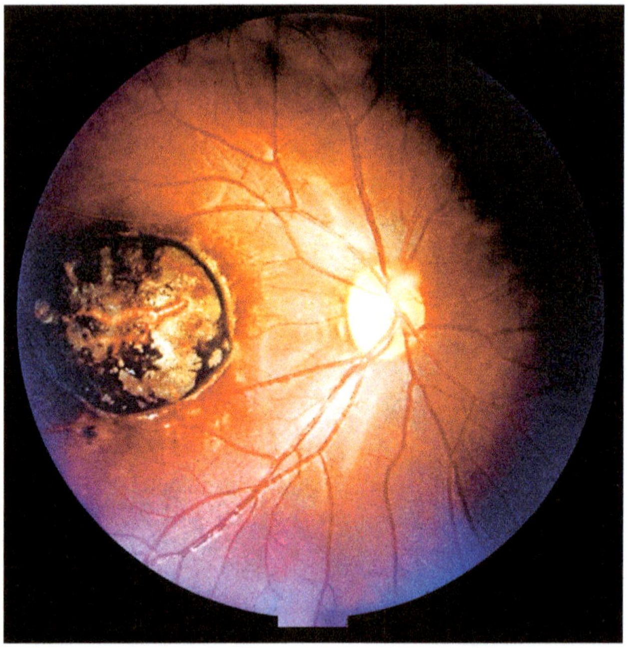

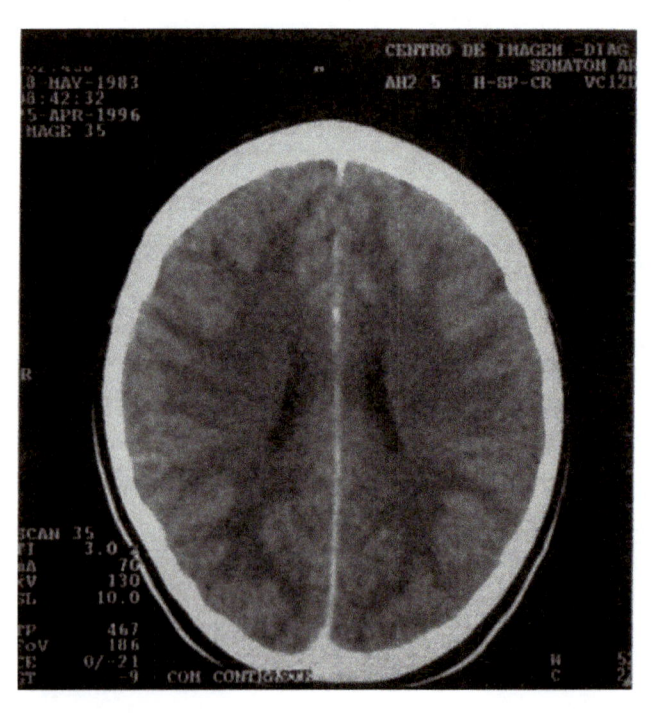

Fig. 7.12 ▶ Exame de fundo de olho: sinais de retinocoroidite e atrofia de papila (palidez de papila) – Toxoplasmose congênita.

Além dos exames sorológicos a serem realizados no RN devemos proceder à triagem de lesões oculares e em sistema nervoso central definindo se elas existem e se estão ativas ou não. A retinocoroidite é diagnosticada e acompanhada pelo oftalmologista, e mesmo aquelas crianças sem qualquer lesão retiniana devem fazer exame oftalmológico pelo menos anualmente (Fig. 7.12). Os exames de triagem para o acometimento neurológico são: punção lombar e tomografia computadorizada. Nas crianças com acometimento do SNC em atividade teremos um liquor com pleocitose discreta, com predomínio de mononucleados, e proteína elevada. Proteinorraquia maior que 500mg/100mL indica corticoterapia, bem como lesão ativa na retina.

EXAME DE IMAGEM

Na tomografia computadorizada do encéfalo podemos observar: microcefalia, calcificações difusas no córtex cerebral, podendo acometer os núcleos da base (em casos graves), hidrocefalia com ou sem hipertensão intracraniana. A hidrocefalia hipertensiva geralmente decorre de uma obstrução no aqueduto de Sylvius, levando a um aumento dos ventrículos laterais e do terceiro ventrículo. Ela poderá ser tratada por meio de terceiroventriculostomia ou de derivação ventriculoperitoneal. Outra afecção causada pelas calcificações são as crises convulsivas, as quais devem ser controladas de forma precoce e acompanhadas pelo especialista (Figs. 7.14 e 7.15).

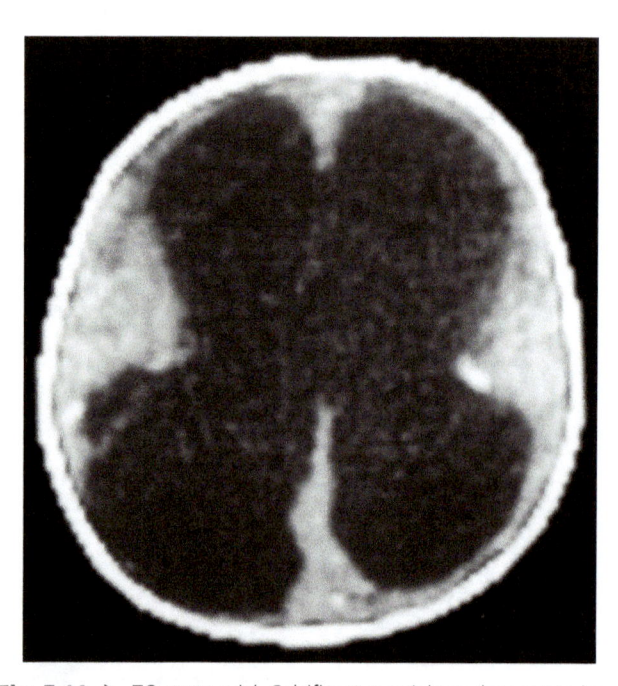

Fig. 7.13 ▶ Tomografia computadorizada do encéfalo. Corte axial: normal.

Fig. 7.14 ▶ TC: corte axial. Calcificações próximas dos ventrículos e no córtex cerebral, ventrículos acentuadamente dilatados, com necessidade de interposição de derivação ventriculoperitoneal.

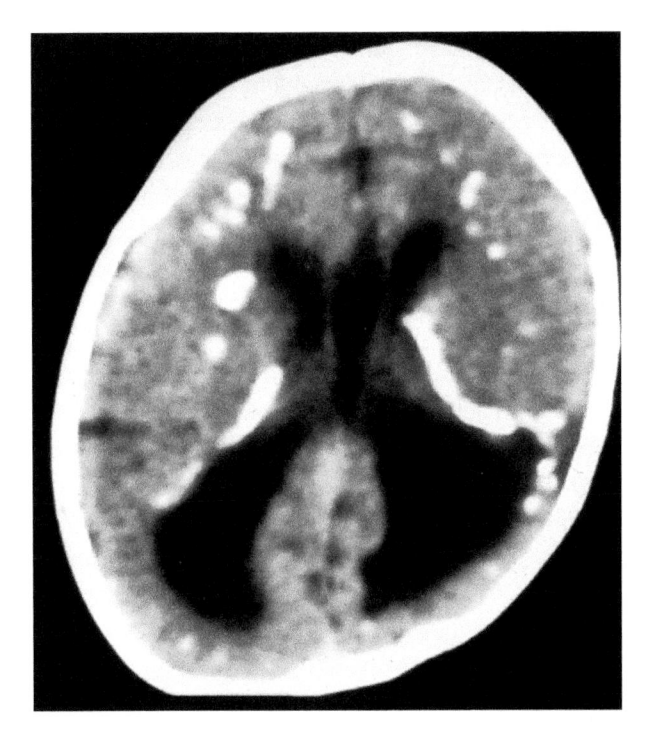

Fig. 7.15 ▶ TC: corte axial. Calcificações periventriculares e corticais (toxoplasmose congênita), ventrículos dilatados, porém sem necessidade de derivação.

PROGNÓSTICO

Com relação ao futuro das crianças com toxoplasmose congênita, depende do comprometimento do sistema nervoso central e a época de sua manifestação. Se o diagnóstico foi enquanto RN, o tratamento clínico deve ser instituído durante todo o primeiro ano do paciente. Se a criança nascer com hidrocefalia, deve ser feita a interposição da derivação ventriculo-peritoneal; em se tratando de um processo obstrutivo ou semi-obstrutivo do aqueduto de Sylvius, pode ser feita uma cirurgia neuroendoscópica, terceiroventriculostomia, ou seja, um pertuito entre o terceiro ventrículo e as cisternas interpedunculares.

Os casos mais graves são os daquelas crianças que já nascem com microcefalia, às vezes microcefalia com hidrocefalia ex-vácuo (pressão normal). Estas devem ser acompanhadas de forma rigorosa, com tratamento interdisciplinar, pelo receio de convulsões e retardo neuropsicomotor evidente.

O seguimento oftalmológico é de extrema importância e deve ser realizado mesmo naquelas crianças sem qualquer lesão retiniana.

As crises convulsivas também são freqüentes, podendo ocorrer em qualquer idade, devido ao comprometimento cortical (calcificações), sendo o EEG um exame necessário para auxiliar a medicação.

MEDIDAS PROFILÁTICAS

• A gestante deve evitar carnes cruas, malcozidas.
• E manipular carnes cruas só com luvas.
• Deve lavar bem frutas, legumes e verduras.
• Na jardinagem, usar luvas.
• Evitar animais domésticos, principalmente gatos.
• Não beijar animais.

Citomegalovírus

EPIDEMIOLOGIA

A infecção intra-uterina pelo CMV é a mais comum de todas as infecções congênitas, acometendo cerca de 0,2 a 2,2% dos recém-nascidos,[19,20] sendo a principal causa de PC adquirida por infecção a vírus. Nos países do Primeiro Mundo encontramos incidência de 0,9 por 1.000 recém-nascidos[21] e no Brasil a incidência é de 0,5% a 6,8%.[20,22,23] Cerca de 90% das crianças infectadas são assintomáticas ao nascimento e 10% dessas irão desenvolver distúrbios auditivos neurossensoriais no decorrer de sua vida.

CONTÁGIO

O CMV pode ser transmitido ao feto no decorrer de toda a gestação, independentemente da idade gestacional; entretanto, as principais seqüelas decorrem de infecção antes da 20ª semana de gestação.[24] Pode ser adquirida por uma infecção primária ou por meio de uma recorrência da infecção materna (reativação ou reinfecção), em uma mulher soropositiva. A incidência de primoinfecção na gestação está próxima de 2,1% das gestações; nesses casos, o risco de contaminação fetal varia entre 30% e 40%, sendo o risco na infecção recorrente de 1% a 2,2%.[25] Sabemos que a imunidade materna exerce um efeito benéfico, reduzindo a virulência da infecção fetal. Assim, as primoinfecções são as responsáveis por quadros mais graves. Os recém-nascidos infectados permanecem excretando o vírus por meses ou anos, principalmente por intermédio da saliva e da urina.

QUADRO CLÍNICO

A manifestação clássica no RN caracteriza-se por: coriorretinite, microcefalia, calcificações periventriculares, surdez neurossensorial, déficits neurológicos, crises convulsivas, coagulação intravascular disseminada, alterações dentárias graves (esmalte opaco, hipocalcificado ou ausente e cáries rampantes), retardo mental e hepatosplenomegalia.

A anormalidade mais importante é a surdez progressiva; assim, uma avaliação audiológica realizada durante o 1º ano de vida não descarta a possibilidade de uma deterioração auditiva no futuro. Conseqüentemente, as crianças infectadas devem realizar exames audiométricos seriados.

DIAGNÓSTICO

O diagnóstico materno é feito através de perfil imunológico (ELISA) de IgM e IgG para citomegalovírus. O diagnóstico fetal é realizado por PCR em líquido amniótico coletado por amniocentese a apartir de 21 semanas.[20,25] O PCR positivo confirma a infecção fetal mas não avalia a gravidade. Existe grande polêmica com relação ao rastreamento materno, porém cabe ressaltar que a identificação dos neonatos infectados permite o tratamento precoce, específico, a orientação familiar e o acompanhamento, principalmente o auditivo, daquela criança.

O principal exame que pode ser realizado para avaliar o comprometimento fetal é a ultra-sonografia, que poderá mostrar a restrição de crescimento intra-útero, hiperecogenicidade intestinal, dilatação moderada/grave dos ventrículos cerebrais, microcefalia, calcificações intracranianas, aumento da densidade placentária, hepatosplenomegalia, ascite, oligoidrâmnio ou poliidrâmnio e eventualmente anasarca fetoplacentária.[20,25] A ressonância nuclear magnética pode ser utilizada como método complementar ao diagnóstico das alterações morfológicas fetais, principalmente as relativas ao sistema nervoso central.[24-27]

No recém-nascido o diagnóstico de certeza é feito mediante o exame do PCR para citomegalovírus, sendo realizado antes da segunda semana de vida. Pela alta eliminação tubular renal, o PCR deve ser pesquisado no exame de urina; porém pode ser realizado no liquor e no sangue.

EXAMES DE IMAGEM

A tomografia computadorizada de crânio pode mostrar calcificações periventriculares. Nos casos mais graves encontramos uma microcefalia associada a uma hidrocefalia ex-vácuo, atrofia cortical e distúrbios da migração neuronal. A ressonância magnética mostra detalhes do tamanho ventricular, da presença ou ausência de hipertensão intracraniana e distúrbios da formação cortical (Figs. 7.16 a 7.18).

TRATAMENTO

Não devem ser usados medicamentos específicos (como o ganciclovir) durante a gravidez, mesmo se o diagnóstico estiver confirmado pela alta toxicidade.

O tratamento da criança infectada deve ser feito no primeiro mês de vida, na tentativa de se evitar a progressão ou estabelecimento de novas lesões. O tratamento é feito com ganciclovir por um período de seis semanas, com acompanhamento rigoroso das funções hepática, renal, medular e gonadal.[28]

ACOMPANHAMENTO

O exame oftalmológico deve ser feito de rotina e nele podemos encontrar retinocoroidite em até 20% dos casos.

A avaliação auditiva é muito importante, visto que a surdez neurossensorial é a principal seqüela da citomegalovirose (tanto sintomática quanto assintomática). E pode ocorrer em qualquer fase da vida.

PROGNÓSTICO

O prognóstico está diretamente relacionado com o tratamento neonatal. Nos casos mais graves, a mortalidade chega a 30%. A criança deverá realizar acompanhamento multidisciplinar e realizar exame auditivo anual.

Os pais sempre devem ser orientados quanto à eliminação prolongada do vírus nas secreções da criança, evitando, assim, o contato dela com mulheres em idade fértil.

Síndrome da rubéola congênita

A síndrome da rubéola congênita foi descrita em 1941 na Austrália. A infecção fetal pode ocorrer em qualquer etapa da gravidez; porém, quando se dá no primeiro trimestre, cerca de 80% dos recém-nascidos estarão acometidos. Quanto mais precoce a infecção maior a chance de doença e pior a sua gravidade.

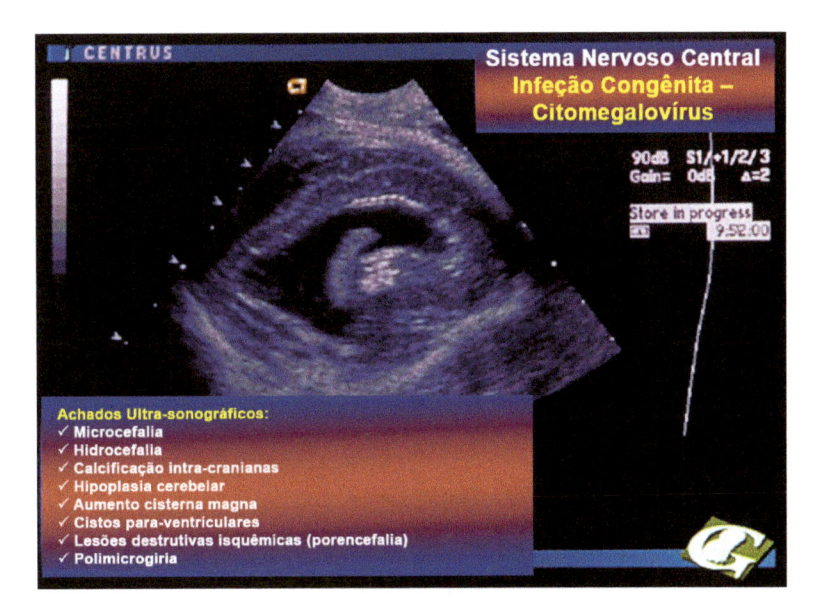

Fig. 7.16 ▶ Citomegalovírus.

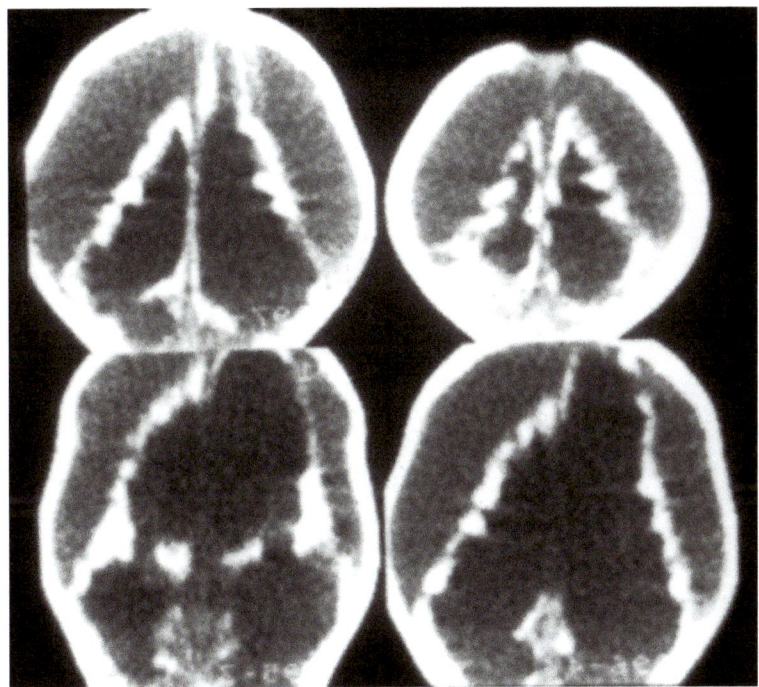

Fig. 7.17 ▶ TC: corte axial. Calcificações periventriculares, hidrocefalia ex-vácuo, microcefalia (prognóstico sombrio). Citomegalovírus.

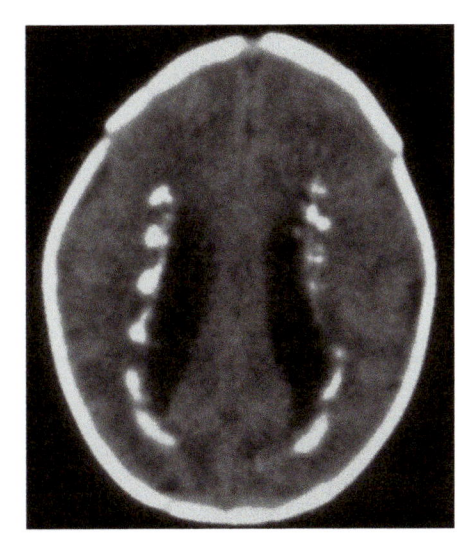

Fig. 7.18 ▶ TC: corte axial. Calcificações periventriculares, perímetro cefálico dentro dos limites da normalidade (melhor prognóstico). Citomegalovírus.

QUADRO CLÍNICO

Os principais sinais e sintomas da infecção intra-uterina no primeiro trimestre são o aborto espontâneo, a malformação congênita de grandes órgãos e sistemas, como: oculares (microftalmia, retinopatia, glaucoma e catarata); cardíaca (persistência de ducto arterial, defeitos do septo interauricular e interventricular, estenose da artéria pulmonar); deficiência auditiva e alterações neurológicas (meningoencefalite, retardo mental), púrpura, esplenomegalia, osteopatia.

É possível a ocorrência de formas leves, principalmente nas infecções mais tardias, com surdez parcial ou pequenas alterações cardíacas, que só serão diagnosticadas muitos anos após o nascimento. A infecção é tanto mais grave quanto mais precoce for a contaminação do feto, pois o vírus tem tropismo por tecidos jovens.

Devemos lembrar que o recém-nascido infectado pode excretar o vírus durante todo o primeiro ano de vida.

DIAGNÓSTICO MATERNO

Em toda gravidez devemos fazer a sorologia materna para rubéola (IgM e IgG) e definir se a gestante é imune ou susceptível à doença.

- **Diagnóstico** – É clínico, epidemiológico e laboratorial.
  a. Diagnóstico na gestante: na gestante sintomática, uma coleta IgM e IgG após o início do exantema.
  b. Gestante assintomática com história de exposição: uma coleta no momento da consulta e segunda coleta após 28 a 42 dias da exposição. Considera-se infecção recente por rubéola o resultado IgM positivo em qualquer das amostras, ou IgG positivo somente na 2ª amostra.
  c. Diagnóstico – Síndrome da rubéola congênita: clínica positiva e detecção de IgM no recém-nascido ou pelo acompanhamento dos níveis de IgG durante tempo mais prolongado (alguns meses a até 2 anos de idade). O achado de níveis de IgG estáveis ou elevados confirma o diagnóstico. A queda de anticorpos IgG na criança sugere a presença de anticorpos maternos em declínio.
  d. Isolamento do vírus: pode ser realizado a partir de secreções nasais, sangue, urina e liquor, com inoculação em cultura celular.

O diagnóstico pré-natal de infecção fetal pode ser feito mediante os exames de cordocentese, amniocentese ou ELISA no sangue fetal.

DIAGNÓSTICO DO RECÉM-NASCIDO

No recém-nascido o diagnóstico é feito pela clínica sugestiva e pela sorologia. Exames para discrasias sanguíneas e hepatopatias devem ser pedidos.

No liquor temos uma celularidade pouco aumentada, com predomínio de mononucleares e hiperproteinorraquia. Na neuroimagem a ressonância pode nos mostrar calcificações intracerebrais, principalmente em substância branca, atrofia cortical e degeneração cística subpendimal. A avaliação oftalmológica é muito importante e podemos encontrar não apenas a coriorretinite, mas também catarata.

ACOMPANHAMENTO

A abordagem da criança com rubéola congênita sempre envolve vários profissionais: o pediatra, o neurologista, o oftalmologista, o otorrinolaringologista, o cardiologista, além de toda a equipe de reabilitação (principalmente da fisioterapia, terapia ocupacional e fonoaudiologia).

PROGNÓSTICO

O prognóstico irá depender das lesões e do grau delas. Como não existe tratamento específico para rubéola congênita, a principal abordagem é a vacinação com vírus vivo atenuado na mulher em idade fértil e não grávida.

OUTRAS

As próximas doenças congênitas a serem citadas possuem menor incidência.

Herpes congênito

O recém-nascido pode contrair o vírus do herpes no útero (herpes congênito), durante a passagem pelo canal do parto (herpes adquirido ao nascer), ou ainda no período imediatamente após o parto (herpes pós-parto ou neonatal).

Existem dois tipos de vírus:

A. O tipo 1, responsável pelo herpes facial, manifesta-se principalmente na região da boca, nariz e olhos.

B. O tipo 2, que acomete principalmente a região genital, ânus e nádegas.

O herpes tipo 2 (herpes genital) é a infecção mais freqüentemente adquirida, embora a contaminação com o herpes tipo 1 também seja possível. Felizmente a incidência de herpes congênito é pequena, pois é uma doença grave e de alta letalidade. Pode provocar abortamento espontâneo, danos cerebrais graves, doença ocular, como a inflamação da retina (coriorretinite), malformação ocular (microftalmia) e córneas escleróticas, além de uma variedade de lesões de pele. Não existe tratamento, tornando o prognóstico reservado.

Varicela congênita

A varicela congênita ocorre nos fetos expostos à infecção materna entre 8 e 20 semanas gestacionais. A chance de transmissão para o feto é de 1% a 2%.[29] A característica principal é a presença de cicatrizes cutâneas. Os neonatos com varicela congênita podem apresentar-se com paralisia do plexo (por exemplo, braquial), hipoplasia de membros, hipotonia, hiper-reflexia, convulsões mioclônicas intermitentes, radiculite, síndrome de Horner, atraso do DNPM, retardo mental, atrofia cortical, atrofia da medula espinal, paralisia de membros, aplasia cerebelar. Estas apresentações resultam da invasão do sistema nervoso pelo vírus da varicela.[29,30]

Sífilis congênita

Decorrente da infecção do feto pelo *Treponema pallidum* por via placentária. A transmissão faz-se no período fetal a partir de 4 a 5 meses de gestação. Após sua passagem transplacentária, o treponema ganha os vasos do cordão umbilical e se multiplica rapidamente em todo o organismo fetal.

SÍFILIS CONGÊNITA PRECOCE

É aquela em que as manifestações clínicas ocorrem nos primeiros dois anos de vida. Sua forma mais grave é a sepse maciça com anemia intensa, icterícia e hemorragia. Apresenta lesões cutaneomucosas, como placas mucosas, lesões palmo-plantares. Fissuras radiadas perorificiais e condilomas planos anogenitais; lesões ósseas, manifestas por periostite e osteocondrite, lesões do sistema nervoso central e lesões do aparelho respiratório, hepatosplenomegalia, rinites sanguinolentas. Pseudoparalisia de Parrot (paralisia dos membros), pancreatite e nefrite.

SÍFILIS CONGÊNITA TARDIA

Início após o segundo ano de vida, corresponde, em linhas gerais, à sífilis terciária do adulto. Caracteriza-se por lesões gomosas ou de esclerose delimitada a um órgão ou a pequeno número de órgãos: fronte olímpica, mandíbula curva, arco palatino elevado, tríade de Hutchinson (dentes de Hutchinson + ceratite intersticial + lesão do VIII nervo craniano), nariz em sela e tíbia em lâmina de sabre.[31,32]

A sífilis congênita está dentre as doenças congênitas evitáveis, visto que durante a gravidez é possível fazer o diagnóstico e o tratamento materno, reduzindo, assim, de forma importante, as intercorrências fetais.[31,32]

▸ IMPORTÂNCIA DA RESSONÂNCIA MAGNÉTICA (RM) NO DIAGNÓSTICO DE DISTÚRBIOS DO DESENVOLVIMENTO CORTICAL (DDC)

A RM fetal e infantil contribuiu muito no diagnóstico dos distúrbios do desenvolvimento cerebral. Diagnóstico de distúrbios da fase de neurulação (por exemplo, disrafismos espinais ou cranianos), ou de outras fases, como na migração neuronal (heterotopias, paquigirias), ficaram fáceis, auxiliando-nos na conduta mais precoce e correta.

Orienta-nos muita vezes sobre as futuras gestações, os riscos e como deverá ser a orientação familiar, sendo nosso dever conversar com os pais explicando, ou tentando explicar, os problemas que acarretaram os DDC.

A angioressonância, feita após o nascimento, demonstra com clareza problemas anatômicos como obstruções intra-útero de artérias vitais; por exemplo, nas crianças que nascem com hemiparesia podem ser demonstradas obstruções de ramos da artéria cerebral média.

Vamos exemplificar algumas malformações:

1. Criança foi examinada pela primeira vez aos 6 meses de idade, apresentando retardo neuropsi-

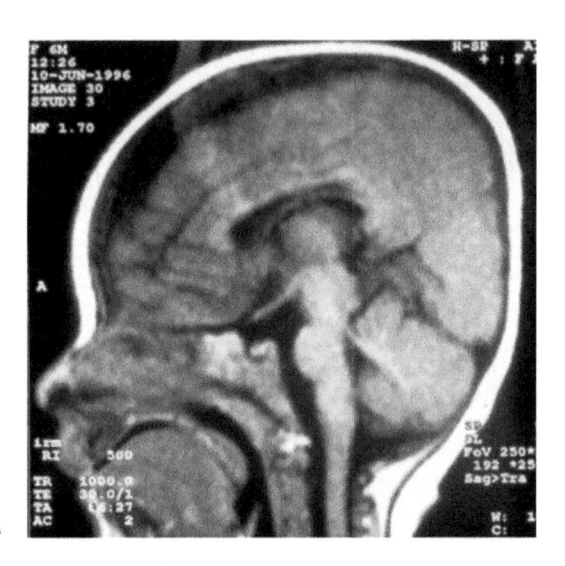

Fig. 7.19 ▶ RM. Corte sagital T1: normal.

comotor global (PC quadriparético) evidente e crises convulsivas de difícil controle. RM evidenciando distúrbio de migração neuronal (lisencefalia) (Fig. 7.20).

Normalmente entre 8 semanas e até 20 semanas ou mais, ocorre a migração neuronal e neuroblastos aderidos às fibras gliais radiais migram desde a matriz germinativa até os limites mais externos do córtex cerebral (região subpial). Deverão ser formadas seis camadas corticais e, quando distúrbios ou parada desta migração ocorrem, surgem quadros graves como lisencefalia, podendo ser de etiologia genética, infecciosa, familiar, ou associada a síndromes (por exemplo, distrofia muscular congênita tipo Fukuyama).

2. Criança com 2 meses, apresentando ao exame clínico crises convulsivas tônicas generalizadas sem controle medicamentoso. Perímetro cefálico dentro dos limites da normalidade, sendo porém notada uma hemi-hipertrofia da hemiface direita. RM evidenciando aumento hemisferial cerebral à direita, ventrículo lateral dilatado ipsilateral, com distúrbios do desenvolvimento cortical deste mesmo lado (lisencefalia).

Trata-se de hemimegalencefalia, que patologicamente é um distúrbio que reflete anormalidades na proliferação, migração e organização neuronal (6 a 24 semanas), dentro do hemisfério afetado. O cérebro pode ser afetado isolada-

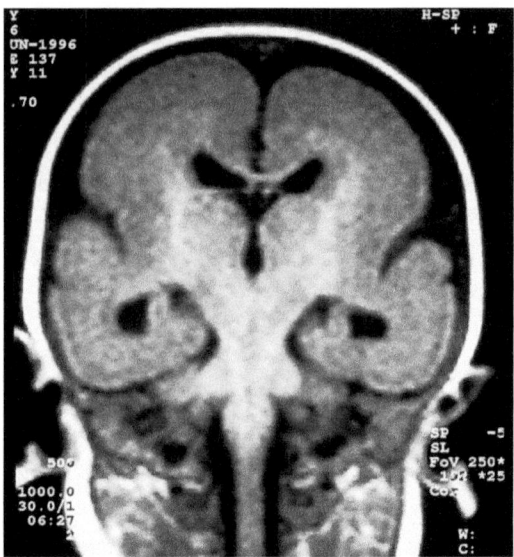

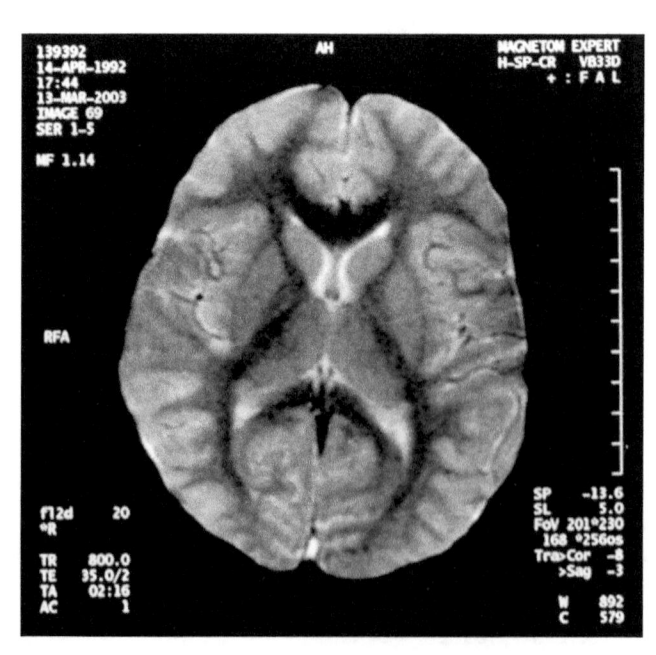

Fig. 7.20 ▶ **A.** RM sagital – T1: lisencefalia (paciente com PC quadriparético-espástica). **B.** RM corte coronal em T1 com presença de lisencefalia.

Fig. 7.21 ▶ RM axial – T2: normal.

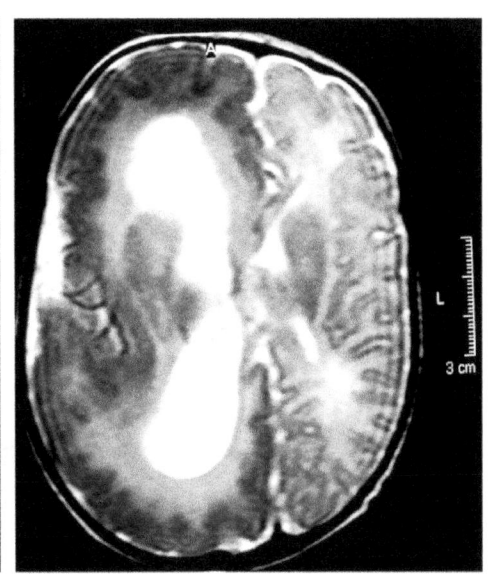

Fig. 7.22 ▶ Aumento hemisferial cerebral à direita, com lisencefalia e ventriculomegalia do mesmo lado compatível com diagnóstico de hemimegalencefalia. Distúrbio da proliferação, migração e organização cerebral.

mente ou ser associado com hemi-hipertrofia de parte ou todo o corpo ipsilateral, apresentando crises convulsivas sem controle medicamentoso, que podem ser focais em crianças maiores, ou sem demonstrar localização nas crianças abaixo de 3 meses (imaturidade do sistema nervoso central) (Fig. 7.22).

3. Recém-nascido a termo de mãe sem pré-natal. Na sala de parto são notadas malformações múltiplas de linha média, como: fenda palatina, lábio leporino e ciclopia. Hipótese diagnóstica para holoprosencefalia e indicação de tomografia de encéfalo. Na TC é vista uma holoprosencefalia alobar.

A holoprosencefalia, que ocorre na quinta ou sexta semana de gravidez, durante a formação das estruturas da linha média, está relacionada a defeitos da face, como: ciclopia, hipotelorismo, ausência de septo nasal, lábio leporino, fenda palatina e micrognatia.

Pode ser:
- Alobar – quando a fissura inter-hemisférica e a foice estão ausentes, há apenas um ventrículo primitivo e os tálamos são fundidos na linha média (Fig. 7.23).
- Semilobar – quando existem dois hemisférios cerebrais parcialmente separados, porém um só ventrículo.
- Lobar é a forma menos severa.

4. Mãe jovem, primeira gravidez, durante o pré-natal realizou exame de US morfológico. Neste exa-

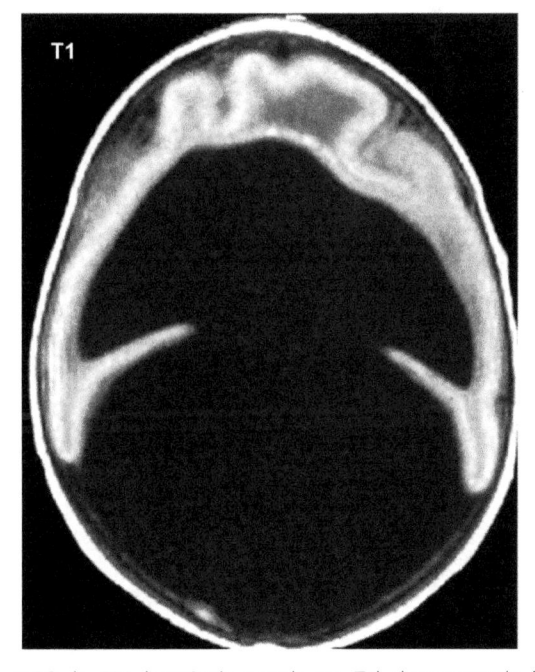

Fig. 7.23 ▶ RM (seqüência pesada em T1) demonstrando holoprosencefalia alobar caracterizada por ausência de clivagem em hemisférios, sendo a cavidade ventricular única. Não há cissura inter-hemisférica, foice ou septo pelúcido. Não há núcleos da base.

me foi verificada a presença de dilatação de ventrículos e, após o nascimento, solicitada TC de encéfalo. Hidranencefalia diagnosticada com TC de encéfalo.

A hidranencefalia representa uma malformação grave do SNC, sendo a forma mais extrema de porencefalia (não há formação dos hemisférios cerebrais). As crianças com hidranencefalia apresentam um retardo mental grave.

▶ IMPORTÂNCIA DA TOMOGRAFIA COMPUTADORIZADA DO ENCÉFALO NA PROPEDÊUTICA DA CRIANÇA COM PARALISIA CEREBRAL

Em nosso serviço, a TC é o exame de neuroimagem que mais nos orienta na elucidação da causa de PC, sendo pedida de rotina nos casos duvidosos.

A TC, iniciada na década de 1970, foi o exame anatômico que determinou uma nova era da neurologia, demonstrando com precisão lesões corticais, subcorticais, malformações do sistema nervoso central etc. (Fig. 7.24).

Vamos exemplificar mostrando tomografias nas próximas causas de PC (leucomalacia periventricular, infeções do SNC, hemorragias intracranianas).

Causas perinatais

Os problemas relacionados ao parto são responsáveis por 30% das causas de paralisia cerebral.

Causas mais importantes:

- Complicações durante o parto, como:
  – Tocotraumatismos.
  – Sangramentos.
  – Hipoxia.

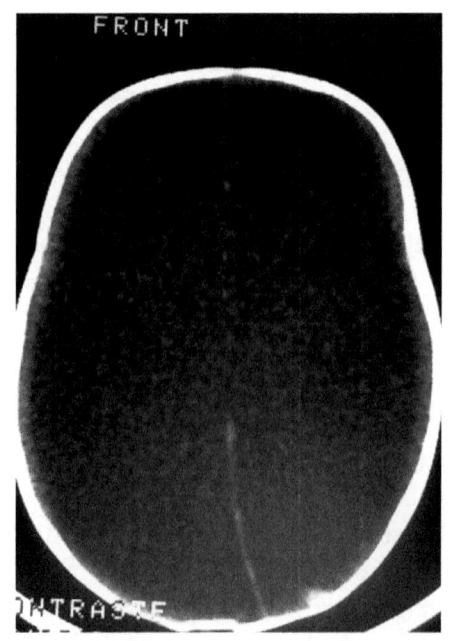

Fig. 7.24 ▶ Tomografia de encéfalo – Corte axial com hidranencefalia.

- Prematuridade.
- Icterícia levando ao *kernicterus*.

Causas principais de hipoxia neonatal:

- Obstruções pélvicas, com sofrimento fetal.
- Distúrbios circulatórios cerebrais graves ou moderados.
- Traumatismos no parto.
- Nascimento prematuro.

PREMATURIDADE

O trabalho de parto prematuro é mais provável quando a mãe apresenta defeitos estruturais no útero ou colo do útero, cirurgia uterina prévia, sangramento, estresse mental ou físico, gravidez múltipla. Outras causas: descolamento prematuro da placenta, hipertensão materna, doenças maternas graves (cardiopatias, nefropatias etc.) ou quando existe poliidrâmnio. A pneumonia, a infecção urinária e a apendicite materna, bem como a maioria dos processos infecciosos, também podem desencadear um trabalho de parto prematuro.

Leucomalacia periventricular (LPV)

O recém-nascido prematuro tem chance aumentada de evoluir com PC. Uma das intercorrências comuns da prematuridade é a leucomalacia periventricular decorrente de hipotensão sistêmica. Esta hipotensão leva a áreas de redução de fluxo sanguíneo, isquemia e necrose. A correlação clínica deste evento é a forma diplégica. O grau de acometimento motor e cognitivo irá depender do local e do grau da lesão, porém os locais mais acometidos são: substância branca adjacente ao ângulo externo do ventrículo lateral e a substância branca cerebral posterior na área peritrigonal.[33,34]

O exame ultra-sonográfico transfontanela é o procedimento mais indicado para o diagnóstico da lesão cerebral precoce no período neonatal, tanto pela sua sensibilidade (quando nas mãos de profissional competente) quanto pelo seu custo e fácil acesso. Vários achados são relacionados com a evolução neurológica e aparecem após 10 dias a três semanas do fator causal. Este exame deve ser repetido semanalmente para o acompanhamento de lesões antigas e para a verificação do surgimento de novas.

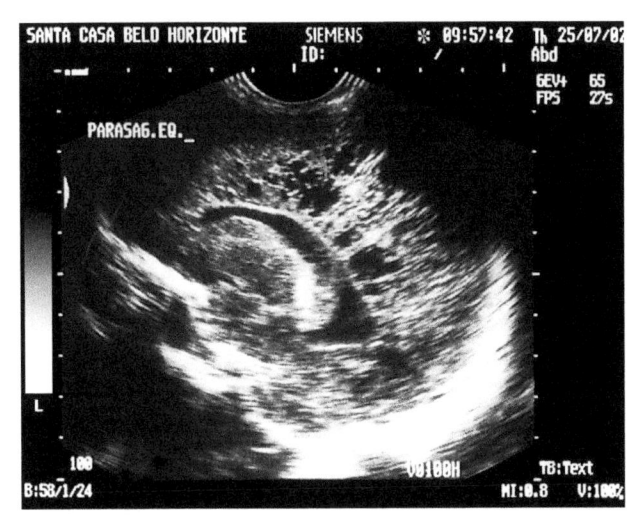

Fig. 7.25 ▶ Ultra-sonografia transfontanelar – Corte parassagital à esquerda mostrando aumento da ecogenicidade periventricular, com áreas anecóicas na mesma região (formações císticas), compatível com leucomalacia periventricular.

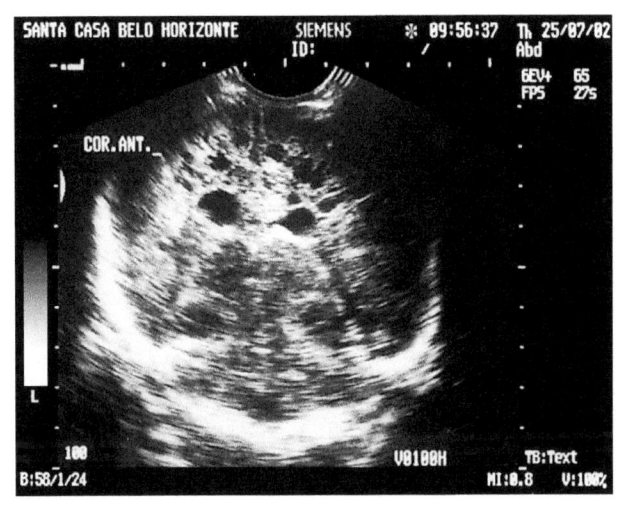

Fig. 7.26 ▶ Ultra-sonografia transfontanelar – Corte coronal mostrando aumento da ecogenicidade periventricular, com áreas anecóicas na mesma região (formações císticas), compatível com leucomalacia periventricular.

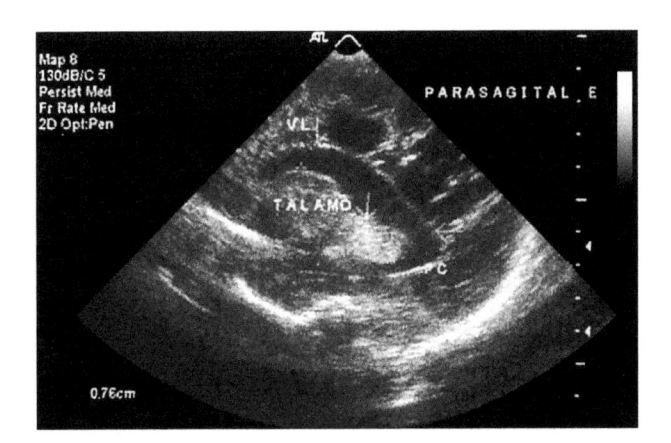

Fig. 7.27 ▶ Ultra-sonografia transfontanelar – Corte parassagital à esquerda do mesmo paciente, após 3 meses, com aumento das formações císticas, dos ventrículos laterais (evolutivamente com piora do déficit motor).

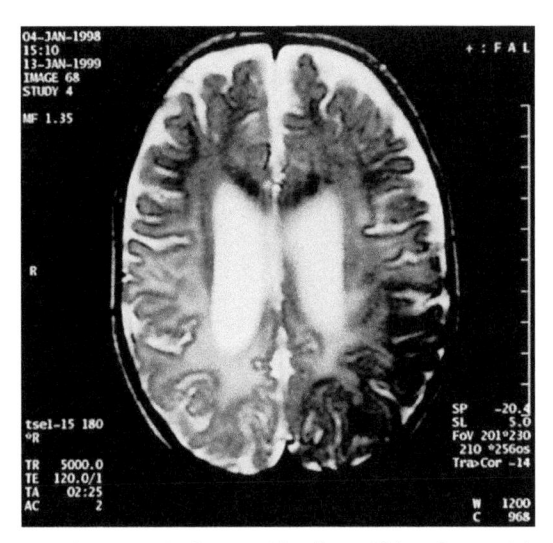

Fig. 7.28 ▶ Ressonância magnética do encéfalo – Corte axial em T2 demonstrando hipersinal periventricular bilateralmente, com aumento discreto dos ventrículos laterais (leucomalacia periventricular).

A presença de leucomalacia periventricular já nos primeiros dias de vida diagnostica sofrimento fetal intra-útero[35-37] (Figs. 7.25 a 7.28).

Encefalomalacia multicística

A causa principal de encefalomalacia multicística (EM) é a asfixia perinatal (hipoxia e isquemia), com lesões graves no SNC, levando a criança a uma futura PC. Podem ocorrer também a EM com lesões isquêmicas intra-útero focais e multifocais em diversas regiões do cérebro, porém são mais comuns em território de artéria cerebral média (infartos cerebrais). As causas seriam por oclusão vascular, outras vezes por insuficiência circulatória sistêmica generalizada, hemorragias intraparenquimatosas, infecções. A clínica depende da extensão e localização das lesões (Figs. 7.31 e 7.32).

A criança pode evoluir para PC, déficit cognitivo, visual, hemiparesia, quadriparesia, crises convulsivas de difícil controle.

As hemorragias intraparenquimatosas são explicadas por um infarto hemorrágico, secundário à obstrução do fluxo sanguíneo venoso; evolutivamente pode formar várias cavidades multicísticas. Quando estas lesões estão associadas à dissolução de tecidos e à formação de cavidades, por meio de necroses em áreas de distribuição dos principais vasos cerebrais no período pré-natal, o termo aplicado seria porencefalia, ou, nos casos mais graves, hidranencefalia.

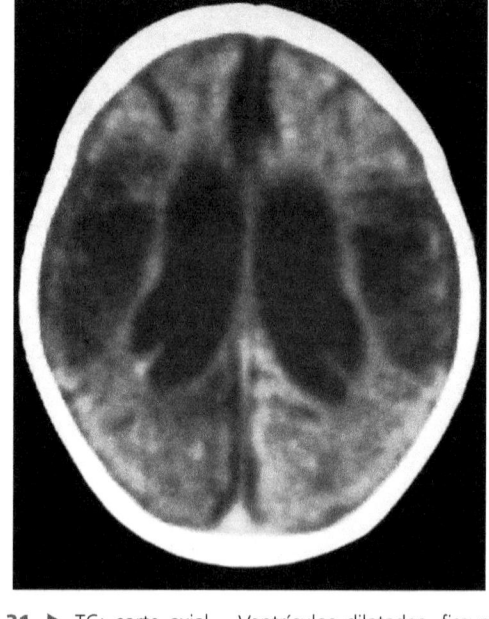

Fig. 7.29 ▶ Tomografia computadorizada do encéfalo – Corte axial: normal.

Fig. 7.31 ▶ TC: corte axial – Ventrículos dilatados, fissuras interhemisféricas alargadas, hipodensidade simétrica frontoparietal, compatível com encefalomalacia multicística.

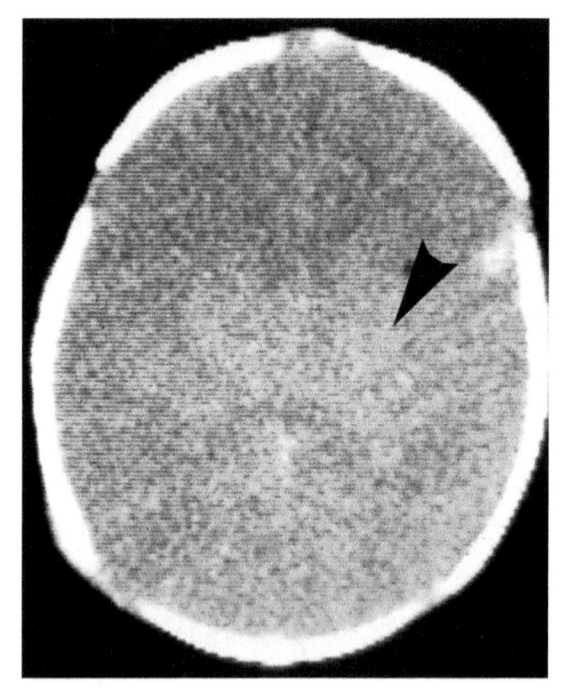

Fig. 7.30 ▶ TC: corte axial – Colabamento ventricular indicando hipodensidade cerebral difusa com apagamento nos núcleos basais, compatível com síndrome hipóxico-isquêmica aguda.

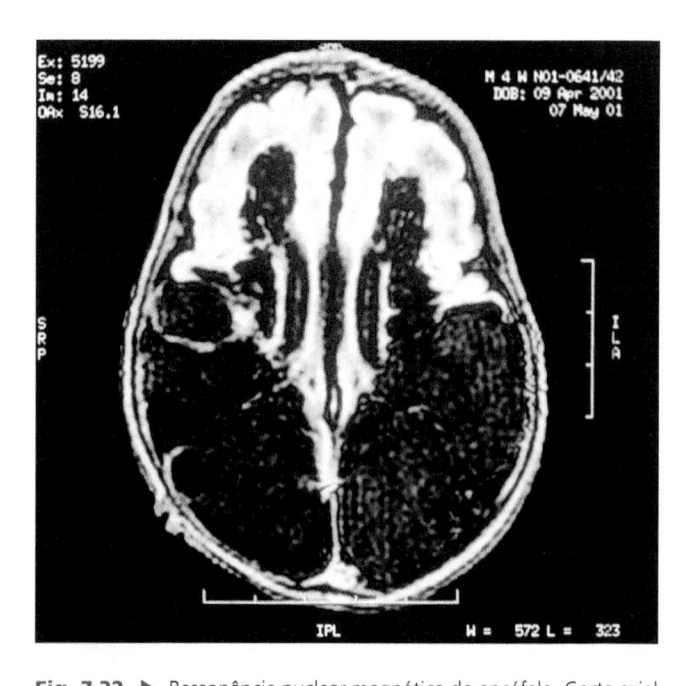

Fig. 7.32 ▶ Ressonância nuclear magnética do encéfalo. Corte axial em FLAIR. Cavitações subcorticais e periventriculares com a mesma intensidade de liquor, com maior comprometimento parietoocipitais, correlacionando com a clínica. Criança com distúrbio visual grave e quadriparesia (EM grave).

Hemorragia periintraventricular do prematuro

A hemorragia periintraventricular (HPIV) é a principal forma de hemorragia intracraniana neo-natal e ocorre principalmente no recém-nascido prematuro, do sexo masculino e com idade gestacional inferior a 32 semanas.[38] Esta hemorragia é decorrente do sangramento da matriz germinal subependimária, com ou sem ruptura para dentro dos ventrículos, e ocorre em aproximadamente 17% a 40%[39] das crianças nascidas antes de 34 semanas de gestação. Anteriormente à ultra-sonografia transfontanelar o diagnóstico de HPIV era realizado mediante clínica sugestiva e por liquor hemorrágico.

Mariano[40] comenta que o crescimento das técnicas de assistência neonatal, nas últimas décadas, proporcionou um aumento de sobrevivência no grupo de prematuros, com um maior risco de casos de HPIV podendo acarretar mais riscos de crianças com PC.

A incidência de HPIV, em um estudo feito em São Paulo, foi de 47,3% em neonatos com idade gestacional estimada menor que 30 semanas e de 53,8% em neonatos com peso ao nascimento inferior a 1.000g.[41]

Com o surgimento do exame ultra-sonográfico transfontanelar, este se torna o método de eleição para avaliar RN de risco para HPIV. É uma técnica não-invasiva e de fácil manuseio que permite diagnosticar o grau e a gravidade da lesão e de outras lesões. Hoje é indicado rotineiramente para todo RN com menos de 34 semanas de idade gestacional (maior risco para HPIV, particularmente os graus III e IV). E seu acompanhamento deve ser feito semanalmente ou após intercorrência (hemodinâmica e respiratória, principalmente). Nas hemorragias extensas podemos lançar mão da tomografia e/ou ressonância magnética de encéfalo para a elucidação. A classificação da HPIV foi elaborada por Papile *et al.*, em 1978, com base em tomografias computadorizadas de crânio, e vai de I a IV:

- Grau I – hemorragia subependimária – estrita à matriz germinativa (< de 10% da área ventricular).
- Grau II – hemorragia intraventricular sem dilatação ventricular (10% a 50% da área ventricular).
- Grau III – hemorragia intraventricular com dilatação ventricular (maior que 50% da área ventricular, levando à dilatação do ventrículo lateral).
- Grau IV – hemorragia intraventricular de grau III, com hemorragia parenquimatosa.

Sabemos que ventilação com pressão positiva, pressão de insuflação máxima elevada, aspiração traqueal, insuficiência respiratória e pneumotórax são causas importantes de aumento da pressão venosa cerebral no prematuro e, assim, de chance aumentada de sangramento nos vasos da matriz germinal[39,42] (Fig. 7.33).

O tratamento mais comum são punções lombares seriadas, porém quando ocorre um aumento gradativo dos ventrículos, e estando eles com sangue, a conduta passa a ser cirúrgica, ou seja, derivação ventricular externa ou colocação de um reservatório Salmon-Rickham dentro do ventrículo lateral para punções repetidas, muitas vezes diárias, até que o liquor esteja sem sangue e possa ser colocada uma derivação ventriculoperitoneal definitiva (graus III e IV).

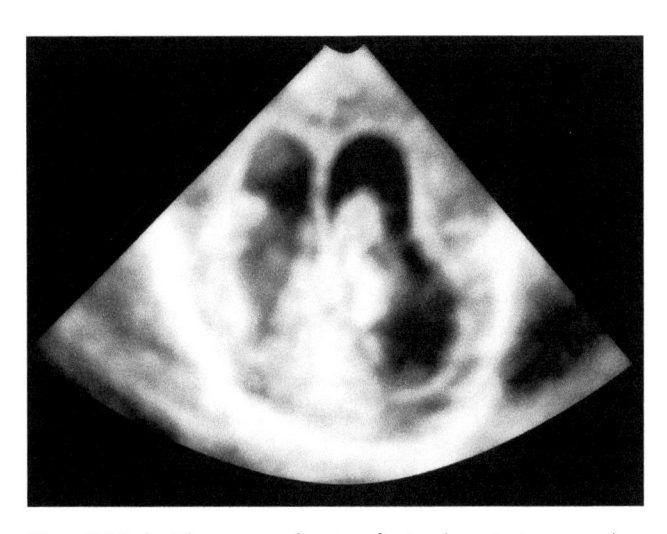

Fig. 7.33 ▶ Ultra-sonografia transfontanelar: corte coronal – Ventrículos dilatados, presença de sangue dentro dos ventrículos, configurando hemorragia intraventricular grau III.

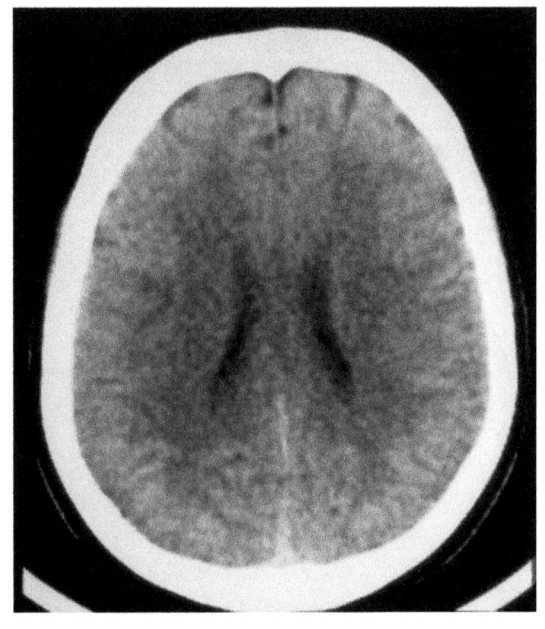

Fig. 7.34 ▶ Tomografia computadorizada do encéfalo. Corte axial: normal.

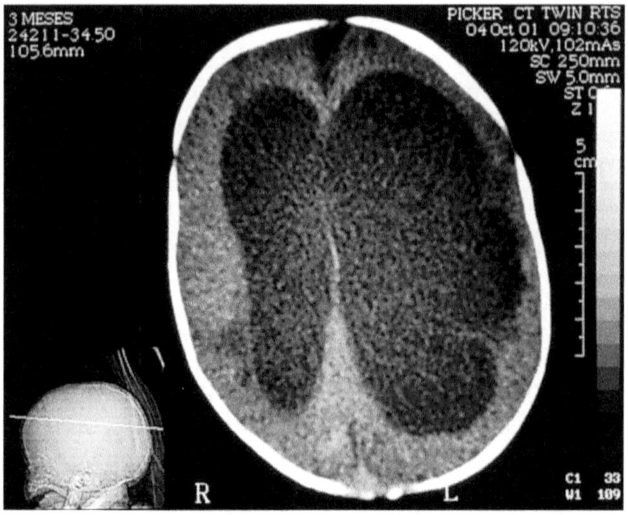

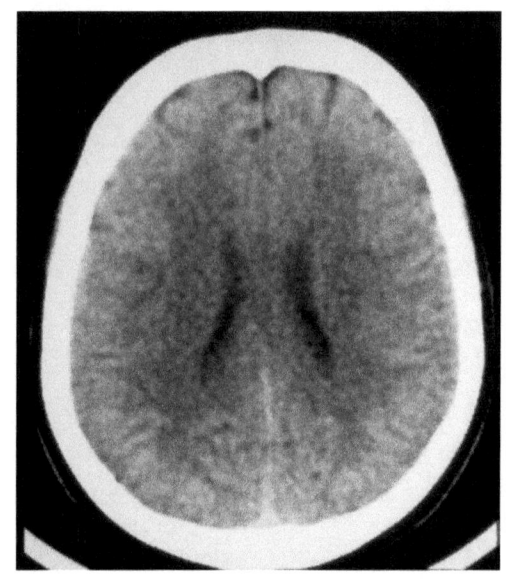

Fig. 7.35 ▶ TC: corte axial – Hidrocefalia acentuada após reabsorção da hemorragia.

Já acompanhamos 16 crianças com reservatório, fazendo punções diárias com bons resultados (Fig. 7.35).

No seguimento do RN prematuro com HPIV, têm sido observados problemas na área emocional e comportamental, comportamento depressivo, distúrbios de déficit de atenção com ou sem hiperatividade, com conseqüente repetência escolar ou, em alguns casos, necessidade de escola especializada.

Infecções bacterianas

A meningite bacteriana neonatal pode, em quase 50% dos casos, lesar o SNC, levando a criança a uma futura paralisia cerebral, devido à vasculite inicial, ou complicações como cerebrites, coleção subdural, hidrocefalia, abscesso cerebral, para cada enfermidade um tratamento diferente (Figs. 7.36 a 7.40).

Crises convulsivas do RN

As crises convulsivas no RN são causas freqüentes de PC, pois, em conseqüência da imaturidade do sistema nervoso central, tais agressões nesta faixa etária são deletérias para o SNC.

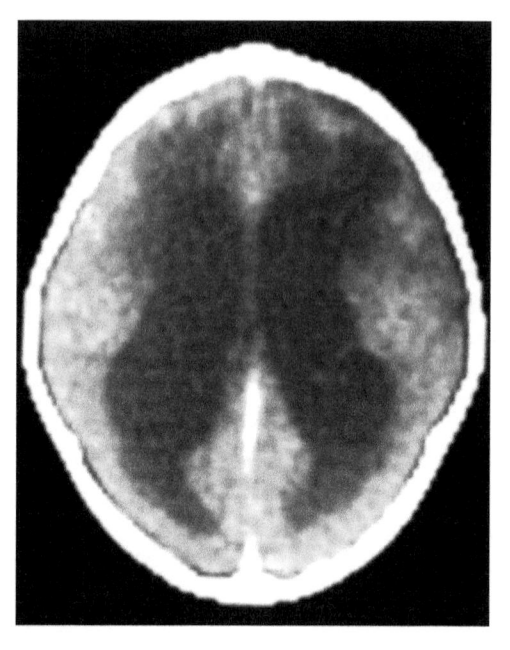

Fig. 7.37 ▶ TC: corte axial – Acentuada hidrocefalia, com edema intersticial, indicando descompensação e necessidade de derivação ventriculoperitoneal (após meningite bacteriana).

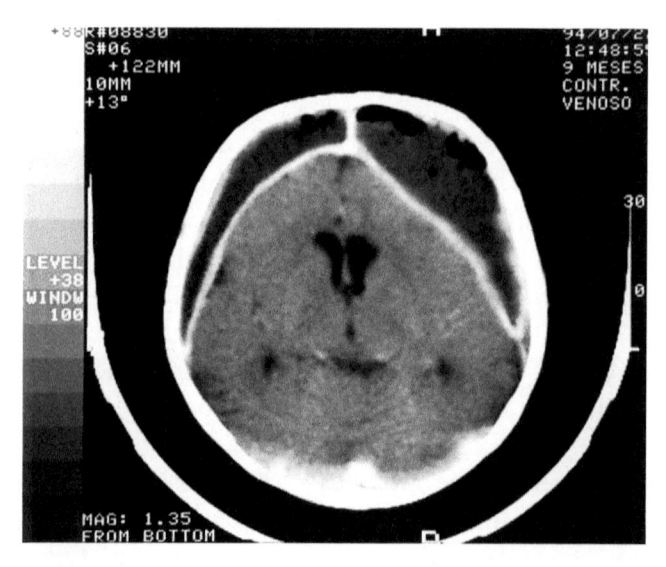

Fig. 7.36 ▶ Tomografia computadorizada do encéfalo: corte axial – Normal.

Fig. 7.38 ▶ TC: corte axial – Hipodensidade frontotemporal bilateral, subdural, sendo maior à direita, com hiperdensidade nas bordas da coleção, sugerindo empiema subdural após meningite bacteriana.

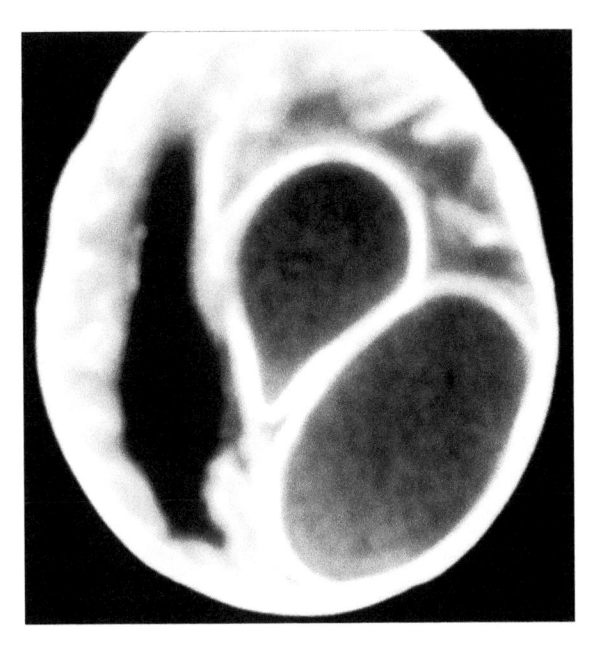

Fig. 7.39 ▶ TC: corte axial – Múltiplas septações ventriculares, com intensificação ependimária, em paciente com ventriculite (complicação de meningite bacteriana).

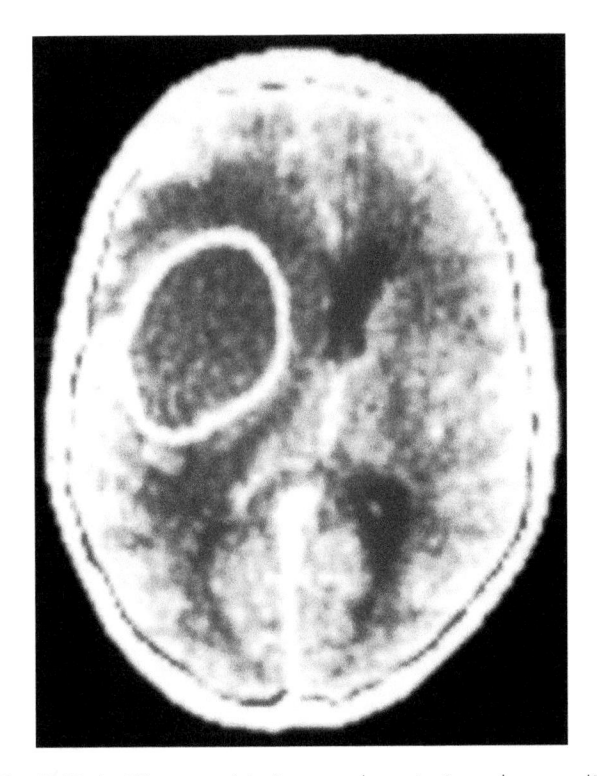

Fig. 7.40 ▶ TC: corte axial – Imagem de captação anelar na região de cápsula lenticular externa direita, circundada por edema e efeito de massa importante (abscesso cerebral). Seqüelas: hemiparesia esquerda e distúrbio de comportamento.

Síndrome hipóxico-isquêmica

Moster *et al.*[43] demonstraram a associação do Apgar baixo com subseqüente morte e ou parali-

sia cerebral, em estudo em RN a termo. Este Apgar baixo pode ser devido a um problema pré-natal, ou no momento do parto, levando a um sofrimento fetal agudo, que teria como critério de inclusão um pH, em artéria umbilical, inferior a 7,15, associado a Apgar no primeiro minuto de vida inferior ou igual a 3.

"Kernicterus"

A barreira hematoencefálica é normalmente impermeável à bilirrubina. Em recém-nascidos, especialmente em prematuros, se a concentração de bilirrubina for muito alta (acima de 20mg%), pode ocorrer impregnação de bilirrubina no sistema nervoso central, principalmente em algumas regiões, como os núcleos da base, áreas do córtex cerebral e do tronco cerebral.

A impregnação é bilateral e simétrica e, nestes locais, os neurônios morrem, ficando seqüelas permanentes.

A surdez é uma das complicações mais freqüentes do *kernicterus*, podendo ser de grau leve ou intenso, para todas as freqüências. Entretanto, o mais comum é a deficiência auditiva nos sons de alta freqüência.

RESSONÂNCIA MAGNÉTICA DO ENCÉFALO (RM) – COMPROMETIMENTO ANATÔMICO DO RN PREMATURO E A TERMO

Importância no diagnóstico e prognóstico

A RM é um exame anatômico capaz de demonstrar com segurança lesões parenquimatosas como hemorragias, infartos, leuco e encefalomalacia periventricular. Além de permitir de forma segura uma comparação entre a mielinização cerebral do nosso paciente com o padrão normal. Valkama AM estudou 51 prematuros, tendo feito uma comparação do exame de RM, no RN prematuro, com seu seguimento do desenvolvimento neuropsicomotor até os 18 meses de idade corrigida, e concluiu que este exame para lesões parenquimatosas pode predizer crianças com futura paralisia cerebral, com 100% de sensibilidade e 79% de especificidade.[44]

Porém, em diversos casos, a RM pode ser normal nesta fase inicial, às vezes até de difícil interpretação, devendo-se, a depender da evolução, repeti-la.

O encontro de alterações à RM, nos casos de paralisia cerebral coreoatetósica, é bastante característico, com achado de alterações de sinal nas bordas póstero-mediais do globo pálido, um local bastante sugestivo de *kernicterus*.[45]

Nos casos de exame neurológico aquém do esperado, posturas anormais e hipertonia, principalmente de membros superiores, deve ser feito RM após 6 meses de idade. Este quadro clínico pode ser de uma criança que, quando RN, teve níveis normais ou aumentados de bilirrubina e exame neurológico normal, podendo evoluir para PC discinético.

No futuro, certamente, ficará bem clara a relação entre as alterações anatômicas (RM) e exames funcionais (PET, SPECT) e neuropsicológicos. Avaliações mais detalhadas sobre memória, orientação visual, espacial e linguagem promoverão as bases estratégicas para a intervenção específica.[46]

▶ CAUSAS PÓS-NATAIS

Os problemas após o nascimento são responsáveis por 10% das causas de paralisia cerebral. São considerados pós-natais os eventos que ocorrem após o nascimento até os 3 anos de idade. São as infecções do sistema nervoso, traumatismo cranioencefálico e hipoxia cerebral grave (afogamento, convulsões prolongadas e parada cardíaca).

- Infecções do sistema nervoso central – por exemplo, meningites bacterianas.
- Asfixia.
- Fraturas ou feridas penetrantes na cabeça, atingindo o cérebro.
- Acidentes automobilísticos.
- Malformações vasculares.
- Tumores do SNC.

A neuroimagem auxilia muito no diagnóstico e tratamento da criança. Podemos utilizar a ultra-sonografia transfontanelar, a tomografia computadorizada, a ressonância magnética e o SPECT cerebral. Esporadicamente, a arteriografia de carótida é utilizada para o diagnóstico de acidente vascular cerebral. Apenas na paralisia cerebral atáxica não há uma relação significativa entre a clínica e a neuroimagem.

Infecções do sistema nervoso central

A meningite neonatal ocorre entre o nascimento e o 28º dia de vida. Em nosso meio, sua incidência varia de 0,3 a 1 caso por 1.000 nascidos vivos, sendo substancialmente maior que a de países desenvolvidos, onde varia entre 0,2 e 0,5 em 1.000 nascidos vivos.[50,51]

Os agentes infecciosos chegam ao sistema nervoso central mais comumente pela via hematogênica, razão pela qual a meningite está associada à sepse neonatal em aproximadamente 75% dos casos.[50] Os principais patógenos são: *Streptoccocus* grupo B (especialmente tipo III), *Escherichia coli, Listeria monocytogenes* e organismos gram-negativos (como: *Klebsiella, Enterobacter* e *Pseudomonas*).

Sabemos que a meningite neonatal pode, em quase 50% dos casos, lesar o SNC, levando a criança a uma futura PC. As lesões cerebrais são decorrentes da vasculite inicial, cerebrites, coleções subdurais, hidrocefalia e abscesso cerebral. Segundo Krebs, em seu estudo prospectivo de 55 crianças com meningite neonatal, a freqüência de seqüelas neurológicas foi de 67,3%, decorrentes principalmente do atraso do desenvolvimento neuropsicomotor (58,2%), hidrocefalia (45,5%) e convulsões (34,5%). Alterações motoras graves ocorreram em

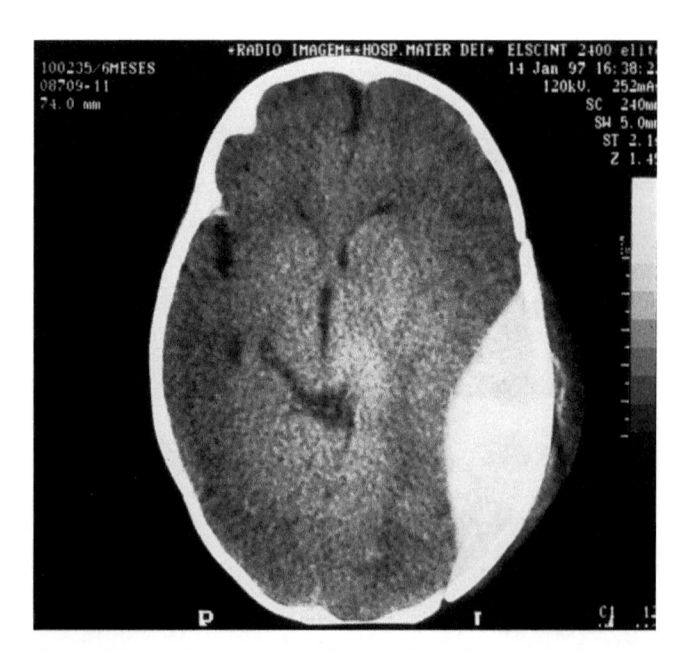

Fig. 7.41 ▶ TC: corte axial – Imagem hiperdensa lenticular extra-axial na região temporal esquerda, pós-TCE: hematoma extradural temporal esquerdo. Seqüela: hemiparesia direita.

23,6% (com tetraplegia, diplegia, hemiparesia e ataxia).[52]

Trauma cranioencefálico (TCE)

O TCE é uma importante causa de PC adquirida, sendo a segunda causa mais comum de PC.

Em um estudo realizado por Koisume e cols. em São Paulo, com vítimas de TCE internadas, o predomínio do sexo masculino foi evidente e a faixa etária mais atingida foi a de até 10 anos, seguida pelas faixas de 20 a 29 anos e de 30 a 39 anos. A taxa de internação foi 0,36/1.000 e a taxa de mortalidade hospitalar foi 10,2%[53] (Figs. 7.41 a 7.44).

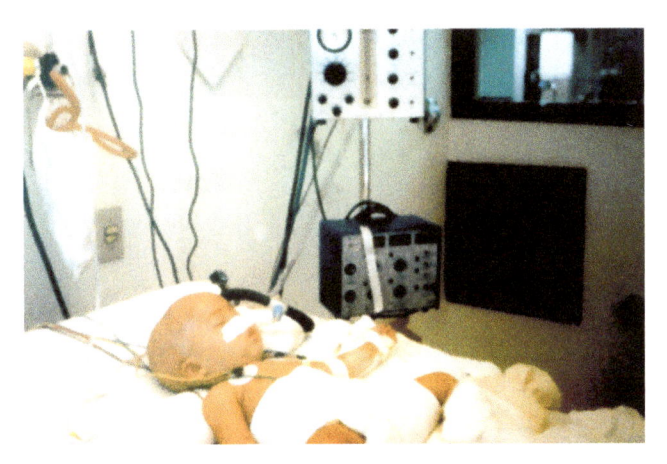

Fig. 7.42 ▶ Criança com TCE.

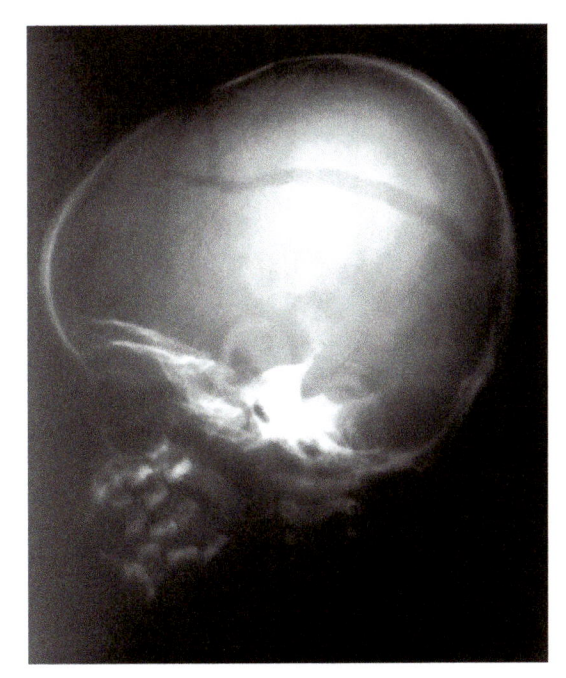

Fig. 7.43 ▶ Radiografia de crânio mostrando fratura linear craniana.

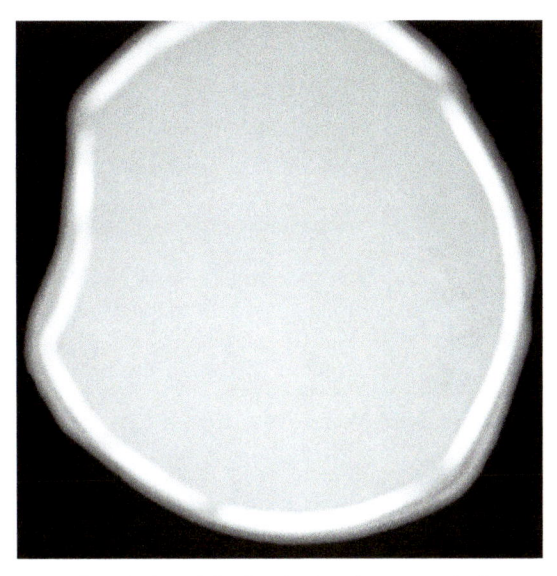

Fig. 7.44 ▶ TC de crânio (janela óssea) mostrando fratura com afundamento temporal direito.

Doenças cerebrovasculares

As doenças cerebrovasculares na infância são raras e cursam com interrupção do suprimento sanguíneo em determinada região encefálica ou com rotura de vasos causando sangramentos intraparenquimatosos. Na Fig. 7.47 exemplificamos a doença de moyamoya, uma doença cerebrovascular oclusiva crônica. Acomete as artérias do SNC, levando a tromboses, isquemias de repetição e hemorragias intraparenquimatosas. A oclusão vascular pode ocorrer em qualquer vaso do polígono de Willis, porém é mais prevalente na artéria carótida interna.

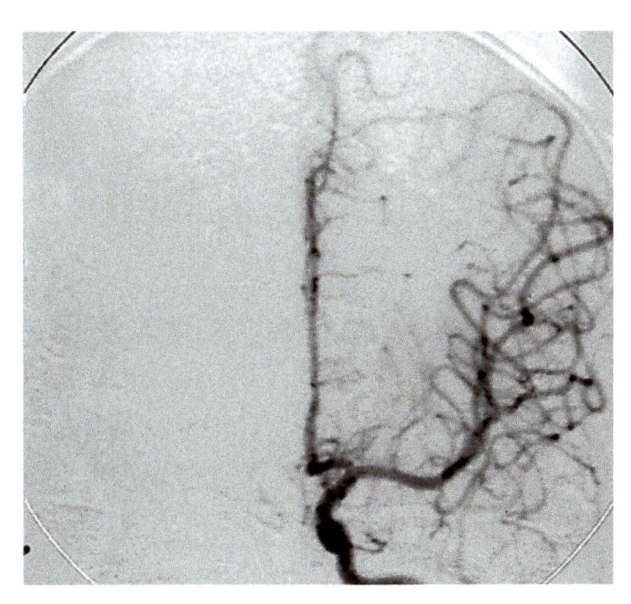

Fig. 7.45 ▶ Arteriografia carotídea esquerda: normal.

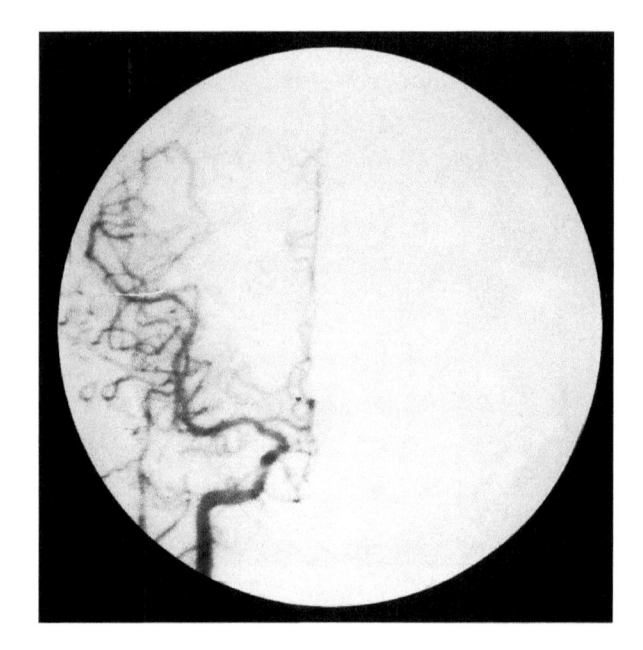

Fig. 7.46 ▶ Arteriografia carotídea direita: estenose da artéria cerebral anterior. Seqüela: paresia do membro inferior esquerdo.

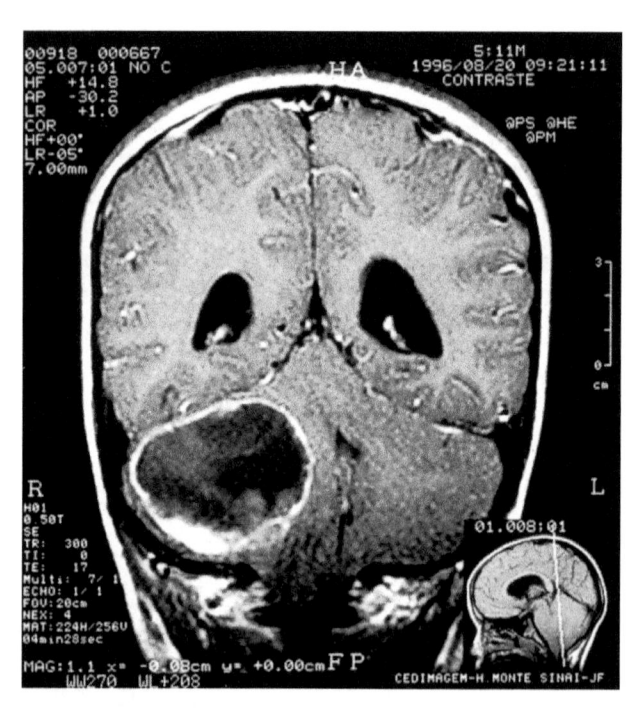

Fig. 7.48 ▶ RM de encéfalo (corte coronal) mostrando um astrocitoma cerebelar direito.

SPECT cerebral

O SPECT cerebral é um método de neuroimagem funcional. Ele reproduz a perfusão do encéfalo e conseqüentemente as zonas que estão providas de metabolismo e perfusão cerebral. É realizado mediante a administração endovenosa de radiofármaco, seguida do mapeamento tridimensional da distribuição dessa substância no cérebro. Pode-se obter imagens do estado funcional num momento específico (momento da injeção do radiofármaco).

As principais indicações do SPECT cerebral em neurologia pediátrica são:

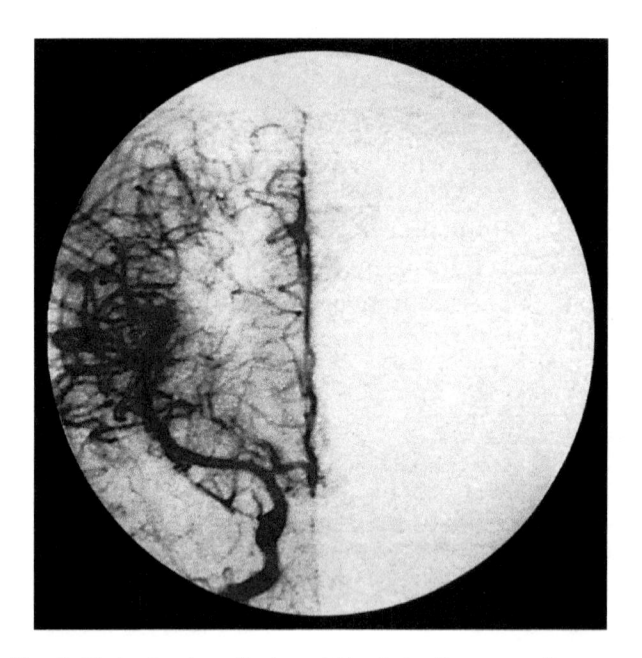

Fig. 7.47 ▶ Arteriografia de carótida direita. Doença cerebrovascular oclusiva crônica, compatível com diagnóstico de moyamoya.

- Doenças vasculares.
- Neoplasias.
- Epilepsia.
- Hipoxia cerebral.
- Morte cerebral.

Tumor

Crianças normais que apresentem dentro dos três primeiros anos de vida lesões neoplásicas hemisferiais do córtex cerebral ou cerebelar podem evoluir para hemiparesias ou ataxias, respectivamente (Fig. 7.48).

Nas isquemias, o SPECT cerebral evidencia a hipoperfusão decorrente das alterações de irrigações tão logo ocorra o acidente isquêmico.

Tem uma indicação significativa nos casos de insulto hipóxico-isquêmico, em qualquer idade, pois evidencia um déficit perfusional em uma ou mais áreas de hipoperfusão, inclusive corrobora no prognóstico quando fazemos exames evolutivos.[47]

Barroso e Lanza[48] demonstraram a importância do SPECT cerebral em diversas patologias, evidenciando problemas de perfusão (hipo ou hiperperfusão) em diversas áreas, em crianças com paralisia cerebral.

K. Mustonen[49] comprovou tal importância em RN com crises convulsivas, orientando-nos no seguimento destas crianças que tiveram crises convulsivas nesta faixa etária, inclusive no sentido de trazer informações adicionais, em conjunto com poligrafia neonatal, ultra-sonografia, TC, RM, sobre fenômenos focais epilépticos. O SPECT feito no momento do *ictus* (crise convulsiva) evidencia hiperperfusão cerebral, denotando um foco epiléptico, correlacionado muitas vezes a achado na RM ou no EEG. Em nossa experiência, verificamos a importância deste exame, não só em crises convulsivas de difícil controle, no estado de mal epiléptico, como também na síndrome hipóxico-isquêmica, acidentes vasculares cerebrais, nas disfasias, infecções do sistema nervoso e no estudo do trânsito liquórico, podendo realizarem-se estudos com reconstruções tridimensionais.[40,48]

Temos observado, na prática, exames anatômicos (US, TC, RM) serem normais na fase inicial, sendo o SPECT capaz de detectar alterações precoces.[40]

Agradecimentos sinceros aos Drs. Heverton Pettersen e Marcos Faria, pelas participações efetivas neste capítulo.

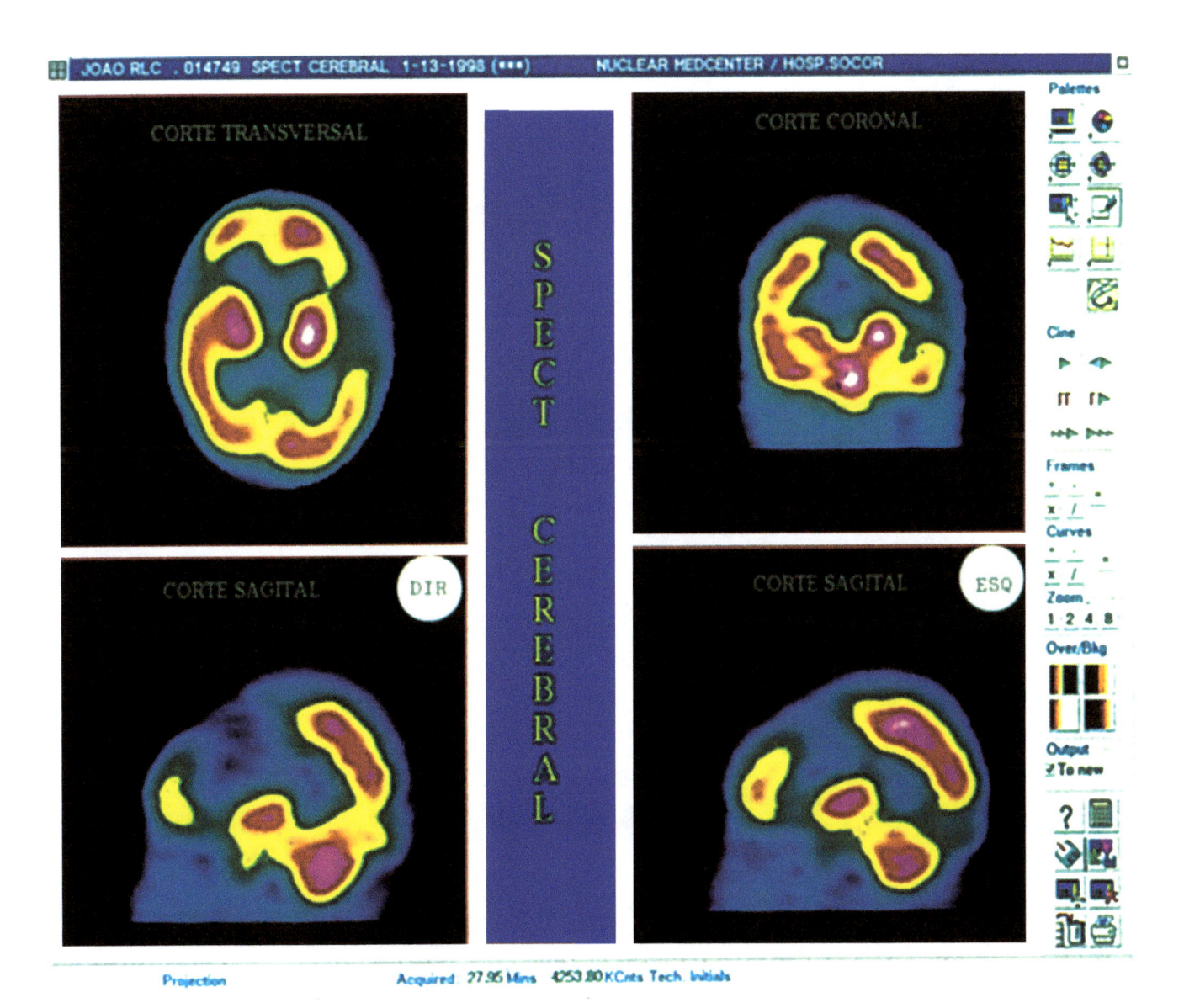

Fig. 7.49 ▶ Cintilografia perfusional tomográfica do encéfalo (SPECT cerebral) demonstrando importantes déficits perfusionais envolvendo as regiões frontoparietal bilateralmente, mais à esquerda, e occipital esquerda. Imagem compatível com síndrome hipóxico-isquêmica.

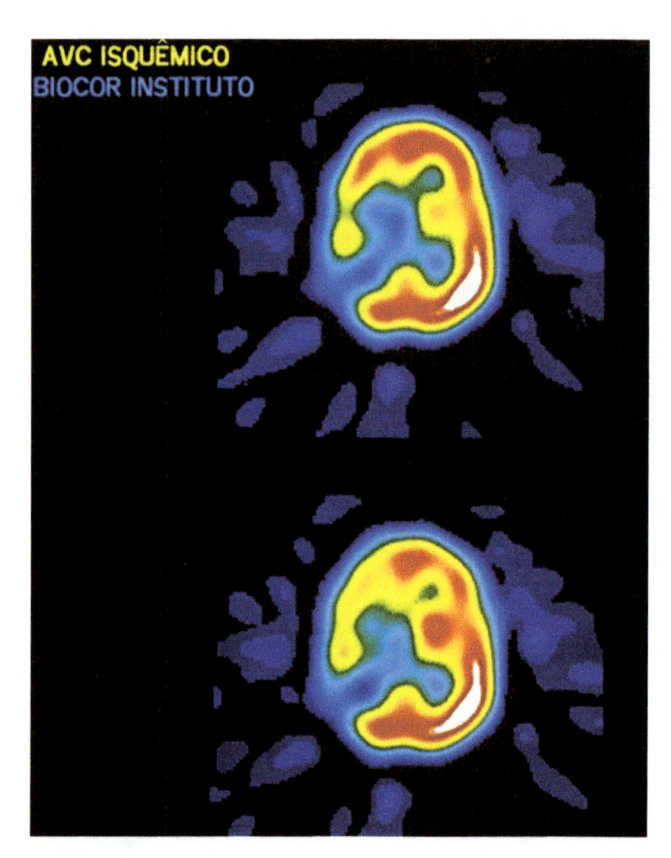

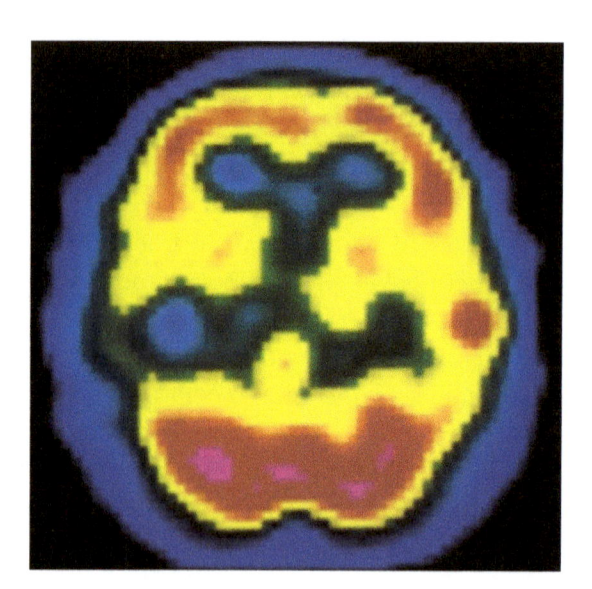

Fig. 7.52 ▶ Cintilografia perfusional tomográfica do encéfalo (SPECT cerebral). Corte axial demonstrando hipoperfusão temporal direita.

Fig. 7.50 ▶ Cintilografia perfusional tomográfica do encéfalo (SPECT cerebral) ictal em corte sagital mostrando hiperperfusão em região frontotemporo-occipital (focos convulsivos).

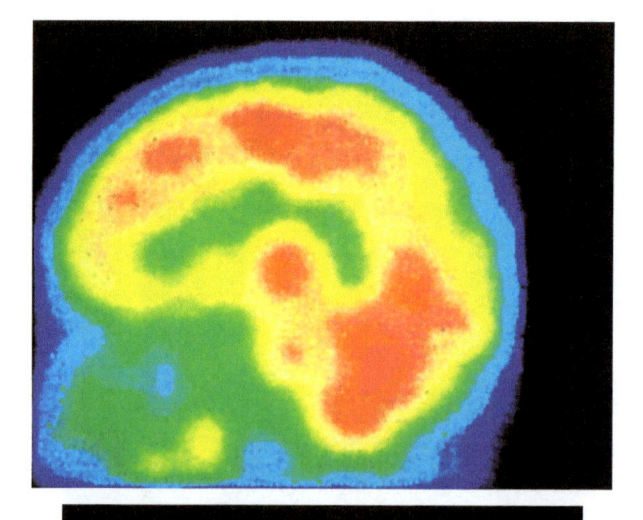

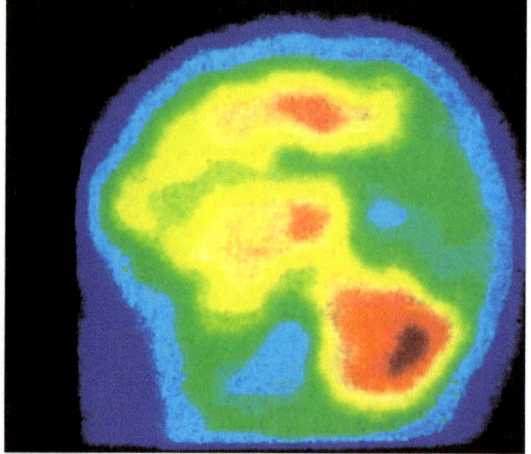

Fig. 7.51 ▶ Cintilografia perfusional tomográfica do encéfalo (SPECT cerebral) revelando importante e extenso déficit perfusional envolvendo as regiões temporoparieto-occipital à direita, sendo estes achados compatíveis com AVC isquêmico de grande extensão (pós-circulação extracorpórea – CEC).

Fig. 7.53 ▶ Cintilografia perfusional tomográfica do encéfalo (SPECT cerebral) em corte sagital mostrando hipofluxo temporal esquerdo.

▸ REFERÊNCIAS

1. Souza AMC, Ferraretto I. *Paralisia Cerebral: contribuição do estudo por imagem* – Paralisia cerebral, aspectos práticos. Brasil, 1998:8-32.

2. Hagberg B, Hagberg G, Olow I. The changing panorama of cerebral palsy in Sweden VII. Prevalence and origin in the birth year period 1987-90. *Acta Paediatr Scand* 1996; 85:954-60.

3. Volpe JJ. Brain Injury in the premature infant: is it preventable? *Pediat Res* 1990; 27:528-33.

4. Suma PE, Sanchez LA, Pedrola GD *et al.* Infantile cerebral palsy and its relation to electroencephalographic changes and epilepsy. *Na Esp Pediatr* 1988; 28:197-200.

5. B. Stromberg, G Dahiquist. Neurological sequelae in children born after in vitro fertilization: a population – based study. *Lancet.* February 9. Vol. 359, 2002.

6. Hilburger AC, Wilis JK, Bouldin E *et al.* Familial schizencephaly. *Brain Dev* 1993; 15:234-6.

7. Fonseca LF, Pianetti G, Xavier CC. Ultra-som fetal no sistema nervoso central – Diagnóstico pré-natal. *Compêndio de Neurologia Infantil* – Brasil. 2002:61-93.

8. Shinwell ES, Karplus M, Reich D *et al.* Early posnatal dexamethasone treatment and increased incidence of cerebral palsy. *Arch Dis Fetal Neonatal* 2000; 83:F177-81.

9. Inder TE, Volpe JJ. Mechanisms of perinatal brain injury. *Semin Neonatol* 2000; 5:3-16.

10. Fekete SMW, Monset-Couchard M, Rugolo LMSS, Bethman O, Crocci AJ. Cistos subependimários diagnosticados pelo ultra-som transfontanelar. Rio de Janeiro: *Jornal de Pediatria* 2002; 78(5):375-82.

11. Gherpelli JL. Achados incomuns da ultra-sonografia de crânio neonatal: importância clínica. *Jornal de Pediatria* 2002; 78(5):355-6.

12. Fonseca LF, Pianetti G, Xavier CC. Infecções congênitas. *Compêndio de Neurologia Infantil.* Brasil, 2002:239-55.

13. Ceccon MEJ, Diniz EMA, Costa Vaz FA *et al.* Imunidade do feto e do recém-nascido. *Pediatria* 1997; 19:9-23.

14. Guerina NG, Hsu Ho-Wen, Meissner C *et al.* Neonatal serologic screening and early treatment for congenital Toxoplasma gondii infection. *N Engl J Med* 1994; 330:1858-63.

15. Ashburn D, Joss AWL, Pennington TH *et al.* Do IgA, IgE, and IgG avidity tests have any value in the diagnosis of toxoplasma infection in pregnancy? *J Clin Pathol* 1998; 51:312-5.

16. Hohlfeld P, Daffos F, Costa JM *et al.* Prenatal diagnosis of congenital toxoplasmosis with a polymerase–chain-reaction test on amniotic fluid. *N Engl J Med* 1994; 331:695-9.

17. Desmonts G, Couvreur J. Toxoplasmosis in pregnancy and its transmission to the fetus. *Bull NY Acad Med* 1974; 50:146-56.

18. Hohhlfeld P, Daffos F, Thulliez P *et al.* Fetal toxoplasmosis: outcome of pregnancy and infant follow-up after in utero treatment. *J Pediatr* 1989; 115:765-9.

19. Stagno S, Pass RF, Cloud G, Britt WJ, Henderson RE, Walton PD *et al.* Primary cytomegalovirus infection in pregnancy. Incidence, transmission to fetus and clinical outcome. *JAMA* 1986; 256(14):1.904-8.

20. Couto JCF, Rodrigues MV, Melo GEBA, Menezes GA, Leite JM. Citomegalovírus e gestação: um antigo problema sem novas soluções. *Femina* 2003; 31(6):509-16.

21. Gaytant MA, Galama JM, Semmekrot BA, Melchers WJ, Sporken JM, Oosterbaan HP *et al.* The incidence of congenital cytomegalovirus infections in the Netherlands. *J Med Virol* 2005; 76(1):71-5.

22. Pannuti CS, Vilas-Boas LS, Angelo MJ, Carvalho RP, Segre CM. Congenital cytomegalovirus infection. Occurrence in two socioeconomically distinct populations of a developing country. *Rev Inst Med Trop São Paulo* 1985; 27(2):105-7.

23. Santos DV, Souza MM, Gonçalves SH, Cotta AC, Melo LA, Andrade GM *et al.* Congenital cytomegalovirus infection in a neonatal intensive care unit in Brazil evaluated by PCR and association with perinatal aspects. *Rev Inst Med Trop São Paulo* 2000; 42(3):129-32.

24. De Vries LS, Gunardi H, Barth PG, Bok LA, Verboon-Maciolek MA, Groenendaal F. The spectrum of cranial ultrasound and magnetic resonance imaging abnormalities in congenital cytomegalovirus infection. *Neuropediatrics* 2004; 35(2):113-9.

25. Brandão RS, Guerzet EA, Souza E, Camano L. Citomegalovírus: diagnóstico e conduta na infecção fetal. *Femina* 2003; 31(6):551-4.

26. Stoisa D, De Luca SE, Florenzano NV, Mondello EJ, Eyheremendy E, Heinen F *et al.* Utilidad de la RM ultrarápida en el diagnóstico de la patología fetal. *Rev Argent Radiol* 2003; 67(4):393-403.

27. Massoc LP, Molho M. Utilidad de la resonancia magnética cerebral fetal en antenatal: como método de exploración complementario a La ultrasonografía. *Rev Chil Ultrason* 2003; 6(2):36-42.

28. Griffiths PD, Walter S. Cytomegalovirus. *Curr Opin Infect Dis* 2005; 18(3):241-5.

29. Jones KL. *Smith's Recognizable Patterns of Human Malformations.* Philadelphia: Penn: WB Saunders, 1997.

30. Alfonso I, Palomino JA, DeQuesada G *et al.* Congenital varicella syndrome. *AJDC* 1984; 138:603-4.

31. Gust DA, Levine WC, St. Louis ME, Braxton J, Berman SM. Mortality associated with congenital syphilis in the United States, 1992-1998. *Pediatrics* 2002; 109:E79-9.

32. Lago EG, Rodrigues L, Fiori RM, Stein AT. Congenital syphilis: identification of two distinct profiles of maternal characteristics associated with risk. *Sex Transm Dis* 2004; 31:33-7.

33. Volpe JJ. Intracranial hemorrhage: germinal matrix-intraventricular hemorrhage of the premature infant. In: Volpe JJ, editor. *Neurology of the Newborn.* 4th ed. Philadelphia: WB Saunders Co.; 2001, p. 428-932.

34. Volpe JJ. Brain injury in the premature infant. *Clin Perinatol* 1997; 24:257-87.

35. De Vries LS. Neurological assessment of the preterm infant. *Acta Paediatr Scand* 1996; *85*:765-71.

36. Perlman JM. White matter injury in the preterm infant: an important determination of abnormal neurodevelopmental outcome. *Early Hum Dev* 1998; *53*:99-120.

37. Vollmer B, Roth S, Baudin J, Stewart AL, Neville BG, Wyatt JS. Predictors of long-term outcome in very preterm infants: gestational age versus neonatal cranial ultrasound. *Pediatrics* 2003; *112*:1.108-14.

38. Volpe JJ. Hemorragia intraventricular y lesión cerebral em prematuros. *Clínicas de Perinatologia.* 1989; 2:395-448.

39. Alan WC. Intraventricular hemorrhage in Polín RA, Yorden MC, Burg FD. *Workbook in Practical Neonatology.* Second Edition. Philadelphia, 1993, p. 363-87.

40. Fonseca LF, Pianetti G, Xavier CC. Crises convulsivas do RN. *Compêndio de Neurologia Infantil.* Brasil, 2002:277-89.

41. Mancini Mc, Barbosa NE, Banwart D, Silveira S, Guerpelli JL, Leone CR. Intraventricular hemorrhage in very low birth weight infants: associated risk factors and outcome in the neonatal period. *Rev Hosp Clin Fac Méd SP* 1999; *54*(5):151-4.

42. Aranha CA. Ultra-sonografia cerebral em recém-nascidos. In: Segre CA, Armellini PA, Marinho WT. *RN.* São Paulo: Sarvier, 1991, p. 202-7.

43. Moster D, Lie RT, Irgens LM, Bjerkedal T. The association of Apgar score with subsequent death and cerebral palsy: a population-based study in term infants. *J Pediatr* 2001; *138*:798-803.

44. Valkama AM, Paakko ELE, Vainionpaa LK *et al.* Magnetic resonance imaging at term and neuromotor outcome in preterm infants. *Acta Paediatr* 2000; *89*:348-55.

45. Seechi S, Atsuhiro S, Yoshikatsu E. Magnetic Resonance imaging in three children with *kernicterus. Pediatric Neurology* 1998; *25*(4):328-31.

46. Eileen BF, Thomas ND. Cognitive and Neuropsychological Functioning in Children with Cerebral Palsy. *J Child Neurol* 2001; *16*:58-63.

47. Kupuku LO, Koc E, Cucuyemer K *et al.* B_2 receptor imaging with iodine-123-iodobenzamide brain spect in infants with hypoxic-ischemic brain injury. *J Nucl Med* 1998; *39*(10):1.703-7.

48. Fonseca LF, Pianetti G, Xavier CC. *Medicina nuclear em Neurologia Infantil – Compêndio de Neurologia Infantil.* Brasil, 2002:145-60.

49. Mustonen K, Prautio P, Koskiniemi M. Single photon emussion tomography in neonates with seizures. 3 RD Congress of the European Pediatric Neurology Society. Nice. France – November. *Europ J Paediatr Neurol* 1999; *3-6*:A42.

50. Miura E. Meningite bacteriana neonatal. *In:* Miura E, Procianoy *et al.* (eds.) *Neonatologia: princípios e práticas.* 2ed. Porto Alegre: Artes Médicas, 1997:321-4.

51. Isaacs D. The management of neonatal meningitis. *Current Paediatrics* 2000; *10*:96-103.

52. Feferbaum R, Vaz FAC, Krebs VJ, Diniz EMA, Ramos SRTS, Manissadjian A. Meningite bacteriana no período neonatal: evolução clínica e complicações em 109 casos. *Arq Neuropsiquiatria* 1993; *51*(1):72-9.

53. Koizumi MS, Lebrao ML, Mello J, Maria HP *et al.* Morbimortalidade por traumatismo cranioencefálico no Município de São Paulo, 1997. *Arq Neuropsiquiatr Mar* 2000; *58*(1):81-9.

Influência da Terapia sobre os Processos Plásticos do Sistema Nervoso

8

Nelson Francisco Annunciato
Cláudia Eunice Neves de Oliveira

▶ INTRODUÇÃO

O sistema nervoso (SN) é destinado ao controle geral de todos os órgãos e sistemas. Está continuamente em atividade, com funções extremamente importantes, como a de adaptar o organismo às modificações externas, mantendo o seu meio interno admiravelmente constante por intermédio de sistemas como o vegetativo e o hormonal.

Em nenhum outro lugar as conexões entre as células são tão críticas para o adequado funcionamento do órgão como no SN. Curiosamente, há não muitos anos, estudantes recebiam a informação de que as células nervosas humanas eram tão especializadas que se tornava inviável repará-las. Entretanto, hoje já se sabe que o SN como um todo pode e reabilita a si mesmo, regularmente. Um importante alvo das neurociências é aprender a estimular as células nervosas adequadamente para que elas possam ter um poder plástico mais exuberante, (re)fazendo conexões úteis e funcionais.

Sempre que se fala sobre o SN, devemos ter em mente que ele é um todo, único, indivisível, altamente integrado, cindido apenas com finalidades didáticas. Assim, ainda que se faça uma divisão anatômica e funcional do mesmo, ele se desenvolve, organiza-se, processa, aprende, age e reage como um todo.

Para que este SN possa se organizar e, mais tarde, controlar adequadamente as inúmeras funções a ele atribuídas, necessita-se de um programa genético e de fatores epigenéticos adequados, ou seja, todos os fatores que não pertencem ao programa genético: fatores ambientais.

O programa genético oferece possibilidades importantes para um desenvolvimento normal, ou não, do SN, haja vista que determinadas mutações neurogênicas culminam em diferentes graus de malformação neuroanatomofuncional. De outro lado, os fatores epigenéticos não alteram o programa genético, mas influenciam a expressão deste programa. Como exemplo clássico pode-se citar a síndrome da privação, onde crianças hospitalizadas por um longo período ou que crescem em orfanatos têm, geralmente, um atraso na aquisição de uma série de funções sensitivo-motoras, como, por exemplo, atraso na aquisição da linguagem articulada, dissociação entre o cíngulo do membro superior e inferior (outrora denominados cinturas escapular e pélvica, respectivamente), marcha etc.

Desta forma, por meio destes dois itens citados, temos a biografia de cada indivíduo, a qual é a base para as diferenças individuais.

▶ INFLUÊNCIA DO AMBIENTE SOBRE A ORGANIZAÇÃO DO SN

Algumas décadas de pesquisas científicas demonstraram que a plasticidade nervosa não ocorre apenas em processos patológicos, mas assume, tam-

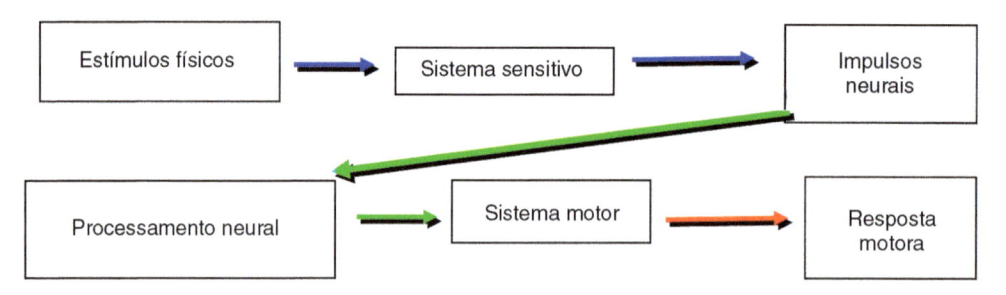

Fig. 8.1 ▶ Esquema dos fenômenos que compreendem desde a codificação de estímulos físicos, por intermédio de receptores, até a resposta motora.

bém, funções extremamente importantes no funcionamento normal do organismo. Aqui, por exemplo, podemos citar as importantes organizações das conexões nervosas que têm lugar durante o desenvolvimento pré e pós-natal do indivíduo. Muitas dessas conexões, como sabemos, não podem ser determinadas somente por um programa genético e, mais tarde, no adulto, suas funções neuronais de *adaptação* dependerão das condições do ambiente. Assim, uma das primeiras formas de plasticidade nervosa é, com freqüência, denominada de "amadurecimento estímulo-dependente" (fatores epigenéticos) da parte central do SN (SNC). Uma segunda forma da plasticidade, em um organismo normal, pode ser entendida como "processo de aprendizagem", no qual são considerados tanto o aprendizado neuromuscular quanto o aprendizado cognitivo (memória). Os dois processos se baseiam em mecanismos fisiológicos semelhantes e constituem a base para uma organização normal do sistema nervoso, bem como para uma reorganização após processos lesionais e/ou terapêuticos. O que torna esses processos especialmente interessantes é o fato de que eles são direcionados por atividade neural e, por conseguinte, são influenciados mediante estimulação periférica, uma vez que todas as percepções do nosso corpo e do meio que nos rodeia são captadas e conduzidas ao SNC por meio dos sistemas dos sentidos.

Assim, para expressar um comportamento, necessitamos de um controle sensitivo-motor adequado, o qual carece de informações provenientes de sensores (receptores). Deste modo, os órgãos dos sentidos são responsáveis pela captação dos estímulos físicos, para que os mesmos possam ser transformados em informações neurais. A partir daí, o SN pode processar as informações para que as mesmas se transformem, posteriormente e de acordo com a necessidade, em atividade neuromuscular (Fig. 8.1).

Em outras palavras, a seqüência de eventos que acontece neste processo pode assim ser resumida: primeiramente, há a captação dos estímulos físicos (codificação) pelos receptores. Os estímulos são transportados até o SNC por meio de impulsos nervosos (códigos). Quando os impulsos chegam ao SNC, são decodificados, avaliados sobre a importância/urgência das respostas a serem dadas, integrados, a fim de que o sistema possa desenvolver uma memória e, desta forma, comparar informações, para então preparar o(s) movimento(s) (planejamento e seqüência) e, posteriormente, executá-lo(s).

▶ ESTÁGIOS DA PLASTICIDADE DO SISTEMA NERVOSO

A plasticidade do sistema nervoso ocorre em três estágios: desenvolvimento, aprendizagem e memória, e após processos lesionais.

Plasticidade durante o desenvolvimento

O desenvolvimento do SN é o resultado de uma seqüência de processos complexos e altamente especializados. Durante o desenvolvimento embriofetal, tem-se a indução do tecido nervoso, a proliferação celular, a qual se caracteriza pela multiplicação das células. Posteriormente, tem-se a diferenciação celular, quando células indiferenciadas, por expressão genética, passam a ser neurônios e células gliais. Após, estas células precisam se posicionar nos seus locais adequados e, para tanto, os neurônios migram em direção ao seu destino final.

Durante o processo migratório, as células da glia desempenham um papel importantíssimo formando as radiações gliais, por onde, aproximadamente, 88% dos neurônios migram acoplados a estas radiações. Os outros neurônios migram perpendicularmente, num processo conhecido por migração tangencial, em que neuroblastos migratórios passam tangencialmente de uma célula glial à outra ou, ainda, utilizam-se dos tractos axônicos formados precocemente.

Após a migração, os neurônios tendem a se aderir aos seus similares morfológicos e funcionais. Esta organização é uma das etapas para a formação das partes funcionais do SN, como, por exemplo, a agregação entre os neurônios nas lâminas corticais.

Pouco se sabe sobre o fascinante fenômeno de como as células definem sua união. Há a hipótese de que sinais são enviados para orientar os neurônios e, de algum modo, os aspectos direcionais e temporais determinam o seu fim. A agregação seletiva é também explicada pelas afinidades químicas entre as células mediadoras, ou muito possivelmente, por moléculas de adesão. Assim, os neurônios projetam seus ramos axonais, formam sinapses, processo conhecido por sinaptogênese e, ainda, 50% a 60% das células nervosas produzidas sofrem a morte celular programada (MCP). Este fenômeno ocorre tanto no SNC quanto na parte periférica do mesmo (SNP), e acredita-se que o declínio no número de células seja um reflexo da competição entre diferentes axônios, aqueles que inervam a mesma célula-alvo e, também, por regulação na quantidade limitada de fatores tróficos. Rakic e Zecevic (2000) postulam dois tipos de MCP: a) uma no período embrionário, onde ela (MCP) ocorre simultaneamente com a proliferação das células neurais. Provavelmente, não estaria relacionada à estabilização do circuito neuronal; b) MCP no período fetal, esta sim, coincide com a sinaptogênese, estando, pois, relacionada ao desenvolvimento das conexões dos alvos axonais.

Ainda, concomitantemente ao processo de migração ocorre a mielogênese, a formação do envoltório de mielina, a qual auxiliará na condução do impulso nervoso.

A maturação do SN se inicia no período embrionário, porém termina, somente, na vida extra-uterina. Destarte, esta maturação sofre influências dos fatores genéticos, do microambiente embriofetal e, também, do ambiente externo. Este último tem grande importância no desenvolvimento, tornando-se pois necessário expor a criança aos adequados fatores ambientais para a interação das regiões cerebrais e para promover as alterações estruturais celulares, o que permite o desejado desenvolvimento de suas habilidades perceptuais, motoras, cognitivas e sociais.

Plasticidade nos processos de aprendizagem e memória

O aprendizado é o processo por meio do qual os seres humanos e outros animais adquirem conhecimento sobre o mundo (aquisição), enquanto a memória é a capacidade de guardar esta aquisição (conservação) e, intrinsecamente, a capacidade de resgatá-la (evocação) quando necessário.

Aprender e memorizar é um estágio que ocorre a qualquer momento na vida de um indivíduo, seja criança, adulto ou idoso. A qualquer momento pode-se aprender algo novo, formar conceitos e alterar o comportamento de acordo com o que foi aprendido.

Nas terapias, dentre outras coisas, tem-se por objetivo fornecer um aprendizado (habilitação) ou reaprendizado (reabilitação) motor, o qual se caracteriza por utilizar a memória implícita.

O aprendizado motor é um processo neurobiológico pelo qual os organismos modificam temporária ou definitivamente suas respostas motoras, melhorando o seu desempenho, como resultado da prática.

Durante o processo de aprendizagem há modificações nas estruturas e funcionamento das células neurais e de suas conexões, ou seja, o aprendizado promove modificações plásticas, como: crescimento de novas terminações e botões sinápticos, crescimento de espículas dendríticas, aumento das áreas sinápticas funcionais, estreitamento da fenda sináptica, mudanças de conformação de macroproteínas receptoras presentes na membrana pós-sináptica (veja Fig. 8.4), incremento de neurotransmissores.

A prática ou a experiência promove, assim, modificações na representação do "mapa cortical". Diversas pesquisas demonstram que a aquisição de uma nova habilidade motora, como p. ex., tocar piano, envolve a reorganização do "mapa cortical", aumentando a área relacionada aos músculos flexores e extensores dos dedos. Estudos com leitores de Braille verificaram que o dedo indicador utilizado para a leitura tem maior representação cortical do que o dedo indicador contralateral.

Através do aprendizado e da memorização tomamos conhecimento do mundo, formamos o nosso próprio mundo e mostramos ao mundo quem somos.

Plasticidade após lesão neural

Para a compreensão deste terceiro estágio se faz mister um conhecimento básico dos mecanismos de lesão cerebral. Durante um dano cerebral, muitos eventos ocorrem simultaneamente no local da lesão e distante dele. Em um primeiro momento, as células traumatizadas liberam seus aminoácidos e seus neurotransmissores, os quais, em alta concentração, tornam os neurônios mais excitados e mais vulneráveis à lesão. Neurônios muito excitados podem liberar o neurotransmissor glutamato, que é o neurotransmissor excitatório mais abundante no SNC, alterando assim o equilíbrio do íon cálcio e induzindo seu influxo para o interior das células nervosas, com isso ativando várias enzimas tóxicas e levando os neurônios à morte. Esse processo é chamado de excitotoxicidade.

Ocorre, também, a rotura de vasos sanguíneos e/ou isquemia cerebral, diminuindo os níveis de oxigênio e glicose, os quais são essenciais para a sobrevivência de todas as células. A falta de glicose gera insuficiência da célula nervosa em manter seu gradiente transmembrânico, permitindo a entrada de mais cálcio para dentro da célula, ocorrendo um efeito cascata.

De acordo com o grau do dano cerebral, o estímulo nocivo pode levar as células nervosas à necrose, quando há rotura da membrana celular, fazendo com que as células liberem seu material intracitoplasmático e, então, passando a lesar o tecido vizinho; ou pode ativar um processo genético denominado apoptose, onde a célula nervosa mantém sua membrana plasmática, portanto não liberando seu material intracelular, não havendo liberação de substâncias com atividade pró-inflamatória e, assim, não agredindo outras células. A apoptose é desencadeada na presença de certos estímulos nocivos, principalmente quando da toxicidade pelo glutamato, estresse oxidativo e alteração na homeostase do íon cálcio.

Em geral, a lesão, além de interferir diretamente em um neurônio, afeta os demais neurônios, pois estes trabalham em cadeia e trocam substâncias entre si, levando, então, a um desarranjo em toda a trama de conexões neurais, com ampliação da lesão em rede. Isto explica por que uma determinada área cerebral lesada leva a alterações de outras regiões interconectadas. Esse processo é denominado de degeneração transneural e pode, por vezes, ser observado em neurônios longínquos da lesão, ou seja, a degeneração ultrapassa as regiões com as quais o neurônio lesado mantinha conexões diretas.

Com todos esses acontecimentos, o SNC tenta se defender e ativa outras células, como os macrófagos, presentes na corrente sanguínea, os astrócitos e as micróglias, os quais iniciam a função de fagocitose, para retirar os materiais tóxicos e indesejáveis ao SNC.

As células da glia promoverão uma cicatriz glial no local do trauma na tentativa de deter a perda do fluxo intracitoplasmático de neurônios lesados. Essa cicatriz, por vezes, torna-se uma barreira que impede neurônios saudáveis de formar novas conexões.

A lesão promove, então, três situações distintas: a) uma em que o corpo celular do neurônio foi atingido e ocorre a morte do neurônio, sendo, neste caso, o processo irreversível para este neurônio; b) o corpo celular está íntegro e seu axônio está lesado; ou c) o neurônio se encontra em um estágio de excitação diminuído, onde os processos de reparação começam a surgir.

RECUPERAÇÃO DA EFICÁCIA SINÁPTICA

Como visto acima, os traumas neurais geram isquemia. Desta forma, os níveis de oxigênio devem ser ótimos para criar um novo ambiente que propicie a excitabilidade dos neurônios.

A lesão gera, também, edema, o qual pode comprimir axônios vizinhos, não lesados diretamente. Esta compressão sobre estes axônios impede o envio de informações para outras células. Com a regressão paulatina do edema, há a *liberação* dos axônios, os quais voltam, novamente, a transmitir suas informações (Fig. 8.2).

Em casos hemorrágicos, a redução sanguínea local é necessária, pois o sangue, em contato direto com os neurônios, torna-se altamente tóxico. Nesta fase, a profilaxia é feita mediante drogas neuroprotetoras.

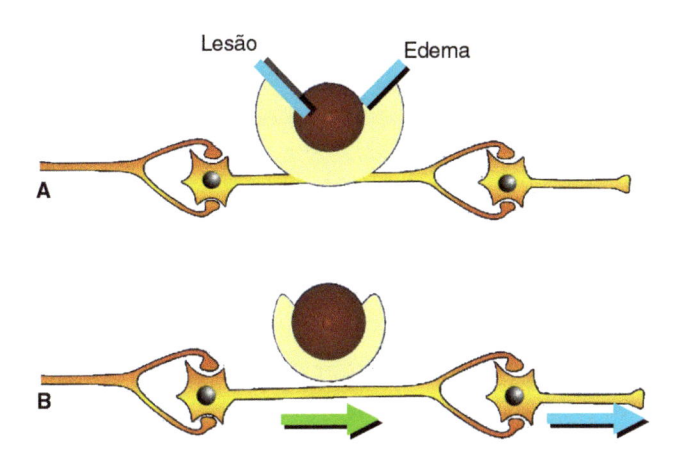

Fig. 8.2 ▶ Recuperação da eficácia sináptica.

POTENCIALIZAÇÃO SINÁPTICA

Este processo plástico consiste em manter a função mais efetiva dos contatos sinápticos. Como se sabe, o terminal dos axônios divide-se, geralmente, em um número muito grande de *braços*, ou prolongamentos semelhantes aos de uma árvore, o que lhes confere o nome de telodendros (*tele*, distância; *dendros*, árvore). Inúmeras substâncias neuroativas produzidas no corpo celular do neurônio são transportadas até os telodendros, como, por exemplo, neurotransmissores. O corpo celular continua a produzir neurotransmissores, mesmo que haja lesões em alguns destes terminais axônicos. Os neurotransmissores que não são mais transportados para os terminais lesados são agora transportados para os braços (terminais), os quais não foram comprometidos pela(s) lesão(ões). Neste momento, verifica-se um aumento morfológico no tamanho dos botões pré-sinápticos, bem como um aumento na quantidade de neurotransmissores naqueles botões (Fig. 8.3). Um exemplo clássico é o da lesão periférica do nervo facial. Quando desta lesão, várias fibras musculares da face deixam de receber o neurotransmissor acetilcolina, característico da junção mioneural. Entretanto, as fibras musculares que ainda são inervadas pelos axônios não lesados exibem um aumento significativo do neurotransmissor acetilcolina, o que pode ser comprovado por meio da dosagem de acetilcolinesterase.

SUPERSENSIBILIDADE DE DESNERVAÇÃO

Uma das funções do axônio pré-sináptico é controlar a sensibilidade da célula pós-sináptica aos estímulos químicos ou elétricos (quando se trata de sinapse elétrica). Por outro lado, sabe-se que os dendritos e o corpo celular recebem inúmeros terminais (botões pré-sinápticos) oriundos de outras células nervosas. A estimativa é de que cada neurônio receba, em média, 10.000 contatos sinápticos. Para poder captar os neurotransmissores, faz-se mister, na membrana pós-sináptica, a presença de receptores específicos. Quando de uma lesão ou degeneração de um dos neurônios aferentes, os receptores da membrana pós-sináptica desaparecem. Outrossim, formam-se novos receptores na membrana pós-sináptica, exatamente nos locais onde este neurônio continua, ainda, a receber botões sinápticos oriundos de outros neurônios. Este feito é, em realidade, uma tentativa de o neurônio aumentar sua sensibilidade aos neurotransmissores, ou seja, poder, por intermédio do aumento de receptores, captar mais neurotransmissores nos locais sinápticos ainda existentes. Este fenômeno ocorre graças ao aumento do número de receptores da membrana pós-sináptica, pois há menos tempo para a degradação dos neurotransmissores e menos tempo para a absorção dos mesmos pelas células da glia (Fig. 8.4).

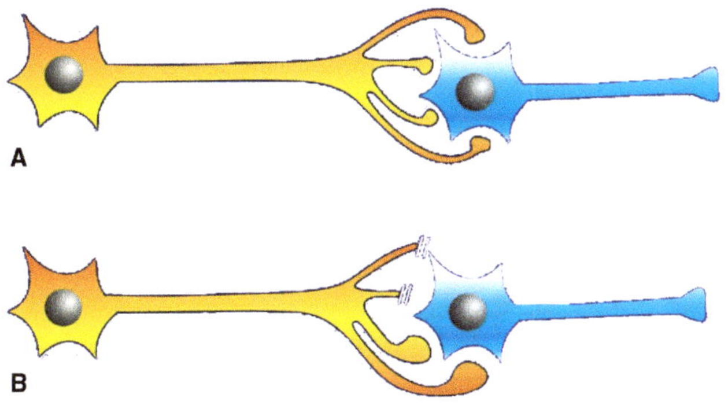

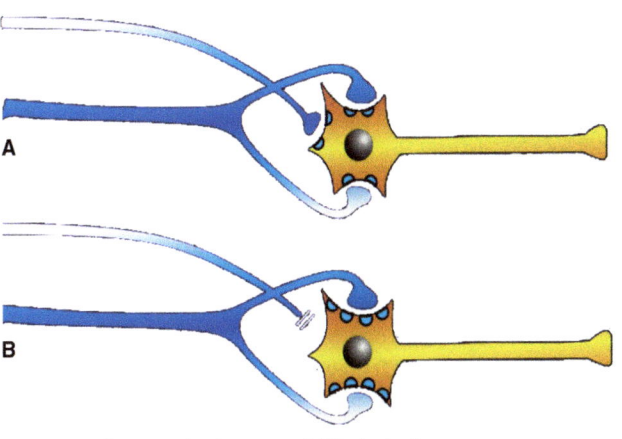

Fig. 8.3 ▶ Potencialização sináptica.

Fig. 8.4 ▶ Supersensibilidade de desnervação.

Aqui, pode-se citar um exemplo clássico, qual seja, o que acontece durante a doença de Parkinson. Como se sabe, nesta enfermidade há uma degeneração seletiva dos neurônios dopaminérgicos da substância negra. Assim, com a progressiva degeneração, vários neurônios da substância negra deixam de enviar seus neurotransmissores – neste caso, a dopamina, para a "porta de entrada" dos núcleos da base (estriado). Estima-se que 40% a 60% dos neurônios dopaminérgicos da substância negra degenerem antes mesmo que o paciente possa apresentar as alterações clínicas características da doença de Parkinson. Observando-se com mais vagar, há a morte de, em média, 50% dos neurônios e, mesmo assim, o indivíduo continua a desenvolver, a contento, o seu repertório de movimentos. Ocorre durante esta fase degenerativa um aumento significativo do número de receptores da membrana pós-sináptica nos neurônios do estriado.

PERSISTÊNCIA DE HIPERINERVAÇÃO

Como foi abordado no item 1, durante o desenvolvimento do SN há uma superprodução de células nervosas. A estimativa é de que sejam produzidas duas vezes mais células nervosas do que as que possuímos hoje. Em outras palavras, há uma morte biológica, mesmo durante o desenvolvimento pré-natal, de aproximadamente 50% destas células (morte celular programada – MCP). Este fenômeno faz parte da chamada "lapidação sináptica". Entrementes, se houver alguma interferência anormal neste período de competição pelos sítios sinápticos, mormente durante a fase da infância, alguns neurônios, os quais, teoricamente morreriam, podem permanecer vivos e manter os seus contatos sinápticos (Fig. 8.5).

Este é o único fenômeno, o qual, evidentemente, toma lugar antes que os telodendros tenham regredido, o que lhe confere o nome de persistência de hiperinervação.

RECRUTAMENTO DE SINAPSES SILENTES

Existem, mesmo no organismo adulto e em situações fisiológicas, algumas sinapses, as quais estão presentes morfologicamente, mas inativas do ponto de vista funcional, não exercendo, destarte, influência sobre outra célula. Essas sinapses podem ser ativadas ou *recrutadas* quando do processo biológico de envelhecimento e nos processos lesionais (Fig. 8.6).

Brasil-Neto e cols. (1992) conseguiram, admiravelmente, verificar este fenômeno também em humanos. Simularam, por meio de um bloqueio anestésico, a amputação de membro superior em voluntários adultos normais e, com o auxílio da estimulação elétrica transcraniana, observaram que poucos minutos após a anestesia do membro havia um aumento das áreas de projeção cortical motora para os músculos imediatamente proximais ao bloqueio anestésico. Como essa dramática modificação fisiológica ocorria em tempo extremamente curto, hipotetizaram que, não havendo tempo hábil para a produção de novas conexões sinápticas, essa modificação só poderia ser o resultado do desmascaramento de conexões sinápticas preexistentes.

Geralmente, os botões pré-sinápticos destas fibras dormentes têm tamanho reduzido quando comparados aos de fibras ativas, ou seja, possuem axônio e botões terminais menores, além de uma fenda sináptica mais longínqua do seu alvo. O recrutamento destas fibras promove, além de uma plasticidade funcional, também, uma plasticidade morfológica.

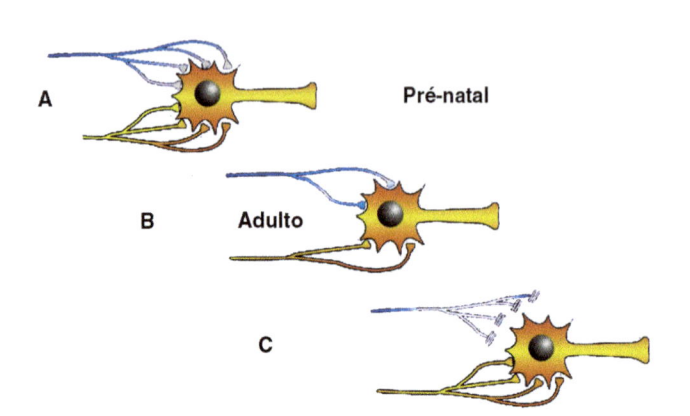

Fig. 8.5 ▶ Persistência de hiperinervação.

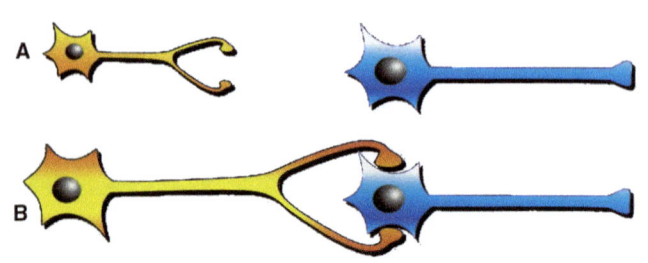

Fig. 8.6 ▶ Recrutamento de sinapses silentes.

BROTAMENTOS

Este fenômeno consiste na formação de novos brotos de axônio e/ou dendritos, a partir de prolongamentos lesados ou não-lesados. Podem ocorrer em neurônios localizados próximos à lesão ou em neurônios mais distantes, como, por exemplo, os localizados no hemisfério contralateral.

Este mecanismo foi primeiramente descrito no SNP. Muitos experimentos confirmam este fenômeno. Um deles foi realizado por Da-Silva e cols. (1985), quando seccionaram o nervo ciático de ratos e implantaram um tubo biodegradável entre os cotos proximal e distal, os quais se mantinham separados por um espaço de 4mm. Após quatro semanas, observaram que os axônios haviam brotado, eram mielinizados e que mantinham conexão funcional. Já no SNC, Björklund, *apud* Stein e cols. (1995), foi um dos pioneiros neste tipo de pesquisa. Ele seccionou o feixe de fibras nigro-estriatais (aquelas mencionadas anteriormente, por ocasião da doença de Parkinson) de ratos adultos e observou que, entre o 3º e o 7º dia após a lesão, um pequeno grupo de fibras começou a crescer através da secção, permanecendo, porém, nas cercanias da lesão. Pouco a pouco, os terminais nervosos cresceram até restabelecer contato com seus alvos, neste caso, com o núcleo caudado e núcleo putâmen.

Assim, os brotamentos podem ser classificados em dois tipos:

Brotamento regenerativo

Ocorre em axônios e/ou dendritos lesados e constitui a formação de novos brotos (daí o prefixo *re*, de repetição, e *gene*, de gerar) a partir do segmento proximal. O coto distal, por sua vez, degenera, de modo geral rapidamente (degeneração walleriana). O crescimento destes brotos e a formação de uma nova sinapse constituem a denominada sinaptogênese regenerativa (Fig. 8.7). Este crescimento axonal pode estabelecer uma ligação funcional, correta, onde o axônio cresce por entre a bainha de mielina, a qual o direcionará para a célula-alvo. Todavia, pode-se tomar lugar uma ligação não-funcional, ou seja, incorreta, por intermédio da qual o axônio pode seguir novos caminhos ao longo de outras bainhas de mielina e entrar em contato com células-alvo indesejáveis.

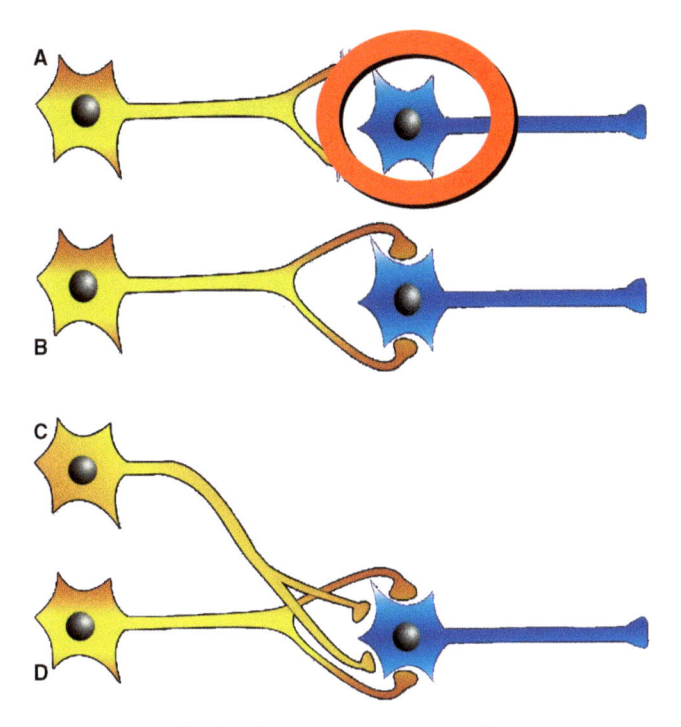

Fig. 8.7 ▶ Brotamento regenerativo.

Brotamento colateral

Ocorre em axônios, os quais não padecem sob uma lesão, em resposta a um estímulo que não faz parte do processo normal de desenvolvimento. Este brotamento promove uma sinaptogênese reativa. Esta nova sinapse pode ou não substituir o circuito neuronal original, mas certamente previne a atrofia dos dendritos de outras células não lesadas e permite que estas não sejam degeneradas, mantendo um nível funcional de excitabilidade (Fig. 8.8).

No SNC adulto, os brotamentos não ocorrem por longas distâncias, ficando restrito ao território do campo dendrítico dos neurônios desaferentados, ou seja, daqueles que deixaram de receber conexões. Já no SNP, parece haver um ambiente mais favorável a este fenômeno. Isto é facilmente compreendido, pois o SNC tem uma relação neurônio-neuróglia muito mais complexa, onde um oligodendrócito forma a bainha de mielina de várias fibras nervosas, enquanto, no SNP, cada célula de Schwann envolve uma pequena região da fibra nervosa. Alguns estudos mostram também que os oligodendrócitos expressam proteínas de superfície celular, as quais inibem o crescimento de neuritos, tais como os inibidores de neuritos (NI-35 e NI-250), a glicoproteína associada à mielina (MAG) e a proteína Nogo-A. Desta forma, os neuritos não crescem diretamente

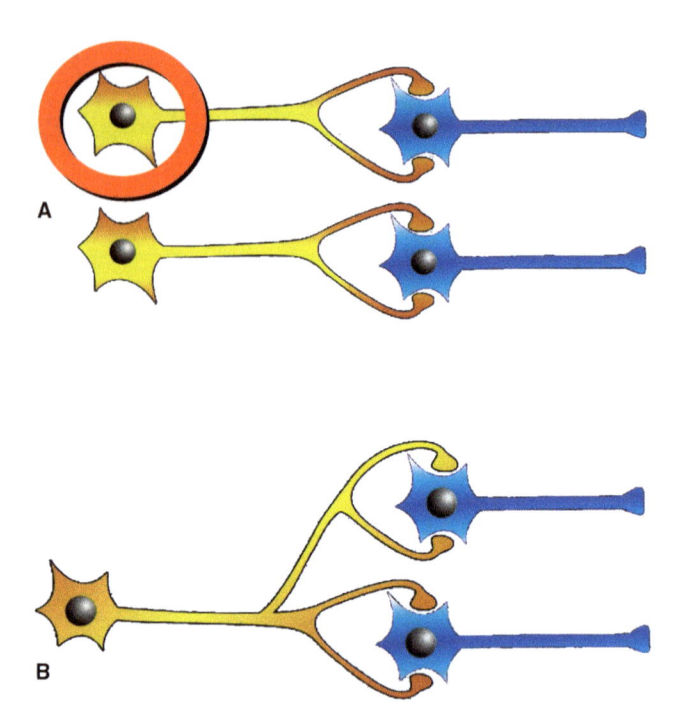

Fig. 8.8 ▶ Brotamento regenerativo colateral.

sobre os oligodendrócitos, haja vista que eles requerem a presença de anticorpos contra as proteínas inibidoras de crescimento. Outro fator que pode prejudicar os brotamentos é a cicatriz glial, a qual se forma após lesões. Os brotamentos, muitas vezes, precisam transpor esta barreira para alcançar o seu alvo. Conclui-se, destarte, que os brotamentos no SNC poderiam formar mais erros de contato do que o SNP. Os fatores inibidores serviriam, então, para a prevenção de tal fato.

FATORES NEUROTRÓFICOS: FATORES RESPONSÁVEIS PELO CRESCIMENTO AXONAL

Os fatores neurotróficos estão envolvidos na diferenciação neural, na regulação da sobrevivência dos neurônios durante o desenvolvimento, no seu crescimento e, portanto, na plasticidade neuronal.

O primeiro fator neurotrófico foi descoberto por Rita Levi-Montalcini (1952). Esta renomada cientista estudava o comportamento de gânglios nervosos mantidos em cultura nas proximidades de pedaços de sarcoma (tumor de fibras musculares). Observou que a presença do sarcoma levava à formação de um halo de fibras que cresciam para fora do gânglio do tronco simpático. Além disso, as células nervosas do gânglio conseguiam sobreviver por períodos prolongados de tempo em cultura. Com-

parativamente, a mesma experiência realizada em solução salina não levava ao crescimento de fibras ou à sobrevivência neuronal. Dando continuidade às pesquisas, conseguiu identificar e isolar as moléculas ativas secretadas pelo tumor e as batizou de fator de crescimento do nervo (NGF – *nerve growth factor*).

Hoje, sabe-se que o NGF é, também, encontrado em tecido glandular, na musculatura lisa e estriada, nos tecidos de revestimentos, em neurônios e células gliais. O NGF atua sobre o sistema nervoso simpático pós-glanglionar, sobre nervos sensitivos derivados da crista neural. No SNC, age sobre neurônios colinérgicos do prosencéfalo basal, neurônios colinérgicos do núcleo caudado e do putâmen, sobre o núcleo olfatório e sobre a área de Broca.

Para que o fator neurotrófico atue sobre um neurônio, é necessária a presença de um receptor nos cones de crescimento do axônio. Assim, o fator neurotrófico é produzido pelas células-alvo, ligam-se a estes receptores e este complexo é internalizado pelo mecanismo de endocitose, sendo transportado retrogradamente até o corpo celular. No corpo celular, ao penetrar no núcleo através de RNA-mensageiro, aumenta a transcrição e síntese protéica, o que promove o aumento das organelas citoplasmáticas, processo este que favorece o crescimento de dendritos e axônios.

Vários fatores neurotróficos já foram identificados. No Quadro 8.1 encontram-se os principais fatores tróficos do SN, bem como seus receptores.

▶ REORGANIZAÇÃO DO HOMÚNCULO CORTICAL APÓS LESÃO DO NERVO PERIFÉRICO

Pode-se notar, pelas citações de parágrafos anteriores, que o "mapa cortical" não é constante, podendo, outrossim, alterar-se sob diferentes condições. Observemos, pois, um caso de uma transecção ou de uma forte distensão de um nervo periférico (o que pode, por exemplo, acontecer em um acidente com ferimento aberto e profundo da mão). Tomemos, como exemplo, uma lesão no nervo mediano (Nm), o qual inerva a parte lateral da superfície ventral da mão. A Fig. 8.9 nos mostra, esquematicamente, um "mapa cortical" com representações da mão em diferentes estágios após a transecção do

Quadro 8.1 ▶ Fatores neurotróficos com seus respectivos receptores

Fator neurotrófico	Receptores
NGF	trkA
BDNF	trkB trkC
NT-3	trkA trkB trkC
NT-4	trkA trkB
NT-5	trkA trkB
GDNF	GDNFRα
CNTF	Complexo formado por três componentes, o CNTFRα, gp130 e LIFRβ
FGFa	FGFR-1 FGFR-2 FGFR-3 FGFR-4
FGFb	FGFR-1 FGFR-2 FGFR-3
EGF	EGFR-IR EGF receptor
IGF	IGF-I receptor
TGFα	EGF receptor
TGFß	Glicoproteínas 60kDa Glicoproteínas 65kDa Glicoproteínas 85 a 110kDa Glicoproteínas 250 a 350kDa

nervo. À esquerda (Fig. 8.9A), temos as representações corticais antes da lesão. A Fig. 8.9B mostra o mapa logo após a lesão do Nm, no qual a área pontilhada representa a inexistência de reação à estimulação sensitiva, o que significa que toda essa região, na qual desaguavam as informações carreadas pelo Nm, está inativa. Porém, quando se volta a examinar a representação da mão após algumas semanas, sem que tenha ocorrido uma regeneração do nervo periférico (no presente experimento), observa-se uma visível alteração daquele "mapa cortical" (Fig. 8.9C). A área, a qual, logo após a lesão, não mostrava mais nenhuma reação, reage agora novamente à estimulação sensitiva. Após a perda total de um dedo, pode-se observar uma situação semelhante, ou seja, a área cortical, a qual não reagia mais pela falta do dedo, volta, após a reorganização cortical, a responder aos estímulos provenientes dos dedos vizinhos. [Para maiores detalhes, leia Merzenich *et al.*, 1983.]

A Fig. 8.9D exibe um "mapa cortical" de uma representação da mão, decorridas algumas semanas da lesão, na qual, porém, houve uma total regeneração do Nm, o que é possível quando o nervo foi apenas estirado ou pinçado fortemente, mas sem uma transecção total. Vê-se quão difícil é diferenciar esta nova representação daquela anterior à lesão (Fig. 8.9A).

Uma reorganização falsa ou não-completa após uma transecção de um nervo periférico conduz a

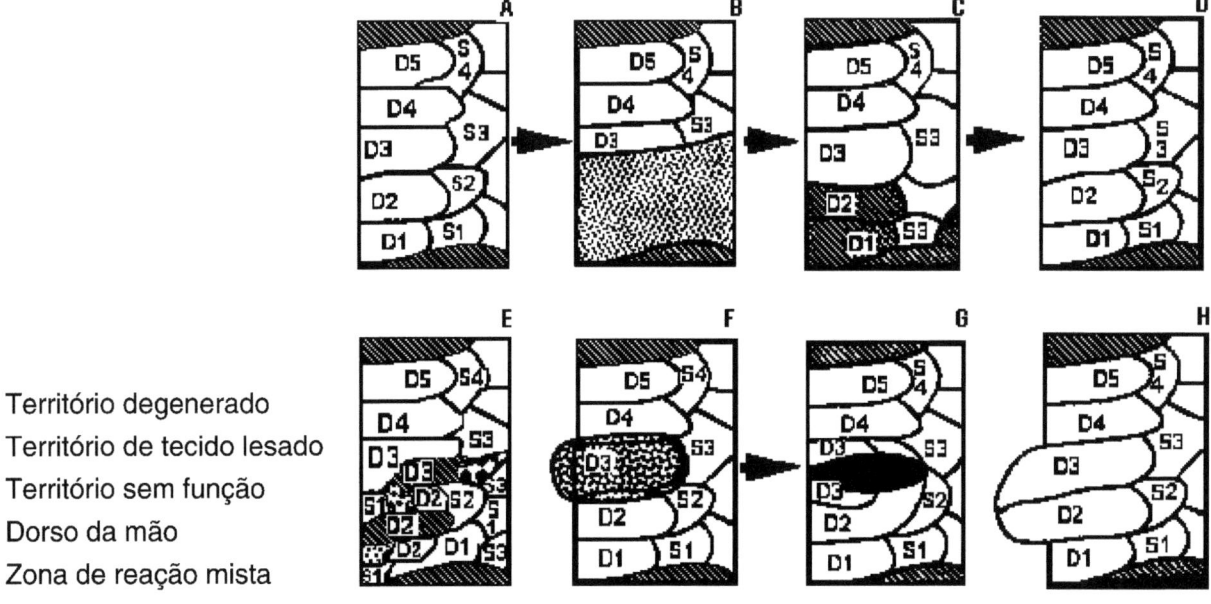

Territorio degenerado
Território de tecido lesado
Território sem função
Dorso da mão
Zona de reação mista

Fig. 8.9 ▶ Merzenich.

um "mapa cortical" como aquele observado na Fig. 8.9E. Aqui, uma reorganização irregular teve lugar e algumas pequenas "ilhas" acabaram por se formar, nas quais os neurônios reagem a estímulos oriundos de pontos diferentes e separados da mão. Assim, vemos que não é possível, em nível cortical, ajustar uma falha ocorrida na reorganização periférica. Em outras palavras, a capacidade de reorganização cortical é tanto menor quanto maior for a zona atingida e quanto maior for a lesão do nervo.

▶ REORGANIZAÇÃO APÓS UMA LESÃO CENTRAL NO CÓRTEX SOMATOSSENSITIVO

A Fig. 8.9F e G mostra o efeito de uma lesão central no córtex somatossensitivo. Na Fig. 8.9F vemos uma zona pontilhada, a qual representa uma lesão um pouco maior do que a representação do dedo médio (D3). Nesse caso, há primeiro uma perda total da percepção desse dedo. O tecido destruído degenera e, após algumas semanas, permanece apenas uma estreita faixa de glia reativa (faixa preta na Fig. 8.9G). Entrementes, ocorre, nas bordas da lesão, dentro do tecido nervoso que permaneceu, uma reorganização do "mapa cortical", enquanto houve, logo após a lesão na área de representação do D3, uma perda total de sensibilidade do mesmo. Tempos depois, encontra-se, nas bordas da área lesionada, novamente uma zona, na qual está representada a sensibilidade do dedo médio. Anteriormente à lesão, estavam lá representados tanto o dedo indicador (D2) quanto o anular (D4), ou seja, a função do tecido destruído foi assumida pelo tecido nervoso vizinho intacto à custa de uma assimilação da sensibilidade dos dedos D2 e D3, fenômeno este denominado de vicariante.

▶ PLASTICIDADE POR MEIO DA ESTIMULAÇÃO PERIFÉRICA

Estimulações sensoriais periféricas (por exemplo, na pele) podem também desencadear modificações na organização do "mapa cortical". Ocorre, sobretudo, um aumento das dimensões da representação cortical da periferia estimulada. A Fig. 8.9H mostra um "mapa cortical" de um córtex somatos-

sensitivo de um macaco (*Macaca mulatta*) que fora treinado a esfregar diariamente e por várias horas o dedo indicador (D2) e o dedo médio (D3) sobre uma placa de feltro, estimulando, assim, fortemente a superfície desses dois dedos. Observa-se, claramente, que as representações somatossensitivas dos dedos D2 e D3 no "mapa cortical" sofreram um aumento muito considerável (Fig. 8.9H).

Essa observação esclarece os mecanismos que têm lugar na plasticidade do "mapa cortical", ou seja, a estimulação periférica significa uma forte excitação nos neurônios da área cortical que representa a região estimulada. Para tanto, deve-se ter em mente que a atividade neural ou, mais precisamente, um padrão específico de atividade neural, talvez sirva como um dos componentes do mecanismo da plasticidade neural. Ela tem, por assim dizer, um efeito protetor e benéfico e pode ser utilizada para tornar mais fortes as representações somatotópicas (homúnculo) enfraquecidas por lesões e/ou disfunções.

Assim, pacientes com lesões e/ou distúrbios no campo visual cortical, por exemplo, podem obter uma visível melhora mediante repetidas estimulações visuais. Essa melhora, como descreve Pöppel (1982), não ocorre apenas com a estimulação visual que temos dia-a-dia em nosso meio ambiente. Torna-se mister utilizar alguns exercícios como, p. ex., a estimulação com pontos luminosos, os quais devem ser observados atentamente pelo paciente. Deve-se, portanto, atentar para o fato de que a atividade neural, por si só, é insuficiente para alcançar a reorganização de uma área afetada. Pelo contrário, deve haver vários padrões específicos de atividade neural de acordo com as áreas atingidas. Ativar esses padrões epigeneticamente deveria, pois, ser o objetivo de todo método terapêutico.

▶ PLASTICIDADE DO SISTEMA MOTOR

A forma de plasticidade neural acima descrita não tem lugar apenas nas áreas predominantemente sensitivas, sendo, também, observada nas áreas predominantemente motoras. Como o córtex sensitivo, o córtex motor possui também uma organização (homúnculo) correspondente às regiões do corpo. Em outras palavras, áreas específicas do córtex motor são responsáveis por regiões específicas do corpo e controlam a musculatura voluntária. Essas áreas, quando estimuladas eletricamente, desencadeiam impulsos que culminam em contrações da respectiva musculatura.

Assim, como são observadas modificações das organizações topográficas da área sensitiva, observam-se, também, analogamente, modificações nas representações motoras centrais (córtex motor). Após uma lesão *motora* periférica, constata-se que a estimulação da região cortical vinculada a essa periferia não consegue mais desencadear reações musculares. Decorridas, entretanto, algumas horas após a lesão, observam-se novamente reações motoras pós-estimulação da referida área cortical. Conclui-se que o córtex, que ficara sem função após a lesão, tenta ocupar-se do controle da musculatura vizinha.

▶ FATORES QUE INFLUENCIAM A PLASTICIDADE DO SNC

Para uma adequada intervenção terapêutica, é necessário que o terapeuta seja conhecedor de alguns itens que interferem, direta ou indiretamente, nos processos plásticos, de aprendizagem e memória e, conseqüentemente, na terapia e recuperação do paciente neurológico.

Idade do paciente

Apesar das afirmações de que a capacidade neuroplástica decresce com o envelhecimento e possui seu ápice apenas no início da ontogênese, já se verificou, inúmeras vezes, que os processos neuroplásticos ocorrem tanto em crianças como em adultos jovens ou idosos.

Em geral, a maioria dos trabalhos sugere que os danos precoces no SNC debilitam menos do que quando ocorrem no sistema mais maduro. Hans-Lucas Teuber (1971), um eminente neuropsicologista, com base nos trabalhos publicados na década de 1940 por Margaret Kennard, expressou esta noção mais diretamente quando escreveu: "Se eu tiver que sofrer uma lesão cerebral, ser-me-ia preferível tê-la mais cedo do que mais tarde em minha vida".

Outros, todavia, não se deixaram convencer completamente pelas afirmações de Kennard e Teuber. Dentre eles pode-se citar o brilhante Donald

Hebb, que claramente sugere, com seus estudos, que os conceitos iniciais lançados por Kennard estavam errados. Hebb e tantos outros cientistas informam, por exemplo, que, quando os danos cerebrais ocorrem em adultos, eles afetam menos o comportamento do que quando o mesmo tipo de dano ocorre em crianças.

Stein e cols. (1995) reforçam firmemente as idéias de Hebb e salientam que não há regras rígidas e que o SNC age diferentemente à lesão em diferentes estágios do seu desenvolvimento.

O que parece realmente importante é saber que o SNC se reorganiza após uma lesão e que este pode ser o fator determinante para que haja a recuperação, ainda que parcial. O truque seria, então, poder determinar por que, de uma maneira mais global (mas não exclusiva), algumas crianças têm uma melhor habilitação, ou reabilitação, e outras não.

O problema real é que não parece haver nenhum tipo de regra direcionando a plasticidade em fases mais tenras da vida. Por vezes, parece que uma lesão encefálica tem menos impacto nos indivíduos em desenvolvimento infantil do que em indivíduos com o mesmo tipo e grau de lesão, porém com idades mais avançadas. Outras vezes, contudo, o reverso parece ser verdadeiro. Sim, isto é frustrante, mas é exatamente esta frustração que mantém incontáveis pessoas trabalhando em seus laboratórios horas a fio em uma tentativa-teima de desvendar, ao menos, parte destes mistérios.

Diagnóstico

O correto diagnóstico, com base em ótima anamnese, exame físico, testes neurológicos, exames de imagens e exames laboratoriais, favorece um adequado programa terapêutico. Importante frisar que quanto mais precoce for diagnosticado o distúrbio, mais precocemente se inicia a intervenção terapêutica e maiores serão as chances de habilitação ou reabilitação.

Programa terapêutico

O programa terapêutico do paciente neurológico envolve, geralmente, além das especialidades médicas, as áreas de fisioterapia, fonoaudiologia, terapia ocupacional, psicologia, tratamentos medicamentosos, cirúrgicos, órteses, próteses e quaisquer outros planos de tratamento que visem à recuperação funcional do paciente.

A reabilitação motora, nestes pacientes, tem como função promover o melhor nível de funcionamento do aparelho neuromusculoesquelético e a aprendizagem ou reaprendizagem e automatização de habilidades motoras a serem realizadas pelo paciente em seu dia-a-dia, ou ainda, promover a adaptação do paciente a uma nova realidade.

Sempre que se planeja uma intervenção, é preciso saber por que fazê-la e quais objetivos devem ser atingidos. Além disso, as intervenções devem ser significativas para o paciente, e este deve saber por que está realizando aquela tarefa, não bastando apenas executá-la. Assim, a tarefa requer uma estratégia funcional e comportamental.

Os exames laboratoriais devem sempre servir como coadjuvantes do diagnóstico, haja vista que eles facultam estabelecer diagnósticos diferenciais. Entrementes, jamais se deve esquecer que a clínica é soberana e que toda e qualquer avaliação deve ser funcional. Em realidade, deve-se sempre tratar de pacientes e não de exames de laboratório.

Atente-se, ainda, para o fato de que, conscientemente, utilizamos anteriormente a expressão "programa terapêutico" e não "método terapêutico". Como apontamos, o programa terapêutico é algo maior e envolve toda uma equipe interdisciplinar e conhecimentos complexos e precisos. Porém, aquele que domina apenas um método terapêutico procura sempre adaptar o paciente ao método. Somos, outrossim, da opinião de que, em realidade, o programa terapêutico é que deve ser adaptado ao paciente e às suas necessidades. Não se pode, assim, crer que com apenas um método se possa lograr sempre o êxito esperado com todos os tipos de pacientes.

INÍCIO E DURAÇÃO DA TERAPIA

Os processos de reorganização do SNC começam a acontecer logo após a lesão. Não se sabe qual processo começa primeiro, ou qual acontece em maior freqüência e duração, mas isto é o suficiente para saber que a reabilitação deve começar precocemente, evitando maiores falhas, procurando resgatar padrões de comportamentos mais próximos da normalidade e, para este fim, recomenda-se também a intensificação da terapia na fase inicial, em que a

plasticidade é efetivamente mais intensa, embora se saiba que ela pode perdurar anos.

Determinar a duração da terapia não é racional, uma vez que cada paciente responde de forma diferente à terapia e, certamente, não há um cálculo matemático onde se possa chegar a um número determinado de sessões terapêuticas.

FREQÜÊNCIA E INTENSIDADE DA TERAPIA

É importante que o trabalho de reabilitação seja intensivo e contínuo para que possa surtir melhor efeito, isto é, o mesmo deve ocorrer diariamente, durante algumas horas, quando necessário e possível. Esta prática, distribuída por vários dias, produz taxas mais altas de aprendizagem do que quando concentrada em um único dia. Sabendo-se que o aprendizado motor utiliza a memória de procedimento, torna-se necessário repetir inúmeras vezes a mesma ação para que ela se fixe. Determinar quantas vezes se deve repetir cada ato motor para que ocorra a fixação não parece ser possível, pois há muitas variações, principalmente de acordo com o grau de complexidade da tarefa, causa e local da lesão etc. Uma freqüência e intensidade significantes permitem uma melhor qualidade dos *feedbacks* sensoriais, favorecendo a fixação do ato motor. Esta freqüência e intensidade da tarefa motora são importantes, pois, a restituição aprendida pode perder-se novamente, caso não seja utilizada por longo prazo. Torna-se, destarte, adequado manter uma ativação contínua ou periódica do sistema neural envolvido.

Nos programas terapêuticos em que não seja possível atendimento intensivo e contínuo, as orientações familiares são de enorme importância. Ensinar a família do paciente e orientar o próprio paciente sobre determinadas condutas que auxiliam a terapia trará grandes benefícios. Não significa transformar a família em terapeutas, mas, antes, contar com uma valiosíssima contribuição, a qual, sobremaneira, pode fortalecer também os laços, inclusive motivadores do binômio paciente-família.

Estado emocional

O estado emocional interfere diretamente no tratamento terapêutico. Dos vários estados emocionais que o paciente pode apresentar, dois são muito relevantes: motivação e depressão.

MOTIVAÇÃO

Motivação é o processo mobilizador do indivíduo para uma ação. O paciente precisa estar, ou ser motivado, para a terapia. A motivação relaciona, basicamente, três fatores: a) necessidade, a qual compreende um desejo, uma vontade, um interesse ou uma predisposição para agir; b) ambiente, que estimula o indivíduo e lhe oferece o terceiro fator; e c) o qual é o objeto. Quando o objeto não é encontrado, tem-se a frustração.

As tarefas devem ter um grau adequado em complexidade. Não podem ser muito difíceis, a ponto de o paciente não conseguir realizá-la, gerando frustração, mas também não podem ser muito fáceis, porque assim não motivam. Quando o paciente tem sucesso com a tarefa, este sucesso é um modo de reter a motivação.

Mas não é somente o paciente quem precisa estar motivado; a família do paciente, a sociedade e os profissionais da equipe terapêutica também precisam estar nesta mesma condição emocional. Os profissionais da saúde precisam estar motivados para o atendimento ao paciente e devem se precaver ao informar o diagnóstico, e principalmente o prognóstico, ao paciente e ou à sua família, para não torná-los desmotivados, pois, se isto acontecer, quebram-se, neste momento, os vínculos importantíssimos entre "equipe terapêutica-paciente" e "equipe terapêutica-família".

DEPRESSÃO

A depressão é um estado freqüentemente encontrado nos pacientes neurológicos, principalmente nos adultos. Pode ser vista como conseqüência das alterações físicas, químicas e ou psicossociais que suas patologias podem trazer. Independente de sua etiologia, a depressão deve ser adequadamente tratada, pois dificulta a reabilitação, uma vez que, é comum o paciente apresentar sentimentos de desesperança e pessimismo, sensação de desânimo e dificuldade para se concentrar.

Ambiente

O ambiente terapêutico deve fornecer condições adequadas para o aprendizado ou reaprendizado do paciente, além de fornecer a maior qualidade de estímulos possíveis. Esta afirmação se baseia no fato de que a integração do paciente neurológico com o meio ambiente possibilita o surgimento de caminhos, tanto do ponto de vista do substrato morfológico quanto do funcional, os quais podem contribuir conspicuamente para viabilizar a superação de obstáculos gerados pela lesão cerebral.

Dentre os ambientes terapêuticos menos enriquecedores, podemos citar o ambiente hospitalar, visto que os hospitais são projetados, evidentemente, para oferecer tecnologia médica eficaz e, geralmente, não estão preocupados com os aspectos psicossociais do ambiente. Possuem, na sua grande maioria, um ambiente estéril e impessoal, o qual pode limitar a capacidade de reorganização funcional dos pacientes. De outro lado, ambientes terapêuticos muito *poluídos* dificultam, também, a reabilitação. Ofertar diferentes e demasiados estímulos sensoriais simultaneamente não auxilia adequadamente o processo terapêutico, pois, durante o processo de aprendizado ou reaprendizado, o SNC precisa receber as mesmas informações, repetidas vezes, com certa ordem para poder integrar estas informações e torná-las funcionais.

O ambiente terapêutico está além dos hospitais e clínicas. Inclui também o lar do paciente e todo o espaço social, como por exemplo, escolas, igrejas e sociedades de bairro. Neste contexto, encontra-se, mais uma vez, a importância da participação dos familiares e ou cuidadores, bem como membros da sociedade em geral, os quais devem agir como facilitadores do processo terapêutico, visando à recuperação e integração social do paciente.

Características da lesão

TEMPO NO QUAL OCORREU A LESÃO

Lesões que ocorrem lentamente deixam, geralmente, menos seqüelas do que lesões súbitas. Por exemplo, quando um tumor cerebral cresce vagarosamente, demora mais para danificar o tecido vizinho, oferecendo maior oportunidade para este tecido reagir e tentar se acomodar ao elemento estranho, promovendo o crescimento de ramos dendríticos e ou axonais, para, assim, manter suas conexões funcionais. Já as lesões súbitas, como um acidente vascular encefálico (AVE) ou um traumatismo cranioencefálico (TCE), não fornecem às células que estão ao redor da lesão um tempo hábil para se reestruturar.

EXTENSÃO DA LESÃO/DISFUNÇÃO

Quanto menor a extensão da lesão/disfunção, mais fácil será o crescimento axonal e melhor será o prognóstico terapêutico. De acordo com a morfologia do axônio existe, também, uma maior ou menor contribuição para a neuroplasticidade. Assim, neurônios com axônios muito longos e que possuam um número maior de dendritos são menos vulneráveis à degeneração, do que neurônios com axônios curtos e com pouca ramificação dendrítica.

LOCAL DA LESÃO

Microscopicamente, danos que afetam o axônio em sua região mais distal do corpo celular estão mais propensos à regeneração do que lesões que atingem o axônio em sua porção mais proximal do soma.

Macroscopicamente, alguns danos, em determinados locais, deixam alguns indivíduos mais debilitados do que outros. Por exemplo, observemos o caso de um atleta, o qual sofre uma lesão em área do córtex motor, e comparemo-lo com um indivíduo sedentário, que sofre a mesma lesão, no mesmo local, e com a mesma extensão. Certamente mostrar-se-á o atleta, logo após a lesão, mais debilitado do que o indivíduo sedentário, porém terá, com o decorrer do tempo, maior facilidade em recuperar suas funções devido às suas experiências pregressas. Estas experiências culminam, indubitavelmente, neste nosso exemplo, na formação de circuitos nervosos e contatos sinápticos, os quais, neste momento, contribuem (facilitam) fortemente para a reorganização do SN.

Sexo

Desde há tempos já se sabe que algumas lesões se expressam de forma mais ingrata nos homens do que nas mulheres, e vice-versa. Pode-se citar aqui os clássicos exemplos de homens, os quais padecem mais de afasias do que as mulheres. De forma semelhante, encontra-se mais mulheres com dificuldades em recuperar a orientação temporoespacial do que os homens. Sabe-se, também, que os meninos costumam apresentar, com mais freqüência, maior atraso na aquisição da linguagem oral do que as meninas da mesma idade. De forma semelhante, os meninos apresentam mais disfluências (gagueira) e dislexia do que as meninas da mesma faixa etária. Haveria, realmente, diferenças sexuais encefálicas que poderiam ditar tais disparidades?

Com o intuito de poder responder, ainda que parcialmente, tal questão, Donald Stein (1995) publicou, no final do século passado, interessantes trabalhos versando sobre estas diferenças. Stein e seus colegas observaram que as ratas desenvolvem menos edema cerebral, quando de uma lesão no córtex frontal, do que os ratos. O edema cerebral é uma das maiores causas de morte após um traumatismo craniano e, de maneira impressionante, os machos exibem níveis muito mais altos de edema. Mais do que isso, eles foram capazes de verificar que as fêmeas, quando comparadas com outras fêmeas, também apresentavam diferenças. Por exemplo, quando as fêmeas exibiam um alto nível de estrógeno e baixo nível de progesterona, elas desenvolviam mais edema cerebral, ainda que este fosse bem inferior ao edema dos machos. Entrementes, quando eles simulavam uma gravidez nas fêmeas, reduzindo os níveis de estrógeno e elevando os níveis de progesterona, o mesmo tipo (local, idade e características da lesão) dificilmente produzia qualquer tipo de edema. Estudos ulteriores da mesma equipe científica revelaram que a presença de progesterona era responsável pela ausência de edema, e não a ausência de estrógeno. Nos experimentos seguintes, estes investigadores resolveram, então, administrar progesterona aos machos lesados cerebrais para ver se isto poderia reduzir ou eliminar o edema. Mais uma vez, os resultados foram positivos. O tratamento com progesterona eliminou acentuadamente o edema nos cérebros dos ratos machos. Isto facilitou, indiscutivelmente, a clara facilidade apresentada por estes machos no que tange à habilidade para aprender novas tarefas e reaprender algumas perdidas logo após a lesão.

Estes dados corroboram a grande preocupação que deve estar presente por conta de um diagnóstico e prognóstico terapêutico, ou seja, qual o estado orgânico do indivíduo por ocasião da lesão? Por exemplo, o estrógeno pode tornar alguns neurônios supersensíveis, de tal forma que eles poderiam ser superexcitados na presença de determinadas drogas ministradas com a tentativa de repor a perda de neurotransmissores excitatórios após determinadas lesões.

Não levar em consideração o complexo hormonal de um indivíduo no momento da lesão e da conduta terapêutica pode levar a conseqüências devastadoras se a droga, vista inicialmente como benéfica, exacerbar a lesão em vez de reduzi-la.

Biografia do paciente

Para aqueles que militam na área da saúde, biografia do paciente compreende tudo o que acontece com um indivíduo desde a sua fecundação, onde ele herda um programa genético, o qual poderá facilitar ou dificultar um desenvolvimento adequado, caso haja, nesta segunda possibilidade, alguma mutação genética. Biografia compreende, assim, o desenvolvimento pré, peri e pós-natal, a infância, adolescência, fase adulta e velhice. Colher a maior quantidade de dados sobre a biografia do paciente ajuda o programa terapêutico, pois, assim, a equipe terapêutica poderá se favorecer destes dados para, durante a terapia, utilizar materiais e linguagens que sejam apreciados e entendidos pelo paciente. Por exemplo, se o paciente for um marceneiro, a terapia poderá utilizar-se de alguns materiais em madeira para estimulá-lo. Caso ele labute na área da informática, poder-se-ia utilizar, como coadjuvante terapêutico, um computador.

Comunicação

A comunicação na área da saúde é, também, fundamental para o bom entendimento entre paciente e equipe terapêutica, família e equipe terapêutica, paciente e família, bem como dentro de toda a equipe ou interdisciplinar. A comunicação não se constitui apenas na palavra verbalizada, mesmo porque muitos dos pacientes neurológicos não conseguem compreender e ou evocar fonemas. Portanto, a comunicação não-verbal, a qual compreende toda a informação obtida por meio de gestos, posturas, expressões faciais, orientações do corpo, singularidade somática, organização dos objetos no espaço e até pela relação de distância mantida entre os indivíduos, será um recurso muito apropriado para a equipe terapêutica interpretar com maior precisão os sentimentos do paciente, suas dúvidas, seus medos e anseios, criando, assim, maior vínculo terapêutico e, deste modo, potencializando a terapia.

Condições físicas

O estado nutricional e o bom condicionamento musculoesquelético propiciam maiores condições físicas ao paciente neurológico, permitindo-lhe uma melhor reabilitação. Aqui, novamente, o universo químico do microambiente neurológico entra em cena. Pesquisas demonstraram que em condições normais a proteína contribui com cerca de 10% a 15% da energia requerida para um metabolismo corpóreo normal. Em pacientes com lesões encefálicas, tornou-se necessário um aumento de 160% a 240% na administração protéica para se obter o mesmo nível de atividade metabólica sistêmica.

De maneira semelhante, a fraqueza muscular, a qual acompanha pacientes com lesões encefálicas graves, pode resultar do déficit de insulina e da superprodução de glicose, o que, por sua vez, culmina em uma neurotoxicidade maior. Algumas substâncias, especialmente os fatores neurotróficos, podem ser afetadas pelos altos níveis de insulina.

Se as necessidades metabólicas dos pacientes lesados encefálicos não forem consideradas seriamente no planejamento de terapias agudas e crônicas, a má nutrição e a diminuição da resposta ao tratamento medicamentoso podem tomar lugar.

Felizmente, já se observa, mormente em países europeus, a presença de nutricionistas dentro da equipe terapêutica, fato este, como visto, totalmente necessário e repleto de sentido.

Cognição

O nível cognitivo do paciente neurológico é importante no processo terapêutico, e este nível pode, ou não, estar afetado pela lesão. Certamente, os indivíduos com menor déficit cognitivo respondem de maneira mais adequada à terapia, por manter sua esfera de funcionamento intelectual preservada.

A prática mental de uma habilidade física também tem sido utilizada para facilitar o desempenho de uma rotina já aprendida e para a aquisição de uma habilidade motora. Decety e cols. (1994) utilizaram a tomografia de emissão de pósitrons (PET) em um experimento com sujeitos normais para comprovar que durante a prática mental há a ativação dos caminhos neurais relacionados com as áreas de controle motor. Foi solicitado aos sujeitos que se imaginassem pegando um objeto com a mão direita. Com isto, os investigadores verificaram que a área 6 de Brodmann, o núcleo caudado e o cerebelo bilateralmente foram mais ativados.

Saber o quão eficaz é a prática mental para as habilidades motoras ainda é um desafio. A prática mental é melhor do que nenhuma prática, apesar de não ser tão eficaz como a prática real; porém, a combinação da prática mental com a física pode levar a resultados, por vezes, melhores do que a prática apenas física. Esta mentalização parece facilitar a armazenagem do movimento na memória, bem como, posteriormente, o recrutamento da memória do movimento.

Por fim, quando se pensa em um programa terapêutico, torna-se mister considerar todos estes fatores citados acima, e urge principalmente fazer com que o paciente e sua família participem ativamente do programa, com a finalidade de restabelecer a integração familiar e psicossocial do paciente. Baseando-se nos novos conceitos de um SN plástico e dinâmico, enfatizamos que a neuroplasticidade viabiliza a recuperação do paciente neurológico, ainda que parcialmente. E, principalmente, que a interação com o meio ambiente é capaz de provocar transformações estruturais e funcionais no SNC. Portanto, afastamo-nos, assim, de um sistema nervoso estável e imutável e vislumbramos, cada vez mais, um neurouniverso dinâmico e responsivo.

▶ REFERÊNCIAS

1. Annunciato NF. Desenvolvimento do sistema nervoso. *Temas sobre Desenvolvimento* 1995; 4(24):35-46.

2. Annunciato NF. A plasticidade do sistema nervoso. In: Douglas CR *et al. Patofisiologia Oral: Fisiologia normal e patológica aplicada à odontologia e fonoaudiologia*, 1ª ed. São Paulo: Pancast 1998; 1:355-69.

3. Annunciato NF, Silva CF. Regeneração do sistema nervoso e fatores neurotróficos. In: Douglas CR *et al. Patofisiologia oral: Fisiologia normal e patológica aplicada à odontologia e fonoaudiologia*. 1ª ed. São Paulo: Pancast, 1998; 1:370-9.

4. Annunciato NF *et al. Kindliche Sozialisation und Sozialentwicklung*, 1. ed. Lübeck: Hansisches Verlagskontor, 1999; 2:87-112.

5. Arnstein PM. The Neuroplastic Phenomenon: A Physiologic Link Between Chronic Pain and Learning. *Journal of Neuroscience Nursing* 1997; 29(3):179-86.

6. Bach-y-Rita P. Brain plasticity as a basis of the development of rehabilitation procedures for hemiplegia. *Scans J Rehab Med* 1981; 13:73-81.

7. Bandtlow CE, Schmidt MF, Hassinger TD *et al.* Role of the intracellular calcium in NI-35 evoked collapse of neuronal growth cones. *Science* 1993; 259:80-3.

8. Bradshaw RA, Altin JG, Blaber M *et al.* Neurotrophic factors in the CNS: biosynthetic processing and functional responses. *Progress in Brain Research* 1990; 86:157-67.

9. Brasil-Neto J, Cohen LG, Pascual-Leone A *et al.* Rapid reversible modulation of human motor outputs after trasient deafferentation of the forearm: a study with transcranial magnetic stimulation. *Neurology* 1992; 42:1302-6.

10. Caroni P, Schwab ME. Two membrane protein fractions from rat central myelin with inhibitory properties for neurite growth and fibroblast spreading. *The Journal of Cell Biology* 1988; 106:1.281-8.

11. Cotman CW, Gómez-Pinilla F, Kahle JS. Neural Plasticity and Regeneration. *In:* Siegel GJ. *Basic Neurochemistry*, 5 ed. New York: Raven Press, 1994:607-26.

12. Da-Silva CF, Madison R, Dikkes P *et al.* Na *in vivo* model quantify motor and sensory peripheral nerve regeneration using bioresorbable nerve guide tubes. *Brain Research* 1985; 342:307-15.

13. Da-Silva CF, Lima GMCA, Trezena AG. Local administration of interleukin-1 increases sensory neuron regeneration in vivo. *Brazilian Journal of Medical and Biological Research* 1990; 23:981-4.

14. Dobkin BH. Activity-Dependent Learning Contributes to Motor Recovery. *American Neurological Association* 1998; 44(2):158-60.

15. Decety J, Perani D, Jeannerod M *et al.* Mapping motor representations with positron emisson tomography. *Nature* 1994; 371(13):600-2.

16. Fitzgerald MJT. *Neuroanatomy Basic & Applied*, 1.ed. London: Baillière Tindall, 1985:184-8.

17. Hamburger V, Levi-Montalcini R. Proliferation, differentiation and degeneration in the spinal ganglia of the chick embryo under normal and experimental conditions. *Journal of Experimental Zoology* 1949; 111:487-501.

18. Ishimura A, Maeda R, Takeda M *et al.* Involvement of BMP-4/msx-1 and FGF pathways in neural induction in the Xenopus embryo. *Development Growth & Differentiation* 2000; 42(4):307-16.

19. Jenkins WM, Merzenich MM, Ochs MT *et al.* Functional Reorganization of Primary Somatosensory Cortex in Adult Owl Monkeys after Behaviorally Controlled Tactile Stimulation. *Journal of Neurophysiology* 1990; 63(1):82-104.

20. Kleim JA, Vij K, Ballard DH *et al.* Learning-Dependent Synaptic Modifications in the Cerebellar Cortex of the Adult Rat Persist for at Least Four Weeks. *The Journal of Neuroscience* 1997; 17(2):717-21.

21. Kramer BC, Goldman AD, Mytilineou C. Glial cell line derived neurotrophic factor promotes the recovery of dopamine neurons damaged by 6-hydroxydopamine in vitro. *Brain Research* 1999; 851:221-7.

22. Lee SH, Sheng M. Development of neuron-neuron synapses. *Current Opinion in Neurobiology* 2000; 10:125-31.

23. Mayville JM, Bressler SL, Fuchs A *et al.* Spatiotemporal reorganization of electrical activity in the human brain associated with a timing transition in rhythmic auditory-motor coordination. *Experimental Brain Research* 1999; 127:371-81.

24. Merzenich MM, Kaas JH, Wall JT *et al.* Progression of change following median nerve section in the cortical representation of the hand in areas 3b and 1 in adult owl and squirrel monkeys. *Neuroscience* 1983; *10*(3):639-65.

25. Merzenich MM, Nelson RJ, Stryker MP *et al.* Somatosensory cortical map changes following digit amputation in adult monkeys. *Journal Comp Neurol* 1984; *224*:591-605.

26. Nelles G, Spiekermann G, Jueptner M *et al.* Evolution of Functional Reorganization in Hemiplegic Stroke: A Serial Positron Emission Tomographic Activation Study. *Annals of Neurology* 1999; *46*(6):901-9.

27. Ng WP, Cartel N, Roder J *et al.* Human central nervous system myelin inhibits neurite outgrowth. *Brain Research* 1995; *720*:17-24.

28. Oliveira CEN. *Malformações Corticais: Aspectos Embriofetais e Genéticos.* Dissertação de Mestrado em Distúrbios do Desenvolvimento da Universidade Presbiteriana Mackenzie. São Paulo, 2002, p. 108.

29. Oliveira CEN, Salina ME, Annunciato NF. Fatores ambientais que influenciam a plasticidade do sistema nervoso central. *Acta Fisiátrica,* São Paulo 2001; *8*(1):6-13.

30. Pascual-Leone A, Dang N, Cohen LG *et al.* Modulation of muscle responses evoked by transcranial magnetic stimulation during the acquisition of new fine motor skills. *Journal of Neurophysiology* 1995a; *74*(3):1037-45.

31. Pascual-Leone A, Hallett M, Sadato N *et al.* The role of reading activity on the modulation of motor cortical outputs to the reading hand in Braille readers. *Annals of Neurology* 1995b; *38*(6):910-5.

32. Pöppel E. Neural Mechanisms in Visual Restitution. *Human Neurobiology* 1982:1.

33. Rakic P. Neuronal migration and contact guidance in the primate telencephalon. *Journal of Postgraduate Medicine* 1978; *54*:25-40.

34. _____. Specification of cerebral cortical areas. *Science* 1988; *241*:170-6.

35. _____. Principles of neuronal cell migration. *Experimentia* 1990; *46*:882-91.

36. Rakic P, Zecevic N. Programmed cell death in the developing human telencephalon. *European Journal of Neuroscience* 2000; *12*:2721-34.

37. Savitz SI, Rosenbaum DM. Apoptosis in neurological disease. *Neurosurgery* 1998; *42*(3):555-74.

38. Sociedade Brasileira de Anatomia. *Terminologia anatômica internacional.* 1ª ed. São Paulo: Editora Manole, 2001, p. 248.

39. Stein DG, Brailowsky S, Will B. *Brain Repair,* 1ª ed. New York: Oxford University Press, 1995, p. 156.

40. Trendelenburg U. Mechanisms of supersensitivity and subsensitivity to sympathomimetic amines. *Pharmacological Reviews* 1966; *18*:629-40.

41. Teuber HL. Is it really better to have your brain damage early? A revision of the "Kennard Principle". *Neuropsychologia* 1971; *17*:557-83.

42. Ungerstedt U. Postsynaptic supersensitivity after 6-Hydroxydopamine induced degeneration of the nigro-striatal dopamine system. *Acta Physiologica Scandinavica* (Supl. 367) 1971:69-93.

43. Wainberg MC. Plasticity of the Central Nervous System: Functional Implication for Rehabilitation. *Physiotherapy Canada* 1988; *40*(4):224-32.

44. Wang X, Chun S, Treloar H *et al.,* Localization of Nogo-A and Nogo-66 receptor proteins at sites of axon-myelin and synaptic contact. *Journal of Neuroscience* 2002; *22*(13):5.505-15.

45. Wang KC, Koprivica V, Lim JA *et al.* Oligodendrocyte-myelin glycoprotein is a Nogo receptor ligand that inhibits neurite outgrowth. *Nature* 2002; *417*:941-4.

46. Wickelgren I. Teaching the Spinal Cord to Walk. *Science* 1998; *279*:319-21.

Abordagem Nutricional do Paciente com Paralisia Cerebral

9

PARTE A
Terapia Nutricional do Paciente Neurológico com Disfagia

Luciano Amédée Péret Filho

▶ INTRODUÇÃO

A sensação de fome com participação da visão, do olfato e do paladar, o ato de mastigar, a deglutição, a motilidade do trato digestivo permitindo a passagem do alimento e auxiliando na digestão e absorção dos nutrientes têm a participação do sistema nervoso (Quadro 9.1).[9]

Entende-se por disfagia o distúrbio da ingestão de secreções endógenas e de alimentos necessários à manutenção da vida, podendo ser de origem orofaríngea ou esofagiana, sendo a primeira a mais comum e a mais grave.[4,10]

Numerosas patologias podem comprometer o sistema nervoso, sendo neste capítulo abordados principalmente os quadros de paralisia cerebral secundária a infecção, hipoxia e isquemia do sistema nervoso central com comprometimento progressivo da deglutição interferindo de maneira significativa no ato de se alimentar e, conseqüentemente, no estado nutricional.

Outras patologias poderão se comportar do ponto de vista da ingestão alimentar de forma semelhante, sendo a abordagem nutricional similar.

▶ FATORES INFLUENCIANDO NA DESNUTRIÇÃO

A maioria das crianças com déficits neurológicos importantes depende durante toda sua vida de outrem para se alimentar. A grande susceptibilidade a processos infecciosos com infecções respiratórias e urinárias irá influenciar o estado nutricional.

As alterações emocionais afetam toda a família, influenciando o tratamento da criança.

Este quadro associado a baixo nível socioeconômico constitui fator agravante para comprometimento nutricional.

Pacientes institucionalizados ou com internações repetidas, crises convulsivas de difícil controle, imobilizados no leito e sem exposição à luz solar apresentam maior déficit nutricional.

Quadro 9.1 ▶ Controle neurológico da alimentação[9]

	Principais áreas envolvidas
Fome, saciedade	Hipotálamo, lobo temporal, estrutura límbica e conexões
Deglutição	Nervos trigêmeo, facial, glossofaríngeo, vago e hipoglosso
Peristaltismo esofágico	Tronco cerebral, plexo mioentérico
Peristaltismo gastrointestinal	Plexo mioentérico intrínseco

Os medicamentos utilizados pelos pacientes podem interferir na nutrição.

Praticamente todas as drogas anticonvulsivantes apresentam entre seus efeitos colaterais sintomas gastrointestinais, como dor abdominal, náuseas e anorexia, que interferem na aceitação dos alimentos.[8]

O uso prolongado de fenitoína ou fenobarbital pode interferir no metabolismo da vitamina D, com diminuição da absorção de cálcio do intestino e aceleração da conversão hepática de 25-hidroxivitamina D para metabólico biologicamente inativo, levando ao aparecimento de osteomalacia com hipocalcemia e aumento da fosfatase alcalina.

* Estes medicamentos, além da primidona, podem aumentar o metabolismo também da vitamina K.[8]
* Anemia megaloblástica, provalmente por diminuição da absorção de folato, tem sido encontrada com o uso de fenitoína, fenobarbital e primidona.[8]

O uso prolongado de valproato de sódio pode ocasionar níveis baixos de carnitina.[3]

A complicação tardia do uso de vagabatrina e carbamazepina é o aumento de peso, provavelmente por retenção de água com diminuição da osmolaridade e concentração de sódio no plasma.[1,8] Esta alteração ocorre em 15% das crianças e adolescentes em uso de carbamazepina, sendo duas vezes mais freqüente no sexo feminino.

Outro efeito dos medicamentos anticonvulsivantes é a sedação em grau menor ou maior, dependendo da medicação, o que irá diminuir a ingestão alimentar nesses períodos.

▶ AVALIAÇÃO NUTRICIONAL

A avaliação nutricional[6] é essencial na assistência à saúde dessas crianças. A monitoração deve ser parte integrante dos cuidados dessas crianças.

Uma adequada intervenção exige mensurações repetidas do estado nutricional para avaliação da gravidade e da evolução de possíveis deficiências.

Uma avaliação completa inclui a história clínica e dietética, exame físico, medidas antropométricas (peso, estatura, perímetro cefálico e torácico), idade óssea e análise bioquímica. A utilização da medida de prega cutânea triceptal e circunferência circular do braço não é prática rotineira, porém é útil na estimativa das reservas de gordura e da massa protéica.

A história clínica deverá ser detalhada, dando-se ênfase aos medicamentos em uso, dados socioeconômicos e ambientais que revelam as crianças com maior risco de formas graves de desnutrição.

A história dietética minuciosa com recordatório alimentar é importante.

A mãe ou responsável pela criança deverá anotar todo o volume aceito e qual a dieta utilizada.

Esta anotação deverá incluir os alimentos ingeridos nas últimas vinte e quatro horas ou nos últimos três a sete dias. Deve-se verificar, além da quantidade a qualidade do alimento ingerido, o grau de dificuldade em degluti-lo, presença de tosse, engasgos, crise de cianose, vômitos etc.

O volume realmente aceito, e não o prescrito, é que nos vai fornecer subsídios para avaliar se o teor protéico-calórico está suficiente.

A perda ou falta de ganho de peso é uma constante na evolução dessas crianças. Com a cronificação, a estatura também está comprometida.

O exame físico completo deve incluir, além dos dados antropométricos, o aspecto geral da criança, textura, elasticidade e trofismo da pele, massa muscular, aspecto dos olhos, gengivas e dentes.

Muitas vezes o aspecto geral, principalmente nos casos avançados de desnutrição, nos dá uma avaliação quase tão precisa quanto as mensurações antropométricas e bioquímicas, indicando a necessidade urgente de terapia nutricional agressiva.

Em parcela significativa dos pacientes a preocupação com as condições nutricionais é deixada em segundo plano, preocupando-se com outros aspectos da doença que também são importantes.

A melhora do estado nutricional não interfere de modo direto na evolução da lesão neurológica, mas contribui para a melhora da qualidade de vida e para a diminuição da incidência de complicações.

A deterioração das condições nutricionais, com redução da massa muscular associada a alterações do tônus pela própria patologia neurológica, e a falta de atividade física comprometem grupos musculares importantes. Como exemplo, cita-se a importância na manutenção do tônus e da força muscular cervical, importantes na manutenção da posição da cabeça durante a deglutição.

Os músculos toracoabdominais são responsáveis pela manutenção do padrão respiratório para possibilitar a tosse, se ocorrer aspiração.

É de fundamental importância assistir a ingestão alimentar do paciente, prestando atenção na dificuldade de deglutição, como, por exemplo, na presença de engasgos, crise de tosse, cianose e o tempo da ingestão dos alimentos líquidos e/ou sólidos.

Durante o exame físico, a própria dificuldade em deglutir a saliva indica problemas graves no ato de deglutir, o que irá interferir, com certeza, na aceitação de volume suficiente de alimentos.

▶ MEDIDAS ANTROPOMÉTRICAS

Os dados antropométricos – peso, estatura, perímetro cefálico, circunferência braquial e a espessura da prega cutânea – são comparados com padrões.

O referencial mais utilizado é o padrão NCHS, recomendado pela Organização Mundial da Saúde.[13]

A dificuldade para obtenção do peso e estatura é constante. Para medição do peso, solicita-se que a criança seja pesada no colo de algum familiar, descontando-se o peso do acompanhante.

Como não ficam de pé e em muitas ocasiões não é possível a extensão dos membros inferiores utiliza-se o comprimento dos ossos longos para estimar a sua estatura.

Até 12 anos de idade emprega-se comumente a medida do braço, comprimento da tíbia e/ou do joelho até o tornozelo.

- Comprimento do braço (CB) – distância do acrômio até a cabeça do rádio, medido com o membro superior fletido em 90º: estatura em centímetros = $(4,35 \times CB) + 21,8 - DP = \pm 1,7$.

- Comprimento tibial (CT) – medida da borda súpero-medial da tíbia até a borda do maléolo medial.

Estatura em centímetros = $(3,26 \times CT) + 30,8$ DP $\pm 1,4$.

A mudança do "canal de crescimento", com angulação das curvas de crescimento com valores abaixo do percentil 5 para a idade cronológica, indica situação de risco nutricional grave.

Há vários critérios para avaliar a desnutrição, sendo o mais recomendado o de Wartelow,[11] que utiliza as relações peso/estatura (desnutrição aguda): eutrófico < 110 a ≥ 90%; desnutrição leve < 90 a ≥ 80%; desnutrição moderada < 80 a ≥ 70%; e desnutrição grave < 70%. E a estatura para idade (desnutrição crônica): eutrófico ≥ 95%; desnutrição leve < 95 a ≥ 90%; desnutrição moderada < 90 a ≥ 85%; e desnutrição grave < 85%.

Para o monitoramento da resposta ao tratamento, um bom parâmetro é a referência Z escore, com base no número de desvios-padrão acima ou abaixo da média, podendo ser avaliadas as relações peso/idade; peso/estatura; e estatura/idade (Quadro 9.2).

Naqueles em que a idade estiver acima de 11 anos, o índice da massa corporal é aplicado como critério de avaliação do estado nutricional. Este índice é obtido dividindo-se o peso em quilos pelo quadrado da altura em metros. Os valores considerados limites inferiores da normalidade são 15 entre 11 e 13 anos; 16,5 entre 14 e 17 anos; e 18,5 para os maiores de 18 anos.

▶ AVALIAÇÃO BIOQUÍMICA

Utiliza-se a dosagem sérica de albumina, hemoglobina, fósforo, magnésio, cálcio, potássio e fosfa-

Quadro 9.2 ▶ Classificação* da desnutrição pelo Z escore

	DPC leve	DPC moderada	DPC grave
Peso/estatura	−2 ≤ Z escore < −1 (80 a 90%)	−3 ≤ Z escore < −2 (70 a 79%)	Z escore < −3 (< 70%)
	Baixa estatura leve	Baixa estatura moderada	Baixa estatura grave
Estatura/idade	−2 ≤ escore Z < −1 (90 a 95%)	−3 ≤ Z escore < −2 (85 a 89%)	Z escore < −3 (< 85%)

* OMS
DPC – desnutrição protéico-calórica

tase alcalina. Outras indicações, tais como dosagens de vitaminas e minerais, devem ser reservadas para casos selecionados.

A albumina sérica é indicador de morbimortalidade em crianças hospitalizadas. Quanto menores os seus valores, pior o prognóstico.

▶ AVALIAÇÃO DA DEGLUTIÇÃO

O principal exame utilizado na avaliação da deglutição é o exame contrastado com videofluoroscopia[9] (videodeglutograma).

O contraste baritado é engolido e filmado por fluoroscopia, permitindo a análise dinâmica da deglutição desde a preparação do bolo alimentar na cavidade bucal, a posição da língua, tempo de trânsito faríngeo, presença de reflexo da deglutição, penetração nasal até a movimentação da epiglote, do osso hióide e da laringe. Observa-se também se há presença de aspiração.

O exame é contra-indicado para pacientes com comprometimento respiratório grave, reflexo da tosse bem afetado, nível de consciência bastante deprimido ou na presença de instabilidade hemodinâmica.

▶ ABORDAGEM NUTRICIONAL

O paciente neurológico com disfagia constitui grande desafio para os responsáveis pelo tratamento dessas crianças.

A participação do fonoaudiólogo é fundamental, principalmente nas fases iniciais da doença. O objetivo principal é adequar as quantidades e o tipo de alimento que podem ser ingeridos de maneira segura. Utilizam-se manobras facilitadoras e compensatórias da deglutição.

O uso da sonda nasogástrica nessas crianças é reservado apenas aos períodos de intercorrências com diminuição da aceitação alimentar, retirando-a com a melhora da nutrição por via oral.

Nos casos avançados, nos quais o comprometimento da deglutição impede que a criança receba mais que 70% das necessidades calóricas por via oral, ou quando infecções respiratórias já são freqüentes, é indicada a gastrostomia.

Deverá ser feita uma explicação detalhada aos familiares da importância desta via para alimentar a criança. Na maioria das ocasiões existe uma rejeição inicial a este procedimento pelos pais.

A gastrostomia poderá ser realizada por via endoscópica ou por meio de cirurgia convencional.

O método irá depender da associação ou não do refluxo gastroesofágico patológico com presença de esofagite, em que há indicação da realização conjunta da cirurgia anti-refluxo.

A presença de refluxo é pesquisada pela realização da pHmetria esofagiana em 24 horas, e a esofagite, por meio da endoscopia.

O refluxo é comum nestes pacientes que respondem mal ao tratamento clínico convencional.

Devem-se prescrever alimentos próprios para a idade e que passam pela sonda da gastrostomia.

O cálculo calórico-protéico deverá ser realizado tendo como base o peso estimado em relação à altura do paciente.

Deve-se dar preferência a alimentos utilizados por criança normal desta faixa etária, variando sua consistência e adicionando suplementos calóricos, vitamínicos e minerais de acordo com as necessidades.

A nutrição parenteral tem pouca utilidade na terapia nutricional das crianças com distúrbios neurológicos, uma vez que, na maioria dos casos, o trato gastrointestinal é funcionante.

▶ REFERÊNCIAS

1. Bernardina BD, Fontana E, Vigivero F *et al.* Efficacy and tolerability of vigabarim in children with refractory parcial seizeres a single-blind dose-increasing study. *Epilepsy* 1995; 36:687.

2. Clark JE, Coveus A, Grijota *et al.* Unwanted effects of sodium valproate in children and adolescents. *In:* Personage MJ, Caldural ADS (eds.). Royal Society of Medicine Series. International Congress. Series London Academia Press. 1980.

3. Coulter D. Carinite, valproate and toxicity. *J Child Neurol* 1991; 6:7.

4. Dray TG, Hillel AD, Miller RM. Dysphagia in children, adults and geriatrics. Dysphagia caused by neurologic deficits. *Otolaryng Clin Am* 1988; 31:507-74.

5. Kriel RL, Birnbaun AK, Cloyd JC. Antipileptic drug therapy in children. In: Ashural S, Swaiman K. *Pediatric Neurology* 3ª ed. St. Louis: Mosby, 1999; 1(44):692-718.

6. Mota JAC, Péret Fº LA. Avaliação do estado nutricional na infância. *In:* Péret Fº LA. *Terapia Nutricional nas Doenças do*

Aparelho Digestivo na Infância. 2ª ed. Rio de Janeiro: Medsi, 2003; 7:79-88.

7. Péret Fº LA. Nutrição enteral. *In:* Péret Fº LA. *Terapia Nutricional nas Doenças do Aparelho Digestivo na Infância*. 2ª ed. Rio de Janeiro: Medsi, 2003:51-8.

8. Rall TW, Schleifer LS. Drugs effective in the therapy of the epilepsies. In: Golman AG, Goodman LS, Rall TW, Murad F. *The Pharmacological Bases of Terapeutics*. 7ª ed. New York, 1985; 20:446-72.

9. Silva MKS, Félix DS, Tanure CMG. Doente neurológico. *In:* Teixeira Neto F. *Nutrição Clínica*. 1ª ed. Rio de Janeiro: Guanabara Koogan, 2003; 35:383-9.

10. Trate D. Parkman H, Fisher R. Dysphagia: Evaluation, diagnosis and treatment. *Gastroenterology* 1996; 23:417-32.

11. Waterlow JC. Classification and definition of protein-calorie malnutrion. *N Engl J Med* 1972; 2:19-21.

12. www.cdc.gov/growthcharts/.

PARTE B
Alimentação e Nutrição

Rodrigo Carneiro de Campos

▶ INTRODUÇÃO

Os pacientes portadores de paralisia cerebral geralmente apresentam dificuldade na alimentação, deglutição e, conseqüentemente, na nutrição.

No intuito de diagnosticar, solucionar ou minimizar os impactos provenientes desta condição, deve-se fazer uma avaliação bem direcionada, com abordagem por equipe multidisciplinar, que deve ser composta por neurologista, gastroenterologista, pediatra, fonoaudiólogo, nutricionista, terapeuta ocupacional, fisioterapeuta e psicólogo, entre outros.

Lembramos que não há regras nem limites rígidos que apontem para uma determinada conduta ou procedimento; portanto, a clínica do paciente, o grau de acometimento neurológico, o ambiente psicossocial, as expectativas da família e dos cuidadores, envolvidos com a dinâmica alimentar, e os resultados nutricionais alcançados devem se somar à decisão da melhor conduta para o paciente.

▶ ASPECTOS NEUROEVOLUTIVOS ENVOLVIDOS NO PROCESSO DE ALIMENTAÇÃO

O desenvolvimento e a estabilização do tônus muscular global interferem diretamente no processo de sucção, mastigação e deglutição.

O aparecimento de sistemas bem-organizados irá proporcionar um equilíbrio de mobilidade e coordenação dos vários movimentos simultâneos que são exercidos pelos músculos orofaciais, faríngeos e laríngeos. Esta coordenação é essencial na harmonização das funções de alimentação e respiração.

Etapas do desenvolvimento motor e alimentação

No recém-nascido são observados, na administração do alimento, um reflexo de procura e um padrão de mordida fásica associados à sucção rudimentar, que posteriormente irá evoluir para a formação de pressão negativa intra-oral, com a extensão da cabeça e do pescoço contra a gravidade, proporcionando maior amplitude do movimento da mandíbula, com uma movimentação rítmica e coordenada com a língua, o palato mole e a faringe, fazendo com que o líquido seja transferido para o esôfago.

Na fase de lactente jovem, até por volta do 5º mês, haverá uma estabilização do tônus antigravitacional, com melhora do controle da musculatura orofacial e de cintura escapular. Paralelamente ao desenvolvimento motor, observam-se alterações neurossensoriais que irão melhorar a propriocepção e a sensibilidade das estruturas intra-orais, além de aumentar a harmonia no controle da respiração/deglutição.

A partir do 6º mês, o lactente já possui dissociação de vários movimentos: dos lábios, língua, palato e bochechas. A sensibilidade se torna mais fina e apurada, o que irá propiciar o uso de outros recipientes para alimentos líquidos, como o copo, o qual poderá ser usado a partir do 8º mês. Neste período, a coordenação respiração/deglutição já está bem desenvolvida.

Várias texturas e consistência de alimentos podem e devem ser introduzidas gradativamente ao longo dos próximos meses.

▶ ESTÁGIOS DA DEGLUTIÇÃO EM LACTENTES

Fase oral preparatória

Nesta fase, o alimento é manipulado na boca para formar uma massa uniforme; no caso de líquidos e mamadeiras, esta fase leva um tempo mínimo.

Fase oral

Nesta fase, o alimento é impulsionado para a faringe, o palato mole se eleva e a nasofaringe é fechada.

Fase faríngea

O movimento da parte posterior da língua, aproximando-se da parede faríngea posterior (reflexo de deglutição), deverá durar um segundo. Os seguintes movimentos ocorrem simultaneamente: elevação da laringe, fechamento velofaríngeo, inclinação da epiglote para baixo, fechamento da corda vocal verdadeira e falsa; início do peristaltismo faríngeo; relaxamento do esfíncter cricofaríngeo, permitindo, assim, a passagem do alimento para o esôfago.

Fase esofágica

Movimentos peristálticos através de todo o esôfago.

▶ AVALIAÇÃO CLÍNICA

Quanto aos pacientes portadores de paralisia cerebral (PC), deve-se classificá-los de acordo com a disfunção motora e o comportamento do tônus muscular, pois cada tipo apresentado terá uma prognóstico próprio. Deve-se tentar avaliar a condição cognitiva e psicossocial da criança, sua interação com o meio e as comorbidades presentes, tais como epilepsia, distúrbios do comportamento e do sono, uso de anticonvulsivantes, neurolépticos e drogas psicoativas, o que sem dúvida tem implicações diretas ou indiretas no mecanismo de alimentação e estado de consciência do paciente.

A musculatura orofacial, o controle de tônus axial, as posturas antigravitacionais e os movimentos respiratórios deverão ser avaliados minuciosamente em ambiente silencioso, tranqüilo e com poucos estímulos, uma vez que a deficiência de modulação neurossensorial em relação aos fatores externos influencia diretamente na estabilização do tônus motor. Esta situação deve ser observada não só na avaliação, mas também na alimentação diária do paciente com paralisia cerebral, sendo de fundamental importância no resultado final.

A grande maioria dos pacientes com paralisia cerebral é levada a possuir um tônus muscular elevado, com padrões de reflexo e coordenação motora anormais.

Todo processo motor requer um ponto de mobilidade e um centro de estabilidade, portanto qualquer indivíduo que possua um tônus aumentado irá produzir padrões anormais de ação e, conseqüentemente, posturas incorretas para criar uma estabilidade.

Tanto a hipertonia como a hipotonia ou a flutuação do tônus muscular acarretam padrões anormais de sucção e preensão labial, e também posturas incorretas, dificultando o processo de sucção/deglutição, acarretando o aparecimento de movimentos compensatórios, tais como: protrusão lingual e labial, mordida fásica, hipertonia da mandíbula, entre outros. A cintura escapular deverá merecer atenção especial no processo de alimentação.

A sensibilidade normalmente também é afetada, interferindo no mecanismo de *feedback* motor. Tais mecanismos patológicos e compensatórios são extremamente individuais. Embora alguns padrões possam ser traçados de acordo com sua tonicidade (hipertonia ou hipotonia), sua graduação e expressão clínica são bastante variáveis, o que nos remete a uma avaliação multidisciplinar criteriosa para cada caso, como já mencionado anteriormente.

Além do potencial e da capacidade de alimentação, deve-se também avaliar o estado nutricional em que o paciente se encontra, e o gasto de energia que este processo demanda. Como não possuímos uma ferramenta precisa para isso, lança-se mão do volume e calorias ingeridos comparados com a evolução do ganho de peso e estatura da criança; este último dado às vezes é de difícil obtenção, devido às contraturas e aos encurtamentos presentes nestas crianças.

Na avaliação neurológica leva-se em consideração o grau de comprometimento neurológico e o controle das comorbidades, caso existam – como por exemplo na epilepsia, avaliando-se a freqüência e o tipo de crises e efeitos colaterais dos anticonvulsivantes.

O exame de imagem do sistema nervoso central é interessante ao se somar à história clínica do paciente. De preferência, realiza-se uma ressonância magnética do encéfalo, embora muitas vezes a tomografia também seja útil. Deve-se avaliar se existe atrofia, principalmente em região motora, núcleos de base, cerebelo e, se possível, se há integridade anatômica do tronco cerebral; é importante ressaltar que nem sempre poderemos fazer a correlação direta entre imagem e função, porém na grande maioria dos casos em que houver extenso acometimento estrutural a função quase que invariavelmente estará prejudicada e o prognóstico será pior. Fato este que facilita, em determinados casos, a opção por medidas mais drásticas e definitivas, como por exemplo a realização de gastrostomia.

Situações nas quais se deve encaminhar o paciente para estudo da deglutição:

- Engasgos e tosse freqüentes durante a alimentação.
- Alterações respiratórias (apnéia, respiração ruidosa).
- Resistência ao alimento.
- Sialorréia e dificuldade de deglutição da saliva.
- Infecções recorrentes de vias áreas superiores (lembrar das otites de repetição).
- Pneumonias e episódios recorrentes de hiperatividade brônquica.
- Ganho de peso insatisfatório.
- Sinais clínicos de desnutrição.
- Vômitos e regurgitação freqüentes.
- Distúrbio de crescimento.

- Tempo de alimentação superior a 30 minutos.
- Instabilidade ou piora do tônus durante a alimentação.
- Episódios recorrentes de desidratação.
- Internações freqüentes.
- Dificuldade de administração de medicamentos.

▸ ABORDAGEM TERAPÊUTICA

Sempre procura-se comprometer vários profissionais no acompanhamento deste paciente. Sem dúvida o fonoaudiólogo tem papel de destaque na abordagem, com intervenção direta nos aspectos do desenvolvimento neuromotor, na correção de padrões anormais, na escolha de processos alternativos de alimentação, bem como na melhora da propriocepção intra-oral, o que irá contribuir nos mecanismos sensoriomotores da deglutição. A escolha de ferramentas úteis a cada caso, tais como bicos, copos e colheres especiais, também deverá ser orientada por este profissional.

Caso a alimentação e a nutrição destes pacientes não se processem de maneira satisfatória, deve-se, em alguns casos, propor o uso de vias altenativas de alimentação, tais como sondas (nasogástricas ou nasoentéricas), sendo estas medidas paliativas; ou então realizar precedimento cirúrgico de gastrostomia, com base na disfunção, no estado de nutrição e no déficit neurológico apresentados pela criança. Nestes casos, obrigatoriamente a família é chamada a participar do processo, pois suas sugestões e informações serão fundamentais. Observa-se na nossa prática diária uma resistência inicial da família quanto à realização de procedimento cirúrgico, que posteriormente evolui para uma tranqüilidade e satisfação com os resultados obtidos, tanto do ponto de vista nutricional quanto pela facilidade no trato diário da criança, aumentando o tempo para lazer e outras atividades, diminuindo assim a sobrecarga do cuidado, bem como de situações freqüentes de consultas médicas, infecções e internações hospitalares.

▸ REFERÊNCIAS

1. Arvedson JC. Management of swallowing problems. In: Arvedson JC, Brodsky L (eds.). *Pediatric Swallowing and Feeding; Assessment and Management*. San Diego: Singular Publishing Group, 1993:364-5.

2. Bandini L, Patterson B, Ekvall SW. Cerebral Palsy. *In:* Ekvall SW (ed.). *Pediatric Nutrition in Chronic Disease and Developmental Disorders.* New York: Oxford University Press, 1993:165-72.

3. Cully WJ, Middleton TO. Caloric requirements of mentally retarded children with and without motor dysfunction. *J Pediatr* 1969; 75:380.

4. Isaacs JS, Georgeson KE, Cloud HH, Woodall N. Weight gain and triceps skinfolds fat mass after gastrostomy placement in children with developmental disabilities. *J Am Diet Assoc* 1994; 94:849-54.

5. Krieger I. *Nutrition and the Central Nervous System: Pediatric Disorders of Feeding, Nutrition, and Metabolism.* New York: Wiley, 1982:156-57.

6. Morris ES, Klein DM. *Prefeeding skills: a comprehensive resource for feeding development.* Arizona: Therapy Skills Builders, 1987.

7. Mueller HF. In: Finnie NR (ed.). *Handling the Young Cerebral Palsied Child at Home.* New York: Dutton, 1975:119-21.

8. Rogers B, Arvedson J, Buck G *et al.* Characteristics of dysphagia in children with cerebral palsy. *Dysphagia* 1994; 9:69-73.

Tratamento Medicamentoso da Espasticidade na Paralisia Cerebral

José Salomão Schwartzman

▶ INTRODUÇÃO

O termo paralisia cerebral (PC) tem sido utilizado desde a segunda metade do século passado para referir um grupo muito heterogêneo de pacientes que apresentam, em comum, prejuízos exclusiva ou predominantemente motores e/ou do tônus muscular decorrentes de uma condição não-progressiva, adquirida precocemente. Como veremos adiante, a utilização deste termo pressupõe que o paciente preencha várias condições presentes em alguma das definições correntemente aceitas. Muito embora o prejuízo motor deva estar sempre presente, ele não é, em geral, único, e encontraremos numa proporção bastante significativa de pacientes a associação do defeito motor com prejuízos intelectuais, sensitivos, visuais, auditivos e outros. De qualquer forma, é importante que se guarde a denominação de PC para aqueles casos em que, apesar de poderem estar presentes vários prejuízos, o motor é o mais importante. Nos pacientes em que o grau de acometimento motor e intelectual for igualmente grave, outros diagnósticos deverão ser formulados, como, por exemplo, encefalopatia crônica não-progressiva.

▶ DEFINIÇÃO SOBRE PARALISIA CEREBRAL

Várias definições têm sido propostas para a PC, e a do Little Club (1960) é bastante utilizada: *Pa-ralisia cerebral é uma desordem do movimento e da postura, persistente, porém variável, surgida nos primeiros anos de vida pela interferência no desenvolvimento do SNC, causada por desordem cerebral não-progressiva.*

Outra definição que nos parece útil é a de Barraquer Bordas e cols. (1966), segundo a *qual a paralisia cerebral é seqüela de uma agressão encefálica, que se caracteriza, primordialmente, por transtorno persistente, porém não invariável do tônus, da postura e do movimento; surge na primeira infância e não é apenas diretamente secundária a uma lesão não-evolutiva do encéfalo, mas também se deve à influência que tal lesão exerce sobre a maturação neurológica.*

Outra definição proposta por Nelson e Ellenberg (1978) propõe que a paralisia cerebral se caracteriza por *controle aberrante do movimento ou postura que surge cedo na vida (secundário a uma lesão, dano ou disfunção do sistema nervoso central) e que não é resultado de doença cerebral progressiva ou degenerativa.*

Por estas definições pode-se perceber que, para que se possa utilizar adequadamente o termo PC, é necessário que certas condições sejam atendidas. A causa deverá ser fixa, não progressiva; deverá estar presente nos primeiros anos de vida e deverá se manifestar, principalmente, por desordem do movimento e da postura. Fica também explicitado que, embora decorrente de uma condição fixa, certas características podem se modificar em função de fatores biológicos, diretamente relacionados a processos de maturação do SNC, de fatores ambientais e circunstanciais.

▶ CLASSIFICAÇÃO DOS QUADROS DE PARALISIA CEREBRAL

Os quadros de PC podem ser classificados de acordo com o tipo predominante de prejuízo motor presente, bem como de acordo com a sua distribuição corporal. Com relação a este tipo de classificação, podemos citar a publicada em 1956 pelo Comitê da Academia Americana de Paralisia Cerebral (Minear, 1956) e a do Little Club (1959) (ver Quadros 10.1 e 10.2).

Os prejuízos motores que podem estar presentes nos casos de PC decorrem dos vários tipos de déficits possíveis, e que incluem problemas neuromusculares e musculosqueléticos como, por exemplo, espasticidade, distonia, contraturas musculares, deformidades ósseas, incoordenação motora e fraqueza.

Podemos definir espasticidade como uma atividade muscular involuntária excessiva e inadequada que ocorre com uma paralisia ou síndrome do neurônio motor central. Na verdade, a espasticidade é apenas uma dentre várias outras características que podem estar presentes em associação com a síndrome do neurônio motor central.

As manifestações clínicas da espasticidade incluem aumento na resposta ao reflexo de estiramento, que é velocidade-dependente, e exagero na resposta aos reflexos miotáticos.

Espasticidade pode ser avaliada pela flexão e extensão passiva dos vários grupos musculares examinados. A avaliação do tônus muscular ainda se apóia, em geral, na observação subjetiva do examinador, podendo levar a interpretações discutíveis, principalmente nos casos de alteração discreta. Em associação com a espasticidade, usualmente encontraremos aumento dos reflexos miotáticos, *clonus* e reflexo cutaneoplantar em extensão (sinal de Babinski). É interessante assinalar aqui as dificuldades que poderão ser encontradas para a interpretação correta da resposta aos reflexos cutaneoplantares em crianças pequenas, levando-se em conta que nelas, em geral e em condições normais, a resposta é em extensão.

Na decisão para o tratamento da espasticidade em um paciente com PC, deve-se levar em conta se a espasticidade, naquele caso particular, não está, antes, a serviço do paciente, garantindo, por exemplo, a força muscular necessária para que fique em pé ou mesmo para que consiga andar. Obviamente, nestes casos, a redução da espasticidade poderá resultar em perdas funcionais, o que deve ser evitado.

Vários tipos de tratamento têm sido utilizados ao se tratar a espasticidade, tais como a fisioterapia tradicional, medicamentos por via oral (baclofen, dantrolene sódico e diazepínicos), agentes químicos (fenol, toxina botulínica), cirurgias ortopédicas, medicamentos por via intratecal (baclofen) com o uso de bombas de injeção continuada, e rizotomia dorsal seletiva (Milla e Jackson, 1973; Schwartzman e Kogler, 1973; Ford *et al.*, 1976; Schwartzman *et al.*, 1976; Flett, 2003).

Não nos ocuparemos neste capítulo de todas as modalidades de tratamento da espasticidade, mas nos restringiremos ao tratamento medicamentoso por via oral. As outras formas de intervenção serão discutidas em outros capítulos desta obra.

O tratamento medicamentoso por via oral não é, de forma alguma, o mais importante; mas deve-

Quadro 10.1 ▶ Classificação da paralisia cerebral segundo a Minear (1956)

Disfunção motora e topografia
A – Espástica Diplegia – comprometimento maior nos membros inferiores Quadriplegia – prejuízo equivalente nos quatro membros Hemiplegia – comprometimento de um dimídio corporal Dupla hemiplegia – membros superiores mais comprometidos
B – Discinética Hipercinética ou coreoatetóide Distônica
C – Atáxica
D – Mista

Quadro 10.2 ▶ Classificação da paralisia cerebral segundo o Little Club (1959)

Paralisia cerebral espástica
Paralisia cerebral distônica
Paralisia cerebral coreoatetósica
Paralisia cerebral atáxica
Paralisia cerebral atônica
Formas mistas

rá ser considerado em alguns casos, principalmente quando a espasticidade é difusa, uma vez que sua utilização em casos de espasticidade focal não é, em princípio, indicada.

Das drogas utilizadas com esta finalidade, o baclofen é provavelmente aquela mais comumente empregada. Trata-se de um agente agonista do ácido gama-aminobutírico, prontamente absorvido, mas que ultrapassa com dificuldades a barreira hemato-encefálica. Devido à baixa difusão através da barreira hematoencefálica, tem sido utilizado por injeção intratecal, em geral com o uso de uma bomba injetora de fluxo contínuo. Trata-se de droga usualmente bem tolerada, quando utilizada por via oral, com poucos efeitos colaterais, e que pode reduzir a espasticidade. Utilizado à noite, o baclofen pode trazer benefícios no sentido de proporcionar relaxamento muscular e discreta sedação.

O tratamento com este medicamento deve sempre ser iniciado com doses baixas, que são gradualmente elevadas até que se atinja a dose diária ótima. Aumenta-se a dose lentamente em incrementos de 1 a 2mg/kg/dia, em três a quatro doses diárias. O baclofen tem sido utilizado na dose de 20 a 80mg/dia em doses fracionadas. Muito embora seja considerada uma droga que atua especificamente na medula espinal, uma ação cerebral é muito provável, a se julgar pela sedação que pode ocorrer e por sintomas de abstinência que podem ser provocados pela suspensão abrupta de seu uso, levando a quadros de extrema irritação, alucinações visuais etc.

O tratamento em adultos deve ser iniciado com dose de 5mg três vezes ao dia; para uma titulação cuidadosa da dose, ela deve ser subseqüentemente elevada a intervalos de três dias, em 5mg três vezes ao dia, até que a dose diária necessária seja atingida. A dose ótima geralmente varia entre 30 e 80mg/dia, embora em pacientes hospitalizados doses diárias entre 100 e 120mg possam ser ocasionalmente administradas.

Em crianças, o tratamento deverá ser iniciado com doses bastante baixas, na ordem de 0,3mg/kg ao dia, em doses fracionadas, e esta dosagem deverá ser elevada a intervalos de uma a duas semanas, até que consiga o efeito clínico desejado. Em pediatria, a dose se situa na faixa de 0,75 a 2mg/kg. Em crianças acima de 10 anos, doses máximas diárias de 2,5mg/kg podem ser administradas. Se não surgirem os benefícios do tratamento após seis a oito semanas de administração da dose máxima do produto, deve-se avaliar a continuidade do tratamento.

Esta dose deve ser adaptada às necessidades do paciente, de modo que *clonus*, espasmos flexores e extensores e a espasticidade sejam reduzidos, mas que efeitos adversos sejam evitados ao máximo. Este medicamento deve ser ingerido durante as refeições com um pouco de líquido. Deveremos evitar doses que levem à fraqueza muscular e que tragam maiores prejuízos funcionais, pois, em alguns casos, a espasticidade garante a manutenção de algumas posturas e movimentos úteis.

A descontinuação do tratamento deve ser gradual, para que se evitem sintomas de abstinência.

O dantrolene sódico, que já foi considerado por alguns autores (Whyte e Robinson, 1990) como sendo a droga de primeira escolha para o tratamento da espasticidade de origem cerebral, não tem demonstrado, na verdade, resultados muito animadores em boa parte dos casos tratados.

O diazepam, droga do grupo dos benzodiazepínicos, pode ser utilizado como droga antiespástica com bons resultados; entretanto, seu poderoso efeito sedativo torna seu uso contínuo indesejável. O clonazepam, outra droga do grupo, pode ter bom efeito antiespástico, embora sedação e hipersecreção brônquica sejam freqüentes e, evidentemente, indesejáveis.

Em certos casos resistentes aos medicamentos citados, poderemos tentar associações tais como baclofen e dantrolene sódico ou com diazepam.

Muito embora o foco deste capítulo seja a espasticidade e seu tratamento, nos parece interessante comentar alguns aspectos sobre o tratamento medicamentoso de outra forma freqüente de PC, qual seja a PC discinética.

Discinesias são definidas como movimentos anormais que são mais evidentes quando o paciente inicia um movimento voluntário. Os padrões motores e as posturas dos pacientes discinéticos são secundários ao controle inadequado do tônus muscular e coordenação (Brun e Kyllerman, 1979; Kyllerman, 1982; Kyllerman *et al.*, 1982). Quando estes pacientes estão relaxados, em geral na posição supina, predomina o tônus rebaixado, e a movimentação passiva é bastante facilitada. Os pacientes discinéticos são divididos em dois grupos: os hipercinéticos/coreoatetóides, que apresentam movimentos involuntários com a presença de movimentação associada, isto é, movimentação de um membro ou de parte dele que leva à movimentação de outros grupamentos musculares não interessados no movimento principal; e os distônicos, em que se encontra um tônus muscular muito variável, e estas variações são geralmente induzidas por movimentos.

Nas formas distônica e coreoatetósica predominam as alterações do tônus, postura e movimentos, caracterizando uma disfunção do sistema motor extrapiramidal.

As formas discinéticas de PC têm sido tratadas com o triexifenidil (Artane), carbamazepina (Tegretol), dopamina e diazepam, com resultados variáveis (David, 1992).

Temos utilizado o triexifenidil na PC distônica e coreoatetósica, na dose de 5 a 20mg/dia, com resultados razoáveis em alguns casos. Os efeitos colaterais com estas doses não costumam ser freqüentes nem importantes. Doses maiores, que têm sido utilizadas por alguns autores, podem trazer benefícios motores mais evidentes; porém, podem levar à evidente deterioração intelectual, possivelmente resultante do efeito antimnéstico que esse medicamento pode exercer quando utilizado em doses elevadas.

▶ REFERÊNCIAS

1. Barraquer Bordas L, Ponces Vergé J, Corominas Vigneaux J et al. *La parálisis cerebral infantil.* Barcelona: Editorial Científico-Médica, 1966.

2. Brun A, Kyllerman M. Clinical pathogenetic and neuropathological correlation in dystonic cerebral palsy. *Eur J Pediatr* 1979; *131*:93-104.

3. David RB. *Pediatric neurology for the clinician.* Norwalk: Appleton & Lange, 1992.

4. Flett PJ. Rehabilitation of spasticity and related problems in childhood cerebral palsy. *J Pediatr Child Health* 2003; *39*:6-14.

5. Ford F, Bleck EE, Aptekan RG et al. Efficacy of dantrolene sodium in the treatment of spastic cerebral palsy. *Develop Med Child Neurol* 1976; *18*:770-83.

6. Kyllerman M. Dyskinetic cerebral palsy. II. Pathogenetic risk factors and intra-uterine growth. *Acta Paediatr Scand* 1982; *71*:559-68.

7. Kyllerman M, Bager B, Bensch J. Dyskinetic cerebral palsy. I. Clinical categories, associated neurological abnormalities and incidences. *Acta Paediatr Scand* 1982; *71*:543-58.

8. Little Club Clinics in Developmental Medicine 2. Child neurology and cerebral palsy: a report of an international study group. London: William Heinemann Medical Books, 1960.

9. Milla JJ, Jackson ADM. A controlled trial of baclofen in children with cerebral palsy. *J Int Med Res* 1973; *5*:398-404.

10. Minear WL. A classification of cerebral palsy. *Pediatrics* 1956; *18*:841-52.

11. Nelson KB, Ellenberg JH. Epidemiology of cerebral palsy. *Adv Neurol* 1971; *19*:421-35.

12. Schwartzman JS, Kogler ET. Estudo piloto sobre efeitos do produto Ciba 34647-ba na paralisia cerebral espástica. *Folha Médica* 1973; *66*:73-9.

13. Schwartzman JS et al. Efeitos do lioresal na paralisia cerebral. *Folha Médica* 1976; *72*:297-302.

14. Whyte J, Robinson K. Pharmacologic management. In: Glenn MB, Whyte J (eds.) *The practical management of spasticity in children and adults.* Philadelphia: Lea & Febiger, 1990.

Uso da Toxina Botulínica (TbA) no Tratamento da Criança com Paralisia Cerebral

Cesar Luiz Andrade Lima
Luiz Fernando Fonseca
Mara Letícia Gamboji Teixeira
Marcella de Araujo Fonseca

▶ INTRODUÇÃO

Nos últimos 15 anos, a toxina botulínica do tipo A (TbA) tem sido usada amplamente de forma terapêutica no tratamento de doenças neuromusculares. Pesquisas permitiram a transformação da toxina botulínica, um perigoso e poderoso veneno, em uma droga capaz de ajudar e até mesmo curar pacientes portadores de condições clínicas que anteriormente eram de difícil tratamento.[23] A TbA é sem dúvida a droga mais efetiva descoberta para o tratamento de distúrbios específicos do movimento desde a introdução da levodopa para o tratamento da doença de Parkinson há 20 anos.[23]

Atualmente, uma boa indicação para o uso da TbA é a espasticidade. O termo *espasticidade* deriva do grego *spastikos,* que significa encurtado. Ele é puramente descritivo e não se refere a nenhuma patologia ou etiologia em particular. Segundo Albright, citado por Costa Val (Capítulo 12), é mais fácil diagnosticar que definir espasticidade e mais fácil definir que tratar. A definição mais aceita é a que a considera como um distúrbio do movimento, velocidade-dependente caracterizada por uma resposta exagerada da resistência muscular à aplicação de um estiramento passivo associada a exacerbação dos reflexos profundos e aumento do tônus muscular.[17,27] Acompanha-se usualmente de outras disfunções motoras, como incoordenação, fraqueza e atrofia muscular, clônus, inadequação da geração de força para o movimento, perda do controle de movimentos seletivos, destreza, co-contração etc.[2,27]

Clinicamente, o que se observa é uma dificuldade na execução do movimento. Na realidade, o que ocorre na espasticidade é um grande gasto energético e consumo de oxigênio, grande contração muscular para pouca execução de movimento. Ao dificultar o movimento, a espasticidade pode interferir diretamente no posicionamento da criança, prejudicar a execução das atividades da vida diária e prática, comprometer a alimentação, higiene, transferências e eventual marcha.[13,19,24,27] Quando não tratada, é causa de diversas incapacidades, contraturas, deformidades, rigidez, luxações e dor.[13,19,24,27] Em algumas situações muito especiais, a espasticidade pode, no entanto, ser útil à criança. São situações nas quais a criança utiliza-se da espasticidade para conseguir executar uma atividade de forma mais funcional.[22] Um exemplo é a criança que, com espasticidade da musculatura extensora dos membros inferiores, consegue posicionar-se em ortostatismo.

A espasticidade é um distúrbio freqüente nas lesões congênitas ou adquiridas do sistema nervoso central e afeta milhões de pessoas em todo o mundo.[4] Ocorre, em especial, secundária ao acometimento do sistema piramidal ou do neurônio motor superior e do sistema extrapiramidal. No sistema piramidal a lesão primária pode acontecer no córtex motor, cápsula interna e no trato corticoespinal. No sistema extrapiramidal o comprometimento se dá nos núcleos da base.

O tratamento da espasticidade deve ser agressivo, precoce e realizado por uma equipe multidisciplinar. Existem diversas formas de tratamento. Os bloqueios químicos neuromusculares, entre eles o efetuado com a TbA, é uma delas. A TbA atua inibindo a contração muscular involuntária excessiva, facilitando a execução do movimento e diminuindo os gastos energéticos e o consumo de oxigênio.

Existem oito toxinas identificadas produzidas pela bactéria anaeróbica *Clostridium botulinum*. Sete delas são neurotoxinas designadas pelas letras de A a E. Atualmente, no Brasil, tem sido usada a toxina do tipo A, que é comercializada em duas preparações diferentes com os nomes comerciais de Botox® e Dysport®. A toxina botulínica do tipo B, comercializada nos EUA e Europa com os nomes de Neurobloc e Myobloc, respectivamente, ainda não é comercializada no Brasil.

A aplicação da toxina botulínica é um procedimento médico. Médicos que se interessem pelo tratamento da espasticidade com a TbA devem ter conhecimento na área de pediatria, neurologia, ortopedia, reabilitação e possuir treinamento adicional nas técnicas de aplicação para que possam decidir onde, quando, como e quanto aplicar do medicamento.

▶ HISTÓRICO

A toxina botulínica é a mais potente toxina conhecida. No final do século XIX era tida como a causadora da doença de Kerner, nome que antecedeu botulismo para definir uma doença da época geralmente fatal e provocada por intoxicação alimentar.[26]

As primeiras referências sobre o botulismo provavelmente se reportam à Idade Média e ao Império Romano.[23] No entanto, foi Justinius Kerner (1786-1862),[14] médico e poeta alemão, que entre 1817 e 1822 escreveu e publicou a descrição dos sintomas e sinais clínicos da doença, associando-os à ingestão de alimentos malcozidos, principalmente linguiças. Ele chamou de veneno das linguiças o suposto agente etiológico.[23,26] Em 1822, em um segundo trabalho, analisou e resumiu o quadro clínico de

155 pacientes portadores da doença. Para tanto, fez estudos *post mortem*, pesquisas em animais, experiências em si mesmo e concluiu que a toxina botulínica atuava interrompendo a transmissão de sinais entre o sistema motor, periférico, simpático e parassimpático, mas deixava íntegro o sistema sensitivo. Ele descreveu também as alterações musculares, a paralisia e a asfixia, a qual era a causa mais freqüente da morte.[23]

Em 1885, Claude Bernard, eminente fisiologista, escreveu em seu trabalho *Ciências experimentais:* "Venenos podem ser empregados como meios de destruição da vida ou como agentes no tratamento de doenças".[26] Ele se referia à então desconhecida toxina botulínica.

Emille Pierre van Emergen, professor de microbiologia, em 1895, na Bélgica, conseguiu, depois de analisar lesões cutâneas de pessoas que compareceram a uma mesma cerimônia de funeral e examinar os alimentos servidos naquela ocasião, isolar uma bactéria anaeróbica que foi chamada inicialmente de *Bacillus botulinus* e, posteriormente, de *Clostridium botulinum*. Ele injetou cultura dessa bactéria em animais e observou o aparecimento de sinais e sintomas do botulismo.[23,26]

Em 1897, Kempner demonstrou que substâncias inativas das culturas de Emergen injetadas em cabras davam origem a uma antitoxina que podia neutralizar a toxicidade da toxina botulínica e prevenir a morte.[26]

No início do século XX, o botulismo quase fechou a indústria de alimentos enlatados nos EUA. Entre 1920 e 1930, com a melhora da tecnologia, conseguiu-se então neutralizar a toxina botulínica.

Durante a II Guerra Mundial, houve novo interesse pela toxina botulínica. O Serviço de Inteligência dos aliados descobriu que os países do Eixo estavam desenvolvendo armas químicas e que as bactérias escolhidas para tal eram o *Clostridium botulinum* e o *Bacillus antracis*. A possibilidade do uso deste tipo de arma com alto poder destrutivo levou a U.S. National Academy of Sciences, por intermédio dos professores E.B. Fred e Ira Baldwin, da Universidade de Wisconsin, e Stanhope Bayne-Jones, da Universidade de Yale, a planejar e montar um laboratório (Camp Detrick e posteriormente Fort Detrick) mantido pelas Forças Armadas com o intuito de pesquisar e investigar possíveis toxinas que pudessem ser usadas como armas químicas.[26] Nesse período, muito se pôde aprender sobre saúde pública e técnicas laboratoriais mais seguras, embora não fosse esse o objetivo imediato.

Em 1944, E.J. Shantz foi designado para trabalhar em Fort Detrick para estudar a natureza das toxinas botulínicas e como purificá-las. Na verdade, a purificação da toxina tipo A tinha sido feita por Hermann Sommer, na Universidade da Califórnia, em 1920, mas até então não se tinha conseguido produção em larga escala. Coube a Shantz a adaptação da purificação da TbA para a produção em grande quantidade.[26]

Carl Lamana, em 1946, conseguiu cristalizar a TbA e demonstrou que o seu alto peso molecular (900.000 dáltons) era formado por unidades tóxicas (150.000 dáltons) e unidades não-tóxicas que protegiam a toxina da ação das enzimas digestivas.

Em 1968, Fort Detrick foi definitivamente fechado pelos acordos multinacionais sobre armas biológicas. Muitos dos cientistas, inclusive Shantz, foram trabalhar no Departamento de Microbiologia do Alimento e Toxicologia da Universidade de Wisconsin. Nesta época ocorreu um encontro fortuito entre Shantz e Alan Scott, médico oftalmologista que pesquisava o uso de substâncias químicas para o tratamento de blefaroespasmo e estrabismo. Foi Alan Scott quem fez o primeiro uso clínico da TbA com resultado satisfatório. Em 1970, a FDA, órgão regulamentador americano, licenciou a TbA para este uso específico.

Finalmente, em 1989, a FDA autorizou o uso da TbA como droga e a entregou para a indústria farmacêutica para produção em alta escala.

Em 2001, outro tipo de toxina botulínica, a toxina botulínica tipo B, foi licenciado para uso nos Estados Unidos e na Europa, para o tratamento da distonia cervical; mas, desde então, está sendo usada para o tratamento do mesmo tipo de patologias tratadas com TbA. Outros tipos de toxinas, a F e E, continuam sendo pesquisados.

▶ MECANISMO DE AÇÃO

O mecanismo de ação da toxina botulínica é complexo e ainda não está totalmente compreendido. Sabe-se que ocorre uma desnervação química específica que atinge apenas o bloqueio da liberação da acetilcolina na junção neuromuscular.[5] Seletiva-

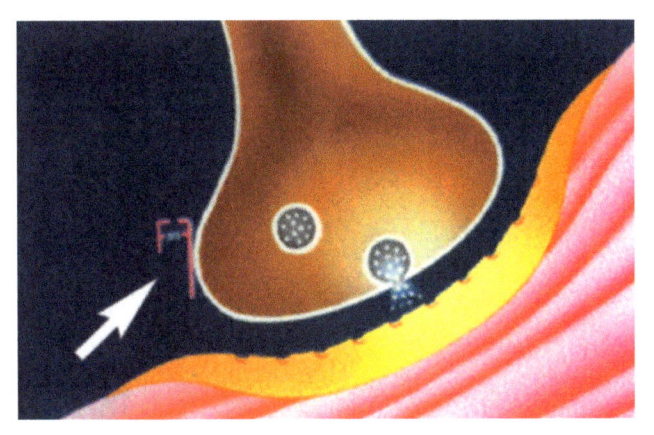

Fig. 11.1 ▶ A TbA aproxima-se da junção mioneural.

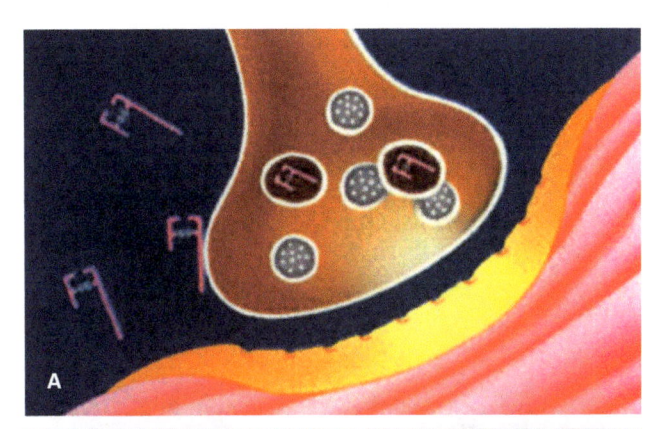

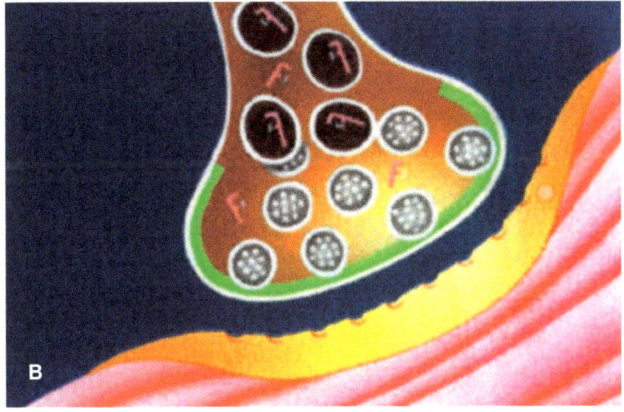

Fig. 11.2 ▶ **A** e **B** Internalização. A TbA atinge o citoplasma das células das vesículas de acetilcolina e inibe sua liberação na fenda mioneural.

mente a toxina botulínica inativa os terminais colinérgicos dos nervos periféricos, bloqueando a liberação da acetilcolina na terminação pré-sináptica, por desativação de proteínas de fusão, impedindo desta forma que ela seja liberada na fenda sináptica. Assim, a despolarização do terminal pós-sináptico não ocorre e, em conseqüência, a contração muscular não acontece.[18]

A inativação do mecanismo de neurotransmissão é feita em quatro estágios[25] (Figs. 11.1 a 11.4):

a. Ligação da toxina botulínica a receptores na superfície pré-sináptica do nervo colinérgico. Esta fase é muito rápida, específica e irreversível.

b. Internalização. A toxina botulínica é absorvida pelas células que contêm as vesículas de acetilcolina.

c. Translocação. É a fase na qual a toxina botulínica atravessa a membrana da vesícula de acetilcolina e atinge o citoplasma das células.

d. Proteólise. Por meio da proteólise, o mecanismo de liberação da acetilcolina é inibido.

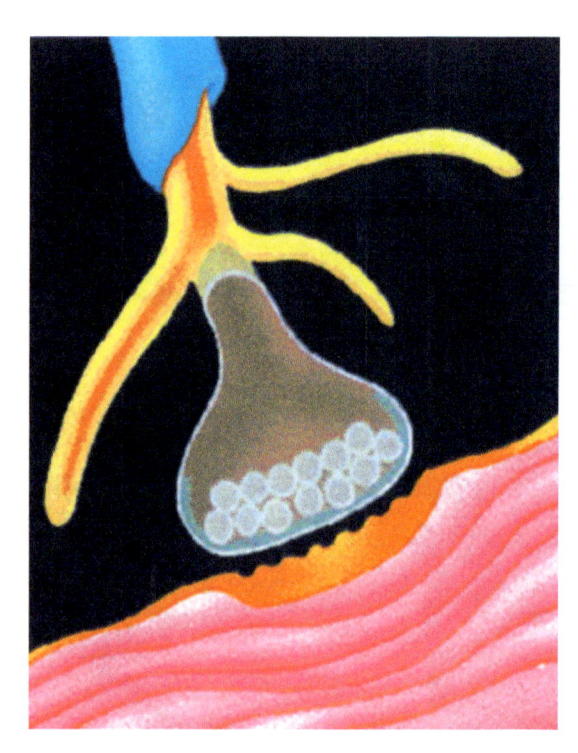

Fig. 11.3 ▶ Rebrotamento da terminação nervosa.

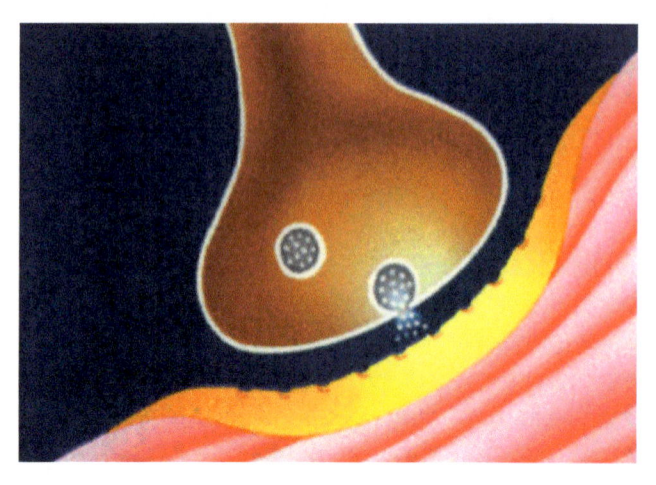

Fig. 11.4 ▶ Reinicia-se a liberação de acetilcolina na fenda mioneural.

O efeito da desnervação provocada pela toxina botulínica é reversível e permanece por período aproximado de 4 a 6 meses. Isto ocorre porque neste processo não existe neurólise, mas somente desativação temporária do mecanismo de liberação da acetilcolina. A sua formação não é afetada. Assim que a desnervação é realizada, inicia-se o rebrotamento da terminação pré-sináptica do nervo colinérgico, que estará completo em alguns meses com o restabelecimento do mecanismo de transmissão da acetilcolina. Muitos são os fatores que contribuem e participam deste mecanismo, mas algumas das reações bioquímicas e celulares ainda são desconhecidas.[25]

Outros mecanismos de ação da toxina botulínica, tais como, ação em neurônios motores a distância, alteração dos reflexos e atividade central, têm sido estudados, mas os resultados ainda são inconclusivos.[23]

Na maioria dos casos, os benefícios do bloqueio com a toxina botulínica permanecem somente durante o período de duração da paralisia. Ocasionalmente, entretanto, observa-se que os efeitos benéficos permanecem por um tempo mais prolongado, o que sugere que outros mecanismos participem do processo.[6]

Após a injeção da toxina botulínica, o efeito gradualmente se estabelece entre alguns dias e algumas semanas e permanece por 3 a 6 meses. A TbA atinge os planos teciduais, fibras musculares e músculos adjacentes por difusão. Não se sabe como e nem por que, mas existe um tropismo pelas junções neuromusculares dos músculos onde as contrações são mais ativas, como os espásticos, nos quais existe contração involuntária excessiva. Injeções repetidas não alteram o mecanismo de ação, mas os resultados podem ser diferentes pela formação de anticorpos.[23]

A duração e o efeito são dose-dependentes, mas estão sujeitos à tolerância biológica e a variações individuais. Segundo Eleopra e cols.,[9] as variações dependem de:

- Número e tipo de receptores pré-sinápticos.
- Diluição da toxina botulínica.
- Volume utilizado.
- Infiltrações simples ou múltiplas.
- Variação do princípio ativo na dose utilizada.
- Presença de anticorpos.

A conclusão dos autores foi que a condição intrínseca do músculo é importante na variação da resposta clínica do paciente.

▶ SELEÇÃO DO PACIENTE

A toxina botulínica tipo A não cura a espasticidade. É um tratamento sintomático e precisa ser repetido a intervalos regulares. O tratamento converte a paresia com hiperatividade muscular em paresia com hipoatividade. É uma terapia focal para uma patologia de comprometimento múltiplo, sendo um meio útil de se controlar a contração muscular involuntária excessiva de grupos musculares localizados ou regionais.

É indispensável a avaliação das condições e do potencial da criança antes da aplicação da TbA. O diagnóstico correto, etiologia, idade, distribuição geográfica da espasticidade, deformidades, possibilidades de reabilitação e cognitivo são fatores importantes na seleção do paciente.

Recomenda-se que o tratamento com a TbA seja precoce, para que se obtenham efeitos mais prolongados, prevenção ou redução da incidência de contraturas e adiamento de eventuais procedimentos cirúrgicos. A idade ideal de aplicação é entre 1 e 5 anos, durante o período do desenvolvimento motor dinâmico, no qual a chance de se mudar o curso natural da doença é maior.[12] Apesar do tratamento, grande número de crianças necessitará de algum tipo de cirurgia, mas, sem dúvida, existe uma clara vantagem em postergá-las para depois dos 6 anos, porque nesta idade as cirurgias serão definitivas e com menor possibilidade de recidivas.[12] Antes dos 6 anos de idade, o desenvolvimento da criança é muito rápido, e é comum acontecer uma desproporção entre o crescimento ósseo e o crescimento do músculo espástico, o que leva a encurtamentos e recidiva das deformidades.

Segundo Cosgrove,[7] o tratamento precoce da espasticidade com TbA pode, teoricamente, quebrar o ciclo de evolução de deformidades, evitando que o espasmo muscular inicial evolua para contratura, deformidade, fibrose e dor. Pode também influenciar a remodelação de circuitos centrais e prevenir o aparecimento de padrões patológicos ou compensatórios de desenvolvimento. Certamente o uso da TbA nestes casos é coadjuvante e só terá efeito satisfatório se associado ao uso de órteses e a um programa de reabilitação.

Há evidências de que fatores mecânicos periféricos ligados ao complexo musculotendíneo tenham participação determinante na instalação da espasticidade. Cosgrove injetou TbA em gastrocnêmios de ratos em crescimento e propositalmente lesados antes que desenvolvessem espasticidade. Os resultados convincentemente mostraram que a TbA bloqueou o desenvolvimento das alterações biomecânicas esperadas da espasticidade, ou seja, preveniu o encurtamento muscular e o aumento proporcional da porção tendínea que normalmente acontece. O efeito da TbA em prevenir o encurtamento muscular e o aumento da porção tendinosa pode ser interpretado na prática como estímulo de crescimento muscular. Estes resultados não podem entretanto ser diretamente transpostos para a espécie humana, mas soam como uma boa base teórica.[6,12]

Em crianças mais velhas a resposta ao uso da TbA é menor e limitada pelas contraturas, deformidades e rigidez. Para que a TbA possa agir é necessário que a fibra muscular e a junção neuromuscular estejam íntegras. A cronicidade, característica da paralisia cerebral espástica, e o início tardio do tratamento criam condições favoráveis para que ocorram transformações degenerativas secundárias nas fibras musculares, com conseqüente fibrose e perda de elasticidade. Nestes casos e nos de deformidades articulares e ósseas não existe indicação de uso da TbA.

A espasticidade é uma das diversas disfunções motoras que ocorrem na criança com problema cerebral. Quando se considera o uso da TbA, é importante reconhecer que a hiperatividade muscular pode não ser a única manifestação clínica existente. Fraqueza muscular, incoordenação motora, comprometimento do equilíbrio do intelecto ou do cognitivo podem coexistir e obrigatoriamente devem ser pesquisados, porque vão interferir na reabilitação global da criança. Crianças com pouca capacidade restante ou pequeno potencial de reabilitação (Capítulo 16) e aquelas com pouco suporte ou participação familiar no tratamento não devem ser primariamente submetidas à aplicação da TbA. A equipe multidisciplinar e a família têm papel fundamental e indispensável no programa global de reabilitação.

▶ PLANEJAMENTO DO TRATAMENTO

O uso da TbA no tratamento da espasticidade da criança segue princípios e critérios rígidos. É importante definir claramente os objetivos do tratamento antes da aplicação. Os objetivos mais comuns são:

- Prevenir contraturas e deformidades.
- Prevenir ou corrigir padrões patológicos de movimentos.
- Melhorar o posicionamento ou a postura.
- Melhorar as condições da marcha.
- Higiene.
- Prevenir o aparecimento de dor.
- Possibilitar o uso de órteses.
- Possibilitar a confecção de aparelhos de gesso seriados.

Na fase de planejamento, alguns pontos são importantes:

a. Entrevista com pais e cuidadores. Nessa entrevista são discutidos os aspectos pré e pós-aplicação da TbA. Os ganhos funcionais podem não preencher as expectativas da família e, por isso, não são devidamente valorizados. É mais fácil demonstrar a eficácia da droga que provar seu benefício funcional real.

Os pais devem receber informações precisas sobre a reabilitação, que deverá ser intensificada no período pós-aplicação para permitir e estimular o crescimento muscular mais adequado e possibilitar uma reeducação neuromuscular, pelo reequilíbrio entre músculos agonistas e antagonistas.[18,24]

b. Observação da criança. A criança deve ser observada durante a execução de suas atividades habituais em busca de movimentos patológicos ou compensatórios, que são relacionados para comparações futuras.

c. Exame ortopédico. Recomenda-se que o exame seja ativo e passivo. O uso do goniômetro quantifica a amplitude dos movimentos e permite uma comparação fidedigna pré e pós-aplicação.

d. Escalas de espasticidade, testes e medidas de avaliação. O uso de escalas, como a de Asworth modificada, e de testes padronizados, como o GMFM, PEDI e outros (Capítulo 43), é útil na avaliação do tratamento porque possibilita comparação entre indivíduos e grupos. A escolha da escala ou teste vai depender do objetivo do tratamento proposto.

e. Filmagem. A filmagem da criança antes e depois da aplicação da TbA é o método mais fácil e prático de avaliação. As imagens podem ser vistas e revistas em velocidades diferentes e permitem definir e comparar com clareza os padrões das disfunções motoras e determinar condutas futuras.

f. Laboratório de marcha e movimentos. Disponível em poucos centros de reabilitação, é um método sofisticado e caro, mas de alta precisão.

▶ INDICAÇÕES

Basicamente, as indicações do tratamento da espasticidade com a TbA são:[18]

1. Hipertonia espástica em grupos musculares ou músculos localizados que interferem nas atividades da vida diária ou hipertonia de músculos antagonistas que interferem na amplitude de movimentos nas atividades funcionais.
2. Falha de métodos conservadores, inclusive reabilitação, no controle da amplitude de movimentos com risco de instalação de deformidades.
3. Efeitos adversos da medicação oral ou falha no controle da espasticidade.

▶ CONTRA-INDICAÇÕES

As contra-indicações para o uso dos bloqueios com a TbA são poucas:

1. Contra-indicações absolutas:
   - Alergia conhecida ao medicamento.
   - Infecção local.
   - Gravidez.
2. Contra-indicações relativas:
   - Doença neuromuscular associada.
   - Coagulopatias.
   - Lactação.
   - Falta de participação individual ou familiar no tratamento global de reabilitação.
   - Contraturas fixas.

- Uso de aminoglicosídeos. Os aminoglicosídeos supostamente potencializam a ação dos neurobloqueadores.

▶ DOSAGEM, APRESENTAÇÃO E APLICAÇÃO

Existe muita confusão sobre dose, unidade e potência da toxina botulínica. Essas situações se agravam quando são levadas em consideração as duas preparações comerciais existentes no mercado. Não é incomum que médicos, paramédicos, pacientes e cuidadores se mostrem perigosamente confusos, e isso tem levado ao uso inadequado da droga, com conseqüente aumento do risco de formação de anticorpos.

As doses e técnicas de aplicação variam entre os centros especializados na aplicação da TbA. Não existe consenso. Atualmente, não se consegue predizer com exatidão quais doses e concentrações de TbA são necessárias para produzir um efeito determinado em um músculo predeterminado. Esse fato agrava-se porque outros fatores influenciam a dosagem, a concentração e o resultado final. São eles:

- Densidade das junções neuromusculares.
- Localização e proximidade da TbA em relação às junções mioneurais.
- Difusão da TbA.
- Número de pontos de aplicação.
- Características genéticas ou adquiridas.
- Fraqueza muscular residual proveniente de outras aplicações.

A experiência tem mostrado que existem doses recomendadas que funcionam para a maioria dos pacientes, mas que devem ser adaptadas para o uso individual quando são levados em consideração as características do diagnóstico, a localização e o tamanho do músculo a ser injetado. Em geral, músculos hipertrofiados e com grande atividade muscular, como os dos membros inferiores, exigirão maior dose e pontos de aplicação que os músculos nas mesmas condições nos membros superiores.

Tal como mencionado, são duas as apresentações comerciais disponíveis da TbA. As características de cada uma delas e da TbB estão relacionadas no Quadro 11.1.

Existem diferenças significativas entre os dois tipos de TbA e não é possível correlacioná-las. Não existe bioequivalência. As doses são específicas para cada tipo de apresentação. As doses máximas recomendadas por aplicação são de 400UI para o Botox® e de 1.000UI para o Dysport®, e o volume máximo aconselhado por ponto de injeção é de 0,5 a 1,0mL. Em ocasiões especiais a dosagem deve ser adaptada a situações específicas da criança. Estas situações são mostradas no Quadro 11.2.[21]

Não existe um consenso sobre a dose para criança, mas em geral seu uso varia de 4 a 10 unidades/kg.

A aplicação da TbA segue regras básicas:

- Utilizar sempre solução salina sem conservantes e a 0,9%.
- Evitar o borbulhamento ou agitação do conteúdo do frasco durante a diluição e recuperação do medicamento para a seringa de injeção, porque as moléculas de TbA são muito pesadas e a

Quadro 11.1 ▶ Características de cada tipo de apresentação comercial das toxinas botulínicas A e B

Nome comercial Laboratório de fabricação	Botox® Allergan Inc.	Dysport® Speywood Biopharm Limt.	Neurobloc® – Myobloc® Elan/Athena
Sorotipo	A	A	B
Procedência	USA	UK	EUA/Europa
Apresentação	Pó para diluição	Pó liófilo injetável	líquido
Concentração	100UI	500U	2.500, 5.000, 10.000
Composição	0,9mg NaCl 0,5mg albumina humana	0,125mg albumina humana 2,5 lactose	
Armazenagem pós-diluição	4h	8h	4h
Tempo de validade	24 meses	12 meses	21 meses
Refrigeração	2 a 8°C	2 a 8°C	2 a 8°C

Quadro 11.2 ▶ Sugestão de modificação de dosagem de TbA

	Modificação de dosagem	
	Reduzir	**Aumentar**
Peso do paciente	Baixo	Alto
Duração do tratamento	Longa	Curta
Massa muscular	Pequena	Grande
Nº de músculos injetados simultaneamente	Grande	Pequeno
Escala de Asworth	Escore baixo	Escore alto
Resposta anterior da TbA	Fraqueza excessiva	Resposta inadequada
Fraqueza alcançada no tratamento	Alto grau	Baixo

manipulação vigorosa pode fracioná-las e inativar o princípio ativo.

Uma única injeção de TbA em um só ponto de um músculo é o suficiente, na maioria das vezes, para obter-se uma resposta efetiva. Isso é especialmente verdadeiro para músculos pequenos. Em músculos maiores e mais volumosos a injeção em vários pontos produz um enfraquecimento muscular mais uniforme.[3] A técnica de aplicação em múltiplos pontos parece promover melhores resultados.[18]

A aplicação é feita sob visão direta e palpação do músculo a ser injetado. Em músculos pequenos ou nos de difícil acesso, uma solução é usar a eletroestimulação ou a eletromiografia para a identificação correta do grupo muscular. A critério médico, a aplicação pode ser realizada sem sedação ou sob sedação ou anestesia geral.

O Quadro 11.3 sugere doses de Botox® e Dysport® para os músculos dos membros superiores e inferiores.[18]

▶ COMPLICAÇÕES

Existem dois tipos de complicações relatadas:[18]

1. Complicações relacionadas ao procedimento:
   - Dor na aplicação.
   - Formação de hematoma.
   - Infecção local.
2. Complicações relacionadas ao efeito da TbA.

Os efeitos secundários são discretos e geralmente transitórios, aceitáveis e de pouca importância.

Os efeitos secundários mais comumente observados são atrofia local e sensação de perda da força ou excessiva fraqueza muscular, que se acredita seja produzida pela difusão não intencional da TbA para os músculos adjacentes ou a disfunção do sistema nervoso autônomo mencionada anteriormente.

Outra complicação, e talvez a mais importante, é a formação de anticorpos. A prevalência é incerta e a confirmação, difícil. Os testes comercialmente possíveis são muito caros e inespecíficos, de fidedignidade questionáveis. O número de trabalhos relatando a falha da terapia com TbA nos pacientes em uso prolongado vem crescendo e a causa é atribuída à formação de anticorpos.[11,15]

Recomendações para prevenir a formação de anticorpos:

Quadro 11.3 ▶ Sugestão de doses de aplicação de Botox® e Dysport® para os músculos dos membros superiores e inferiores

Músculo	Botox®	Dysport®
Peitoral maior	25 a 100	100 a 400
Deltóide	25 a 100	100 a 400
Bíceps braquial	50 a 100	200 a 400
Braquirradial	25 a 75	100 a 300
Braquial	25 a 50	100 a 200
Flexor radial do carpo	10 a 50	40 a 200
Flexor ulnar do carpo	10 a 50	40 a 200
Flexor dos dedos	10 a 30	10 a 120
Flexor longo do polegar	8 a 15	32 a 60
Adutor do polegar	5 a 15	20 a 60
Músculos tenares	3 a 8	12 a 32
Psoas	100 a 200	400 a 800
Quadríceps	100 a 200	400 a 800
Adutores do quadril	200 a 400	400 a 10.000
Tibial anterior	25 a 75	100 a 300
Tibial posterior	50 a 150	200 a 600
Fibulares	50 a 150	200 a 600
Gastrocnêmio	50 a 200	200 a 800
Solear	25 a 75	100 a 300
Flexor longo dos dedos	50 a 100	200 a 400
Flexor curto dos dedos	25 a 75	100 a 300

- Dar maior intervalo entre as aplicações.
- Usar a menor dose de TbA. Quanto maior a dose proposta, maior a chance de formação de anticorpos.
- Eleger prioridades para o tratamento ou sincronizá-lo quando a indicação para o uso da TbA forem múltiplas regiões ou músculos.
- Não expor desnecessariamente o paciente a diferentes tipos de toxina botulínica, seqüencial ou simultaneamente.

Existe um número fixo de crianças (10%) que não responde à aplicação da TbA.[11] Atribui-se essa imunidade a uma reação cruzada associada com a imunização do tétano. Trinta e cinco por cento da seqüência de aminoácidos da proteína não-tóxica da toxina botulínica é semelhante à proteína nãotóxica da toxina tetânica, o que poderia justificar a reação cruzada determinando a imunidade.

▶ FALHAS DO TRATAMENTO

As causas mais freqüentes são:

- Seleção imprópria do paciente.
- Escolha inapropriada do músculo.
- Técnica inadequada de localização de músculos de difícil acesso.
- Dosagem insuficiente da TbA.

▶ VANTAGENS

As vantagens são muitas:

1. Método seguro.
2. Efetivo.
3. Apresenta boa tolerância.
4. Rapidez no procedimento.
5. Rapidez na obtenção do resultado.

▶ DESVANTAGENS

A grande desvantagem do uso da TbA é seu alto custo. Indubitavelmente, este fato atrasou a maior aceitação do tratamento. Os usuários e compradores entretanto contrapõem que uma aplicação a cada seis meses aproximadamente reduz, no total, as doses diárias de medicamentos necessários para controle da espasticidade, diminui o custo do tratamento de reabilitação e, em casos especiais, evita procedimentos cirúrgicos, o que, no cômputo geral, não representa um grande gasto adicional no tratamento. Atualmente, em muitos estados, as secretarias de Saúde disponibilizam a toxina botulínica para pacientes carentes.

▶ REFERÊNCIAS

1. Berweck S, Graham KA, Heinen F. *Spasticity in children in handbook of botulinum toxin treatment.* Oxford: Blacwell Sciences, 2002.
2. Bleck EE. *Orthopaedic management in cerebral palsy.* Mckeith press with Oxford: Blacwell Scientific, 1987.
3. Borodic GE, Ferrante R, Pearce BL, Smith K. Histologie assessment of dose related diffusion and muscle fiber response after therapeutic botulinum toxin A injections. *Mov Disord* 1994; 9:31-9.
4. Braum RM, Botte MJ. Treatment of shouder deformity in acquired spasticity. *Clin Orthop* 1999; 368:54-5.
5. Corry IS, Cosgrove AP, Duffy CM *et al.* Botulin toxin A compared with stretching casts in the treatment of spastic equinus – A randomized prospective trial. *JPO* 1998; 18:304-11.
6. Cosgrove AP, Thompson NS, Corry IS *et al.* Muscoloskeletal modeling in determining the effect of botulinum toxin on the hamstrings of patients with crouch gait. *Dev Med Child Neurology* 1998; 40:622-5.
7. Cosgrove APGH. Botulinum toxin A prevents the development of contractures in the hereditary spastic mouse. *Dev Med Child Neurol* 1994; 36:379-85.
8. Durif F. Clinical bioequivalence of the current commercial preparecions of botulinum toxin. *Eur J Neurol* 1996; 2:17-8.
9. Eleopra R, Tugnoli V, Granpis D. The variabilty in the clinical effect induced by botulinum toxin type A: The role of muscle activity in humanus. *Movement Disorders* 1997; 12(1):89-94.
10. Gans B, Glenn ME. Introduction in. *The practical management of spasticity in children and adults.* Philadelphia, 1990.
11. Goschl H, Wohfarth K, Dengler JFR, Bigalke H. Botulinum toxin therapy: Neutralizing and nonneutralizing antibodies – Therapeutic consequences. *Experimental Neurology* 1997; 147:96-102.
12. Graham KH, Aoki RK, Autti-Rämö I *et al.* Recommendations for the use of botulinum toxin type A in the management of cerebral palsy. *Gait and Posture* 2000; 11:67-79.
13. Henderer S, Gupto S. Functional outcomes measures to asses interventions for spasticity. *Arch Phys Med Rehab* 1996; 77:1.083-9.

14. Kerner J. Vergiftung durch verdorbene wurste. *Tubinger blatter naturwissenschaften arzneirunde* 1817; 3:1-25.

15. Kessler KR, Benecke R. The EDB test – A clinical test for detection of antibodies to botulinum toxin type A. *Movement Disorders* 1997; *12*(1):95-9.

16. Koman AL, Mooney III JF, Smith B *et al*. Management of cerebral palsy with botulinum A toxin: Preliminary investigation. *JPO* 1993; *13*:489-95.

17. Lane JW Piramydal and extrapyramidal disordes. *In:* Shahani DT. *Eletromyography in CNS disorders.* Boston: Butterworth 1984.

18. Lianza S. Consenso nacional sobre espasticidade. Diretrizes para diagnóstico e tratamentos. São Paulo: SBMF, 2001.

19. Mal! V, Heiner T, Linder M *et al.* Treatment of cerebral palsy with botulinun toxin A: Functional benefit and reduction of disability. *Pediatr Rehab* 1997: *1*(4):235-7. 1998: *56*(4):852-8.

20. McGuire J. Botulin toxin A in the magement of post-stroke spasticity. March 1996.

21. Michelli F, Scorticati MC. *Tratamento da espasticidade com BOTOX®.* Buenos Aires: Ed. Allergan Inc., 2003.

22. Moore D. Helping your patients with spasticity reach maximal function. Post graduate. *Spasticity* 1998; *104*(2):123-35.

23. Moore P, Naumann M, Toyka KV. History and current applications of botulinum toxin – From poison to remedy. *In: Handbook of botulin toxin treatment.* Oxford: Blacwell Science, 2002.

24. Quagliato ENAB. *Toxina botulínica A no tratamento da espasticidade em paralisia cerebral. Aspectos práticos.* Eds. Sousa AMC, Ferrareto L. São Paulo: Ed Memonon, 1998:38-46.

25. Rosseto O, Montecucco C. *Botulinum toxin work in handbook on botulinum toxin treatment.* Oxford: Blacwell Sciences, 2002.

26. Schantz EJ, Johnson EA. Botulin toxin: The story of its development for the treatment of human diseases. *Perspective in Biology and Medicine* 1987; *40*:3.

27. Teive HG, Zontan M, Kumagai Y. Tratamento da espasticidade. *Arq Neuro-psiquiatr.*

28. Van den Bergh P, Hison D. Dose standardization of botulinum toxin. *In:* Faln S, Marsden C, Delong M (eds.). *Dystonia 3: Advances in neurology.* Philadelphia: Lippincott-Raven Publishers, 1998:78.

29. Yablon SA, Ivanhoe CB. Aplications of botulin toxin A intramuscular chemodenervation in the management of spasticity ameng patients acquired brain injury: Preliminary experience. *Eur J Neurology* 1995; 2:47-55.

30. Zelnick N, Giladi N, Goikman I *et al.* The role of botulinum toxin in the treatment of lower limb spasticity in children with CP – A pilot study. *ISR J Med SCI* 1997; *33*:129-33.

Manejo da Espasticidade na Paralisia Cerebral: Rizotomia Dorsal Seletiva (RDS)

José Aloysio da Costa Val Filho

▶ INTRODUÇÃO

A espasticidade é um sintoma comum em crianças com paralisia cerebral (PC). Em algumas condições ela pode trazer benefícios e em outras ser extremamente prejudicial e necessitar tratamento. O tratamento da espasticidade é feito com base em terapia física, medicamentos orais e procedimentos médicos invasivos. O tratamento cirúrgico é reservado para aquelas formas mais graves ou generalizadas de espasticidade, com sintomas muito intensos. Infelizmente, estas são situações muito comuns na PC.

O tratamento neurocirúrgico da espasticidade complementa e auxilia as diversas modalidades terapêuticas existentes. Até 1987, quando foi difundida a rizotomia dorsal seletiva (RDS),[2] o neurocirurgião pediátrico pouco contato tinha com estas crianças. Com o advento desta técnica, a atenção destes profissionais foi atraída para o problema. A aplicação da toxina botulínica intramuscular, a própria RDS e o uso do baclofen intratecal (BIT) são hoje técnicas muito úteis no manejo da espasticidade.

▶ ESPASTICIDADE

Albrigth cita que "A espasticidade pode ser mais fácil diagnosticar que definir e mais fácil definir que tratar".[2] Como definição a espasticidade é a resistência encontrada ao se estirar o músculo, resistência esta diretamente proporcional à velocidade deste movimento. É um movimento isocinético, não auto-sustentado, mas que pode ser alterado por fatores externos, como o estado de consciência e a ansiedade.

Um diagnóstico diferencial a ser realizado é a distonia, um movimento hipercinético, involuntário, que causa movimentos repetitivos e posturas anormais. Em 30% das crianças com PC a espasticidade vem acompanhada por distonia. A distinção entre os dois movimentos é essencial para o tratamento correto.

Outros distúrbios de movimento podem estar presentes em crianças com PC e são freqüentemente confundidos com a distonia. A coréia e a atetose são comuns quando a etiologia é o *kernicterus* e podem ser sensíveis a tratamento medicamentoso, o que não ocorre na distonia. A rigidez é rara na PC.[42]

A espasticidade é classificada de acordo com a região do corpo afetada: quadriplégica, diplégica, hemiplégica ou monoplégica. Pode também ser focal, afetando o tronco, o pescoço e a musculatura orofaríngea. Apesar de eventualmente inexistir paralisia (plegia), sendo o termo correto paresia, a expressão plegia é clássica e por isso mantida na literatura.

A progressão natural da espasticidade leva a deformidade articulares, ligamentares e esqueléticas, com custo extremamente alto secundário aos tratamentos decorrentes.

Fisiopatologia

A incidência de crianças com PC é de 1,5 a 2,5 por 1.000 nascidos nos EUA.[43] Cerca de 60% das crianças com PC desenvolvem espasticidade. A melhoria na assistência neonatal vem aumentando a incidência da PC, já que um prematuro abaixo de 1.500g tem 25 vezes mais chances de desenvolvê-la.[37] A espasticidade geralmente não está presente como sintoma durante o primeiro ano de vida, torna-se mais grave no 2º ou 3º ano, podendo estabilizar-se a partir de então. Após esta idade, a piora dos sintomas se deve à ação constante da espasticidade sobre o organismo, levando a deformidades, contraturas e rigidez.[2,3]

A espasticidade é a representação clínica do aumento do tônus muscular, ou seja, a hipertonicidade. O tônus muscular é regulado pelos neurônios motores alfa e influenciado por estímulos antagônicos. Os impulsos excitatórios chegam à medula pelos neurônios Ia aferentes e liberam os neurotrasmissores glutamato e aspartato. Os impulsos inibitórios são descendentes, têm origem nos gânglios da base e cerebelo, causando liberação do neurotransmissor ácido gama-aminobutírico (GABA). O desequilíbrio entre estes impulsos inibitórios e excitatórios causaria a espasticidade, sobretudo por deficiência de GABA. A hipertonia é a situação final que resulta sobretudo da ação da espasticidade, mas é também condicionada à ação da distonia e da rigidez. A hipertonia é o fenômeno que leva às principais conseqüências sobre o organismo da criança, como as deformidades articulares, contraturas e dor.[43]

É importante notar que a espasticidade de crianças difere da de adultos, já que a lesão ocorre no encéfalo em desenvolvimento, podendo ocorrer reorganização corticoespinal e uma melhor distribuição entre agonistas e antagonistas. Também a lesão medular difere daquela de origem cerebral, uma vez que, neste caso, a deficiência de GABA tende a ser maior e os níveis de espasticidade mais elevados.

Há alguns padrões clínicos, identificados de acordo com a área cerebral afetada. A forma diplégica predomina em prematuros, com ocorrência de uma leucomalacia periventricular. As crianças que são vitimadas por hemorragias mais graves da matriz germinal (grau IV), com associação de lesão cerebral pela própria hemorragia e, posteriormente, por isquemia secundária, podem desenvolver uma forma diplégica, triplégica, ou quadriplégica, com predomínio dos membros inferiores.[19]

Em crianças a termo, a tendência é o acometimento de todo o encéfalo por isquemia (encefalomalacia multicística), resultando na forma quadriplégica, com predomínio dos membros superiores, muito associada à distonia.[43]

Estudos recentes mostram que a sobrevida de crianças com PC pode ser modificada a partir da atenção e tratamento corretos, interferindo no seu curso natural. Quando convenientemente tratadas, 95% das crianças diplégicas alcançam os 30 anos de idade. Na PC, em geral, 90% podem chegar aos 20 anos de idade.[11,14]

Sintomas

A desordem motora nas crianças com PC é complexa e decorrente de uma série de fatores agindo simultaneamente. De um lado, há a hipertonia e a distonia, padrões motores fora da normalidade. De outro lado, em um mesmo paciente, podem associar-se a fraqueza muscular e a incoordenação motora. O resultado é um desequilíbrio entre os agonistas e antagonistas, e uma cascata de conseqüências danosas daí advindas.

A hipertonia torna o músculo tenso e dolorido. Em decorrência, a criança fica fatigada e desenvolve dor, sobretudo à noite, devido a câimbras nos MMII. Estes episódios podem ser repetitivos; o despertar, o choro e a irritabilidade são os sinais mais freqüentes.

Devido à ação muscular constante, há um grande dispêndio energético. Como geralmente há dificuldade de alimentação, as crianças têm tendência a serem magras, até mesmo subnutridas, aumentando a chance de processos infecciosos.

Com a progressão da espasticidade pode ocorrer deslocamento de articulações, sobretudo do quadril. A escoliose quase sempre ocorre. As contraturas musculotendinosas decorrem da imobilidade do desequilíbrio muscular e da posição viciosa. Quando se tornam fixas, não regridem com a melhora da espasticidade e necessitam abordagem ortopédica.

A postura destas crianças segue padrão de acometimento dos grupos musculares: os MMII são mais afetados; os adutores, flexores e rotatores internos. Assim a postura do quadriplégico é a flexão dos cotovelos e punhos, postura na ponta dos pés, joelhos e quadril fletidos e rotação interna dos membros inferiores.

A progressão destas deformidades causa dificuldade de deambulação, alimentação, verbalização, cuidados e higiene. Em crianças mentalmente incapazes podem dificultar ou mesmo impedir a ação dos cuidadores.

Diagnóstico

A avaliação da espasticidade é, sobretudo, clínica. Não existem exames ou métodos diagnósticos capazes de quantificá-la com significado clínico.

Antes do exame neurológico, é sempre útil uma avaliação física e ortopédica, estadiando a condição dos tendões, do esqueleto e das articulações.

A escala de tônus muscular de Ashworth é o melhor parâmetro para quantificação da espasticidade. Ela é baseada em achados do exame convencional e classifica o tônus de 1 a 5. É um excelente método para unificar a linguagem e estabelecer comparações entre os grupos musculares e sobre os resultados de tratamento. Vale salientar que existem duas versões para esta escala, sendo importante defini-la em um mesmo serviço.

A técnica de exame neurológico deve ser sistematizada. É necessário mover as extremidades a serem examinadas com velocidade, usando comparação entre os dois lados. Porém, antes de se iniciar o exame, é necessário ganhar a confiança da criança, pois quando está assustada pode haver interferência voluntária no tônus, simulando espasticidade. A avaliação e o reconhecimento dos distúrbios do movimento que podem acometer esta criança são fundamentais.

Como existe a espasticidade dinâmica, é importante o exame em movimento.

O estudo da marcha em laboratório fornece subsídios importantes do acometimento dos diversos grupos musculares e sua interação com seus antagonistas e agonistas. É um parâmetro importante naquelas crianças funcionais, sendo usado como base para indicar o tratamento em muitos casos e como parâmetro para avaliação do tratamento.

Os exames de imagem são usados para auxiliar o diagnóstico etiológico e têm valor prognóstico relativo.

Uma grande parte das crianças avaliadas é extremamente comprometida do ponto de vista cognitivo. Nestes casos, a avaliação funcional não tem importância, já que não será este o objetivo terapêutico. Entretanto, o médico tem de interagir com a criança e a família, conhecer as necessidades e compreender os sintomas daquele paciente que algumas vezes não sabe falar. A maior parte das crianças sente dor, pela hipertonia, e isto se manifesta clinicamente por agitação, insônia, intraqüilidade. Conhecer estes sintomas e procurar maneiras de tratá-los transcende a abordagem convencional.

Por vezes é necessário abrir mão do objetivo funcional, que pode ser medido, apurado e comparado com os dados de literatura, em prol de um ganho subjetivo aferido pelas atitudes da criança ou sentimento da família. Temos que ter em mente, entretanto, que o objetivo final é a criança e seu bem-estar, e avanços mínimos, como higiene, podem significar muito para elas.

Tratamento

Algumas premissas são básicas e devem ser mantidas em mente sempre que se cogitar o tratamento da espasticidade.

A primeira questão é se há necessidade de tratamento. A espasticidade pode auxiliar na função. Ela pode estar sendo útil para compensar a falta de força e ajudar na deambulação em crianças diplégicas. A manutenção do equilíbrio do eixo do corpo ou a postura ereta do pescoço podem ser úteis para as crianças quadriplégicas enxergarem o quadro ou a televisão. A abolição da espasticidade seria muito maléfica nestas situações.

Fraqueza muscular, incoordenação motora e contraturas podem contra-indicar, em algum momento, o tratamento.

Em casos leves que não interfiram na função e que não causem posturas viciosas, contraturas ou dor, não é indicado tratar.

A decisão de tratamento deve seguir objetivos precisos, anteriormente definidos. O principal objetivo é a melhora da função, quando ela estiver sendo prejudicada pela espasticidade. O melhor exemplo são crianças diplégicas espásticas com comprometimento da marcha.

O segundo objetivo é o retardo e o aparecimento das contraturas. Evidentemente, quanto mais precoce o tratamento maiores chances de sucesso.

Crianças com PC podem necessitar de cuidados de terceiros ou cuidar de si próprias. A espasticidade prejudica a higiene (região perineal, axilas), locomoção e transporte. Seu tratamento pode causar bem-estar à criança e a seu cuidador.

O quarto objetivo a ser considerado é tratar e prevenir a dor, especialmente cruel naqueles que não podem se queixar. As crianças mentalmente incapazes merecem a mesma consideração e devem ser beneficiadas pelo tratamento. Deve-se manter em mente que elas têm uma vida própria e, sobretudo, que sentem dor.

Estes objetivos, quando definidos, devem ser expostos e discutidos com a família. Uma boa conduta é questionar os familiares quanto às suas esperanças. Geralmente as expectativas são superestimadas, acreditando em soluções quase mágicas para os problemas da criança. A exposição dos objetivos possíveis é de responsabilidade da equipe assistente e a decisão deve ser conjunta.

Por fim, a avaliação da criança espástica deve ser realizada por uma equipe multidisciplinar. Cada profissional envolvido tem uma visão parcial do problema e tende a considerar uma solução. A análise conjunta permite uma ampla visão. Nenhum profissional deve tentar trazer para si a solução do quadro, mesmo porque esta solução é uma utopia. Pior que isto é condenar uma modalidade terapêutica, por desconhecimento, preconceito ou falta de informações. Em nosso meio é muito difícil reunir a equipe em um só momento e em um só espaço. Mas a comunicação entre todos, discutindo e chegando a uma conclusão, só beneficia a criança.

TRATAMENTO MÉDICO

O tratamento médico da espasticidade segue e deve ser sempre realizado junto ao tratamento físico. Ele é feito com base em medicação oral, toxina botulínica intramuscular, técnicas ablativas periféricas, como as neurectomias, drogas intratecais, sobretudo o baclofeno, e a rizotomia dorsal seletiva.

A ação do fisioterapeuta, do terapeuta ocupacional e do fonoaudiólogo é fundamental e complementa o tratamento médico.

A terapia oral apresenta muita limitação ao uso em crianças e é indicada nas formas leves de espasticidade ou como terapia auxiliar. As princi-

pais drogas são o baclofeno e os diazepínicos (diazepam, clonazepam). Os principais efeitos adversos são a sonolência e a intolerabilidade, o que dificulta a adesão ao tratamento. Como já citado, são utilizadas como auxiliares a outros métodos terapêuticos. Podem ser usadas, também, em casos de espasticidade inicial em crianças pequenas.

A toxina botulínica (Cap. 11) é um tratamento medicamentoso da espasticidade na Paralisia Cerebral é extremamente útil em espasticidade segmentada em grupos musculares específicos. Sua principal limitação é a duração do efeito, de 3 a 6 meses, necessitando reaplicações.

TRATAMENTO NEUROCIRÚRGICO

O manejo neurocirúrgico da espasticidade em crianças com PC baseia-se em técnicas ablativas e na infusão de medicamentos moduladores diretamente no SNC. À exceção das lesões nervosas diretas, procura-se interferir na fisiopatologia da espasticidade. Como existe um desequilíbrio entre os impulsos excitatórios eferentes e os inibitórios afarentes, com carência relativa de GABA, podemos aumentar os estímulos inibitórios com introdução de seu agonista, o baclofen, ou diminuir os impulsos excitatórios, por meio de rizotomias sensoriais.

As neurectomias e plexectomias são exemplos de técnicas ablativas por lesão neural direta. Atualmente têm indicação limitada no tratamento da espasticidade na PC. São usadas em casos de espasticidade segmentar, com quadros já adiantados, onde terapia física e mesmo a toxina botulínica não produzem mais efeito. A flexão crônica do punho ou braço é um exemplo da aplicação da técnica.

Drogas intratecais

Diversas drogas podem ser injetadas no espaço intratecal para diminuir a espasticidade. A morfina apresenta boa indicação em plegias após trauma medular, porém é muito difícil de ser utilizada em crianças com PC. O blaclofeno é a droga mais efetiva para estas crianças.[3,4] Quando administrada no espaço intratecal, apresenta concentração muito superior à oral, quase 100 vezes maior.[12,22,30] A discussão destas terapias será realizada neste capítulo.

▶ RIZOTOMIA DORSAL SELETIVA

Sinonímia: RDS ou rizotomia sensitiva parcial

A RDS é baseada na abolição do reflexo eferente por intermédio de interrupção das vias sensitivas (lesão das raízes lombossacras dorsais nos seus forames de saída da coluna), inibindo a liberação dos neurotransmissores excitatórios aferentes. Estas rizotomias se tornam parciais e seletivas quando esta interrupção é realizada baseando-se em parâmetros fisiológicos e clínicos, em raízes sensitivas específicas e com preservação anatômica de sua maior parte.

Alguns outros procedimentos ablativos, porém não-seletivos, são confundidos com a RDS. As neurectomias e plexitomias já foram comentadas anteriormente e têm indicação limitada. As mielotomias são procedimentos realizados sobre a medula espinal, de maneira aberta ou lesão por radiofreqüência. Muito usada no passado, visava a diminuir a hipertonia, sobretudo em lesados medulares, já que havia perda funcional. Hoje tornou-se quase um tratamento histórico. Rizotomias motoras, ou ventrais, para transformar hipertonia em paralisia flácida, são proscritas. Outras cirurgias ablativas, como o DREZ, onde é realizada uma lesão na zona de saída da raiz, ainda são realizadas mas não têm indicação para o tratamento da espasticidade na PC.

A RDS seletiva pode ser realizada junto ao cone medular, não se aplicando aí o termo dorsal.

Hoje a RDS é um procedimento aceito como padrão para o tratamento da espasticidade na PC.

Histórico

Ainda no século XIX, Sherington descreveu experiências em gatos em que tratava a espasticidade por meio de rizotomias dorsais cervicais.[35] Em 1913, Foester descreve a técnica de rizotomia de L2 a S1, com preservação de L4. Apesar da eficácia clínica, a lesão total das raízes sensitivas levava a efeitos adversos importantes.[17] Em 1978, Fasano definiu as bases eletrofisiológicas para as rizotomias ditas seletivas. Mediante o que considerava respostas eletrofisiológicas anormais, descreveu a técnica de lesões parciais das raízes,[15] revendo seus resultados dois anos depois.[16] Em 1987, Peacock, a partir de sua experiência na Cidade do Cabo, África do

Sul, estabeleceu mais critérios para estas "respostas anormais". O mesmo autor promoveu importante modificação da técnica, mudando a região-alvo do cone medular para os forames de saída junto à cauda eqüina,[34] diminuindo a chance de lesões inadvertidas de raízes motoras e tornando mais anatômico a diferenciação das raízes e seus níveis. Com tais modificações, a técnica se popularizou e passou a ser realizada como rotina em diversos serviços, sobretudo na América do Norte.[2]

Recentemente, a técnica tem deixado de lado a monitoração estrita eletrofisiológica como parâmetro para definição de lesão.[22,39]

Técnica

A RDS é uma cirurgia convencional. Como já citado, ela pode ser realizada junto ao cone medular ou na cauda eqüina.

Quando abordado o cone, a vantagem é um acesso menor. A desvantagem é a não-diferenciação anatômica entre as radículas, com chance de erro anatômico e necessidade absoluta da monitoração neurofisiológica.[33] No nosso ponto de vista, esta abordagem não deve ser realizada em crianças.

Quando realizada ao nível da cauda eqüina, é necessária uma laminotomia osteoplástica extensa. Esta técnica permite a reconstituição da integridade do canal raquidiano, levando a menos deformidades da coluna no futuro.[19] Após abertura da dura-máter e exposição da cauda eqüina, as raízes de L2 a S1 são identificadas em seus forames de saída bilateralmente, sendo separadas as porções sensitivas das motoras. Sob monitoração eletrofisiológica e sob microscopia, cada raiz sensitiva é testada, e a porção motora é reconhecida e isolada (Fig. 12.1). Conforme a resposta obtida, cada raiz sensitiva é parcialmente seccionada. Esta ressecção pode atingir de 20% a 70% de cada raiz. Em nossos casos, tendemos a seccionar 30% de cada uma. Desta maneira, preserva-se a sensibilidade na sua plenitude. Após a secção das raízes de S1 a L2 bilateralmente, a dura-máter é fechada hermeticamente. O retalho ósseo preservado pela laminotomia é anatomicamente restaurado.

O pós-operatório é convencional, não havendo necessidade de CTI. O uso de analgésicos é continuado por três dias, já que este período cursa com dor e parestesias. A criança é mantida na maior parte

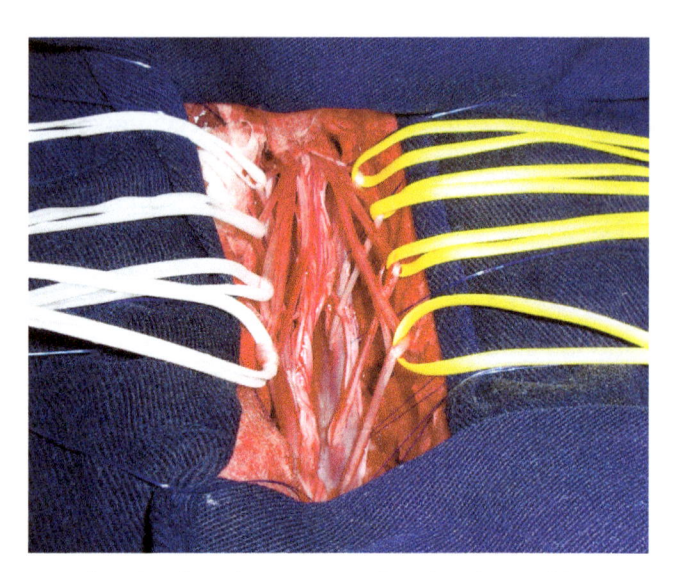

Fig. 12.1 ▶ Isolamento e exposição das raízes sensitivas.

Quadro 12.1 ▶ Rizotomia dorsal seletiva (RDS)

Vantagens

- Custo
- Realizável com poucos recursos tecnológicos
- Não necessita ajustes
- Sem efeitos colaterais
- Não utiliza prótese
- Baixo índice de complicações

Desvantagens

- Ablativo
- Irreversível
- Não atua em distonia
- Não permite ajustes
- Menor ação em MMSS

do tempo em decúbito dorsal, para se evitar a fístula liquórica. Os opióides e sedativos são evitados ao máximo, pois diminuem o reflexo de tosse e aumentam a chance de acúmulo de secreção pulmonar.

Por ser uma técnica que não implica uso de próteses, as complicações são semelhantes às da maioria dos procedimentos neurocirúrgicos. O risco maior é o de infecção da ferida cirúrgica pela proximidade das fezes, já que a incisão chega próximo ao sulco interglúteo.

Geralmente os efeitos de diminuição da espasticidade iniciam-se quase que imediatamente à cirurgia. Eles atingem sua plenitude cerca de dois meses depois. A fisioterapia básica, o posicionamento e os movimentos passivos são iniciados no pós-operatório imediato. Depois de um período de convalescença de 15 a 30 dias, a criança pode reiniciar o trabalho de reabilitação.

O custo da cirurgia é muito inferior ao do BIT. Não são necessários ajustes, troca de sistema e manutenção, órteses e uso de medicação, mas por outro lado é um procedimento ablativo e definitivo. Mesmo em países ricos como o Canadá as considerações econômicas levam a um questionamento ético sobre a possível vantagem da RDS sobre o BIT[42] (Quadro 12.1).

Indicações

A RDS está indicada tanto para crianças com o cognitivo normal como para aquelas que estão comprometidas (Fig. 12.2).

A indicação mais precisa e formal é direcionada à criança diplégica espástica, com força muscular preservada, em que a marcha é impedida ou prejudicada pela espasticidade. Como a RDS preserva a força muscular e não altera a sensibilidade, há um ganho funcional importante. A maioria das indicações na literatura baseia-se neste tipo de paciente. Após a RDS, é necessária uma reeducação motora, e a criança necessita aprender a usar seu "novo equipamento". Os resultados atuais já sugerem evidências de que a RDS supera o BIT neste tipo de indicação, com efeitos comprovados e sustentados no tempo.

Uma segunda indicação para a RDS é a sua realização em crianças sem expectativa de ganho de função. Esta indicação pode ser estendida a crianças diplégicas sem condição deambulatória mas com hipertonicidade que prejudica sua qualidade de vida e ADMs. Do mesmo modo, a técnica pode beneficiar pacientes quadriplégicos, com função cognitiva preservada ou não. Os objetivos em tais condições são claros:

1. Propiciar melhoria da postura e transporte.
2. Propiciar melhores condições de higiene e cuidados.
3. Diminuir gasto calórico.
4. Facilitar o trabalho de terapeutas e cuidadores.
5. Diminuir a dor.
6. Retardar ou prevenir o aparecimento de contraturas e deformidades (Quadro 12.2).

O melhor momento para a realização do procedimento parece ser a partir dos 2 anos de idade. A precocidade do tratamento parece ser benéfica em vários aspectos. Tecnicamente, quanto menor a

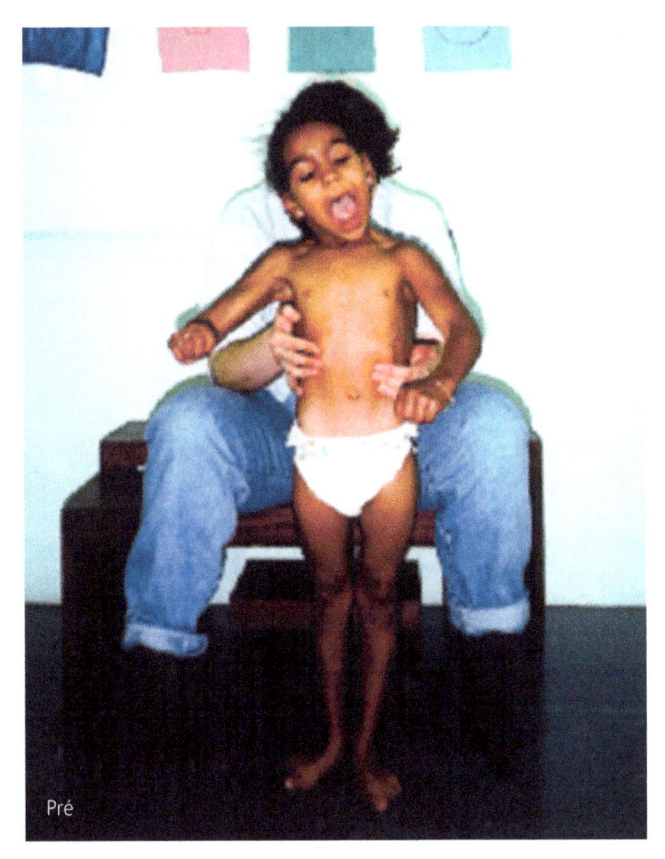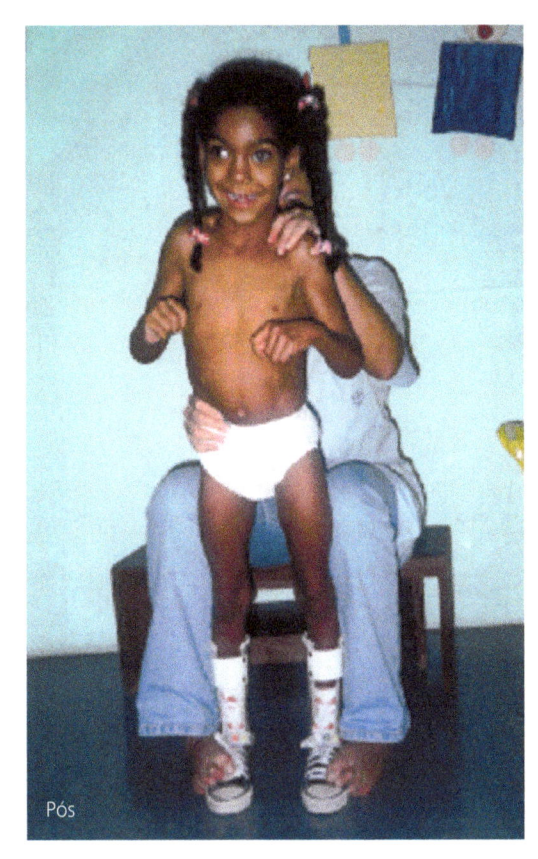

Fig. 12.2 ▸ Ação da RDS. (Fonte: Associação Mineira de Reabilitação.)

criança mais fácil é realizar a cirurgia, acentuando sua eficácia

No pré-adolescente, a estrutura corporal já é muito nítida no cérebro. Mesmo ante a uma diminuição real da hipertonia, esta memória corporal pode manter padrões e vícios, diminuindo a ação efetiva quando realizada nesta idade.

Evidentemente o procedimento deve ser o precoce suficiente para se evitar as contraturas e deformidades esqueléticas. Já há evidências, também, de mesmo acometimento da postura (hiperlordose) quando realizada antes dos 5 anos.

Por ter um custo menor que o BIT, a indicação para este procedimento deveria ser alargada de modo a beneficiar um número maior de crianças e suas famílias.

A RDS é muito mais efetiva nos MMII, mas também é observada ação nos MMSS, tronco e marcha. É citada diminuição importante da espasticidade nos membros inferiores, o que implica melhoria da marcha e do equilíbrio.[7]

A RDS não é efetiva no tratamento da distonia, o que é uma desvantagem em relação ao BIT.

Discussão

A RDS é um método sabidamente eficaz na mudança do curso da espasticidade em crianças com PC. Com base em critérios fisiológicos, ela permite uma diminuição nos níveis da hipertonicidade, sem interferir na força muscular e na sensibilidade da criança.

Descrita de maneira quase empírica, evoluiu com o passar dos anos, agregando uma melhor compreensão fisiológica, refinamento técnico e indicações mais precisas. Atualmente sua realização está simplificada, dispensando o uso de recursos tecnológicos dispendiosos, tornando-a factível em vários centros de neurocirurgia infantil.

Quadro 12.2 ▸ Rizotomia dorsal seletiva – objetivos e critérios

	↑ Função	Cuidados
Idade	2 a 5	O mais precoce
Força	Boa	Não importa
Distonia	Sem	Ineficaz
Espasticidade	MMII	MMII > MMSS
Contraturas	Não intensa	Não intensa
Ashworth	3	3

Depois de um entusiasmo inicial e a disseminação do procedimento como o padrão ouro para o tratamento da espasticidade, a RDS entrou em desuso na última década, sobretudo nos EUA. Este fenômeno foi uma conseqüência do desenvolvimento das técnicas para o BIT. Entretanto, em diversos países da Europa Ocidental e no Canadá, a RDS continuou sendo usada, principalmente em crianças diplégicas espásticas. Atualmente os problemas de financiamento econômico da saúde são uma constante em todo o mundo, o que torna o BIT "caro", mesmo em países ricos.[42] Por este motivo, e como conseqüência de estudos recentemente desenvolvidos, a RDS começa a ser novamente usada de maneira mais generalizada.

A RDS propicia uma diminuição na hipertonicidade e na espasticidade, sobretudo em MMII. A partir daí são criados os meios para se alcançar os objetivos, sejam eles funcionais,[6,13] de deambulação, ou de prevenção de deformidades, conforto e cuidados.[18,21,31]

Tais objetivos são estudados à luz das evidências científicas. Já há estudos de evidência que comprovam a eficácia da RDS na redução da espasticidade na criança com PC.[19,27,28,42] Parece haver evidências moderadas de que 70% das crianças submetidas à RDS possam melhorar a capacidade de assentar e que em 50% delas há ganho para deambular.[41] Há evidências, também, de melhor evolução destes pacientes quando tratados e submetidos à fisioterapia, comparados com grupo só submetido à fisioterapia.[26] Há consistentes evidências de ganho no cuidado próprio e independência. A ação em MMSS também parece ser indicada cientificamente.[25,28]

Existem evidências de que crianças submetidas à RDS têm uma melhor função ambulatória que aquelas não operadas, quando submetidas a reavaliações a um e a cinco anos após o procedimento. A melhora da espasticidade, como um todo, também persiste neste espaço de tempo. A RDS parece diminuir a incidência de procedimentos ortopédicos.[8,32] Nas crianças submetidas a tais procedimentos, o seu resultado é potencializado pós-RDS realizada anteriormente.[42]

A melhora da qualidade do movimento, uma possível melhora da marcha e menor dispêndio energético parecem ajudar crianças quadriplégicas, as quais poderiam participar mais de atividades sociais e desenvolverem alguma função.[19] Há um trabalho mostrando melhora na função cognitiva.[10]

Já são realizados estudos por metanálise da literatura sobre publicações a respeito da RDS. Há evidências fortes de diminuição da espasticidade em MMII, bem como de melhora da movimentação nestes membros e na marcha. Há moderada evidência de que estes ganhos persistam por cinco anos, bem como de que a RDS auxilia no assentar. A RDS seria incerta na prevenção da subluxação do quadril.[26,41]

Por fim, existem evidências classe I comprovando seu efeito na espasticidade e mostrando que este efeito é potencializado quando a cirurgia é realizada na criança pequena.[19] Há sugestões de melhora no desempenho escolar, na qualidade de vida e menor incidência de deformidades de coluna.

Estudos de longo prazo parecem mostrar manutenção dos ganhos.[5] Uma avaliação em pacientes 20 anos após a realização do procedimento evidencia que os ganhos são sustentados após este período.[24]

Em nosso serviço procedemos a uma avaliação da eficácia do procedimento. Um questionário sobre a qualidade de vida das crianças e cuidadores foi elaborado e enviado a 16 cuidadores de crianças submetidas a RDS, sendo posteriormente recuperados e analisados. A maioria destes cuidadores julgou haver melhora nos diversos quesitos relacionados à rotina diária, à facilitação para realização de cuidados e no posicionar e transportar a criança. A maioria percebeu melhora no bem-estar e no estado de saúde. Dos cuidadores, 94% se declararam satisfeitos com o procedimento.[9]

A RDS é sujeita a complicações como qualquer procedimento cirúrgico. Na literatura são descritos o broncospasmo e vômitos no pós-operatório, o que pode ser secundário ao uso de morfina. Parestesias temporárias em MMII são queixas de crianças cognitivamente normais.[1,8,28,38]

Descontrole esfincteriano é descrito em 1,25% a 24% dos casos[6,38] e parece estar relacionado à manipulação da raiz de S2, que deve ser evitada.

A perda de função é incomum e decorreria de lesão da raiz motora. A piora temporária de funções anteriormente existentes é comum de ocorrer, já que há uma nova estrutura corporal. O trabalho físico é fundamental nesta fase e os ganhos tendem a ser superiores à realidade anterior.

Por fim, a RDS vem sendo usada no Brasil para propiciar melhores cuidados em crianças cognitivamente muito acometidas e sem função. Em nossa experiência, os resultados têm sido muito gratificantes. No nosso ponto de vista, é preferível oferecer à criança uma oportunidade do que privá-la desta chance. A evolução da espasticidade agindo sobre o sistema muscular, articulações e ligamentos é inexorável quando não se altera seu curso. Estas crianças têm muito pouco a perder e a diminuição da espasticidade pode propiciar melhora na sua qualidade de vida.

▶ CONCLUSÕES

a. Devido à melhoria dos cuidados neonatais, a incidência da PC vem aumentando em todo o mundo, pois há uma maior sobrevida de crianças prematuras de baixo peso e que têm seu cérebro lesado. A espasticidade é um sintoma comum em crianças com PC. Em algumas condições ela pode trazer benefício e, em outras, ser extremamente prejudicial, necessitando tratamento agressivo.

b. A espasticidade decorre do aumento da resistência de determinado músculo ao estiramento passivo, sendo diretamente proporcional à velocidade empregada para este estímulo. Pode acometer os quatro membros, os MMSS ou MMII, ou um segmento. Em 30% das vezes está associada à distonia.

c. A espasticidade na PC leva a acometimento de grupos musculares específicos, o que causa postura típica. Há predominância dos MMII, flexores, adutores e rotatores internos. O não-tratamento destas posturas leva a deslocamentos do esqueleto. Como conseqüência há perda de função e aumento da incapacidade em uma criança já lesada.

d. O tratamento da espasticidade visa a prevenir o aparecimento das contraturas (devendo ser precoce), melhorar a função, permitir cuidado, locomoção e higiene e causar bem-estar. Pode e deve ser realizado nas crianças mentalmente capazes e nas incapazes. Uma visão atual é oferecer o tratamento a crianças cognitivamente incapazes, melhorando sua condição de vida. Este tratamento é realizado por meio de diversas técnicas e sempre por equipe multidisciplinar.

e. A rizotomia dorsal seletiva (RDS) é uma técnica cirúrgica que muda o curso da espasticidade em crianças com paralisia cerebral. Ela tem efeito em MMII, podendo ser útil também nos MMSS, não causando distúrbios de sensibilidade ou perda motora. A despeito de seu caráter ablativo é uma técnica segura e eficiente, realizável em centros neurocirúrgicos convencionais, sem a necessidade de grande complexidade tecnológica e com custos compatíveis com a realidade brasileira.

f. Após uma redução nas indicações da técnica na última década, a RDS volta a ser utilizada em muitos centros à luz de trabalhos recentes que, analisando o seguimento de crianças operadas durante intervalos de tempo, mostram eficácia após sua realização. O alto custo da terapia com BIT também torna a RDS mais viável.

g. A RDS, ou qualquer terapia médica, não encerra o tratamento mas interfere no curso da espasticidade. A parceria entre os vários terapeutas e métodos terapêuticos é a única forma de beneficiar as crianças.

h. O uso da RDS para conforto, higiene e como prevenção da dor em crianças cognitivamente comprometidas e sem função motora é uma visão diferenciada. Em nosso modo de ver, esta indicação deveria ser mais difundida, beneficiando um número maior de crianças.

i. Evidências científicas comprovam a eficiência da RDS no tratamento da espasticidade. Há, ainda, evidências de melhora deambulatória, retardo e prevenção de deformidades, ganho e qualidade de vida e convívio social. Estes ganhos são sustentados com o tempo.

▶ REFERÊNCIAS

1. Abbott R, Johann-Murphy M, Shiminsky-Maher T *et al.* Selective Dorsal Rhisotomy: outcome and complications in treating spastic cerebral palsy. *Neurosurgery* 1993; 33:851-7.

2. Albrigth AL. Spasticity and Movement Disorders. *In:* Albrigth Al, Pollack I, Adelson D, Eds. Principles and Practice of Pediatric Neurosurgery. New York: Thieme Medical Publishers, 1999.

3. Albrigth AL, Barron WB, Faick MP *et al.* Continuos Intrathecal baclofen infusion for spasticity of cerebral origin. *JAMA* 1993; 270:2.475-7.

4. Amstrong RW, Stenibok P, Cochrane DD *et al.* Intratecally administered baclofen for treatment of children with spasticity of cerebral origin. *J Neurosurg* 1997; 87:409-14.

5. Arens LJ, Peacock WJ, Peter J. Selective posterior rhizotomy: a long-term follow-up study. *Child's Nerv Syst* 1989; 5:148-1.529.

6. Bloom KK, Nazar GB. Functional assessment following selective posterior rhizotomy in spastic cerebral palsy. *Child's Nerv Syst* 1994; 10:84-6.

7. Cahan LD, Adams JM, Perry J, Beeler LM. Instrumented gait analysis after selective dorsal rhisotomy. *Dev Med Child Neurol* 1990; 32:1037-43.

8. Chicoine MR, Park TS, Kaufmann BA. Selective Dorsal Rhisotomy and rates of orthopedic surgery in children with cerebral palsy. *J Neurosurg* 1997; 86:34-9.

9. Costa Val JA, Lara A, Martins A. O impacto da rizotomia dorsal seletiva na qualidade de vida dos pacientes com paralisia cerebral e seus cuidadores. *Anais do VI Congresso da sociedade Brasileira de Neurocirurgia Pediátrica* 2005:26.

10. Craft S, Park TS, White DA, Schatz J, Noetzel M, Arnold SO. Changes in cognitive performance in children with spastic diplegic cerebral palsy following selective dorsal rhizotomy. *Pediatr Neurosurg* 1995; 23:68-74.

11. Crichton JU, Mackinnon M, White CP. The life-expectancy of persons with cerebral palsy. *Dev Med Child Neurol* 1995; 37:567-76.

12. Dralle D, Muller H, Ziersk J, Klug N. Intrathecal baclofen for spasticity. *Lancet* 1985; 2:1003.

13. Dudgeon BJ, Libby AK, McLaughlin JF, Hays RM, Bjornson KF, Roberts TS. Prospective measurement of functional changes after selective dorsal rhizotomy. *Arch Phys Med Rehabil* 1994; 75:46-53.

14. Evans PM, Evans SJ, Alberman E. Cerebral palsy: why we must plan for survival. *Arch Dis Child* 1990; 65:1.329-33.

15. Fasano VA, Broggi G, Barolat-Romana GB, Sguazzi A. Surgical treatment of spasticity in cerebral palsy. *Child's Brain* 1978; 4:289-305.

16. Fasano VA, Broggi G, Zeme S, Lo Russo G, Sguazzi A. Long-term results of posterior functional rhizotomy. *Acta Neurochir Suppl* 1980; 30:435-9.

17. Foester O. On the indications and results of the excision of posterior nerve roots in men. *Surg Gynecol Obstet* 1913; 16:463-74.

18. Gul SM, Steinbok P, McLeod K. Long-term outcome after selective posterior rhizotomy in children with spastic cerebral palsy. *Pediatric Neurosurg* 1999; 31:84-95.

19. Farmer JP, Sabbagh AJ. Selective dorsal rhizotomies in the treatment of spasticity related to cerebral palsy. *Arch Dis Child* 2002; 86:84-9.

20. Hutton JL, Pharoah PO. Effects of cognitive, motor, and sensory disabilities on survival in cerebral palsy. *Arch Dis Child* 2002; 86:84-9.

21. Kim DS, Cuoi JU, Yang KH, ParK CI. Selective posterior rhizotomy in chidren with cerebal palsy: a 10 – year experience. *Child's Nerv Syst* 2001; 23:991-1.002.

22. Knutsson E, Lindblom U, Materson A. Plasma and cerebrospinal fluid levels of baclofen (Lioresal) at optimal responses in spastic paraparesis. *J Neurol Sci* 1974; 23:473-84.

23. Kuban KC, Leviton A. Cerebral palsy. *N Engl J Med* 1994; 330:188-95.

24. Langerak NG, Lamberts RP, Fieggen AG, Peter JC, Peacock WJ, Vaugan CL. Selective dorsal rhizotomy: long-term experience from Cape Town. *Child's Nerv Syst* 2007; 23:1.003-6.

25. Loewen P, Steinbok P, Holsti L, MacKay M. Upper extremity performance and self-careskill changes with spastic cerebral palsy following selective posterior rhizotomy. *Pediatr Neurosurg* 1998; 29:191-1.983.

26. McLaughlin J, Bjornson K, Temkin N, Steinbok P, Wright V, Reiner A, rhizotomy: Roberts T, Drake J, O'Donnell M, Rosenbaum P, Barber J, Ferrel A. "Selective" dorsal metaanalysis of three randomized controlled trials. *Dev Med Child Neurol* 2002; 44:17-25.

27. Mittal S, Farmer JP, Al-Atassi B, Montpetit K, Gervais N, Poulin C, Benaroch TE, Cantin MA. Functional performance following selective posterior rhizotomy: long-term results determined using a validated evaluative measure. *J Neurosurg* 2002; 97:510-8.

28. Mittal S, Farmer JP, Al-Atassi B, Montpetit K, Gervais N, Poulin C, Cantin MA, Benaroch TE. Impact of selective posterior rhizotomy on fine motor skills. Long-term results using a validated evaluative measure. *Pediatr Neurosurg* 2002; 36:133-41.

29. Muller H. Treatment of severe spasticity: results of a multicenter trial conducted in Germany involving the intrathecal infusion of baclofen by an implantable drug delivery system. *Dev Med Child Neurol* 1992; 34:739-45.

30. Muller H, Zierski J, Dralle D *et al.* Pharmacokinectics of intrathecal baclofen. In: Muller H, Zierski J, Penn RD (eds). *Local Spinal Therapy for Spasticity*. New York: Springer-Verlag, 1988:223-6.

31. Nishida T, Thatcher SW, Marty GR. Selective posterior rhizotomy for children with cerebral palsy: a 7-year experience. *Child's Nerv Syst* 1995; 11:374-80-44.

32. Park TS, Vogler GP, Philips LH et al. Effects of selective dorsal rhisotomy for spastic diplegia on hip migration in cerebral palsy. *Pediatric Neurosurg* 1994; 20:43-9.

33. Park TS, Johnston JM. Surgical techniques of selective dorsal rhizotomy for spastic cerebral palsy. Technical note. *Neurosurg Focus* 2006; 2:e7.

34. Peacock WJ, Arens LJ, Bermam B. Cerebral Palsy spasticity. Selective posterior rhizotomy. *Pediatric Neurosci* 1987; 13:61-6.

35. Sherrington C. Decerebrate rigidity and reflex coordination of movements. London: *J Physiol* 1898; 22:319-27.

36. Siegfried RN, Jacobson L, Chabal C. Development of an acute withdrawal syndrome following the cessation of intrathecal baclofen in a patient with spasticity. *Anesthesiology* 1992; 77:1.048-50.

37. Stanley FJ. Survival and cerebral palsy in low birth weight infants: implications for perinatal care. *Paediatric Perinat Epidemiol* 1992; 6:298-310.

38. Steinbok P, Schrag C. Complications after Selective Posterior Rhizotomy for Spasticity in Children with Cerebral Palsy. *Pediatric Neurosurg* 1998; 28:300-13.

39. Steinbok P, Keyes R, Langill L, Cochrane DD. The vality of electrophysiological criteria used in selective functional posterior rhizotomy for treatment of cerebral palsy. *J Neurosurg* 1994; *81*:354-61.

40. Steinbok P, Langill L, Cochrane DD, Keyes R. Observations on electrical stimulation of lumbrosacral nerve roots in children with and without lower limb spasticity. *Child's Nervous System* 1992; *8*:376-82.

41. Steinbok P. Outcomes after selective dorsal rhizotomy for spastic cerebral palsy. *Child's Nerv Syst* 2001; *17*:1-18.

42. Steinbok P. Selective dorsal rhizotomy for spastic cerebral palsy: a review. *Child's Nerv Syst* 2007; *23*:981-90.

43. Steinbok P. Neurosurgical Management of Hypertonia in Children. *Neurosurgery Quartely* 2002; *12*(1):63-78.

44. Weiss I, Schiff S. Reflex variability in selective dorsal rhisotomy. *Neurosurg* 1993; *79*:346-53.

45. Van Schie PE, Vermeulen RJ, van Ouwerkerk WJ, Kwakkel G, Becher JG. Selective dorsal rhizotomy in cerebral palsy to improve functional abilities: evaluation of criteria for selection. *Child's Nerv Syst* 2005; *21*:451-7.

Bomba de Baclofeno: Tratamento da Espasticidade e Distonia

Marcelo Magaldi R. de Oliveira
Ana Rosa Magaldi R. de Oliveira

▶ INTRODUÇÃO

A paralisia cerebral é um complexo sintomático que inclui uma encefalopatia estática e um distúrbio motor, comumente acompanhado de espasticidade, que pode apresentar uma mudança dos sintomas ao longo do tempo. O tratamento da espasticidade, que pode ser definida como um aumento do tônus muscular passivo, sendo dependente da velocidade do movimento, sempre é um desafio para o profissional da área da saúde, principalmente nos casos graves. As formas de tratamento incluem medicações, intervenções ortopédicas, rizotomias neurocirúrgicas e tratamentos fisioterápicos e com a terapia ocupacional, visando sempre a uma melhoria na qualidade de vida da criança e à independência funcional. O uso do baclofeno intratecal é um avanço recente no tratamento da espasticidade na paralisia cerebral, ou outras formas de lesão do sistema nervoso central (SNC), tendo sido usado na última década para o tratamento de seqüelados neurológicos devido a traumatismos medulares.

O tônus muscular de repouso é mantido por meio do controle do neurônio motor alfa, que é influenciado por um balanço entre os impulsos inibitórios e excitatórios, sendo estes últimos provenientes das fibras musculares e tendões. Após um estímulo passar pela via nervosa aferente para a medula, há uma liberação de neurotransmissores excitatórios, como o glutamato e o aspartato. Por outro lado, impulsos inibitórios são originados na substância branca, gânglios de base, tálamo, tronco cerebral, e cerebelo; com a via eferente descendo pela medula, ocorrendo liberação de neurotransmissores inibitórios como o ácido gama-aminobutírico (GABA).[44]

A espasticidade é um distúrbio do controle motor caracterizada por contrações musculares involuntárias, e distorção do movimento a ser executado, resultado de uma lesão do neurônio motor superior, com deficiência do controle medular suprasegmentar devido à presença de reflexos não inibidos, provavelmente pela falta da liberação do GABA na medula. Isto resulta numa hiperexcitação dos neurônios da coluna anterior da medula, com contração das fibras musculares extrafusais. Os achados clínicos são de uma exagerada resposta do reflexo segmentar, com aumento do reflexo tônico extensor e tônus muscular. A espasticidade aumenta com infecção, *stress*, e aumento de estímulos aferentes, estando ausente durante o sono.[44]

A escala de Ashworth[1] é a forma mais comum de se graduar a espasticidade, mas é baseada em uma avaliação subjetiva do examinador. A comparação desta escala antes e após qualquer forma de tratamento para a espasticidade continua sendo a forma mais usada para a avaliação da eficácia terapêutica. A espasticidade pode estar acompanhada de outros distúrbios de movimento, como a distonia, coréia, atetose e o tremor.

▶ TRATAMENTO DA ESPASTICIDADE

O uso de medicações por via oral no tratamento da espasticidade é geralmente ineficaz, mas pode ser a forma terapêutica das formas leves. Em alguns pacientes, os antiespasmódicos orais devem ser tentados antes de uma intervenção cirúrgica, mas esta forma de tratamento é empírica, e a resposta clínica, assim como os efeitos colaterais, varia muito de paciente para paciente. Baclofeno e diazepam por via oral podem melhorar a espasticidade em muitos pacientes, mas a dose necessária para uma resposta satisfatória provoca uma sedação importante.[2] Outras drogas que podem reduzir a espasticidade incluem dantrolene, vigabatrina, tizanidina, clonazepam, e progabida.

O baclofeno tem sido usado por décadas para o tratamento da espasticidade, tendo sido originalmente idealizado como um anticonvulsivante.[3,4] A sua forma oral foi superior a um placebo na redução da espasticidade, com um estudo europeu mostrando uma eficácia de 80% em 316 crianças tratadas devido à paralisia cerebral.[5] Em outro estudo, foi igual ou superior ao diazepam, mas apresentando menos efeitos colaterais. Por via oral, o baclofeno é bem absorvido, com 30% de ligação protéica, mas baixa solubilidade lipídica, resultando em uma baixa penetração na barreira hematoencefálica. A concentração sérica máxima ocorre três horas após a ingestão, com vida média de quatro horas, iniciando-se o tratamento com 5mg/dia até atingir a dose de 60mg/dia, dividida em três tomadas diárias. Doses maiores podem ser administradas com segurança, mas há o aparecimento de efeitos colaterais como prostração, confusão mental, ataxia, cefaléia, urgência urinária e insônia.

O dantrolene pode reduzir a espasticidade, mas pode provocar fraqueza importante em pacientes com perda da força muscular prévia.[6] Ele reduz a contração muscular bloqueando a liberação intracelular de cálcio. As enzimas hepáticas devem ser monitoradas devido à sua hepatotoxicidade. A vigabatrina é uma inibidora da GABA-transaminase, aumentando a concentração do GABA no sistema nervoso central.[7] A tizanidina é um benzotiadozol derivado da clonidina com efeito agonista adrenérgico central que pode inibir a liberação do aspartato.[8]

Progabida é um agonista do GABA que pode reduzir o tônus muscular, mas com alto índice de hepatotoxicidade.[9]

Baclofeno intratecal

O baclofeno, 4-clorofenil GABA, é um agonista GABA, agindo em GABA(a) receptores por todo o sistema nervoso central, provocando letargia e tonteiras, que são os efeitos colaterais mais comuns. GABA(b) receptores estão presentes nos feixes superficiais da medula (feixes II e III de Rexed). Os alvos para a espasticidade são os receptores GABA(b), enquanto os alvos para a distonia são os receptores GABA(a). Ligando-se aos receptores GABA(b) há uma inibição da liberação de transmissores neuroexcitatórios, como o glutamato e o aspartato, dos neurônios aferentes.[10] Em pacientes com distonia, pode haver uma deficiência do GABA no globo pálido externo devido a lesões secundárias no trato pálido-putaminal do circuito talamocortical-estriadopalidal.[11] O baclofeno, agindo como GABA-agonista, inibe exogenamente o globo pálido externo.

A meia-vida do baclofeno intratecal é de aproximadamente quatro horas, com nível no liquor de 380ng/mL, em pacientes recebendo uma dose contínua de infusão de 400μg/dia.[12] Por outro lado, os pacientes recebendo uma dose oral 100 vezes maior, 30 a 90mg/dia, o nível de baclofeno no liquor é inferior a 100ng/mL.[13] Estes fatos explicam a superioridade do uso do baclofeno intratecal, devido às dificuldades de penetração no SNC. Similar à circulação fisiológica do liquor, o baclofeno é removido pela troca diária do volume liquórico. Os níveis da droga são aproximadamente quatro vezes maior na região lombossacra do que no espaço subaracnóide cervical.[14] Este conceito é muito importante no tratamento da espasticidade em membros superiores e musculatura cervical paraespinal, porque as doses necessitam ser maiores, e a ponta do cateter precisa ser posicionada mais cefalicamente, para se obter o resultado desejado.

Em pacientes com espasticidade conseqüente à paralisia cerebral, e não relacionada a traumatismo craniano, o baclofeno é indicado em dois grupos:[15] (1) Pacientes com diplegia ou quadriplegia espástica que deambulam, com ou sem ajuda de aparelhos, sem força muscular adequada, usando a sua espasticidade para deambular ou ficar de pé, sendo que podem ter falta da sustentação se forem submetidos à rizotomia, tendo como objetivo do tratamento a deambulação com menos esforço; (2) Pacientes que não deambulam, com espasticidade grave igualmente em membros superiores e inferiores; tem como objetivo a facilitação dos cuidados e manuseio do paciente. Outra classe de pacientes que pode se beneficiar com a bomba de baclofeno é a daqueles com distonia generalizada refratários à medicação oral. Crianças menores de 4 anos ou com peso corporal inferior a 18kg podem não ter massa corporal suficiente para acomodar o dispositivo no tecido subcutâneo.[15,16]

O uso contínuo do baclofeno intratecal pode normalizar o tônus muscular e abolir espasmos musculares em pacientes com seqüela de traumatismo craniano ou medular, mas a bomba não deve ser implantada por pelo menos um ano após o acidente com observação do padrão da espasticidade. Outra indicação favorável à bomba de baclofeno é em pacientes com seqüelas espásticas de esclerose múltipla, também resistentes à medicação oral, com contra-indicação nos pacientes dependentes da espasticidade para sustentação.

Os casos selecionados devem ser submetidos a uma dose-teste antes da implantação do dispositivo. O paciente deve receber 50µg de baclofeno intratecal, por meio de punção lombar. Em crianças abaixo de 8 anos, esta dose passa a ser de 25µg. O efeito desejado não é imediato, tendo um começo em duas horas e com um pico em quatro horas, com a resposta durando oito horas. Em caso de resposta negativa, a dose deve ser aumentada para 75µg, administrada em uma outra ocasião, e se ainda não houver resposta positiva, deve-se tentar a infusão contínua durante um dia por meio de cateter subdural, como o usado para raquianestesia. Em crianças, doses acima de 75 a 100µg causam letargia e vertigem. O objetivo do teste é determinar a resposta ao baclofeno intratecal, devendo ela ser relatada por todos que cuidam da criança – família, fisioterapeutas, terapeutas ocupacionais, enfermeiros e médicos – para uma análise global dos efeitos da medicação. Uma melhora de 20% na escala de Ashworth deve ser considerada como parâmetro mínimo para a instalação da bomba de baclofeno.[15,17]

Estudos mostraram que 90% dos pacientes mostram resultados positivos com a dose-teste intratecal, com um índice de efeitos colaterais menor que 5%. Em pacientes com distonia, uma dose bem mais alta é necessária, geralmente superior a 300µg.

BOMBA DE BACLOFENO

A bomba de baclofeno intratecal (SynchroMed, Medtronic, Mineápolis (MN), EUA está disponível em dois tamanhos: com reservatório de 10mL e espessura de 22mm, e com reservatório de 18mL e espessura de 28mm (Figuras 13.1 e 13.2). Em pacientes com menos de 40kg, implanta-se a bomba pediátrica, mas esta decisão é baseada na quantidade de tecido gorduroso subcutâneo. A bomba de tamanho menor tem a desvantagem de necessitar de reenchimento do reservatório da bomba com baclofeno duas vezes mais freqüentemente que a bomba

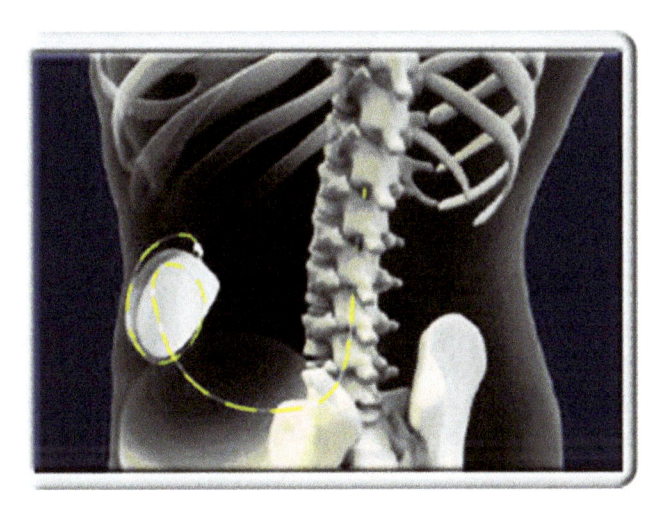

Fig. 13.1 ▶ spine-pumpNbdr_Layer-3-sel_.

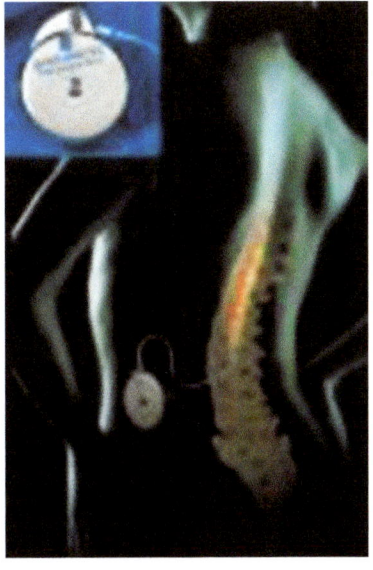

Fig. 13.2 ▶ Técnica 1.

maior. Em pacientes muito magros, a bomba pode erodir a derme e se superficilizar pela pele. A bomba funciona com bateria, tem um microprocessador para liberação controlada da droga, e um filtro bacteriano no cateter intradural para prevenir infecções do sistema nervoso.

O implante é realizado no bloco cirúrgico, com anestesia geral, e o paciente posicionado em decúbito lateral, e a anti-sepsia feita na região abdominal, flancos e dorso. Uma incisão de 2cm é feita na região lombar, usualmente sobre L3 e L4. Um gelco de tamanho 14 com mandril é utilizado para uma punção lombar, e após haver um bom fluxo de liquor, o cateter de infusão é introduzido em direção cefálica, com a sua ponta colocada na região torácica inferior. Se o paciente apresenta espasticidade grave nos membros superiores ou distonia, a ponta do cateter deve ser colocada na região torácica superior. A posição do cateter pode ser confirmada por raios X peroperatório, mas é importante que ele esteja posicionado intradural. Com a confirmação de bom fluxo liquórico pelo cateter, a sua parte distal é passada pelo espaço subcutâneo, para a incisão abdominal. Esta incisão abdominal, de aproximadamente 6cm, é feita lateralmente ao umbigo, no ponto inferior à linha da última costela, e súperomedial à crista ilíaca. Um espaço é criado anteriormente à fáscia do músculo oblíquo externo, sendo grande o suficiente para nele se colocar o reservatório, não havendo pressão sobre a linha de incisão. Hemostasia rigorosa deve ser feita para evitar a formação de um seroma. O reservatório é fixado na fáscia muscular com fio seda zero, e conectado ao cateter. O reservatório é enchido com baclofeno na concentração de 500 a 2.000µg/mL nesta etapa, ou no pós-operatório. O procedimento termina com a sutura das incisões em dois planos. A bomba é programada no final do procedimento cirúrgico, levando-se em consideração o tamanho do cateter, para liberação precisa da quantidade de baclofeno no espaço subdural. A bateria da bomba dura de 3 a 7 anos, dependendo da velocidade da infusão, com altas concentrações necessitando de liberação mais lenta, aumentando a vida média da bateria.

A bomba é programada externamente por um computador acoplado a um sistema de telemetria, podendo liberar um bólus da droga, aumentar ou diminuir a liberação, ou parar de funcionar. A quantidade de baclofeno liberado em 24 horas pode variar, sendo este controle muito útil para pacientes com espasmos noturnos, que atrapalham o ritmo do sono. A bomba não calcula o volume da droga restante no reservatório, mas pode ser programada para emitir um sinal sonoro quando este estiver vazio.[18,19] A dose inicial de infusão deve ser de 50 a 100µg/dia.[20,22] Ela pode ser aumentada rapidamente nos dias subseqüentes, se a melhora da espasticidade não for alcançada com a dose prévia, e não houver efeitos colaterais. A literatura mostra que pacientes já foram tratados por 66 meses contínuos, sem desenvolver tolerância à droga.[28]

▸ RESULTADOS

O uso de baclofeno intratecal para tratamento da espasticidade foi descrito pela primeira vez em 1985,[19] com vários estudos duplo-cegos e retrospectivos confirmando a sua eficácia.[18,21,24] As doses diárias variam de 50 a 900µg, necessitando de um aumento progressivo da dose para manter um tônus muscular normal. Em estudos comparando o baclofeno com placebo, o grupo que recebeu a droga mostrou melhora na freqüência dos espasmos e melhor performance na escala de Ashworth.

Um estudo europeu multicêntrico analisou 72 pacientes com espasticidade cerebral tratados com baclofeno intratecal, mostrando uma melhora de 95%.[25] Albright e cols. relataram uma melhora importante em 37 pacientes tratados com bomba de baclofeno, com ganhos funcionais dos membros superiores, flexão da perna, e no manuseio destes pacientes nas atividades diárias.[26] Armstrong e cols. mostraram uma diminuição da espasticidade em membros inferiores em 19 pacientes tratados com infusão subdural contínua de baclofeno, apresentando também melhora no tônus muscular geral, no comportamento da criança, e nos cuidados do dia-a-dia.[21,26,28,29]

Estudos randomizados, duplo-cegos e retrospectivos mostraram que o baclofeno intratecal diminuiu significativamente a espasticidade e a distonia em pacientes com seqüela de lesão cerebral. Houve uma melhora da espasticidade nos membros inferiores de 1,4 ponto de média na escala de Ashworth.

O baclofeno intratecal tem sido usado para o tratamento da distonia generalizada, com resultados positivos. Um estudo com nove pacientes mostrou uma marcante redução da distonia. A dose média de baclofeno para esta categoria de pacientes é de 550μg/dia. Penn e cols. mostraram que a distonia dolorosa nos membros inferiores é melhorada com o baclofeno, mas este é ineficaz no tratamento da posição fixa distônica da encefalopatia anóxica.[29-33] Como a resposta para este grupo de pacientes é variável, recomenda-se o uso prolongado de um cateter de raquianestesia para injeção da droga, e avaliação dos resultados, antes de se implantar cirurgicamente a bomba de baclofeno. Altas concentrações da droga no sistema nervoso, por um tempo prolongado, são necessárias para uma resposta satisfatória.

A melhor resposta clínica alcançada com o uso do baclofeno intratecal é em relação às tarefas diárias, com mais facilidade no ato de vestir, higiene pessoal, atividade excretória urinária e intestinal, e uso da cadeira de rodas. Para o paciente vegetativo, o baclofeno pode facilitar os cuidados, com redução da resistência dos membros, prevenindo-se contraturas, facilitando a higiene e permitindo que o paciente permaneça na posição assentada.[33-36]

Nem todos os pacientes com lesão cerebral e espasticidade respondem satisfatoriamente ao baclofeno intratecal. Um estudo retrospectivo mostrou que 7 de 19 crianças não receberam o implante da bomba devido ao aparecimento de efeitos colaterais importantes após a dose-teste de baclofeno intratecal, ou respostas insatisfatórias. Broseta e cols. relataram que 26% dos pacientes tratados não responderam ao baclofeno intratecal, e Albright e cols. obtiveram um índice de insucesso de 24%.

Antes do início do uso de baclofeno intratecal, 60% dos pacientes necessitavam de procedimentos ortopédicos para tratar contraturas, deslocamentos, e dores incapacitantes.[39] Alguns trabalhos têm relatado que este índice diminuiu após o uso do baclofeno, mas ainda não há um consenso se o uso do baclofeno intratecal em idade precoce pode diminuir intervenções ortopédicas no futuro da criança.

Há relatos de que o baclofeno intratecal melhora a função urinária, com aumento da capacidade da bexiga, e diminuição da espasticidade do esfíncter, mas os pacientes podem desenvolver retenção urinária devido ao relaxamento da bexiga. As mudanças urológicas podem ser secundárias à inibição da concentração da bexiga, diminuição da atividade parassimpática e redução do tônus e espasmos da musculatura abdominal anterior.

▶ COMPLICAÇÕES

Os efeitos colaterais do baclofeno intratecal são benignos e dependentes da dose utilizada. Como a droga pode ser titulada de pequena para grande quantidade, os efeitos colaterais centrais são evitados mais facilmente que em relação à mesma droga por via oral. Estes efeitos centrais ocorrem durante o teste com o bólus da droga, com a dose de 25μg podendo provocar sonolência, ou após a programação da liberação da droga. Intoxicação com o baclofeno devido ao mau funcionamento da bomba ainda não foi relatado.[40]

A intoxicação por baclofeno, por qualquer via de administração, pode resultar em coma, depressão respiratória, distúrbios autonômicos, abnormalidades de condução cardíaca e convulsões.[41] Em um grupo de pacientes intoxicados com uma dose superior a 600mg, os efeitos não deram sintomas a longo prazo. O curso de hospitalização evoluiu com melhora progressiva, suporte ventilatório de curta duração, mas com confusão mental e alucinações perdurando por mais dias. Não há antagonistas ao baclofeno, mas a fisostigmina pode melhorar a letargia e depressão cardiorrespiratória em casos de intoxicação leve, mas o suporte ventilatório é mandatório em casos mais graves. O baclofeno pode induzir crises convulsivas, devido ao efeito GABAérgico dos receptores GABA(a) centrais. Pelo menos quatro autores relataram o aparecimento de crises convulsivas com esta terapêutica.[37-44]

A troca da bomba requer a retirada de todo o sistema de infusão. O risco de infecção é crônico e presente por toda a vida. As complicações do cateter incluem dobras, quebras, e desconexões, mas os cateteres modernos têm paredes grossas, reduzindo muito o grau de complicações que chegava a 50% no passado. Fístulas liquóricas podem ocorrer, necessitando reintervenção cirúrgica. Se o reservatório não estiver bem preso à fáscia, pode ocorrer inversão do mesmo, com impossibilidade de seu reenchimento com a droga.

O custo do uso da bomba de baclofeno ainda é muito alto, tornando a sua utilização restrita no Brasil. Atualmente a bomba importada chega ao paciente a um custo médio de 60.000 reais, necessitando ainda da compra do medicamento. Cada reenchimento do reservatório custa em torno de 600 dólares americanos. A outra opção terapêutica comparada à bomba de baclofeno é a rizotomia seletiva dorsal posterior, com a desvantagem de menor efeito terapêutico em membros superiores, mas tecnicamente e economicamente é mais condizente com a realidade brasileira. Somando o custo deste procedimento, incluindo a internação e seguimento da criança, o custo é bem inferior à bomba de baclofeno.

Existem outros fabricantes de bomba de baclofeno, mas com a grande desvantagem de bombas não-programáveis, como o caso da bomba Shiley infusaid. Este aparelho é movido a gás, não precisa de ser trocado, mas se há qualquer efeito colateral, intoxicação, ou necessidade de se aumentar a dose do baclofeno, todo o sistema tem de ser reimplantado.

▶ REFERÊNCIAS

1. Ashworth B. Preliminary trial of carisoprodol in multiple sclerosis. *Practioner* 1964; *192*:540-2.
2. Denhoff E. Cerebral palsy – a pharmacologic approach. *Clin Pharmacol Ther* 1964; *5*:947-54.
3. Milla PJ, Jackson ADM. A controlled trial of baclofen in children with cerebral palsy. *J Int Med Res* 1997; *5*:398-404.
4. Calta RG, Sautomauro ET. A controlled trial of baclofen in children with cerebral palsy. Plovdiv. *Folia Med* 1976; *73*:199-201.
5. Hattab JR. Review of European clinical trials with baclofen. In: Geldman RG, Young RR, Koella WP (eds.) *Spasticity: Disordered Motor Control*. Chicago: Year Book Medical Publishers, 1980, p. 71-85.
6. Joynt RL, Leonard JA. Dantrolene sodium suspension in treatment of spastic cerebral palsy. *Dev Med Child Neurol* 1980; *22*:755-67.
7. Grant SM, Heel RC. Vigabatrin. A review of its pharmacodynamic and pharmacokinetic properties and therapeutic potential in epilepsy and disorders of motor control. *Drugs* 1991; *41*:889-926.
8. Medici M, Pebet M, Ciblis D. A double-blind, long-term study of tazanidine in spasticity due to cerebrovascular lesions. *Curr Med Res Opin* 1989; *11*:398-407.
9. Rudick RA, Breton D, Krall RL. The GABA-agonist progabide for spasticity in multiple sclerosis. *Arch Neurol* 1987; *44*:1.033-6.
10. Davidoff RA. Antispasticity drugs. Mechanisms of action. *Ann Neurol* 1974; *17*:107-16.
11. DeLong MR, Crutcher MD, Georgopoulos AP. Primate globus pallidus and subthalamic nucleus: Functional organization. *J Neurophysiol* 1985; *53*:530-43.
12. Muller H, Zierski J, Dralle D *et al.* Pharmacokinetis of intrathecal baclofen. *In:* Muller H, Zierski J, Penn RD (eds.). *Local-Spinal Therapy of Spasticity*. New York: Springer-Verlag, 1988, p. 223-6.
13. Knutsson E, Lindblom U, Martensson A. Plasma and cerebral fluid levels of baclofen at optimal therpeutic responses in spasticparesis. *J Neurol Sci* 1974; *23*:473-84.
14. Penn RD, Kroin JS. Long-term intrathecal baclofen infusion for treatment of spasticity. *J Neurosurg* 1987; *66*:181-5.
15. Albright AL. Baclofen in the treatment of cerebral palsy. *J Child Neurol* 1996; *11*:77-83.
16. Albright AL, Barry MJ, Fasick P. Continous intrathecal baclofen infusion for symptomatic generalized dystonia. *Neurosurgery* 1996; *38*:934-9.
17. Saltuari L, Kronenberg M, Maros MJ *et al.* Long-term intrathecal baclofen treatment in supraspinal spasticity. *Acta Neurol* 1992; *14*:195-207.
18. Coffey RJ, Cahill D, Steers W. Intrathecal baclofen for intractable spasticity of spinal origin: Results of a long-term multicenter study. *J Neurosurg* 1993; *78*:226-32.
19. Penn RD, Kroin JS. Intrathecal baclofen for severe spasticity. *Lancet* 1985; *2*:125-7.
20. Akman MN, Loubser PG, Don WH *et al.* Intrathecal baclofen: Does tolerance occur? *Paraplegia* 1993; *31*:516-20.
21. Ochs G, Struppler A, Meyerson BA *et al.* Intrathecal baclofen for long-term treatment of spasticity: A multicenter study. *J Neurol Neurosurg Phychiatry* 1989; 2-*52*:933-9.
22. Penn RD. Intrathecal baclofen for spasticity of spinal origin: Seven years of experience. *J Neurosurg* 1992; *77*:236-40.
23. Lazorthes Y, Sallerin-Daute B, Verdie JC *et al.* Chronic intrthecal baclofen administration for control of severe spasticity. *J Neurosurg* 1990; *72*:393-403.
24. Zierski J, Muller L, Dralle *et al.* Implanted pump systems ofr treatment os spasticity. *Acta Neurosurg Suppl* 1988; *43*:94-9.
25. Muller H. Treatment of severe spasticity: Results of a multicenter trial conducted in Germany involving the intrathecal infusion of baclofen by an implantable drug delivery system. *Dev Med Child Neurol* 1992; *34*:739-45.
26. Albright AL, Barry WB, Fasick MP *et al.* Continous intrathecal baclofen infusion for spasticity of cerbral origin. *JAMA* 1993; *270*:2.475-7.
27. Broseta J, Garcia-March G, Sanchez-Ledesma MJ *et al.* Chronic intrathecal baclofen administration in severe spasticity. *Stereotact Funct Neurosurg* 1990; *54/55*:147-53.
28. Albright AL. Spastic cerebral palsy: Approaches to drug treatment. *CNS Drugs* 1995; *4*:17-27.
29. Albright AL, Barry MJ, Fasick MP *et al.* Effects of continous intrathecal baclofen infusion and selective posterior rhizotomy on upper extremity spasticity. *Pediatr Neurosurg* 1995; *23*:82-5.

30. Meythaler JM, DeVivo MJ, Hadley M. Prospective study on the use of bolus intrathecal baclofen for spastic hypertonia due to acquired brain injury. *Arch Phys Med Rehabil* 1996; 77:461-6.

31. Meythaler JM, McCary A, Hadley MN. Prospective assessment of continous intrathecal infusion of baclofen for spasticity caused by acquired brain injury: A preliminary report. *J Neurosurg* 1997; 87;415-9.

32. Penn RD, Gianino G, York M. Intrathecal baclofen for motor disorders. *Mov Disord* 1995; 10:675-7.

33. Frost F, Nanninga JB, Penn RD *et al*. Intrathecal baclofen infusion: Effect on bladder management programs in patients with myelopathy. *Am J Phys Med Rehab* 1989; 68:112-5.

34. Loubser PG, Narayan RK, Sandin KJ *et al*. Continous infusion of intrathecal baclofen: Long-term effects on spasticity in spinal cord injury. *Paraplegia* 1991; 29:8-64.

35. Parke B, Penn RD, Savoy SM *et al*. Functional outcome after delivery of intrathecal baclofen. *Arch Phys Med Rehabil* 1989; 70:30-2.

36. Steers WE, Meythaler JM, Harworth C *et al*. Effects of acute bolus and chronic continous intrathecal baclofen on genitourinary dysfuntion due to spinal cord pathology. *J Urol* 1992; 148:1.849-55.

37. Perry HE, Wright RO, Shannon MW *et al*. Baclofen overdose: Drug experimentation in a group of adolescents. *Pediatrics* 1998; 101:1.045-8.

38. Kofler M, Kronenberg MF, Rifici C *et al*. Epileptic seizures associated with intrathecal baclofen application. *Neurology* 1994; 44:25-7.

39. Rifici C, Kofler M, Kronenberg M *et al*. Intrathecal baclofen application in patients with supraspinal spasticity secondary to severe traumatic brain injury. *Funct Neurol* 1994; 9:29-34.

40. Saltuari L, Marosi MJ, Kofler M *et al*. Status epilepticus complicating intrathecal baclofen overdose. *Lancet* 1992; 339:373-4.

41. Penn RD. Catheter implant systems for intrathecal drug delivery. *J Neurosurg* 1996; 84:713.

42. Steinbock P, Daneshvar H, Evans D *et al*. Cost analysis of continous intrathecal baclofen versus selective functional posterior rhizotomy in the treatment of spastic quadriplegia associated with cerebral palsy. *Pediatr Neurosurg* 1994; 22:255-64.

43. Johnston J, Reichs, Bailey A *et al*. Shiley Infusaid pump technology. *Ann NY Acad Sci* 1998; 531:57-65.

44. Muhonen MG. Spasticity and the baclofen pump. *In: Pediatric Neurosurgery*. 4th ed. Philadelphia, 2001:1.066-74.

Manifestações Epilépticas na Paralisia Cerebral

Luiz Fernando Fonseca
Angelo Raphael T. de Rezende
Ester Cristiane Carvalho Viegas

▶ INTRODUÇÃO

Uma das funções específicas do neurologista infantil, quando em acompanhamento de uma criança com paralisia cerebral (PC) e que apresente crises convulsivas é tentar resolvê-las ou diminuí-las, pois são um fator preponderante para futuros déficits cognitivos.[7]

Na paralisia cerebral as manifestações epilépticas ocorrem em 15% a 60% das crianças em contraposição à população geral, que apresenta taxa de 0,5%. Sendo que, nos pacientes portadores de PC, as manifestações se iniciam geralmente antes do primeiro ano de vida e apresentam estreita correlação com anormalidades neurológicas.

Os fatores ligados a risco aumentado de epilepsia na PC são: baixo peso ao nascimento, convulsões no período neonatal, convulsões durante o primeiro ano de vida, história familiar positiva para epilepsia, PC grave, retardo mental e anormalidades neurorradiológicas.

Kulak[17] sugere que a história e a idade gestacional não têm significado na incidência de epilepsia na parasilia cerebral.

A PC é classificada em espástica (e suas subdivisões), discinética, atáxica, hipotônica e mista (Quadro 14.1).

A associação com convulsões é mais comumente encontrada na forma quadriplégica espástica (65%),[16] sendo um quadro mais grave e fre-

Quadro 14.1 ▶ Paralisia cerebral: classificação

1) Espástica
Quadriplégica
Hemiplégica
Displégica
2) Discinética
3) Atáxica
4) Hipotônica
5) Mista

Fonte: Manual de Neurologia Infantil, página 515.

qüentemente apresentando alterações significativas na neuroimagem, no EEG, podendo necessitar de politerapia para controle de suas crises refratárias.

O paralisado hemiplégico normalmente apresenta crises parciais iniciadas do mesmo lado de sua hemiparesia, correspondendo à lesão contralateral cerebral; crises estas que podem se generalizar. A prevalência de PC hemiplégica com epilepsia é de 34% a 60% (Quadro 14.2).

A PC discinética, raramente tem convulsões.

A PC diplégica, quando o acometimento é subcortical, também raramente apresenta convulsões.

Um ponto importante a ser ressaltado é que as convulsões devem ser tratadas com precisão, sendo imprescindível um acompanhamento multidisciplinar, já que o trabalho não evoluirá se as convulsões não forem debeladas, sendo necessário troca de informações, uma vez que "cada paciente deve ser tratado como único".

Quadro 14.2 ▸ Correlação entre as formas de PC e a porcentagem de crianças epilépticas

Formas de paralisia cerebral	Porcentagem de epilépticos
Hemiparética espástica	34% a 60%
Quadriparética espástica	50% a 90%
Diparética espástica	16% a 27%
Discinética	23% a 26%

▸ RECÉM-NASCIDO (RN)

As etiologias da epilepsia na criança com PC neste período são múltiplas, tais como os distúrbios do desenvolvimento cortical e as infecções congênitas do SNC (TORCHS).

Como exemplo de distúrbios do desenvolvimento cortical, temos as hemimegalencefalias, distúrbio da proliferação e diferenciação neuronal e glial, associado a distúrbios de migração e organização neuronal. Com o advento da ressonância nuclear magnética esse diagnóstico se tornou mais freqüente. As convulsões podem aparecer desde o primeiro dia de vida, e em sua maioria não respondem a tratamento medicamentoso. Devido à sua refratariedade, tem como alternativa o tratamento cirúrgico.

Existem síndromes epilépticas graves no RN, como a encefalopatia epiléptica infantil precoce, descrita por Ohtahara,[18] e a encefalopatia mioclônica precoce, descrita por Dalla-Bernardina e Aicardi,[1] tendo ambas como etiologia malformações do SNC, sendo que a esta última patologia citada acrescentam-se asfixia neonatal e erros inatos do metabolismo. O EEG é muito alterado, do tipo surto-supressão, o que caracteriza essas síndromes como de difícil controle epiléptico e mau prognóstico (Fig. 14.1).

Nesta faixa etária o diagnóstico de PC e de crises convulsivas é de difícil reconhecimento; ora são crises eletrográficas sem manifestações clínicas, ora crises convulsivas sutis caracterizadas por movi-

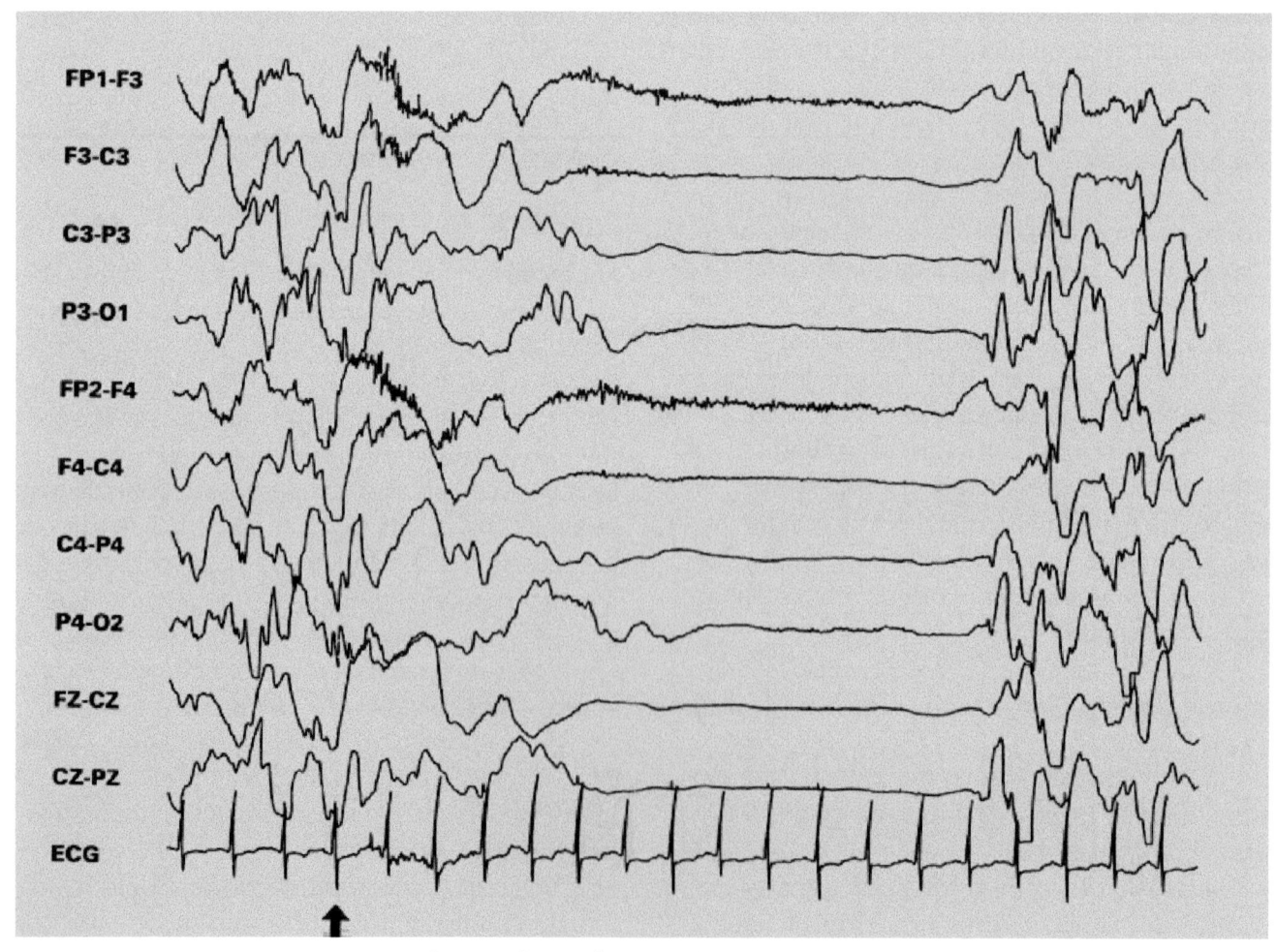

Fig. 14.1 ▸ EEG demonstrando surto-supressão.

mentos orobucolinguais (mastigação, movimentos rítmicos da língua), desvios oculares, piscamentos palpebrais repetitivos, olhar fixo, apnéias e outras manifestações das convulsões neonatais, como clônicas, tônicas e mioclônicas.

As crises mioclônicas são mais raras, sendo encontradas no RN com grave comprometimento do SNC, podendo evoluir para espasmos infantis (síndrome de West).

Na PC quadriplégica, a criança é hipertônica para sua idade. São RN com choro mais freqüente, reflexos mais evidenciáveis (excitabilidade) ou diminuídos.

Na PC hemiplégica, normalmente o diagnóstico só é feito aos 4 meses, quando a preensão palmar reflexa se modifica para voluntária. Dependendo da experiência do examinador, é possível que esse diagnóstico seja feito no período neonatal, mediante um exame neurológico detalhado.

O exame da poligrafia neonatal é indicado nos casos em que existem dúvidas com o EEG convencional, sendo fundamental, pois, além de demonstrar uma atividade elétrica cerebral mais prolongada, faz o registro de outros parâmetros, tais como eletrooculograma (EOG), respiração, eletrocardiograma (ECG), eletromiograma (EMG) e saturação de oxigênio, demonstrando com clareza se os movimentos observados seriam ou não crises convulsivas (Fig. 14.2).

Exames de neuroimagem, como a ultra-sonografia transfontanela (USTF), tomografia computadorizada do encéfalo (TC), ressonância magnética do encéfalo (RM) e o SPECT cerebral, são muito importantes no diagnóstico de PC, além de auxiliar na avaliação do prognóstico da epilepsia.

O SPECT cerebral, por ser um exame que demonstra perfusão sanguínea, tem indicação nos casos de insulto hipóxico-isquêmico, pois irá demonstrar uma ou mais áreas de hipoperfusão ce-

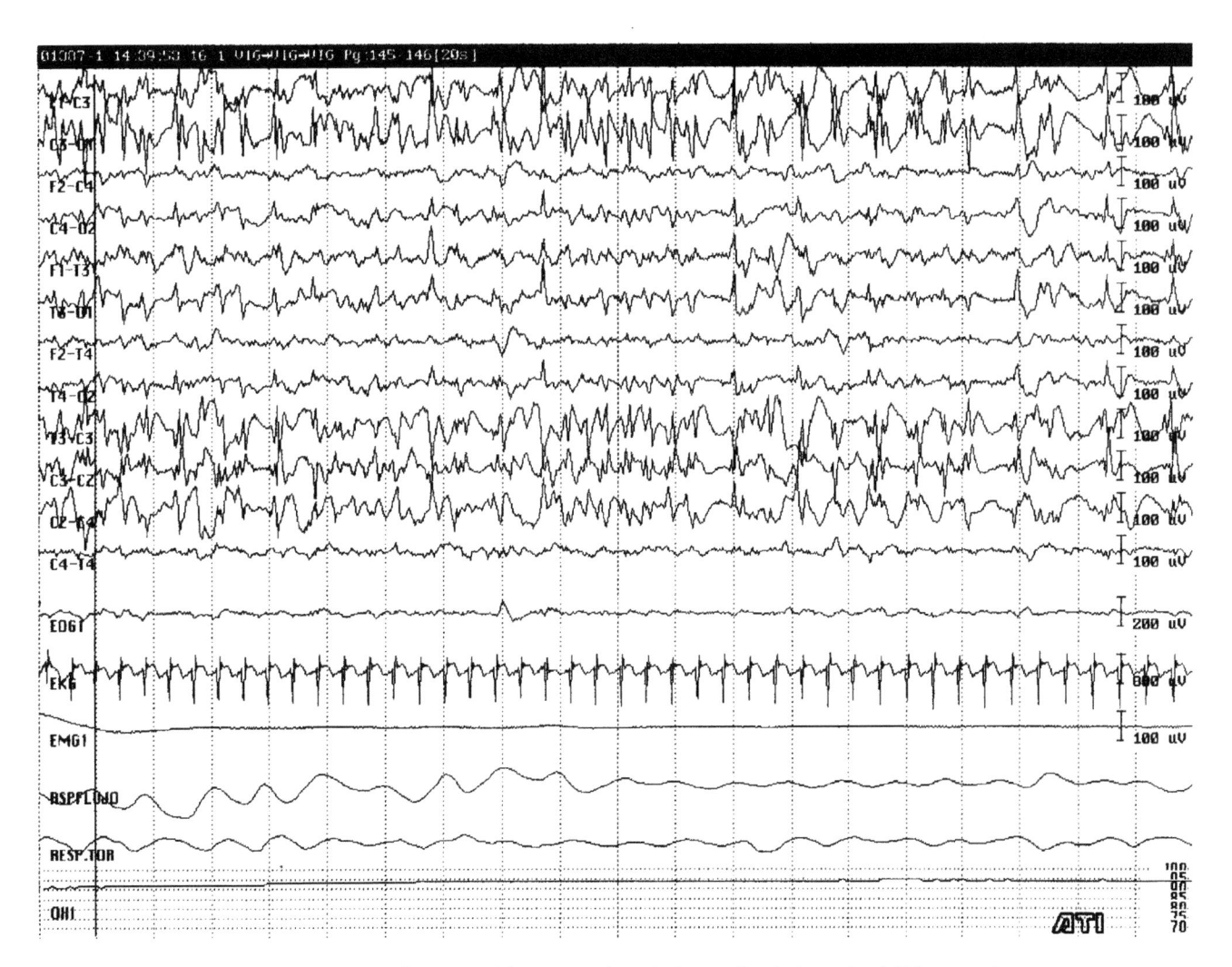

Fig. 14.2 ▶ Poligrafia neonatal demonstrando espículas e poliespículas no hemisfério esquerdo.

rebral, corroborando no prognóstico quando se faz exames evolutivos.

A primeira opção medicamentosa no período neonatal é o fenobarbital (FNB). A medicação deve ser feita em dose elevada no primeiro dia da crise – 20mg/kg/24h, sendo que a partir do segundo dia, preconiza-se dose de 3 a 5mg/kg/24h como manutenção. A medicação inicialmente é venosa, e o fenobarbital sódico, que tem ótima estabilidade diluído com cloreto de sódio a 0,9%, pode ser posteriormente administrado por via oral.

Se as crises terminarem, deve ser mantida a prescrição (fenobarbital), com controle ambulatorial. Indica-se o uso uma vez ao dia, devido à sua meia-vida longa (cerca de 100 horas em RN), porém acredita-se que dividindo a dose diária em duas vezes pode-se diminuir os efeitos colaterais, auxiliando também na monitoração de níveis plasmáticos.

Os efeitos colaterais mais freqüentes do fenobarbital são hiperatividade, dificuldade de concentração e, em casos raros, síndrome de Stevens-Johnson.

Em se tratando de persistência de crises convulsivas ou suposição que as mesmas estejam ocorrendo, deve ser feita avaliação com o exame de poligrafia neonatal que, com certeza, auxiliará na escolha do medicamento adequado.

Uma boa opção, se as crises estiverem refratárias à medicação, é a associação de FNB à fenitoína (PHT) venosa, ou a associação do FNB a um benzodiazepínico (BZD), como por exemplo nitrazepam (NZP), clonazepam (CNZ) ou clobazam (CLB).

A PHT, usada nesta faixa etária, tem efeitos evidentes no estado de mal epiléptico, associado ao fenobarbital sódico. As duas drogas, quando administradas por via venosa, têm absorção rápida, com adequado nível terapêutico, desde que se faça uma dose de ataque. A PHT não deve ser administrada no RN via oral por não apresentar boa absorção, nem por via intramuscular, pelo mesmo motivo, acrescido de lesões musculares.

São efeitos colaterais da PHT, em qualquer faixa etária: disfunção do sistema ocular e cerebrovestibular; ataxia, diplopia, nistagmo, disartria (efeitos agudos e dose-dependentes), e a médio e longo prazo são: o hirsutismo (deve ser usada com cautela no sexo feminino), hipertrofia gengival (principalmente nas crianças com paralisia cerebral), discrasias sanguíneas, síndrome de Stevens-Johnson.

Em princípio, a literatura recomenda monoterapia, evitando-se interações medicamentosas.

A politerapia deve ser reservada a casos selecionados, refratários e em que haja vários tipos de crises convulsivas.

Na prática, preconiza-se que não se deve "brincar de tratar", sendo que, a partir do diagnóstico clínico e eletroencefalográfico de crise convulsiva no RN, a terapêutica deve ser instituída.

Tem-se como opção para abortar as crises agudas o uso de midazolam, medicamento este de ação rápida que pode ser usado em *bolus* de 0,15 a 0,20mg/kg/dose, podendo ser feito até três vezes, com intervalo de cinco minutos. Se persistirem as convulsões, é necessário iniciar infusão contínua com midazolam, em unidade de terapia intensiva, com assistência ventilatória adequada. A dose para infusão contínua é de 1 a 18 microgramas/kg/min, de acordo com a evolução do paciente. O midazolam tem meia-vida curta e rápida eliminação. Esta droga pode ser associada ao fenobarbital, com menor risco de depressão respiratória.

Deve-se sempre lembrar que a associação de fenobarbital com valproato de sódio não é recomendada, pois o fenobarbital diminui o nível sérico do valproato de sódio.

Uma boa associação com o valproato de sódio são os benzodiazepínicos, com maior ênfase ao clobazam.

Um assunto polêmico é o uso de droga antiepiléptica pós-alta do berçário ou Unidade de Terapia Intensiva, sendo que a grande maioria dos autores recomenda o término da medicação tão logo as convulsões tenham cessado (desde que o exame neurológico, EEG e neuroimagem estejam normais). Em geral, nesta faixa etária (RN), deve-se evitar o tratamento prolongado, inclusive pela probabilidade de efeitos deletérios do fenobarbital para o cérebro em desenvolvimento.

Habitualmente em nosso serviço, o RN recebe alta em uso de um anticonvulsivante, normalmente o fenobarbital, sendo reavaliado ambulatorialmente por meio de exame neurológico, EEG e, se necessário, SPECT, TC e RM, quando então será redefinida a conduta.

Com três meses de vida deve-se preocupar com o surgimento das temíveis crises convulsivas do tipo espasmos infantis, quando então a medicação tem que ser inteiramente reformulada.

Ressalta-se a necessidade de realizar uma adequada orientação familiar quanto à importância e a necessidade do controle neurológico com intervenção precoce nos casos de diagnóstico de PC.

É difícil definir o prognóstico, pois o mesmo depende do tipo de epilepsia, das alterações anatômicas, do adequado acompanhamento multidisciplinar e da resposta terapêutica.

▶ LACTENTES

As etiologias mais freqüentes de PC com crises convulsivas nesta faixa etária são: síndrome hipóxico-isquêmica (SHI), hemorragia intracraniana, infecções do sistema nervoso central, principalmente bacterianas (ênfase à meningite pneumocócica), ao traumatismo cranioencefálico (TCE) e aos distúrbios vasculares. São etiologias diversas com causas pré-natal, perinatal e pós-natal.

Nesta faixa etária, as convulsões que mais nos preocupam são os espasmos infantis (EI), que se iniciam em torno de 3 a 7 meses. Clinicamente se caracterizam por contrações bruscas de um ou vários grupos musculares, podendo ser unilaterais ou bilaterais, simétricas ou não, durando de 1 a 10 segundos, predominantemente em salva. Estas contrações musculares podem ser em flexão, extensão ou mistas (muito comuns). Existe certo predomínio nos períodos de sonolência, principalmente ao despertar, podendo ser precedido ou seguido de choro.

Nos EI, o EEG tem um padrão típico chamado de hipsarritmia, configurando a síndrome epiléptica denominada síndrome de West (Figs. 14.3 e 14.4).

Estas crianças devem ser acompanhadas ambulatorialmente com muita cautela, observando-se a resposta ao anticonvulsivante, pacientes estes que, devido à gravidade do quadro, podem estar em uso de politerapia. O diagnóstico deve ser feito precocemente, apesar da dificuldade devido à forma de

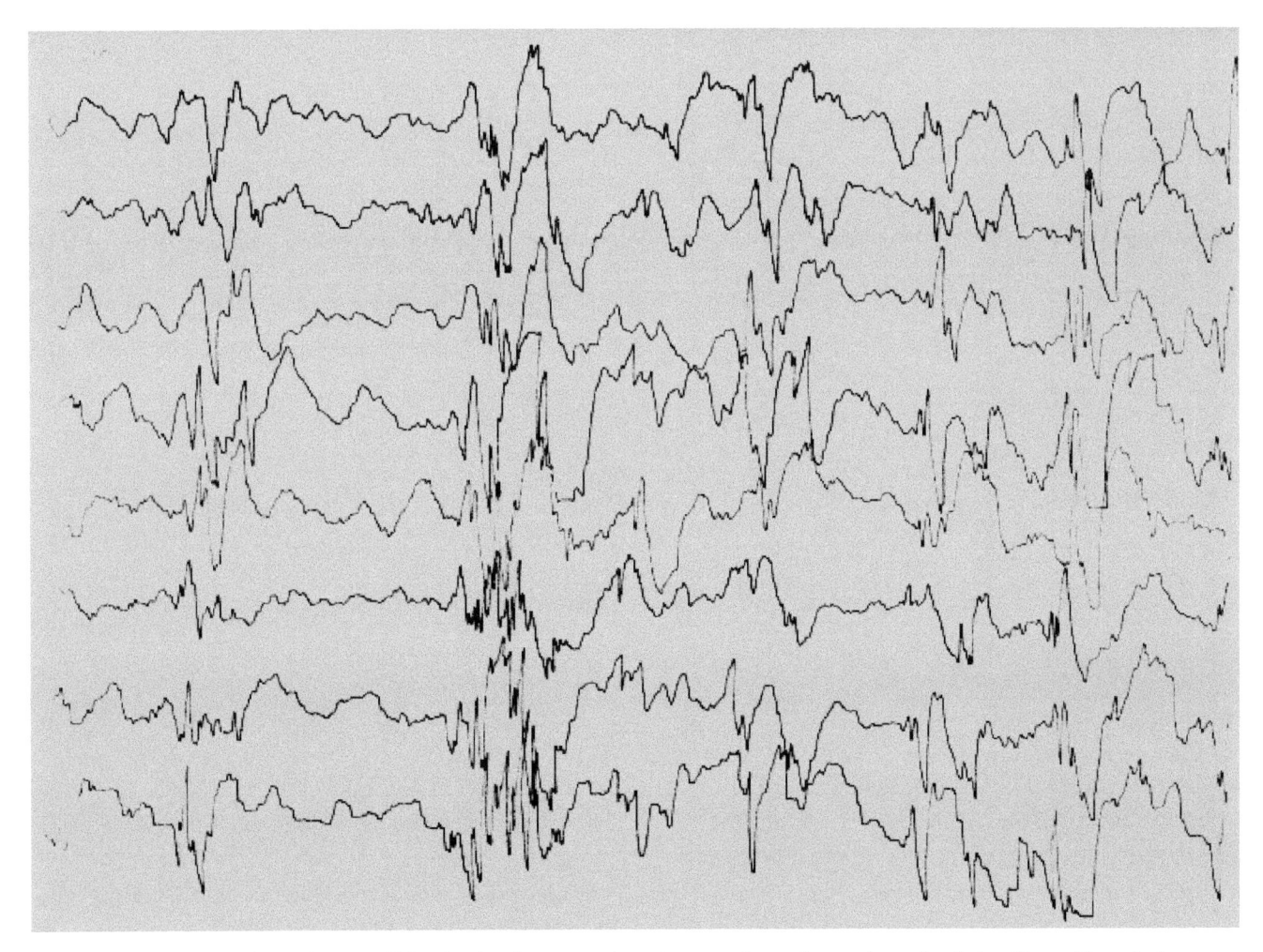

Fig. 14.3 ▶ Síndrome de West. EEG anárquico demonstrando surto-supressão, ondas agudas, poliespículas difusas. Hipsarritmia.

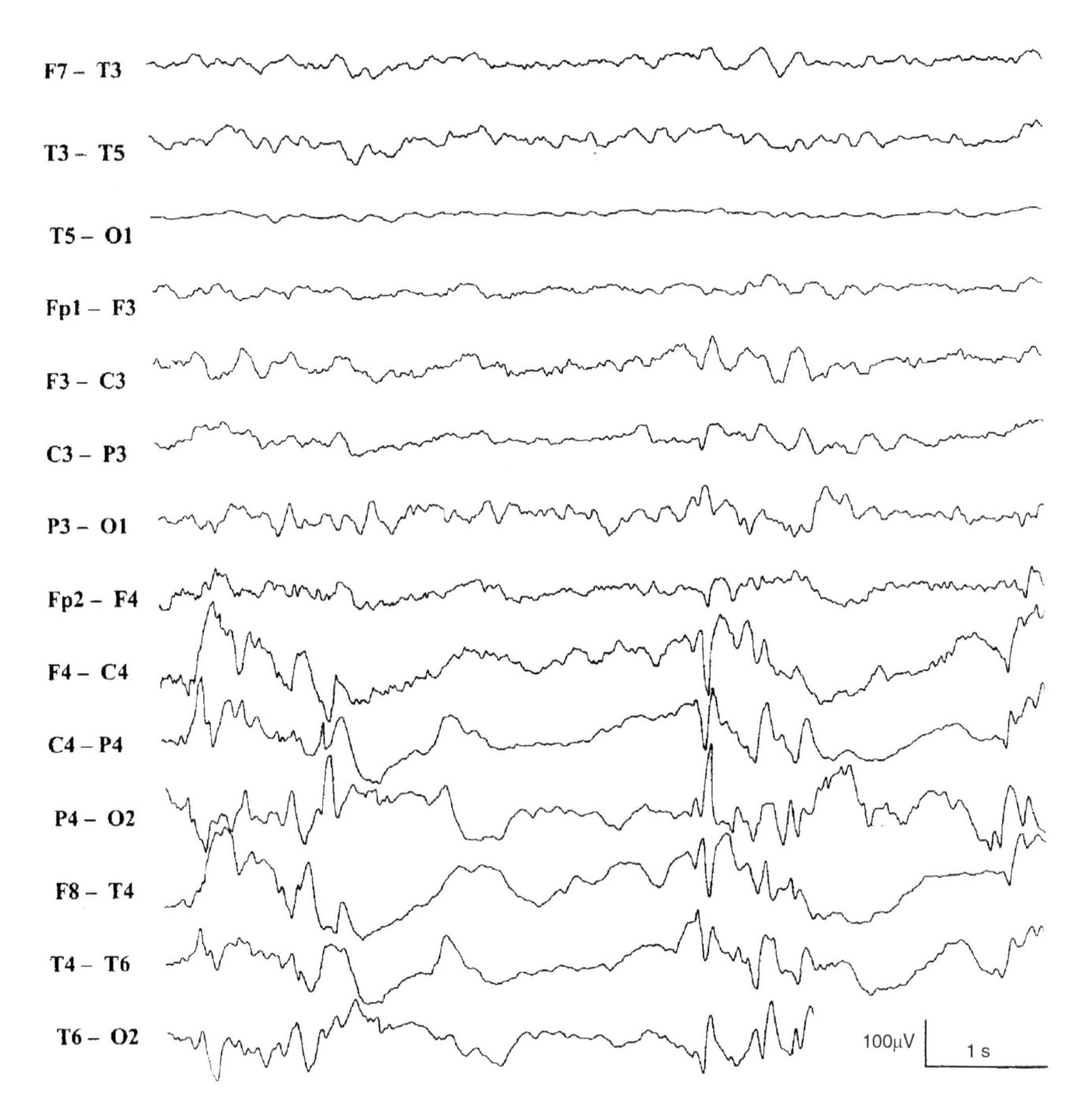

Fig. 14.4 ▶ Mesma alteração eletroencefalográfica, porém em apenas um hemisfério cerebral. Hemi-hipsarritmia.

apresentação da crise convulsiva que sugere sustos, choques, cólicas do lactente, ou até mesmo reflexo de Moro. Todos os profissionais que lidam com a criança devem estar alertas a estas manifestações, principalmente quando ocorre alguma involução motora ou cognitiva.

Apesar de todo o trabalho do neuropediatra, em grande parte, estas crianças têm um retardo neu-

ropsicomotor, que irá depender do fator etiológico, levando ao quadro de PC quadriparética espástica freqüentemente. Existem casos com evolução mais favorável, principalmente aqueles em que o tratamento foi precoce.

Quando estas convulsões iniciam-se em crianças previamente hígidas, é classificado como EI criptogênico, que apresenta melhor prognóstico.

Porém quando as crises acometem pacientes que já tenham comprometimento neurológico com alteração em exames complementares, são classificados como EI sintomáticos, tendo pior prognóstico.

Dentro da propedêutica, o EEG é de suma importância para o diagnóstico, prognóstico e avaliação terapêutica. É fundamental tentar realizar o diagnóstico antes do surgimento da hipsarritmia. Este exame deve ser feito durante o sono, pois no início da moléstia o EEG pode ser normal, principalmente se o exame for feito com a criança acordada.

O tratamento é motivo de controvérsias, sendo os resultados muitas vezes desanimadores. A medicação específica para os EI é a vigabatrina, com bons resultados, sendo a dose utilizada de 50 a 150mg/kg/dia dividida em duas a três tomadas.

A dose deve ser aumentada a cada três dias, em curto espaço de tempo (em cerca de 15 dias obtém-se dose máxima), mantendo ou não a medicação de acordo com a resposta. O grande problema é o seu efeito colateral de constrição do campo visual bilateral e concêntrica e anormalidades eletrorretinográficas compatíveis com disfunção das células GABAérgicas da retina (lesão dos cones).[10]

Em nosso ambulatório, o protocolo é o acompanhamento oftalmológico mediante eletrorretinograma, e o uso dessa droga é restrito ao período mais crítico da patologia. Já existem estudos de reversibilidade da perda de campo visual após a retirada da medicação.

A vigabatrina é muito eficaz na síndrome de West, principalmente se a etiologia for a esclerose tuberosa.

O hormônio adrenocorticotrófico (ACTH) foi descrito por Sorel em 1958,[18] e sua eficácia pode variar de 60% a 90%, porém o índice de recorrência é alto, tendo também efeitos colaterais freqüentes, como ganho de peso, hipertensão arterial, hiperglicemia, distúrbios hidroeletrolíticos e maior susceptibilidade a infecções simples.

Outra opção medicamentosa para os EI é a utilização de valproato de sódio, apesar dos riscos de seu uso em crianças menores de 1 ano, principalmente se coexistir doença metabólica. Uma boa associação com o valproato de sódio são os benzodiazepínicos, com maior ênfase ao clobazam.

Deve-se ter em mente que o ácido valpróico e o valproato de sódio ocasionam irritação da mucosa do tubo digestivo, sendo absorvidos em poucos minutos, elevando rapidamente os níveis séricos, o que aumenta o risco de efeitos colaterais como dispepsia, náuseas, vômitos e anorexia.

Os efeitos colaterais podem ser minimizados aumentando o número de tomadas diárias, três ou quatro doses, porém, pode haver menor adesão terapêutica.

O divalproato de sódio tem uma absorção lenta e gradual após quatro horas, o que corrobora com a diminuição de efeitos colaterais gastrointestinais, propiciando níveis séricos menos elevados com menor flutuação. Pelo fato de ser mais estável, permite intervalos em duas tomadas ao dia. Também disponível em formulação *sprinkle*, com melhor tolerância gastrointestinal, sendo composta por cápsula que pode ser aberta e espalhada sobre uma pequena porção de alimentos.

A dosagem inicial para o ácido valpróico, valproato de sódio ou divalproato de sódio é de 10mg/kg/peso, sendo aumentada semanalmente em média de 10mg/kg, até atingir uma resposta terapêutica adequada (dose máxima de 60mg/kg/dia).

Em se tratando de qualquer apresentação dessa droga, deve-se ter cuidado com história pregressa de doença hepática, uso de múltiplos anticonvulsivantes, doença metabólicas congênitas, idade inferior a 2 anos, devido ao risco aumentado de hepatotoxicidade.

Outras drogas utilizadas em EI são: topiramato, vitamina B_6 (piridoxina), imunoglobulinas (endovenosa) e a dieta cetogênica.

Sendo as crises refratárias à medicação deve-se considerar a hipótese de cirurgia. Esta indicação deve ser precisa, seguindo alguns critérios como: intratabilidade das crises, alterações focais no EEG, anormalidades focais na neuroimagem sejam elas anatômicas (tomografia, ressonância magnética), de perfusão (SPECT), ou metabólicas (PET).[6]

▶ CRIANÇAS ACIMA DE 1 ANO

Aplica-se o termo PC a crianças que antes dos 3 anos foram acometidas de uma doença e posteriormente ocorreram alterações em sua atividade motora, podendo ou não ter comprometimento cognitivo.

Carlsson, em seu trabalho sobre aspectos etiológicos e clínicos (classificação) da epilepsia em

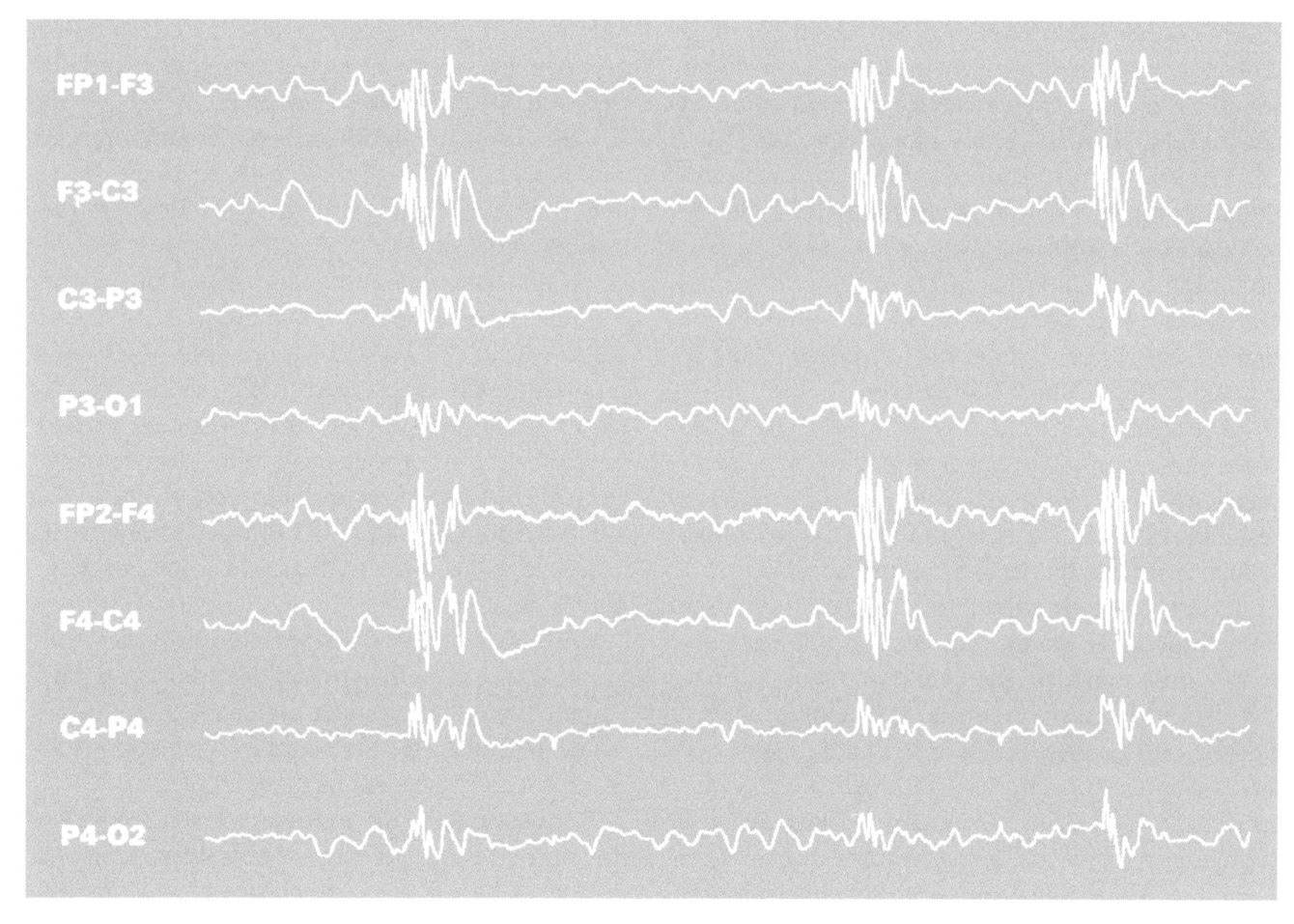

Fig. 14.5 ▶ EEG ictal – apresenta as seguintes alterações: pontas; polipontas generalizadas, com atividade epileptiforme difusa, compatível com síndrome de Lennox-Gastaut.

crianças com PC, relatou que crianças com PC quadriplégica têm tendência mais precoce a crises convulsivas, e que crianças com PC hemiplégica têm convulsões parciais do mesmo lado da paresia. Constatou também que crianças com PC e comprometimento cognitivo têm alta freqüência de convulsões.[5]

Diversas síndromes convulsivas podem ocorrer acima de 1 ano de idade, sendo que, em nosso ambulatório, a síndrome de Lennox-Gastaut (SLG) é uma das mais freqüentes. Caracteriza-se por uma mutiplicidade de crises, levando diversas vezes a um atraso no desenvolvimento neuropsicomotor.

Pode ser idiopática em 30% dos casos, sendo estas de melhor prognóstico. Os casos sintomáticos ocorrem na evolução de encefalopatias prévias, com aparecimento no período pré, peri ou pós-natal, sendo a síndrome de West a mais fre-

qüente. Estas crianças são acometidas desde 1 a 8 anos de idade, tendo como manifestações clínicas crises convulsivas de difícil controle, e retardo mental.

A SLG, quando não diagnosticada ou tratada corretamente, faz com que a criança involua durante o período convulsivo, muitas vezes deixando de andar, falar, portanto, com manifestações graves. Porém, se controladas as crises, a criança melhora gradativamente, mas permanecendo algum retardo neuropsicomotor.

Na SLG, as convulsões são diversas: tônicas, ausência atípica, mioclônicas, atônica e, com freqüência, evoluem para um estado de mal epiléptico.

O EEG interictal demonstra uma atividade de base desorganizada, tanto em vigília como em sono, complexos de ponta-onda lenta (POL) menores que 2,5Hz, irregulares, geralmente difusos, predominando nas regiões frontais, não sendo ativados pela hiperpnéia ou fotoestimulação.

Dentre as drogas tradicionais no tratamento da SLG, o valproato de sódio é a primeira opção, podendo ser usado em monoterapia. Se as convulsões persistirem, acrescenta-se o clobazam, formando uma boa associação, com menor incidência de efeitos colaterais, tais como sedação e hipersecreção brônquica. Não se usa a carbamazepina, que pode induzir o aparecimento de crises mioclônicas.

Dentre as novas drogas, as mais eficazes são o topiramato e a lamotrigina, muitas vezes com remissão completa das crises. Têm impacto positivo sobre crises convulsivas refratárias a outras medicações. São utilizadas como adjuvantes às drogas tradicionais no tratamento da SLG. Também usadas em outras formas de epilepsia, tendo como desvantagem o seu custo elevado.

O topiramato é um anticonvulsivante com comprovada eficácia, pelo seu amplo espectro de ação e menor interação com outras drogas. Além de efeitos colaterais bem conhecidos e boa absorção por via oral, reduz o metabolismo hepático. Tem mecanismos de ação variados, meia-vida de vinte e uma horas, podendo ser usado de uma a duas vezes ao dia. O seu metabolismo sofre influência de fármacos indutores de enzimas hepáticas, o que diminui sua meia-vida. Nesses casos, é necessário administrar a intervalos menores. Vários trabalhos já comprovam sua eficácia como monoterapia.

Se necessário, pode-se fazer a associação do topiramato com o valproato de sódio ou com o clobazam para se obter melhores resultados. Existe apresentação com 15mg e 25mg, em cápsulas, que podem ser administrados junto à alimentação. Abrindo-se a cápsula, os grânulos são colocados sobre o alimento pastoso, facilitando muito a adesão terapêutica. A medicação deve ser aumentada vagarosamente, com intervalos de uma a duas semanas.[11]

Glauser, em 1997, relatou sua experiência em SLG, demonstrando significante redução nas crises tônicas, atônicas e ausência atípica, considerando o topiramato droga muito promissora para esta síndrome.[13]

Alguns efeitos colaterais, na prática diária, são a diminuição de peso nos primeiros meses de uso (quatro meses), distúrbios de concentração, podendo

ocorrer entre duas semanas a quatro meses após o início do uso. Outro efeito adverso que pode ocorrer é a litíase urinária, em torno de 1% dos casos.

A lamotrigina (LTG) também pode ser administrada na SLG. Tem uma meia-vida de vinte e cinco horas e é bem absorvida por via oral. Drogas que apresentam metabolismo hepático, como fenobarbital, carbamazepina e fenitoína, diminuem a meia-vida da mesma em 50%, tornando necessário o seu uso em doses maiores e em intervalos menores.

Drogas inibidoras, como o valproato de sódio, alentecem o metabolismo da LTG prolongando sua meia-vida para sessenta horas, sendo necessário utilizá-las em doses menores.

Os efeitos colaterais da LTG são poucos, sendo mais relacionados com a rápida introdução da mesma. Em 5% a 10% dos pacientes, ocorre o *rash* cutâneo, que pode desaparecer espontaneamente. Quando em associação com valproato de sódio, aumenta-se o risco dessa reação. Atenção para manifestação cutânea que pode aparecer duas a seis semanas após início da medicação, além de febre alta, hepatosplenomegalia, linfoadenopatia, eosinofilia e discrasias sanguíneas, e o envolvimento de mucosas: com necrólise epidérmica tóxica (síndrome de Stevens-Johnson ou a síndrome de Lyell).

Algumas vezes, em convulsões de difícil controle (como na SLG), utilizamos tratamentos como dieta cetogênica, ACTH, imunoglobulinas (endovenosa) e até tratamento cirúrgico.

Segundo Piovesana,[19] as parciais são o tipo de crise convulsiva mais freqüente, com ou sem generalização, em cerca de 78% dos casos. As convulsões parciais são constantes nas síndromes: epilepsia parcial contínua (Rasmussen), síndromes de Landau-Kleffner, Sturge-Weber e nas displasias corticais, consideradas síndromes de difícil controle das convulsões freqüentemente cirúrgicas.

Outra síndrome convulsiva na infância é a epilepsia mesial temporal, que exige tratamento prolongado e às vezes cirúrgico.

Já as crises parciais com pontas e ondas agudas centrotemporais ou rolândicas são benignas, ocorrendo na faixa etária entre 3 e 13 anos, em crianças previamente hígidas, sendo predominantemente noturnas, com bom prognóstico, e melhora das crises na puberdade.

O EEG caracteriza-se por atividade de base normal e pontas, e pontas ou ondas agudas, na região temporal média e, ou central, contralateral à manifestação clínica, que se ativam durante o estado de sonolência e sono.

O tratamento para as crises parciais é feito com carbamazepina, oxcarbazepina, fenitoína ou com o topiramato.

A carbamazepina (CBZ) tem uma meia-vida média de doze horas, com um pico de ação rápida, sendo administrada três vezes ao dia para evitar flutuações na concentração sérica.

Existe a forma de liberação prolongada (CR), obtendo níveis séricos mais estáveis e podendo ser usada duas vezes ao dia. Deve-se fazer a monitoração do medicamento, para evitar sua possível toxicidade, além de se verificar o grau de adesão.

Drogas como o fenobarbital e a fenitoína diminuem a concentração da carbamazepina. Por sua vez, a carbamazepina diminui as concentrações plasmáticas do clonazepam e do clobazam, podendo aumentar a concentração plasmática da fenitoína e do fenobarbital.

Os efeitos colaterais mais freqüentes da CBZ são sonolência, ataxia, vertigem, diplopia, leucopenia, hiponatremia e, em casos raros, anemia aplásica e síndrome de Stevens-Johnson.

A oxcarbazepina tem mecanismo de ação semelhante ao da carbamazepina, porém com melhora do perfil de tolerabilidade, e de absorção rápida. Não sofre o fenômeno de auto-indução, tem menor interação com outras drogas, facilidade posológica (uso da medicação duas vezes ao dia devido à sua meia-vida de 10 a 12 horas) e não apresenta efeitos sobre a função cognitiva.

Os seus mecanismos de ação se baseiam no bloqueio dos canais de sódio dependentes de voltagem, resultando em estabilização de membranas neurais hiperexcitadas e diminuição da propagação de impulsos sinápticos, com inibição de descargas neuronais.

Jensen[15] sugeriu que 75% dos pacientes que apresentaram reações de hipersensibilidade à carbamazepina não irão apresentá-las com a utilização da oxcarbazepina, com base num estudo de 51 pacientes que tiveram reação alérgica à carbamazepina.

A dosagem na criança é de 10 a 30mg/kg/dia, com início na dose inferior e aumentada progressivamente, semanalmente, sendo considerada como droga de escolha para o tratamento de crises parciais com ou sem generalização secundária e tônico-clônica generalizada.[16]

Está indicada no tratamento em monoterapia, ou associada a outros anticonvulsivantes podendo ser usado desde o período de lactente.

A absorção da droga não é afetada pela alimentação, tem melhor tolerabilidade e a maioria das enzimas do citocromo P450 não é afetada pela droga.[4]

A troca da carbamazepina para a oxcarbazepina pode ser feita de maneira abrupta, sendo que 200mg de carbamazepina correspondem a 300mg de oxcarbazepina.

Deve-se atentar para o fato de que a droga que está sendo retirada, a carbamazepina, é um medicamento indutor enzimático, com possibilidade de ocorrer por isso aumento sérico de outras drogas que estejam em uso, sendo necessário um ajuste das doses, para se evitar efeitos tóxicos. Apesar de ser uma droga segura, tem seus efeitos colaterais, e os mais freqüentes são: nistagmo, alergia (pele), leucopenia, tonteiras, hiponatremia, sonolência, ataxia.

A hiponatremia parece ser o mais costumeiro com o uso da oxcarbazepina, em comparação à carbamazepina, porém sem repercussão clínica. Tal efeito colateral parece estar relacionado a doses elevadas ou presença de infecção.

O Quadro 14.3 relaciona os anticonvulsivantes mais usados para todos os casos de crianças com manifestação epiléptica na paralisia cerebral, dando suas indicações, apresentações, nomes dos medicamentos, dosagens, número de doses, nível terapêutico e efeitos colaterais.

▶ CONCLUSÃO

A classificação das manifestações epilépticas na criança com PC nem sempre é uma tarefa fácil pelas seguintes razões: crises inicialmente parciais que se generalizam rapidamente podem não ser testemunhadas ou relatadas adequadamente; alterações de consciência durante um episódio podem não ser notadas devido às múltiplas deficiências do paciente; e a diferenciação entre crises mioclônicas tônicas e atônicas geralmente pode ser extremamente difícil sem o EEG ictal ou vídeo-EEG.

Quadro 14.3 ▸ Drogas anticonvulsivantes mais usadas em neuropediatria

Substância ativa	Indicações, apresentação	Dosagens (crianças) número de doses Nível terapêutico (μg/mL)	Efeitos colaterais
Fenobarbital	Crises generalizadas – convulsão febril – convulsão no recém-nascido, estado de mal epiléptico Gardenal – 1mL a 200mg Fenocris – 2mL a 200mg Gardenal – comps. – 50 a 100mg	RN – 20mg/kg (ataque) Lactente – 10mg/kg (ataque) 3-5mg/kg (manutenção) 1 a 2 doses diárias NS: 15 a 40μg/mL	Sonolência – Hiperatividade Síndrome de Stevens-Johnson (SSJ) – Dificuldade de concentração
Fenitoína	Crises generalizadas – parciais e parciais com generalização, estado de mal epiléptico Hidantal comps. – 100mg Epelin-cáps. – 100mg Suspensão – 5mL a 100mg	RN – Lactente RN – 15mg/kg (ataque) 5 a 7 mg/kg (manutenção) 1 a 2 doses diárias NS: 10 a 20μg/mL	Hiperplasia gengival Hirsurtismo, movimentos involuntários, acne, ataxia, diplopia, nistagmo, SSJ
Carbamazepina	Crises parciais e secundariamente generalizadas, tônico-clônicas. generalizadas Tegretol – suspensão – 5mL a 100mg comps. – 200 a 400mg	10 a 30mg/kg/dia 2 a 3 doses diárias NS: 4 a 12μg/mL	Ataxia, diplopia, anemia aplástica, hiponatremia, leucopenia, SSJ
Valproato de sódio – ácido valpróico Divalproato de sódio	S. West – S. Lennox-Gastaut Convulsão febril – parciais complexas – Ausências típicas e atípicas Valpakine – 1mL a 200mg – comps. 200-250mg Depakene – 5mL a 250mg – comps. 250-300-500mg Depakote – *sprinkle* – cáps. – 125mg, comps. – 250 a 500mg	RN – 10 a 40mg/kg/dia Crianças maiores de 3 meses 20 a 60mg/kg/dia 2 a 3 doses diárias NS: 50 a 100μg/mL	Náuseas, dor epigástrica, hepatotoxicidade, pancreatiite, Discrasias sanguíneas, ganho de peso, tremor, hiperamonemia
Oxcarbazepina	Crises parciais secundariamente generalizadas, tônico-clônicas generalizadas Trileptal – suspensão – 1mL a 60mg Comps. – 300 a 600mg	10 a 30mg/kg/dia 2 doses diárias NS: 15 a 45μg/mL	Alergia, sonolência, fadiga, hiponatremia, cefaléia Ataxia, nistagmo
Clonazepam	Síndrome de West Sindrome de Lennox-Gastaut Ausência Rivotril-gts:1 gota = 0,1mg Comps. – 0,5 a 2mg	0,1 ou 0,2mg/kg/dia 2 ou 3 doses diárias NS: pouco valor	Fadiga, sonolência, hipotonia, hipersecreção bronquial, salivação, depressão respiratória
Clobazam	Síndrome de West Síndrome de Lennox-Gastaut Tratamento intermitente de convulsão febril, generalizada Urbanil-Frisium Comps. 10 a 20mg	0,5 a 1,5mg/kg/dia 2 ou 3 doses diárias NS: pouco valor	Sonolência menor que os outros benzodiazepínicos
Nitrazepam	Síndrome de West Síndrome de Lennox-Gastaut Sonebon – comps. – 5mg	0,2 a 1mg/kg/dia 2 ou 3 doses diárias NS: Pouco valor	Hipotonia, sonolência, hipersalivação
Vigabatrina	Síndrome de West, principalmente esclerose tuberosa, crises parciais Sabril – comps. – 500mg	45-150mg/kg/dia 2 doses diárias NS: pouco valor	Constrição do campo visual, sonolência, agitação psicomotora
Topiramato	Síndrome de West Síndrome de Lennox-Gastaut Crises parciais simples e secundariamente generalizadas, crises parciais complexas Topamax – 15mg – cáps. 25-50-100 – comps.	1 a 9mg/kg/dia 2 doses diárias NS: pouco valor	Ataxia, distúrbios de concentração, calculose renal, perda de peso
Lamotrigina	Crises generalizadas, síndrome de Lennox-Gastaut, Lamictal-Neural – 25, 50 e 100mg	0,2 a 5mg/kg/dia com valproato de sódio 1 a 15mg/kg/dia sem valproato de sódio 2 doses diárias NS: pouco valor	*Rash* cutâneo SSJ Diplopia, ataxia Síndrome de Lyell

Estudos posteriores, visando à possibilidade de causas genéticas e fatores pré-natais precoces, são necessários ao melhor entendimento das causas de epilepsia na paralisia cerebral.

▶ REFERÊNCIAS

1. Aicardi J. Early myoclonic encephalopathy. In: Roger J, Dravet C, Bureau M et al. *Epileptic syndromes in infancy, childhood and adolescense.* London: John Libbey, 1985; p. 12-22.

2. Aicardi J. *Diseases of the nervous system in childhood.* New York: Mac. Keith Press, 1998.

3. Aicardi J. Epileptic encephalopathies of early childhood. *Curr Opin Neurol Neurosurg* 1992, 5(3):344-8.

4. Baldauf CM. Novas drogas antiepilépticas. *In:* Arthur Cukiert. *Tratamento clínico e cirúrgico das epilepsias de difícil controle.* 2002:49-67.

5. Carlsson M, Hagberg G, Olsson I. Clinical and aetiological aspects of epilepsy in children with cerebral palsy. *Dev Med Child Neurol* 2003; 45(6):371-6

6. Chugani HT, Shewman D, Shields WD, Sankar R, Comair Y et al. Surgery for intratable Infantile Spasms: Neuroimaging Perspectives. *Epilepsia* 1993; 34(4):764-71.

7. Fennel EB, Dikel TN. Cognitive and neuropsychological function in children with cerebral palsy. *J Child Neurol* 2001; 16(1):58-63.

8. Fonseca LF, Pianetti G, Xavier CC. *Compêndio de Neurologia Infantil.* Rio de Janeiro: Medsi, 2002; 20:329-34.

9. Fonseca LF, Pianetti G, Xavier CC. *Compêndio de Neurologia Infantil.* Rio de Janeiro: Medsi, 2002; 16:277-89.

10. Fonseca LF, Filho JMC, Pianetti G, Filho JACV. *Manual de Neurologia Infantil.* Rio de Janeiro: Ganabara Koogan, 2006.

11. French JA. Vigabatrin. *Epilepsia* 1999; 40-5:S11-S16.

12. Guerreiro MM, Manreza MLG et al. A pilot study of topiramate in childrem with Lennox-Gastaut syndrome. *Arq Neuropsiquiatr* 1999; 57(2-a):167-75.

13. Glauser TA. Preliminary observation on topitamate in pediatric epilepsies. *Epilepsy* 1997; 38(supl 1):S37-S41.

14. Gururaj AK, Sztriha L, Bener A, Dawodu A, Eapen V. Epilepsy in children with cerebral palsy. *Seizure* 2003 Mar; 12(2):110-4.

15. Jensen NO. Oxcarbazepine in patients hypersensitive to carbamazepine. 16 Epilepsy Internacional Congress, Hamburg, 1985.

16. Kwong K, Wong SN, So TK. Epilepsy in Children With Cerebral Palsy. *Pediatric Neurology* 1998; 19:31-5.

17. Kulak W, Sobaniec W. Risk factors and prognosis of epilepsy in children with cerebral palsy in north-eastern Poland. *Brain & Development* 2003; 27:499-506.

18. Ohtahara S, Ohtsuka Y, Oka E. Epileptic encephalopaties in early infancy. *Indian J Pediatr* 1999: 64(5):603-12.

19. Piovesana, AMSG, Moura-Ribeiro MVL, Morais MICR. Estudo do EEG e da TAC na paralisia cerebral. Avaliação do prognóstico da epilepsia. *Arq Neuropsiquiatr* 1996; 54 (Supl):141.

20. Piovesana AMSG. Manifestações epilépticas na paralisia cerebral. *In: Paralisia Cerebral*, 1998:93-105.

21. Senbil N, Sonel B, Faruk O et al. Epileptic and non-epileptic cerebral palsy: EEG and cranial imaging findings. *Brain & Development* 2002; 45:166-9.

22. Sorell D, Baloye A. A propos de 21 casd'hypsarrytmie de Gibbs: son traitement espetacularie par l"ACTH. *Acta Neurol Psych-Belg* 1958; 58:130.

Dieta Cetogênica

Karina Santos Wandeck
Olindina Neme Barbosa Miranda
Luiz Fernando Fonseca

▶ INTRODUÇÃO

Desde a época de Hipócrates o jejum é descrito como tratamento efetivo de crises convulsivas. A dieta cetogênica (DC) foi desenvolvida a partir da observação de que as crises epilépticas cessavam momentaneamente com o jejum prolongado. Em 1921, Wilder propôs uma dieta com alta concentração de gordura e pobre em carboidratos com a finalidade de mimetizar o estado de jejum prolongado no organismo, sem provocar desnutrição.

Devido à sua eficácia e segurança, tem sido usada desde 1921 com resultados satisfatórios em crianças com epilepsia refratária. Cerca de 20% dos indivíduos que usam a dieta cetogênica ficam completamente livres de crises e freqüentemente reduzem ou descontinuam o uso de drogas antiepilépticas.

▶ DIETA CETOGÊNICA

A dieta é baseada em grandes quantidades de gorduras e pequenas quantidades de carboidratos e proteínas. A energia da dieta deriva da oxidação dos ácidos graxos nas mitocôndrias, resultando em quantidades apreciáveis de corpos cetônicos: beta-hidroxibutirato, acetoacetato e acetona. O cérebro utiliza glicose em seu metabolismo; porém, durante a dieta cetogênica, a cetose persistente aumenta a entrada dos corpos cetônicos no cérebro, utilizando-os no metabolismo cerebral.

O mecanismo pelo qual a dieta cetogênica controla as crises convulsivas permanece obscuro, sendo várias as hipóteses que tentam explicar seu funcionamento: diminuição dos aminoácidos excitatórios cerebrais (especialmente o glutamato); aumento dos aminoácidos inibitórios (especialmente o GABA); efeito nos canais iônicos transmembrana responsáveis pela transmissão sináptica; alterações iônicas e mudança de pH cerebral; alterações do metabolismo energético, com o uso de corpos cetônicos.

A dieta é utilizada por um período médio de dois anos. A chance de recorrência de crises convulsivas após cessada a dieta é de 20% a 30%. Os fatores de risco para recorrência são: presença de eletroencefalograma anormal após descontinuação da dieta, presença de lesões focais ou anomalias estruturais cerebrais e média inicial de freqüência de crises baixa.

Como é a dieta cetogênica

É uma dieta terapêutica, individual, calculada de acordo com o peso, estatura e idade do paciente. É constituída de 90% a 95% das calorias na forma de lipídios e o restante na forma de carboidratos e proteínas, proporcionando o aumento dos corpos cetônicos no sangue e na urina.

É mantida por cerca de dois anos, sendo retirada gradualmente após este período. Caso não haja efeito anticonvulsivante num período de três meses, os efeitos colaterais sejam inaceitáveis ou a dieta não seja bem aceita, ela deve ser interrompida.

Geralmente é iniciada com um período prévio de jejum. Atualmente alguns serviços vêm introduzindo a dieta sem jejum. O grupo que utiliza o jejum alcança a cetose mais rapidamente que o grupo que não o utiliza, porém, em cerca de cinco dias, ambos os grupos já alcançaram a cetose necessária. Não parece haver diferença de resultado entre os grupos, porém mais estudos sobre o assunto são necessários para se chegar a uma conclusão.

Indicações e contra-indicações

A dieta cetogênica é indicada em casos de epilepsia refratária às drogas antiepilépticas, seja por falta de resposta às altas doses das medicações ou por baixa tolerância aos efeitos colaterais das mesmas. Atua em diversas epilepsias generalizadas, inclusive nas síndromes epilépticas de mau prognóstico, como as síndromes de Dravet, de Lennox-Gastaut, de West, entre outras. Nas epilepsias parciais, é usada nos casos em que não há indicação ou condição cirúrgica.

É utilizada como terapia em erros metabólicos como: deficiência da proteína transportadora de glicose (doença de De Vivo), deficiência de piruvato desidrogenase, hipoglicemia cetótica, deficiência de fosfofrutoquinase associada a quadro miopático.

Geralmente é utilizada em crianças acima de 1 ano, mas estudos recentes indicam seu uso para os menores de 1 ano com segurança, principalmente nos espasmos infantis, através de fórmulas cetogênicas prontas.

A dieta é contra-indicada em casos de mitocondriopatias, deficiência de citocromo oxidase, porfiria intermitente aguda, deficiência de piruvato carboxilase, defeitos no transporte da oxidação de ácidos graxos.

Em nosso serviço, contra-indicamos a dieta em crianças com: cardiopatias, hepatopatias, nefropatias, imunodeficiências, hipercolesterolemia prévia ao uso da dieta (colesterol total > 250) e cristalúria maior que 3+, devido a possíveis efeitos colaterais. Nas crianças em vigência de infecção aguda, aguardamos a cura para introduzir a dieta, a fim de não causar debilidade adicional.

Mecanismos de ação

Algumas considerações sobre a dieta devem ser feitas:

1. O efeito anticonvulsivante parece não estar relacionado à formulação da dieta, mas sim fortemente ligado à quantidade de calorias ingeridas.
2. A dieta deve ser mantida se o efeito anticonvulsivante é alcançado.
3. A restrição calórica trabalha junto com a dieta cetogênica para limitar as crises e optimizar o tratamento.
4. Se a máxima eficácia não foi alcançada em dias ou semanas após iniciada a dieta ela sugere um não-funcionamento do mecanismo adaptativo metabólico ou genético de proteção da crises.
5. Estas adaptações parecem ser generalizadas no cérebro, independentemente da patologia, já que a dieta é efetiva como tratamento de condições epilépticas diversas.
6. A eficácia é independe da idade e do sexo, sugerindo que a dieta produz o controle de crises por uma via comum a todos os pacientes que respondem à dieta.

Ainda não se conhece o verdadeiro mecanismo de funcionamento da dieta. Na Fig. 15.1, o diagrama mostra as principais hipóteses: a elevação dos ácidos livres leva à cetose crônica e ao aumento das concentrações de ácidos graxos poliinsaturados no cérebro. O aumento dos níveis de acetona ativa os canais de potássio a hiperpolarizarem os neurônios e a limitarem a hiperexcitabilidade neuronal. A cetose crônica também modifica o ciclo do ácido tricarboxílico, levando ao aumento do glutamato e, subseqüentemente, à síntese do GABA no cérebro.

Entre várias ações inibitórias diretas, os ácidos graxos poliinsaturados aumentam a atividade das proteínas ligadoras cérebro-específicas. Com isso, há diminuição da produção de espécies oxigênio-reativas, levando à neuroproteção. Os ácidos graxos poliinsaturados irão induzir a expressão de proteínas ligadoras cérebro-específicas e coordenar a regulação de vários dos genes relacionados com metabolismo oxidativo de energia, além de reduzir a produção de interleucina 2 beta (responsável por hiperexcitabilidade e geração de crises convulsivas), levando ao aumento do controle das crises convulsivas. Os ácidos graxos poliinsaturados es-

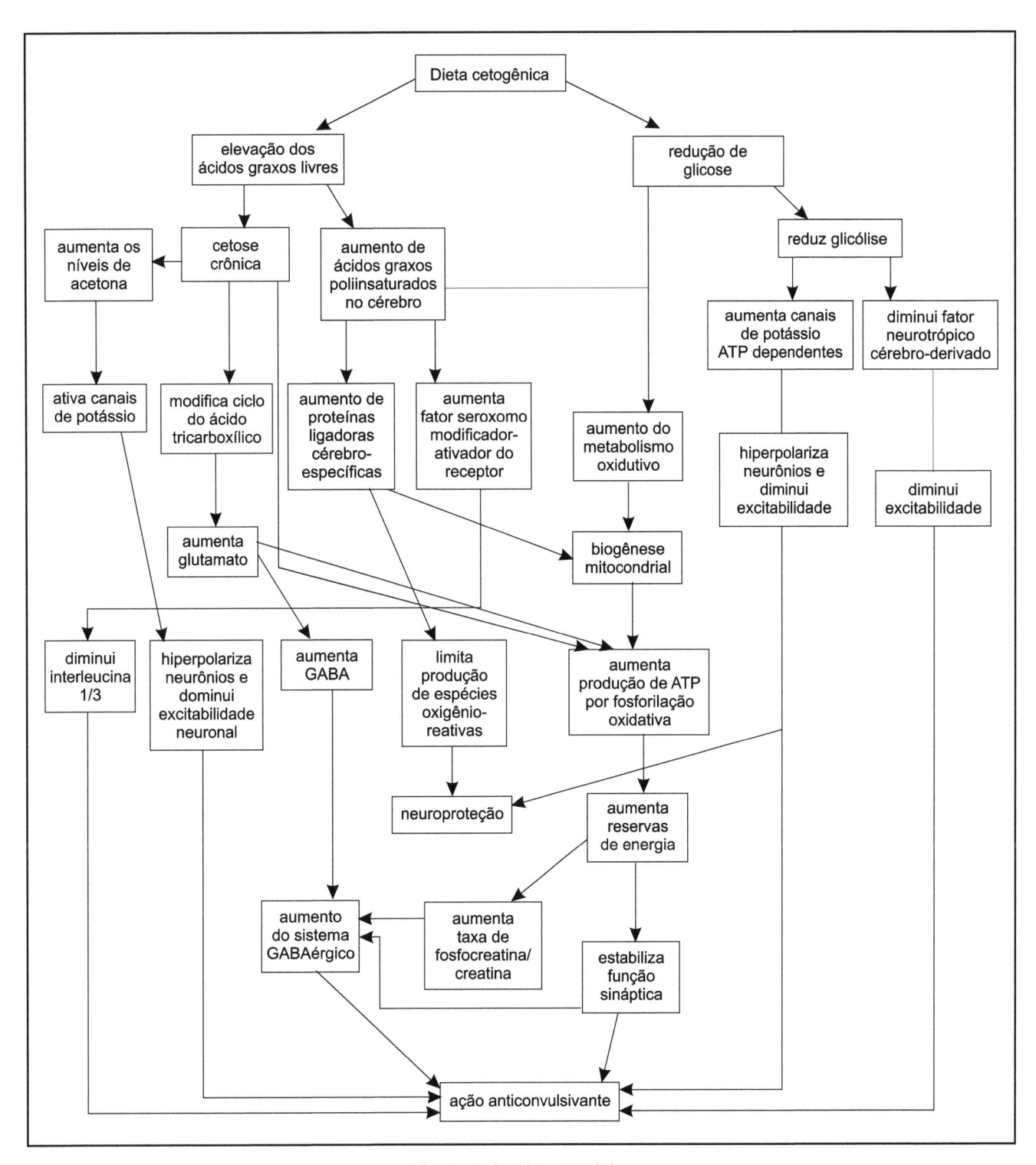

Fig. 15.1 ▶ Dieta cetogênica.

timulam a biogênese mitocondrial, que aumenta a produção de ATP por fosforilação oxidativa e gera aumento das reservas de energia, levando à estabilização da função sináptica e à melhora do controle de crises. A elevação da taxa de energia fosfocreatina:creatina prediz o aumento do sistema GABAérgico. A conjunção com produção de GABA au-

mentada induzida pela cetose leva à diminuição da hiperexcitabilidade.

A redução da glicose associada com elevação de ácidos graxos livres reduzem o fluxo glicolítico durante a dieta cetogênica, levando à ativação dos canais de potássio ATP-dependentes. A abertura destes canais de potássio ATP-dependentes hiperpolariza os neurônios e diminui a excitabilidade neuronal, o que contribui para o efeito anticonvulsivante (e neuroprotetor) da dieta cetogênica. A redução da glicose também diminui o fator neurotrópico cerebral (que promove hiperexcitabilidade), limitando os sintomas de crises, assim como a progressão da epilepsia.

▸ INTRODUÇÃO DA DIETA

Para se fazer dieta cetogênica é necessário equipe multidisciplinar, composta por neuropediatra, nutricionista, psicóloga, pediatra e assistente social. A equipe deve se reunir previamente com a família para esclarecer sobre o funcionamento da dieta, material necessário, manejo hospitalar e domiciliar, controles, efeitos desejados, efeitos colaterais e esclarecer as dúvidas da família.

Orienta-se retirar os carboidratos da dieta uma semana antes do seu início e a criança deve ser internada com jejum prévio de 12 horas, para agilizar a formação dos corpos cetônicos e diminuir o tempo de internação. Após a internação, o paciente é mantido em jejum, com monitoramento da glicemia capilar de seis em seis horas (ou se sintomático) e cetonúria a cada micção. Neste período o paciente é mantido com restrição hídrica de 60 a 70mL/kg de peso, não devendo exceder dois litros por dia. Os líquidos são restringidos durante a dieta, porém não se sabe ao certo o papel desta restrição no controle das crises convulsivas. Um dos principais motivos para internação do paciente é o risco de hipoglicemia no período de jejum. É orientada a administração de 30mL de suco de laranja se glicemia abaixo de 40mg% ou com sintomas de hipoglicemia (sudorese, palidez, náuseas). Se glicemia abaixo de 25mg%, com sinais de alteração da consciência, deve ser infundida solução glicosada por via endovenosa.

Neste período serão realizados exames pré-dieta: hemograma com plaquetas, função renal, função hepática, colesterol total e frações, triglicérides, ionograma, glicemia, ácido úrico, proteínas totais e frações, urina de rotina, eletrocardiograma e eletroencefalograma.

É feita avaliação nutricional, anamnese alimentar, avaliação antropométrica e cálculo da necessidade calórica do paciente. A necessidade calórica é calculada a partir da idade, peso e capacidade de realização de atividade física da criança, devendo atingir 75% da necessidade calórica diária. A quantidade de proteína da dieta deve seguir as recomendações para a idade segundo o *Recommended Dietary Intake* (RDI).

O valor calórico por idade encontra-se no Quadro 15.1.

A dieta só será iniciada quando o paciente apresentar cetonúria maior ou igual a três cruzes ou cetonemia de 160mg/dL. Geralmente são oferecidas três a quatro refeições ao dia, com intervalo de quatro horas entre elas. Nas primeiras refeições deverá ser oferecido somente um terço do valor calórico total estimado, aumentando-o gradativamente a cada refeição, de acordo com a tolerância e a aceitação do paciente.

A proporção cetogênica mais usada é 4:1; ou seja: quatro gramas de gordura para cada um grama de carboidratos e proteínas. Em crianças menores, pode ser usada a proporção 3:1, o que permite maior oferta de proteínas.

As gorduras utilizadas são triglicérides de cadeia longa ou média, de acordo com a aceitação e efeitos indesejados. Apesar de os triglicérides de cadeia média (TCM) serem mais eficientes em produzir cetose, não parece haver diferença de resultados com uso de triglicérides de cadeia longa ou média; porém, os efeitos colaterais são diferentes: triglicérides de cadeia média dão mais flatulência e diarréia e os de cadeia longa são menos palatáveis e dão mais constipação intestinal.

Medicações que contêm açúcar devem ser trocadas para fórmulas livres de açúcares ou comprimidos. A ingestão de medicamentos contendo açúcar pode inibir a cetose e levar à perda de controle das crises. O açúcar deve ser trocado por edulcorante pelo mesmo motivo.

Neste período de internação os cuidadores serão treinados para o preparo da dieta e controle da cetonúria diariamente.

Quadro 15.1 ▸ Valor calórico por idade

Idade	kcal/kg
Abaixo de 1 ano	75 a 80
1 a 3 anos	70 a 75
4 a 6 anos	65 a 68
7 a 10 anos	55 a 60
Acima de 11 anos	30 a 40 ou menos

Fonte: Freeman *et al.*, 1996.

No quarto ou quinto dia de introdução da dieta, a criança pode ir para casa, com primeiro retorno agendado para um mês e os subseqüentes, trimestralmente.

Após o primeiro mês de introdução da dieta deve ser iniciada suplementação de vitaminas e minerais, uma vez que a dieta não consegue suprir as necessidades diárias destes nutrientes. Geralmente as vitaminas são manipuladas na forma de xarope sem açúcar e com edulcorante e os minerais são fornecidos em cápsula.

Exemplo prático para calcular a dieta cetogênica

Criança do sexo masculino, idade de 6 anos, pesando 21kg e medindo 1,15m.

Peso e estatura adequados para idade.

A necessidade energética (NE) para idade é de 65kcal/kg/peso: NE = 65 × 21 = 1.365kcal/dia

Se optarmos pela proporção cetogênica clássica 4:1 (quatro gramas de gordura para um grama de carboidratos e proteínas), teremos 36 calorias provenientes da gordura e quatro calorias provenientes dos carboidratos e proteínas; sendo assim, a unidade calórica da dieta é 40.

Unidade calórica da dieta é a soma das calorias provenientes das proteínas, carboidratos e gorduras.

Para calcular a unidade calórica diária, divide-se a NE diária pela unidade calórica: NE = 1.365/40 = 34,1.

Para determinar a quantidade de gordura em gramas, a ser consumida diariamente, multiplica-se a unidade calórica diária pela proporção da gordura da dieta: 34,1 × 4 = 136,4g de gordura por dia.

A quantidade de proteína oferecida deve variar de 0,75 a 1,0g/kg/peso ou seguir as recomendações para a idade.

Considerando 1g/kg/peso, para o exemplo dado, a necessidade protéica é de 21g/dia.

Para determinar a quantidade diária de carboidratos e proteínas, multiplica-se a unidade calórica destes, conforme a proporção da dieta, e subtrai-se a quantidade de proteínas: 34,1 = 34,1g de carboidratos e proteínas 34,1 − 21 (g de proteínas/dia) = 13,1g de carboidratos por dia.

No Quadro 15.2, exemplo de cardápio de uma dieta 4:1, com 800cal/dia, 80g de lipídios e 7g de carboidratos.

Quadro 15.2 ▶ Dieta 4:1 800cal/dia 80g de lipídios 13g de proteínas e 7g carboidrato

Horário	Alimento	Quantidade
8h	Mamão	20g
	Creme de leite	20g
	Óleo	10mL
	Adoçante	
	Água	
12h	Arroz cozido	5g
e	Cenoura cozida	10g
17h	Frango desfiado	20g
	Óleo	10mL
	Creme de leite	20g

SEGUIMENTO AMBULATORIAL

O seguimento ambulatorial é feito após um mês de início da dieta e depois, trimestralmente. Nestes retornos serão avaliados: peso, estatura, aceitação e manejo da dieta, persistência de cetonúria, número de crises convulsivas, medicações anticonvulsivantes em uso, efeitos colaterais e dúvidas da família.

Os exames de seguimento são solicitados como sugerido abaixo:

- Hemograma com plaquetas, função renal, função hepática, colesterol total e frações, triglicérides, ionograma, glicemia, ácido úrico, proteínas totais e frações, urina de rotina: 1 mês, 3 meses, 6 meses, 9 meses, 1 ano, 1 ano e 3 meses, 1 ano e 6 meses, 1 ano e 9 meses, 2 anos.
- Eletrocardiograma: 6 meses, 1 ano, 2 anos.
- Eletroencefalograma: 1 mês, 3 meses, 6 meses, 1 ano, 1 ano e 6 meses, 2 anos.
- Ultra-sonografia abdominal, dos rins e das vias urinárias: 1 ano, 2 anos.

A redução de anticonvulsivantes é baseada no sucesso em se diminuir ou abolir as crises com a dieta cetogênica. No terceiro mês de uso da dieta, se livre de crises ou redução maior que 50% no número de crises, iniciamos redução lenta das medicações, retirando primeiro os benzodiazepínicos, se o paciente fizer uso. Nos meses subseqüentes continuamos essa redução se a criança persiste com diminuição maior ou igual a 50% do número de crises, sempre lentamente.

Quando o paciente recusa a dieta ou diminui sua aceitação, são feitas modificações nos cardápios e tipos de preparações, procurando aproximá-los ao máximo do hábito alimentar do paciente.

PROTOCOLO DE DIETA CETOGÊNICA
CENTRO GERAL DE PEDIATRIA – HOSPITAL JOÃO PAULO II

N°

1) Identificação:
Nome:_____

Data do nascimento:_____

Registro:_____

Início da dieta:_____

2) Critérios de inclusão:
• Idade de 3 meses a 13 anos _____

• Refratariedade:

– > 4 crises/mês _____

– Não-resposta a anticonvulsivantes: 2 tradicionais e 1 droga nova

_____

• Sem benefício aparente com tratamento cirúrgico

• Diagnóstico:

– Neuroimagem

Tomografia computadorizada do encéfalo_____

_____

Ressonância magnética do encéfalo_____

_____

Eletroencefalograma_____

_____

_____

Triagem para erros inatos do metaboliamo para lactentes_____

_____

_____

3) Critérios de exclusão:
• Imunodeficiências

• Cardiopatias

• Nefropatias

• Hepatopatias

• Doença mitocondrial

• Infecções

• Colesterol > 250 inicial

• Cristalúria > +++ – fazer US abdominal prévio; se calculose – excluir

4) Classificação da epilepsia – ILAE:

_____

5) Dieta:
• Internação pela manhã em jejum

• Glicemia capilar 6/6h ou se sintomático_____

• Cetonúria de 6/6h_____

• Tempo de jejum até cetonúria +++ ou perda de peso > 10%_____

• Dieta ( ) 4:1   ( ) 3,5:1   ( ) 3:1

• Suplementação vitamínica após 1 mês

6) Testes funcionais pré-dieta, com 6 meses e 1 ano de dieta

7) Exames, medicações e controle:

Lembrete:
- Retirar acetazolamida
- Trocar xaropes por manipulação
- Agenda de crises

7.1) Pré-dieta – data _____

Peso:_____ Estatura:_____ Perímetro cefálico: _____

Eletroencefalograma:_____

Eletrocardiograma:_____

Hemograma		Transaminase oxalacética	
Hemoglobina		Transaminase pirúvica	
Plaquetas		Fosfatase alcalina	
Leucócitos		Gama glutamiltranspeptidase	
Sódio		Ácido úrico	
Potássio		Amilase	
Cálcio		Colesterol	
Magnésio		Triglicérides	
Cloreto		Proteínas totais	
Fósforo		Albumina	
Glicemia		Uréia	
Urina rotina		Creatinina	

Número de crises/dia:_____ Tipo de crises:_____

Medicaçõesemuso:_____

7.2) 1 mês – data _____

Peso:_____ Estatura:_____ Perímetro cefálico:_____

Eletroencefalograma:_____

Hemograma		Transaminase oxalacética	
Hemoglobina		Transaminase pirúvica	
Plaquetas		Fosfatase alcalina	
Leucócitos		Gama glutamiltranspeptidase	
Sódio		Ácido úrico	
Potássio		Amilase	
Cálcio		Colesterol	
Magnésio		Triglicérides	
Cloreto		Proteínas totais	
Fósforo		Albumina	
Glicemia		Uréia	
Urina rotina		Creatinina	

Adesão à dieta: ( ) boa ( ) razoável ( ) ruim

Número de crises/dia:_____

Tipo de crises:_____

Medicações em uso:_____

7.3) 3 meses – data _____

Peso:_____ Estatura:_____ Perímetro cefálico: _____

Eletroencefalograma: _____

_____

Hemograma		Transaminase oxalacética	
Hemoglobina		Transaminase pirúvica	
Plaquetas		Fosfatase alcalina	
Leucócitos		Gama glutamiltranspeptidase	
Sódio		Ácido úrico	
Potássio		Amilase	
Cálcio		Colesterol	
Magnésio		Triglicérides	
Cloreto		Proteínas totais	
Fósforo		Albumina	
Glicemia		Uréia	
Urina rotina		Creatinina	

Adesão à dieta: ( ) boa ( ) razoável ( ) ruim

Número de crises/dia:_____

Tipo de crises:_____

Medicações em uso:_____

Efeitos colaterais:_____

( ) Sem melhora

( ) Melhora < 50% ⟩ Manter medicação

( ) Melhora > 50%

( ) Livre de crises ⟩ Reduzir medicação

Modificações na dieta:_____

Modificações na medicação:_____

_____

7.4) 6 meses – data _____

Peso:_____ Estatura:_____ Perímetro cefálico: _____

Eletroencefalograma: _____

_____

Eletrocardiograma:_____

_____

Hemograma		Transaminase oxalacética	
Hemoglobina		Transaminase pirúvica	
Plaquetas		Fosfatase alcalina	
Leucócitos		Gama glutamiltranspeptidase	
Sódio		Ácido úrico	
Potássio		Amilase	
Cálcio		Colesterol	
Magnésio		Triglicérides	
Cloreto		Proteínas totais	
Fósforo		Albumina	
Glicemia		Uréia	
Urina rotina		Creatinina	

Adesão à dieta: ( ) boa ( ) razoável ( ) ruim

Número de crises/dia:_____

Tipo de crises:_____

Medicações em uso:_____

Efeitos colaterais:_____

( ) Sem melhora ⟶ sai do protocolo

( ) Melhora < 50%

( ) Melhora > 50% ⟶ Reduzir medicação

( ) Livre de crises

Modificações na dieta:_____

Modificações na medicação:_____

7.5) 9 meses – data _____

Peso:_____ Estatura:_____ Perímetro cefálico: _____

Eletroencefalograma: _____

Hemograma		Transaminase oxalacética	
Hemoglobina		Transaminase pirúvica	
Plaquetas		Fosfatase alcalina	
Leucócitos		Gama glutamiltranspeptidase	
Sódio		Ácido úrico	
Potássio		Amilase	
Cálcio		Colesterol	
Magnésio		Triglicérides	
Cloreto		Proteínas totais	
Fósforo		Albumina	
Glicemia		Uréia	
Urina rotina		Creatinina	

Adesão à dieta: ( ) boa ( ) razoável ( ) ruim

Número de crises/dia:_____

Tipo de crises:_____

Medicações em uso:_____

Efeitos colaterais:_____

( ) Melhora < 50%

( ) Melhora > 50% ⟶ Reduzir medicação

( ) Livre de crises

Modificações na dieta:_____

Modificações na medicação:_____

7.6) 1 ano dieta – data _____

Peso:_____ Estatura:_____ Perímetro cefálico: _____

Eletroencefalograma:_____

Eletrocardiograma:_____

Ultra-sonografia renal:_____

Hemograma		Transaminase oxalacética	
Hemoglobina		Transaminase pirúvica	
Plaquetas		Fosfatase alcalina	
Leucócitos		Gama glutamiltranspeptidase	
Sódio		Ácido úrico	
Potássio		Amilase	
Cálcio		Colesterol	
Magnésio		Triglicérides	
Cloreto		Proteínas totais	
Fósforo		Albumina	
Glicemia		Uréia	
Urina rotina		Creatinina	

Adesão à dieta: ( ) boa ( ) razoável ( ) ruim

Número de crises/dia:_____

Tipo de crises:_____

Medicações em uso:_____

Efeitos colaterais:_____

( ) Melhora < 50%

( ) Melhora > 50% ───────▷ Reduzir medicação

( ) Livre de crises

Modificações na dieta:_____

Modificações na medicação:_____

7.7) 1 ano e 3 meses dieta – data: _____

Peso:_____ Estatura:_____ Perímetro cefálico: _____

Hemograma		Transaminase oxalacética	
Hemoglobina		Transaminase pirúvica	
Plaquetas		Fosfatase alcalina	
Leucócitos		Gama glutamiltranspeptidase	
Sódio		Ácido úrico	
Potássio		Amilase	
Cálcio		Colesterol	
Magnésio		Triglicérides	
Cloreto		Proteínas totais	
Fósforo		Albumina	
Glicemia		Uréia	
Urina rotina		Creatinina	

Adesão à dieta: ( ) boa ( ) razoável ( ) ruim

Número de crises/dia:_____

Tipo de crises:_____

Medicações em uso:_____

Efeitos colaterais:_____

( ) Melhora < 50%

( ) Melhora > 50% ───────▷ Reduzir medicação

( ) Livre de crises

Modificações na dieta:_____

Modificações na medicação:_____

7.8) 1 ano e 6 meses – data: _____

Peso:_____ Estatura:_____ Perímetro cefálico: _____

Eletrocardiograma:_____

Hemograma		Transaminase oxalacética	
Hemoglobina		Transaminase pirúvica	
Plaquetas		Fosfatase alcalina	
Leucócitos		Gama glutamiltranspeptidase	
Sódio		Ácido úrico	
Potássio		Amilase	
Cálcio		Colesterol	
Magnésio		Triglicérides	
Cloreto		Proteínas totais	
Fósforo		Albumina	
Glicemia		Uréia	
Urina rotina		Creatinina	

Adesão à dieta: ( ) boa ( ) razoável ( ) ruim

Número de crises/dia:_____

Tipo de crises:_____

Medicações em uso:_____

Efeitos colaterais:_____

( ) Melhora < 50%

( ) Melhora > 50% ⟩ Reduzir medicação

( ) Livre de crises

Modificações na dieta:_____

Modificações na medicação:_____

7.9) 1 ano e 9 meses – data: _____

Peso:_____ Estatura:_____ Perímetro cefálico: _____

Hemograma		Transaminase oxalacética	
Hemoglobina		Transaminase pirúvica	
Plaquetas		Fosfatase alcalina	
Leucócitos		Gama glutamiltranspeptidase	
Sódio		Ácido úrico	
Potássio		Amilase	
Cálcio		Colesterol	
Magnésio		Triglicérides	
Cloreto		Proteínas totais	
Fósforo		Albumina	
Glicemia		Uréia	
Urina rotina		Creatinina	

Adesão à dieta: ( ) boa ( ) razoável ( ) ruim

Número de crises/dia:_____

Tipo de crises:_____

Medicações em uso:_____

Efeitos colaterais:_____

( ) Melhora < 50%
( ) Melhora > 50% ──── Reduzir medicação
( ) Livre de crises
Modificações na dieta:_____
Modificações na medicação:_____

7.10) 2 anos dieta – data: _____

Peso:_____ Estatura:_____ Perímetro cefálico: _____

Eletroencefalograma: _____

Eletrocardiograma:_____

Ultra-sonografiarenal:_____

Hemograma		Transaminase oxalacética	
Hemoglobina		Transaminase pirúvica	
Plaquetas		Fosfatase alcalina	
Leucócitos		Gama glutamiltranspeptidase	
Sódio		Acido úrico	
Potássio		Amilase	
Cálcio		Colesterol	
Magnésio		Triglicérides	
Cloreto		Proteínas totais	
Fósforo		Albumina	
Glicemia		Uréia	
Urina rotina		Creatinina	

Adesão à dieta: ( ) boa ( ) razoável ( ) ruim
Número de crises/dia:_____
Tipo de crises:_____
Medicações em uso:_____
Efeitos colaterais:_____
( ) Melhora < 50%
( ) Melhora > 50% ──── Reduzir medicação
( ) Livre de crises
Modificações na dieta:_____
Modificações na medicação:_____

8) Final da dieta – reintrodução de alimentos

9) Autores:
Karina Santos Wandeck
Luiz Fernando Fonseca
Olindina Neme Barbosa Miranda

Outras modificações na dieta são feitas se há grande perda de peso, alteração nos exames de seguimento, efeitos colaterais importantes ou falta de controle de crises.

Se não há resposta anticonvulsivante com três meses de uso da dieta cetogênica, a dieta habitual é reintroduzida.

Eficácia

Pelo menos 40% a 50% das crianças com epilepsia têm mais do que 50% de diminuição de crises quando em dieta cetogênica.

Estudo multicêntrico realizado na Coréia e que abrangeu 199 pacientes em dieta cetogênica mostrou o seguinte resultado:

- Em seis meses: 68% dos pacientes permaneceram na dieta; 58% tiveram redução maior que 50% do número de crises, sendo que 33% ficaram livres de crises.
- Em 12 meses: 46% dos pacientes permaneceram na dieta; 41% tiveram redução maior que 50% do número de crises, sendo que 25% ficaram livres de crises.

É relatada melhora da atenção e da cognição nos pacientes em dieta cetogênica. Há melhoria da qualidade do sono, com aumento do sono REM, contribuindo para uma melhor qualidade de vida.

Panico e cols. descreveram a resposta eletroencefalográfica de 13 crianças em dieta cetogênica, chegando aos seguintes resultados: 100% dos pacientes tiveram melhora em seu traçado eletroencefalográfico, sendo que houve normalização do traçado em 8%, grande melhora em 50% e leve melhora em 42%.

Quanto ao tipo e etiologia das epilepsias, é notado melhor resultado em epilepsias generalizadas e criptogênicas.

A dieta cetogênica permite redução das drogas antiepilépticas em todos os casos e suspensão em cerca de 50%.

Efeitos colaterais

Apesar de geralmente bem tolerada, a DC não está livre de efeitos colaterais, principalmente devido à natureza de sua composição.

Os efeitos colaterais mais freqüentes são: náusea, vômitos, desidratação, diminuição do apetite, hipoglicemia, constipação intestinal ou diarréia, geralmente na fase de introdução da dieta. A longo prazo podem ocorrer nefrolitíase, hipercolesterolemia, perda de peso e diminuição do crescimento.

Nos casos de aumento de cristais urinários, utiliza-se citrato de potássio para evitar nefrolitíase, devendo a mesma ser tratada com aumento da ingestão hídrica, alcalinização da urina e suspensão do uso de medicações inibidoras da anidrase carbônica (acetazolamida, topiramato, zonizamida). Há uma fórmula utilizada que é cálcio urinário dividido pela creatinina urinária deve ser menor ou igual a 0,2, se maior, os pacientes devem receber citrato de potássio.

Pode ocorrer aumento do intervalo QT no eletrocardiograma, o que levaria a arritmias cardíacas (por isso a realização de eletrocardiograma periodicamente).

Não há relato de mortes pela dieta cetogênica. Há cinco casos na literatura de crianças que morreram em vigência da dieta, porém os autores atribuíram as mortes à gravidade do quadro de base da criança (duas crianças morreram por *status epilepticus*, duas com paralisia cerebral e retardo mental grave por pneumonia aspirativa e uma por hemorragia gastrointestinal).

▶ CONCLUSÃO

A dieta cetogênica é um tratamento eficaz e seguro para epilepsia refratária, sendo seus efeitos colaterais contornados, na maioria das vezes, por ajustes na dieta.

▶ REFERÊNCIAS

1. Panico LR, Demartini MG, Rios VG, Carniello MA. Dieta cetogénica em la epilepsia refractaria infantil: resposta eletroclínica, complicaciones y efectos secundarios. *Revista de Neurologia* 2000; *31*(3):212-20.
2. Panico LR, Demartini MG, Rios VG, Carniello MA. Evolución electroencefalográfica de um grupo de pacientes em dieta cetogénica. *Revista de Neurologia* 2000; *30*(1):8-15.
3. Maydell BV, Wyllie E, Akhtar N, Kotagal P, Powaski K, Cook K, Weinstock A, Rothner D. Efficacy of the Ketogenic Diet in Focal *versus* Generalized Seizures. *Pediatric Neurology* 2001; *25*(3):208-12.

4. Panico LR, Demartini MG, Rios VG, Carniello MA. Complicaciones em el tratamiento de la epilepsia com dieta cetogénica. *Revista de Neurologia* 2001; *33*(10):909-15.

5. Kossof EH, Pyzik PL, McGrogan JR, Vining EPG, Freeman JM. Efficacy of the Ketogenic Diet for Infantile Spasms. *Pediatrics* 2002; *109*(5):780-4.

6. Kang HC, Kim YJ, Kim DW, Kim HD. Efficacy and Safety of the Ketogenic Diet for Intractable Childhood Epilepsy: Korean Multicentric Experience. *Epilepsia* 2005; *46*(2):272-9.

7. Bergqvist AGC, Schall JI, Stallings VA. Vitamin D Status in Children with Intractable Epilepsy, and Impact of the Ketogenic Diet. *Epilepsia* 2007; *48*(1):66-71.

8. Hartman AL, Vining EPG. Critical Reviews – Clinical Aspects of the Ketogenic Diet. *Epilepsia* 2007; *48*(1):31-42.

9. Kang HC, Lee HS, Kang DC, Ko TS, Kim HD. Use of a Modified Atkins Diet in Intratable Childhood Epilepsy. *Epilepsia* 2007; *48*(1):182-6.

10. Martinez CC, Pyzik PL, Kossof EH. Discontinuing the Ketogenic Diet in Seizure-Free Children: Recurrence and Risk Factors. *Epilepsia* 2007; *48*(1):187-90.

11. Bought KJ, Paquet M, Paré JF, Hassel B, Smith Y, Hall RA, Dingledine R. Evidence against enhanced glutamate transport in the anticonvulsant mechanism of the ketogenic diet. *Epilepsy Research* 2007; *74*:232-6.

12. Hartman AL, Gasior M, Vining EPG, Rogawski MA. Review Article – The Neuropharmacology of the Ketogenic Diet. *Pediatric Neurology* 2007; *36*(5):281-91.

13. Kossof EH, Turner Z, Bergey GK. Home-guided use of the Ketogenic Diet in a Patient for More Than 20 Years. *Pediatric Neurology* 2007; *36* (6):424-5.

14. Bough KJ, Rho JM. Anticonvulsant Mechanisms of the Ketogenic Diet. *Epilepsia* 2007; *48*(1):43-58.

15. Sampath A, Kossof EH, Furth SL, Pyzik PL, Vining EPG. Kidney stones and the Ketogenic Diet: risk factors and prevention. *Journal of Child Neurology* 2007; *22*(4):375-8.

16. Freeman JM, Kossof EH, Hartman AL. The Ketogenic Diet: one decade later. *Pediatrics* 2007; *119*(3):535-43.

17. Seo JH, Lee YM, Lee JS, Kang C, Kim DH. Efficacy and tolerability of the Ketogenic Diet according to lipid: non-lipid ratios – comparison of 3:1 with 4:1. *Epilepsia* 2007; *48*(4):801-5.

18. Hallbook T, Lundgren J, Rosen I. Ketogenic diet improves sleep quality in children with therapy-resistant epilepsy. *Epilepsia* 2007; *48*(1):59-65.

19. Ramos AM, Gabbai AA, Cintra IP. Impacto nutricional da dieta cetogênica em crianças com epilepsia de difícil controle. *Rev Pediatria* 2004; *26*:230-9.

Paralisia Cerebral: Diagnóstico Diferencial

Christóvão de Castro Xavier
Thelma Ribeiro Noce
Renato Pacheco de Melo
Sheila Cristina Mariano

▶ INTRODUÇÃO

A paralisia cerebral (PC) é definida como uma encefalopatia não-progressiva, caracterizada essencialmente por distúrbios motores, do tônus e da postura, com ou sem acometimento cognitivo, secundária a lesões ou anomalias que acometem o cérebro ainda em desenvolvimento. Pela definição exposta nos capítulos anteriores e aceita por diversos autores estão incluídos apenas os casos em que as alterações tenham ocorrido antes dos 3 anos de idade.[1]

É importante compreender que a PC não constitui em si uma doença específica, e nem implica diretamente uma entidade etiológica. É um termo que define uma síndrome neurológica, caracterizada por uma encefalopatia crônica não-evolutiva, conseqüente a uma lesão anatomopatológica ocorrida num período precoce da vida da criança.

Mesmo considerando a natureza estacionária da lesão, e dependendo do grau desta lesão, cada criança apresenta uma evolução individual, muitas vezes adquirindo habilidades e superando várias etapas do desenvolvimento neuropsicomotor, graças à plasticidade cerebral associada à reabilitação intensiva. Entretanto, algumas vezes parece ter um caráter progressivo devido à evolução das alterações musculoesqueléticas que levam a atrofias musculares, retrações tendinosas e deformidades.

Os limites da definição e o próprio conceito de PC algumas vezes geram dúvidas. Muitas doenças lentamente progressivas podem se apresentar com um quadro clínico muito semelhante ao da PC nos primeiros anos de vida e, posteriormente, poderão surgir outros sinais e sintomas que indiquem o diagnóstico correto. Outras vezes, um mesmo tipo de distúrbio cerebral, como por exemplo uma lesão de caráter mal formativo, pode produzir atraso mental isolado ou então um quadro típico de PC, dependendo do grau de acometimento do encéfalo, o que provoca divergências no momento de definir o que chamar ou não de PC.

Crianças com retardo mental e sem alterações motoras são muitas vezes incorretamente diagnosticadas como PC, pois em ambos se evidencia atraso das aquisições normais do desenvolvimento. Diversas anomalias genéticas com freqüência são diagnosticadas como PC. Por exemplo, há relato de inclusão da trissomia do 21 como causa pré-natal de PC, o que não corresponde à definição proposta, pois não há alteração motora compatível, e sim um quadro de atraso mental e hipotonia, que muitas vezes melhora gradualmente.

Para o diagnóstico preciso de PC, depende-se essencialmente de um profundo conhecimento do desenvolvimento neuropsicomotor (DNPM) normal e suas variações.

Diante de uma criança com desenvolvimento neuropsicomotor normal, fica relativamente fácil excluir o diagnóstico de PC. O mesmo não acontece com crianças que apresentam variações nos padrões normais do desenvolvimento. Com freqüência a PC tem seu reconhecimento adiado, como pode ocorrer em crianças com diplegia espástica que se apresentam inicialmente apenas com discreta hipotonia axial e de membros inferiores, evidenciando a hipertonia somente em uma etapa mais tardia de seu desenvolvimento.

Havendo suspeita de PC, o neurologista infantil deve se empenhar para estabelecer a etiologia, identificando se o acometimento foi pré, peri ou pósnatal. Assim, uma anamnese bem detalhada percorrendo toda história gestacional, antecedentes familiares, parto, morbidade neonatal e do lactente é fundamental. Além disso, o exame clínico pode revelar dismorfismos, malformações externas, visceromegalias, lesões cutâneas e outras alterações que sugerem etiologias específicas.

A utilização de exames complementares na investigação da PC tem permitido a identificação cada vez mais precisa de alterações anteriormente obscuras, além de contribuir decisivamente naqueles casos em que se faz necessário o diagnóstico diferencial com outras patologias (Quadro 16.1).

Quadro 16.1 ▶ Exames complementares para diagnóstico diferencial de paralisia cerebral

RESSONÂNCIA MAGNÉTICA DO ENCÉFALO
- Malformação cerebral, anomalia cerebelar, cisto porencefálico, hidrocefalia, malformação de Arnold-Chiari, anomalia dos gânglios basais, leucodistrofia, síndrome de Walker-Warburg, síndrome de Sturge-Weber, síndrome de Joubert, ataxia-telangiectasia.

RESSONÂNCIA MAGNÉTICA DA MEDULA ESPINAL
- Espinha bífida, medula presa, diastematomielia, mielomeningocele.

ANÁLISE CROMOSSÔMICA E DE MUTAÇÃO DO DNA
- Anomalia cromossômica, disfunção mitocondrial, deficiência de MCAD*, ataxia espinocerebelar, ataxia de Friedreich, doença de Huntington, doença de Charcot-Marie-Tooth.

ANÁLISE DE AMINOÁCIDO SÉRICO
- Argininemia, distúrbios no ciclo da uréia, fenilcetonúria, hiperglicinemia não-cetótica.

ANÁLISE DE AMINOÁCIDOS NO LCR
- Hiperglicinemia não-cetótica.

ANÁLISE DE AMINOÁCIDOS NA URINA
- Doença de Hartnup.

ANÁLISE DE ÁCIDO ORGÂNICO NA URINA
- Acidopatias orgânicas, acidemia glutárica tipo 1, deficiência de MCAD.

ÁCIDOS GRAXOS DE CADEIAS MUITO LONGAS
- Distúrbios peroxissomais.

ÁCIDO FITÂNICO
- Doença de Refsum.

ANÁLISE ENZIMÁTICA DE LEUCÓCITOS
- Leucodistrofia, distúrbio do armazenamento lisossômico, distrofia neuroaxonal.

ANÁLISE ENZIMÁTICA DE HEMÁCIAS
- Síndrome de Lesch-Nyhan, argininemia, deficiência de fosforilase de nucleosídeo.

COBRE SÉRICO E CERULOPLASMINA SÉRICA
- Síndrome de Menkes, doença de Wilson.

AVALIAÇÃO OFTALMOLÓGICA
- Disfunção do armazenamento lisossômico, doença de Wilson, lipofuscinose ceróide, distúrbio mitocondrial, ataxia-telangiectasia, doença de Refsum, síndrome de Marinesco-Sjögren, síndrome de Joubert.

ESTUDOS SOBRE A CONDUÇÃO NERVOSA
- Neuropatias hereditárias sensitivo-motoras.

BIÓPSIA DE NERVO
- Distrofia neuroaxonal, doença de Charcot-Marie-Tooth.

BIÓPSIA DE MÚSCULO
- Disfunção mitocondrial.

* MCAD = acil-Coa desidrogenase de cadeia média.
Modificado de Shapira SK.[10]

Mesmo diante de evidência de um evento neurológico precedente que justifique o quadro de PC, pode-se pensar que algumas dessas crianças tenham, na verdade, uma doença neurológica ou metabólica de base que as tornaram mais vulneráveis a um estresse físico durante o parto ou em sua vida extra-uterina.

Pode-se dizer que, em crianças com quadro clínico sugestivo de PC, história familiar de PC, presença de regressão neurológica e ausência de um insulto precedente definido, seria obrigatório fazer uma investigação rigorosa em busca de uma etiologia subjacente. A investigação de cada caso deve ser baseada na clínica de cada paciente.

Com base na classificação dos tipos clínicos de PC, relacionamos algumas doenças que simulam quadros compatíveis com esse distúrbio e que merecem avaliação diagnóstica criteriosa (Quadro 16.2).

▶ PARALISIA CEREBRAL ESPÁSTICA

Diplégica

As doenças que se manifestam primariamente como disfunção motora nas extremidades inferiores durante as fases de lactente e infância devem ser consideradas na avaliação da diplegia espástica.

As doenças que afetam os membros inferiores podem ser divididas em dois grupos principais: diplegia espástica, que cursa com hipertonia/hiper-reflexia; e paraplegia flácida, que cursa com diminuição do tônus, hipo/arreflexia e atrofia precoce.

A deficiência de arginase é uma desordem do ciclo da uréia, de herança autossômica recessiva, na qual ocorre argininemia e aumento moderado e intermitente dos níveis plasmáticos da amônia. Clinicamente se manifesta com perda de habilidades motoras e cognitivas, diplegia espástica progressiva, distúrbio do crescimento linear e crises epilépticas, sendo o diagnóstico confirmado pelo aumento da concentração de arginina na cromatografia de aminoácidos no plasma.

A forma de início precoce da diplegia espástica familiar pode ser de difícil diferenciação com a PC diplégica. A ausência de prematuridade e intercorrências perinatais, a presença de casos semelhantes na família, associados à ausência de envolvimento

---

Quadro 16.2 ▶ Diagnóstico diferencial das formas clínicas de paralisia cerebral

PARALISIA CEREBRAL ESPÁSTICA
- **Diplégica:** Disgênese cerebral, argininemia, diplegia espástica familiar, distonia dopa-responsiva, anomalia de Klippel-Feil, doença de Charcot-Marie-Tooth, medula presa, síndrome de Sjögren-Larsson.

- **Quadriplégica:** Disgênese cerebral, leucodistrofias, distúrbios do armazenamento lisossômico, acidopatias orgânicas, hiperglicinemia não-cetótica, disfunções no ciclo da uréia, fenilcetonúria, deficiência de MCAD, distúrbios peroxissomais, síndrome de Walker-Warburg, síndrome de Menkes, síndrome de Cockayne, síndrome de Rett, rigidez tanatofórica congênita, gangliosidose GM1, distrofia neuroaxonal infantil.

- **Hemiplégica:** Disgênese cerebral, síndromes neurocutâneas, distúrbios mitocondriais (Melas), síndrome de Gilles de la Tourette, paralisias obstétricas, hemissíndromes.

PARALISIA CEREBRAL DISCINÉTICA
- Distúrbios mitocondriais, acidemia glutárica tipo 1, doença de Huntington juvenil, síndrome de Lesch-Nyhan, doença de Wilson, doença de Salla, distonia muscular deformante, hiperglicinemia não-cetótica, sarcosinemia, síndrome de hipoparatireoidismo, lipofuscinose ceróide, distrofia neuroaxonal infantil, síndrome de Segawa, síndrome de Rett, síndrome de Gilles de la Tourette, distonia dopa-responsiva.

PARALISIA CEREBRAL ATÁXICA
- Hipoplasia ponto-cerebelar, ataxia espinocerebelar, ataxia de Friedreich, ataxia-telangiectasia, síndrome glicoprotéica deficiente em carboidratos, síndrome de Joubert, doença de Pelizaeus-Merzbacher, doença de Hartnup, doença de Refsum, síndrome de Behr, síndrome de Marinesco-Sjögren, síndrome de Gillespie, distúrbios mitocondriais (Narp), doença de Salla, síndrome de Rett, síndromes de ataxia familiar, doença de Niemann-Pick tipo C.

PARALISIA CEREBRAL HIPOTÔNICA
- Doenças neuromusculares: amiotrofia espinal tipos I, II, III, polineuropatia hereditária sensitivo-motora, miastenia grave, miopatias.
- Causas cerebrais não-progressivas: Malformações do SNC, infecções congênitas, encefalopatia hipóxico-isquêmica, cromossomopatias, síndrome de Down, síndrome de Prader-Willi.
- Causas cerebrais progressivas: Encefalopatias metabólicas, distúrbios do ciclo da uréia, organoacidemias, desordens da betaoxidação de ácidos graxos, peroxissomopatias, lisossomopatias, galactosemia.

Melas = encefalopatia mitocondrial, acidose lática e episódios semelhantes a *ictus*; Narp = neuropatia, retinite pigmentar, ataxia.
Modificado de Shapira SK.[10]

dos membros superiores, devem levantar suspeita sobre essa doença. É caracterizada clinicamente por espasticidade progressiva, fraqueza dos membros inferiores e ausência de alterações sensoriais. Ocorre uma degeneração seletiva dos tratos corticospinais na medula, incidindo geralmente na primeira ou segunda década de vida.

Formas atípicas de distonia responsiva à dopa podem também ser confundidas com a forma diplégica. Nos casos de ausência de história pré-natal compatível com PC, e com marcante comprometimento distônico, está indicado um teste de prova terapêutica com L-dopa, o que ajuda na definição do diagnóstico.[1]

A síndrome de Sjögren-Larsson consiste na tríade de ictiose congênita, retardo mental e diplegia espástica. As alterações neurológicas usualmente se iniciam antes do primeiro ano de vida, e consistem em atraso motor e de linguagem. Ocorre diplegia espástica, embora quadriplegia espástica também possa ser encontrada. Ao contrário das outras leucoencefalopatias associadas a distúrbios do metabolismo dos lípides, nesta doença comumente não se observa neurorregressão.

Na anomalia de Klippel-Feil, ocorre falha na segmentação da coluna cervical, resultando em fusão congênita das vértebras cervicais. São pacientes que, tipicamente, se apresentam com a tríade clínica de pescoço curto, mobilidade cervical limitada e baixa implantação posterior dos cabelos. Outras alterações associadas, como instabilidade atlantoaxial, hidromielia, espinha bífida oculta, siringomielia e escoliose torácica, são as responsáveis pelos sintomas neurológicos que podem estar presentes, como paraparesia ou paraplegia espástica, déficits sensoriais e sinais de acometimento do trato piramidal. O diagnóstico baseia-se principalmente no fenótipo e é auxiliado pelas imagens radiológicas. É uma desordem de etiologia heterogênea e ocorrência esporádica, sendo relatados alguns casos familiares.[3]

A doença de Charcot-Marie-Tooth (CMT) é uma polineuropatia hereditária sensitivo-motora lentamente progressiva caracterizada por fraqueza distal progressiva e simétrica dos membros inferiores, acompanhada de atrofia e do desenvolvimento de pés cavos. Ocorre dano à sensibilidade, especialmente proprioceptiva, e perda dos reflexos tendinosos, inicialmente aquileu e posteriormente patelar. Embora tipicamente seja uma doença que se inicia na adolescência, há

casos descritos na infância, sendo observada grande expressividade clínica em relação à gravidade e a idade de apresentação dentro de uma mesma família.[11] A CMT diferencia-se em três entidades. As formas I e II são de transmissão autossômica dominante e diferem mais em relação aos achados laboratoriais (biópsia de nervo e eletroneuromiografia) do que em relação à clínica. O tipo III, também conhecido como doença de Déjerine-Sottas, é herdado de forma autossômica recessiva, apresenta-se em idade mais precoce e acomete as crianças de forma mais intensa. Ocorre atraso do desenvolvimento motor, fraqueza nos membros inferiores, hipotonia e arreflexia. Muitas crianças nunca chegam a deambular, ou permanecem confinadas a uma cadeira de rodas já na segunda ou terceira década de vida.[11]

Os disrafismos espinhais ocultos podem se manifestar como uma simples ausência de fusão do arco posterior de uma vértebra até formas mais complicadas, como o cisto neuroentérico, os lipomas, a diastematomielia, entre outros. Os lipomas são os mais comuns, sendo a medula presa um achado freqüente naqueles que se associam à malformação da dura-máter. Podem cursar assintomáticos ou com sintomas leves a graves, dependendo do grau de envolvimento neural. Estigmas cutâneos podem ser encontrados na linha média da região lombossacra. O paciente apresenta uma fraqueza estática ou lentamente progressiva nos membros inferiores, dificuldade na marcha, alterações sensoriais e deformidades nos pés. Disfunções esfincterianas, como incontinência urinária, infecções urinárias de repetição e enurese, podem estar associadas. Normalmente são crianças que nascem com função neurológica preservada e que ao longo dos anos, principalmente por ocasião do estirão, desenvolvem espasticidade, déficits sensitivos e deformidades ortopédicas, necessitando de tratamento cirúrgico.[11]

Quadriplégica

A quadriplegia espástica normalmente é resultado de disfunções mais graves, corticais e subcorticais, gerando, além do comprometimento motor típico, disfunções cognitivas significativas, paralisias bulbares, distúrbios visuais, auditivos, microcefalia e epilepsia. Grande parte das patologias que apresentam dano global do desenvolvimento neurológico por disfunção cortical grave deve fazer parte do diagnóstico diferencial da quadriplegia espástica (Quadro 16.2).

A natureza progressiva das encefalopatias, especialmente as metabólicas, é a principal característica que as diferencia do fenótipo da PC quadriplégica. Entretanto, naquelas doenças com evolução lentamente progressiva essa característica pode não ser clara para o leigo. Assim, se a criança realizar a primeira consulta tardiamente, com um quadro neurológico grave já instalado, o médico pode dar um diagnóstico errôneo de PC e deixar de diagnosticar, por exemplo, uma doença metabólica. Aí está a importância do laboratório no diagnóstico diferencial da PC.

Um exemplo é a doença de Tay-Sachs, uma lisossomopatia que se manifesta por distúrbio motor progressivo com nítido comprometimento piramidal, regressão psicomotora, déficit visual e epilepsia.[10] O quadro de regressão geralmente se inicia por volta dos 3 a 4 meses de vida. Um elemento clínico marcante e precoce da doença é a clonia audiogênica, que consiste em sobressaltos aos estímulos sonoros, persistentes por toda evolução do quadro. Este sinal pode ocasionalmente ser visto em outras condições, como a gangliosidose GM2 juvenil, leucodistrofia de Krabbe e deficiência de piridoxina, mas não ocorre de forma tão precoce ou tão constante e persistentemente como na doença de Tay-Sachs. Outro sinal característico da doença de Tay-Sachs é a presença da mancha vermelho-cereja no fundo de olho, também encontrada em outras lisossomopatias, e que decorre do acúmulo patológico de gangliosídeos na camada ganglionar da retina perimacular.[2]

A leucodistrofia metacromática, em sua clássica forma infantil tardia, manifesta-se entre o primeiro e segundo ano de vida, época em que surgem os primeiros sinais motores. Ocorre atraso ou deterioração da marcha já adquirida, com piora motora progressiva, paralisia pseudobulbar, deterioração intelectual, perda da linguagem e da acuidade visual. Apresenta-se evolutivamente com quadriplegia espástica e atrofia muscular generalizada, geralmente com óbito antes dos 7 anos de idade. A evolução claramente progressiva dos déficits neurológicos auxilia na diferenciação com a PC espástica quadriplégica. Atualmente, os casos de leucodistrofia metacromática podem ser diagnosticados intra-útero, por meio da dosagem enzimática (arilsulfatase A). Nos casos em que o diagnóstico é feito pre-

cocemente, o transplante de medula óssea constitui uma alternativa terapêutica.

A leucodistrofia de células globóides ou de Krabbe é uma doença autossômica recessiva causada pela deficiência da enzima galactocerebrosidase. A forma infantil precoce se inicia nos primeiros meses de vida, com irritabilidade intensa, crises de choro inexplicáveis, dificuldades para a alimentação, espasmos tônicos e espasticidade progressiva tendendo a opistótono. No início ocorrem nítidos sinais de liberação piramidal, posteriormente os reflexos profundos se tornam diminuídos ou ausentes devido ao comprometimento do sistema nervoso periférico.

A síndrome de Menkes é uma desordem hereditária ligada ao X, e que ocorre devido a alterações funcionais no metabolismo do cobre. Os sintomas aparecem no período neonatal com hipotermia, hipoglicemia, déficit de ganho ponderal, dificuldade alimentar, icterícia pronunciada e hipotonia. A doença cursa com piora progressiva, surgimento de crises epilépticas, atraso importante do DNPM, letargia, mobilidade reduzida e espasticidade com sinais piramidais. O achado clínico que ajuda na distinção desta doença é a característica dos cabelos que se mostram friáveis, escassos, descoloridos e com a aparência microscópica de *pili torti*.

A gangliosidose (GM1), ou doença de Landing, é outra enfermidade do grupo das lisossomopatias (esfingolipidoses) que deve ser incluída no diagnóstico diferencial deste grupo quadriplégico. Decorre da deficiência da enzima β-galactosidase, com herança autossômica recessiva. Apresenta-se precocemente com atraso global do desenvolvimento, reduzida atividade espontânea, pouca reatividade aos estímulos ambientais, hipotonia e dificuldade alimentar, simulando mesmo uma encefalopatia fixa. Progride com espasticidade, sinais piramidais, déficit visual e crises convulsivas em fases mais tardias da doença. Mancha vermelho-cereja pode ser encontrada em mais de 50% dos casos. Dismorfismos faciais, alterações esqueléticas e hepatomegalia fazem parte do espectro clínico.[2]

Hemiplégica

Nos primeiros meses de vida, os principais diagnósticos diferenciais da PC hemiplégica constituem as hemissíndromes neonatais temporárias e a paralisia braquial obstétrica.[1]

Ambas oferecem pouca dúvida diagnóstica, pois apresentam características bem definidas. As hemissíndromes, como o próprio nome define, se apresentam como um déficit motor unilateral transitório com melhora espontânea completa. Já no caso das paralisias obstétricas, a ausência de reflexos profundos e de envolvimento dos membros inferiores, associada muitas vezes à história de partos distócicos, sugere o diagnóstico.[1]

Outras doenças podem cursar com hemiplegia nos primeiros anos de vida, mas se diferenciam facilmente por suas características particulares. Entre elas podemos citar a síndrome de Sturge-Weber, uma síndrome neurocutânea com envolvimento unilateral caracterizada por angiomatose leptomeníngea e hemangioma facial no território do nervo trigêmeo.

No grupo das mitocondriopatias, a entidade conhecida pelo acrônimo Melas (miopatia, encefalopatia, acidose lática e episódios *stroke-like*) predispõe o indivíduo a episódios semelhantes aos do acidente vascular encefálico. Ocorrem episódios agudos e recorrentes de déficits neurológicos focais, os quais podem evoluir com recuperação completa, sintomas residuais ou de forma progressiva.

▶ PARALISIA CEREBRAL DISCINÉTICA

A denominação deste tipo de PC difere entre os autores, sendo considerada também como coreoatetósica, extrapiramidal ou simplesmente atetósica. Entre as formas de PC, é aquela na qual as lesões perinatais se fazem mais incidentes, sobretudo hipoxia e hipotensão. O grupo de doenças incluídas no diagnóstico diferencial deste tipo de PC é diverso.

A distonia causada por hipoxia perinatal ou outra lesão cerebral precoce, que pode se apresentar tão tardiamente quanto na segunda década de vida, torna-se um problema para o diagnóstico, principalmente quando sinais neurológicos mínimos estão presentes nos primeiros anos de vida precedendo a distonia. O encontro de alterações na neuroimagem ou no eletroencefalograma praticamente exclui a distonia idiopática, mas nos casos em que tais alterações não são encontradas, o diagnóstico diferencial entre a forma idiopática e a encefalopatia estática precoce fica praticamente impossível.[1]

A distonia dopa-responsiva, embora se diferencie em termos de idade de início, desenvolvimento normal nos primeiros anos de vida, curso diurno flutuante e ausência de alterações à neuroimagem, deve ser lembrada pela presença de casos atípicos. A distonia nesta entidade afeta usualmente os membros inferiores, piora com o passar do dia, inicia-se na infância ou menos comumente na adolescência. Diante desta suspeita, está indicado um teste de prova com levodopa. Se há distonia orofacial associada à distonia dos membros, em uma criança acima de 8 anos de idade, a doença de Wilson deve ser pesquisada.

Formas transitórias de distonia podem ocorrer em crianças normais durante o primeiro ano de vida. Geralmente se apresentam após os quatro meses, afetam um ou mais membros, sem envolvimento do tronco ou do pescoço, e sem interferência marcante nas atividades da criança. A distonia pode ser intermitente ou constante, desaparecendo em semanas ou meses.[1]

O diagnóstico diferencial deste tipo de PC inclui também doenças neurodegenerativas. A síndrome de Lesh-Nyhan, de herança ligada ao X, é uma doença do metabolismo das purinas que cursa com hiperuricemia, com a criança apresentando um desenvolvimento neuropsicomotor normal ou bem próximo do normal nos primeiros anos de vida e, posteriormente, vindo a desenvolver espasticidade, coreoatetose, distúrbios do comportamento, com irritabilidade intensa e automutilação, principalmente dos dedos das mãos.[1]

Outra condição de manifestação precoce é a doença de Pelizaeus-Merzbacher, uma leucodistrofia lentamente progressiva ligada ao X, que associa manifestações piramidais e extrapiramidais. Geralmente se manifesta nos primeiros meses de vida, com nistagmo pendular, movimentos involuntários, quadriparesia espástica e inteligência relativamente preservada, embora de difícil avaliação pela interferência das alterações motoras. Um estridor inspiratório é achado comum, podendo ocorrer em qualquer fase da doença. Já o nistagmo tende a melhorar na infância.[1]

Algumas formas de acidemias orgânicas merecem consideração. A acidemia glutárica tipo I pode se apresentar na forma súbita de uma encefalopatia aguda nos primeiros dois anos de vida, muitas vezes coincidindo com processos infecciosos do lactente. Na forma lentamente progressiva, a criança evolui com atraso global do desenvolvimento, macrocefalia relativa e, mais tarde, com o aparecimento de distonia e atetose. A acidúria 3-metilglutacônica, embora com maior incidência entre os judeus, também faz parte do diagnóstico diferencial.

▸ PARALISIA CEREBRAL ATÁXICA

A ataxia pode ser de difícil reconhecimento no primeiro ano de vida, podendo inicialmente se apresentar como hipotonia axial e atraso na aquisição de habilidades motoras finas e grosseiras. Mas o diagnóstico diferencial mais difícil se faz com as ataxias progressivas, já que algumas formas de ataxias cerebelares podem apresentar um curso lentamente progressivo.

As hipoplasias ponto-cerebelares são um grupo de desordens que podem se apresentar logo após o nascimento ou em várias épocas até a idade adulta. Podem estar associadas à deficiência de glicoproteína do carboidrato (CDG) e a síndromes que envolvam o corno anterior da medula. As crianças podem se apresentar com quadros clínicos graves e não sobreviverem ao primeiro ano de vida, ou evoluir com ataxia progressiva, disartria e acometimento muscular predominantemente distal.

A síndrome de Marinesco-Sjögren pode ser confundida com este tipo de PC, embora o aparecimento de catarata e, mais tarde, de uma forma especial de miopatia ajude na orientação diagnóstica.

A ataxia-telangiectasia, outra doença incluída no diagnóstico diferencial, se apresenta nos primeiros três anos de vida com infecções respiratórias de repetição, acompanhadas de espasticidade progressiva e disartria, sendo o aparecimento das telangiectasias mais tardio, geralmente após os 4 anos de idade.[10]

A doença de Nieman-Pick tipo C, decorrente do acúmulo lisossomial de colesterol não-esterificado (diferente das formas A e B, nas quais ocorre deficiência de esfingomielinase), pode se apresentar entre 2 e 12 anos de idade, com tremor, ataxia, oftalmoplegia supranuclear vertical, disartria e distonia. Evolui com disfunção neurológica progressiva e algumas vezes crises epilépticas. Apresenta-se no primeiro ano de vida com déficit de crescimento e hepatomegalia, e a sobrevida geralmente alcança a segunda ou terceira década de vida.[1]

A doença de Pelizaeus-Merzbacher também deve ser considerada, já que as alterações clínicas podem mimetizar formas não-progressivas de ataxia. Outras doenças que podem ser citadas neste diagnóstico diferencial são as mitocondriopatias e ataxias espinocerebelares ligadas ao X.

▸ PARALISIA CEREBRAL HIPOTÔNICA

O diagnóstico diferencial da PC hipotônica envolve diversas etiologias nas quais a idade de início dos sintomas e o tipo de hipotonia auxiliam na definição diagnóstica. A hipotonia pode ser dividida em primária ou intrínseca e secundária ou central.

As doenças que se apresentam com hipotonia intrínseca são aquelas que acometem a unidade motora periférica desde o motoneurônio medular até o músculo e são genericamente denominadas de doenças neuromusculares. A hipotonia de origem central tende a ser de predomínio axial e ocorre no contexto clínico de doenças sistêmicas, síndromes genéticas e afecções cerebrais.

O alerta e o contato, geralmente preservados nas doenças neuromusculares, são fatores importantes na distinção dos tipos de hipotonia, embora algumas doenças neuromusculares possam eventualmente cursar com acometimento do SNC.

A associação com alterações sistêmicas, sobretudo hepáticas ou cardíacas, comprometimento do SNC e acidose lática está presente nas mitocondriopatias.

Na amiotrofia espinal infantil tipo I, conhecida como doença de Werdnig-Hoffman, os músculos são acometidos pelo processo de atrofia neurogênica ou secundária, sendo os membros inferiores mais afetados que os membros superiores e os músculos proximais mais do que os distais. Há preservação do desenvolvimento cognitivo e o óbito ocorre, em geral, durante os primeiros 18 meses de vida.

A síndrome de Prader-Willi cursa com hipotonia neonatal grave, acompanhada por hiporreflexia e distúrbio da deglutição. A obesidade, mais tardia, o hipodesenvolvimento dos órgãos sexuais secundários e os caracteres dismórficos auxiliam o diagnóstico posteriormente.[3]

A síndrome de Zellweger, ou doença cérebro-hepatorrenal, é uma desordem autossômica recessiva

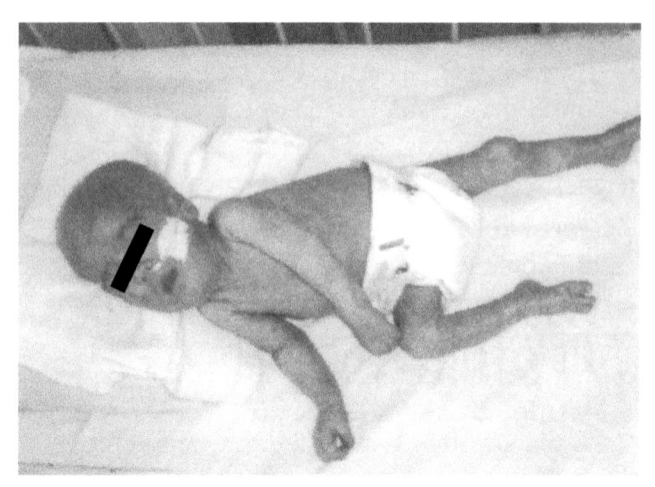

Fig. 16.1 ▶ Fenótipo sugestivo (síndrome de Zellweger).

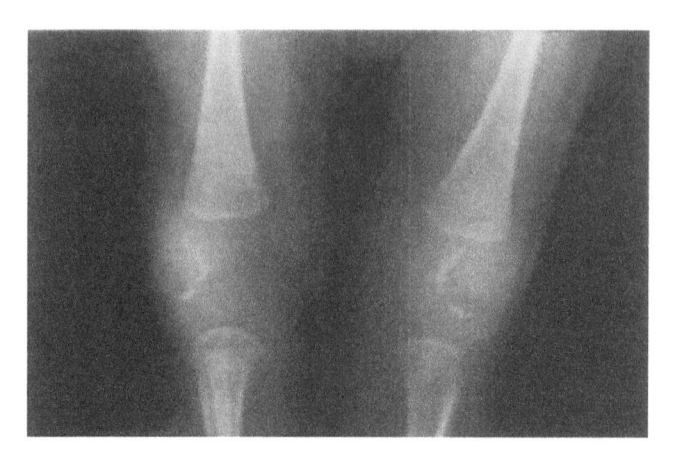

Fig. 16.2 ▶ Microcalcificações na patela (síndrome de Zellweger).

multissistêmica. Ocorre secundariamente à ausência de peroxissomos nos diversos tecidos do organismo, o que gera múltiplos defeitos enzimáticos. Manifesta-se por intensa hipotonia ao nascimento, além de dismorfismos craniofaciais, alterações oculares (catarata, glaucoma) e esqueléticas, rins policísticos e epilepsia. O diagnóstico é fortemente sugerido pelo fenótipo (Fig. 16.1), microcalcificações na patela (Fig. 16.2), ultra-som renal que mostra cistos corticais, ressonância magnética do encéfalo com distúrbios de migração neuronal-heterotopia, podendo ser confirmados laboratorialmente pelo aumento dos ácidos graxos de cadeia muito longa no sangue.[3]

▶ CONCLUSÃO

Diante da suspeita de PC, o seguimento clínico e neurológico da criança é muito importante.

Conforme descrito, muitos sinais e sintomas são comuns entre crianças com paralisia cerebral e aquelas com doenças metabólicas e neurodegenerativas, particularmente em fases iniciais de evolução, o que dificulta, muitas vezes, o diagnóstico diferencial. Portanto, na ausência de história sugestiva pré, peri ou pós-natal, na presença de história familiar de PC e sinais de regressão neurológica, uma investigação criteriosa deverá ser realizada.

A busca de um diagnóstico etiológico correto tem implicações em terapêuticas específicas aplicadas a cada caso que podem melhorar o prognóstico da criança. A identificação das doenças genéticas com padrão de herança conhecido também tem implicações no aconselhamento genético das famílias.

▶ REFERÊNCIAS

1. Aicardi J. Bax M. Cerebral Palsy. In: Aicardi J (ed.). *Diseases of the nervous system in childhood.* 2nd edition. London: MacKeith Press, 1998:210-35.
2. Arita FN. Lisossomopatias. *In:* Fonseca LF, Pianetti G, Xavier CC. *Compêndio de Neurologia Infantil.* 1ª edição, Belo Horizonte: Medsi, 2002:617-46.
3. Buyse ML. *Birth Defects Enciclopédia – A service of the center for birth defects information services, inc.* 1st Edition. Blackwell Scientific Publications, 1990.
4. Diament A. Encefalopatias crônicas da infância (paralisia cerebral). *In:* Diament A, Cypel S. *Neurologia infantil.* 3ª Edição. São Paulo: Atheneu, 1996:781-98.
5. Gupta R, Appleton RE. Cerebral palsy: not always what it seems. *Arch Dis Child* 2001; 85:356-60.
6. Lagos JC. *Differential Diagnosis in Pediatric Neurology.* 1st Edition. Boston: Little, Brown and Company, 1971.
7. Lyon G, Adams RD, Kolodny EH. *Neurology of hereditary metabolic diseases of children.* 2nd edition. New York: McGraw-Hill, 1996.
8. Pianetti G, Herval LMA, Henriques JGB. Espinha bífida. *In:* Fonseca LF, Pianetti G., Xavier CC. *Compêndio de Neurologia Infantil.* 1ª edição. Belo Horizonte: Medsi, 2002:211-5.
9. Piovesana AMSG. Paralisia cerebral: contribuição do estudo por imagem. *In:* Ferrareto I. *Paralisia Cerebral. Aspectos práticos.* 1ª edição. Memnon, 1998:8-33.
10. Shapira SK. Avaliação genética da paralisia cerebral. *In:* Miller G., Clarck GD. *Paralisias cerebrais: causas, conseqüências e conduta.* 1ª edição. São Paulo: Manole, 2002:189-202.
11. Smith AS. Peripheral neuropathies in children. *In:* Swaiman KF. *Pediatric Neurology. Principles and Practice.* 2nd edition. Mosby, 1994:1429-52.

Hidrocefalia

José Gilberto de Brito Henriques
Geraldo Pianetti

▶ INTRODUÇÃO

A hidrocefalia (HCF) é a principal afecção neurocirúrgica em pacientes pediátricos e está muitas vezes associada à paralisia cerebral. É uma condição patológica que pode ocorrer concomitante a diversas doenças do sistema nervoso central e não necessariamente uma doença isolada.

Existem diferentes formas e classificações da HCF que requerem diversas abordagens terapêuticas. Para que o mecanismo da hidrocefalia seja entendido, deve-se antes conhecer a anatomia dos ventrículos encefálicos e a dinâmica do líquido cefalorraquidiano (LCR).

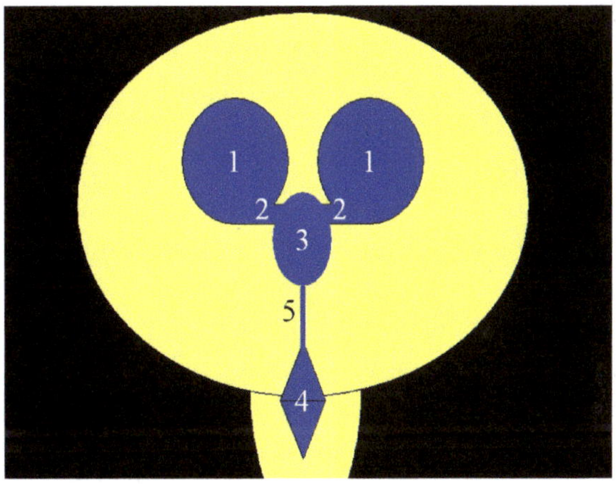

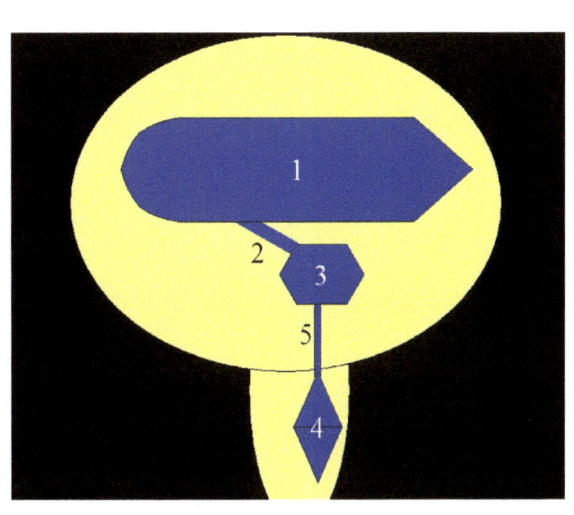

Fig. 17.1 ▶ Visão coronal. **1.** Ventrículos laterais. **2.** Forames interventriculares (Monro). **3.** Terceiro ventrículo. **4.** Quarto ventrículo. **5.** Aqueduto cerebral.

▶ VENTRÍCULOS

Os ventrículos são cavidades no interior do parênquima encefálico preenchidas por LCR. São revestidos por epêndima e contêm plexo coróide em seu interior. A principal função dos ventrículos é produzir e armazenar o LCR. Existem quatro ventrículos: dois chamados laterais, o terceiro e o quarto ventrículos (Figs. 17.1 e 17.2). Os dois ventrículos laterais comunicam-se com o terceiro ventrículo através de dois pequenos canais, os forames interventriculares ou forames de Monro. A estrutura que comunica o terceiro com o quarto ventrículo é o aqueduto cerebral.

Fig. 17.2 ▶ Visão sagital. **1.** Ventrículos laterais. **2.** Forames interventriculares (Monro). **3.** Terceiro ventrículo. **4.** Quarto ventrículo. **5.** Aqueduto cerebral.

Desta maneira as quatro cavidades ventriculares comunicam-se entre si. Além do espaço intraventricular o LCR também alcança o espaço subaracnóide, principalmente através das aberturas laterais e mediana do quarto ventrículo.

▶ LÍQUIDO CEFALORRAQUIDIANO

O LCR é um filtrado plasmático produzido em sua maior parte (50% a 80%)[1,2] nos plexos coróides. Sua principal função é a proteção mecânica do sistema nervoso central. O líquido impede o choque direto entre o tecido nervoso e a tábua óssea durante a movimentação da cabeça. A produção de LCR varia de acordo com o estado de hidratação do paciente e com sua idade. Um recém-nascido produz aproximadamente 4mL de LCR por hora, já um lactente de sete meses produz 10mL por hora, uma criança de 4 anos produz 16mL de LCR por hora e um adulto 20mL por hora.[1]

A absorção do LCR ocorre principalmente nas vilosidades e granulações aracnóideas que, ao absorverem o LCR, o enviam à circulação venosa, principalmente nos seios venosos intracranianos.

O fato de o LCR ser produzido em um determinado local e reabsorvido em outro já permite concluir que há circulação por suas vias (que envolvem os ventrículos e o espaço subaracnóide). O equilíbrio entre a produção e a absorção resulta em um volume relativamente constante do LCR. Quando há aumento da produção, diminuição da absorção ou obstrução da circulação liquórica pode ocorrer a hidrocefalia.

▶ DEFINIÇÃO E CLASSIFICAÇÃO

A HCF é o acúmulo de LCR nos ventrículos que resulta no aumento da pressão intracraniana. Não se deve confundir a HCF com ventriculomegalia – que é o aumento do ventrículo sem que exista aumento da pressão intracraniana.

Há diferentes classificações para a HCF. A mais simples, mais antiga e mais utilizada é a que divide a HCF em dois tipos: a comunicante e a não-comunicante.

Na HCF comunicante todas as vias liquóricas estão pérvias, não há obstrução à circulação do LCR

e os quatro ventrículos encontram-se dilatados (Fig. 17.3). Este tipo de HCF pode ocorrer após quadros infecciosos ou hemorrágicos do sistema nervoso central em que há diminuição ou impedimento da absorção do LCR.

Na HCF não-comunicante há, em algum local das vias liquóricas, obstrução à circulação do LCR. O exemplo mais freqüente deste tipo de HCF é a estenose de aqueduto (Fig. 17.4). Nela há dilata-

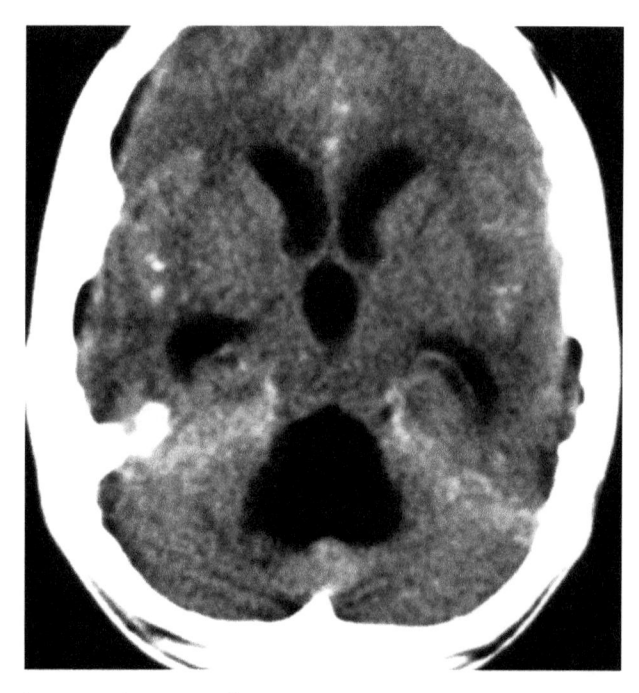

Fig. 17.3 ▶ Tomografia computadorizada de crânio, corte axial, mostrando hidrocefalia comunicante. Todos os ventrículos dilatados.

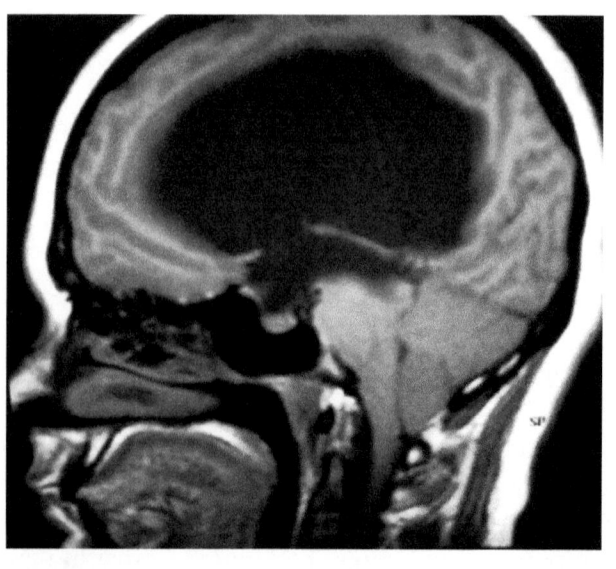

Fig. 17.4 ▶ Ressonância magnética do encéfalo, corte sagital mostrando hidrocefalia não-comunicante com estenose de aqueduto cerebral e malformação de Chiari.

ção dos ventrículos laterais e terceiro ventrículo sem que exista dilatação do quarto ventrículo.

Outro tipo de classificação usada é a "classificação baseada na etiologia". Por exemplo, HCF da prematuridade, HCF traumática, HCF pós-infecção. Neste tipo de classificação cada tipo de HCF é determinado por sua causa.

▶ SEMIOLOGIA

O paciente com HCF pode apresentar diversas alterações clínicas, com diversas intensidades de acometimento. Isto ocorre porque, como já exposto, a HCF é associada ou resultante de outras doenças do sistema nervoso na maioria das vezes. De maneira específica, os sinais e sintomas da HCF são relacionados à síndrome de hipertensão intracraniana – seja ela aguda ou crônica.

Nos casos crônicos a cefaléia é o sintoma mais freqüente. Não há característica determinante para a cefaléia secundária à HCF. Um dado que pode ser reconhecido na anamnese é o aumento da intensidade da dor pela manhã ou quando o paciente se deita por período prolongado. A cefaléia pode vir associada a náuseas e vômitos. Dado eventual, e que pode ser importante na história, é o alívio da

cefaléia após a ocorrência dos vômitos. O papiledema pode ocorrer nos casos crônicos. O exame de fundo de olho é de extrema importância, pois, se há edema das papilas ópticas, o diagnóstico de hipertensão intracraniana torna-se mais provável e a necessidade de propedêutica complementar torna-se urgente.

Nos casos agudos, as principais características semiológicas do paciente são a cefaléia e a alteração do nível de consciência. Sonolência, confusão mental, rebaixamento da escala de coma de Glasgow são dados importantes no exame do paciente.

Além dos sinais e sintomas já citados, diversos outros podem ocorrer associados à HCF: estrabismos, ataxia, regressão do desenvolvimento, dentre outros.

Nas crianças até 2 anos de idade, em que as suturas cranianas ainda estão abertas, os principais dados semiológicos são o aumento do perímetro cefálico (que deve ser acompanhado pelos gráficos de crescimento – Fig. 17.5) e o abaulamento da fontanela. Outros sinais secundários à HCF que podem ocorrer nestes pacientes, é o chamado "olhar em sol poente" que ocorre devido ao crescimento desproporcional da cabeça em relação à face do paciente (Fig. 17.6); e o aumento da vascularização venosa do couro cabeludo (Fig. 17.6).

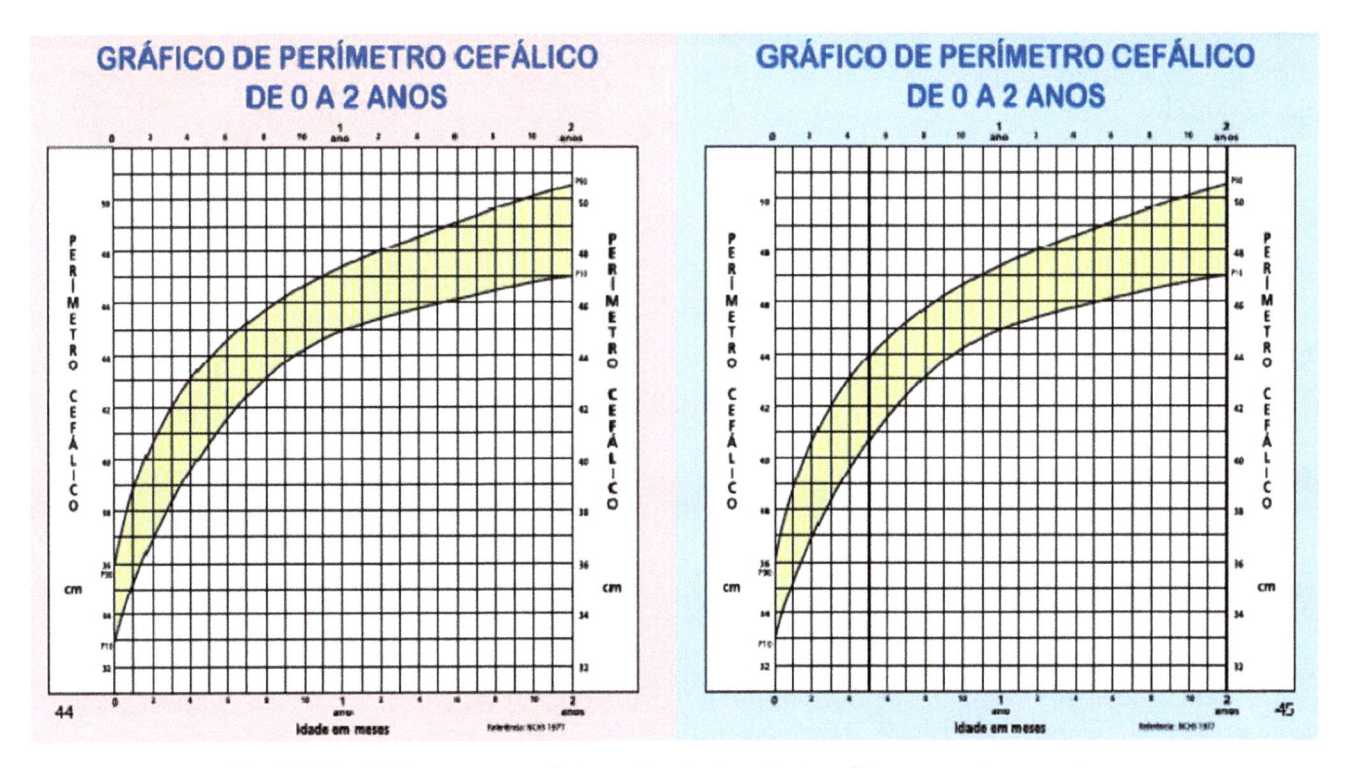

Fig. 17.5 ▶ Gráficos com *percentis* de crescimento do perímetro cefálico para meninas e meninos.

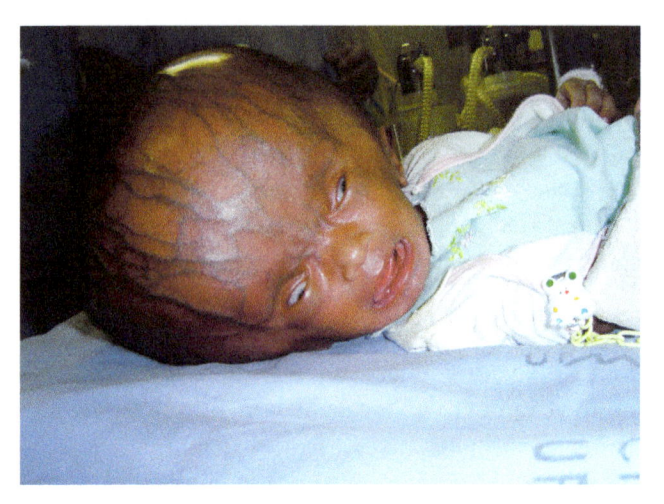

Fig. 17.6 ▶ Paciente com "olhar em sol poente" e com aumento da vascularização do couro cabeludo.

▶ EXAMES COMPLEMENTARES

O primeiro exame a ser solicitado na suspeita de HCF é a tomografia computadorizada de crânio (TC). Com ela o diagnóstico da HCF pode ser confirmado e, muitas vezes, o tratamento pode ser instituído. A ressonância magnética (RM) do encéfalo é um exame que permite não só o diagnóstico da HCF, mas também, na maioria das vezes, identificação da causa da doença. Dependendo da opção de tratamento, a RM é indispensável. A ultra-sonografia transfontanela é o exame inicial para recém-nascidos, principalmente nos pacientes com hemorragias periintraventriculares e nos pacientes que necessitam acompanhamento para avaliar se há progressão da ventriculomegalia. Não é um exame tão sensível como a TC e a RM, mas é extremamente útil e eficiente nos casos indicados.

▶ TRATAMENTO

O tratamento para a HCF é cirúrgico. Diversas abordagens foram realizadas desde que Hipócrates reconheceu e descreveu o acúmulo de líquido nos ventrículos.[3] O tratamento medicamentoso foi tentado com algumas drogas, principalmente com a acetazolamida (inibidor da anidrase carbônica), que diminui a produção de LCR. A eficácia do tratamento medicamentoso é temporária e variável e por isso não pode ser considerado método de tratamento definitivo.

As derivações ventriculoperitoneais (DVP) foram um grande avanço no tratamento da HCF em suas diversas formas. O sistema de derivação é composto, basicamente, por três elementos: o cateter ventricular (que é posicionado dentro do ventrículo do paciente e sai por um trépano na calota craniana – Fig. 17.7); a válvula (que é um sistema que só permite a drenagem do LCR quando este atinge uma determinada pressão); e o cateter distal (que passa pelo subcutâneo do pescoço, tórax, e é posicionado dentro do peritônio do paciente. O excesso de LCR que se acumula nos ventrículos do paciente, quando atinge uma pressão que supera a pressão de abertura da válvula, é drenado para a cavidade abdominal, onde é absorvido. A derivação ventricular, nos casos de exceção, pode ser feita para outros locais, como o átrio direito, a pleura, os seios sigmóides. Estes procedimentos são realizados somente quando há alguma contra-indicação à DVP.

Apesar de ser um tratamento eficiente para a HCF, a DVP apresenta alta taxa de complicações. Estas complicações são muito mais freqüentes nos recém-nascidos e lactentes. Os quadros de infecção e obstrução do sistema são bastante costumeiros; e os pacientes devem ser sempre monitorados e tratados precocemente.

O tratamento endoscópico da HCF pela terceiroventriculostomia foi iniciado por Mixter em

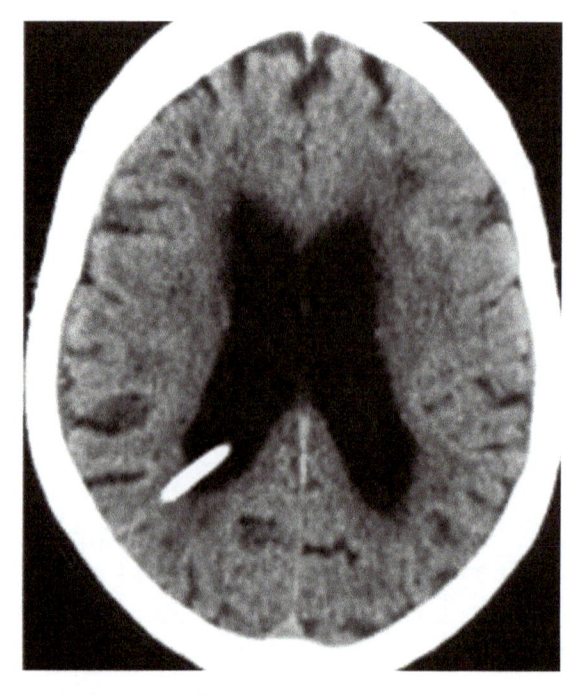

Fig. 17.7 ▶ Tomografia computadorizada mostrando cateter ventricular da DVP.

1923.[3] Esta técnica endoscópica foi precedida pela ablação do plexo coróide com o uso de um cistoscópio por Lespinasse, em 1910.[3] O objetivo de se eliminar o plexo coróide é diminuir a produção de LCR. Os resultados iniciais da endoscopia não foram satisfatórios e a técnica ficou abandonada por anos. Com o advento de novas tecnologias e com o melhor conhecimento da anatomia cirúrgica, a terceiroventriculostomia endoscópica passou a ser o tratamento mais desejado para a HCF, desde que exista uma boa indicação para sua realização.

Nos casos de HCF não-comunicante, pela estenose de aqueduto, existe indicação formal para a terceiroventriculostomia endoscópica. No procedimento, é feita a punção do ventrículo lateral com o endoscópio que, passando pelo forame interventricular, chega ao terceiro ventrículo. Neste local, o túber cinéreo é identificado no assoalho do terceiro ventrículo e, neste ponto, é feita abertura que permite que o LCR circule pela cisterna pré-pontina em vez de passar pelo aqueduto cerebral (Fig. 17.8).

A principal vantagem deste tipo de tratamento é o fato de não serem necessárias próteses para o paciente. As taxas de complicação são baixas, entretanto o índice de falhas da terceiroventriculostomia não é desprezível, principalmente em pacientes com menos de 1 ano de idade e em pacientes com HCF pós-infecciosas ou pós-hemorrágicas.

A HCF multicística é a complicação das ventriculites de mais difícil abordagem (Fig. 17.9). Nesta

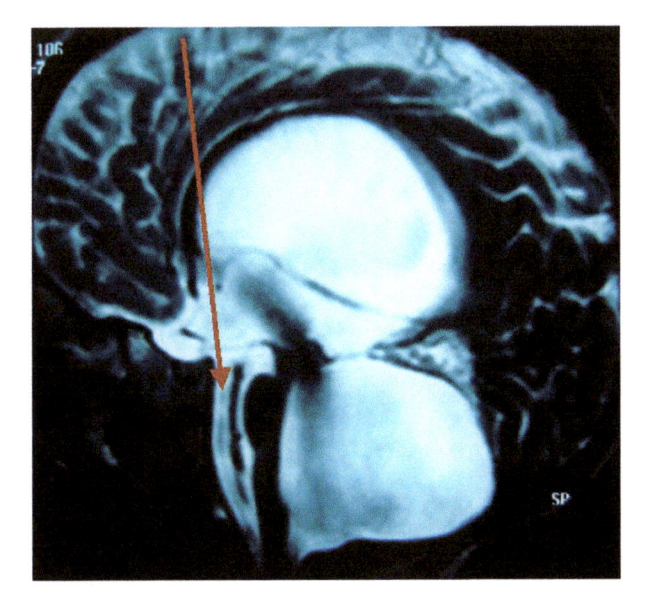

Fig. 17.8 ► Ressonância magnética de paciente com hidrocefalia e malformação de Dandy-Walker. A seta mostra o trajeto para a terceiroventriculostomia.

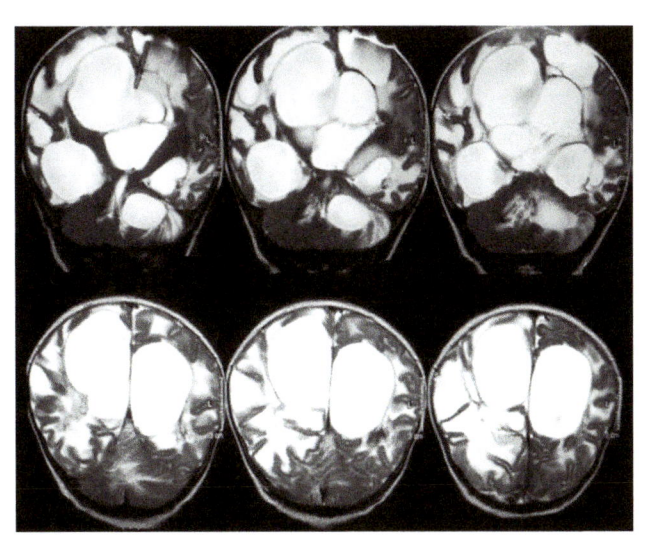

Fig. 17.9 ► Ressonância magnética mostrando hidrocefalia multicística.

doença são formados diversos septos fibrosos que deformam toda a anatomia ventricular e formam cavidades isoladas, que não se comunicam entre si. Estas cavidades vão acumulando LCR em seu interior e o paciente passa a ter cistos intracranianos múltiplos que vão aumentando seu tamanho. No passado eram necessários diversos cateteres ventriculares, com múltiplas DVP, para a drenagem dos cistos que crescem independentes uns dos outros. Hoje o tratamento endoscópico permite a comunicação de todos ou, pelo menos, de boa parte dos cistos que serão drenados por apenas uma DVP.

A HCF é uma doença grave, que pode vir acompanhada de outras alterações do sistema nervoso central. Seu diagnóstico deve ser precoce e seu tratamento prontamente instituído, assim que o diagnóstico é feito. Os métodos de tratamento são variados, com abordagens diferenciadas, que necessitam de equipe multidisciplinar adaptada a este tipo de paciente. Principalmente nas crianças.

► REFERÊNCIAS

1. Gutiérrez FG. Hidrocefalia. *In:* Federación Latinoamericana de Sociedades de Neurocirurgia. *Neurocirurgia Infantil Latinoamericana*. Tomo 1, 1ª Edición, 2006.

2. Rekate HL. Hydrocephalus Classification and Pathophysiology. *In:* McLone DG. *Pediatric Neurosurgery – Surgery of the Developing Nervous System*. 4th Edition. Philadelphia: WB Saunders Company, 2001.

3. Drake JM, Sainte-Rose C. *The Shunt Book*. Massachusetts: Blackwell Science Inc., 1995.

Terapia Celular em Neurologia Infantil

Henrique Bittencourt

▶ O PRESENTE – TRANSPLANTE DE CÉLULAS-TRONCO HEMATOPOIÉTICAS NO TRATAMENTO DE DOENÇAS COM MANIFESTAÇÕES NEUROLÓGICAS

Transplante de células-tronco hematopoiéticas – Conceitos importantes

O transplante de células-tronco hematopoiéticas consiste na infusão de células-tronco com a função de restabelecer a hematopoiese no receptor, a qual foi eliminada por quimioterapia e/ou radioterapia em altas doses. O transplante de células-tronco hematopoiéticas é hoje utilizado para o tratamento de uma série de doenças neoplásicas (leucemias agudas e crônicas, mielodisplasias, linfomas, mieloma múltiplo) e não-neoplásicas (aplasia medular, distúrbios metabólicos ou imunológicos congênitos e doenças auto-imunes). Três fontes de células-tronco podem ser utilizadas: medula óssea, sangue periférico e sangue placentário. As células-tronco podem ser obtidas do próprio paciente (transplante autólogo) ou de um doador (transplante alogênico), que pode ser um familiar (mais freqüentemente um irmão/irmã), preferencialmente HLA-idêntico, um doador voluntário não-aparentado ou

ainda de uma unidade de sangue de cordão umbilical coletada no momento do nascimento.

O transplante autólogo e o alogênico, embora com base em linhas gerais no mesmo princípio acima descrito, têm diferenças importantes. O transplante autólogo de células-tronco hematopoiéticas utiliza altas doses de quimioterapia para eliminar a doença de base do paciente (no caso de neoplasias, sua utilidade mais difundida) ou para eliminar/"reinicializar" o sistema imunológico do paciente, eliminando linfócitos auto-reagentes (no caso das doenças auto-imunes). Em virtude de utilizar as próprias células do paciente, o transplante autólogo como é feito hoje não pode ser utilizado para doenças com base genética, como as doenças de depósito, imunodeficiências primárias e hemoglobinopatias. Além disso, no caso das neoplasias, existe um risco, variável de acordo com a doença, de serem reinfundidas células neoplásicas. Já o transplante alogênico de células-tronco hematopoiéticas utiliza altas doses de quimioterapia, associada ou não com radioterapia, com uma tripla finalidade: eliminar a doença de base, imunossuprimir o receptor (para evitar a rejeição) e criar espaço para as células produzidas a partir das células-tronco. Além disso, como as células provêm de um doador saudável, existe a possibilidade de utilizá-las no tratamento de doenças com base genética.

Uma outra diferença importante entre as duas modalidades de transplante é o conteúdo de células que acompanha as células-tronco hematopoiéticas.

No processo de coleta das células-tronco são também coletados linfócitos, imunologicamente competentes. A quantidade de linfócitos varia de acordo com a fonte de células utilizada, sendo maior quando as células-tronco provêm do sangue periférico. No transplante autólogo este conteúdo adicional não tem importância fundamental, já que o receptor é a mesma pessoa. No transplante alogênico, porém, isso tem importância fundamental. A presença destes linfócitos é responsável pela principal complicação do transplante alogênico, que é a doença do enxerto contra hospedeiro (DECH). A DECH consiste então no reconhecimento, como *estranhos*, de antígenos presentes no receptor pelos linfócitos do doador, com a conseqüente ativação do sistema imunológico. Em função do risco do desenvolvimento de DECH, é utilizada imunossupressão profilática para a sua prevenção em todos os transplantes alogênicos. Ainda assim, o risco do receptor de um transplante alogênico apresentar a DECH está em torno de 50%. Este risco é menor quando se utiliza um doador HLA-idêntico, quando o transplante é feito em crianças, quando se utiliza sangue de cordão umbilical ou quando se utiliza alguma metodologia para reduzir o inóculo de linfócitos do enxerto. Por outro lado, a realização de transplantes em pacientes idosos, com incompatibilidade HLA ou com imunossupressão reduzida, aumenta a incidência de DECH. Felizmente a DECH ocorre em graus variados e, em boa parte dos casos, é adequadamente controlada com medicações. O aparecimento da DECH também favorece a um maior risco de infecções oportunistas e o conjunto DECH/infecção é responsável por boa parte da mortalidade que ocorre após o transplante alogênico.

Transplante alogênico de células-tronco hematopoiéticas em doenças de depósito com comprometimento neurológico

As doenças de depósito ou desordens metabólicas inatas são um conjunto heterogêneo de doenças que têm em comum o acúmulo de metabólitos em diversos órgãos devido a defeitos genéticos específicos. Compreendem as doenças lisossômicas de depósito (como as mucopolissacaridoses) e as doenças dos peroxissomos (como a adrenoleucodistrofia). A apresentação e a evolução clínicas são bastante heterogêneas, com variações entre pacientes e, mesmo, entre familiares afetados. Observa-se comumente uma deterioração neurológica progressiva, de velocidade muito variada, muitas vezes acompanhada de alterações cardiopulmonares, ósseas, viscerais etc.[1] Para o tratamento de algumas dessas doenças, dispomos da reposição enzimática e do transplante de células-tronco hematopoiéticas.[2,3] O sucesso destas terapias depende basicamente da enzima envolvida, do diagnóstico precoce e da velocidade de evolução da mesma.

Os lisossomos são organelas celulares presentes no citoplasma. Contêm uma série de enzimas chamadas hidrolases, as quais catalisam reações de degradação. Já os peroxissomos são também organelas citoplasmáticas celulares encarregadas da degradação de alguns ácidos graxos e aminoácidos, além de serem responsáveis pela produção e degradação do peróxido de hidrogênio.[4]

Fratantoni e cols. em 1968 demonstraram que a co-cultura de fibroblastos de pacientes portadores da síndrome de Hurler e da síndrome de Hunter corrigia os respectivos defeitos enzimáticos pela transferência das enzimas lisossomiais.[5] O entendimento deste mecanismo culminou na realização, em 1981, do primeiro transplante de células-tronco hematopoiéticas em um paciente portador da síndrome de Hurler (mucopolissacaridose tipo I), com melhora importante do quadro clínico graças a um suprimento enzimático permanente disponibilizado pelas células do doador.[6]

O racional para o uso do transplante de células-tronco hematopoiéticas nas doenças lisossomiais de depósito baseia-se, pois, no fornecimento permanente de enzimas fornecidas pelas células da linhagem hematopoiética não afetadas do doador, mais especificamente monócitos e macrófagos especializados teciduais (células de Kupffer, células microgliais do SNC, macrófagos alveolares pulmonares etc.).[5] A correção enzimática pode ocorrer com a secreção da enzima a distância e a sua posterior endocitose mediada por receptor ou, então, pela transferência direta da enzima por células adjacentes.[1] Este último fenômeno explica a correção enzimática que ocorre, por exemplo, no sistema nervoso central, onde a enzima, molécula geralmente de alto peso molecular presente no sangue, não chega devido à barreira hematoencefálica. Já nas doenças dos peroxissomos, a correção promovida pelo transplante de células-tronco hematopoiéticas deve-se mais à substituição das células afetadas por células metabolicamente normais e à redução do processo inflamatório do que pela reposição enzimática.[7] Com o transplante, obtém-se uma parada no processo degenerativo do sistema nervoso e no depósito anômalo, o qual ocorre nos diferentes tecidos (fígado, pulmões, coração etc.). O objetivo final é prover ao paciente um desenvolvimento neurológico e uma qualidade de vida normal, ou próximos ao normal.

Em virtude dos bons resultados observados na síndrome de Hurler, o transplante de células-tronco hematopoiéticas foi utilizado em uma série de outras doenças de depósito. Resultados positivos foram obtidos em algumas outras mucopolissacaridoses (Maroteau-Lamy e Sly), em outras doenças lisossômicas (leucodistrofia de células globóides e metacromática) e peroxissomais (adrenoleucodistrofia ligada ao X). Entretanto, em outras mucopolissacaridoses os resultados foram decepcionantes.[8]

Além disso, a própria avaliação dos resultados em longo prazo obtidos com o transplante de células-tronco hematopoiéticas, mesmo nas doenças com resultados mais consolidados, é dificultada por uma série de razões:[5]

1. A maioria das doenças apresenta fenótipo e evolução variados, o que dificulta predizer sua evolução clínica no momento do diagnóstico (um exemplo é a adrenoleucodistrofia ligada ao X).
2. O resultado observado varia de acordo com o órgão afetado. Os órgãos reticuloendoteliais (fígado e baço) apresentam rápida regressão. Por outro lado, a melhora observada no SNC é lenta, em virtude do lento *turnover* das células microgliais e sua substituição por células sadias do doador. A deterioração do SNC pode, em função disso, ainda evoluir por 6 a 18 meses.[9] O impacto sobre a doença óssea é praticamente nulo, em virtude da dificuldade de penetração da enzima nos condrócitos e a incapacidade em substituir os osteócitos afetados.
3. Aspectos relacionados ao próprio transplante, como o grau e a persistência do quimerismo (e o conseqüente grau de correção enzimática), complicações infecciosas, e as decorrentes da doença do enxerto contra hospedeiro, também interferem no desfecho do transplante. A diversidade de esquemas de condicionamento e de profilaxia da doença do enxerto contra hospedeiro também dificulta a comparação dos resultados.

Em 2003, Peters e Steward publicaram uma revisão com orientações sobre a indicação de transplante nas principais doenças metabólicas.[8] No ano seguinte, o Grupo Europeu de Transplante de Sangue/Medula Óssea (EBMT), no seu manual, também publicou as suas recomendações.[9] Estas duas fontes de recomendações estão resumidas no Quadro 18.1.

Transplante de células-tronco hematopoiéticas em situações específicas

MUCOPOLISSACARIDOSES

As mucopolissacaridoses (MPS) são um grupo heterogêneo de doenças lisossômicas de depósito, cada uma delas causada por deficiência de uma das enzimas envolvidas na degradação dos glicosaminoglicanos. A conseqüência desta deficiência é o acúmulo de glicosaminoglicanos nos lisossomas da maioria das células do organismo.[10] São classificadas de I a VII, de acordo com a enzima envolvida. Somente em três delas (síndrome de Hurler, síndrome de Maroteaux-Lamy e síndrome de Sly) o transplante está recomendado. Em algumas das outras formas de MPS a reposição enzimática já é uma realidade.[3]

SÍNDROME DE HURLER – MPS-1H

Caracteriza-se por um quadro progressivo de retardo mental, hidrocefalia, hepatosplenomegalia, alterações ósseas (disostose multiplex), nanismo, opacidade da córnea, alterações cardíacas (alteração das válvulas cardíacas, estenose coronariana, insuficiência cardíaca), hipertensão pulmonar e distúrbio do sono. Calcula-se sua incidência em cerca de 1 para 100.000 nascidos vivos.[11] Normalmente manifesta-se no primeiro ano de vida e, se não tratada, leva ao óbito em 5 a 10 anos.[10]

O transplante para a MPS-1H é provavelmente a situação mais estudada de todas as doenças de depósito. A primeira publicação de um transplante para MPS-1H foi feita em 1981, por Hobbs e cols., na revista *Lancet*.[6] Um menino de 1 ano recebeu a

Quadro 18.1 ▶ Indicação de transplante alogênico de células-tronco hematopoiéticas para as principais doenças de depósito (adaptado das Referências 8 e 9)

Doença	Peters e Steward	EBMT	
Mucopolissacaridose (MPS)			
MPS I			
Hurler (MPS-IH)	Sim	Sim	
Hurler/Scheie (MPS-IH/S)	Sim	Não	
Scheie (MPS-IS)	Não	Não	
MPS II (Hunter)	Não	Não	
MPS III (Sanfilippo)	Não	Não	
MPS IV (Morquio)	Não	Não	
MPS VI (Maroteaux-Lamy)			
Forma grave	Sim	Sim*	
MPS VII (Sly)	Sim	Sim*	
Leucodistrofias			
Adrenoleucodistrofia (ALD) ligada ao X (ALD-X) cerebral na criança e no adolescente	Sim	Sim	
ALD-X não-cerebral	Não	–	
Leucodistrofia de células globóides	Sim	Sim**	
Leucodistrofia metacromática			
Início precoce	Não	Sim**	
Início tardio	Sim	Sim*	
Outras doenças			
Doença de Gaucher tipos I e III	Sim	Sim**	Somente em caso de deterioração com a reposição enzimática
Fucosidose	Sim**	Sim**	
Alfamanosidose	Sim	Sim*	

*No contexto de um ensaio clínico.
** Estudos pilotos em centros especializados.

medula óssea de sua mãe. Houve pega do enxerto e, após 37 dias, a atividade enzimática da alfa-L-iduronidase nos leucócitos era semelhante à obtida em pacientes heterozigotos. Numa evolução de 13 meses, houve desaparecimento da hepatosplenomegalia, redução da opacidade corneana e estabilização do quadro neurológico. Os bons resultados iniciais obtidos pavimentaram a indicação do transplante, inicialmente para pacientes que possuíam doador HLA compatível na família. Posteriormente, resultados semelhantes também foram demonstrados para transplantes realizados com doadores não-aparentados ou com sangue de cordão umbilical.

Em 1995 o Grupo Europeu de Transplante de Medula Óssea publica uma revisão de 63 pacientes portadores de doenças lisossomiais de depósito, dos quais 23 eram portadores de MPS-1H.[12] A mortalidade relacionada ao transplante foi de 10% para os pacientes que receberam medula óssea de um doador familiar HLA-compatível e de 20% a 25% se um doador não aparentado ou um doador familiar haplo-idêntico foi utilizado. Especificamente em relação aos pacientes com MPS-1H, nove pacientes ti-

nham um seguimento de longo prazo. Observou-se uma melhora significativa na hepatosplenomegalia, na obstrução das vias aéreas superiores e na rigidez articular. As lesões esqueléticas estabilizaram na maioria destes pacientes. A maior parte deles não apresentava alterações neurológicas antes do transplante e permanecem assim após. Dois pacientes evoluíram com deterioração neurológica. O grupo Colaborativo de Estudo das Doenças de Depósito publica, em 1996, uma revisão de 40 pacientes portadores de MPS-1H submetidos a transplante de medula óssea de um doador HLA não aparentado nos Estados Unidos.[13] A sobrevida estimada em dois anos foi de 49%. A taxa de doença do enxerto contra hospedeiro aguda (grau II-IV) e crônica foi de 30% e 18%, respectivamente. Onze pacientes receberam um segundo transplante por rejeição. Dos 20 pacientes vivos, 13 tinham quimerismo completo e dois quimerismo misto. O índice de desenvolvimento mental (IDM) foi avaliado antes do transplante e, em 11 pacientes, também após o transplante. Em seis pacientes com IDM acima de 70 no pré-transplante não se observou redução nos escores relativos à idade após o transplante. Para os transplantados com IDM menor que 70, dois apresentaram deterioração do quadro e três apresentaram lenta melhora. O mesmo grupo, em 1998, publica o resultado de 54 crianças submetidas a transplante com doador HLA-idêntico ou com doador HLA-haploidêntico. A taxa de pega foi de 72% e a sobrevida global de 64% em cinco anos (75% para os transplantados com doador HLA-idêntico e 53% nos transplantados com doador haplo-idêntico). Vinte e seis pacientes tinham dados de evolução neuropsicológica após o transplante. Dos 14 pacientes transplantados abaixo dos 2 anos de idade, nove apresentavam desenvolvimento neuropsicológico normal ou próximo do normal. Já dos 12 pacientes transplantados acima dos 2 anos de idade, apenas três tinham desenvolvimento normal ou próximo do normal. A incidência de doença do enxerto contra hospedeiro aguda alterou de maneira desfavorável a evolução neuropsicológica dos pacientes.[14]

Em 1997, Vellodi e cols. publicam série de 38 pacientes portadores de MPS-I em duas instituições britânicas. A maior parte dos pacientes recebeu busulfano e ciclofosfamida como condicionamento. Dez pacientes receberam medula óssea de um doador familiar HLA-idêntico, 16 de um doador familiar HLA não-idêntico e 12 de um doador não aparentado. Doze dos 38 pacientes apresentaram rejeição. Treze pacientes sobreviveram por mais de cinco anos; destes, o seguimento estava disponível para 10 pacientes. Seis destes pacientes apresentaram estabilização ou melhora do quadro neuropsicológico. As alterações ósseas (disostose multiplex), no entanto, continuaram progredindo.[15]

Dados mais recentes vêm demonstrando melhora nos resultados. Uma série francesa de 2003 relatou 30 transplantes realizados em 27 pacientes com uma mediana de idade de 25 meses ao diagnóstico (três pacientes foram transplantados duas vezes). Destes, em 13 casos o doador era familiar e em 17 casos o doador era não aparentado. A taxa de rejeição foi de 16% e apenas quatro pacientes morreram (três de complicações relacionadas ao transplante e um de progressão da MPS-1H). Com um seguimento mediano de 4,7 anos, 21/23 pacientes estavam vivos. Nestes pacientes observou-se melhora significativa na hepatosplenomegalia, obstrução de vias aéreas e na mobilidade articular. Em 15 pacientes, com seguimento superior a três anos, foi relatada a evolução das alterações esqueléticas e neuropsi-

cológicas. As alterações esqueléticas se mantiveram ou pioraram lentamente na maior parte dos pacientes. Em relação às alterações neuropsicológicas, o quociente de inteligência (QI) mostrou melhora ou estabilização na maior parte dos pacientes (10/15 pacientes). Nos outros a redução foi pequena. Nenhum paciente apresentou retardo mental grave no seguimento. Todos estavam na escola. Melhora na opacidade corneana e na audição foi observada em 6/15 e 8/15 pacientes, respectivamente.[16] Staba e cols., em 2005, relataram a experiência de transplante de sangue de cordão umbilical em 20 pacientes com MPS-1H na Universiade de Duke, nos Estados Unidos. Todos receberam um condicionamento com busulfano, ciclofosfamida e timoglobulina. Todas as unidades de sangue de cordão eram não aparentadas. A mediana de células nucleadas pré-descongelamento foi de $10,53 \times 10^7$/kg. Com um seguimento mediano de 905 dias, 17 pacientes (85%) estavam vivos. Três pacientes morreram: um no D+32 de hiperamonemia idiopática, um de hemorragia do SNC relacionada à infecção por citomegalovírus e outro que rejeitou o primeiro transplante e morreu de complicações do segundo transplante. Todos os pacientes sobreviventes apresentavam melhora ou estabilização neurocognitiva. Como relatado em outras séries, as alterações esqueléticas evoluíram ou estabilizaram na maioria dos pacientes.[17] Finalmente, Boelens e cols. relataram, em 2007, um total de 146 transplantes registrados no EBMT entre 1994 e 2004. A análise focava em fatores associados à falha de pega do enxerto. Dois fatores (depleção de células T e condicionamento de intensidade reduzida) associaram-se a um risco maior de falha de pega. Por outro lado, o uso de doses adaptadas de busulfano associou-se à maior chance de pega. Embora a fonte de células não tenha influenciado na pega do enxerto, o uso de sangue de cordão umbilical associou-se a uma maior chance de se obter quimerismo completo. Oitenta e cinco por cento dos pacientes sobreviveram e 56% apresentaram pega satisfatória (>10% de quimerismo e nível enzimático equivalente ao limite inferior da normalidade de indivíduo heterozigoto). Doença do enxerto contra hospedeiro de grau igual ou superior a 2 foi observada em 16% dos pacientes.[2]

Resumidamente, o transplante para MPS-1H deve ser feito antes dos 2 anos de idade. Observa-se melhora importante nos níveis enzimáticos, na hepatosplenomegalia e nos sinais de obstrução das vias aéreas. Ocorre melhora na audição e na opacidade corneana em muitas crianças. O quadro cardíaco é estabilizado ou melhora na maior parte dos casos.[18] Observam-se também progressos no desenvolvimento psiconeurológico na maior parte dos pacientes.[19] Por outro lado, as alterações ortopédicas continuam a precisar de intervenção após o transplante e todas as crianças têm crescimento abaixo do previsto. O transplante realizado após os dois meses pouco altera a história natural da doença.

OUTRAS MUCOPOLISSACARIDOSES

Atualmente, só existe recomendação para se realizar transplante de células-tronco hematopoiéticas em mais duas mucopolissacaridoses: a MPS-VI (Maroteaux-Lamy), na sua forma grave; e a MPS-VII (Sly). Na MPS-VI, são observadas, após o transplante, correção do defeito enzimático, involução da hepatosplenomegalia, melhora da acuidade visual e da mobilidade articular e estabilização da função cardiopulmonar.[20] O quadro ósseo, por outro lado, não melhora após o transplante e segue progredindo. De maneira geral, é sugerido que existe melhora na qualidade de vida destes pacientes.[21] Em relação à MPS-VII, também é sugerido que o transplante realizado antes da deterioração do quadro neurológico e clínico possa beneficiar alguns pacientes.[8]

LEUCODISTROFIAS

Adrenoleucodistrofia ligada ao cromossomo X (ALD-X)

A ALD-X caracteriza-se pelo acúmulo de ácidos graxos de cadeia muito longa, principalmente no sistema nervoso central e na glândula adrenal. Afeta majoritariamente homens, embora 40% das mulheres portadoras heterozigotas possam estar acometidas de maneira leve. A apresentação clínica varia de uma forma cerebral rapidamente progressiva de início na infância ou adolescência até um quadro exclusivo de insuficiência adrenal.[1] O "óleo de Lourenzo", em pacientes assintomáticos e sem alterações na ressonância magnética, parece reduzir, mas não eliminar, o risco de desenvolvimento da forma cerebral infantil da ALD-X, que se caracteriza por um quadro demencial de evolução rápida e fatal.[22]

O primeiro transplante de células-tronco hematopoiéticas bem-sucedido para ALD-X foi publicado em 1990 e uma grande série de pacientes transplantados foi publicada em 2004 por Peters e cols.[23] De um total de 126 pacientes transplantados, dados clínicos de 94 pacientes estavam disponíveis. A maior parte dos pacientes recebeu células-tronco de um doador não relacionado. A sobrevida global estimada em oito anos foi de 56%. A mortalidade relacionada ao procedimento foi estimada em 14% em três anos. A sobrevida global foi menor nos pacientes com comprometimento neuropsicomotor evidente ou com alterações na ressonância magnética. A causa maior de óbito nesta série foi a própria evolução da doença. Os pacientes sem ou com pouco comprometimento neurológico e com o escore de gravidade na ressonância magnética menor que nove antes do transplante apresentaram sobrevida global de 92% em cinco anos. Um estudo de caso-controle publicado recentemente corrobora estes resultados.[24] O uso de cordão umbilical como fonte de células-tronco também é uma alternativa para pacientes sem doador HLA familiar disponíveis, com resultados comparáveis aos obtidos com o uso de medula óssea.[25]

Em função de o sucesso do transplante de células-tronco hematopoiéticas estar ligado à sua realização numa fase precoce da doença e, por outro lado, de haver extrema variabilidade na evolução clínica dos pacientes, o seguimento rigoroso por um especialista é fundamental, no sentido de identificar precocemente sinais neuropsicológicos e radiológicos de deterioração, preferencialmente antes da manifestação clínica franca. Assim, recomenda-se a avaliação por meio de ressonância magnética com intervalo de, no máximo, seis meses, testagem freqüente de índices neuropsicológicos e avaliação da função adrenal.[8] Exceto pela forma cerebral que aparece na infância, não existe benefício em se oferecer transplante nas outras apresentações clínicas da ALD-X.

LEUCODISTROFIA DE CÉLULAS GLOBÓIDES

Caracteriza-se pela deficiência de uma galactocerebrosidase e por um quadro de desmielinização periventricular com deterioração progressiva da função neurológica. Apresenta-se clinicamente de duas formas: a forma precoce (doença de Krabbe) e a forma juvenil/adulta de início tardio. O transplante de células-tronco hematopoiéticas realizado na forma tardia resulta em estabilização/reversão do quadro neurológico e da desmielinização na ressonância magnética cerebral.[26] Já na doença de Krabbe somente os pacientes com diagnóstico precoce (preferencialmente antenatal) e que são transplantados no período neonatal precoce, antes das manifestações clínica, apresentarão desenvolvimento neuropsicológico normal ou próximo do normal e se beneficiarão da realização do transplante. Neste contexto, o uso de sangue de cordão umbilical HLA parcialmente compatível oferece a vantagem de se viabilizar rapidamente o procedimento.[27,28] O transplante de células-tronco hematopoiéticas *in útero* também pode vir a ser uma abordagem promissora.[29] Pacientes transplantados já com sintomas não têm alterada a sua deterioração neurológica.[28]

LEUCODISTROFIA METACROMÁTICA

Leucodistrofia metacromática é uma desordem autossômica recessiva caracterizada pela deficiência da enzima lisossomial arilsulfatase A, com conseqüente acúmulo de cerebrosídeo sulfato, principalmente nos tecidos nervosos central e periférico.[30] Na sua forma de apresentação precoce (doença infantil tardia), não existe nenhum benefício na realização do transplante, mesmo em casos não-sintomáticos. Já na forma tardia, observa-se benefício na realização do transplante de células-tronco hematopoiéticas, desde que o paciente não tenha desenvolvido ainda alterações neuropsicológicas ou que estas sejam minimamente sintomáticas.[8] Nestes pacientes observa-se estabilização do quadro neurológico no sistema nervoso central, sem afetar, no entanto, a deterioração do quadro neurológico periférico.[31]

OUTRAS DOENÇAS

Doença de Gaucher (DG)

A DG é uma doença caracterizada pelo acúmulo de glucosilceramida e que se apresenta com um quadro de hepatosplenomegalia, lesões ósseas e em outros órgãos (como, por exemplo, os pulmões). Apresenta-se de três formas diferentes. O tipo 1, mais freqüente, não apresenta comprometimento neurológico. O tipo 2 é uma forma neuropática aguda que evolui para óbito nos primeiros dois anos de

vida. O tipo 3 apresenta-se como uma forma neurológica subaguda. Em virtude da disponibilidade da terapia de reposição enzimática, efetiva na imensa maioria dos casos, o transplante de células-tronco hematopoiéticas é reservado somente para pacientes com o tipo 3 com deterioração neurológica e/ou comprometimento pulmonar durante terapia enzimática e em paciente com o tipo 1 com alterações esqueléticas graves não-responsivas à terapia enzimática.[1,8]

Fucosidose

A fucosidose é uma doença autossômica recessiva que se apresenta com um retardo psicomotor no primeiro ano de vida, retardo de crescimento e alterações ósseas decorrentes da deficiência da alfa-fucosidase. Embora seja sugerido que o transplante no início da doença possa ser benéfico, a experiência para esta indicação específica é muito limitada.[32]

Alfamanosidose

É uma doença lisossomial de depósito onde a degradação inefetiva de glicoproteínas leva ao acúmulo de oligossacarídeos em vários tecidos, incluindo sistema nervoso central, fígado e medula óssea. A forma infantil lembra a síndrome de Hurler e o quadro degenerativo progressivo leva ao óbito na primeira ou segunda década de vida. Os relatos de transplante de células-tronco realizados demonstram resolução do quadro de organomegalias, redução nas infecções de repetição e estabilização/melhora no quadro ósseo e neurológico.[33,34]

Transplante autólogo de células-tronco hematopoiéticas para doenças neurológicas

O emprego do transplante autólogo de células-tronco hematopoiéticas no tratamento de diversas doenças auto-imunes vem aumentando ao longo da última década. Uma das doenças que vem se beneficiando desta abordagem terapêutica é a esclerose múltipla.

O racional emprego do transplante autólogo de células-tronco hematopoiéticas é a utilização de altas doses de quimioterapia para a obtenção de uma imunoablação, com a conseqüente eliminação de clones de linfócitos auto-reativos; e, com a posterior infusão das células-tronco hematopoiéticas, da reconstituição de um novo plantel de linfócitos sem as características de auto-reatividade. Ao contrário do que ocorre no uso do transplante autólogo para neoplasias, onde a ênfase das altas doses de quimioterapia é dada em quimioterápicos com atividade predominantemente antineoplásica, no uso em doenças auto-imunes a ênfase é nas drogas com alto potencial imunossupressor, e é comum a associação de quimioterápicos com este perfil e anticorpos antilinfócitos, como a imunoglobulina antilinfocitária.

O uso de transplante autólogo de células-tronco hematopoiéticas baseou-se em resultados iniciais promissores do emprego de altas doses de ciclofosfamida para o tratamento de doenças auto-imunes, como aplasia de medula óssea pelo grupo da Universidade Johns Hopkins.[35] Embora ocorresse melhora na condição clínica dos pacientes, o período longo de aplasia ocasionado aumentava o risco de infecções e, conseqüentemente, de óbito. Além disso, o uso de altas doses sem a reinfusão de células-tronco não resultava na substituição adequada dos linfócitos auto-reativos. A outra evidência do benefício da imunoablação veio da realização de transplantes alogênicos em pacientes portadores de doenças hematológicas que, concomitantemente, apresentavam doença auto-imune. Vários destes pacientes apresentaram melhora do seu quadro reumatológico após o transplante, graças à substituição do sistema imune que ocorre nesta modalidade de transplante.[36]

TRANSPLANTE AUTÓLOGO NA ESCLEROSE MÚLTIPLA

A esclerose múltipla (EM) é a doença auto-imune neurológica mais freqüente. Estima-se que cerca de 200.000 pacientes nos Estados Unidos sejam afetados.[35] Na EM, uma resposta imunológica anormal dos linfócitos T leva à destruição focal da mielina e dano secundário axonal e nos oligodendrócitos.[37] A EM tem um curso crônico e variável. A maior parte dos pacientes (80%) tem um curso de crise/remissão e, tipicamente, a doença passa por fases de recidiva, com recuperação completa, recidiva com déficit permanente e progressão se-

cundária. Um quarto dos pacientes não apresenta alterações no seu dia-a-dia, 15% deles adquirem seqüelas precocemente na evolução. Em 20% dos casos, a doença é progressiva desde o seu início e, geralmente, é mais resistente ao tratamento.[38] Em função desta evolução variável entre os pacientes, é fundamental a definição dos critérios para a realização do procedimento, o qual envolve riscos, inclusive o de óbito, embora relativamente baixo. Parece claro que o paciente ideal a se submeter ao transplante autólogo é aquele com doença de rápida evolução e um mau prognóstico com a terapia convencional. O paciente já gravemente comprometido, por outro lado, não se beneficia da realização do transplante.[37]

O estudo pioneiro de Fassas, publicado em 1997, acompanhou 15 pacientes submetidos a transplante autólogo com um condicionamento que incluiu o uso de BCNU, citarabina, etoposídeo, melfalano e timoglobulina. Doze dos 15 pacientes apresentaram melhora do quadro, com um paciente apresentando progressão e dois recidivando após um período inicial de melhora.[39] Um estudo retrospectivo mais recente do Grupo Europeu analisou o resultado de transplante autólogo em 85 pacientes com EM progressiva. A taxa de mortalidade em três anos foi de 10%, com a maior parte dos óbitos decorrente da toxicidade. Embora ocorra piora transitória do quadro neurológico em cerca de um quarto dos pacientes, uma pequena fração destes pacientes apresenta deterioração persistente. A taxa de sobrevida livre de progressão da EM foi de 74%, sendo menor nos pacientes com progressão primária. A probabilidade de progressão foi de 20%. A mediana de seguimento foi de 16 meses.[40]

O transplante autólogo para EM ainda é considerado experimental. Embora existam benefícios para um grupo de pacientes, com resultados positivos sustentados com seguimento ainda curtos, a mortalidade relacionada ao procedimento não é desprezível e ainda se desconhece os resultados a longo prazo. Mais importante: nenhum estudo até o momento comparou o transplante autólogo com outras modalidades de tratamento. A realização de estudos randomizados, com critérios precisos de inclusão e seguimento, é fundamental para o estabelecimento do papel do transplante na rotina de tratamento dos pacientes com EM.

▶ O FUTURO – TERAPIA CELULAR COM CÉLULAS-TRONCO NO TRATAMENTO DE DOENÇAS NEUROLÓGICAS

Célula-tronco – Conceitos importantes

As células-tronco são células que possuem três características básicas: auto-renovação, proliferação e diferenciação em linhagens celulares distintas. Estas células são capazes de formar diferentes linhagens de células em um organismo e sustentar esta produção ao longo da sua vida. As células-tronco presentes nos diversos tecidos humanos, por exemplo, permitem a sua manutenção e reparo durante toda a existência. A célula-tronco hematopoiética, uma das primeiras a serem identificadas, é responsável pela produção diária de milhões de células das diferentes linhagens hematopoiéticas (neutrófilos, eosinófilos, basófilos, linfócitos, monócitos, hemácias), cada uma delas com fenótipos e funções distintos. Esta produção é mantida desde a fase embrionária até o final da vida. Hoje se sabe que as células-tronco estão presentes em praticamente todos os tecidos humanos. Não podemos esquecer que a própria concepção gera a primeira célula-tronco. A célula-ovo, resultante da união de um óvulo e de um espermatozóide, tem a capacidade de formar todos os tecidos existentes em um ser humano e de sustentar estes tecidos ao longo de dezenas de anos.

Assim como existem diferentes tipos de células, existem também diferentes tipos de células-tronco, com capacidades de diferenciação distintas. A chamada célula-tronco totipotente é aquela capaz de produzir qualquer tipo de célula. É capaz de produzir um embrião, o tecido que o suporta e todos os tecidos e órgãos que formam um indivíduo. A célula-ovo é um exemplo. Existem ainda as chamadas células-tronco pluripotentes, capazes de produzir os diferentes tecidos do organismo, exemplificada pelas células-tronco embrionárias; as chamadas células-tronco multipontentes, capazes de produzir um número variado, mas teoricamente mais limitado, de fenótipos celulares (como as células-tronco hematopoiéticas e as células-tronco mesenquimais); e as chamadas células-tronco unipotentes, como as células-tronco epiteliais, responsáveis única e exclusivamente pela manutenção do tecido epitelial, com um único fenótipo.

Existem ainda diferenças importantes entre estes diversos tipos de células-tronco. As células-tronco embrionárias têm uma capacidade intrínseca de se multiplicarem simetricamente, ou seja, de dividirem-se em células que mantêm o fenótipo original, sem diferenciação, além de poderem se dividir assimetricamente, ou seja, uma das células se diferencia e a outra guarda a característica original da célula-tronco. Já as células-tronco adultas, presentes nos diversos tecidos, executam preferencialmente a divisão assimétrica, pois, desta maneira, além de proporcionarem as células diferenciadas necessárias para a formação e reparo dos diferentes tecidos, podem manter um *pool* de células-tronco que segue a produção de mais células diferenciadas.[41]

A pesquisa das células-tronco com finalidades terapêuticas ganhou impulso com a descrição da chamada plasticidade ou transdiferenciação das células-tronco adultas. Esta capacidade, que é intrínseca das células-tronco embrionárias, ou seja, a capacidade de se diferenciar em qualquer tecido presente no organismo, também parece estar presente, em condições específicas e com uma capacidade de diferenciação talvez um pouco mais limitada, nas diversas células-tronco adultas presentes nos tecidos. Em estudos *in vitro* e em modelos animais foi demonstrado que células-tronco adultas podiam se diferenciar em tecidos distintos dos originalmente programados.[42-47] O transplante de células-tronco hematopoiéticas permitiu também comprovar a ocorrência deste fenômeno *in vivo*. Em algumas circunstâncias observou-se a presença de células derivadas das células-tronco hematopoiéticas transplantadas em tecidos distintos do tecido hematopoiético (fígado, epitélio cutâneo, mucosa gástrica, músculo cardíaco etc.).[48,49] A quantidade de células presentes no tecido, entretanto, é mínima.

Existe muita discussão e dúvida sobre o fenômeno da plasticidade ou transdiferenciação das células-tronco. Há muita dificuldade em confirmar estes primeiros dados obtidos em laboratório e se realmente o produto da transdiferenciação provém realmente da célula-tronco.[50] A plasticidade observada *in vivo* também parece ser um fenômeno extremamente raro e, como, no momento do transplante, houve a infusão de diferentes tipos de células, e não só uma infusão de células-tronco hematopoiéticas purificadas, não existe a garantia de que este fenômeno raro seja definitivamente a conseqüência da transdiferenciação.[51] Um outro argumento usado contra o fenômeno da plasticidade da célula-tronco é o da chamada fusão celular. Por este princípio o processo de plasticidade nada mais seria do que a fusão de uma célula somática de um tecido específico com uma célula-tronco proveniente de um tecido distinto. Isso foi demonstrado em relação às células-tronco hematopoiéticas.[52] Um argumento conciliador é o de que o fenômeno da fusão celular ocorre naturalmente em algumas células do nosso organismo (como as células musculares) e que, dependendo do tipo de tecido e da célula somática e/ou célula-tronco envolvida, ele pode ou não ter um papel relevante no processo de transdiferenciação.[53]

Para a aplicação terapêutica das células-tronco, uma outra questão fundamental se impõe: Qual célula-tronco utilizar? Estratégias de tratamento baseadas no uso de células-tronco embrionárias possibilitam a produção de quantidades teoricamente ilimitadas de células e de tecidos para virtualmente qualquer órgão ou tecido. Entretanto, existe uma questão ética maior sobre a necessidade de se retirar estas células de embriões não utilizados para fins reprodutivos. Uma outra questão é o potencial de se desenvolver tumores no processo de diferenciação das células embrionárias.[54] Já as células-tronco adultas não apresentam problemas éticos para o seu uso e o risco de transformação neoplásica é substancialmente menor. Exceto no caso de doenças que tenham um *background* genético, existe a possibilidade de se utilizar células-tronco do próprio paciente. Há uma série de ensaios clínicos na área da cardiologia empregando células-tronco hematopoiéticas para o reparo de insuficiência cardíaca e infarto agudo do miocárdio. Embora alguns destes estudos tenham mostrado um benefício no uso das células-tronco hematopoiéticas em relação ao grupo que não as utilizou, tal benefício é de pequena monta.[55,56] Existem dúvidas se o efeito obtido nestes estudos seja realmente devido ao fenômeno da transdiferenciação das células-tronco hematopoiéticas em cardiomiócitos. Parece haver um efeito parácrino destas células-tronco sobre as células cardíacas. Pode também haver neovascularização e inibição de mecanismos de apoptose.[57]

Célula-tronco neural

O sistema nervoso humano é composto primariamente de três grupos de células: os neurônios, os astrócitos e os oligodendrócitos. Existe ainda a presença de outros grupos de células, como as micróglias que têm função de fagocitose e se originam de células-tronco hematopoiéticas. O conceito de um sistema nervoso imutável após os primeiros meses de vida caiu por terra com a constatação da existência da células-tronco neurais em locais específicos do sistema nervoso. Foi observada a produção de neurônios na região subventricular dos ventrículos laterais e na camada subgranular do giro denteado no hipocampo, entre outros locais.[58] A evidência de que células localizadas nestas regiões são realmente células-tronco neurais veio da cultura de tecidos onde as células maduras eram eliminadas por apoptose e as células mais imaturas sobreviviam e proliferavam. Na presença de fatores de crescimento específicos, as células-tronco neurais começam a proliferar e a formar pequenos agrupamentos de células, que evoluem na forma de grandes colônias, chamadas de neuroesferas. Cada neuroesfera contém aproximadamente 10.000 células.[59] Em cultura, os três grupos de células do sistema nervoso podem ser obtidos destas neuroesferas (neurônios, astrócitos e oligodendrócitos).[60]

Uso das células-tronco no tratamento de doenças neurológicas

O uso de células-tronco no reparo de doenças neurológicas ainda é essencialmente experimental, com poucos estudos realizados em humanos. A quase totalidade dos estudos que utilizam células-tronco embrionárias ou neurais é feita em modelos animais. Os poucos estudos em humanos realizados utilizaram basicamente células-tronco hematopoiéticas ou células-tronco mesenquimais. Adiante estão resumidas aplicações da terapia celular em algumas desordens neurológicas.

DOENÇA DE PARKINSON

A doença de Parkinson caracteriza-se pela perda progressiva de neurônios dopaminérgicos nigroestriatais. O fato de a doença acometer um tipo específico de neurônio tornou-a um alvo preferencial na terapia com células-tronco. Estudos realizados desde a década de 1980 utilizam o implante de células fetais mesencefálicas, ricas em neurônios dopaminérgicos.[61-63] Parece haver algum benefício somente quando um número suficiente de células sobrevive, e elas, não sendo destruídas pelo sistema imunológico, conseguem realizar conexões pós-sinápticas.[64] Estudo randomizado realizado em 2001 demonstrou benefícios em alguns pacientes mais jovens, porém nenhum benefício em pacientes idosos. Distonia e discinesia reapareceram em cerca de 15% dos pacientes, mesmo após redução ou suspensão das medicações.[65] A presença de discinesias também foi relatada em acompanhamento de longo prazo de outra série de pacientes transplantados.[66] Além dos resultados relativamente decepcionantes de tais estudos, um grande entrave é a disponibilidade de células fetais para uso retiradas de fetos abortados nas primeiras semanas após concepção. Outro grande problema que se apresenta é a própria questão ética da utilização deste tipo de célula. Os estudos atuais estão centrados no uso não mais de células fetais embrionárias (já com algum grau de diferenciação e cujo enxerto apresenta outras células que não somente neurônios dopaminérgicos) mas sim com células-tronco embrionárias diferenciadas *in vitro* em neurônios dopaminérgicos, com quantidades suficientes para reverter o quadro clínico. Estudos em modelos animais mostraram melhora do quadro clínico após transplante.[67,68] Muitos pontos ainda precisam ser resolvidos antes que a utilização de células-tronco embrionárias atinja o uso clínico em humanos, como o controle da diferenciação no fenótipo desejado e também a questão do potencial de transformação neoplásica, entre outros.[64]

ESCLEROSE LATERAL AMIOTRÓFICA

A esclerose lateral amiotrófica (ELA) é uma das principais doenças degenerativas neurológicas. Doença rapidamente progressiva, resulta da perda de neurônios motores em diversos níveis. Cinqüenta por cento dos pacientes morrem em três anos. A etiologia ainda é pouco entendida.[69] Neurônios motores podem ser obtidos a partir de células-tronco embrionárias[70,71] e de células-tronco neurais.[72] Estudos *in vitro* mostram a realização de sinapses entre os neurônios motores e as fibras musculares. Se isso vai se repetir *in vivo* é algo ainda não respondido.[73] Uma outra estratégia é utilizar as células-tronco para evitar a morte dos neurônios motores. Estudos mostram que células-tronco embrionárias infundidas no líquido cefalorraquidiano de ratos migram para a medula espinal e induzem melhora motora, provavelmente por um mecanismo de neuroproteção.[73]

Células-tronco mesenquimais também têm sido testadas na ELA. Essas células *in vitro* têm demonstrado capacidade de se diferenciar em uma série de células, inclusive neurônios.[74] Um estudo foi realizado com sete pacientes com ELA. Neles foram infundidas células-tronco mesenquimais expandidas e infundidas diretamente na medula espinal. Observou-se discreta diminuição da redução progressiva da força muscular em três meses. Conclusões definitivas sobre o seu uso porém não podem ser feitas com base em um único e pequeno estudo.[75]

ACIDENTE VASCULAR CEREBRAL (AVC) OU ACIDENTE VASCULAR ENCEFÁLICO (AVE)

O AVC (ou AVE) decorre da interrupção da circulação de sangue de uma artéria cerebral, levando à isquemia focal, perda de neurônios e células gliais, e manifestações motoras, sensitivas e cognitivas.[73] Modelos animais de AVC têm mostrado benefícios com a infusão de diferentes tipos de células-tronco.[76,77] Células-tronco neurais foram infundidas em 12 pacientes com AVC após expansão em cultura *in vitro*. Alguns pacientes apresentaram melhora que se correlacionou com um aumento da atividade metabólica local vista no PET.[78] Uma outra técnica em estudo é a do uso de fatores de crescimento hematopoéticos para reparo da área afetada pelo AVC. Não está claro se existe benefício com esta estratégia.[79] O uso dos fatores de crescimento pode trazer benefício pela mobilização de células-tronco hematopoéticas na circulação (contribuindo para o reparo), ou se tais fatores apenas funcionam como protetores e/ou fatores tróficos no tecido nervoso.[79,80] Finalmente, uma outra estratégia é a indução do próprio reparo da área isquemiada por meio de células-tronco neurais presentes no tecido cerebral.[81]

LESÃO MEDULAR

As lesões medulares interrompem o tráfego de sinais anoxiais e causam a perda de neurônios e células gliais, além de inflamação e desmielinização. A conseqüência é a perda de movimentos, sensibilidade e controle autonômico abaixo do nível da lesão.[73] Estudos em modelos animais de dano medular demonstraram melhora da função motora e sensitiva após transplante de células-tronco neurais, células-tronco embrionárias e células-tronco obtidas do estroma da medula óssea.[82-85] O benefício visto nestes estudos parece advir da secreção local de fatores tróficos e/ou da remielinização de axônios não ou pouco afetados.[73] Estudo recente com células-tronco neurais humanas infundidas em medula lesada em modelo animal observou diferenciação destas células em neurônios e oligodendrócitos e melhora locomotora.[86] Existe nesta técnica, porém, risco de efeitos colaterais se a diferenciação não for controlada.[73] Um estudo demonstrou que alguns animais apresentavam aumento da sensibilidade (alodínia) após transplante com células-tronco neurais.[82] Uma alternativa mais realista no curto prazo pode ser o uso de células progenitoras de oligodendrócitos derivadas de células-tronco neurais ou células-tronco embrionárias para a remielinização de lesões medulares. O uso destes progenitores parece correlacionar-se com melhora na função motora em cobaias.[73]

▶ REFERÊNCIAS

1. Peters C. Hematopoietic Cell Transplantation for Storage Diseases. In: Karl Blume, Stephen Forman, Frederick A ed. *Thomas' Hematopoietic Cell Transplantation.* Blackwell Publishing Inc. 2004:1455-70.

2. Boelens JJ, Wynn RF, O'Meara A, Veys P, Bertrand Y, Souillet G, Wraith JE, Fischer A, Cavazzana-Calvo M, Sykora KW, Sedlacek P, Rovelli A, Uiterwaal CS, Wulffraat N. Outcomes of hematopoietic stem cell transplantation for Hurler's syndrome in Europe: a risk factor analysis for graft failure. *Bone Marrow Transplant* 2007; *40*:225-33.

3. Kakkis ED, Muenzer J, Tiller GE, Waber L, Belmont J, Passage M, Izykowski B, Phillips J, Doroshow R, Walot I, Hoft R, Neufeld EF. Enzyme-replacement therapy in mucopolysaccharidosis I. *N Engl J Med* 2001; *344*:182-8.

4. Robert Murray DG, Peter Mayes, Vitor Rodwell. *Harper's Biochemistry.* Appleton & Lange, 2000.

5. Boelens JJ. Trends in haematopoietic cell transplantation for inborn errors of metabolism. *J Inherit Metab Dis* 2006; *29*:413-20.

6. Hobbs JR, Hugh-Jones K, Barrett AJ, Byrom N, Chambers D, Henry K, James DC, Lucas CF, Rogers TR, Benson PF, Tansley LR, Patrick AD, Mossman J, Young EP. Reversal of clinical features of Hurler's disease and biochemical improvement after treatment by bone-marrow transplantation. *Lancet* 1981; *2*:709-12.

7. Moser HW, Mahmood A. New insights about hematopoietic stem cell transplantation in adrenoleukodystrophy. *Arch Neurol* 2007; *64*:631-2.

8. Peters C, Steward CG. Hematopoietic cell transplantation for inherited metabolic diseases: an overview of outcomes and practice guidelines. *Bone Marrow Transplant* 2003; *31*:229-39.

9. Steward C. Stem Cell Transplantation in Children – Inherited Metabolic Diseases. *In:* Apperley JEC, Gluckman E, Gratwohl A, Masszi T eds. *The EBMT Handbook – Hematopoietic Stem Cell Transplantation.* European School of Hematology, 2004:314-7.

10. Muenzer J, Fisher A. Advances in the treatment of mucopolysaccharidosis type I. *N Engl J Med* 2004; *350*:1932-4.

11. Pastores GM, Arn P, Beck M, Clarke JT, Guffon N, Kaplan P, Muenzer J, Norato DY, Shapiro E, Thomas J, Viskochil D, Wraith JE. The MPS I registry: design, methodology, and early findings of a global disease registry for monitoring patients with Mucopolysaccharidosis Type I. *Mol Genet Metab* 2007; *91*:37-47.

12. Hoogerbrugge PM, Brouwer OF, Bordigoni P, Ringden O, Kapaun P, Ortega JJ, O'Meara A, Cornu G, Souillet G, Frappaz D *et al.* Allogeneic bone marrow transplantation for lysosomal storage diseases. The European Group for Bone Marrow Transplantation. *Lancet* 1995; *345*:1398-402.

13. Peters C, Balthazor M, Shapiro EG, King RJ, Kollman C, Hegland JD, Henslee-Downey J, Trigg ME, Cowan MJ, Sanders J, Bunin N, Weinstein H, Lenarsky C, Falk P, Harris R, Bowen T, Williams TE, Grayson GH, Warkentin P, Sender L, Cool VA, Crittenden M, Packman S, Kaplan P, Lockman LA, Anderson J, Krivit W, Dusenbery K, Wagner J. Outcome of unrelated donor bone marrow transplantation in 40 children with Hurler syndrome. *Blood* 1996; *87*:4894-902.

14. Peters C, Shapiro EG, Anderson J, Henslee-Downey PJ, Klemperer MR, Cowan MJ, Saunders EF, deAlarcon PA, Twist C, Nachman JB, Hale GA, Harris RE, Rozans MK, Kurtzberg J, Grayson GH, Williams TE, Lenarsky C, Wagner JE, Krivit W. Hurler syndrome: II. Outcome of HLA-genotypically identical sibling and HLA-haploidentical related donor bone marrow transplantation in fifty-four children. The Storage Disease Collaborative Study Group. *Blood* 1998; *91*:2601-8.

15. Vellodi A, Young EP, Cooper A, Wraith JE, Winchester B, Meaney C, Ramaswami U, Will A. Bone marrow transplantation for mucopolysaccharidosis type I: experience of two British centres. *Arch Dis Child* 1997; *76*:92-9.

16. Souillet G, Guffon N, Maire I, Pujol M, Taylor P, Sevin F, Bleyzac N, Mulier C, Durin A, Kebaili K, Galambrun C, Bertrand Y, Froissart R, Dorche C, Gebuhrer L, Garin C, Berard J, Guibaud P. Outcome of 27 patients with Hurler's syndrome transplanted from either related or unrelated haematopoietic stem cell sources. *Bone Marrow Transplant* 2003; *31*:1105-17.

17. Staba SL, Escolar ML, Poe M, Kim Y, Martin PL, Szabolcs P, Allison-Thacker J, Wood S, Wenger DA, Rubinstein P,

Hopwood JJ, Krivit W, Kurtzberg J. Cord-blood transplants from unrelated donors in patients with Hurler's syndrome. *N Engl J Med* 2004; *350*:1960-9.

18. Braunlin EA, Stauffer NR, Peters CH, Bass JL, Berry JM, Hopwood JJ, Krivit W. Usefulness of bone marrow transplantation in the Hurler syndrome. *Am J Cardiol* 2003; *92*:882-6.

19. Bjoraker KJ, Delaney K, Peters C, Krivit W, Shapiro EG. Long-term outcomes of adaptive functions for children with mucopolysaccharidosis I (Hurler syndrome) treated with hematopoietic stem cell transplantation. *J Dev Behav Pediatr* 2006; *27*:290-6.

20. Krivit W, Pierpont ME, Ayaz K, Tsai M, Ramsay NK, Kersey JH, Weisdorf S, Sibley R, Snover D, McGovern MM *et al.* Bone-marrow transplantation in the Maroteaux-Lamy syndrome (mucopolysaccharidosis type VI). Biochemical and clinical status 24 months after transplantation. *N Engl J Med* 1984; *311*:1606-11.

21. Herskhovitz E, Young E, Rainer J, Hall CM, Lidchi V, Chong K, Vellodi A. Bone marrow transplantation for Maroteaux-Lamy syndrome (MPS VI): long-term follow-up. *J Inherit Metab Dis* 1999; *22*:50-62.

22. Hudspeth MP, Raymond GV. Immunopathogenesis of adrenoleukodystrophy: current understanding. *J Neuroimmunol* 2007; *182*:5-12.

23. Peters C, Charnas LR, Tan Y, Ziegler RS, Shapiro EG, DeFor T, Grewal SS, Orchard PJ, Abel SL, Goldman AI, Ramsay NK, Dusenbery KE, Loes DJ, Lockman LA, Kato S, Aubourg PR, Moser HW, Krivit W. Cerebral X-linked adrenoleukodystrophy: the international hematopoietic cell transplantation experience from 1982 to 1999. *Blood* 2004; *104*:881-8.

24. Mahmood A, Raymond GV, Dubey P, Peters C, Moser HW. Survival analysis of haematopoietic cell transplantation for childhood cerebral X-linked adrenoleukodystrophy: a comparison study. *Lancet Neurol* 2007; *6*:687-92.

25. Beam D, Poe MD, Provenzale JM, Szabolcs P, Martin PL, Prasad V, Parikh S, Driscoll T, Mukundan S, Kurtzberg J, Escolar ML. Outcomes of unrelated umbilical cord blood transplantation for X-linked adrenoleukodystrophy. *Biol Blood Marrow Transplant* 2007; *13*:665-74.

26. Krivit W, Shapiro EG, Peters C, Wagner JE, Cornu G, Kurtzberg J, Wenger DA, Kolodny EH, Vanier MT, Loes DJ, Dusenbery K, Lockman LA. Hematopoietic stem-cell transplantation in globoid-cell leukodystrophy. *N Engl J Med* 1998; *338*:1.119-26.

27. Martin PL, Carter SL, Kernan NA, Sahdev I, Wall D, Pietryga D, Wagner JE, Kurtzberg J. Results of the cord blood transplantation study (COBLT): outcomes of unrelated donor umbilical cord blood transplantation in pediatric patients with lysosomal and peroxisomal storage diseases. *Biol Blood Marrow Transplant* 2006; *12*:184-94.

28. Escolar ML, Poe MD, Provenzale JM, Richards KC, Allison J, Wood S, Wenger DA, Pietryga D, Wall D, Champagne M, Morse R, Krivit W, Kurtzberg J. Transplantation of umbilical-cord blood in babies with infantile Krabbe's disease. *N Engl J Med* 2005; *352*:2069-81.

29. Bambach BJ, Moser HW, Blakemore K, Corson VL, Griffin CA, Noga SJ, Perlman EJ, Zuckerman R, Wenger DA, Jones RJ. Engraftment following in utero bone marrow transplantation for globoid cell leukodystrophy. *Bone Marrow Transplant* 1997; *19*:399-402.

30. Kidd D, Nelson J, Jones F, Dusoir H, Wallace I, McKinstry S, Patterson V. Long-term stabilization after bone marrow transplantation in juvenile metachromatic leukodystrophy. *Arch Neurol* 1998; *55*:98-9.

31. Navarro C, Fernandez JM, Dominguez C, Fachal C, Alvarez M. Late juvenile metachromatic leukodystrophy treated with bone marrow transplantation; a 4-year follow-up study. *Neurology* 1996; *46*:254-6.

32. Miano M, Lanino E, Gatti R, Morreale G, Fondelli P, Celle ME, Stroppiano M, Crescenzi F, Dini G. Four year follow-up of a case of fucosidosis treated with unrelated donor bone marrow transplantation. *Bone Marrow Transplant* 2001; *27*:747-51.

33. Grewal SS, Shapiro EG, Krivit W, Charnas L, Lockman LA, Delaney KA, Davies SM, Wenger DA, Rimell FL, Abel S, Grovas AC, Orchard PJ, Wagner JE, Peters C. Effective treatment of alpha-mannosidosis by allogeneic hematopoietic stem cell transplantation. *J Pediatr* 2004; *144*:569-73.

34. Krivit W, Peters C, Shapiro EG. Bone marrow transplantation as effective treatment of central nervous system disease in globoid cell leukodystrophy, metachromatic leukodystrophy, adrenoleukodystrophy, mannosidosis, fucosidosis, aspartylglucosaminuria, Hurler, Maroteaux-Lamy, and Sly syndromes, and Gaucher disease type III. *Curr Opin Neurol* 1999; *12*:167-76.

35. Drachman DB, Brodsky RA. High-dose therapy for autoimmune neurologic diseases. *Curr Opin Oncol* 2005; *17*:83-8.

36. Marmont AM. Stem cell transplantation for autoimmune disorders. Coincidental autoimmune disease in patients transplanted for conventional indications. *Best Pract Res Clin Haematol* 2004; *17*:223-32.

37. Silani V, Cova L. Stem cell transplantation in Multiple Sclerosis: Safety and Ethics. *J Neurol Sci* 2008; *265*:116-21.

38. Compston A, Coles A. Multiple sclerosis. *Lancet* 2002; *359*:1221-31.

39. Fassas A, Anagnostopoulos A, Kazis A, Kapinas K, Sakellari I, Kimiskidis V, Tsompanakou A. Peripheral blood stem cell transplantation in the treatment of progressive multiple sclerosis: first results of a pilot study. *Bone Marrow Transplant* 1997; *20*:631-8.

40. Fassas A, Passweg JR, Anagnostopoulos A, Kazis A, Kozak T, Havrdova E, Carreras E, Graus F, Kashyap A, Openshaw H, Schipperus M, Deconinck E, Mancardi G, Marmont A, Hansz J, Rabusin M, Zuazu Nagore FJ, Besalduch J, Dentamaro T, Fouillard L, Hertenstein B, La Nasa G, Musso M, Papineschi F, Rowe JM, Saccardi R, Steck A, Kappos L, Gratwohl A, Tyndall A, Samijn J. Hematopoietic stem cell

transplantation for multiple sclerosis. A retrospective multicenter study. *J Neurol* 2002; 249:1.088-97.

41. Serakinci N, Keith WN. Therapeutic potential of adult stem cells. *Eur J Cancer* 2006; 42:1.243-6.

42. Reyes M, Verfaillie CM. Characterization of multipotent adult progenitor cells, a subpopulation of mesenchymal stem cells. *Ann NY Acad Sci* 2001; 938:231-3; discussion 233-5.

43. Jiang Y, Jahagirdar BN, Reinhardt RL, Schwartz RE, Keene CD, Ortiz-Gonzalez XR, Reyes M, Lenvik T, Lund T, Blackstad M, Du J, Aldrich S, Lisberg A, Low WC, Largaespada DA, Verfaillie CM. Pluripotency of mesenchymal stem cells derived from adult marrow. *Nature* 2002; 418:41-9.

44. Mezey E, Chandross KJ, Harta G, Maki RA, McKercher SR. Turning blood into brain: cells bearing neuronal antigens generated in vivo from bone marrow. *Science* 2000; 290:1779-82.

45. Sanchez-Ramos J, Song S, Cardozo-Pelaez F, Hazzi C, Stedeford T, Willing A, Freeman TB, Saporta S, Janssen W, Patel N, Cooper DR, Sanberg PR. Adult bone marrow stromal cells differentiate into neural cells in vitro. *Exp Neurol* 2000; 164:247-56.

46. Lagasse E, Connors H, Al-Dhalimy M, Reitsma M, Dohse M, Osborne L, Wang X, Finegold M, Weissman IL, Grompe M. Purified hematopoietic stem cells can differentiate into hepatocytes in vivo. *Nat Med* 2000; 6:1229-34.

47. Bjornson CR, Rietze RL, Reynolds BA, Magli MC, Vescovi AL. Turning brain into blood: a hematopoietic fate adopted by adult neural stem cells in vivo. *Science* 1999; 283:534-7.

48. Korbling M, Katz RL, Khanna A, Ruifrok AC, Rondon G, Albitar M, Champlin RE, Estrov Z. Hepatocytes and epithelial cells of donor origin in recipients of peripheral-blood stem cells. *N Engl J Med* 2002; 346:738-46.

49. Mezey E, Key S, Vogelsang G, Szalayova I, Lange GD, Crain B. Transplanted bone marrow generates new neurons in human brains. *Proc Natl Acad Sci* (USA) 2003; 100:1.364-9.

50. Verfaillie CM, Pera MF, Lansdorp PM. Stem cells: hype and reality. *Hematology Am Soc Hematol Educ Program* 2002:369-91.

51. Goodell MA. Stem-cell *plasticity*: befuddled by the muddle. *Curr Opin Hematol* 2003; 10:208-13.

52. Terada N, Hamazaki T, Oka M, Hoki M, Mastalerz DM, Nakano Y, Meyer EM, Morel L, Petersen BE, Scott EW. Bone marrow cells adopt the phenotype of other cells by spontaneous cell fusion. *Nature* 2002; 416:542-5.

53. Quesenberry PJ, Abedi M, Aliotta J, Colvin G, Demers D, Dooner M, Greer D, Hebert H, Menon MK, Pimentel J, Paggioli D. Stem cell plasticity: an overview. *Blood Cells Mol Dis* 2004; 32:1-4.

54. Hentze H, Graichen R, Colman A. Cell therapy and the safety of embryonic stem cell-derived grafts. *Trends Biotechnol* 2007; 25:24-32.

55. Cleland JG, Freemantle N, Coletta AP, Clark AL. Clinical trials update from the American Heart Association: REPAIR-AMI, ASTAMI, JELIS, MEGA, REVIVE-II, SURVIVE, and PROACTIVE. *Eur J Heart Fail* 2006; 8:105-10.

56. Wollert KC, Drexler H. Cell-based therapy for heart failure. *Curr Opin Cardiol* 2006; 21:234-9.

57. Guan K, Hasenfuss G. Do stem cells in the heart truly differentiate into cardiomyocytes? *J Mol Cell Cardiol* 2007; 43:377-87.

58. Bottai D, Fiocco R, Gelain F, Defilippis L, Galli R, Gritti A, Vescovi LA. Neural stem cells in the adult nervous system. *J Hematother Stem Cell Res* 2003; 12:655-70.

59. Miller RH. The promise of stem cells for neural repair. *Brain Res* 2006; 1091:258-64.

60. Imitola J. Prospects for neural stem cell-based therapies for neurological diseases. *Neurotherapeutics* 2007; 4:701-14.

61. Lindvall O, Rehncrona S, Brundin P, Gustavii B, Astedt B, Widner H, Lindholm T, Bjorklund A, Leenders KL, Rothwell JC et al. Human fetal dopamine neurons grafted into the striatum in two patients with severe Parkinson's disease. A detailed account of methodology and a 6-month follow-up. *Arch Neurol* 1989; 46:615-31.

62. Lindvall O, Brundin P, Widner H, Rehncrona S, Gustavii B, Frackowiak R, Leenders KL, Sawle G, Rothwell JC, Marsden CD et al. Grafts of fetal dopamine neurons survive and improve motor function in Parkinson's disease. *Science* 1990; 247:574-7.

63. Olanow CW, Kordower JH, Freeman TB. Fetal nigral transplantation as a therapy for Parkinson's disease. *Trends Neurosci.* 1996; 19:102-9.

64. Goldman SA, Windrem MS. Cell replacement therapy in neurological disease. *Philos Trans R Soc Lond B Biol Sci* 2006; 361:1.463-75.

65. Freed CR, Greene PE, Breeze RE, Tsai WY, DuMouchel W, Kao R, Dillon S, Winfield H, Culver S, Trojanowski JQ, Eidelberg D, Fahn S. Transplantation of embryonic dopamine neurons for severe Parkinson's disease. *N Engl J Med* 2001; 344:710-9.

66. Hagell P, Piccini P, Bjorklund A, Brundin P, Rehncrona S, Widner H, Crabb L, Pavese N, Oertel WH, Quinn N, Brooks DJ, Lindvall O. Dyskinesias following neural transplantation in Parkinson's disease. *Nat Neurosci* 2002; 5:627-8.

67. Park S, Lee KS, Lee YJ, Shin HA, Cho HY, Wang KC, Kim YS, Lee HT, Chung KS, Kim EY, Lim J. Generation of dopaminergic neurons in vitro from human embryonic stem cells treated with neurotrophic factors. *Neurosci Lett* 2004; 359:99-103.

68. Takagi Y, Takahashi J, Saiki H, Morizane A, Hayashi T, Kishi Y, Fukuda H, Okamoto Y, Koyanagi M, Ideguchi M, Hayashi H, Imazato T, Kawasaki H, Suemori H, Omachi S, Iida H, Itoh N, Nakatsuji N, Sasai Y, Hashimoto N. Dopaminergic neurons generated from monkey embryonic stem cells function in a Parkinson primate model. *J Clin Invest* 2005; 115:102-9.

69. Mitchell JD, Borasio GD. Amyotrophic lateral sclerosis. *Lancet* 2007; 369:2.031-41.

70. Wichterle H, Lieberam I, Porter JA, Jessell TM. Directed differentiation of embryonic stem cells into motor neurons. *Cell* 2002; *110*:385-97.

71. Lee H, Shamy GA, Elkabetz Y, Schofield CM, Harrison NL, Panagiotakos G, Socci ND, Tabar V, Studer L. Directed differentiation and transplantation of human embryonic stem cell-derived motoneurons. *Stem Cells* 2007; *25*:1931-9.

72. Silani V, Cova L, Corbo M, Ciammola A, Polli E. Stem-cell therapy for amyotrophic lateral sclerosis. *Lancet* 2004; *364*:200-2.

73. Lindvall O, Kokaia Z. Stem cells for the treatment of neurological disorders. *Nature* 2006; *441*:1.094-6.

74. Giordano A, Galderisi U, Marino IR. From the laboratory bench to the patient's bedside: an update on clinical trials with mesenchymal stem cells. *J Cell Physiol* 2007; *211*:27-35.

75. Mazzini L, Fagioli F, Boccaletti R, Mareschi K, Oliveri G, Olivieri C, Pastore I, Marasso R, Madon E. Stem cell therapy in amyotrophic lateral sclerosis: a methodological approach in humans. *Amyotroph Lateral Scler Other Motor Neuron Disord* 2003; *4*:158-61.

76. Lindvall O, Kokaia Z. Recovery and rehabilitation in stroke: stem cells. *Stroke* 2004; *35*:2691-4.

77. Chen J, Li Y, Wang L, Lu M, Zhang X, Chopp M. Therapeutic benefit of intracerebral transplantation of bone marrow stromal cells after cerebral ischemia in rats. *J Neurol Sci* 2001; *189*:49-57.

78. Kondziolka D, Wechsler L, Goldstein S, Meltzer C, Thulborn KR, Gebel J, Jannetta P, DeCesare S, Elder EM, McGrogan M, Reitman MA, Bynum L. Transplantation of cultured human neuronal cells for patients with stroke. *Neurology* 2000; *55*:565-9.

79. Sprigg N, Bath PM. Colony Stimulating Factors (Blood Growth Factors). Are Promising but Unproven for Treating Stroke. *Stroke* 2007.

80. Sprigg N, Bath PM, Zhao L, Willmot MR, Gray LJ, Walker MF, Dennis MS, Russell N. Granulocyte-colony-stimulating factor mobilizes bone marrow stem cells in patients with subacute ischemic stroke: the Stem cell Trial of recovery EnhanceMent after Stroke (STEMS) pilot randomized, controlled trial (ISRCTN 16784092). *Stroke* 2006; *37*:2.979-83.

81. Grote HE, Hannan AJ. Regulators of adult neurogenesis in the healthy and diseased brain. *Clin Exp Pharmacol Physiol* 2007; *34*:533-45.

82. Hofstetter CP, Holmstrom NA, Lilja JA, Schweinhardt P, Hao J, Spenger C, Wiesenfeld-Hallin Z, Kurpad SN, Frisen J, Olson L. Allodynia limits the usefulness of intraspinal neural stem cell grafts; directed differentiation improves outcome. *Nat Neurosci* 2005; *8*:346-53.

83. McDonald JW, Liu XZ, Qu Y, Liu S, Mickey SK, Turetsky D, Gottlieb DI, Choi DW. Transplanted embryonic stem cells survive, differentiate and promote recovery in injured rat spinal cord. *Nat Med* 1999; *5*:1.410-2.

84. Hofstetter CP, Schwarz EJ, Hess D, Widenfalk J, El Manira A, Prockop DJ, Olson L. Marrow stromal cells form guiding strands in the injured spinal cord and promote recovery. *Proc Natl Acad Sci* (USA) 2002; *99*:2.199-204.

85. Ogawa Y, Sawamoto K, Miyata T, Miyao S, Watanabe M, Nakamura M, Bregman BS, Koike M, Uchiyama Y, Toyama Y, Okano H. Transplantation of in vitro-expanded fetal neural progenitor cells results in neurogenesis and functional recovery after spinal cord contusion injury in adult rats. *J Neurosci Res* 2002; *69*:925-33.

86. Cummings BJ, Uchida N, Tamaki SJ, Salazar DL, Hooshmand M, Summers R, Gage FH, Anderson AJ. Human neural stem cells differentiate and promote locomotor recovery in spinal cord-injured mice. *Proc Natl Acad Sci* (USA) 2005; *102*:14.069-74.

ORTOPEDIA

Abordagem Ortopédica da Criança com Paralisia Cerebral

Cesar Luiz Andrade Lima

▶ INTRODUÇÃO

O termo paralisia cerebral (PC) é usado para denominar um grande número de síndromes clínicas que têm em comum alteração específica e definitiva do sistema nervoso central (SNC), associada, entre outras, a distúrbios dos movimentos e desequilíbrio muscular. O diagnóstico, controle e tratamento destas alterações motoras estão diretamente ligados à área da ortopedia pediátrica. As lesões encontradas na PC são corretamente definidas como lesões de etiologias diversas não-progressivas, que acontecem antes, durante ou depois do parto e acometem o cérebro imaturo. Concomitantemente pode ocorrer, ou não, comprometimento percepto-cognitivo leve, moderado ou grave. Desta forma, podem ser observadas crianças com atraso motor significativo e boa percepção cognitiva e vice-versa, dependendo das áreas e da gravidade do acometimento do SNC.

Apesar de a PC ser inerte, não-progressiva, a criança pode melhorar ou piorar de acordo com o tratamento que recebe, isto porque os distúrbios do movimento, ao contrário da lesão cerebral, são progressivos e influenciados pelo crescimento da criança.

A ação muscular desordenada, secundária e proveniente da lesão cerebral, dificulta ou impossibilita que os movimentos sejam realizados corretamente e com menor gasto energético. Os distúrbios do movimento, em aproximadamente 75% dos casos, são devidos à espasticidade, mas podem ser também decorrentes das formas discinéticas, atáxicas, hipotônicas e mistas, conforme mencionado em diversas seções deste livro. O comprometimento motor interfere diretamente na realização do movimento. Nesta situação, o que ocorre com freqüência é uma grande contração muscular, consumo de oxigênio e gasto energético, e pouca execução e eficácia na concretização do movimento. Qualquer tipo de tratamento planejado para as crianças portadoras de PC deve ter como objetivo melhorar esta condição.

A contração muscular necessária para a realização do movimento, seja ele simples, programado ou complexo, segue sempre uma mesma seqüência.

O sistema motor trabalha de forma hierárquica, por meio de uma cadeia de comandos, desde os centros corticais até os nervos motores conectados aos músculos. O neurônio motor superior no córtex motor conecta-se aos neurônios motores inferiores bulbares ou espinais, que por sua vez conectam-se e deixam o SNC via nervos periféricos para inervar a musculatura. No córtex motor está o comando supremo da atividade motora. Na seqüência o gânglio basal tem parte importante na provisão, preparação e planejamento do movimento desejado pelo córtex. Ele tem também função no início do movimento, na delicadeza da *performance* dos movimentos voluntários e determina qual o melhor movimento a ser executado na realização da tarefa desejada. A etapa subseqüente é a do cerebelo, com função no equilíbrio, coordenação do movimento gerado no córtex, controle do comprimento, velocidade e mudança da direção da força a ser aplicada. O cerebelo atua como um agente no monitoramento, coordenação e regulagem do movimento desejado no córtex e planejado no gânglio basal. O passo seguinte é efetuado no tronco cerebral, que trabalha no posicionamento do corpo no espaço, determina a postura e o tônus muscular contra o qual o movimento vai ser realizado. Finalmente a medula espinal, que apresenta um circuito próprio e tem a função de manter o controle muscular e o comprimento adequado das fibras musculares no momento da execução do movimento.

Por causa da diversidade de localização das lesões no SNC, as formas de apresentação são muitas e a gravidade variada.

O tratamento da PC exige equipes multidisciplinares trabalhando com os conceitos de multi, trans e interdisciplinaridade, com o objetivo de avaliar, descobrir e conseguir dar à criança qualidade de vida, com conforto e o máximo de funcionalidade. O tratamento é multidisciplinar, quando então a criança é regularmente submetida a exames com especialistas diversos, e cada um deles a avalia e trata de forma independente, a despeito do seu desejo e dos objetivos da família. Quando estes mesmos profissionais buscam trocar informações e tentam estabelecer um plano integrado de tratamento com o objetivo único de beneficiar a criança, esta abordagem é dita interdisciplinar. A abordagem é transdisciplinar quando a organização dessa mesma equipe, além de tratar, respeita a criança e a observa como um todo, enquanto um sujeito psíquico, permitindo a sua evolução em todas as áreas de forma conjunta e integrada. Segundo Schimidt, na transdisciplina alguém da equipe, em geral a psicóloga ou psicólogo, tem que ser como um fio de um colar que atravessa as contas das diversas especialidades, reunindo-as em um só conjunto, mas sem que cada uma delas, ainda assim, perca sua individualidade.

O Quadro 19.1 mostra de forma esquemática os membros que compõem uma equipe multidisciplinar e aponta para o objetivo final do tratamento.

A coordenação da equipe multidisciplinar é variável e muda de acordo com a evolução do tratamento, passando de membro para membro, dependendo da prioridade momentânea e das necessidades específicas da criança. As atuações e intervenções dos diversos componentes estão descritas em outros capítulos deste livro.

Os princípios do tratamento ortopédico das crianças portadoras de PC são poucos e vêm permanecendo constantes por muitas décadas. O entendimento dos princípios possibilitou e continua

Quadro 19.1 ▸ Membros componentes de uma equipe multidisciplinar

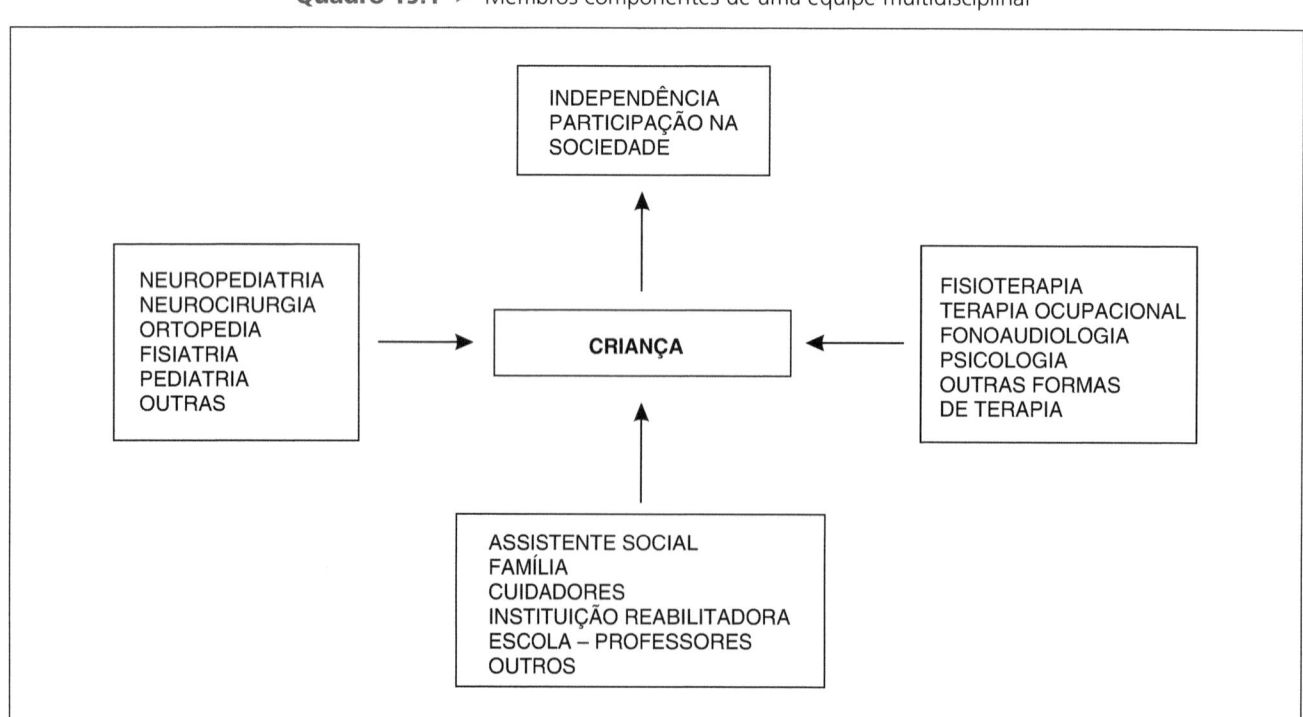

a possibilitar o desenvolvimento de novos métodos de tratamento. A grande maioria deles, sem dúvida, beneficia a criança, mas infelizmente nem todos têm base científica e cumprem de maneira rigorosa os princípios recomendados. Os princípios básicos do tratamento ortopédico são:

a. Prevenção de deformidades.
b. Manutenção da funcionalidade.
c. Respeito à individualidade. Tecnicamente o que é ideal para uma criança pode não ser para outra.

Os princípios de tratamento da criança com paralisia cerebral mudaram pouco, mas os métodos mudam constantemente e isto levou ao aparecimento de uma grande diversidade, quantidade e qualidade de profissionais interessados na PC. Além disto, a evolução científica e tecnológica permitiu um avanço no entendimento da função cerebral, possibilitando a prevenção das lesões do SNC nos recém-nascidos, o diagnóstico e tratamento precoces e a compreensão do controle do movimento e da locomoção. Os estudos biomecânicos e o conceito de doenças do braço de alavanca associados à análise de movimentos em laboratórios e sofisticados exames de imagens vieram complementar o grande arsenal hoje utilizado no tratamento da criança com PC.

▶ FATORES QUE INFLUENCIAM O RESULTADO DO TRATAMENTO

São muitos os fatores que influenciam o planejamento e o resultado final do tratamento da criança com PC. A importância de cada um deles é específica e o seu conhecimento indispensável, porque a falta de resolução de um pode comprometer ou atrasar todo o tratamento. São eles:

a. Avaliação da criança.
b. Avaliação familiar.
c. Possibilidades de tratamento.
d. Limitações do tratamento.

Avaliação da criança

São dois os tipos de avaliação. Avaliação geral e ortopédica.

AVALIAÇÃO GERAL

Na avaliação geral o primeiro ponto a ser considerado é a capacidade restante. Chamamos de capacidade restante todas as funções relacionadas à área íntegra poupada pela lesão cerebral e a condição que a criança tem de utilizá-la para exercer tarefas e ações voluntárias. É o ponto de partida para a reabilitação. O conhecimento da localização, repercussão funcional e extensão das lesões cerebrais auxilia na determinação, seqüenciamento e prognóstico do tratamento de reabilitação. O segundo ponto é o potencial de reabilitação que em parte pode ser confundido com a capacidade restante, mas diz respeito e está diretamente relacionado ao sistema percepto-cognitivo, controle motor seletivo e equilíbrio. A integridade ou deficiência da visão, audição, fala, intelecto, equilíbrio e controle motor seletivo afetam diretamente o tempo e o resultado final do tratamento.

Ainda na avaliação geral é importante que se tenha um inventário, mesmo que sumário, das atividades e hábitos da criança. A capacidade respiratória, a condição alimentar, a função intestinal e urológica, preferências de posturas e uso de equipamentos podem interferir de modo positivo ou negativo na evolução do tratamento. As intercorrências clínicas e cirúrgicas são freqüentes durante o desenvolvimento da criança com PC e podem também comprometer o programa de reabilitação. As crianças quadriparéticas graves, por exemplo, são particularmente susceptíveis a problemas respiratórios, gastrointestinais, circulatórios etc., que as impossibilitam, com certa freqüência, de comparecer regularmente às sessões terapêuticas.

AVALIAÇÃO ORTOPÉDICA

O objetivo da avaliação ortopédica é investigar o aparelho locomotor, sua função, e procurar por alterações provocadas pela lesão cerebral. Elas podem ser discretas e de difícil diagnóstico e variar até aquelas de gravidade extrema, atingindo diversos segmentos. Estas últimas são mais freqüentes nos casos de quadriparesia grave com pouca capacidade restante e baixo potencial de reabilitação.

As lesões encontradas na PC podem ser classificadas em primárias, secundárias e terciárias. As primárias são aquelas que atingem o parênquima cerebral. São lesões do SNC, de domínio e tratamento neuropediátrico. As alterações do aparelho locomotor são secundárias e entre elas estão os desvios da função, contraturas musculares e as deformidades. São chamadas de lesões terciárias as adaptações e compensações que a criança emprega para a realização das funções. Feito o tratamento das lesões secundárias, as terciárias, em geral, desaparecem concomitantemente. O reconhecimento e o diagnóstico diferencial destes três tipos de acometimento são muito importantes na avaliação da criança. Não é incomum encontrar-se crianças com alterações terciárias tratadas cirurgicamente como secundárias e com resultado desastroso.

A criança com PC não nasce com deformidades, elas se instalam e progridem ao longo do crescimento. Inicialmente o que se observa é um encurtamento muscular, muitas vezes em decorrência de um desequilíbrio muscular prévio. A persistência desta situação leva a uma aproximação constante da origem e inserção musculares. Até este ponto as deformidades são ditas dinâmicas ou móveis, porque são facilmente corrigíveis com manobras ou uso de órteses. Na seqüência, as fibras musculares iniciam um processo de fibrose que determina perda de elasticidade e um encurtamento rígido e definitivo, motivo pelo qual a deformidade passa a ser chamada de fixa ou rígida, não mais respondendo a manobras ou uso de órteses. A evolução do processo leva a alterações degenerativas de ligamentos e cápsulas articulares, determinando encurtamentos, deformidades articulares e rigidez.

Outra situação que pode ocorrer é a deformidade óssea secundária, que se estabelece também ao longo do desenvolvimento da criança pela ação muscular desordenada e estímulo de crescimento inadequado. A deformidade óssea é uma anormalidade do braço de alavanca. O músculo gerador de força atuando sobre o braço de alavanca (osso) cria um momento de força que permitirá o movimento e o deslocamento do corpo. Este movimento acontece nas articulações. O comprometimento do braço de alavanca determinará a perda progressiva e proporcional das habilidades e função desejada. Isto posto, torna facilmente compreensível que uma deformidade óssea possa comprometer de maneira importante a efetividade do movimento. Tais deformidades ósseas, junto com as deformidades articulares e luxações, são hoje conhecidas como doenças do braço de alavanca.

Durante a avaliação ortopédica todas estas condições devem ser diagnosticadas para que o ortopedista possa atuar precisamente no local do problema e não a distância.

Estes conceitos têm também suma importância, porque nos remetem ao tratamento preventivo e precoce; ou seja, o tratamento precoce evitará o aparecimento ou evolução de deformidades.

Exame do aparelho locomotor

Complementa a avaliação ortopédica o exame do aparelho locomotor, que será descrito no Capítulo 20. O exame começa pela análise da marcha, quando presente; deve ser delicado, em um ambiente tranqüilo, silencioso e acolhedor, porque as crianças com PC são facilmente excitáveis, e qualquer movimento brusco ou ruído exagerado pode aumentar o tônus muscular, desencadear movimentos compensatórios indesejáveis e prejudicar a observação. Da mesma forma, uma criança ansiosa, nervosa ou chorando muito prejudica a avaliação. Em tais circunstâncias o exame deve ser repetido em outra ocasião, ou ocasiões.

Avaliação familiar

A participação familiar é primordial em qualquer tipo de tratamento da PC. É essencial que os pais compreendam toda a complexidade da doença e suas implicações, bem como participem em todas as fases do tratamento. Não é incomum que pais, responsáveis ou cuidadores se sintam num primeiro momento perdidos e tenham dificuldade em participar. Outros se tornam superprotetores e interferem negativamente. A síndrome do "coitadinho" deve ser combatida de maneira firme e convincente. Pais com este tipo de comportamento e outros similares necessitam de suporte especial da psicologia para que possam exercer efetivamente seu papel na reabilitação da criança. Estas famílias devem ser identificadas e trabalhadas para que modifiquem suas atitudes negativas, transformando-as em positivas, passando a fazer parte do programa de reabilitação.

As situações mais comumente encontradas são:

- Dificuldade de entendimento e aceitação do diagnóstico.
- Sentimentos contraditórios. Raiva.

- Graus diferentes de culpa.
- Projeção da culpa em terceiros.
- Procura de respostas mágicas.

Possibilidades de tratamento

Estabelecer as possibilidades reais de tratamento da criança com PC é uma tarefa árdua, difícil em alguns casos e exige disponibilidade de tempo, paciência, observação rigorosa e conhecimentos técnicos em diversas áreas. Além das avaliações geral, ortopédica e familiar, as diversas possibilidades do tratamento vão depender de fatores limitantes, tais como época do diagnóstico, idade da criança, gravidade da lesão cerebral, distribuição topográfica das alterações, desequilíbrio muscular, e presença ou não de deformidades secundárias e terciárias. O tratamento escolhido deve contemplar a um só tempo cada um destes problemas e ser personalizado, guardando as características individuais da criança.

O diagnóstico e tratamento precoces são vantajosos não só por prevenir deformidades e impedir o aparecimento de padrões de movimentos compensatórios indesejáveis, mas porque nos primeiros meses de vida existe maior plasticidade do SNC, o que permite melhor regeneração e recuperação. Esta capacidade vai sendo gradualmente perdida depois dos 2 anos de idade. Por outro lado, crianças próximas dos 12 ou 13 anos de idade e ainda não tratadas, de modo geral apresentam deformidades fixas graves, encurtamentos musculares, retrações ligamentares e capsulares, deformidades ósseas, subluxações e luxações. Nesses casos as correções são difíceis, às vezes impossíveis, e o prognóstico é pior. A manutenção de uma boa qualidade de vida passa a ser o objetivo do tratamento.

Limitações do tratamento

As limitações do tratamento da criança com PC podem ter origens diversas. Elas são: individuais; familiares; sociais; arquitetônicas; e geográficas.

LIMITAÇÕES INDIVIDUAIS

As limitações individuais se referem à condição clínica da criança. O tratamento da PC segue sempre princípios básicos, mas em algumas crianças eles não podem ser aplicados por causa da gravidade do quadro clínico ou da presença de deformidades importantes. Em tais casos, a limitação deve ser analisada, e a situação contornada usando-se métodos alternativos de tratamento planejados pela equipe multidisciplinar.

LIMITAÇÕES FAMILIARES

As limitações familiares não são incomuns. Elas se confundem com os aspectos abordados na avaliação familiar. Famílias definitivamente não-participativas e que não atuam em conjunto com a equipe multidisciplinar podem tornar o tratamento inviável.

LIMITAÇÕES SOCIAIS

As limitações sociais estão, com freqüência, associadas às limitações familiares e são de difícil resolução.

Os problemas sociais muitas vezes são graves o suficiente para impossibilitar qualquer tipo de intervenção. Costuma-se dizer, a título de brincadeira, que o problema médico é fácil de ser resolvido, mas o social não. Muitas crianças têm dificuldade de acesso aos centros de reabilitação, outras não têm condições materiais de adquirir órteses ou equipamentos necessários e complementares ao tratamento proposto. Acrescente-se aqui a falência do sistema nacional de saúde. Nestes casos, é importante a participação do assistente social no reconhecimento de tais problemas, para que possam ser contornados em tempo hábil e não interfiram negativamente na evolução do tratamento.

LIMITAÇÕES ARQUITETÔNICAS

As limitações arquitetônicas estão ligadas principalmente ao uso de órteses, equipamentos personalizados ou não, bengalas, muletas e cadeira de rodas. Nenhuma família está preparada para receber uma criança diferente e da mesma forma não estão a moradia, o transporte coletivo, a escola, os banheiros públicos etc. Modificações profundas devem ser feitas, mas seu planejamento leva mais tempo que a criança pode esperar. Até lá, um plano individual viável, modesto em modificações, deve ser executado de forma a facilitar a independência da criança. Atualmente, algumas famílias têm sido beneficiadas por programas de integração familiar desenvolvidos por algumas instituições, os quais procuram diminuir a gravidade deste tipo de problema.

LIMITAÇÕES GEOGRÁFICAS

Muitas crianças residem em cidades distantes de um centro de reabilitação e não contam com infra-estrutura ou um profissional habilitado para a realização de qualquer tipo de tratamento. Estes problemas agravam as limitações individuais, familiares, sociais e arquitetônicas, tornando sua resolução quase impossível. É viável, nestas situações, procurar uma solução, identificando na família ou na comunidade uma pessoa que possa ser treinada para desenvolver apenas programas básicos de simples cuidados e de prevenção de deformidades.

▶ PLANEJAMENTO DO TRATAMENTO

Depois de feitas as avaliações e ouvida a família, observadas atentamente as atividades realizadas pela criança, visto e revisto todo o material colhido, é hora de planejar o tratamento seguindo os princípios básicos, e resguardando-se a individualidade da criança. É necessário que no planejamento as necessidades da criança e da família sejam contempladas a um só tempo.

A PC tendo características variadas demanda o conhecimento de alternativas que possam ser aplicadas às técnicas convencionais de tratamento para que sejam adaptadas àquela criança específica. É relativamente comum a necessidade de aplicação de inúmeras adaptações, porque, como já foi mencionado, uma determinada técnica ou abordagem benéfica para um caso pode não se mostrar satisfatória para outro.

Outros métodos complementares podem ser utilizados para dar mais consistência ao planejamento do tratamento:

a. Filmagem. A filmagem sistemática da criança durante suas atividades e exame clínico, bem como a revisão do filme em velocidade reduzida, permite que decisões sejam tomadas com maior segurança, diminuindo a possibilidade de erros de interpretação.

b. Testes e medidas padronizados. O uso de testes e medidas padronizados, descritos em outro capítulo deste livro, dão mais fidedignidade ao planejamento proposto e possibilitam estudos comparativos durante as fases do tratamento e a compa-

ração da criança com outros indivíduos do mesmo grupo de patologias.

c. Laboratório da análise do movimento. É um método de estudo do movimento sofisticado e caro. Ele estuda a cinética, a cinemática e a eletroneuromiografia dinâmica efetuadas pela criança. Em nosso meio é indicado nos casos mais difíceis e duvidosos. É composto por equipamentos de alta tecnologia que fornecem dados obtidos nos planos frontal, sagital e coronal, por um sistema óptico que capta imagens de marcadores colocados estrategicamente no corpo da criança, por um sistema de plataformas de força, por um aparelho de eletroneuromiografia dinâmico e por um sistema de videocâmeras múltiplo. Todos estes dados são processados por um programa de computador que fornece os resultados em forma de gráficos e os compara com dados normais. Isoladamente, entretanto, sem o conhecimento médico e o raciocínio clínico, aliados ao bom senso, o laboratório de análise do movimento tem valor questionável.

d. Exames de imagens. As radiografias na PC são muito solicitadas, mas em situações bem determinadas. Exemplos são as subluxações, luxações e escolioses. A tomografia computadorizada é utilizada principalmente no planejamento de intervenções cirúrgicas, onde as reconstruções ósseas estão indicadas. Raras vezes são solicitadas a ressonância nuclear magnética e a ultra-sonografia.

▶ TRATAMENTO ORTOPÉDICO

O tratamento ortopédico da criança portadora de PC divide-se em conservador e cirúrgico.

Tratamento conservador

O ortopedista pediátrico participa da equipe multidisciplinar em diversas etapas do tratamento conservador. Ele atua mediante intervenções periódicas, avaliando a função, evolução do tratamento proposto e fazendo prevenção, controle e correção de deformidades. É sabido que as deformidades aparecem mais freqüentemente durante as fases de crescimento rápido da criança e, por este motivo, elas devem ser reavaliadas de forma regular. Nestes períodos de crescimento rápido, especial atenção deve ser dada àquelas crianças com desequilíbrio muscular, porque pela desproporção entre o crescimento ósseo e o muscular o desequilíbrio pode piorar ou, o que é mais grave, pode ocorrer as subluxações e luxações. Costuma-se dizer que, se a criança não crescesse, o ortopedista pediátrico não teria problemas no tratamento da PC.

O uso de órteses é comum na PC. Cabe ao ortopedista ou ao fisiatra a prescrição das órteses, e para tal pressupõe-se que tenham conhecimento das indicações, objetivos de uso e princípios de sua confecção. É comum encontrar-se crianças usando órteses inadequadas que não seguem os princípios convencionais de indicação, prescrição ou confecção. As órteses não corrigem deformidades. Elas, entre outras indicações, têm a finalidade precípua de prevenir ou manter a correção de deformidades previamente conseguidas. Necessariamente devem ser confeccionadas a partir de um molde individual tomado na posição funcional por pessoa com formação científica e experiência suficiente. Quando usadas inadvertidamente ou de maneira incorreta, prejudicam a função da criança, machucam e podem levar à formação de úlceras de pressão.

O tratamento farmacológico na PC é uma constante; todavia o uso de drogas para espasticidade, convulsões e outra complicações pertence à neuropediatria. Do mesmo modo o uso do baclofen (Lioresal) intratecal pertence à neurocirurgia.

Outros agentes farmacológicos são administrados através dos bloqueios neuromusculares. O ortopedista pediátrico, o fisiatra, o neurologista e o neurocirurgião são os médicos credenciados a realizar os bloqueios neuromusculares. O bloqueio neuromuscular é realizado por injeções de substâncias químicas em nervos ou músculos predeterminados com o objetivo de reduzir a intensidade de respostas a estímulos excitatórios. Os medicamentos utilizados são os anestésicos, o fenol, e por último, mais recentemente, a toxina botulínica. A toxina botulínica é uma droga muito potente, que não exige alta dosagem, tem período prolongado de atuação, pouco ou nenhum efeito secundário e um mecanismo de ação exclusivo e peculiar. Ela atua inibindo o mecanismo de liberação da acetilcolina na fenda mioneural, permitindo desta forma um alívio da atividade muscular involuntária excessiva.

▶ TRATAMENTO CIRÚRGICO

O tratamento cirúrgico é reservado para aquelas crianças com deformidades estabelecidas ou em fase de instalação que não estejam sendo contidas pelo tratamento conservador. Não existe urgência nas correções cirúrgicas, exceto naqueles casos de luxação iminente. O atraso na sua realização, entretanto, pode levar a conseqüências graves, com o agravamento das deformidades.

O conhecimento da anatomia e fisiologia normais, o entendimento da fisiopatologia da PC e um planejamento cirúrgico com objetivos bem definidos são pontos importantes quando se pensa em abordagem cirúrgica. Os objetivos podem ser diversos e dependerão das características clínicas da criança, embora todos tenham em comum a correção de deformidades. Entre eles podem ser citadas a facilitação de movimentos, melhora do posicionamento ou da marcha, higiene, uso de órtese etc. Tecnicamente o que se realiza com a cirurgia na grande maioria dos casos são tentativas de simplificar o controle motor seletivo, preservar os músculos geradores de força e corrigir, por meio de alinhamentos ósseos, o funcionamento dos braços de alavanca.

O diagnóstico correto da condição da criança, com o reconhecimento de deformidades e sua diferenciação para adaptações e compensações, é de suma importância, porque muitas crianças se valem de uma deformidade ou mesmo da espasticidade para conseguir um movimento mais efetivo. A correção cirúrgica nesta situação pode determinar uma grande perda funcional. Repetir o exame clínico e rever todo o material colhido diminuem a chance de má interpretação de sinais clínicos interferir e dificultar a indicação cirúrgica. A rigor, as indicações cirúrgicas não precisam ser feitas na primeira consulta. Isto é especialmente válido para as crianças mais graves e com deformidades múltiplas.

As cirurgias na PC não são curativas e têm alvos modestos. O tipo de procedimento dependerá diretamente da idade da criança. Em crianças mais novas, geralmente abaixo dos 7 anos de idade, as cirurgias são tendinosas ou miotendinosas. São de simples realização e exigem pouca ou nenhuma imobilização. Nas crianças acima desta idade, os procedimentos são ósseos, mais elaborados, de difícil resolução e exigem tempo maior de imobilização. Deformidades graves, como luxação do quadril e escolioses, demandam procedimentos de alta complexidade.

A época ideal para a correção cirúrgica de deformidades em fase de instalação é após os 5 anos de idade. As deformidades já instaladas devem ser corrigidas em qualquer idade. É sabido que a velocidade de crescimento é maior antes dos 5 anos. Teoricamente, a criança dobra de tamanho do nascimento até os 5 anos e, depois, dobra novamente até próximo aos 15 anos, dependendo do sexo e do biotipo. A velocidade do crescimento maior nos primeiros anos, associada ao fato de o músculo espástico crescer a uma velocidade menor que a óssea, sugere que a realização de um alongamento tendinoso neste período não seja aconselhável, porque o crescimento rápido levará a recidivas. Outra vantagem para a correção cirúrgica mais precoce é a maior facilidade de mudança da imagem cortical da deformidade. Nas crianças abaixo de 7 anos a imagem cortical pode ser *apagada* mais facilmente e, com o auxílio de um programa de reabilitação e reeducação, ser substituída por uma nova, mais funcional.

O aumento do conhecimento médico, a evolução tecnológica e a melhora das técnicas cirúrgicas modificaram profundamente a indicação de cirurgias na criança com PC. Atualmente, cirurgias múltiplas são, todas, realizadas a um só tempo. Hoje não é mais admissível que crianças com deformidades múltiplas e em múltiplos segmentos sejam submetidas a cirurgias em tempos diferentes. Evita-se assim o que muito propriamente se denomina de "síndrome do aniversário", ou seja, na época do aniversário da criança ela está sempre sendo preparada para alguma cirurgia ou se recuperando de outra. As vantagens das correções múltiplas são muitas: menor morbidade; somente um pós-operatório; favorece a reabilitação; diminui o tempo de imobilização e facilita a formação de nova imagem

cortical. A desvantagem é uma só. Eleva a possibilidade de erro.

Crianças mais velhas, com espasticidade e luxações, inveteradas ou não, com freqüência se queixam de sentir dor. A localização mais comum é o quadril. As alterações cartilaginosas e degenerativas que sobrevêm aumentam a intensidade dolorosa e aumentam o tônus muscular, os quais agravam a situação clínica, que, por sua vez, reforça a intensidade da dor, criando assim um círculo vicioso. As crianças não tratadas fatalmente perderão a qualidade de vida e as habilidades adquiridas ao longo de demorado tratamento de reabilitação. A indicação para estes casos é, em primeira instância, cirúrgica. São procedimentos muito agressivos, complicados e de resultados duvidosos.

▶ REFERÊNCIAS

1. Beals RK. Spastic paraplegia and diplegia. JBJS 1966; 48A:827.
2. Bleck E.E. *Orthopaedic management in cerebral palsy.* 1ª edição. Oxford: Mckeith Press, 1987.
3. Gage JR. *The treatment of gait problems in cerebral palsy.* 1ª edição. Oxford: Mckeith Press, 2004.
4. Green NE. *Operative pediatric orthopaedics.* 1ª edição. Saint Louis: Mosby, 1991.
5. Herndon WA *et al.* Effects of neurodevelopmental treatment on movement patterns of children with cerebral palsy. *J Pediatr Orthop* 1987; 7:395.
6. Miller F *et al. Complications in pediatric orthopaedic surgery.* 1ª edição. Philadelphia: JB Lippincott Company, 1995.
7. Peacock WJ. *The pathophysiology of spasticty in the treatment of gait problems in cerebral palsy.* Oxford: Mckeith Press, 2004.
8. Perry J. Distal rectus femoris transfer. *Dev Med Child Neurol* 1987; 29:153.
10. Schmidt AP. Equipe interdisciplinary – Fundamentos psicanalíticos no tratamento da criança especial. *Clínica Ortopédica* 2005; 6(3):389.
11. Staheli LT. *Practice of pediatric orthopedics.* Philadelphia: Lippincott Williams & Wilkins, 2001.

Exame Ortopédico na Paralisia Cerebral

Cesar Luiz Andrade Lima

▶ INTRODUÇÃO

A paralisia cerebral (PC) é uma das patologias neuromusculares mais freqüentes. É sabido, e já foi mencionado, que seu tratamento é multidisciplinar. O exame ortopédico (EO) é parte da avaliação geral da criança com PC. Isolado ou compartimentado, tem importância restrita. O EO complementa o exame neurológico que o precede e é complementado pelas avaliações dos demais elementos que compõem a equipe multidisciplinar.

Nos últimos anos houve um grande avanço no conhecimento ortopédico, nas técnicas de avaliação e de interpretação de sintomas e de sinais clínicos das crianças com PC. O diagnóstico ficou mais fácil com a incorporação e o domínio de novos recursos propedêuticos. Entretanto, o melhor, mais confiável e seguro método de investigação continua sendo uma história clínica cuidadosa e um exame físico minucioso. Sem um EO detalhado é impossível determinar a capacidade restante, o potencial de reabilitação da criança e avaliar a incapacidade funcional, bem como reconhecer contraturas, encurtamentos e deformidades diversas.

O diagnóstico precede o tratamento e possibilita afirmações sobre o prognóstico. O diagnóstico preciso é essencial para o planejamento de um tratamento efetivo. A maioria dos erros de tratamento está relacionada a erros de interpretação ou de diagnóstico, evitados na sua grande maioria com um EO bem ordenado.

A lesão neurológica da paralisia cerebral não progride, é estática, mas provoca, entre outras disfunções, a neuromotora, que, ao contrário da lesão cerebral, é dinâmica, pode se alterar, evoluir e prejudicar a função e o desempenho da criança. Entre as diversas manifestações clínicas da PC estão as desordens do movimento. É importante o conhecimento dos distúrbios do movimento, das formas e distribuição topográfica do comprometimento, porque cada uma delas tem características específicas e interfere de maneira peculiar na execução das tarefas da vida diária. Os principais tipos são: espasticidade, discinesia, ataxia, hipotonia e formas mistas. Quando isoladas, são de fácil reconhecimento, mas, quando associadas, nas formas mistas de apresentação, o diagnóstico e a interpretação clínica podem se tornar um desafio.

A espasticidade é a forma mais comum encontrada na PC. Nela o que se observa é um aumento do tônus muscular desencadeado por um estiramento passivo, velocidade-dependente. É subdividida, de acordo com sua distribuição topográfica, em hemiparesia, diparesia e quadriparesia. A hemiparesia é freqüente e afeta os membros de um dos lados do corpo. O lado comprometido é o oposto ao lado cerebral lesado. A diparesia também é comum na PC e, apesar de ser assim chamada, pode comprometer os quatro membros, com predominância absoluta para os membros inferiores e lesões leves nos membros superiores. A quadriparesia ou envolvimento corporal total é a forma mais grave de comprometimento, resultando do acometimento bilateral do cérebro. As formas de comprometimento têm características clínicas específicas, tratamento e prognóstico diferentes. O Quadro 20.1 resume as alterações mais freqüentemente encontradas em cada um delas, e as Figs. 20.1 a 20.3 mostram esquematicamente as deformidades mais comuns encontradas nos tipos de comprometimento.

Na discinesia o que se observa é a presença de movimentos involuntários e posturas anormais devidas à falta de coordenação motora. Ela é subdividida em atetose e distonias (deformação intermiten-

te da posição). As deformidades fixas, subluxações e luxações são infreqüentes. O EO em determinadas situações pode ser muito difícil.

A ataxia é caracterizada pela perda da coordenação do movimento. É facilmente diagnosticada, mas, como na discinesia, o EO pode ser dificultado. As deformidades também são raras.

Considera-se como hipotonia a que for persistente depois dos 2 anos de idade, não resultante de alteração muscular ou do neurônio periférico. A hipotonia pode ser um estádio inicial da espasticidade. Nas formas hipotônicas, as deforrmidades podem se instalar pela ação da força de gravidade (Quadro 20.1).

Quadro 20.1 ▶ Características clínicas mais freqüentes encontradas em cada tipo de distribuição topográfica na PC

Características clínicas	Hemiparesia	Diparesia	Quadriparesia
Incidência	Freqüente	Freqüente	Freqüente
Incapacidade	Leve ou moderada	Moderada	Grave
Pés	Eqüinovaros	Eqüinovalgos	Eqüinovalgos
Joelhos	Semiflexão	Flexão moderada	Flexão grave
Quadris	–	Luxação ocasional	Luxação precoce
Coluna	–	–	Escoliose
MMSS	Moderada	Discreta	Deformidade em flexão
Mãos	Deformidade em flexão	Discreta	Deformidade em flexão
Convulsões	Comuns	Raras	Comuns

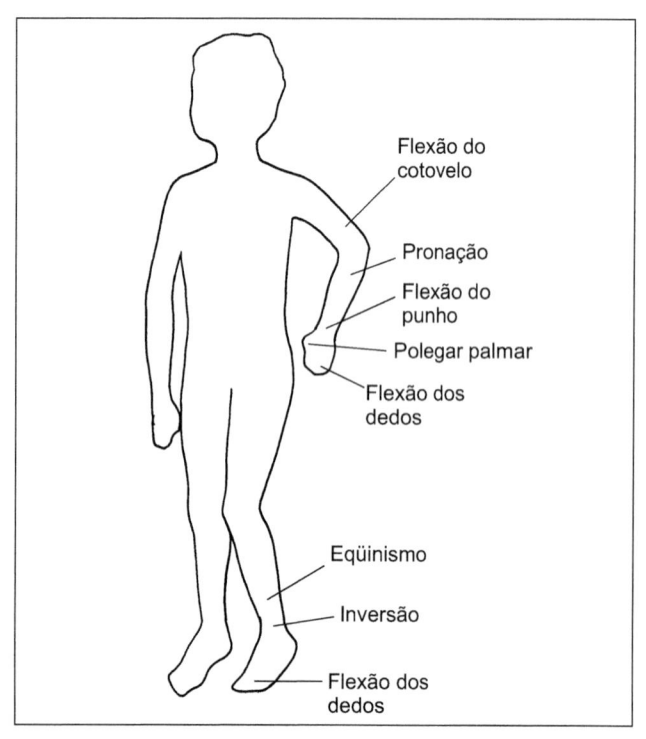

Fig. 20.1 ▶ Desenho esquemático das deformidades mais comuns encontradas na hemiparesia.

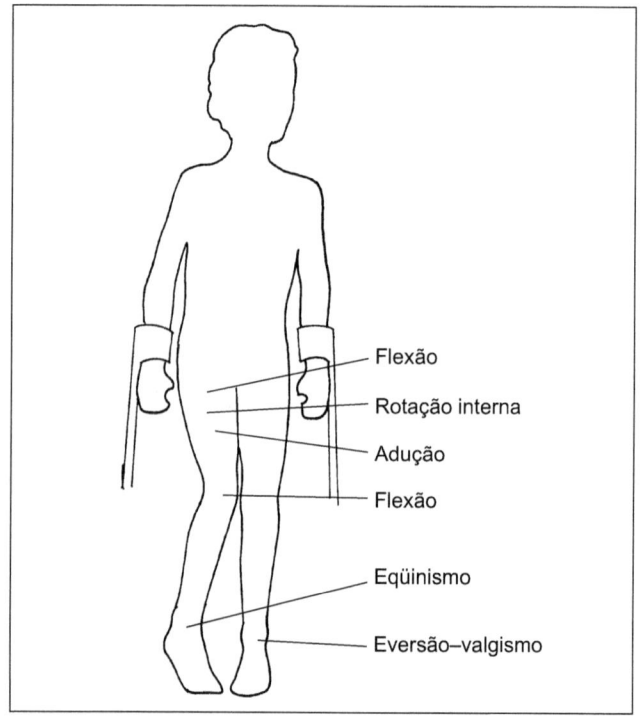

Fig. 20.2 ▶ Desenho esquemático das deformidades mais comuns encontradas na diparesia.

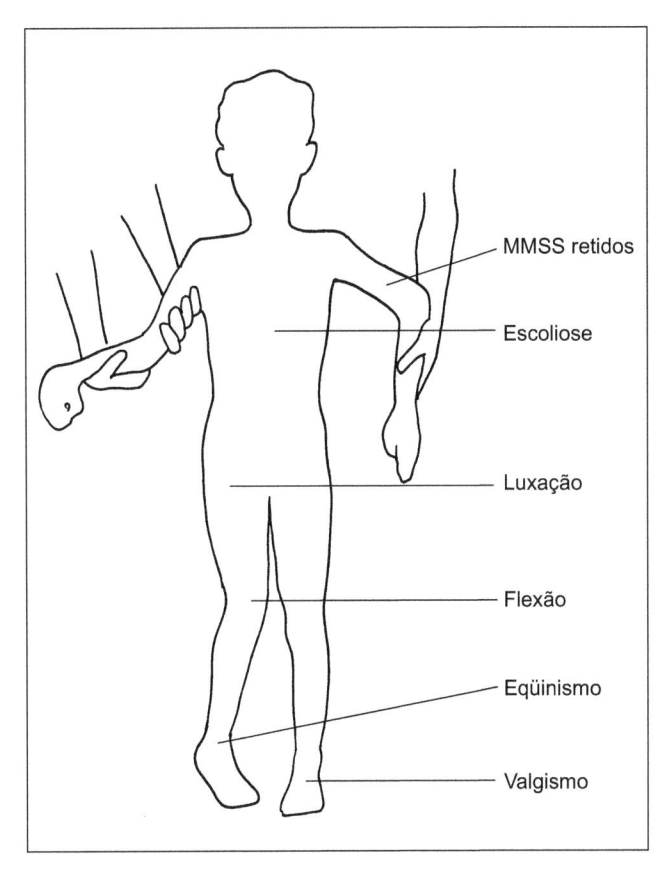

Fig. 20.3 ▶ Desenho esquemático das deformidades mais comuns encontradas na quadriparesia.

▶ HISTÓRIA CLÍNICA

É da maior importância no primeiro momento estabelecer uma boa relação médico-paciente, diminuir o medo da criança e ganhar sua confiança e a dos pais. Quando possível, a criança, motivo da consulta, deve ser a primeira pessoa a quem se deve dirigir. Perguntas amistosas e brincadeiras normalmente tornam a consulta mais agradável e diminuem a tensão. É bom lembrar que família e a criança muitas vezes estão ansiosas e trazem para a consulta experiências negativas adquiridas em outras relações médico-pacientes, na frustração de longas terapias malsucedidas ou relacionadas a supostos erros médicos.

A observação e intuição maternas são surpreendentemente lógicas e perspicazes e devem ser consideradas seriamente. A regra é ouvir os pais. Eles têm necessidade de falar, desabafar e dar sua interpretação do que está ocorrendo com a criança. Em ocasiões especiais a família pode complicar todo o processo de avaliação e planejamento com atitudes

negativas. Nesta situação ela deve ser o foco inicial da abordagem e, depois de devidamente orientada, ou mesmo tratada, se necessário, é que se retorna a criança.

O médico deve procurar se tornar próximo, e envolver-se na solução dos problemas da criança e da família, porque a PC, devido a suas particularidades, exige maior dedicação, participação e envolvimento. A PC não pode ser considerada uma doença somente da criança, é, sim, uma "doença da família", e como tal deve ser percebida pela equipe que trata a criança.

A maioria das crianças chega ao consultório de ortopedia pediátrica com uma história clínica pronta, tendo sido referida por um outro profissional, em geral o neuropediatra ou fisioterapeuta. Outras chegam com história clínica confusa, às vezes insuficiente para permitir um diagnóstico preciso. Não é raro, entretanto, ser o ortopedista o primeiro médico procurado, sendo a queixa principal uma disfunção. Nestes casos, geralmente o que motiva a consulta é a observação dos pais, avós ou cuidadores de que alguma coisa não está indo bem com a criança. As queixas se dão mais comumente em relação às crianças mais novas, com comparações de desenvolvimento com outras crianças, atrasos no desenvolvimento neuropsicomotor, demora a assentar, ficar de pé, e atraso da marcha. Nas mais velhas são as alterações da função e da marcha.

A queixa de dor na PC é ocasional. Excetuando-se os casos de luxações, a dor é sempre uma queixa subjetiva e merece uma observação mais cuidadosa, porque boa parte das crianças tem dificuldade de expressão e comunicação. O diagnóstico diferencial com patologias, principalmente abdominais nas crianças quadriparéticas graves, necessita ser feito. Acredita-se hoje que a espasticidade, a contratura e a deformidade sejam causas de dor. Em alguns destes casos o mecanismo da dor é evidente, mas deixa dúvidas em outros. O mais importante, todavia, é saber e ter certeza de que em determinadas circunstâncias a espasticidade dói.

É relevante ordenar o raciocínio e a seqüência de perguntas, começando pelo período gestacional, condições do parto e o período pós-puerperal, com todas as intercorrências, porque, caso contrário, a história pode se tornar longa, confusa, com idas-e-vindas, perdendo-se detalhes e pontos importantes.

Segue-se com perguntas referentes ao cognitivo, habilidades, ganhos com tratamentos, uso de órteses e eventuais cirurgias.

Os dados da história pregressa são de fundamental importância porque na PC muitas intercorrências acontecem e podem influenciar a reabilitação da criança e o seu prognóstico. Infecções crônicas das vias aéreas, gastrotomias, vesicotomias etc. as debilitam, atrasam e comprometem todo um programa de reabilitação.

A PC muitas vezes é confundida com outras patologias do sistema nervoso. A possibilidade diagnóstica de doenças progressivas de evolução lenta – tumores cerebrais, doenças desmielinizantes e síndromes neurológicas – deve ser considerada e afastada. A história clínica detalhada é, na maioria dos casos, suficiente para estabelecer o diagnóstico.

O ortopedista, finalmente, deve estar alerta para o diagnóstico da PC, reconhecendo os fatores de risco, como a prematuridade, o baixo peso e a hipoxia neonatal.

▶ EXAME FÍSICO

É recomendável que o ambiente do exame físico seja calmo, tranquilo, bem iluminado, ventilado, aquecido e com pouco ruído e trânsito de pessoas para que a criança se sinta segura, calma e tranquila. Ruídos de maior intensidade, movimentos bruscos ou luz intensa produzem na criança com PC aumento do tônus muscular e prejudicam o exame.

Em geral, salvo em casos especiais, o EO começa com o estudo da marcha. Quando a criança anda, pode-se dizer que a avaliação inicia-se tão logo a criança começa a andar para entrar na sala de exame. Neste momento algumas observações úteis podem ser feitas, porque a criança ainda não está ansiosa e a marcha não sofreu interferências de fatores secundários. Inicialmente, a criança deve ser solicitada a andar com seu calçado habitual ou com o uso de suas órteses, se for o caso. Posteriormente, já sem as roupas, deve repetir o percurso descalça.

O objetivo do exame da marcha é procurar por alterações, e identificar em qual fase ou em qual ou quais componentes das fases elas estão situadas. A marcha normal, descrita em detalhes no Capítulo 21 da marcha na PC pode ser descrita como uma sucessão de eventos de ação recíproca que levam a mudança constante do centro de gravidade, movendo o corpo para a frente. Define-se o ciclo da marcha como o período compreendido entre o toque inicial de um dos calcanhares no solo até o momento em que este mesmo calcanhar volta a tocar no solo. A marcha é dividida em duas fases: a) Fase de apoio – na qual o pé toca o chão; b) Fase de balanceio ou balanço – na qual um dos pés não toca o chão. Sessenta por cento do ciclo da marcha são realizados na fase de apoio e, em 25% deste total, os dois pés estão tocando o chão e realizando um duplo apoio. Os demais 40% compõem a fase de balanço. A fase de apoio da marcha tem quatro componentes: 1) Toque inicial do calcâneo; 2) Acomodação do pé; 3) Apoio médio; 4) Desprendimento do calcâneo (Fig. 20.4A, B, C, D) . A fase de balanço tem três componentes: 1) Aceleração; 2) Balanço médio; 3) Desaceleração (Fig. 20.5A-C).

As alterações da marcha na PC são várias e podem se localizar isoladamente em um componente de uma fase, em mais de um ou mesmo em todos os componentes de uma ou das duas fases.

Enquanto observa a marcha, o examinador simultaneamente verifica a largura da base de apoio, a posição do centro de gravidade, a oscilação do tronco e da pelve, o tamanho do passo, o ângulo de progressão do pé e a cadência.

É possível também, durante a marcha, identificar deformidades dinâmicas ou fixas e os movimentos compensatórios que a criança utiliza para exercer melhor a função (Fig. 20.6A e B). Dependendo da gravidade da deformidade, pode haver grande comprometimento da marcha. As deformidades dinâmicas são visíveis durante a realização do movimento e se modificam com o posicionamento. Estão sujeitas a piorar com o aumento do tônus muscular e, com o crescimento, podem se tornar fixas. As deformidades fixas são mais facilmente identificadas. Geralmente elas se instalam de forma lenta e progressiva e não são corrigíveis por manipulações. É muito importante diferenciar as deformidades dinâmicas das fixas, porque elas têm comportamento, compensações e tratamento diferentes. As deformidades dinâmicas são tratadas por métodos conservadores, bloqueios neuromusculares e uso de órteses, e as fixas exigem na grande maioria dos casos correções cirúrgicas.

Durante o exame físico a ansiedade da criança aumenta o tônus muscular, agrava as deformidades

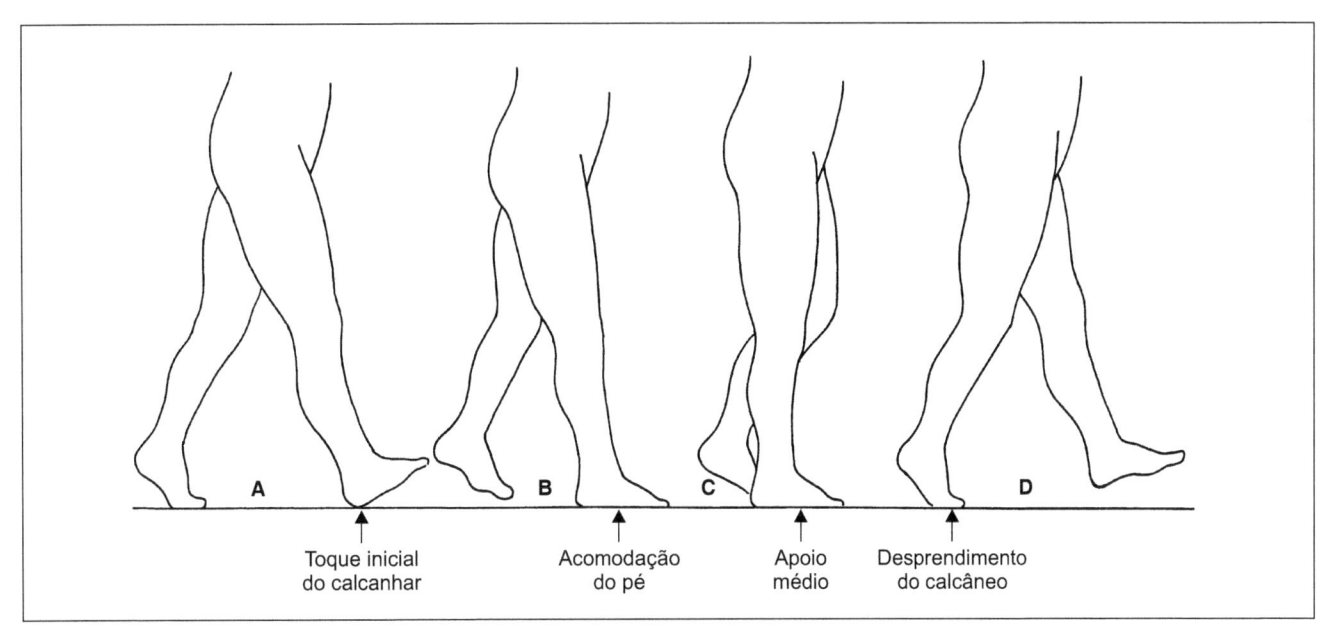

Fig. 20.4 ▶ Fase de apoio da marcha. **A.** Toque inicial. **B.** Acomodação do pé. **C.** Apoio médio. **D.** Desprendimento do calcâneo.

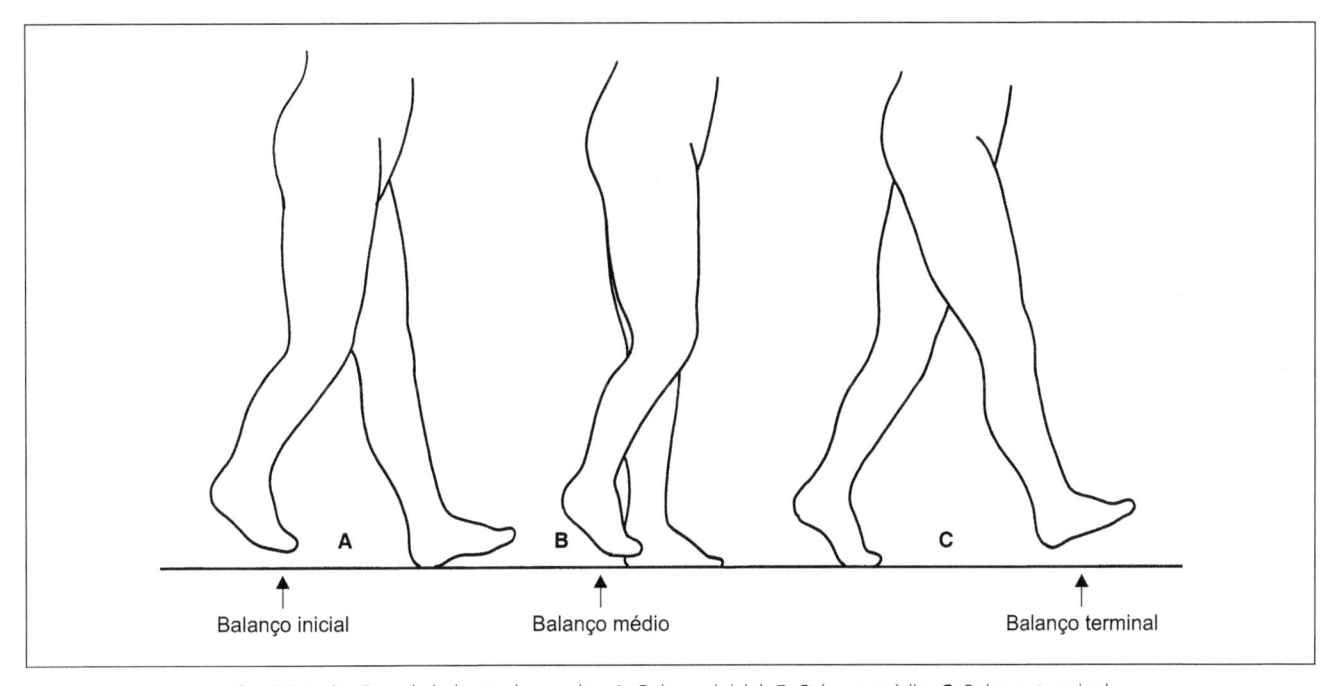

Fig. 20.5 ▶ Fase de balanço da marcha. **A.** Balanço inicial. **B.** Balanço médio. **C.** Balanço terminal.

e conseqüentemente interfere de maneira mais, ou menos importante, no resultado. Não é incomum o relato dos pais de que o quadro clínico da criança piora no momento do exame. O inverso também é verdadeiro, porque algumas melhoram o desempenho na presença do médico.

A análise da postura da criança com PC tem muito valor propedêutico. Por meio dela observam-se assimetrias, discrepâncias, deformidades primárias e secundárias e adaptações funcionais. Muitas

vão exigir tratamento e outras somente um seguimento periódico.

Crianças muito agitadas, nervosas e chorando muito prejudicam a avaliação. Nestes casos, a melhor conduta é repetir o exame em outra ocasião ou ocasiões. Repetir o exame é também uma prática aconselhável quando se pensa em indicações cirúrgicas.

Terminada a observação da marcha e a análise da postura, a criança é conduzida à mesa de exa-

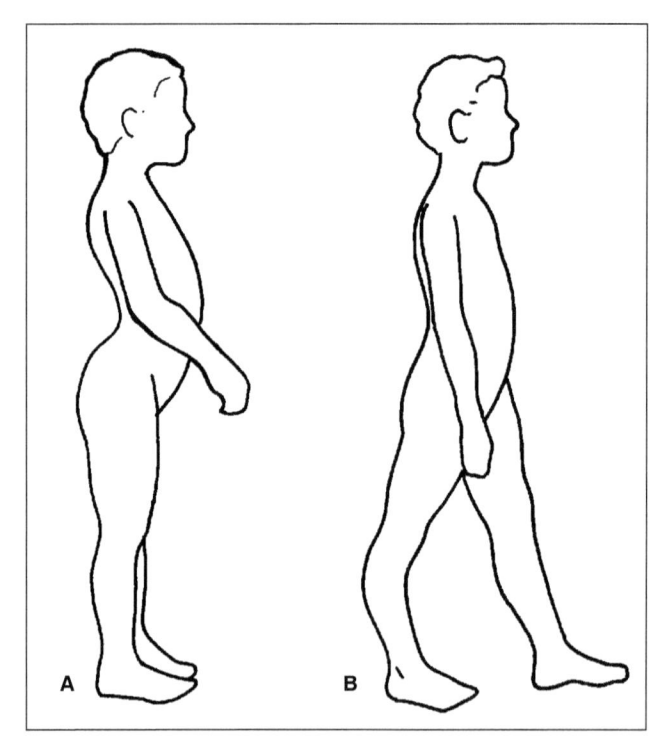

Fig. 20.6 ▶ Compensações de deformidades. **A.** Lordose lombar, compensação de deformidade em flexão do quadril. **B.** Recurvato do joelho, compensação de deformidade em eqüino do MID.

me. Solicitar a presença da mãe ou do cuidador junto à criança ou junto à mesa auxilia muito, porque transmite sensação de segurança. O exame físico das crianças menores pode ser iniciado no colo da mãe. O médico deve se aproximar lenta e calmamente e expressar-se num tom de voz baixa, audível, porém seguro. O toque corporal inicial deve ser suave, amigável, e de preferência começar pelas mãos ou abdômen. Neste momento a criança tem a chance de sentir o carinho e a segurança do toque. A palpação propriamente dita deverá ser feita na seqüência do exame.

O exame é sempre ativo e passivo. O exame ativo é realizado mediante a movimentação voluntária da criança, observando-se a contração da musculatura, a amplitude e qualidade dos movimentos e as adaptações que ela usa para sua execução. O exame passivo é realizado por manobras específicas de cada articulação e verificação e anotação dos graus da amplitude de movimentos. Consegue-se com ele detectar limitações de movimentos e deformidades. Basicamente são dois os tipos de limitação: limitação espástica e limitação mecânica. A limitação espástica, como o nome diz, é determinada pela espasticidade muscular. Como regra prática pode-se dizer que, ao se realizar um estiramento brusco de

um grupo muscular, atinge-se um primeiro ponto de resistência, que é determinado pela espasticidade. Continuando com a aplicação da força lenta e progressiva, atinge-se um segundo ponto mais resistente, e do qual não se consegue passar. Este segundo ponto é um bloqueio mecânico ao movimento, que pode ser determinado por uma contratura ou deformidades de etiologias diversas. Esta observação e a diferença entre os tipos de limitação são especialmente importantes quando da aplicação da toxina botulínica.

Recomenda-se que o exame dos membros inferiores seja realizado inicialmente em decúbito dorsal e, depois, em decúbito ventral, e siga sempre uma mesma seqüência na preferência do examinador. Posteriormente complementa-se o exame com a criança se possível assentada na mesa de exames, quando então a coluna vertebral é avaliada. Adotar uma ordem definida do exame é sempre aconselhável, para que nenhuma etapa seja esquecida e para evitar mudanças no posicionamento da criança.

▶ COLUNA

A escoliose é um achado comum nas crianças com PC, principalmente nas quadriparéticas graves com pouca capacidade restante e pouco potencial de reabilitação. Ela ocorre nas fases precoces da doença, progride rapidamente durante o crescimento e continua a progredir na vida adulta. Interfere com o modo de assentar, prejudica a manipulação da criança e, quando grave, compromete a capacidade respiratória e a qualidade de vida.

▶ QUADRIL

O exame do quadril começa pela observação da pelve. A obliqüidade pélvica é um dos fatores coadjuvantes na etiologia e evolução da luxação paralítica do quadril e da escoliose (Fig. 20.7). Existem três tipos de obliqüidade pélvica. Infrapélvica, como nas luxações do quadril; pélvica, como nas deformidades da própria pelve; e suprapélvica, vista nas escolioses. Em todos os três tipos o aparecimento é precoce, mas é mais grave nos casos de instabilidade do quadril paralítico, porque muito rapidamente evoluem para subluxação e luxação. Durante o exame do quadril é necessário que a pelve esteja estabilizada, nivelada, não se inclinando ou rodando com a movimentação da articulação coxofemoral. Isto acontece quando na vigência de deformidades o examinador força a correção.

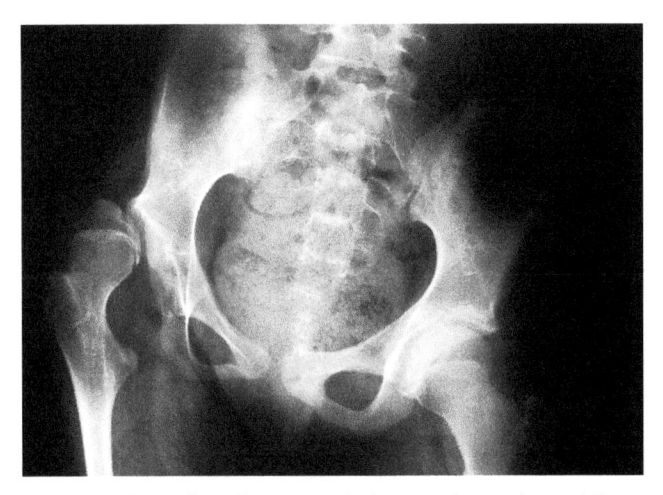

Fig. 20.7 ▸ Radiografia mostrando luxação da coxofemoral D e a obliqüidade pélvica correspondente.

A articulação coxofemoral tem uma grande amplitude de movimentos, permitida por sua anatomia. Os movimentos são de flexo-extensão, abdução-adução e rotação externa e interna. Os movimentos complexos realizados em conjunto nos diversos planos aumentam ainda mais a amplitude dos movimentos.

A flexão da articulação coxofemoral vai de 0 a 120º/130º. Ela é realizada pela ação primária do músculo ileopsoas, sendo os músculos sartório e retofemoral acessórios nesta função. A deformidade em flexão do quadril é freqüente na PC e é determinada por contraturas dos músculos ileopsoas e reto anterior da coxa. A manobra mais utilizada para a verificação e mensuração da deformidade em flexão do quadril é o teste de Thomas (Fig. 20.8A-D). Ele é feito com a criança em decúbito dorsal com os quadris em flexão máxima retificando e neutralizando a lordose lombar. Em seguida o quadril que está sendo examinado é estendido. Na

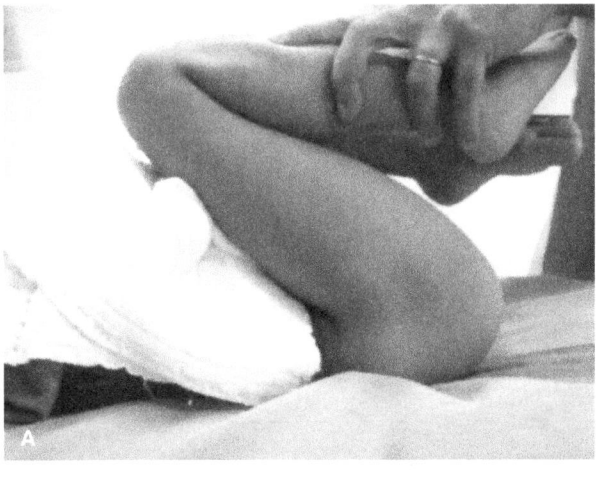
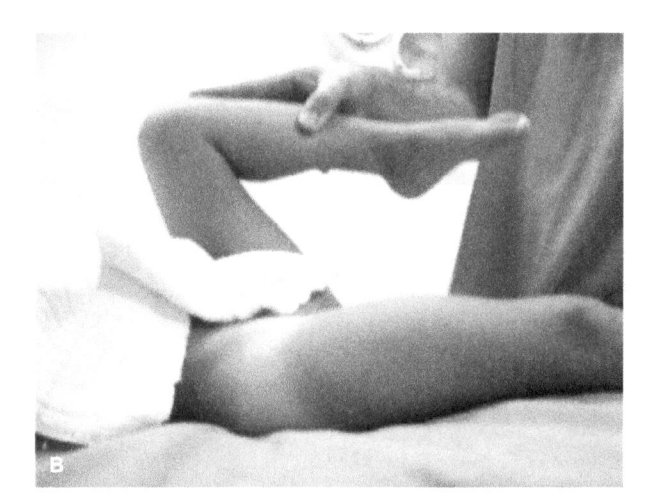
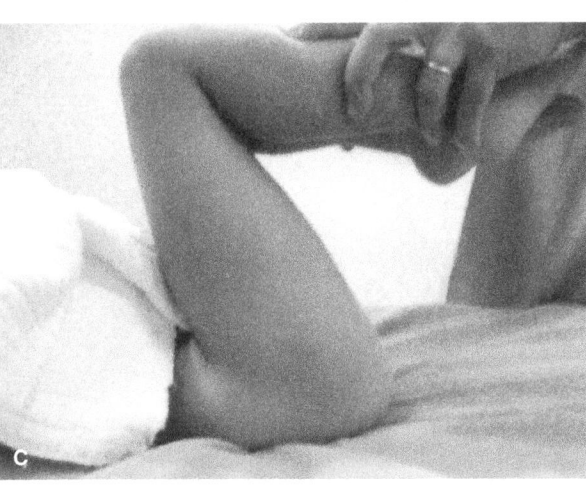
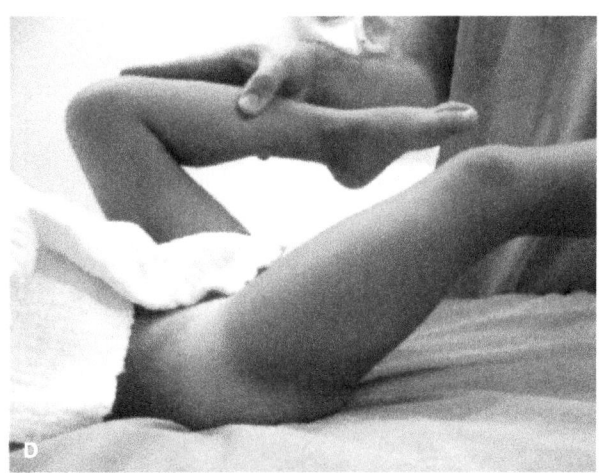

Fig. 20.8 ▸ Manobra de Thomas. **A.** Flexão dos quadris neutralizando a lordose lombar. **B.** Extensão da coxofemoral D até 0º. Manobra negativa. **C.** Repetindo a flexão. **D.** Extensão incompleta da coxofemoral. Manobra positiva.

ausência de deformidade o membro inferior levado em extensão toca a mesa de exame. O teste é positivo quando o membro inferior examinado não toca a mesa de exame formando um ângulo entre os eixos do membro inferior e o da mesa de exame. A medida da deformidade é o ângulo entre o eixo da coxa e o da mesa de exame. Completa-se a manobra com a repetição dos movimentos no lado oposto.

Staheli descreveu um teste que leva seu nome para avaliação da deformidade em flexão do quadril mais sensível e de maior reprodutibilidade. Ele é realizado com a criança em decúbito ventral com as cristas ilíacas à beira da mesa de exame e com os quadris pendentes. A pelve é estabilizada com uma das mãos enquanto a outra estende o quadril examinado até que se observe o movimento compensatório da pelve. A deformidade é medida pelo ângulo entre a coxa e o corpo da criança (Fig. 20.9).

A deformidade em flexão dos quadris é compensada durante o ortostatismo e a marcha com aumento da lordose lombar. A deformidade excedendo a capacidade de compensação da coluna força a criança a inclinar o tronco para a frente e fletir o joelho. Nesta posição a postura e a marcha estarão comprometidas, levando a criança a permanecer e andar como se tivesse agachada (Crouched) (Fig. 20.10).

A extensão dos quadris é de 0°, ou seja, o quadril não tem extensão além de zero. A extensão do quadril é realizada partindo de uma flexão até o 0°. Ela é realizada pela ação primária do músculo glú-

teo máximo, tendo os isquiotibiais função acessória. A deformidade em extensão do quadril não é comum na PC. Quando presente, é na maioria das vezes iatrogênica; causada por liberação cirúrgica excessiva da musculatura flexora e adutora. Esta deformidade é o estádio inicial da luxação anterior do quadril.

A abdução dos quadris é de 40 a 50° e é realizada pela ação primária do músculo glúteo médio, sendo os músculos glúteo mínimo e tensor da fáscia lata acessórios (Fig. 20.11). A adução é de 20 a 30°

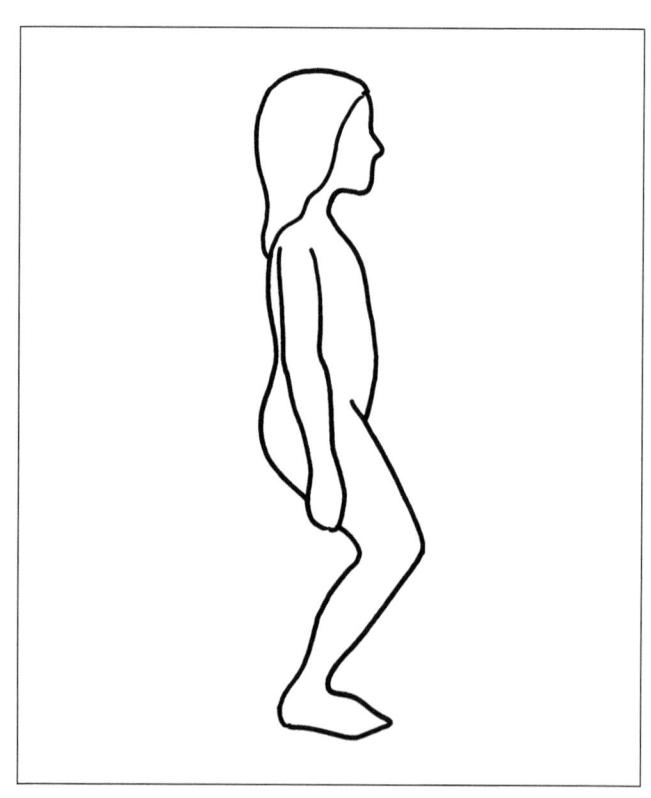

Fig. 20.10 ▶ Posição ou deformidade em flexão dos joelhos (Crouched).

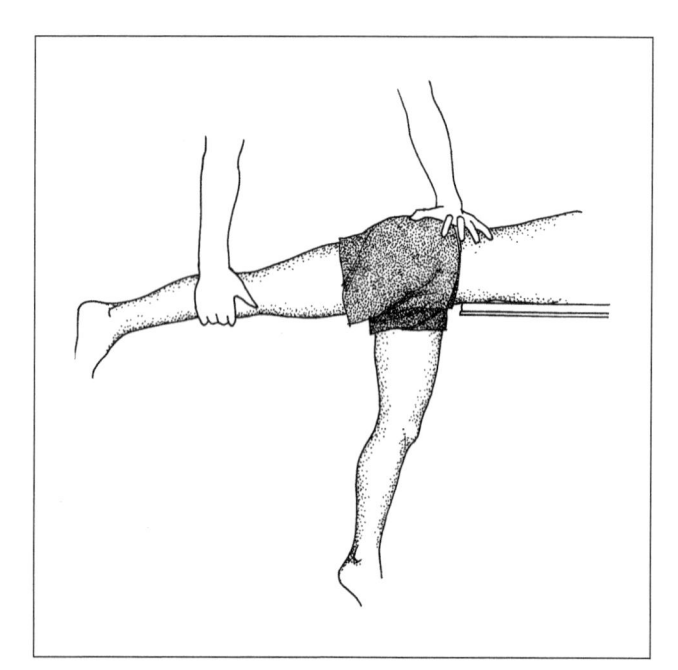

Fig. 20.9 ▶ Desenho representando a manobra de Staheli.

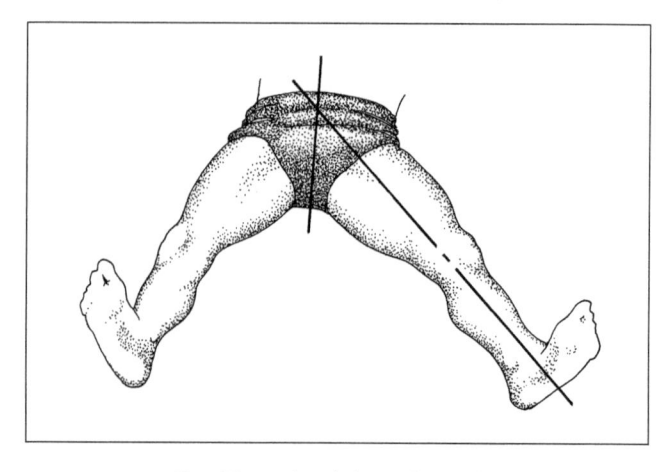

Fig. 20.11 ▶ Abdução do quadril.

e realizada pelos músculos adutores magno longo e curto e músculos pectíneo e grácil (Fig. 20.12).

A deformidade em adução dos quadris é muito costumeira na PC. São freqüentes também a associação da deformidade em adução com a de flexão. Juntas elas desviam o fulcro do movimento da cabeça femoral para o pequeno trocânter. Nas crianças que não andam são fatores importantes e determinantes da luxação paralítica do quadril. Nas crianças que andam prejudicam a marcha e aumentam o gasto energético e o consumo de oxigênio.

A amplitude de movimentos de abdução e adução das coxofemorais é medida inicialmente com a

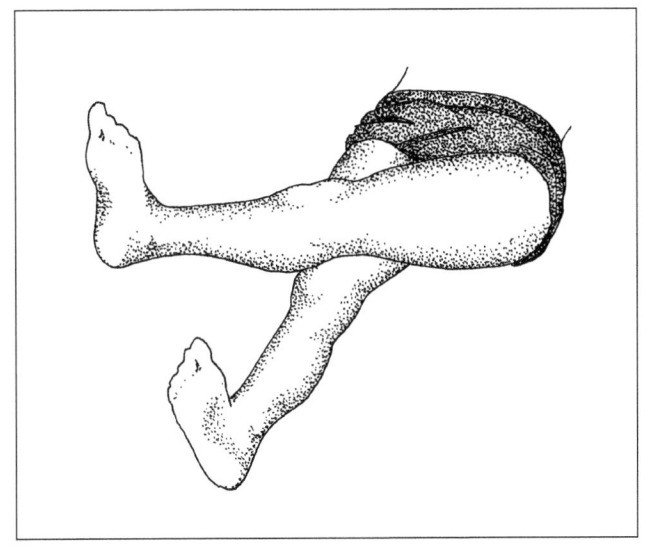

Fig. 20.12 ▸ Adução do quadril.

criança em decúbito dorsal com quadris e joelhos fletidos. Em seguida a medida é repetida com quadris e joelhos estendidos. A limitação da abdução com os quadris e joelhos fletidos evidencia a contratura isolada dos músculos adutores, porque nesta posição os músculos grácil e pectíneo estão relaxados. A limitação de abdução com os quadris e joelhos estendidos mostra a participação destes últimos músculos na limitação do movimento e na deformidade em adução do quadril.

A manobra de abdução brusca das coxofemorais com o estiramento forçado dos adutores realizada com a criança em decúbito dorsal e quadris e joelhos estendidos leva à formação de um ângulo entre os membros inferiores. A persistência de angulação menor que 30° está associada à diminuição da cobertura da cabeça femoral pelo acetábulo. Radiologicamente este fato pode ser comprovado pelo índice de extrusão de Reimers.

A rotação interna da articulação coxofemoral é de 35° e é realizada pelo músculo glúteo mínimo e porção anterior do músculo glúteo médio, tendo os músculos tensor da fáscia lata e isquiotibiais mediais ação acessória (Fig. 20.13). A rotação externa é de 45° e é realizada pelos músculos glúteo máximo, piriforme, quadrado femoral e obturadores, e internos e externo (Fig. 20.14).

As rotações da articulação coxofemoral podem ser medidas com a criança em decúbito dorsal ou ventral. A diferença reside no fato que em decúbi-

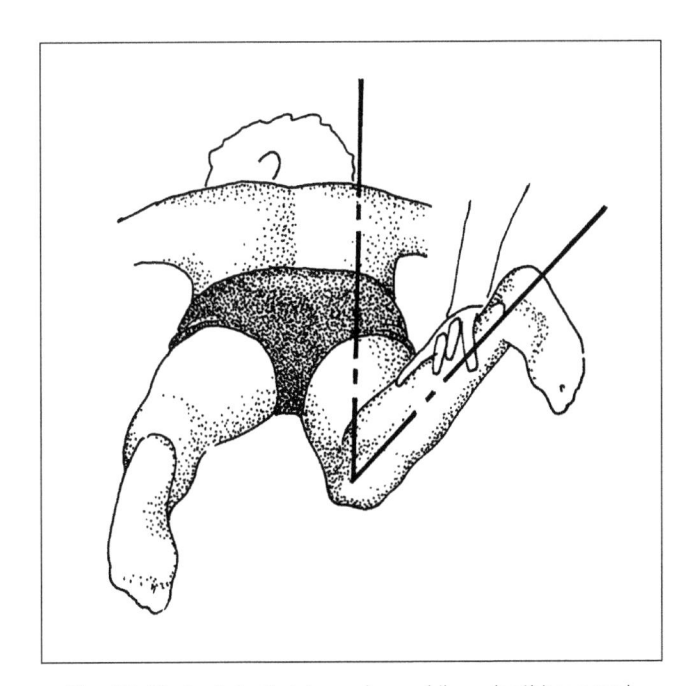

Fig. 20.13 ▸ Rotação interna do quadril em decúbito ventral.

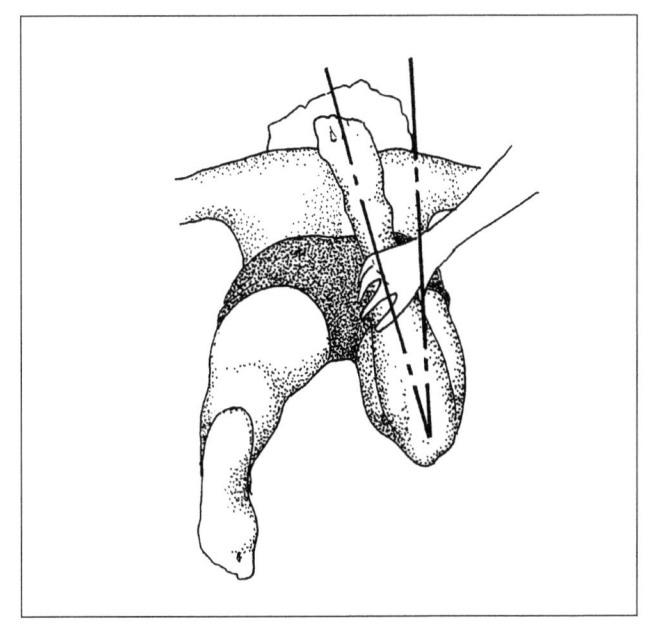

Fig. 20.14 ▸ Rotação externa do quadril em decúbito ventral.

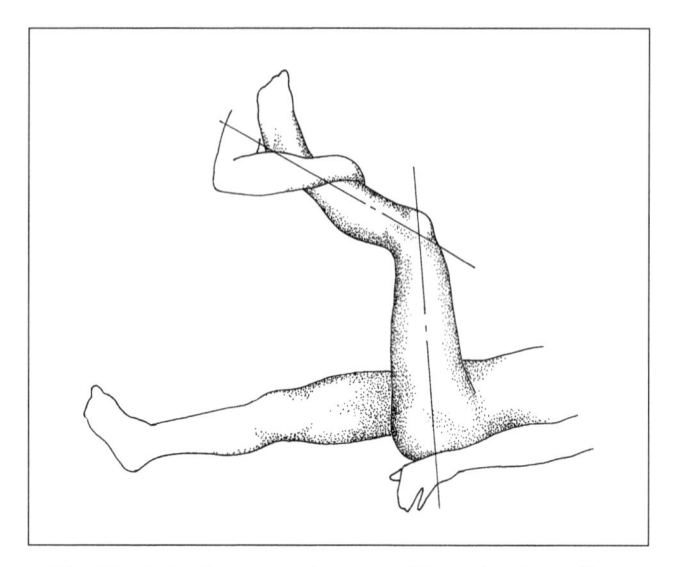

Fig. 20.15 ▶ Representação esquemática do ângulo poplíteo.

to dorsal a articulação está em flexão de 90° e, em decúbito ventral ela está completamente estendida. Do ponto de vista prático não existe vantagem de uma posição sobre a outra. A posição em decúbito ventral é útil para visibilizar o alinhamento dos côndilos femorais, maléolos tibial e fibular, eixos transcondilar e transmaleolar, bem como determinar a presença de rotação externa ou interna femoral e ou tibial.

Esta posição permite também a mensuração do ângulo coxa–pé. O ângulo coxa–pé é formado pela intersecção do eixo da coxa e do eixo do pé medidos com a criança em decúbito ventral com o joelho fletido em 90° (Fig. 20.15). O valor normal deste ângulo é de 10° no sentido externo e mostra a rotação lateral do pé em relação à coxa, ou seja, o pé está desviado lateralmente em 10°. Este ângulo está alterado nos casos de varismo do pé por ação do músculo tibial posterior, nos casos de persistência aumentada do ângulo de anteversão do colo do fêmur e em casos de deformidades ósseas do fêmur ou da tíbia.

▶ JOELHO

O joelho trabalha semifletido em todas as fases da marcha, exceto no toque inicial do calcâneo, quando está completamente estendido. Nas deformidades da PC ele em geral se apresenta fletido na fase de apoio da marcha quando deveria estar estendido ou se apresentar em extensão na fase de balan-

ço, quando deveria estar fletido. Os movimentos do joelho são a flexão e extensão. A flexão é de 130° e realizada pelos músculos semimembranoso, semitendinoso e grácil, medialmente, e o bíceps femoral, lateralmente. A extensão é 0°, e realizada pelos músculos que formam o quadríceps. O joelho na posição de flexão permite 10° de rotação externa e interna, realizadas respectivamente pelos músculos bíceps femoral e isquiotibiais mediais. Nesta situação os ligamentos e a cápsula articular estão relaxados e permitem estes movimentos. Nos casos de contraturas ou deformidades em extensão do joelho, onde os músculos extensores estão envolvidos, estes movimentos estão ausentes.

A deformidade em flexão do joelho é também muito comum na PC. É uma causa entre as multifatoriais que provocam a postura e a marcha agachadas (Fig. 20.10). Ela é determinada pela contratura dos músculos isquiotibiais. Estes músculos podem ser facilmente palpados durante a medida do ângulo poplíteo (Fig. 20.15). Nesta posição é possível palpar separadamente cada um dos músculos isquiotibiais e determinar quais estão mais contraturados e foram mais importantes na instalação da deformidade em flexão do joelho. O ângulo poplíteo é medido com a criança em decúbito dorsal com o quadril do lado examinado em 90° de flexão. Com a pelve estabilizada é realizado o movimento de extensão do joelho até o ponto de resistência máxima. O ângulo poplíteo é o ângulo posterior do joelho formado entre o eixo da coxa e o da perna da criança. Alguns autores consideram o ângulo anterior como sendo o ângulo poplíteo.

A contratura da musculatura anterior da coxa, em especial do músculo reto anterior, leva à marcha com o joelho rígido em extensão. É visibilizada por meio da manobra de Duncan-Ely (Fig. 20.16). A manobra de Duncan-Ely é realizada com a criança em decúbito ventral, com os joelhos e os quadris estendidos completamente. A partir desta posição é feita a flexão do joelho com uma das mãos e, com a outra, é mantido suavemente o quadril em 0°. Sabe-se que o músculo reto anterior é biarticular e atravessa as articulações do quadril e do joelho. Estando contraturado, a flexão forçada do joelho forçará a elevação da pelve contra a mão do examinador.

A manobra de Du Croquet é uma boa manobra para se comprovar contraturas do músculo reto anterior da coxa e dos isquiotibiais. É realizada com a

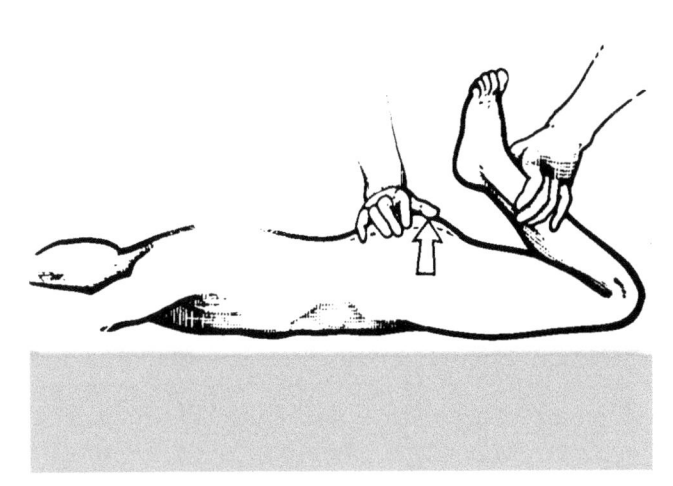

Fig. 20.16 ▸ Representação esquemática da manobra de Duncan-Ely.

criança assentada com as pernas e pés pendurados para fora da mesa de exame.

Este teste é dividido em duas etapas. Na primeira etapa testa-se o músculo reto anterior da coxa. O examinador faz uma flexão rápida dos dois joelhos simultaneamente e, em caso de contratura ou encurtamento, o paciente joga o seu tronco para a frente. Na seqüência o examinador faz uma extensão também rápida dos joelhos e, na vigência de contratura ou encurtamento dos músculos isquiotibiais, a criança projeta seu tronco para trás, o que leva a uma cifose compensatória.

▸ TORNOZELO E PÉ

Os exames do tornozelo e do pé são descritos em conjunto porque os movimentos são associados, complexos e realizados simultaneamente.

Os movimentos principais são flexão dorsal e plantar, inversão e eversão, e valgo e varo.

Os principais grupos musculares e suas respectivas funções são o músculo tibial anterior, que faz a flexão dorsal do tornozelo, de aproximadamente 20°. Os músculos flexores longo dos dedos e próprio do hálux são auxiliares nesta função. Os músculos gastrocnêmios e sóleo, que formam o tendão do tríceps ou tendão-de-aquiles, que, atuando juntos, fazem a flexão plantar do pé, de aproximadamente 35°. Os músculos fibulares e tibial posterior são acessórios nesta função. Os músculos fibulares longo e curto promovem a eversão com abaixamento simultâneo da cabeça do 1º osso metatarso. Por

último, o músculo tibial posterior, que faz a inversão do pé. Como já foi mencionado, estes músculos têm uma ação principal e são acessórios de outras funções. A presença de contratura em um deles comprometerá toda a função do tornozelo e do pé.

O exame da musculatura intrínseca do pé é difícil nas crianças com PC. Não existem manobras específicas descritas. Na PC é comum observar-se deformidade em garra dos dedos, causada por desequilíbrio muscular e cavismo por retração primária ou secundária da fáscia plantar.

A deformidade em eqüino é a mais freqüentemente encontrada nas crianças com PC. Ela é causada por espasticidade ou contratura do tríceps sural, e ocorre associada ou não à fraqueza da musculatura flexora dorsal do pé. Ela impossibilita o apoio plantígrado e o uso de órtese. Nas crianças que utilizam cadeira de rodas é causa de úlceras de pressão no calcanhar, pela pressão que ele sofre no suporte da cadeira. Nas crianças que andam ela prejudica a marcha ao provocar movimentos compensatórios em valgo do pé ou recurvato do joelho e inverter o mecanismo de rolamento anterógrado de rolamento do pé. O ciclo da marcha normal começa com o toque inicial do calcâneo. Na presença do eqüinismo, o toque inicial acontece na cabeça dos metatarsianos e o rolamento se faz no sentido posterior, levando ao recurvar do joelho, hiperextensão do quadril e inclinação compensatória do tronco no sentido anterior, dando também a sensação de que o membro com eqüinismo é mais comprido. Nesta situação a discrepância, no entanto, é apenas aparente.

A deformidade em eqüino é facilmente visível. Ela é mensurada por meio da manobra de Silfverskiold (Fig. 20.17A e B). A criança é posicionada em decúbito dorsal com o quadril e joelho fletidos em 90°. Nesta posição os gastrocnêmios, que são músculos biarticulares, estão relaxados. Uma das mãos é então colocada na planta do pé, mantendo-o alinhado com a articulação subtalar em posição neutra. O passo seguinte é forçar a flexão dorsal do pé até o ponto de resistência máxima, à medida que o joelho vai sendo estendido. Observa-se, deste modo, o aumento da deformidade provocada pelo estiramento dos músculos gastrocnêmios que formam o tríceps sural. Quando o joelho atinge a extensão máxima, obtém-se a medida real do equinismo. A permanência de tensão do tendão-de-aquiles durante todo o período da manobra evidencia a contratura dos

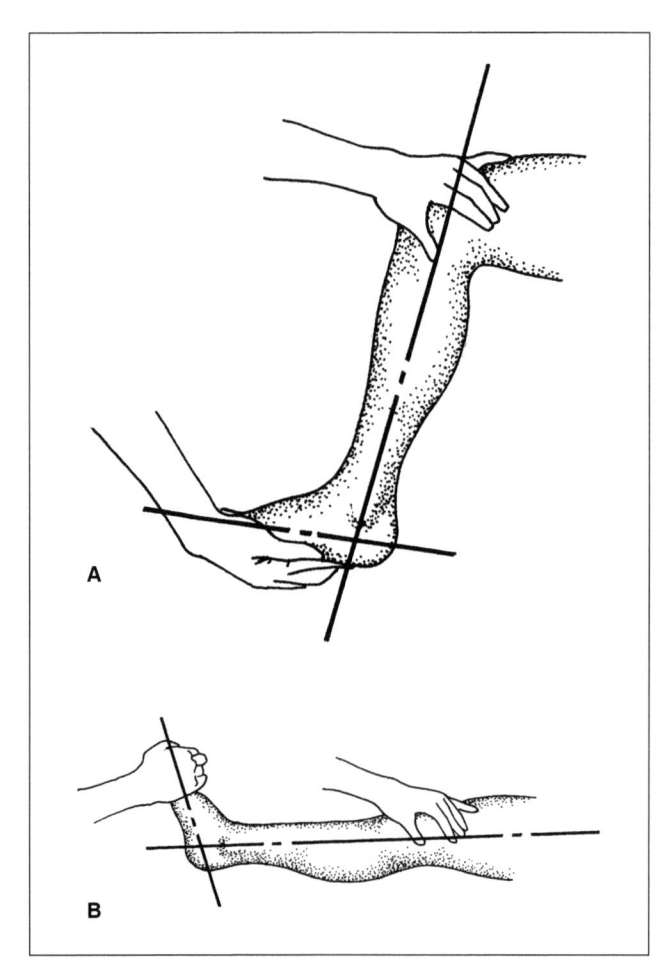

Fig. 20.17 ▶ Representação esquemática da manobra de Silfver-skiold.

músculos gastrocnêmios e também do sóleo. A correção parcial do eqüinismo com a flexão do joelho mostra a contratura isolada do músculo sóleo. Esta manobra tem importância fundamental no planejamento e na escolha da técnica cirúrgica, quando da correção cirúrgica.

O varismo do pé é observado principalmente nas crianças hemiparéticas. É causado por espasticidade ou contratura dos músculos tibial posterior e tibial anterior, que podem agir isoladamente ou ter ação conjunta. O varismo provocado por ação do músculo tibial posterior é em geral associado ao eqüinismo e ao cavismo. O cavismo é desenvolvido por contração exagerada do músculo tibial posterior, principal mantenedor do arco longitudinal do pé. A contratura do músculo tibial posterior também compromete a marcha, que passa a ser feita em rotação medial. Isto acontece porque durante a fase de balanço da marcha normal o músculo tibial posterior está relaxado. Na vigência de espastici-

dade nesta fase ele, contraturado, leva o membro inferior em rotação medial.

Quando o varismo é causado por ação conjunta dos músculos tibial anterior e posterior, o diagnóstico se torna mais difícil e exige melhor observação e EO repetidos e detalhados. É importante o diagnóstico diferencial porque o tratamento, na maioria das vezes cirúrgico, vai depender do agente causador.

A deformidade em valgo do tornozelo e pé é mais comum em diparéticos e quadriparéticos. É causada por contratura dos músculos fibulares ou por compensação do eqüinismo, deformidade à qual o valgismo comumente está associado. O valgismo pode estar localizado no tornozelo, no pé, ou em ambos. O diagnóstico diferencial é importante porque o tratamento, seja cirúrgico ou não, vai depender da etiologia. De um modo geral o exame clínico é suficiente para diferenciar os tipos de valgismo.

Clinicamente o que se observa no pé valgo é um pé com aparência de *derramado* no chão. Visto posteriormente parece que o calcanhar está *fugindo* de debaixo do eixo normal da perna (Fig. 20.18). Esta aparência do pé deve ser diferenciada do pé em "mata-borrão", mais grave, e que às vezes é observado nos casos de compensação do valgismo e do eqüinismo (Fig. 20.19). O estudo radiológico do pé e do tornozelo é essencial nos casos duvidosos. O valgismo do tornozelo é visível na radiografia em

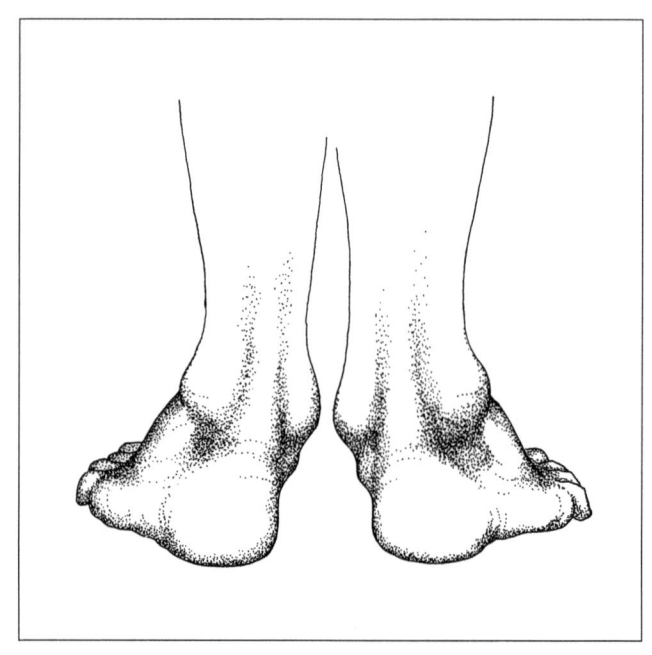

Fig. 20.18 ▶ Valgismo do pé. O calcanhar parece fugir sob o eixo da perna.

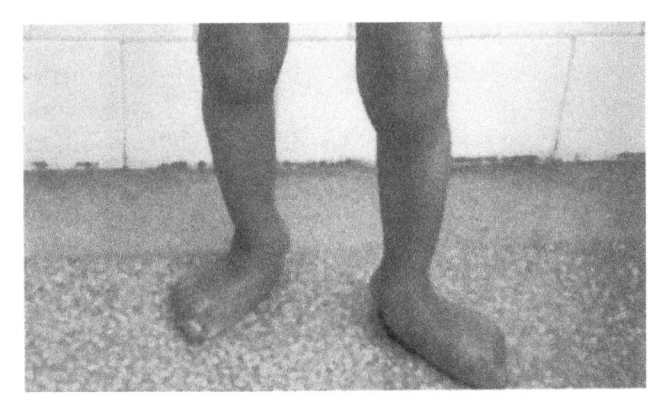

Fig. 20.19 ▶ Pé em "mata-borrão". Observe que o calcanhar não toca o solo. O apoio se faz no médio pé.

ântero-posterior e é classificado pela altura da fise distal da fíbula em relação ao dômus do tálus. O valgismo do pé é observado na radiografia em ântero-posterior, onde se vê claramente a cabeça do tálus descoberta pela superfície articular do navicular.

O *halux valgus* é uma deformidade comum na PC. É mais freqüente também em diparéticos e quadriparéticos. É causada ou por espasticidade do músculo adutor do hálux ou, secundariamente, por apoio inadequado sobre a 1ª articulação metatarso-falangiana, nos casos de deformidade em eqüino-valgo.

A deformidade em flexão do hálux também é observada na criança com PC. Ela acentua a projeção dorsal da primeira articulação metatarsofalangiana, provoca higromas que podem se tornar dolorosos e exigir tratamento cirúrgico.

▶ REFERÊNCIAS

1. Beals RK. Spastic paraplegia and diplegia. *JBJS* 1966; *48A*:827.
2. Bleck EE. Orthopaedic magement in cerebral palsy. Oxford: Mckeith Press, 1987.
3. Green NE. Operative Pediatric Orthopaedics. Saint Louis: Mosby, 1991.
4. Herndon WA *et al*. Effects of neurodevelopmental treatment on movement patterns of children with cerebral palsy. *J Pediatr Orthop* 1987; 7:395.
5. Lourenço AF. *Exame ortopédico na paralisia cerebral*. Clínica Ortopédica. 2005; 6/3:439.
6. Miller F *et al*. Complications in pediatric orthopaedic surgery. Philadelphia: JB Lippincott Company, 1995.
7. Perry J. Distal *rectus femoris* transfer. *Dev Med Child Neurol* 1987; *29*:153.
8. Staheli LT. *Practice of pediatric orthopedics*. Philadelphia: Lippincott Williams & Wilkins, 2001.

Marcha na Paralisia Cerebral

Mauro César de Morais Filho
Carlos Alberto dos Santos

▶ INTRODUÇÃO

A aplicação clínica da análise do movimento passou a ser mais difundida a partir da década de 1980; porém, para que isto fosse possível, foram necessários séculos de estudos e desenvolvimento progressivo do conhecimento adquirido. Achados em cavernas datados do período anterior ao nascimento de Cristo com descrição primitiva do deslocamento humano e relatos atribuídos a Aristóteles referentes ao mesmo tema estão entre os primeiros registros de que se tem conhecimento sobre a análise do movimento.

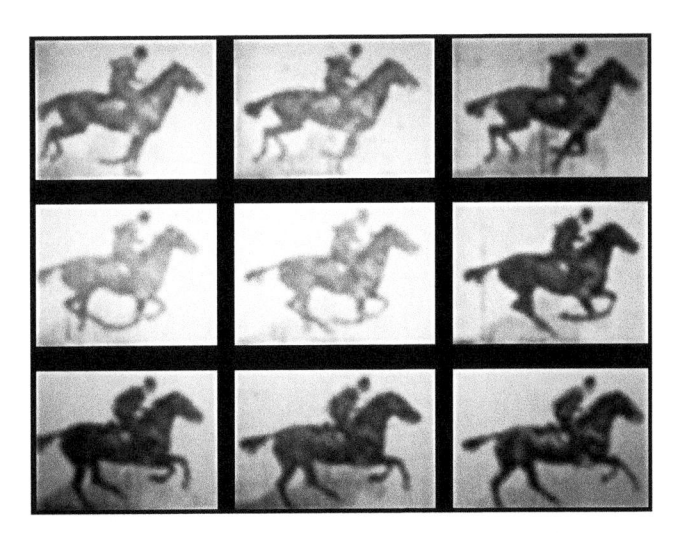

Fig. 21.1 ▶ Fotos seqüenciais do galope de um cavalo realizadas por Muybridge. Nota-se que é possível documentar o momento em que as quatro patas estão sem contato com o solo.
Fonte: Muybridge E. *Complete human and animal locomotion.* New York: Dover Publications, 1980.

No entanto, o modelo óptico atualmente empregado nos laboratórios de marcha teve seu embrião gerado no final do século XIX. Neste período, o então governador da Califórnia, Leland Stanford, contratou os serviços do fotógrafo Edward Muybridge para provar que o cavalo durante o galope permanecia durante alguns instantes com as quatro patas sem contato com o solo. As fotografias seqüenciais da corrida do cavalo fizeram com que Stanford ganhasse a aposta que havia feito com seus amigos e que Muybridge desse início aos estudos sobre a locomoção animal e humana, compilados em seu trabalho clássico.[1]

Em 1895, Braune e Fisher realizaram o que se considera o primeiro estudo científico da marcha humana.[2] Fotografaram indivíduos com quatro câmeras, duas de cada lado, para que pontos selecionados do corpo fossem visualizados sob duas perspectivas, ou seja, em mais de um plano de movimento. Foram então possíveis a conversão de duas coordenadas dimensionais de cada ponto e sua trajetória no espaço tridimensional. Os dados obtidos com esta técnica precisavam, no entanto, ser calculados de forma manual, o que demandava meses de trabalho árduo e fazia com que este método ainda fosse impraticável em termos de utilidade clínica.

Porém, o grande avanço da análise do movimento humano ocorreu após a II Guerra Mundial. Em virtude do grande número de vítimas do conflito, e muitos deles com amputações de membros inferiores, o governo norte-americano estimulou a implantação de laboratórios de biomecânica com o objetivo primário de desenvolver próteses para os pacientes amputados. Com isto, o Dr. Verne Inman, ortopedista (1905-1980), e Henry Ralston, fisiologista e biofísico (1906-1993), juntamente com seus colegas engenheiros, envolveram-se na formação do Laboratório de Biomecânica da Universidade da Califórnia em San Francisco e Berkley. Deste projeto resultaram inúmeros trabalhos científicos, como a descrição dos determinantes da marcha normal e os conceitos iniciais sobre a conservação de energia.[3]

Os trabalhos iniciais do Dr. Inman tiveram continuidade nas décadas seguintes por intermédio de dois importantes discípulos. O Dr. David Sutherland continuou o desenvolvimento de sistemas de análise de movimento, inicialmente no Shriner's Hospital for Children, em San Francisco, e posteriormente no Children's Hospital de San Diego, e acumulou com isto grande experiência na identificação e tratamento de padrões anormais de marcha em crianças e adolescentes.[4]

A Dra. Jacquelin Perry foi outra importante discípula do Dr. Inman, pois, através de anos de trabalho dedicado ao tratamento de pacientes adultos hemiparéticos no Rancho Los Amigos (Califórnia), conseguiu obter detalhadas informações sobre a marcha normal e patológica, além da avaliação da função muscular por meio do desenvolvimento da eletromiografia.[5]

No entanto, o grande impulso para a aplicação clínica da análise instrumentada do movimento foi dado a partir da década de 1980. Insatisfeito com o resultado do tratamento até então utilizado para melhora da deambulação dos pacientes com paralisia cerebral e ciente do pouco conhecimento dos profissionais de sua área de atuação sobre a marcha normal, o Dr. James Gage encontrou no Laboratório de Marcha um meio para combater estes problemas. Com base nos fundamentos desenvolvidos pelo Dr. Inman e continuados pelos Drs. Sutherland e Perry, o Dr. Gage passou a utilizar o Laboratório de Marcha como parte integrante do tratamento de pacientes com paralisia cerebral, cujo objetivo era melhora do padrão de deambulação. Passou assim a difundir de maneira enfática conceitos sobre a marcha normal e integrou o exame instrumentado no planejamento pré-operatório, com o objetivo de proporcionar uma identificação mais precisa e detalhada das alterações na paralisia cerebral. Com isto,

também se criou a possibilidade de checar a eficácia dos procedimentos realizados mediante a realização de um exame de marcha pós-operatório, e adequar assim as condutas, ou seja, manutenção das recomendações efetivas e substituição das ineficazes ou deletérias. Em 1991 o Dr. Gage compartilhou sua experiência com a comunidade científica por meio do lançamento de seu primeiro livro-texto sobre o tema, e esta data é considerada um marco na paralisia cerebral, pois o tratamento sofreu alterações significativas desde então.[6]

▶ MARCHA NORMAL

A compreensão da marcha normal é um pré-requisito fundamental para a avaliação de padrões patológicos e condução do tratamento. A falta de informação dentro deste campo pode levar a interpretações equivocadas e propostas desastrosas de tratamento. Com o objetivo de criar um melhor embasamento para os tópicos seguintes, abordaremos inicialmente a marcha normal.

Para que a marcha seja considerada normal, alguns aspectos têm de estar presentes, os quais são designados de pré-requisitos da marcha normal. São eles:

1. Contato inicial realizado com o retropé (toque do calcâneo ao solo).
2. Estabilidade na fase de apoio.
3. Liberação adequada do pé para a fase de balanço.
4. Comprimento adequado de passo.
5. Conservação de energia.

Para o cumprimento deste último item, ou seja, da conservação de energia, um conjunto de ações coordenadas e relacionadas têm de estar em perfeito funcionamento. A disfunção de qualquer um dos fatores adiante relacionados irá aumentar o gasto energético para a deambulação e passará a configurar um padrão patológico. A conservação de energia na marcha normal, então, é focada nos seguintes pontos:

a. Redução da oscilação do centro de massa: O centro de massa (CM) está habitualmente localizado anterior à segunda vértebra sacral e durante a marcha normal ele se desloca nos três planos de movimento. Existe uma série de mecanismos fisiológicos empregados para que este deslocamento seja o menor e mais suave possível, e que em última instância ocorra conservação de energia. Estes mecanismos são chamados de determinantes da marcha e foram descritos por Inman em 1981.[3] São eles:

- Elevação e rotação interna da pelve no início da fase de apoio.
- Primeira onda de flexão dos joelhos na resposta à carga.
- Leve valgo do joelho e adução do quadril na resposta à carga.
- Mecanismos de rolamento dos tornozelos na fase de apoio.

b. Utilização de mecanismos passivos de estabilização articular: A estabilização de uma articulação pode ser feita de forma passiva ou ativa. Na estabilização passiva não é necessária ação muscular e a mesma é obtida pela tensão capsular e/ou ligamentar, em conjunto com a anatomia intrínseca de cada articulação. Na estabilização ativa é necessária a contração muscular para manter a articulação estável. Podemos citar como exemplo de estabilização articular ativa o controle exercido pelo quadríceps durante a primeira onda de flexão dos joelhos na resposta à carga. Com o avanço do membro na fase de apoio e aumento progressivo da extensão do joelho, a força de reação ao solo é deslocada anteriormente e, a partir do ponto em que ultrapassa o centro articular do joelho, a estabilização ativa não é mais necessária. Portanto, durante a fase de apoio, a estabilização dos joelhos é ativa na resposta à carga e passa a ser passiva a partir do médio apoio.

c. Ação de músculos biarticulares: Os músculos biarticulares são por definição estruturas que cruzam ao menos duas articulações. Em algumas situações, estas estruturas apresentam ação extremamente coordenada, com economia de energia. Para melhor compreensão da atuação destes músculos, torna-se necessária uma breve revisão dos tipos de contração muscular existentes. A contração é denominada concêntrica quando ocorre encurtamento muscular com geração de movimento no sentido esperado anatomicamente (aceleração) e produção de energia. Por exemplo, o músculo gastrocnêmio realiza uma contra-

ção concêntrica no pré-balanço, com movimento de flexão plantar (anatomicamente é um flexor plantar) e geração de potência para a propulsão (energia). Na contração excêntrica ocorre um alongamento muscular e desaceleração. O músculo atuante modela um movimento no sentido contrário à sua ação usual e ocorre absorção de energia. Como exemplo, podemos citar a ação do músculo solear durante o segundo mecanismo de rolamento no médio apoio, quando ocorre um movimento de dorsiflexão dos tornozelos modelado por uma contração excêntrica deste músculo (solear). O movimento é de desaceleração e ocorre absorção de potência. Por fim, a contração isométrica ocorre quando o comprimento da estrutura muscular não é alterado e a função é basicamente de estabilização articular. A atuação dos músculos biarticulares na conservação de energia ocorre quando uma extremidade contrai de maneira excêntrica e absorve energia, que será transmitida para a outra extremidade muscular, que atuará de maneira concêntrica e fará uso de parte da energia transferida. Esta situação ocorre no músculo reto anterior da coxa, que é um flexor de quadril e extensor de joelho, no balanço inicial. Na extremidade distal ocorre uma contração excêntrica para permitir a flexão do joelho, já que o reto anterior, por definição, é um extensor desta articulação, enquanto na porção proximal ocorre contração concêntrica para auxiliar na flexão do quadril e gerar potência para a propulsão. Acredita-se que parte desta energia absorvida na porção distal seja transferida para a produção de potência proximal.

Ciclo de marcha e eventos

Antes de darmos início ao estudo do ciclo de marcha e conseqüentemente da ação muscular durante a deambulação, torna-se necessária a introdução dos termos momento e potência. Momento é todo o tipo de força que atua por meio de um fulcro ou dobradiça. As grandes articulações dos membros inferiores (quadril, joelho e tornozelo) geram movimento por intermédio de um fulcro e as forças atuantes nestes segmentos também são chamadas de momentos. Os momentos externos são aqueles produzidos pela força de reação ao solo, inércia e gravidade, enquanto os momentos internos são gerados pela ação muscular, capsular e ligamentar. Durante os eventos do ciclo de marcha sempre existirão momentos internos e externos por meio das articulações, principalmente na fase de apoio em virtude da presença da força de reação ao solo, e o predomínio de um sobre o outro, que produzirá o movimento observado. O momento pode ser calculado mediante a seguinte fórmula:

$$M \text{ (momento)} = F \times D$$

Onde:

F (força) = contração muscular (momento interno), tensão capsuloligamentar (momento interno) e força de reação ao solo (momento externo).

D (distância) = distância entre o ponto de aplicação da força e o centro da articulação onde ocorrerá o movimento.

Com isto, uma força de maior magnitude aplicada a um ponto próximo ao centro articular pode produzir momento similar a uma força menos intensa, porém aplicada a um ponto mais distante do fulcro do movimento. Esta situação pode ser exemplificada pela presença de duas crianças com pesos diferentes em uma gangorra. Se as crianças forem colocadas de forma eqüidistante do centro da gangorra, a criança mais leve será elevada, pois a força do peso é maior no lado oposto. Porém é possível atingir um ponto de equilíbrio, deslocando a criança mais pesada para mais próximo do fulcro de movimento, enquanto a criança mais leve é direcionada mais para a extremidade.

Quando o momento gera movimento da articulação com características de aceleração, existe a produção de potência e geração de energia. Por outro lado, se a característica do movimento é de desaceleração, ocorre absorção de energia e a potência é negativa. Para que ocorra geração de potência é fundamental que exista um momento acompanhado de movimento articular, pois:

$$P \text{ (potência)} = \text{momento} \times \text{aceleração angular}$$

Caso não exista movimento na articulação, a velocidade angular é nula, o que torna inexistente a geração de potência, independentemente da magnitude do momento presente. O mesmo vale para situações em que o ponto de aplicação da força é extremamente próximo do centro articular, fato este que torna a magnitude do momento muito diminuta e sem a capacidade de gerar movimento.

O ciclo de marcha é dividido nas fases de apoio e balanço. A fase de apoio é caracterizada pelo contato do membro inferior ao solo e corresponde, na deambulação normal, a cerca de 60% do ciclo. Dentro da fase de apoio existem períodos de apoio simples (contato de apenas um membro ao solo) e duplo apoio (contato de ambos os membros ao solo). Os períodos de duplo apoio ocorrem nos 10% iniciais e finais da fase de apoio, enquanto nos 40% centrais o apoio é simples. Na fase de balanço não existe contato do membro com o solo e, como já dito, ela corresponde a cerca de 40% do ciclo de marcha. Quanto mais instável e lenta for a deambulação, maior será a fase de apoio e menor será a fase de balanço. O inverso também é verdadeiro, ou seja, conforme aumentamos a velocidade, ocorre aumento da fase de balanço. Na PC, com freqüência observamos pacientes que apresentam aumento da fase de apoio, com predomínio dos períodos em apoio duplo, em virtude da instabilidade gerada por alterações do equilíbrio de origem central e deformidades nos membros inferiores.

Contato inicial: O ciclo de marcha tem início com o toque do calcâneo ao solo na marcha normal, com o objetivo de proporcionar o primeiro mecanismo de rolamento e a recepção adequada de carga. O peso do corpo que estava todo no membro contralateral começa a ser transferido para o membro que inicia o ciclo. Para que este evento ocorra de maneira adequada é necessário que ao final da fase de balanço o joelho tenha extensão completa e que o músculo tibial anterior mantenha o tornozelo em posição neutra (90 graus) mediante uma contração concêntrica. O quadríceps está ativado (contração concêntrica) neste momento para manter a estabilidade do joelho em extensão, enquanto o quadril, que começa o ciclo de marcha em flexão de 30 a 35 graus, necessita da estabilização dos extensores desta articulação, pois a força de reação ao solo passa anteriormente ao centro articular e gera momento externo flexor. Com isto, torna-se necessária a contração concêntrica dos extensores de quadril (momento interno extensor) para estabilização articular e evitar o colapso em flexão.

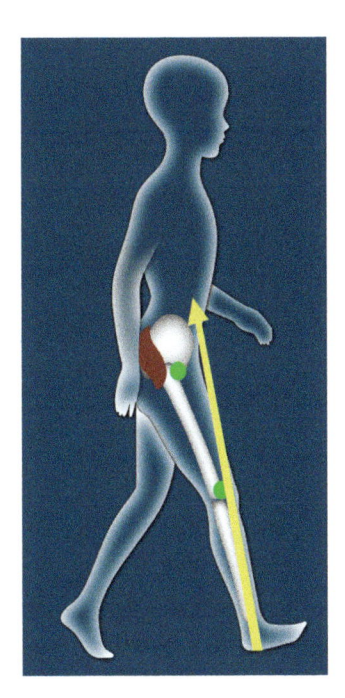

Fig. 21.2 ▶ Contato inicial. Note a força de reação ao solo em amarelo, que passa anteriormente ao centro articular do quadril e requisita a ativação muscular concêntrica dos extensores desta articulação para estabilização articular.
Fonte: Figura cedida pelo Dr. John Robert Davids (Shriners Hospital for Children, Greenville, EUA).

Resposta à carga: Neste evento ocorrem duas importantes ações com o objetivo de amortecer o impacto e receber de maneira adequada a força peso, que será transferida para o membro na fase de apoio. O primeiro mecanismo de rolamento dos tornozelos é uma destas ações. O ciclo de marcha inicia-se com o toque do calcâneo ao solo e o tornozelo permanece em posição neutra (cerca de 90 graus) neste momento. Assim, a força de reação ao solo fica localizada posteriormente ao centro articular do tornozelo e gera um momento externo flexor plantar, o qual irá favorecer o movimento de flexão plantar para que o pé seja acomodado ao solo. Esta ação é modulada pela contração excêntrica do músculo tibial anterior e na cinética é observado momento interno dorsiflexor durante o primeiro mecanismo de rolamento dos tornozelos.

A segunda importante ação na resposta à carga é a primeira onda de flexão dos joelhos, um dos determinantes da marcha normal. Após atingir o apoio plantígrado, por meio do primeiro rolamento dos tornozelos, a força de reação ao solo é deslocada posteriormente com relação ao centro articular dos joelhos e produz momento externo flexor. Com isto, o joelho inicia uma flexão, que será con-

trolada por uma contração excêntrica do quadríceps (momento interno extensor) com o intuito de evitar que a mesma seja excessiva e ultrapasse 20 graus. Uma vez controlada a primeira onda de flexão dos joelhos na resposta à carga, o quadríceps passa a realizar uma contração concêntrica e inicia, assim, a extensão desta articulação na fase de apoio.

Ainda na resposta à carga, a força de reação ao solo permanece anterior ao centro articular dos quadris e gera momento externo flexor. Os extensores primários (glúteo máximo) e secundários (isquiotibiais) dos quadris (momento interno) realizam neste evento uma contração concêntrica e dão início à extensão desta articulação. Deste modo, é produzida uma aceleração do membro e, por este motivo, os extensores de quadril são considerados um dos importantes propulsores da marcha normal, juntamente com o tríceps sural (gastrocnêmio) e flexores de quadril.

Médio apoio: O médio apoio é um período de apoio simples e a estabilidade do membro é fundamental. Uma das principais tarefas deste evento é promover o avanço do corpo sobre o pé estacioná-

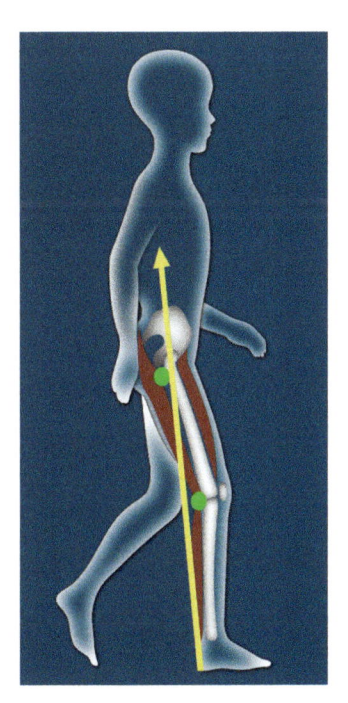

Fig. 21.3 ▶ Resposta à carga: O primeiro mecanismo de rolamento dos tornozelos acomoda a planta dos pés ao solo. A força de reação ao solo (em amarelo) passa posteriormente ao joelho e anteriormente ao quadril, e configura o momento externo. Para estabilização articular e início da progressão do corpo são produzidos momentos internos extensores do joelho (quadríceps) e do quadril (glúteo máximo e isquiotibiais), destacados em vermelho na ilustração.
Fonte: Figura cedida pelo Dr. John Robert Davids (Shriners Hospital for Children, Greenville, EUA).

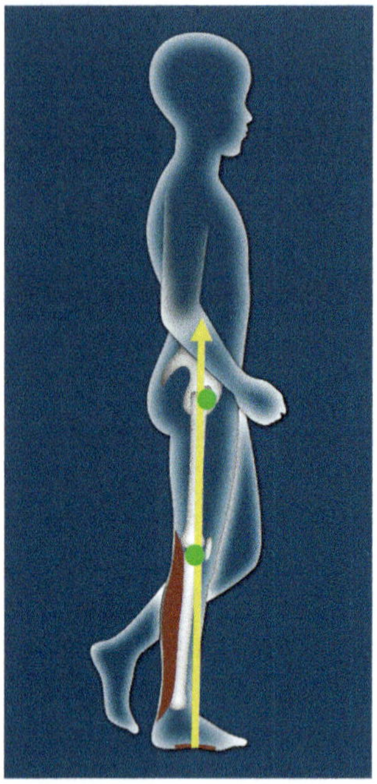

Fig. 21.4 ▶ Médio apoio: Com o adequado controle da dorsiflexão do tornozelo na fase de apoio pelo músculo solear (segundo rolamento), a força de reação ao solo (em amarelo) é deslocada anteriormente ao centro articular do joelho e torna o mecanismo de estabilização articular passivo, ou seja, sem a necessidade de ação do quadríceps.
Fonte: Figura cedida pelo Dr. John Robert Davids (Shriners Hospital for Children, Greenville, EUA).

rio ao solo. No final da resposta à carga a força de reação ao solo desloca-se anteriormente ao tornozelo e passa a gerar um momento externo dorsiflexor. Com isto, a dorsiflexão do tornozelo é facilitada e aumenta de maneira progressiva durante o médio apoio. No entanto, é necessária uma modulação realizada pelo músculo solear (momento interno flexor plantar), por meio de uma contração excêntrica, para que a dorsiflexão do tornozelo não seja excessiva e não cause deformidade no calcâneo. Este aumento progressivo da dorsiflexão do tornozelo na fase de apoio, modulado pela ação excêntrica do músculo solear, é chamado de segundo mecanismo de rolamento.

O aumento progressivo e modulado da dorsiflexão do tornozelo, em conjunto com o impulso gerado pela contração concêntrica dos extensores de quadril e joelhos, é o fator que irá deslocar a força de reação ao solo anteriormente ao centro articular do joelho, o que provoca um momento externo extensor. Com isto, a extensão do joelho, a partir do médio apoio, é realizada de maneira passiva e sem necessidade de ação do quadríceps. Para que não ocorra o *recurvatum*, é necessária a estabilização articular pelas estruturas posteriores do joelho (mo-

mento interno flexor), como os músculos isquiotibiais, a cápsula articular e os ligamentos.

No apoio simples ocorre elevação da pelve e adução do quadril (inferior a 10 graus) no plano coronal. Neste momento a força de reação ao solo passa medialmente ao centro articular do quadril (momento externo adutor), o que torna necessária a ação dos abdutores (momento interno) para manutenção da estabilidade do segmento e evitar a queda excessiva da hemipelve contralateral.

Apoio terminal: O apoio terminal, assim como o médio apoio, é caracterizado pelo contato de apenas um membro ao solo. É neste evento em que ocorre a extensão máxima dos joelhos (0 a 5 graus de flexão) e dos quadris (por volta de 10 graus de extensão), por intermédio dos mecanismos que tiveram início no médio apoio e que foram descritos no item anterior. Neste ponto, vale a pena mencionar que a estabilização articular dos quadris passa ser realizada pelas estruturas capsuloligamentares anteriores (momento interno flexor) após cerca de 40% do ciclo de marcha, quando a força de reação ao solo é deslocada posteriormente ao centro des-

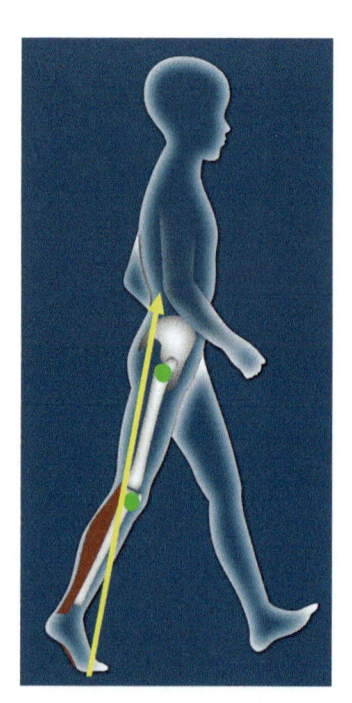

Fig. 21.5 ▶ Apoio terminal: A força de reação ao solo (em amarelo) passa posteriormente ao quadril e gera momento externo extensor, o que favorece a extensão desta articulação. A estabilização articular é dada pelas estruturas capsulares e ligamentares anteriores (momento interno flexor). O músculo solear (em vermelho) atinge seu ponto máximo de alongamento e controla a dorsiflexão do tornozelo mediante uma contração excêntrica.
Fonte: Figura cedida pelo Dr. John Robert Davids (Shriners Hospital for Children, Greenville, EUA).

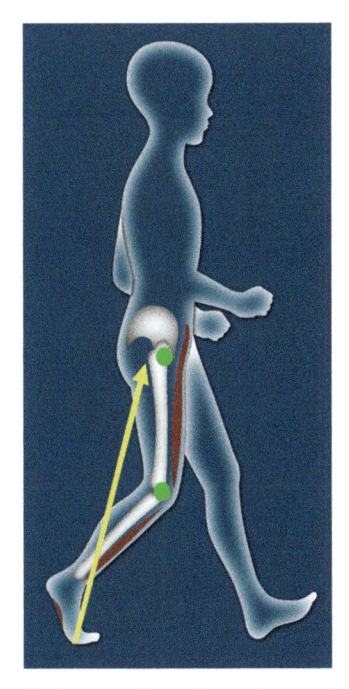

Fig. 21.6 ▸ Pré-balanço: A força de reação ao solo (em amarelo) é deslocada posteriormente ao centro articular do joelho em virtude da contração concêntrica do gastrocnêmio e conseqüente flexão plantar. Este fato, em conjunto com a flexão dos quadris, gerada pela contração concêntrica dos flexores desta articulação, promove o início da flexão do joelho.
Fonte: Figura cedida pelo Dr. John Robert Davids (Shriners Hospital for Children, Greenville, EUA).

ta articulação e gera um momento externo extensor. Também é no apoio terminal que o tornozelo atinge seu pico de dorsiflexão (cerca de 10 graus) e a força de reação ao solo continua anterior a esta articulação, com a produção do momento externo dorsiflexor. O segundo mecanismo de rolamento do tornozelo termina nesta subfase e o músculo solear mantém sua contração excêntrica (momento interno flexor plantar) com o objetivo de evitar aumento da dorsiflexão no apoio terminal.

Pré-balanço: O pré-balanço é caracterizado pelo duplo apoio, já que o membro inferior contralateral realiza o contato inicial em resposta à carga no mesmo momento. É um evento caracterizado pela produção de potência e propulsão gerada ao nível do quadril e tornozelo. Neste último, ocorre o terceiro mecanismo de rolamento, quando, por meio de uma contração concêntrica do músculo gastrocnêmio, o tornozelo realiza flexão plantar com desprendimento do calcâneo do solo e produção de energia propulsora. Assim, a força de reação ao solo é deslocada posteriormente ao centro articular do joelho e gera momento externo flexor. Este fato, em conjunto com a contração concêntrica que também

ocorre nos flexores de quadril, promove o início da segunda onda de flexão do joelho, que atingirá cerca de 40 graus ao final da fase de apoio. O músculo gastrocnêmio é considerado o mais importante propulsor da marcha normal, seguido pelos flexores e extensores de quadril.

Balanço inicial: No balanço inicial, a principal tarefa a ser realizada é a adequada liberação do pé, sem a necessidade de utilização de mecanismos compensatórios. Esta subfase é caracterizada pela aceleração e, nela, está presente a flexão máxima dos joelhos na marcha normal (60 graus). Este evento tem início com o desprendimento do pé ao final da fase de apoio e perdura até o joelho atingir seu pico de flexão, momento este também definido pela passagem do membro em balanço pelo contralateral, que está no médio apoio. Como mencionado no item anterior, a flexão dos joelhos na fase de balanço é proporcionada pela contração concêntrica dos músculos gastrocnêmios e flexores de quadril no pré-balanço, sendo necessário que a porção distal do reto anterior da coxa trabalhe de maneira excêntrica para modelar, e não limitar, esta tarefa. Outro músculo primordial para a adequada libera-

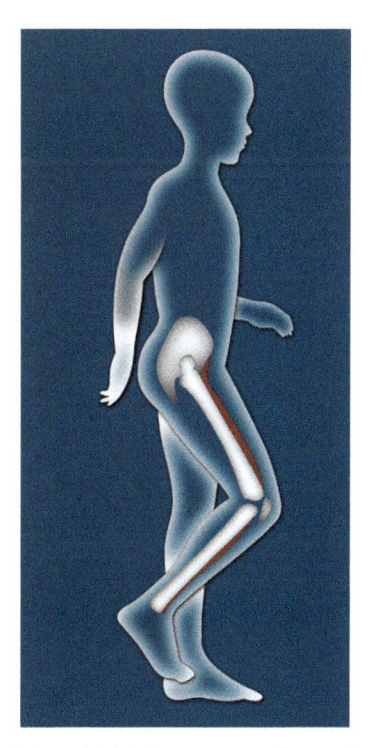

Fig. 21.7 ▸ Balanço inicial: Note em vermelho o músculo reto anterior da coxa. A porção proximal desta estrutura realiza contração concêntrica e auxilia na flexão do quadril, enquanto a porção distal tem contração excêntrica e modula a flexão do joelho.
Fonte: Figura cedida pelo Dr. John Robert Davids (Shriners Hospital for Children, Greenville, EUA).

ção dos pés para a fase de balanço é o tibial anterior. A partir do instante em que o pé desprende-se do solo e inicia a fase de balanço, o músculo gastrocnêmio cessa sua ação e o tibial anterior sofre contração concêntrica com o objetivo de promover dorsiflexão dos tornozelos, facilitando assim a transição de fases. Em virtude da ausência de contato com chão, a força de reação ao solo não está presente na fase de balanço. No plano coronal, nota-se abaixamento da pelve e abdução do quadril no balanço inicial, com o objetivo de facilitar a liberação do membro.

Balanço médio: O balanço médio começa logo após os joelhos atingirem a flexão máxima e tem como característica principal o início da extensão deles para preparação do contato inicial. Os quadris atingem flexão máxima no balanço médio (flexão de cerca de 35 graus) e o segmento perna trabalha como um pêndulo nesta subfase por meio da inércia. O balanço médio termina quando a perna atinge uma posição vertical com relação ao solo e, neste evento, o tornozelo atinge a posição neutra (90 graus), em virtude da manutenção da contração concêntrica do músculo tibial anterior.

Balanço terminal: A principal função neste evento é a preparação do membro que está em balanço para receber carga no contato inicial. A ex-

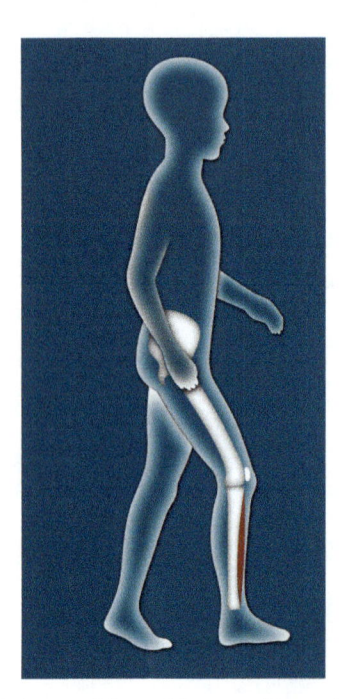

Fig. 21.8 ▶ Balanço médio: A tíbia na posição vertical marca o final do balanço médio. Note em vermelho o músculo tibial anterior, que tem contração concêntrica e mantém o tornozelo em 90 graus.
Fonte: Figura cedida pelo Dr. John Robert Davids (Shriners Hospital for Children, Greenville, EUA).

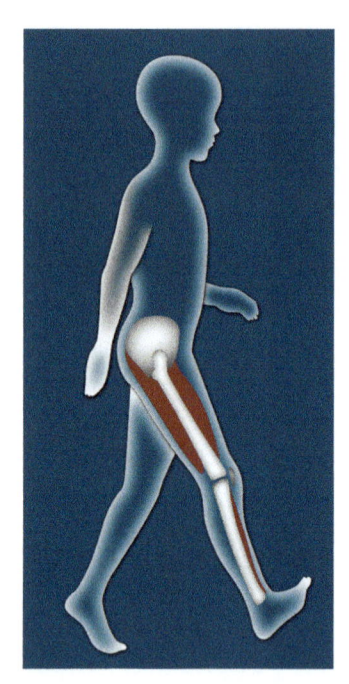

Fig. 21.9 ▶ Balanço terminal: O membro é preparado para o contato inicial ao final da fase de balanço. O tornozelo é mantido a 90 graus pela ação concêntrica do músculo tibial anterior. O quadríceps auxilia, de forma concêntrica, na extensão do joelho no final da fase de balanço e o quadril é estabilizado pela contração concêntrica do glúteo máximo e isquiotibiais.
Fonte: Figura cedida pelo Dr. John Robert Davids (Shriners Hospital for Children, Greenville, EUA).

tensão dos joelhos, que teve início no balanço médio, continua no balanço terminal e é controlada por intermédio de uma contração excêntrica dos isquiotibiais. A divisão entre balanço médio e terminal é dada a partir do ponto em que a perna atinge a posição vertical. O músculo tibial anterior também se mantém contraído concentricamente para que o tornozelo permaneça a 90 graus e o contato inicial possa ser realizado com o retropé. Os quadris, que atingiram sua flexão máxima no balanço médio (35 graus), permanecem fletidos e são estabilizados pelos extensores desta articulação em preparação para o contato inicial. O quadríceps também trabalha de maneira concêntrica no final da fase de balanço para que o ciclo de marcha possa ser iniciado com os joelhos estáveis e em extensão, e que nesta posição os isquiotibiais possam atuar como extensores de quadril.

▶ LABORATÓRIO DE MARCHA

A marcha humana pode ser mais bem compreendida e melhor documentada por meio do exame instrumentado em laboratório de análise de movimento que se utilize de um sistema óptico eletrônico em que marcadores reflexivos colocados em pontos estratégicos dos membros inferiores sejam captados por câmeras de infravermelho, com tais imagens sendo enviadas depois para um computador central que armazene os dados. A colocação dos marcadores segue protocolos definidos internacionalmente e tem sempre como referência proeminências ósseas e acidentes anatômicos de membros inferiores.

Uma vez capturadas as imagens da trajetória dos marcadores dentro do espaço do laboratório, estas informações são processadas pelo programa do sistema, que, mediante um modelo matemático, determina os segmentos corporais e quantifica as relações de deslocamentos angulares e lineares entre eles.

Para tanto, o programa considera que os membros inferiores são compostos por segmentos, modelados como corpos rígidos, e que possuem articulações esféricas. Ele assume ainda que as rotações relativas de um segmento em relação ao outro ocorre ao redor de um ponto fixo, com velocidade angular igual a zero, sendo ele considerado o centro articular.

O cálculo dos centros articulares e dos segmentos é realizado com base em modelos biomecânicos altamente complexos, formulados a partir de estudos em modelos anatômicos normais, que utilizam como elementos básicos alguns dados antropométricos do próprio paciente analisado.

Uma vez definidos os centros articulares e os segmentos corporais, o programa é capaz de fornecer dados espaço-temporais (velocidade, cadência e comprimento de passo), da posição relativa e orientação dos segmentos corporais dentro de um espaço tridimensional (cinemática), gráficos dos momentos e potências articulares (cinética), e também das atividades elétricas dos músculos estudados durante a marcha (eletromiografia).

Protocolo do exame

Inicialmente é feita uma breve entrevista com o paciente e/ou seu acompanhante, em que são solicitadas informações sobre a história da doença, intervenções pregressas (cirurgias, bloqueios químicos periféricos, terapias), uso de medicamentos e queixas específicas sobre a marcha. São primordiais o histórico e a determinação do diagnóstico do paciente para que se compreenda a história natural da

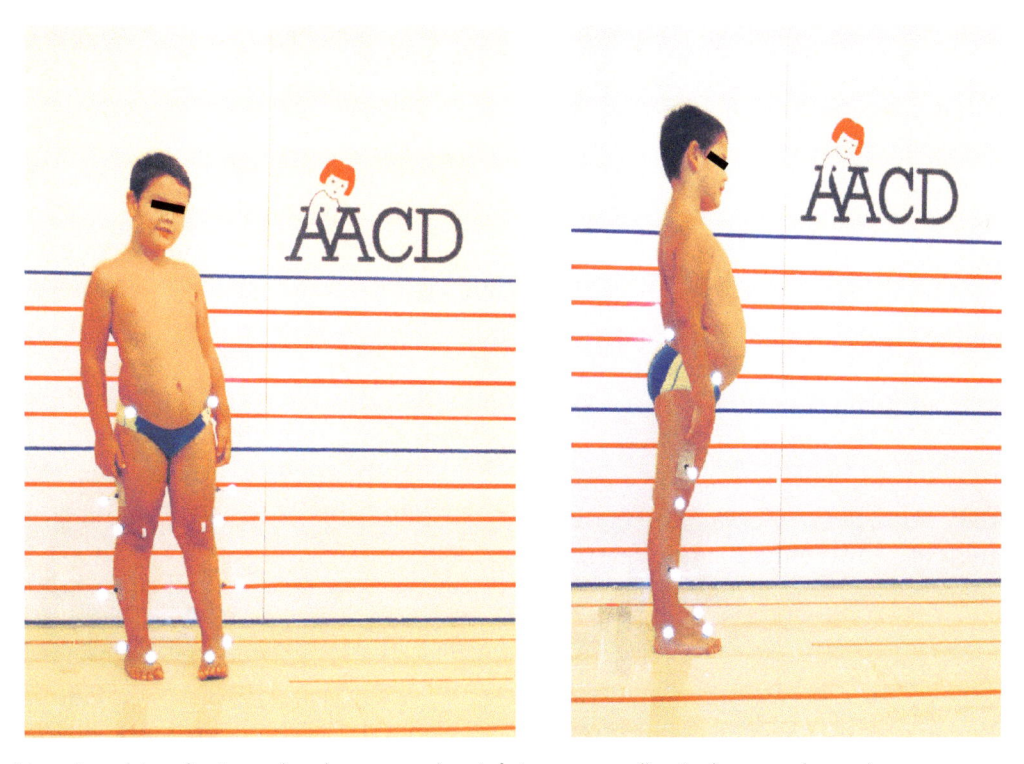

Fig. 21.10 ▶ Marcadores fotorreflectivos colocados nos membros inferiores para realização do exame de marcha.
Fonte: Laboratório de Marcha da AACD/SP.

doença e se faça correto direcionamento do exame e sugestão de condutas.

A seguir, ocorre o exame físico, no qual são realizadas provas de função e força muscular dos principais grupamentos dos membros inferiores, além da goniometria destes segmentos, em que poderão ser identificadas contraturas e deformidades. Além destes, são realizados testes ortopédicos e neurológicos específicos para avaliação da espasticidade (quando presente), controle seletivo e movimentação involuntária.

Faz-se necessária a mensuração de peso, altura, comprimento dos membros inferiores, distância entre as espinhas ilíacas ântero-superiores e diâmetro dos tornozelos e joelhos, para que o sistema de processamento possa calcular os centros articulares e formar os segmentos dos membros inferiores e pelve.

Após o exame físico é realizada a filmagem da marcha do paciente, simultaneamente nos planos sagital e coronal. Em seguida são coletados dados da cinemática, cinética e eletromiografia de superfície.

Para a captura dos dados do exame de marcha são colocados no paciente 15 marcadores passivos, para a construção dos segmentos pelve, coxas, pernas e pés. O posicionamento destes é dado pelo modelo Helen Rays[7] e segue o seguinte padrão:

- Sobre as espinhas ilíacas ântero-superiores direita e esquerda e entre as duas espinhas ilíacas póstero-superiores.
- Nas faces laterais das coxas e pernas.
- Nas faces laterais dos joelhos, para que seja construído um eixo de flexão e extensão.
- Nos maléolos laterais.
- Na cabeça do segundo metatarso direito e esquerdo.
- Na face posterior dos calcâneos.

A colocação dos marcadores é função do profissional responsável pela coleta do exame, e o correto posicionamento destes é primordial para a determinação e cálculo dos centros articulares pelo sistema.

Análise do vídeo

A análise do vídeo consiste em observar a marcha do indivíduo sem auxílio do sistema tridimensional. Sua qualidade e precisão estão sujeitas à experiência do examinador e ao evento analisado. A mobilidade dos membros inferiores na marcha engloba várias articulações simultaneamente e os olhos podem apreciar apenas um evento por vez, o que pode ocasionar falhas na compreensão de possíveis anormalidades e compensações.

Alguns sistemas de análise tridimensional (3D) têm custo elevado e não são acessíveis à prática clínica. Assim, a análise observacional em vídeo pode ser utilizada como ferramenta auxiliar devido a seu baixo custo e tempo necessário para sua realização; no entanto, as limitações da mesma devem ser bem compreendidas.

A análise observacional em vídeo apresenta maior consistência com um único observador comparativamente a múltiplos examinadores. A consistência da análise aumenta quando é realizada por meio de um vídeo quadro a quadro.[8]

Para a descrição do padrão de marcha do indivíduo, vários protocolos são descritos na literatura científica, porém três etapas são primordiais para um padrão de procedimentos:

- Identificação e classificação dos eventos da marcha – organização das informações.
- Estabelecimento da ordem de observação – determinar a seqüência de segmentos anatômicos para a descrição do padrão de marcha.
- Formatar os dados e as informações obtidas para a total função dos membros.

A análise é iniciada pelo pé e ascende englobando as demais articulações.

No contato inicial se observa como o pé entra em contato com o solo e como ocorre a resposta à carga, bem como a posição dos antepés e retropés. Durante a fase de apoio simples é importante verificar a funcionalidade dos três mecanismos de rolamento dos tornozelos. O ângulo de progressão relativo às rotações dos pés deve ser observado tanto no apoio como no balanço. A liberação dos pés no balanço e seu posicionamento para o início do novo ciclo também são de grande importância.

Em relação aos joelhos, deve-se observar sua postura no contato inicial e durante o apoio. No pré-balanço deve ocorrer o aumento da flexão dos joelhos, e durante o balanço se analisa a amplitude deste movimento, bem como o posicionamento do joelho no balanço terminal.

No quadril deve-se analisar a postura adotada no contato inicial, em flexão ou extensão, assim como no apoio terminal e balanço. No plano coronal se observa a adução e abdução dos quadris, tanto no apoio como no balanço. É possível presumir a progressão das coxas no plano transverso (posição neutra, rotação interna ou externa) em relação ao eixo de progressão da marcha, quando visualizados os joelhos.

Deve-se ainda observar o posicionamento do tronco no plano sagital e a ocorrência de inclinações laterais, bem como a presença ou ausência da reciprocação dos membros superiores e a postura da cabeça.

A análise instrumentada é complementar ao vídeo e está sempre indicada para uma melhor avaliação do padrão funcional da marcha, pois a concordância entre estes métodos tem sido descrita como baixa na literatura especializada.[9]

Cinemática

A cinemática estuda e descreve o movimento, sem se preocupar com as causas do mesmo. A análise cinemática é o estudo do movimento relativo entre os segmentos corporais, que, como já citado anteriormente, são modelados como corpos rígidos e de articulações esféricas. Os marcadores colados sobre as referências anatômicas dos membros inferiores definem o sistema de coordenadas referenciais de cada segmento corporal. Os eixos destas coordenadas é que indicam a posição exata dos segmentos dentro do espaço físico do laboratório, e a relação de deslocamento angular e linear entre eles.

A pista de exame para a coleta dos dados de cinemática, cinética e eletromiografia dinâmica tem cerca de 7 a 10 metros de comprimento, com uma área útil, onde estão instaladas as placas de força, de cerca de 2,5 metros. É solicitado ao paciente que durante o exame ande de maneira habitual e com a velocidade que lhe é característica no cotidiano.

Durante a captura das tomadas deve-se dar especial atenção aos detalhes que possam alterar o padrão de marcha. A presença de estímulos externos que desviem a atenção do paciente, ou o cansaço físico que altere a velocidade da marcha e conseqüentemente os movimentos articulares, devem ser evitados.

É necessária a análise da consistência do padrão de movimento durante vários ciclos, e também para certificação de que o grau de variabilidade entre os mesmos é mínimo. De maneira geral, são coletados de 6 a 12 ciclos de marcha para análise da consistência – número este que pode variar de acordo com o nível funcional e conseqüente cansaço do paciente. Se os dados são consistentes, é selecionado um ciclo para a análise, que corresponde à média de todos os casos coletados. Nos casos inconsistentes, em que a variabilidade entre os diversos ciclos de marcha coletados foi acentuada, a média não corresponde a um padrão freqüente de deambulação. Assim, a mesma não deve ser utilizada. O mais correto é descrever a presença da inconsistência, mesmo que o resultado do exame não forneça informações objetivas para auxílio na tomada de condutas. Imaturidade no padrão de marcha, presença de movimentação involuntária e ataxia são possíveis causas de inconsistência.

CINEMÁTICA DO TORNOZELO

A cinemática dos tornozelos no plano sagital é baseada nos três mecanismos de rolamento. O primeiro mecanismo de rolamento tem o seu fulcro no calcâneo. No contato inicial, com o toque do calcanhar, o tornozelo está em posição neutra. Durante a resposta à carga, ocorre um movimento de flexão plantar do tornozelo até cerca de −7°. O segundo mecanismo de rolamento tem o fulcro na articulação do tornozelo. A partir do momento em que o pé encontra-se totalmente apoiado no solo, a tíbia passa a ser o segmento que avança sobre este pé e garante a continuidade da progressão anterior. Durante todo o médio apoio e a primeira metade do apoio terminal ocorre um movimento de dorsiflexão contínua e gradativa até um pico de cerca de 10° em aproximadamente 40% do ciclo de marcha. O terceiro mecanismo de rolamento tem seu fulcro na cabeça dos metatarsos, com a elevação do calcanhar do solo na segunda metade do apoio terminal. Ocorre uma flexão plantar do tornozelo, que atinge cerca de −15° no desprendimento do pé na transição entre as fases de apoio e balanço. No balanço inicial o tornozelo apresenta o pico de flexão plantar de cerca de −20°. Somente a partir da segunda metade do balanço inicial é que ocorre a dorsiflexão, que irá posicionar o tornozelo em posição neutra (0 a 5° de dorsiflexão) para o contato inicial.

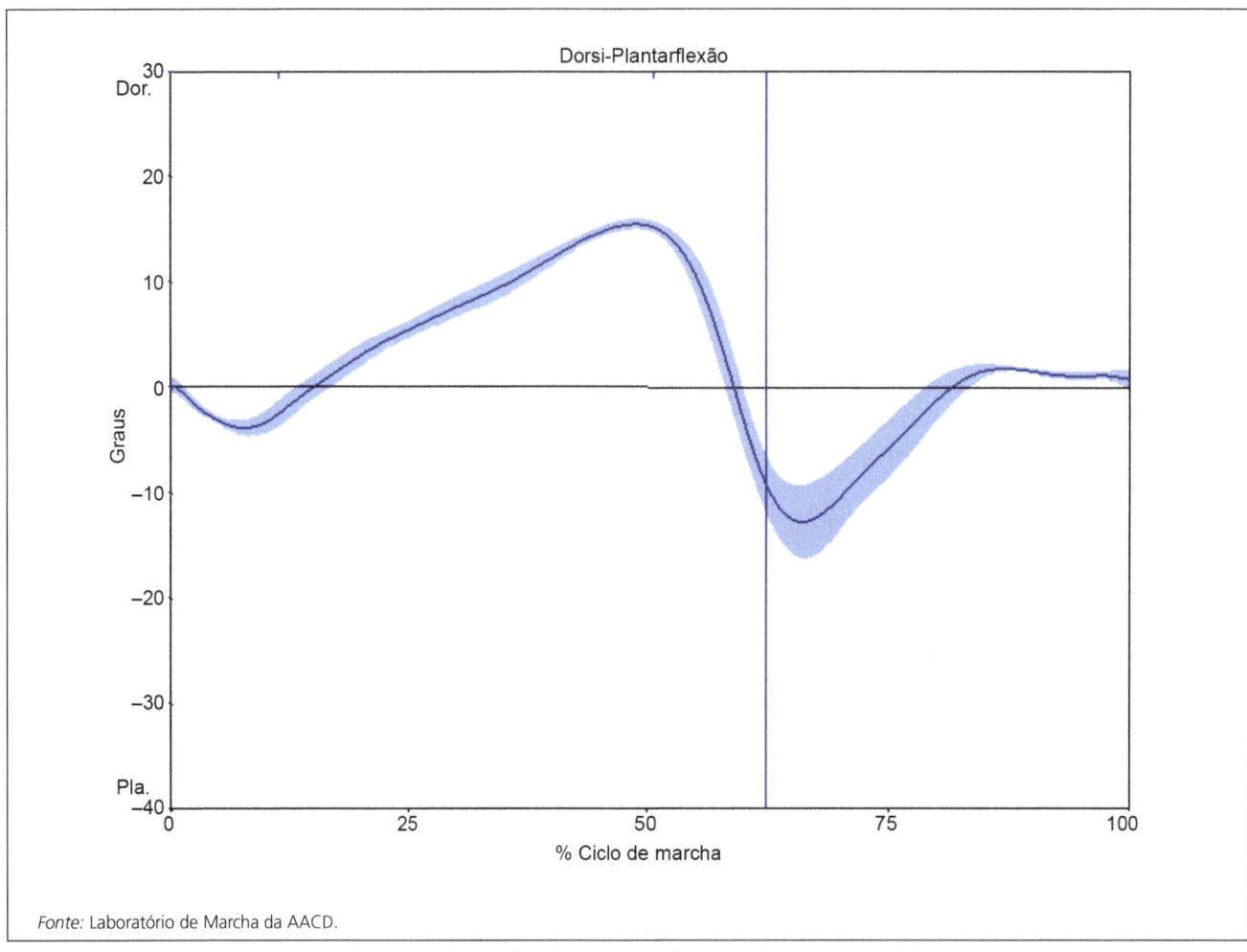

Fonte: Laboratório de Marcha da AACD.

Fig. 21.11 ▶ Gráfico de cinemática do tornozelo no plano sagital.

CINEMÁTICA DO JOELHO

A cinemática do joelho na marcha normal apresenta um padrão de dupla onda de flexão no plano sagital. A primeira onda de flexão, que ocorre na resposta à carga, tem início a partir de uma posição em extensão neutra de cerca de –2° a 5° no contato inicial, seguido de uma flexão de até 15 a 20°, com o objetivo de absorção do choque e limitação da excursão vertical do centro de massa. A partir desta flexão ocorre uma extensão gradual do joelho até mais ou menos 3° de flexão, atingidos em 40% do ciclo ou na primeira metade do apoio terminal. A segunda onda de flexão do joelho tem início no final do apoio terminal e, ao final do pré-balanço, o joelho já atinge cerca de 40° de flexão. O pico máximo de flexão do joelho, de cerca de 60°, ocorre no balanço inicial, e tem como objetivo principal promover a passagem do pé. A extensão do joelho inicia-se novamente a partir do médio balanço e atinge uma extensão completa de cerca de –3° a 5° no balanço terminal.

CINEMÁTICA DO QUADRIL

O gráfico do quadril no plano sagital apresenta uma curva sinusóide simples, com extensão durante o apoio e flexão no balanço. O quadril apresenta flexão de 35° no contato inicial e, durante a resposta à carga, a posição do quadril permanece relativamente estável. A partir do apoio simples ocorre uma extensão contínua do quadril até um máximo de 10° a 20° de extensão, atingidos no final do apoio terminal. No pré-balanço o quadril inicia a flexão até atingir um pico de 25° no médio balanço, que é mantido durante o balanço terminal até o novo contato inicial. No plano transverso os movimentos estão diretamente relacionados à ação muscular que ocorre no plano sagital. De um modo geral, o quadril apresenta posição neutra no início do ciclo,

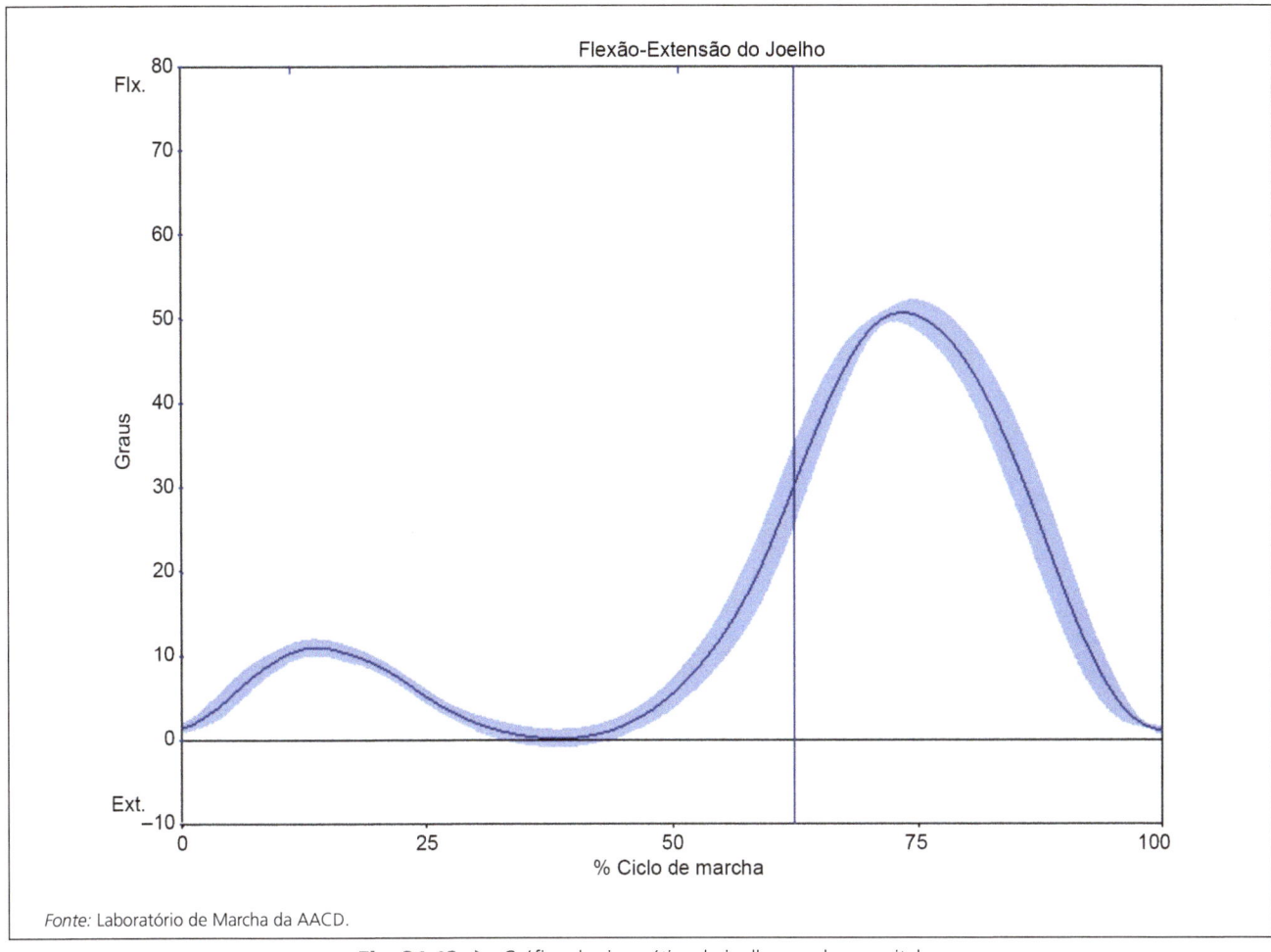

Flexão-Extensão do Joelho

Fonte: Laboratório de Marcha da AACD.

Fig. 21.12 ▶ Gráfico de cinemática do joelho no plano sagital.

rotação interna de cerca de 8° na resposta à carga e assume cerca de –7° de rotação externa no final do balanço inicial. No plano coronal o movimento do quadril é mensurado em relação à pelve. Com isto é esperado que o seu gráfico de cinemática mostre padrões de modulação similares ao gráfico da pelve. O quadril inicia o ciclo em uma posição neutra e apresenta adução de até cerca de 7° no início do apoio simples. Durante o apoio simples ocorre inversão gradual do movimento até uma nova posição neutra. No pré-balanço ocorre rapidamente abdução, que atinge cerca –7° no desprendimento do pé ao final da fase de apoio.

CINEMÁTICA DA PELVE

A amplitude de movimento da pelve no plano sagital é mínima e corresponde a cerca de 4°. A pelve apresenta uma inclinação anterior (anteversão) média de 10° e atinge um pico de 13° no apoio simples, que equivale ao balanço médio contralateral.

A anteversão pélvica mínima observada é de cerca de 8° e ocorre sempre durante os períodos de duplo apoio. No plano coronal estão presentes os movimentos de inclinação lateral da pelve. A assimetria máxima da pelve no plano coronal ocorre no início do apoio simples, quando a hemipelve do membro inferior, que se encontra no apoio, eleva-se cerca de 4°. A partir de então ocorre inversão do padrão de movimento, com queda da hemipelve até assumir uma postura simétrica no médio apoio. A pelve continua então o movimento de queda durante o apoio terminal e pré-balanço, e assume sua posição mais baixa no balanço inicial de cerca de –5°. No plano transverso, quando os membros inferiores estão diretamente em oposição um ao outro, ou seja, no médio apoio que corresponde ao médio balanço contralateral, a pelve encontra-se em posição neutra. A partir desta posição a pelve roda internamente em direção à progressão anterior durante a fase de balanço e, em contrapartida, roda externamente durante a fase de apoio contralateral. A amplitude

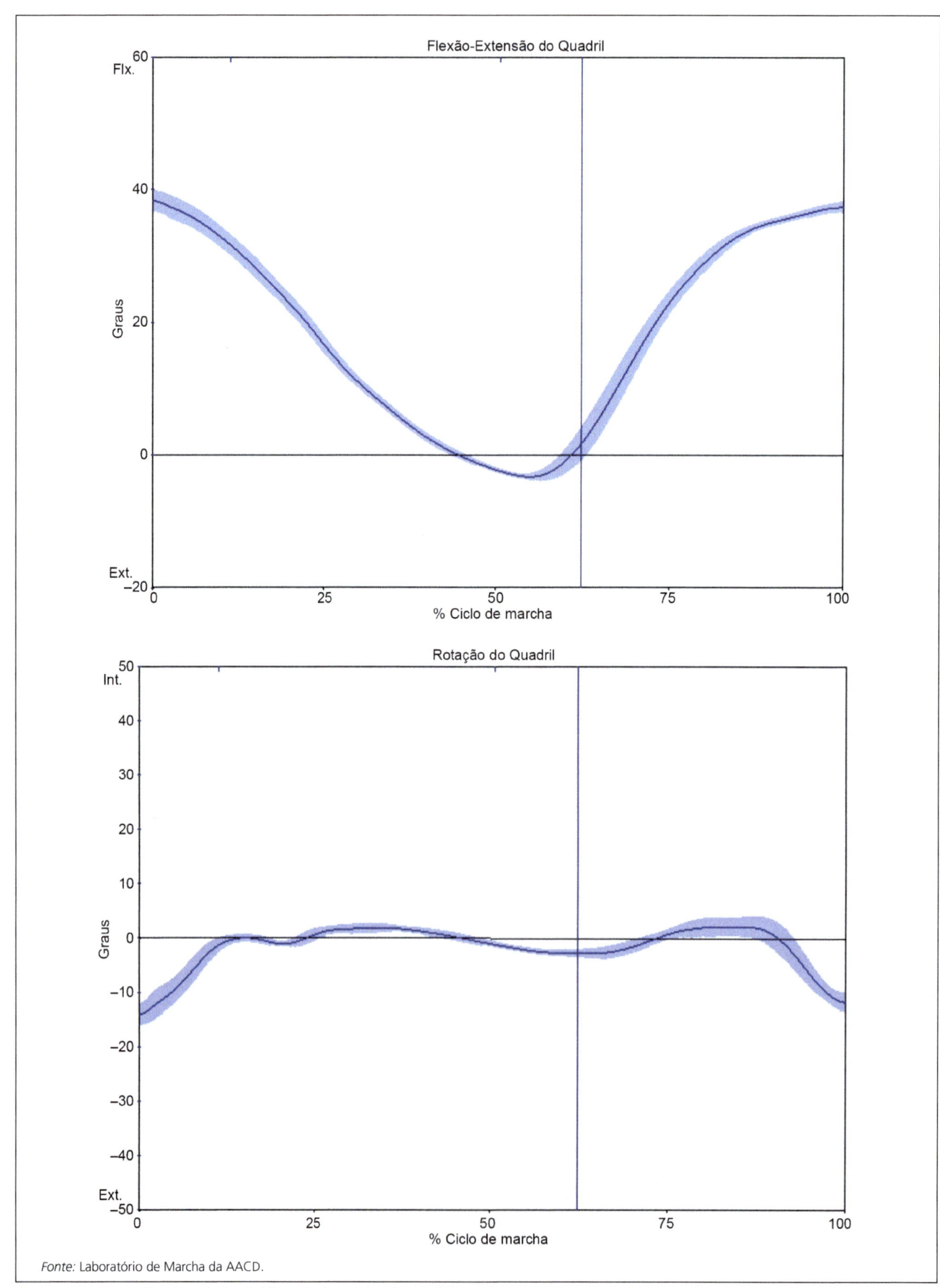

Fonte: Laboratório de Marcha da AACD.

Fig. 21.13 ▶ Gráficos de cinemática do quadril nos plano sagital, transverso e coronal, respectivamente.

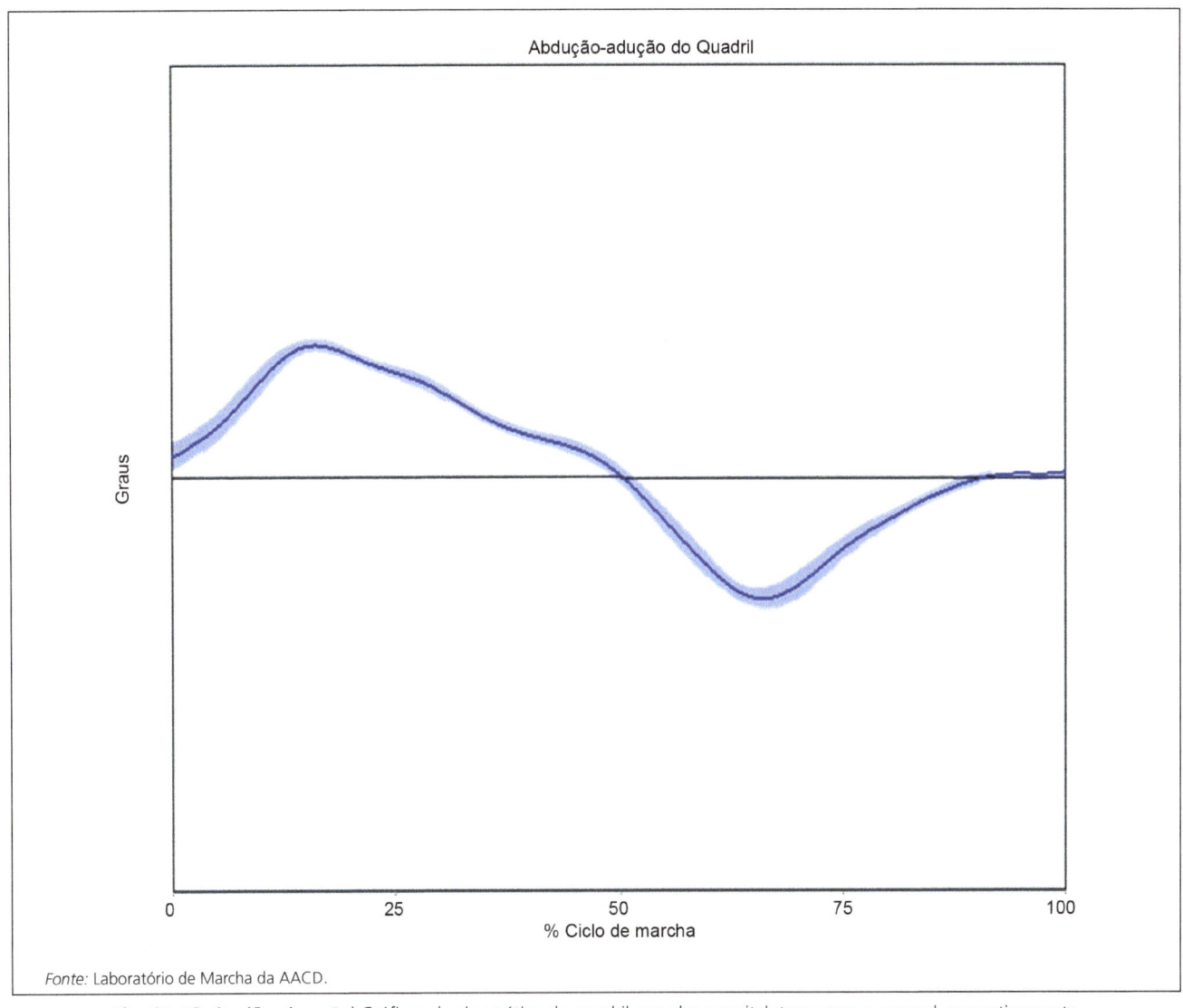

Abdução-adução do Quadril

Graus

% Ciclo de marcha

Fonte: Laboratório de Marcha da AACD.

Fig. 21.13 ▶ *(Continuação)* Gráficos de cinemática do quadril nos plano sagital, transverso e coronal, respectivamente.

total de movimento da pelve no plano transverso varia de 8° a 10°.

CINEMÁTICA DOS PÉS

O gráfico do ângulo de progressão dos pés no plano transverso está relacionado ao ângulo formado pelo eixo longo do pé e a linha de progressão anterior do laboratório. O pé mostra uma rotação externa média de cerca de 10° do contato inicial até o final do médio apoio. Com a elevação do calcanhar do solo, ou seja, com o terceiro mecanismo de rolamento, ocorre discreta inversão, e por isto uma diminuição da rotação externa até cerca de 3° no pré-balanço. Durante o balanço inicial e médio, ocorre nova rotação externa, de cerca de 15°, associada à eversão, para auxiliar na liberação do pé do solo.

Cinética

A cinética é um ramo da dinâmica que lida com as forças que produzem, detêm ou modificam o movimento dos corpos. Para que os momentos e potências sejam calculados, são necessários dados antropométricos do pacientes, em conjunto com as informações fornecidas pelas plataformas de força e pela cinemática.

No contato inicial a ação concêntrica dos músculos dorsiflexores (tibial anterior, extensor longo dos artelhos e extensor longo do hálux) mantém a dorsiflexão neutra do tornozelo. Quando o calcanhar toca o solo, a força resultante de reação ao solo passa posteriormente ao centro articular do tornozelo e cria um momento externo que tende a favorecer o movimento de flexão plantar. Na cinemática

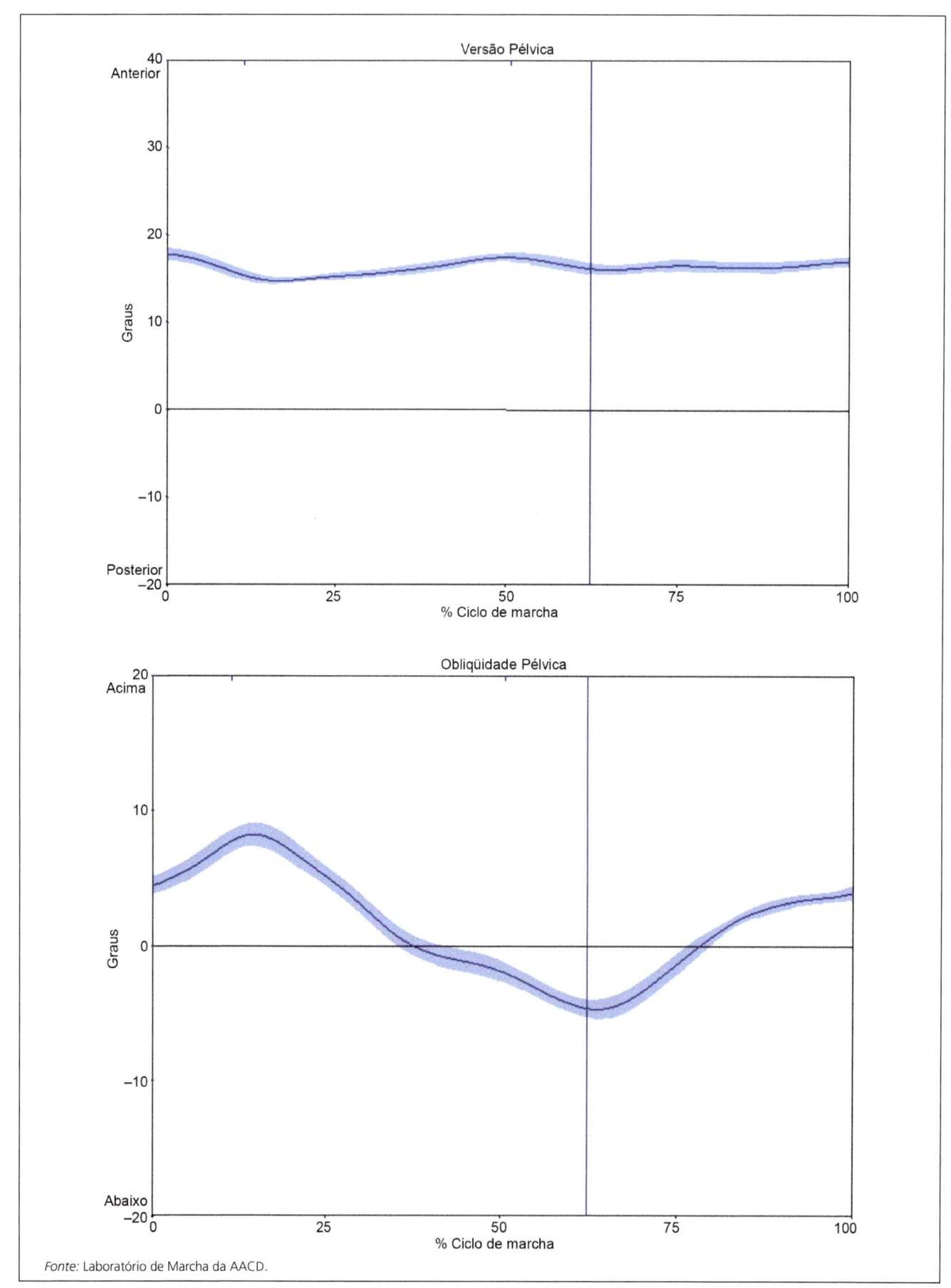

Fonte: Laboratório de Marcha da AACD.

Fig. 21.14 ▶ Gráficos de cinemática da pelve nos planos sagital, coronal e transverso, respectivamente.

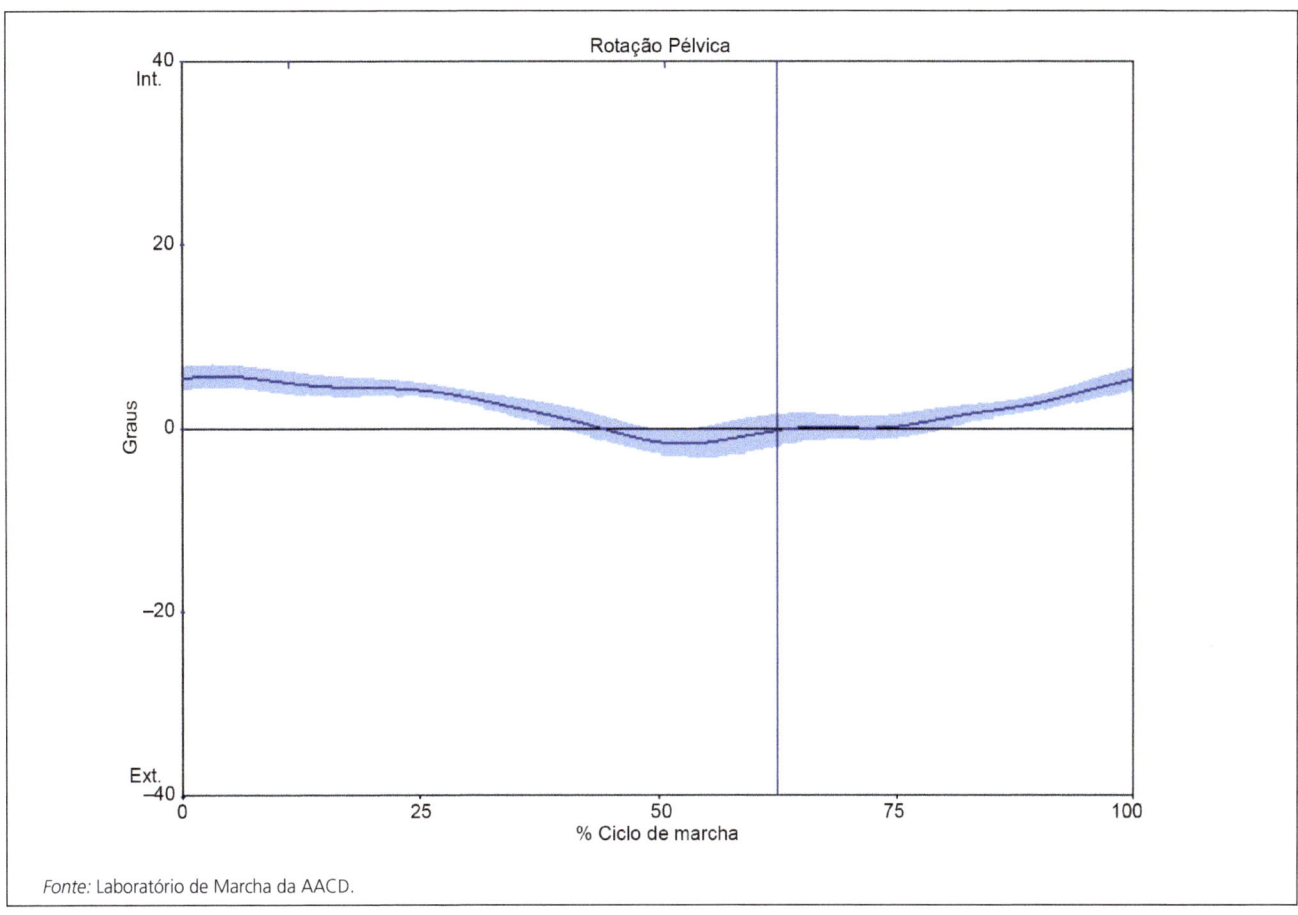

Fonte: Laboratório de Marcha da AACD.

Fig. 21.14 ▶ *(Continução)* Gráficos de cinemática da pelve nos planos sagital, coronal e transverso, respectivamente.

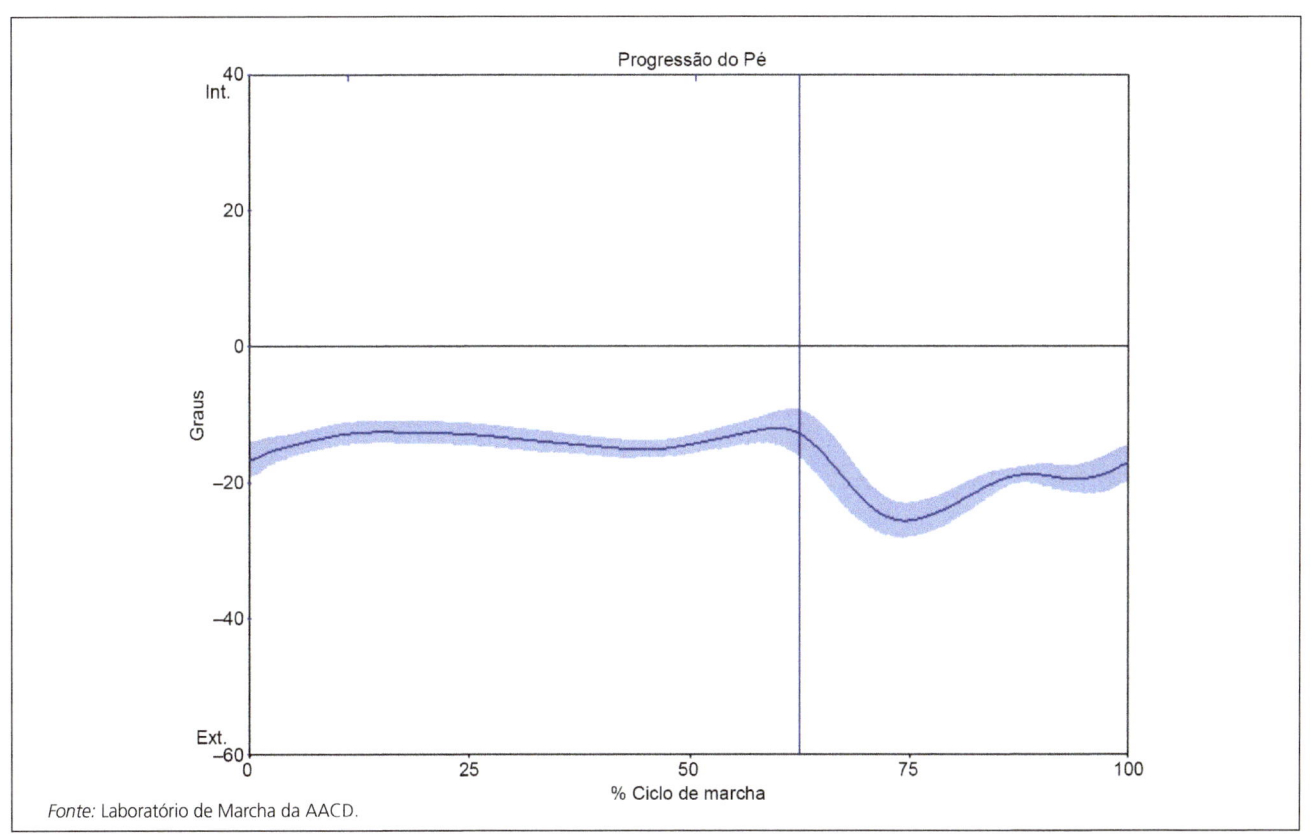

Fonte: Laboratório de Marcha da AACD.

Fig. 21.15 ▶ Gráfico de cinemática dos pés no plano transverso (ângulo de progressão dos pés).

observa-se o movimento de flexão plantar, já mencionado como o primeiro mecanismo de rolamento, que é favorecido pelo momento externo flexor plantar e controlado pela ação excêntrica de desaceleração dos músculos pré-tibiais (tibial anterior, extensor longo dos artelhos e fibulares).

No médio apoio, com o pé plantígrado no solo, ocorre um deslocamento anterior da força de reação ao solo, que passa a estar à frente do centro articular do tornozelo e, desta forma, favorece o movimento de dorsiflexão. Neste instante a progressão anterior do corpo sobre o pé estacionário no solo ocorre em virtude do segundo mecanismo de rolamento, ou seja, o avanço da perna sobre o pé e conseqüente aumento da dorsiflexão do tornozelo. Como já mencionado, o movimento de dorsiflexão no segundo rolamento é favorecido pela força de reação ao solo (momento externo) e controlado pela contração excêntrica do músculo solear.

No apoio terminal e pré-balanço, a força de reação ao solo avança sobre o antepé e articulações metatarsofalangianas respectivamente. No instante em que a força de reação ao solo se encontra no ponto mais distante do centro articular do tornozelo, isto é, no apoio terminal, há o pico de momento externo dorsiflexor. Com isto, o tríceps sural atinge o seu estiramento máximo e responde com uma contração concêntrica que eleva o calcanhar do solo. No pré-balanço a ação combinada dos flexores plantares (solear, gastrocnêmio e flexor longo dos artelhos) acelera a flexão plantar do tornozelo contra o momento externo que favorece uma dorsiflexão, o que configura o terceiro mecanismo de rolamento.

Devido à pequena massa do pé, praticamente nenhum momento ou potência pode ser observado na fase de balanço. Entretanto, a partir do balanço inicial os músculos dorsiflexores contraem de forma concêntrica, contra a ação da gravidade, no intuito de diminuir a flexão plantar do tornozelo. A dorsiflexão neutra ocorre já no médio balanço e continua até o final do ciclo pela manutenção da contração concêntrica dos dorsiflexores.

No início do ciclo, o joelho está em extensão neutra, pela contração concêntrica do quadríceps, que teve início no balanço terminal. No exato instante do contato inicial, a força de reação ao solo ainda passa anterior ao centro articular do joelho e garante o posicionamento da articulação em extensão, que é apenas controlada pelos flexores do joelho para evitar uma eventual hiperextensão.

Na resposta à carga inicia-se a primeira onda de flexão do joelho, o que leva a força de reação ao solo progredir posteriormente ao seu centro articular e deste modo produzir um momento externo flexor. Durante este evento a flexão do joelho é apenas controlada por meio dos músculos vastos (lateral, intermédio e medial), que contraem de forma excêntrica para desacelerar a flexão, impedir o colapso do joelho e absorver o choque. Entre a resposta à carga e o início do apoio simples, ocorre a produção de um momento interno extensor para iniciar a extensão do joelho (ação concêntrica do quadríceps).

No médio apoio e apoio terminal, a força de reação ao solo é posicionada anteriormente ao centro articular do joelho por intermédio do avanço do peso corporal sobre o pé. No médio apoio, o movimento de extensão do joelho é conferido pela associação da ação excêntrica do músculo solear, ação concêntrica dos músculos extensores do quadril e o posicionamento anterior da força de reação ao solo, o que dispensa a ação concêntrica do quadríceps. No apoio terminal a estabilidade em extensão do joelho é mantida mediante a força de reação ao solo (que cria um momento externo extensor), da cápsula posterior e do ligamento cruzado posterior, que evitam uma possível hiperextensão.

Ao final do apoio simples o músculo poplíteo destrava a extensão do joelho. No pré-balanço, o terceiro mecanismo de rolamento, por meio da ação concêntrica do músculo gastrocnêmio, provoca a flexão do joelho e desloca posteriormente a força de reação do solo. Com isto, cria-se um momento externo flexor que favorece a flexão do joelho.

A flexão do joelho no balanço inicial se realiza em movimento pendular, mediante uma flexão ativa do quadril. Ocorre, então, contração concêntrica da porção proximal do reto anterior da coxa, que, em contrapartida, atua de forma excêntrica em sua porção distal, para desacelerar a flexão do joelho.

No balanço médio, do mesmo modo pendular, a inércia do movimento propulsiona a tíbia anteriormente e realiza uma extensão passiva do joelho. A atividade excêntrica dos flexores de joelho desacelera a flexão do quadril e concomitantemente controla a extensão do joelho nos balanços médio e terminal.

No contato inicial, a resultante da força de reação do solo encontra-se anteriormente ao centro articular do quadril. Na resposta à carga, a rápida transferência do peso corporal sobre o pé produz um pico de momento externo flexor. A extensão do quadril no início do ciclo é acelerada mediante a contração concêntrica dos extensores mono e biarticulares (glúteo máximo, adutor magno e isquiotibial) do quadril.

A atividade concêntrica dos extensores do quadril se faz necessária apenas até o médio apoio, pois a progressão do peso corporal desloca posteriormente a força de reação do solo. Quando a força de reação ao solo passa atrás do centro articular do quadril, ela favorece o movimento de extensão até o apoio terminal, quando é atingido o pico de momento externo extensor. Neste instante a estabilidade do quadril é conseguida pela associação entre a força de reação ao solo, ligamentos iliofemorais e cápsula anterior do quadril.

No final do apoio terminal e pré-balanço, a diminuição da extensão do quadril se dá devido à presença de um momento interno flexor e da ação concêntrica distal do gastrocnêmio no terceiro mecanismo de rolamento, que acarreta a flexão do joelho e automaticamente produz uma flexão do quadril, pela propulsão anterior da tíbia e do fêmur.

O momento interno flexor iniciado no pré-balanço pela contração concêntrica proximal do reto anterior da coxa continua no balanço inicial e médio potencializado pela contração de outros flexores, como o iliopsoas, adutor longo, grácil e sartório, com o objetivo de acelerar a flexão do quadril e avançar o membro.

No balanço terminal, um momento interno extensor, criado pela ação excêntrica dos isquiotibiais, que desaceleram a flexão do quadril e a extensão do joelho, garante um adequado comprimento de passo.

Eletromiografia dinâmica

A eletromiografia dinâmica é o estudo dos sinais elétricos gerados pelas contrações musculares durante a atividade muscular na marcha. O equipamento de eletromiografia dinâmica é acoplado ao computador central de capturas, que por intermédio de um programa específico processa os dados e os dispõem em gráficos, semelhantes aos gráficos de cinemática e cinética, de acordo com o ciclo da marcha.

Em geral, são utilizados eletrodos de superfície e os músculos mais freqüentemente pesquisados são os gastrocnêmios, tibial anterior, isquiotibiais, adutores de quadril e quadríceps da coxa. Durante o exame o paciente é paramentado com o eletromiógrafo e os eletrodos de superfície, além dos marcadores retrorreflexivos, para que a coleta dos dados de cinemática, cinética e eletromiografia seja realizada em tempo real.

O sinal eletromiográfico nos informa a atividade dos músculos, isto é, o intervalo de tempo durante o qual o músculo apresenta-se ativo. Uma vez que a atividade elétrica fásica dos músculos durante a marcha normal é conhecida, é possível detectar contrações indesejáveis dentro dos eventos específicos do ciclo de marcha. Em geral a atividade muscular pode ser classificada da seguinte maneira:

* Fásica: atividade elétrica que coincide com o padrão normal de eletromiografia.
* Irrelevante: atividade elétrica mínima ou ausência de atividade elétrica observada durante todo o ciclo de marcha.
* Contínua: atividade elétrica persistente durante todo o ciclo de marcha.
* Prematura: atividade elétrica iniciada antes do padrão normal esperado.
* De início tardio: atividade elétrica iniciada após o tempo esperado.
* Prolongada: atividade elétrica que continua além do padrão normal esperado.
* Atividade elétrica que cessa precocemente: atividade que cessa antes do tempo esperado.
* Inapropriada: atividade elétrica durante uma fase do ciclo onde esta atividade normalmente não está presente.

Na análise de marcha, nenhum dado coletado é estudado de forma isolada. A interpretação é sempre realizada em associação com todos os dados disponíveis. A análise simultânea dos dados do exame físico, dos exames complementares, das imagens de vídeo, das curvas dos gráficos de cinemática e cinética, associada aos gráficos de eletromiografia dinâmica, é que permite a conclusão de uma ação muscular anormal durante o movimento nos diferentes eventos do ciclo de marcha.

▶ MARCHA PATOLÓGICA E TRATAMENTO NA PARALISIA CEREBRAL

Alterações no contato inicial

Na paralisia cerebral, o contato inicial raramente acontece com o toque do calcâneo ao solo, sendo o mesmo mais freqüentemente realizado com a planta do pé ou em flexão plantar. Estas alterações podem ser geradas por desequilíbrio muscular entre os dorsiflexores (fracos) e flexores plantares (espásticos ou encurtados) dos tornozelos, com predomínio do tríceps sural no final da fase de balanço e contato inicial.

Quando a causa do problema é a falta de força muscular dos dorsiflexores, o tratamento é conservador, mediante a utilização de órteses. Dentre as opções disponíveis no mercado, podemos citar as órteses suro-podálicas articuladas com dorsiflexão livre, as órteses elétricas com estímulo no músculo tibial anterior (Palmilha Dorsiflex/AACD), a mola de Codvila e as tiras elásticas antieqüino. A transferência do tendão do músculo tibial posterior para o dorso do pé com o objetivo de compensar a deficiência dos dorsiflexores não é realizada com freqüência na paralisia cerebral em virtude do risco de gerar deformidade em plano valgo, acentuada no pós-operatório tardio.

No entanto, se o problema for causado pelo predomínio do tríceps sural (espástico ou encurtado) sobre os dorsiflexores, a abordagem deve ser diferente. Na ausência de encurtamento muscular ao exame físico, as opções de tratamento são: uso de órtese suro-podálica articulada com dorsiflexão livre, aplicação de toxina botulínica no tríceps sural (10 a 15 unidades/kg) ou a combinação entre as opções anteriores. Caso for apreciado encurtamento muscular ao exame físico, o tratamento de escolha passa ser o cirúrgico.

No planejamento do tratamento cirúrgico o exame físico tem fundamental importância. Torna-se necessária a realização da mensuração da dorsiflexão passiva dos tornozelos com os joelhos em flexão e extensão (teste de Silveskiöld), com o intuito de identificar se o encurtamento muscular é do gastrocnêmio ou solear. Com o joelho em flexão, o gastrocnêmio é relaxado e, caso esteja presente algum encurtamento, ele é proveniente do solear. Com a extensão do joelho, o músculo gastrocnêmio é tensionado e, caso surja limitação para a dorsiflexão do tornozelo, ela tem como causa o encurtamento deste músculo.

Quando a limitação para a dorsiflexão dos tornozelos é observada apenas com os joelhos em extensão, recomendamos o alongamento cirúrgico do músculo gastrocnêmio apenas, realizado preferencialmente no terço proximal da perna, como as cirurgias de Strayer[10] e Baumann.[11] O fato de a deformidade em eqüino ser observada mesmo com a flexão dos joelhos denota envolvimento do músculo solear na gênese da deformidade. Neste cenário, os procedimentos cirúrgicos recomendados são efetuados nos terços médio e distal da perna, de acordo com a gravidade da deformidade. A preferência é que sejam priorizadas as opções no terço médio da perna, com a cirurgia de Vulpius,[12] com o intuito de promover menor enfraquecimento do tríceps sural. O alongamento cirúrgico ao nível do tendão calcâneo fica reservado para casos de eqüino extremo, como o observado com maior freqüência em pacientes com hemiparesia.

A deformidade em flexão dos joelhos também pode comprometer o contato inicial, pois com a limitação para a extensão completa desta articulação no balanço terminal, o toque do calcâneo ao solo no início do ciclo de marcha fica inviabilizado. Esta alteração é normalmente gerada pela espasticidade ou encurtamento dos isquiotibiais, e deve ser tratada pelo alongamento intramural dos músculos semitendinoso, grácil e semimembranoso. Quando presente deformidade fixa em flexão dos joelhos, o alongamento dos isquiotibiais mediais deve ser combinado com a realização de trocas seriadas de gessos inguinopodálicos, até a obtenção da extensão total, ou com a osteotomia extensora do fêmur distal. A transferência do semitendinoso para o tubérculo dos adutores é uma opção ao alongamento deste músculo em deformidades fixas em flexão dos joelhos, com o objetivo de evitar perda excessiva na extensão dos quadris no pós-operatório e conseqüente aumento da anteversão pélvica.[13]

Alterações na resposta à carga

Na paralisia cerebral, o primeiro mecanismo de rolamento dos tornozelos é geralmente ausente em virtude do posicionamento inadequado dos tornozelos e joelhos ao contato inicial, como mencionado anteriormente. A primeira onda flexora dos joelhos também é comprometida com freqüência, pois a comum espasticidade e encurtamento dos isquiotibiais gera aumento da flexão durante a resposta à carga, com necessidade de estabilização articular ativa do quadríceps. Com isso, a acomodação do peso corporal no membro que está em apoio ocorre de maneira inadequada, com aumento da oscilação do centro de massa. A abordagem aos isquiotibiais mediais, como mencionada no item anterior, é uma opção de tratamento utilizada com o objetivo de melhorar a posição dos joelhos para o contato inicial e reduzir o gasto energético na resposta à carga.

Alterações no médio apoio e apoio terminal

Em pacientes com paralisia cerebral, as deformidades dos pés podem gerar prejuízo para a estabilidade durante o apoio simples. Um músculo solear enfraquecido, de maneira primária ou iatrogênica, não controla de forma adequada o segundo mecanismo de rolamento e os tornozelos passam a apresentar aumento da dorsiflexão na fase de apoio. Com isso, ocorre aumento da flexão dos joelhos no médio apoio, com necessidade de ativação do quadríceps para promover a estabilização articular ativa, com aumento do gasto energético. A espasticidade e/ou mesmo o encurtamento dos isquiotibiais também podem limitar a extensão dos joelhos no médio apoio, assim como uma propulsão deficiente gerada por extensores fracos dos quadris.

Na presença de deformidades significativas dos pés, as mesmas devem ser corrigidas para aumento da estabilidade no apoio simples. Nos pacientes com diparesia espástica, a deformidade mais freqüente é o plano valgo. O alongamento ósseo da coluna lateral do pé é o procedimento padrão para pacientes imaturos esqueleticamente,[14] enquanto, nos pacientes que já atingiram a maturidade esquelética, a artrodese tríplice modelante é a opção preferencial. Nos pacientes com hemiparesia, a deformidade em varo-aduto é mais freqüente e existem várias opções de tratamento. Para deformidades flexíveis podem ser utilizados o alongamento do músculo tibial posterior, a transferência do hemitendão

do tibial posterior para a borda lateral (ou para o fibular curto) ou a transferência do hemitendão do tibial anterior para a borda lateral (ou para o fibular curto). Para deformidades estruturadas, estes procedimentos podem ser combinados com as osteotomias para valgização do calcâneo (Dwyer) ou para correção da adução do antepé (encurtamento da coluna lateral). Em pacientes que já atingiram a maturidade esquelética, a artrodese tríplice modelante dos pés é a opção preferencial.

A insuficiência do músculo solear é um problema de difícil solução e a profilaxia do mesmo por meio da abordagem cuidadosa da deformidade em eqüino do tornozelo é a principal recomendação. Quando presente dorsiflexão excessiva dos tornozelos na fase de apoio e conseqüente aumento da flexão dos joelhos, torna-se necessário o uso de órteses suro-podálicas para suprir a deficiência do solear. O tipo padrão de aparelho recomendado é a órtese de reação ao solo, porém a órtese suro-podálica rígida com o tornozelo em 90 graus também pode ser considerada por gerar limitação global no movimento dos tornozelos.

Uma situação inversa à supracitada também pode ocorrer no médio apoio, durante o segundo rolamento. Espasticidade ou encurtamento moderado do tríceps sural, em conjunto com isquiotibiais deficientes e frouxidão capsuloligamentar, podem gerar *recurvatum* dos joelhos durante o médio apoio na paralisia cerebral. Quando presente esta situação, o tratamento inicial deve ser a promoção do aumento da dorsiflexão dos tornozelos na fase de apoio, mediante procedimentos relacionados ao tríceps sural citados no item sobre alterações no contato inicial.

Além da insuficiência do músculo solear, contratura de isquiotibiais e insuficiência dos extensores de quadril, a contratura em flexão também pode limitar a extensão máxima dos quadris durante o apoio terminal. Na paralisia cerebral, o músculo iliopsoas tem sido considerado o principal componente da deformidade em flexão dos quadris, porém em algumas situações a restrição para a extensão persiste mesmo após o alongamento cirúrgico desta estrutura.[15] Este fato nos leva a considerar o envolvimento de outros músculos na gênese da deformidade, ou mesmo que a limitação para a extensão dos quadris no apoio possa ser uma alteração terciária em muitas situações.[16] De qualquer modo,

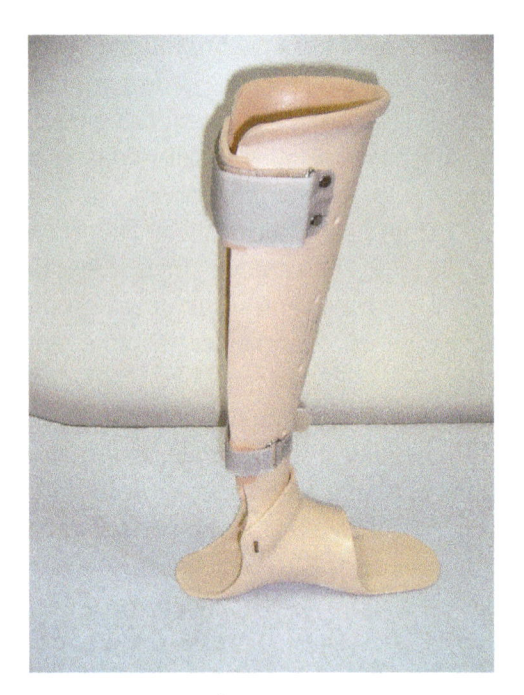

Fig. 21.16 ▶ Órtese de reação ao solo.
Fonte: Arquivo pessoal do autor.

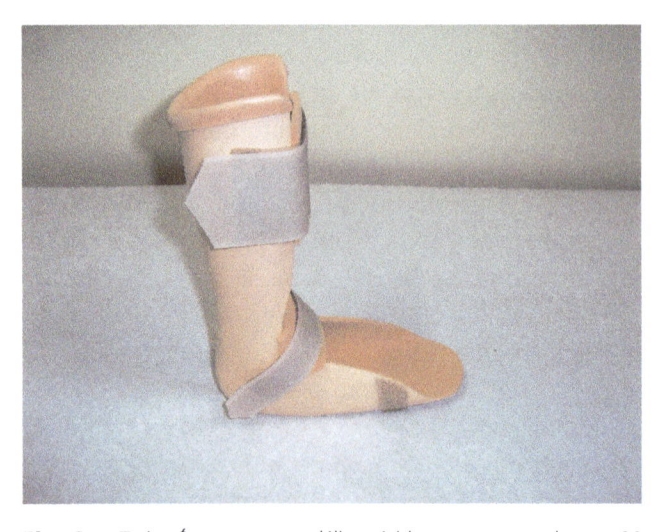

Fig. 21.17 ▶ Órtese suro-podálica rígida, com tornozelo em 90 graus.
Fonte: Arquivo pessoal do autor.

o tratamento preferencial para a contratura em flexão dos quadris em pacientes com marcha na paralisia cerebral é a tenotomia intrapélvica do psoas. A liberação do psoas ao nível do pequeno trocânter é reservada para pacientes sem prognóstico de marcha, em virtude da probabilidade de enfraquecimento no período pós-operatório.

Alterações na transição entre as fases de apoio e de balanço

Na paralisia cerebral, a propulsão da marcha pode estar comprometida pelo déficit de força muscular dos músculos gastrocnêmio e flexores de quadril, com redução na velocidade de marcha, e conseqüentemente da flexão dos joelhos na fase de balanço. Este enfraquecimento muscular pode ser primário ou causado de maneira iatrogênica após alongamentos cirúrgicos excessivos. Uma deformidade acentuada em eqüino também pode comprometer o terceiro rolamento durante o pré-balanço, pois o ponto de atuação do tríceps sural no osso calcâneo fica muito próximo do centro articular do tornozelo nesta situação, com redução na geração de potência. Quando presente esta situação, a correção cirúrgica da deformidade em eqüino dos tornozelos está indicada e deve seguir as orientações mencionadas anteriormente neste texto.

Na paralisia cerebral, a flexão dos joelhos na fase de balanço também pode ser limitada pela espasticidade do músculo reto anterior da coxa, que impede o adequado relaxamento da porção distal deste músculo no balanço inicial. Quando a causa da limitação na flexão dos joelhos na fase de balanço for a espasticidade do reto anterior, este problema pode ser tratado de maneira efetiva por meio da transferência distal deste músculo para o flexor de joelhos (grácil, semitendinoso ou fáscia lata).[17,18] A deficiência dos dorsiflexores, presente de maneira isolada ou em combinação com uma forte espasticidade ou contratura do tríceps sural, pode manter o tornozelo em flexão plantar durante o balanço inicial, o que gera grande limitação na liberação do pé.

O desvio interno dos pés, gerado pelo aumento da rotação interna dos quadris, também pode comprometer a passagem para a fase de balanço e gerar instabilidade. Quando a causa do problema for o aumento da rotação interna dos quadris, a opção preferencial de tratamento é a osteotomia derrotativa externa do fêmur proximal, fixada internamente com placa angulada (osteotomia intertrocantérica) ou placa DCP (osteotomia subtrocantérica).

Alterações no balanço terminal

Na paralisia cerebral, a espasticidade ou mesmo o encurtamento dos isquiotibiais podem limitar a extensão dos joelhos no balanço terminal, alteração esta que inviabiliza o adequado posicionamento do membro para o contato inicial. Extensores de quadril fracos podem levar ao colapso a flexão desta articulação no início da fase de apoio e a manutenção dos tornozelos em flexão plantar na fase de balanço, por deficiência de dorsiflexores ou espasticidade de tríceps sural, e também compromete a qualidade do contato inicial. O tratamento destas alterações foi mencionado anteriormente neste capítulo.

▶ REFERÊNCIAS

1. Muybridge E. *Complete human and animal locomotion.* New York: Dover Publications, 1980.

2. Braune W, Fisher D. *The human gait.* Berlim: Springer-Verlag, 1987.

3. Inman VT, Ralston HJ, Todd F. *Human Walking.* Baltimore, MD: Williams and Wilkins, 1981.

4. Sutherland DH. *Gait Disorders in Childhood and Adolescence.* Baltimore, EUA: Williams & Wilkins, 1984.

5. Perry J. *Gait Analysis: Normal and Pathological Function.* Slack International Book Distributors, 1992.

6. Gage JR. *Gait Analysis in Cerebral Palsy.* London: MacKeith Press, 1991.

7. *Vicon Clinical Manager – VCM User's Manual.* Oxford Metrics, England.

8. Gage JR. *Gait Analysis in Cerebral Palsy.* 1ª edição. London: MacKeith Press, 1991.

9. Kawamura CM, Morais Filho MC, Barreto MM, Asa SKP, Juliano Y, Novo NF. Comparison between visual and three-dimensional gait analysis in patients with spastic diplegic cerebral palsy. *Gait & Posture* 2007; 25:18-24.

10. Strayer LM. Recession of the gastrocnemius. *J Bone Joint Surg [Br]* 1950; 32:671-6.

11. Saraph V, Zwick EB, Uitz C, Linhart W, Steinwender G. The Baumann procedure for fixed contracture of the gastrosoleus in cerebral palsy. *J Bone Joint Surg [Br]* 2000; 82:535-40.

12. Vulpius O, Stoffel A. Orthopädische Operationslehre. *In:* Enke F, ed. *I and II.* Stuttgart, 1.913:20.

13. Ma FYP, Selber P, Nattrass GR, Harvey AR, Wolfe R, Graham HK. Lengthening and transfer of hamstrings for flexion deformity of the knee in children with bilateral cerebral palsy. *J Bone Joint Surg [Br]* 2006; 88-B:248-54.

14. Mosca VS. Calcaneal lengthening for valgus deformity of the hindfoot. Results in children who had severe, symptomatic flatfoot and skewfoot. *J Bone Joint Surg [Am]* 1995; 77:500-12.

15. Morais Filho MC, Godoy W, Santos CA. Effects of Intramuscular Psoas Lengthening on Pelvic and Hip Motion in Patients With Spastic Diparetic Cerebral Palsy. *Journal of Pediatric Orthopaedics* 2006; 26(2):260-4.

16. Davids JR, Õunpuu S, DeLuca PA, Davis RB. Optimization of Walking Ability of Children with Cerebral Palsy. *The Journal of Bone and Joint Surgery* 2003; 85-A(11):2.224-34.

17. Õunpuu S, Muik E, Davis RB, Gage JR, DeLuca PA. Rectus Femoris Surgery in Children with Cerebral Palsy. Part I: The Effect of Rectus Femoris Transfer Location on Knee Motion. *Journal of Pediatric Orthopaedics* 1993; 13(3):325-35.

18. Morais Filho MC, Binha AMP, Novo NF. Efeitos da transferência do retofemoral e do alongamento dos isquiotibiais sobre a marcha de pacientes com paralisia cerebral. *Revista Brasileira de Ortopedia* 2006; 41(7):241-4.

Membro Superior na Paralisia Cerebral

Afrânio Donato de Freitas

▶ INTRODUÇÃO

A paralisia cerebral é uma condição clínica representada por distúrbios motores do tônus e da postura, em decorrência de um desequilíbrio entre músculos espásticos e normais, paréticos ou paralisados. A alteração é decorrente de uma encefalopatia crônica não-progressiva, a qual ocorre em um encéfalo em desenvolvimento, e que apresenta etiologias diversas.[1] As anormalidades motoras são freqüentemente acompanhadas de outras alterações neurológicas, incluindo déficit do desenvolvimento cognitivo, comprometimento da visão, da audição ou da fala, entre outros.[1] Embora o quadro não seja progressivo do ponto de vista neurológico, olhando pelo prisma ortopédico, é uma situação em que as alterações musculoesqueléticas podem ser progressivas em decorrência de encurtamentos musculares que repercutem com contraturas miotendinosas e conseqüentes deformidades articulares ou ósseas.[2,3] A intensidade ou grau do déficit funcional relaciona-se com a extensão e a localização da área de acometimento cerebral, que pode ocorrer tanto na área cortical como subcortical, ou em outras. No caso específico da espasticidade, acredita-se que esta seja decorrente de lesões das vias motoras descendentes. A paralisia cerebral tem apresentação variada, podendo ser espástica ou piramidal, extrapiramidal ou mista. Dessas, a paralisia espástica, que felizmente representa 70% a 80% dos casos,[2,3] é a que apresenta melhor pespectiva com tratamento cirúrgico. Mesmo assim, apenas 20% desses pacientes apresentam condições para cirurgia[4] dos membros superiores, tendo-se em mente procedimentos com fins funcionais. No entanto, mesmo os pacientes com espasticidade associada a outros déficits podem obter benefícios com cirurgias de finalidade higiênica.

▶ ETIOLOGIA

A paralisia cerebral é decorrente de múltiplas etiologias e, diferentemente do que se pensava antes, quando a anoxia no período do parto era tida como responsável pela lesão cerebral, sabe-se, hoje, que existem razões pré-concepção, pré-parto, intra-parto e pós-parto.[1,3,5]

Fatores de risco pré-concepcionais, como desordens neurológicas, tratamento da infertilidade e doenças da tireóide, têm sido citados na literatura.[1] Com relação ao tratamento da infertilidade, acredita-se que a maior incidência de paralisia cerebral nos pacientes frutos desse tipo de concepção seja devida a uma maior freqüência de gestação gemelar, fetos de baixo peso e prematuridade, verificada com esta modalidade de tratamento.[1]

No período pré-parto ou pré-natal, situações patológicas, como infecções (toxoplasmose, rubéola, citomegalovírus, listeriose e até infecção urinária) e inflamação (lúpus eritematoso sistêmico), podem estar implicadas na paralisia cerebral. Além disso, pré-eclâmpsia e problemas relativos à placenta, como placenta prévia, malformação vascular placentária, sangramento retroplacentário, entre outros, são também imputados como possíveis desencadeantes da paralisia cerebral.[1]

Outros fatores, como idade gestacional e gestação gemelar, estão relacionados à paralisia cerebral. Acredita-se que os fetos pós-termo tenham maior dificuldade de recuperação de um transtorno da oxigenação,[1] enquanto fetos menores, como os de gestação multifetais, também apresentam maior incidência de paralisia cerebral.[1,6]

Algum grau de hipoxia fetal está sempre presente durante o parto normal e, ainda assim, a maioria das crianças não desenvolve paralisia cerebral.[1] Sabe-se que o feto tem muitos mecanismos de autoproteção nas circunstâncias normais do parto, tais como a capacidade de extrair oxigênio do sangue materno, redirecionamento do fluxo sanguíneo para o cérebro etc.[1] No entanto, alguns fatores no período intraparto têm sido associados à paralisia cerebral, tais como febre, má posição fetal, apresentação do feto, aspiração de mecônio, descolamento placentário, hipotonia e mesmo ruptura uterina e complicações com o cordão umbilical.[1]

Causas pós-natais relacionadas à paralisia cerebral são meningoencefalites, traumatismos cerebrais e acidentes cerebrais vasculares, entre outros.[1]

▶ APRESENTAÇÃO CLÍNICA

A paralisia cerebral tem apresentação variada, podendo ser espástica ou piramidal, extrapiramidal (atetose, tremor ou rigidez) ou mista.[3]

Na forma piramidal, mais freqüente e felizmente com melhor prognóstico, o paciente apresenta tanto espasticidade como paralisia ou paresia. Na forma clássica da paralisia cerebral piramidal, a deformidade se apresenta com espasticidade dos músculos flexores-pronadores, o que leva, de modo geral, à flexão do cotovelo, à pronação do antebraço com flexão de punho e dedos, e deformidade do polegar, que pode ser aduzido ou aduzido e fletido[3] (Fig. 22.1A e B).

Associadas a essas deformidades, também podem estar presentes alterações na cintura escapular, onde se nota espasticidade em rotação interna do ombro com abdução ou adução.[7]

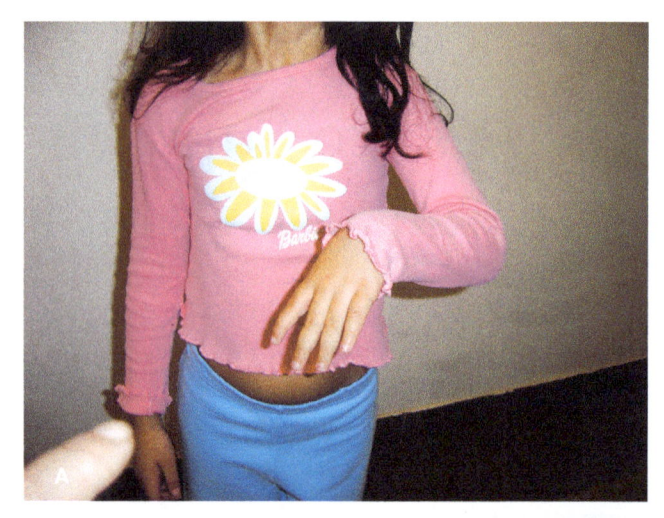
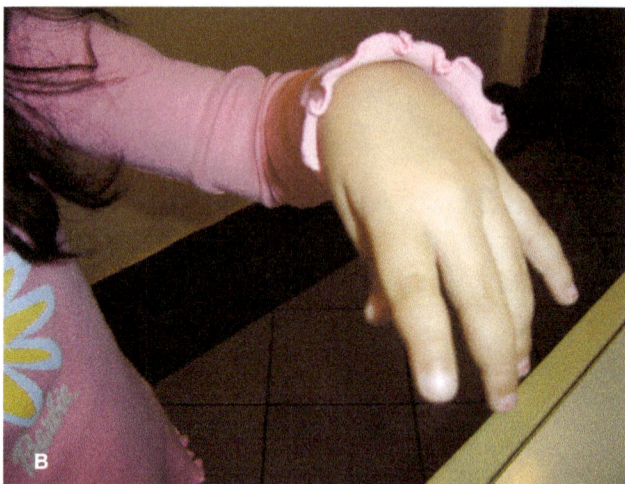

Fig. 22.1 ▶ Apresentação clássica da paralisia cerebral espástica do membro superior. Em **A:** rotação interna do ombro, flexão do cotovelo, pronação do antebraço e flexão do punho. Em **B:** adução do polegar.

Ocasionalmente podem ocorrer variações da apresentação clínica da espasticidade, verificando-se predomínio dos extensores do ombro, cotovelo ou punho (Fig. 22.2), assim como flexão do braço, abdução, rotação externa do ombro (Fig. 22.3). Da mesma forma o polegar pode também apresentar deformidade diversa da clássica e, nessa ocasião, o que se tem é uma extensão da falange distal por ação do primeiro interósseo dorsal.

A hipertonicidade está presente durante a vigília, aumentando com estímulos de estiramento ou emocionais e desaparecendo durante o período do sono ou sob efeito anestésico.[3] O uso de aparelhos rígidos limita a função da mão enquanto os macios, como as polainas, podem ser utilizados para minorar o efeito da hipertonicidade, mas esta não diminui com o uso nem das polainas e nem das órteses ou manipulações.[8]

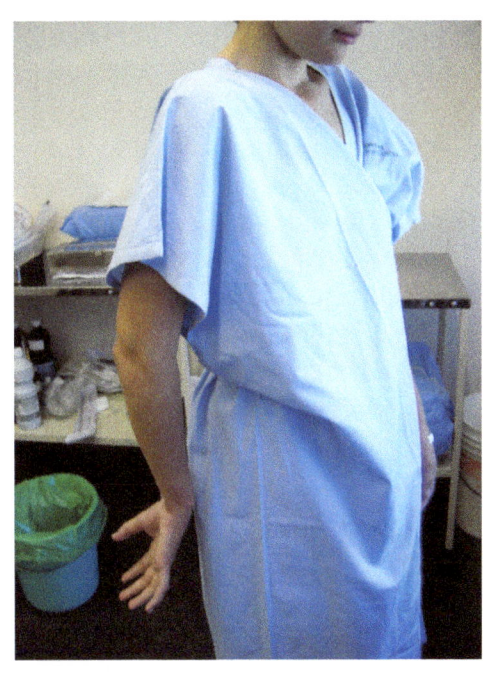

Fig. 22.2 ▶ O cotovelo apresenta-se estendido, ao contrário do encontrado classicamente na paralisia cerebral espástica.

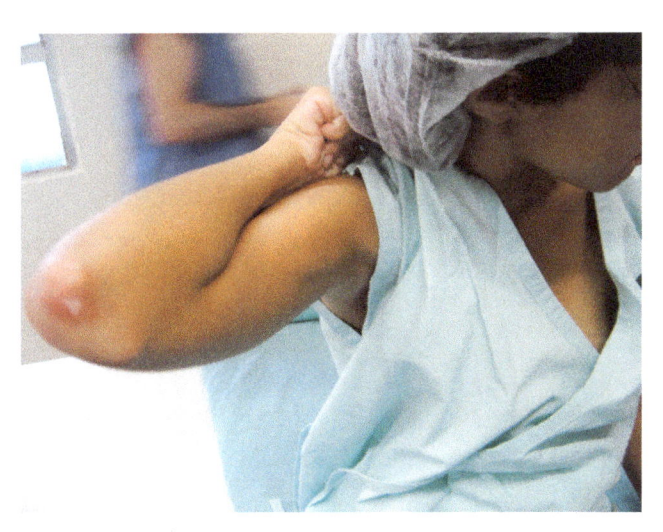

Fig. 22.3 ▶ Paciente com paralisia cerebral espástica, notando-se abdução e rotação externa do ombro, de modo diferente da apresentação mais comum em rotação interna e adução do ombro.

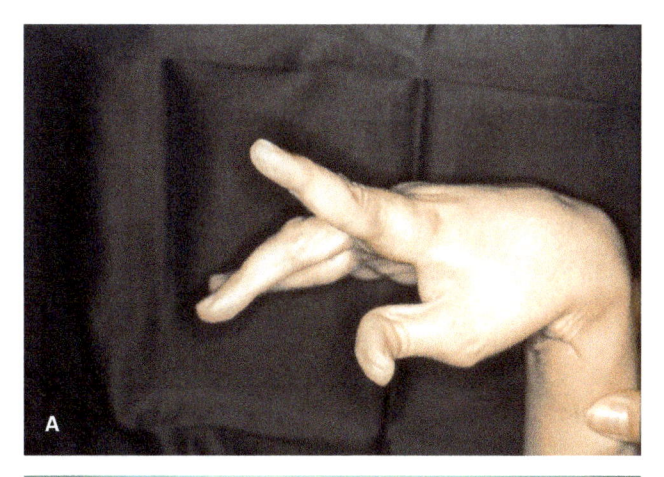

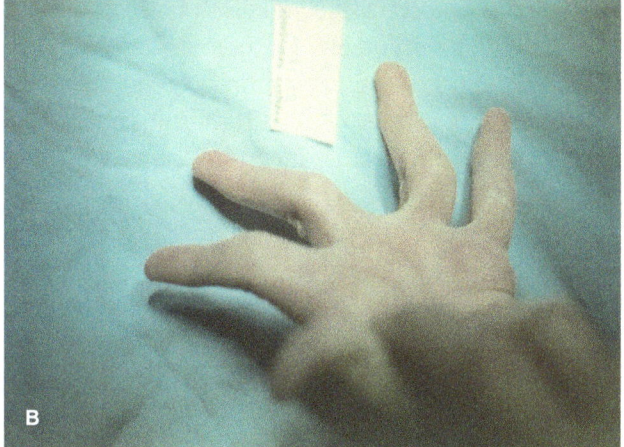

Fig. 22.4 ▶ Na paralisia cerebral com componente de atetose, o paciente apresenta padrão de movimentos involuntários variados.

Diferentemente da hipertonicidade, a contratura miostática é uma deformidade secundária decorrente da retração fibrótica muscular que pode ser encontrada em músculos submetidos a um tônus aumentado por longo tempo. A contratura é persistente durante o sono ou com o paciente anestesiado e pode ser reduzida com o uso de aparelho ortopédico, como gesso ou *splint*.[3]

Ambas situações, hipertonicidade e contratura miostática, podem ser melhoradas por procedimentos cirúrgicos.[3]

Já na forma extrapiramidal, o paciente apresenta movimentos descordenados e involuntários, com várias deformidades dinâmicas que desaparecem em repouso ou quando o paciente está distraído (Fig. 22.4).

A atetose é a forma clínica mais comum entre as lesões extrapiramidais e, de maneira diferente das paralisias cerebrais piramidais e mistas, os procedimentos cirúrgicos em partes moles não apresentam bons resultados, podendo inclusive desencadear novas deformidades e posturas antifuncionais. Não existe, de modo geral, contratura muscular na paralisia cerebral extrapiramidal.[3]

▶ CLASSIFICAÇÃO

A paralisia cerebral é dividida em espástica (hemiplégica, diplégica, quadriplégica), discinética, atáxicas, hipotônica e mista, apesar de muitas vezes ser difícil fazer a diferenciação entre estas formas clínicas. A paralisia cerebral espástica quadriplégica é aquela com acometimento dos quatro membros, mas com predomínio nos membros superiores; e as diplégicas quando os membros inferiores são os mais comprometidos, enquanto na hemiplégica o comprometimento é unilateral.

A paralisia cerebral discinética é caracterizada pela presença de movimentos e posturas anormais que são decorrentes da ativação involuntária concomitante de músculos agonistas e antagonistas. Neste grupo encontram-se os pacientes que apresentam atetose (movimentos lentos, suaves, acometendo o segmento distal do membro); coréia (movimentos rápidos, amplos, atingindo todo o segmento corpóreo; balismo (movimentos abruptos, violentos, comprometendo o membro proximalmente). A forma distônica, também discinética, apresenta posturas incomuns acompanhadas de movimentos involuntários.

A forma atáxica é rara e a hipotônica é ainda controversa, não sendo aceita por alguns autores. A apresentação mista é a associação das alterações piramidais e extrapiramidais.

Com base na capacidade de o paciente realizar a flexão e extensão dos dedos, Zancolli[4] classificou a paralisia cerebral espástica no membro superior em três tipos ou grupos:

Tipo I: neste grupo são enquadrados os pacientes que apresentam capacidade de extensão dos dedos quando o punho se encontra em posição neutra ou leve extensão. Existe espasticidade do flexor ulnar do carpo, que pode ser acompanhada de deformidade do polegar e espasticidade também do grupo pronador (Fig. 22.5).

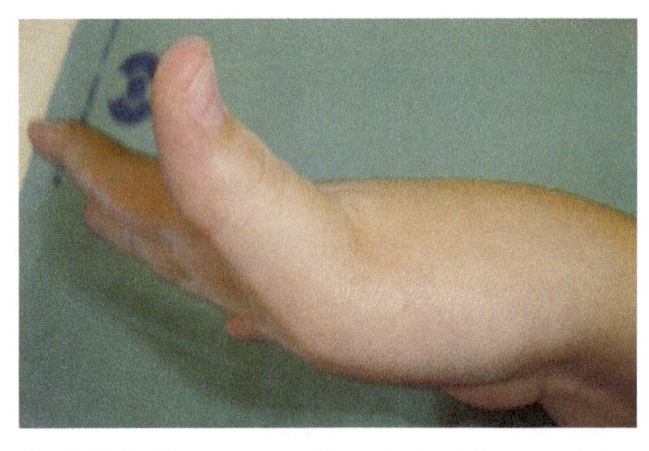

Fig. 22.5 ▶ Criança com paralisia cerebral espástica grau I de Zancolli, situação em que estende os dedos com flexão do punho inferior a 30 graus.

Tipo II: Este grupo é subdividido em IIA e IIB. Na primeira subdivisão, IIA, encontram-se os pacientes que só estendem os dedos com o punho em flexão superior a 30 graus, mas apresentam extensores do punho ativos e, portanto, conseguem estender o punho quando os dedos estão fletidos. No subgrupo IIB estão os pacientes que também só estendem os dedos quando o punho está fletido em mais de 30 graus, mas que não têm extensão ativa do punho, independentemente da posição dos dedos (Figs. 22.6A e B e 22.7).

Tipo III: encontram-se neste grupo os pacientes que não são capazes de realizar a extensão do punho ou dos dedos; o sinergismo entre punho e dedos está perdido devido à paralisia de todos extensores (Fig. 22.8).

Em todos os grupos podem ser encontradas deformidades do polegar, pronação do antebraço, fle-

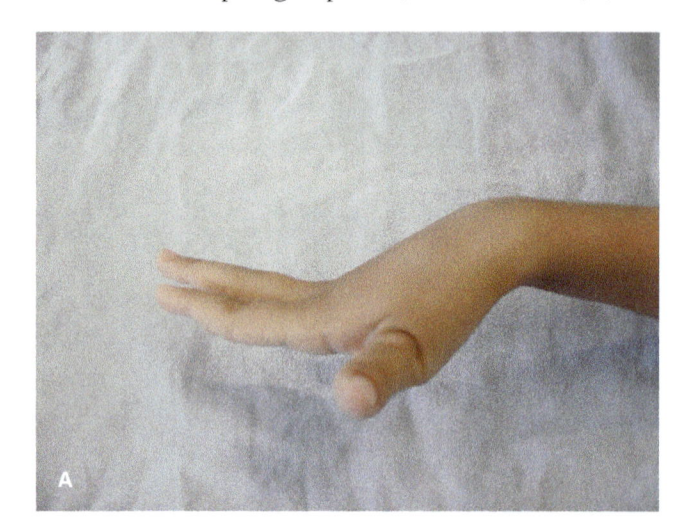

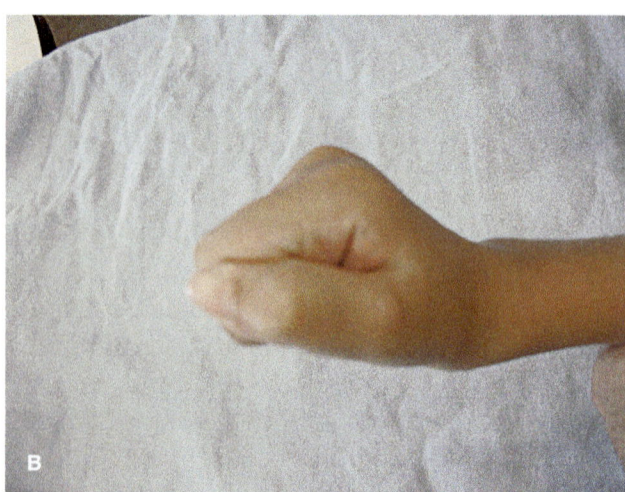

Fig. 22.6 ▶ Em **A:** paciente com paralisia cerebral espástica estendendo os dedos com flexão do punho superior a 30 graus. Em **B:** o mesmo paciente fazendo extensão ativa do punho, mas com flexão dos dedos, quadro que caracteriza o grau IIA de Zancolli.

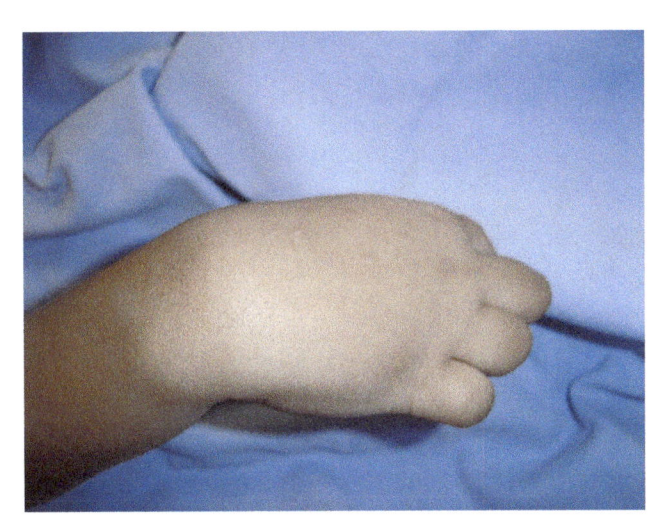

Fig. 22.7 ▸ Paciente com paralisia cerebral espástica estendendo os dedos com o punho fletido em mais de 30 graus.

formidade intrínseca que adota posição de adução, flexão da articulação metacarpo-falangiana e extensão da falange distal, em conseqüência da ação espástica do adutor, flexor curto do polegar e primeiro interósseo dorsal (Fig. 22.9). No tipo II, muito raro, o músculo predominante é o flexor longo do polegar, que leva o dedo para uma deformidade em flexão na articulação metacarpo-falangiana e interfalangiana, enquanto o extensor longo do polegar é parético e a adução é menos acentuada (Fig. 22.10). O tipo 3 é uma combinação dos tipos precedentes e o polegar adota uma postura em adução e flexão da articulação metacarpofalangiana e interfalangiana, o que configura um verdadeiro polegar na palma (Fig. 22.11), onde o abdutor longo do polegar, e o extensor curto e longo são paréticos.

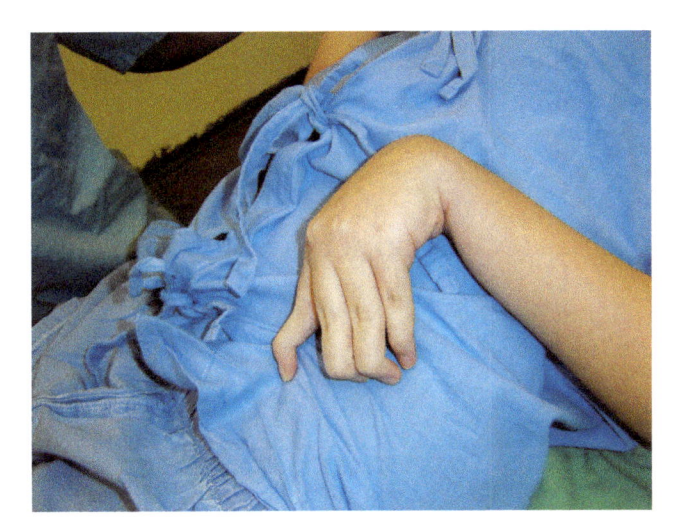

Fig. 22.8 ▸ Paralisia cerebral espástica grau III de Zancolli em que o paciente não estende os dedos ou só o faz com mais de 70 graus de flexão do punho.

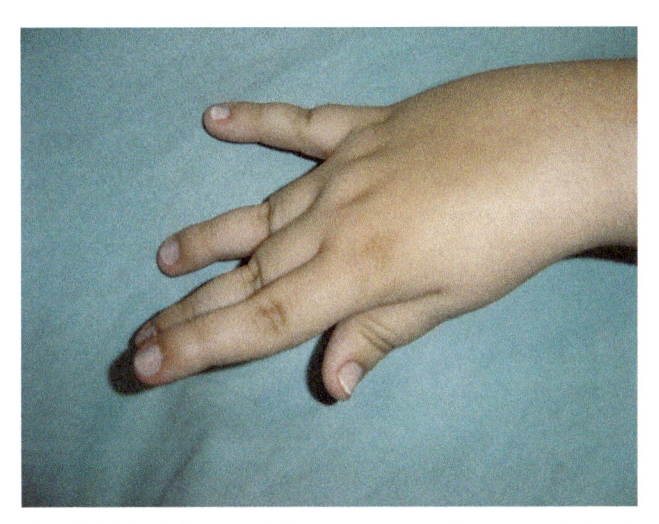

Fig. 22.9 ▸ Polegar espástico grau I, no qual se nota adução do dedo e extensão da falange distal.

xão do cotovelo, deformidades dos dedos por contratura ou espasticidade da musculatura intrínseca[4] e, ainda, rotação interna do ombro com adução ou abdução.[7]

A deformidade do polegar é dependente do equilíbrio existente entre a musculatura intrínseca e extrínseca que age sobre este raio. Uma modificação da classificação proposta por Hauser é a recomendada pelo Comitê Científico de Paralisia Cerebral da Federação Internacional das Sociedades de Cirurgia da Mão.[8]

Nesta referida classificação o polegar espástico é dividido em três tipos: o tipo I é aquele com de-

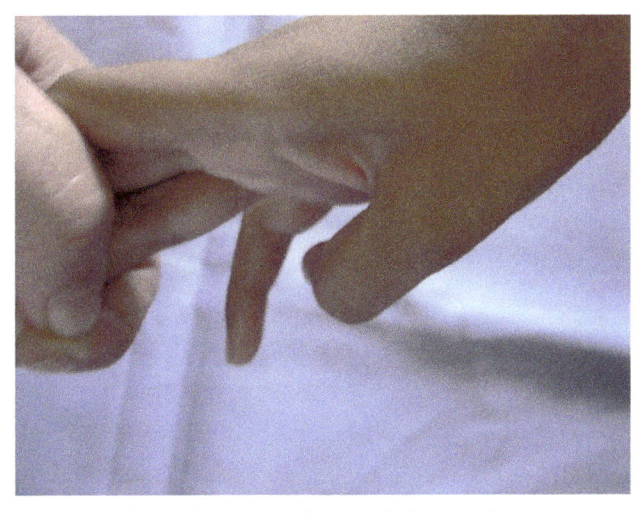

Fig. 22.10 ▸ Paciente com polegar espástico grau II, em que se verifica adução e flexão da falange distal.

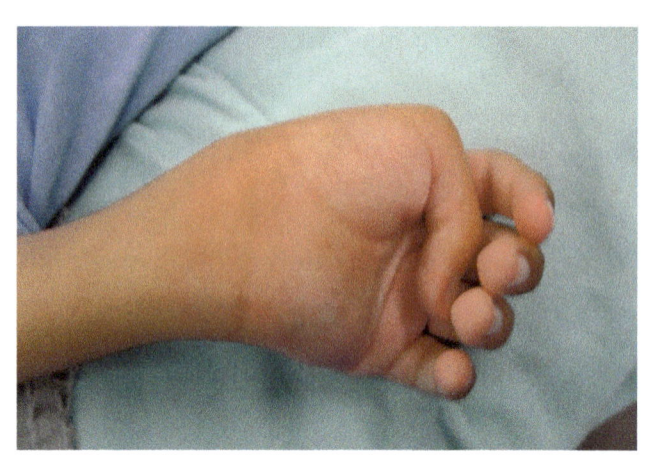

Fig. 22.11 ▸ Criança apresentando o verdadeiro polegar na palma, caracterizando o grau III do polegar espástico.

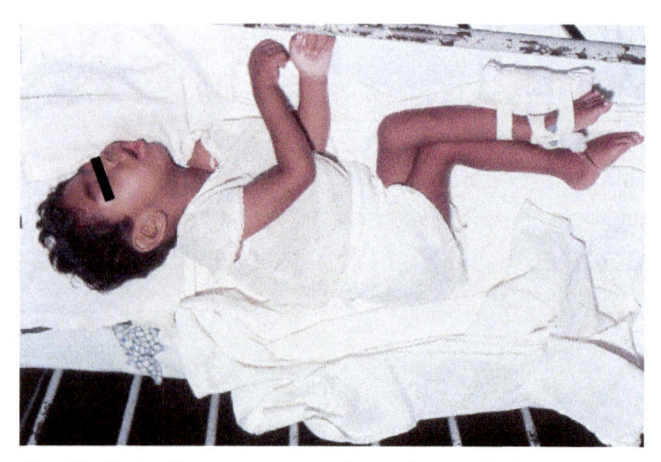

Fig. 22.12 ▸ Criança portadora de paralisia cerebral com comprometimento visual, auditivo e intelectual, sem potencial para tratamento cirúrgico com finalidade funcional da mão.

Diante da variedade da extensão e intensidade da lesão, com repercussão variável na funcionalidade da mão, Hausen, citado por Tokin,[5] propôs uma classificação que ajuda o cirurgião a explicar o potencial de recuperação da função do membro afetado pela paralisia cerebral, além de proporcionar melhor entendimento das metas do tratamento, o qual nunca deve ser proposto com o objetivo de cura, mas sempre chamando a atenção, e deixando bem claro, que a doença é incurável e que o tratamento busca apenas uma melhora funcional da mão acometida.[3,9-12]

Do ponto de vista cirúrgico, a classificação de Zancolli é a que mais auxilia na indicação do procedimento e na determinação do prognóstico do tratamento e, assim, os pacientes dos grupos I e II apresentam bom prognóstico e podem obter melhora da função do punho e dos dedos, diminuindo a deformidade em flexão do cotovelo, do punho e dos dedos, a pronação do antebraço e a correção também das deformidades do polegar e do ombro, quando estiverem presentes.

No grupo III, o prognóstico é pobre, sendo importante considerar que a tentativa de modificar radicalmente os padrões estabelecidos da atividade da mão pode conduzir a resultados indesejáveis.

▸ AVALIAÇÃO DO PACIENTE

A avaliação do paciente com paralisia cerebral não é fácil, devendo ser cuidadosa, completa e repetida, de modo a determinar os déficits e o potencial de tratamento.

Deve ser analisado o aspecto motor, determinando-se as espasticidades, as paresias e as paralisias, a contratura miostática e a qualidade sensorial do membro afetado. Além disso, é necessária uma avaliação neurológica global, a fim de determinar desordens neurológicas situadas fora do membro superior e associar as indicações e contra-indicações cirúrgicas[13] (Fig. 22.12).

É fundamental a avaliação da compreensão, colaboração, capacidade de preensão e liberação voluntária dos objetos, além do interesse do paciente e da família, na terapêutica adotada.

Nem sempre é possível determinar o quadro clínico completo do paciente com paralisia cerebral em uma primeira consulta, sendo necessário repetir a avaliação antes de decidir por algum tratamento, especialmente o cirúrgico.

O ambiente de avaliação deve ser calmo, com temperatura agradável, e o paciente deve estar à vontade, sentindo-se em um ambiente seguro.

▸ TRATAMENTO

O tratamento do paciente com paralisia cerebral deve ser realizado em equipe, procurando abordar os diversos aspectos da doença. Neste capítulo serão discutidos apenas as intervenções médicas, devendo a conduta adequada, de outros profissionais, ser pesquisada em textos relativos a cada uma delas.

Toxina botulínica

O tratamento da paralisia cerebral espástica com toxina botulínica tem-se tornado cada vez mais popular. Esta é uma neurotoxina produzida pelo *Clostridium botulinum* em condições anaeróbicas e que atua nas vesículas de acetilcolina da junção mioneural impedindo a neurotransmissão, que é restabelecida, em média, após três meses.

Existem sete tipos de neurotoxinas derivadas da produzida pelo *Clostridium botulinum*, sendo que apenas os tipos A e B são encontrados comercialmente, embora sua comercialização e aplicação clínica apresentem variação de país para país, assim como de acordo com o segmento do corpo a ser infiltrado. Nos Estados Unidos a droga ainda não foi liberada pelo FDA (Federal Drugs Administration) para determinadas patologias, enquanto em alguns países da Europa e na Austrália o produto já foi liberado para aplicação em pacientes portadores de paralisia cerebral tanto nos membros superiores como nos inferiores. Em termos de membros superiores, todos os centros que utilizam o produto com fins terapêuticos ainda o fazem por pouco tempo, mas as conclusões de alguns estudos revelam bons resultados quando o produto é utilizado adequadamente.

O mecanismo de ação da toxina botulínica não é ainda completamente conhecido, mas sabe-se que ela atua na liberação da acetilcolina na terminação pré-sináptica, de modo que a despolarização do terminal pós-sináptico não ocorre e a contração muscular não é possível. A ação ocorre durante três a seis meses e tem início após alguns dias da aplicação.

A conseqüência da aplicação da toxina tipo A é a redução da espasticidade do músculo ou grupamento muscular espástico, enquanto se trabalha a musculatura antagônica, sendo portanto contra-indicada para correção de deformidades fixas. Os pacientes candidatos ao uso de toxina botulínica são os mais jovens e sem deformidades estabelecidas, em quem os antagonistas não estejam paralisados e que tenham capacidade de entendimento e motivação.[14] Ocasionalmente o medicamento pode também ser utilizado com a finalidade de melhora das condições de higiene e cuidados gerais.

A dose a ser utilizada varia de 4 a 10 unidades/kg e a dosagem sugerida para cada músculo (ver Capítulo 11).

Órteses

A indicação e o uso de *splints* têm-se tornado muito freqüentes, mas é necessário que se preste bastante atenção na avaliação do paciente, pois determinadas deformidades não respondem ao uso desses aparelhos, sendo, pois, contra-indicados nestes casos. Segundo Zancolli[3,4] e Goldner,[9] os pacientes com hipertonicidade não apresentam melhora com uso de órteses e manipulações. O músculo espástico, ao contrário do músculo sadio, permanece ativo eletricamente, seja quando age como agonista ou antagonista,[3] levando a uma co-contração. Por outro lado, o músculo espástico também apresenta um reflexo de estiramento aumentado e contrai a cada momento que uma manobra passiva de estiramento é realizada, pois espasticidade é um componente neural que aumenta com o reflexo de estiramento.

O uso do *splint* deve ser de instalação gradual e ter como objetivo o alongamento do tecido muscular como um todo, pois o decréscimo no número de sarcômeros é maior do que o decréscimo no tecido muscular conectivo, com potencial de quebra da fibra muscular com alongamento rápido ou forçado.[3]

Isto explica então por que os *splints* têm ação sobre as contraturas, que são deformidades mecânicas, e, portanto, respondem ao estiramento com melhora ou correção, ao contrário da espasticidade, que é um problema neural e não do tecido muscular. O uso dos *splints* deve ser noturno, quando o paciente apresenta desaparecimento da hipertonicidade, enquanto na contratura tecidual a deformidade é persistente[3] na vigília ou durante o sono e, portanto, sem indicação para uso desses aparelhos.

Tratamento cirúrgico

Procedimentos cirúrgicos nos pacientes com paralisia cerebral devem ser realizados preferencialmente a um só tempo, procurando intervir em todo o membro, corrigindo as deformidades que exijam tratamento no ombro, cotovelo, antebraço, punho e mão.[4]

O tratamento cirúrgico é um procedimento já estabelecido e está indicado nas crianças por volta dos 6 anos de idade, segundo Zancolli, quando o grau de compreensão e colaboração é maior. No entanto, outros cirurgiões defendem que procedimentos de alongamento não necessitam de colaboração do paciente e podem ser realizados em idade mais precoce, por volta dos 3 anos ou até menos.

O objetivo do tratamento cirúrgico é melhorar a função, a aparência e o estado psicológico do paciente, enquanto os familiares sentem-se também reconfortados. Para tanto, o nível de inteligência do paciente e a forma de apresentação da paralisia cerebral são fundamentais. Sendo assim, os melhores candidatos para cirurgia são os portadores de paralisia espástica ou mista, com adequado nível mental, baixa influência emocional, sensibilidade básica presente, controle voluntário para abrir e fechar a mão, jovens e com boa motivação e padrão de comportamento adequado. Aqueles que apresentam comprometimento de outros sistemas, como déficits de audição, visão, fala e baixo padrão de comunicação e entendimento, não devem ser submetidos a tratamento cirúrgico com objetivo de melhora funcional (ver Fig. 22.12).

A sensibilidade deve ser sempre testada, pois, de modo geral, os pacientes têm a esterognosia comprometida e, desta forma, não reconhecem a forma e o tamanho dos objetos, sendo pior o prognóstico nestes pacientes.[13]

CIRURGIA DO OMBRO ESPÁSTICO

Pouco tem sido descrito a respeito do ombro e do cotovelo no paciente com paralisia cerebral espástica, no entanto os princípios cirúrgicos a serem adotados são semelhantes àqueles utilizados no tratamento dos espásticos conseqüentes a acidente vascular cerebral e traumatismo craniano.

A postura normalmente adotada pelo ombro na paralisia cerebral espástica é a rotação interna com adução (Fig. 22.13A) ou leve abdução, podendo ocasionalmente apresentar também uma leve extensão.[7] A posição de rotação interna e abdução é decorrente da espasticidade do trapézio e supra-espinhoso, associada à espasticidade das três porções do deltóide, além do peitoral maior, podendo, quando intensa a espasticidade, ocorrer subluxação escapuloumeral.

O procedimento recomendado é a liberação da musculatura espástica ou contraturada, seja com alongamento ou tenotomia, a depender do grau da deformidade[7] (Fig. 22.13B).

CIRURGIA DO ANTEBRAÇO ESPÁSTICO

A contratura em pronação do antebraço se dá por ação espástica associada ou não à contratura do

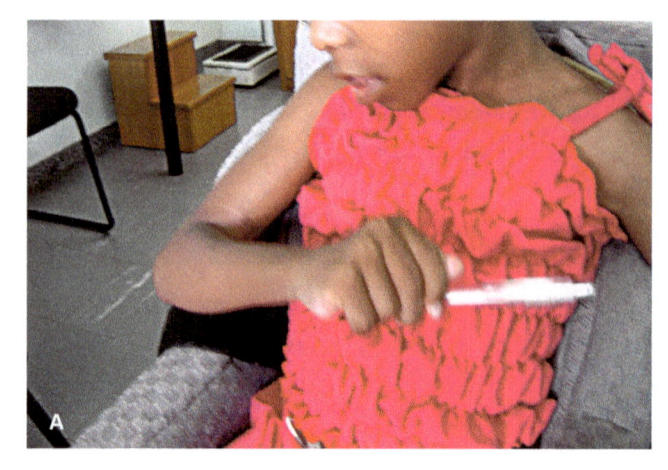

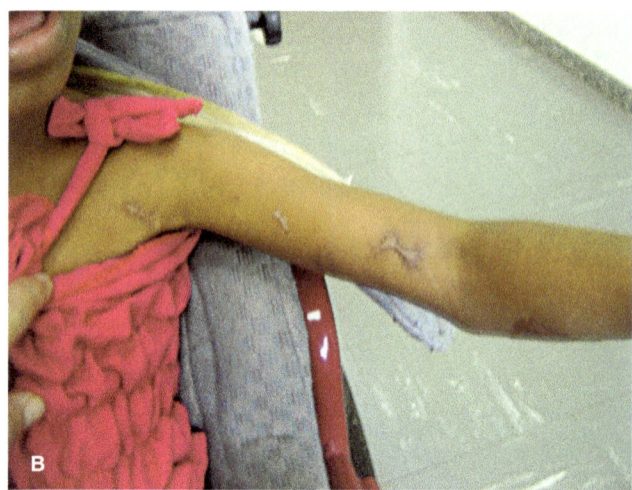

Fig. 22.13 ▶ Em **A:** postura clássica do ombro espástico, com rotação interna e discreta abdução, além de flexão do cotovelo; e em **B:** resultado funcional após tenotomia do peitoral maior e bíceps, apresentando capacidade para rotação externa e abdução do ombro, e extensão do cotovelo.

pronador redondo ou, ainda, por efeito da espasticidade do grupo pronador-flexor. Quando a postura em pronação não é muito acentuada, Zancolli recomenda uma liberação dos músculos com origem no epicôndilo medial, enquanto para os casos com contratura do pronador redondo, o procedimento indicado é a tenotomia desse músculo, com reorientação da ação muscular, que passa para supinador (Fig. 22.14).

A partir de 1992, Claudia Geschwerd e Michel Tonkin[15] passaram a fazer a indicação cirúrgica para pronação na paralisia espástica, com base na classificação por eles proposta. Assim, para o grupo I, no qual o paciente consegue supinação ativa acima do neutro, não há indicação de tratamento cirúrgico; no grupo II, em que a supinação ativa é menor ou igual ao neutro, a liberação do grupo muscu-

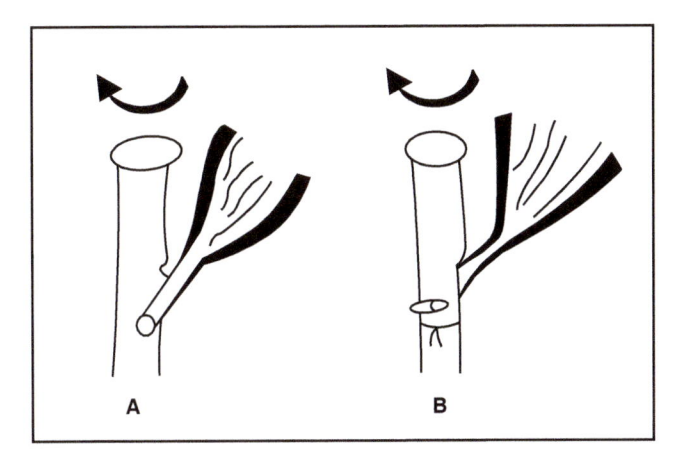

Fig. 22.14 ▶ Em **A:** Desenho esquemático da tenotomia do pronador redondo; e em **B:** reorientação do tendão que passa para supinador.

lar espástico é indicada. Já nos grupos III e IV, nos quais nenhuma supinação ativa está presente, faz-se necessário um motor ativo e, portanto, tem lugar a transposição tendinosa, sendo que no grupo IV, onde está associada a contratura, é preciso acrescentar uma liberação do músculo contraturado, o que não é necessário no grupo III, pois neste a supinação passiva está presente.

Geschwerd recomenda ainda, nos casos em que há luxação da cabeça do rádio associada à pronação espástica, reorientação do pronador, que passa a ser supinador, concomitante à ressecção da cabeça do rádio. A reorientação do pronador redondo é um princípio semelhante ao da reorientação do bíceps proposta por Zancolli para paralisia flácida em supinação, e é por ele também indicado para ativar a supinação na pronação espástica, utilizando neste caso o músculo pronador redondo.

CIRURGIA PARA MÃO E PUNHO ESPÁSTICOS NA PARALISIA CEREBRAL

A classificação proposta por Zancolli[4] é bastante útil na decisão do procedimento cirúrgico a ser adotado e, segundo o referido autor, no grupo I, no qual o principal problema é a espasticidade do flexor ulnar do carpo, recomenda-se a tenotomia, preservando-se as fibras musculares. Caso haja espasticidade também dos flexores dos dedos e do pronador, pode-se acrescentar liberação aponeurótica dos músculos com origem no epicôndilo medial.

Para os pacientes do grupo IIA, com espasticidade dos flexores dos dedos e punho, a indicação é a

de alongamento dos flexores do punho e dedos (Fig. 22.15), enquanto no grupo IIB acrescenta-se a transferência do flexor ulnar do carpo para o extensor radial do carpo, que pode ser o longo ou o curto, mas preferencialmente o último (Fig. 22.16). Na even-

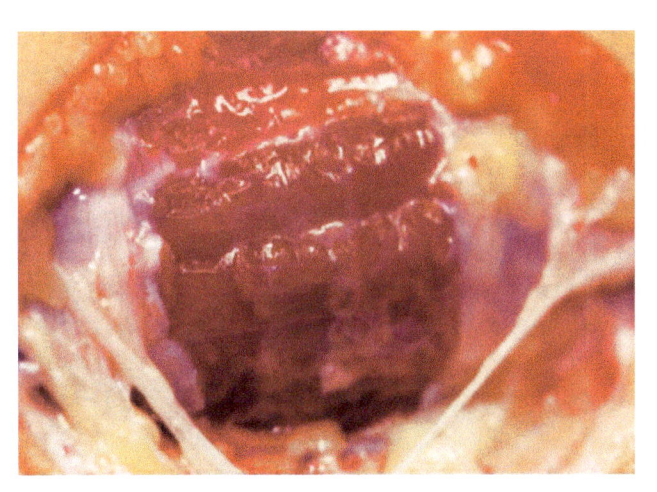

Fig. 22.15 ▶ Alongamento intramural da musculatura flexora do punho e dedos, em paciente com paralisia cerebral espástica.

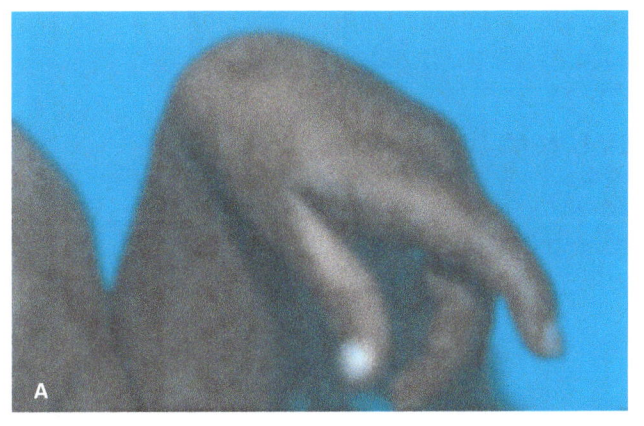

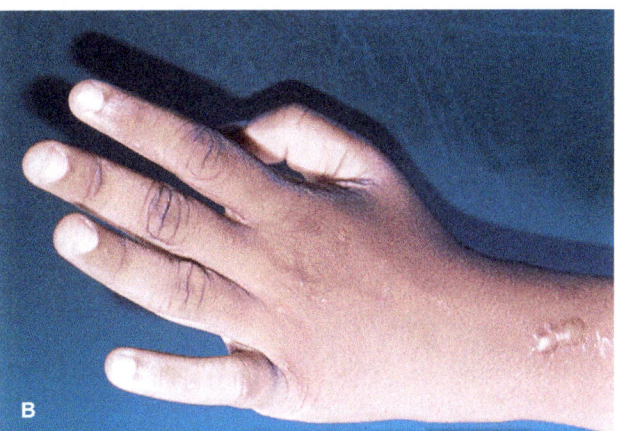

Fig. 22.16 ▶ Em **A:** Paralisia cerebral espástica grau IIB de Zancolli; e em **B:** resultado funcional após alongamento dos flexores e transposição do flexor ulnar do carpo para extensor radial curto do carpo.

tualidade de existir espasticidade do pronador redondo, pode ser realizada a tenotomia do músculo, liberação aponeurótica no cotovelo ou reorientação do tendão, conforme já comentado anteriormente.

No grupo III a cirurgia é indicada com o objetivo de melhorar a aparência, a higiene e o conforto do paciente, e isto pode ser conseguido com liberação da musculatura flexora e pronadora,[3,4] mas outros procedimentos, como o alongamento tendinoso[3,12,16,17] e a ressecção da fileira proximal dos ossos do carpo,[18] são propostos, podendo ser realizados em associação ou separadamente.

Quando há envolvimento da musculatura intrínseca e os pacientes apresentam deformidade em pescoço de cisne, o que é uma malformação rara, e caso esteja interferindo na função, a deformidade pode ser corrigida de três formas: liberação da musculatura intrínseca, neurotomia do ramo motor ulnar[17] e tenodese de uma das bandeletas do flexor superficial, fixada na polia A2 e suturada sobre si mesma, tal qual é feito na cirurgia do laço, mas bloqueando a extensão da interfalangiana proximal, e, para tanto, a bandeleta a ser utilizada é deixada inserida na falange média e seccionada proximal à polia A2[3,12,19] (Fig. 22.17).

CIRURGIA DO POLEGAR ESPÁSTICO

Na deformidade do polegar, conforme já explicado, pode estar presente uma hiperação da musculatura intrínseca, extrínseca ou de ambas.

Para Zancolli, a deformidade em adução é corrigida com a tenotomia do adutor associada a uma tenodese de uma fita do abdutor longo (Fig. 22.18). Se estiver presente uma hiperextensão da metacarpofalangiana, o mesmo autor recomenda uma fusão do sesamóide ao metacarpo ou mesmo uma condrodese da articulação metacarpofalangiana do primeiro raio.[3,4] Tonkin e cols.[8] propõem, para o tipo I de polegar espástico, a liberação do adutor e primeiro interósseo, devendo o flexor curto ser avaliado quanto a ser também fator de deformidade, e, se assim for, também tenotomizá-lo. Aliado a isto, realizar uma tenodese de uma fita do abdutor e transferência do extensor longo do polegar para o extensor curto, melhorando a deformidade da articulação metacarpofalangiana e fortalecendo a abdução. A transposição tendinosa pode ser feita com outro motor, devendo ser observado se o músculo escolhido tem de fato alguma função. Este procedimento é também adotado para o grupo III de polegar espástico.

Para o grupo II de polegar espástico, Tonkin e cols.[8] recomendam o alongamento do flexor longo do polegar, o que também é realizado em alguns pacientes com deformidade tipo III. Com relação à estabilização da articulação metacarpofalangiana, o procedimento é semelhante ao recomendado por Zancolli (Fig. 22.19).

Rizotomia

A rizotomia dorsal seletiva é um procedimento cirúrgico com maior emprego para as lesões dos

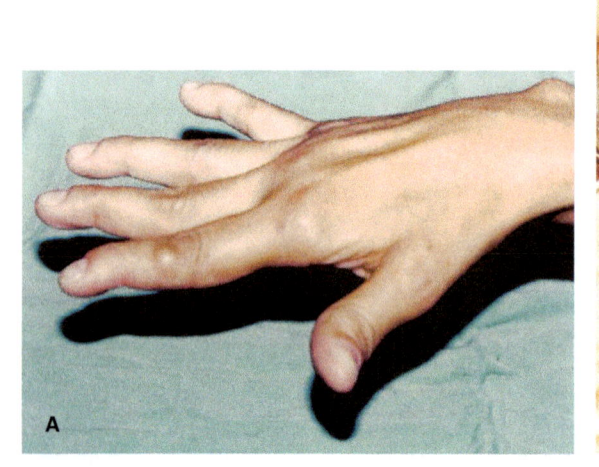
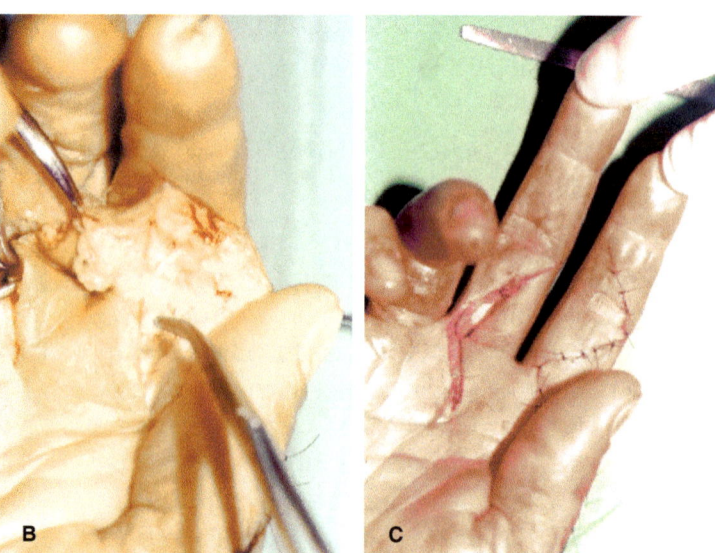

Fig. 22.17 ▶ Em A: Paciente com paralisia cerebral apresentando espasticidade da musculatura intrínseca; e em B: cirurgia de tenodese de uma bandeleta do flexor superficial, fixada na polia A2; C: observar o resultado no peroperatório.

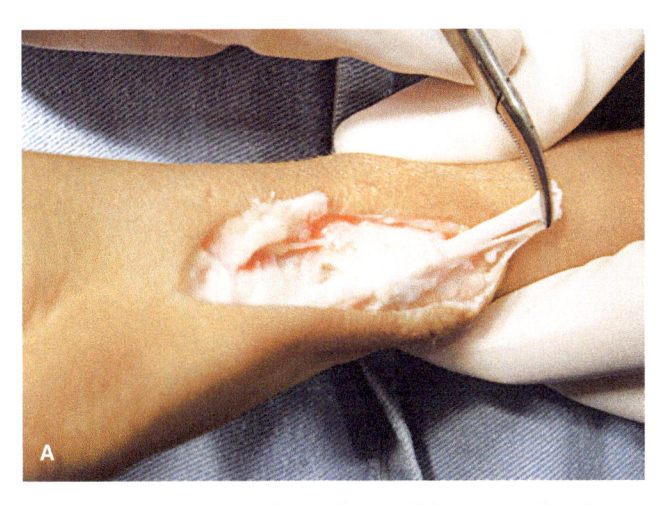
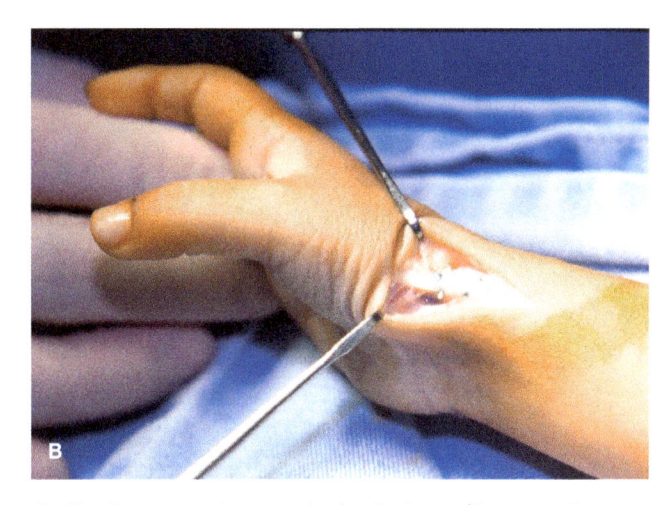

Fig. 22.18 ▶ Em **A:** Isolada uma fita do abdutor longo do polegar que será utilizada para tenodese no primeiro túnel osteofibroso; em **B:** sutura do tendão abdutor em si mesmo, após passar pelo primeiro túnel osteofibroso.

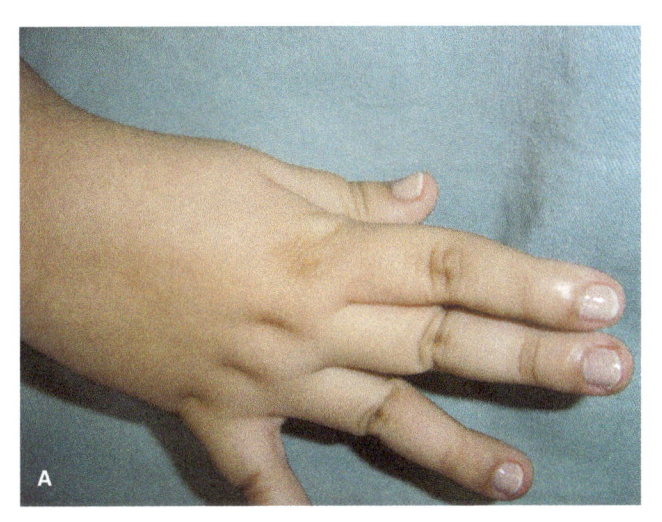
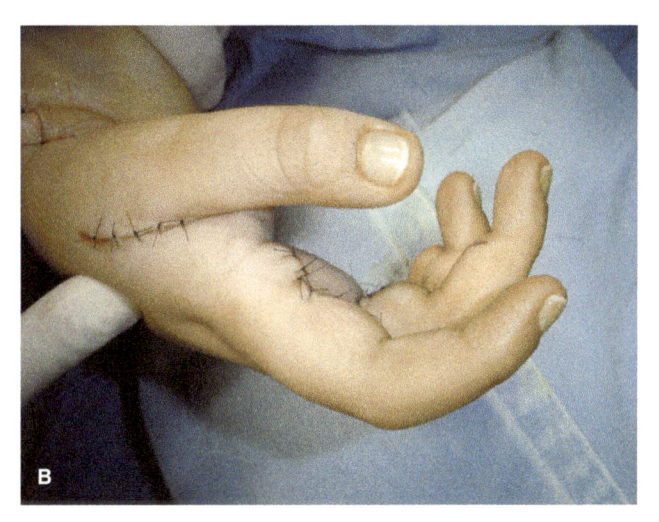

Fig. 22.19 ▶ Em **A:** paciente com polegar aduzido e deformidade em *swan-neck* dos dedos longos; e em **B:** após miotomia do adutor e tenodese do abdutor, além de tenodese de uma bandeleta do flexor superficial para correção do *swan-neck*.

membros inferiores, mas com relatos de bons resultados também nos membros superiores.[20] Sua indicação é feita com o objetivo de reduzir a espasticidade e evitar as contraturas e as deformidades esqueléticas, melhorando a função do membro comprometido. O procedimento é realizado com base na diminuição dos impulsos excitatórios por meio da rizotomia sensorial, realizada fazendo-se uma secção de 30% da raiz sensitiva dorsal, apesar de Berteli referir apenas um esmagamento da raiz, o que, teoricamente, não leva a perdas motoras ou sensitivas.

▶ REFERÊNCIAS

1. Lawson RD, Badani N. Etiology of Cerebral Palsy. *Hand Clinics* 2003; *19*(4):542-56.

2. O'Flaherry S, Waugh MC. Pharmacologic management of the spastic and dystonic upper limb in children with cerebral palsy. *Hand Clinics* 2003; *19*:585-90.

3. Zancolli EA. Surgical management of the hand in infantile spastic hemiplegic. *Hand Clinics* 2003; *19*:609-29.

4. Zancolli EA, Zancolli Jr. ER. Surgical management of the hemiplegic spastic hand in cerebral palsy. *Surg Clinics North Am* 1981; *61*:395-406.

5. Tonkin MA. Cerebral Palsy: Introduction. *Hand Clinics* 2003; *19*.

6. Grether JK, Nelson KB, Cummins SK. Twinning and cerebral: experience in four Northern California Countries births 1983 through 1985. *Pediatrics* 1993; *92*(6):854-8.

7. Landi A, Cavazza S, Caserta G, Acciaro AL, Sartini S, Gagliano MC and Manca M. The Upper Limb in Cerebral Palsy: Surgical Management of Shoulder and Elbow Deformities. *Hand Clinics*, 2003; *19*:631-48.

8. Tonkin M, Freitas A, Koman A, Leclercq C and Van Heest A. Surgical Management of Thumb Deformity in Cerebral

Palsy. IFSSH Scientific Committee-Cerebral Palsy. Austrália 2007.

9. Goldner JL. Surgical reconstruction of the upper extremity in cerebral palsy. *Instr Course Lect* 1987; *36*:207-35.

10. Skoof H, Woodbury DF. Management of the upper extremity in cerebral palsy. *J Bone Joint Surg* 1985; *67*:500-3.

11. Swanson AB. Surgery of the hand in cerebral palsy. *Surg Clin North Am* 1964; *44*:1.061-70.

12. Zancolli EA, Goldner JL, Swanson AB. Surgery of the spastic hand in cerebral palsy. Report of the committee on spastic hand evoluation. *J Hand Surg* 1983; *8*:766-72.

13. Leclercq C. General assesment of the upper limb. *Hand Clincs* 2003; *19*:557-64.

14. Chin TYP and Graham HK. Botulinum Toxin A in the Management of Upper Limb Spascity in Cerebral Palsy. *Hand Clinics* 2003; *19*:591-600.

15. Geschwerd C, Tonkin M. Surgery for Cerebral Palsy. Part I. Classification and operative procedures for pronation deformity. *J Hand Surg* 1992; *17*:391-5.

16. Braum RM, Vise GT, Roper B. Preliminary experience with superficialis to profundus tendon transfer in the hemiplegic upper extremity. *J Bone Joint Surg* 1974; *56*:466-72.

17. Gerwin M. Cerebral Palsy. *In: Green's Operative Hand Surgery*. Churchill Livingstone Ed. 1999; *1*:259-86.

18. Omer GE, Capen DA. Proximal row carpectomy with muscle transfer for spastic paralysis. *J Hand Surg* 1976; *1*:197-204.

19. Swanson AB. Surgery of the hand in cerebral palsy and the swan-neck deformity. *J Bone Joint Surg* 1960; *42*:951-64.

20. Bertelli JA *et al*. Brachial plexus dorsal rhizotomy in hemiplegic cerebral palsy. *Hand Clinics* 2003; *19*:687-99.

Tratamento Cirúrgico da Escoliose em Pacientes com Paralisia Cerebral

Cristiano Magalhães Menezes
Roberto Sakamoto Falcon
Marcos Antônio Ferreira Jr.

▶ INTRODUÇÃO

O manejo da escoliose é um desafio no tratamento das crianças portadoras de paralisia cerebral (PCE), em especial naquelas com o padrão espástico global de acometimento motor (quadriplégicas). A PCE é uma encefalopatia estática, mais freqüentemente causada por uma anoxia cerebral perinatal. A incidência estimada de escoliose nesse grupo de pacientes varia, na literatura, entre 4% e 64%.[1] Sabe-se que a incidência é 10 a 15 vezes maior nos quadriplégicos espásticos em relação aos diplégicos.[1,2] Portanto, a cada sete crianças com PCE, uma desenvolverá uma deformidade progressiva e de difícil controle, requerendo tratamento.

A escoliose da PCE enquadra-se no grupo das escolioses neuromusculares, subgrupo do acometimento do neurônio motor superior, e tem como característica comum o desequilíbrio das forças que atuam sobre o esqueleto imaturo, devido à espasticidade muscular. Encontra-se aliada a outras deformidades dos membros e apresenta-se como uma longa curvatura toracolombar em "C" (95% dos casos) associada à obliqüidade pélvica.[3] A manifestação da deformidade também pode assemelhar-se ao padrão da escoliose idiopática, principalmente naqueles pacientes menos gravemente acometidos e deambuladores.[2] Mas as semelhanças com a escoliose idiopática param por aí. Diferentemente desta, não há evidências de controle da escoliose progressiva da PCE, por meio do uso de órteses, em nenhuma de suas fases evolutivas.[1-10] As órteses podem ser utilizadas, durante o crescimento da criança, para melhorar a postura ao assentar-se, liberar os membros superiores para as atividades ocupacionais, melhorar o equilíbrio da cabeça, mas sem a pretensão de prevenir ou tratar a progressão dessas curvaturas espinhais.[3]

Essas crianças chegam para a avaliação do cirurgião de coluna devido à dor, à deterioração da capacidade de assentar-se, com desconforto na permanência em cadeira de rodas, e pela distorção corporal, causadas pela progressão da deformidade espinhal.[6,7] O risco da formação de escaras de decúbito deve sempre ser considerado, por se tratar de indivíduos com uma freqüente diminuição da reserva de tecido adiposo subcutâneo, e geralmente caracterizados por uma atrofia muscular global.

O tratamento cirúrgico da escoliose progressiva nos pacientes portadores de PCE ganhou grande importância nas últimas décadas, com a melhoria do entendimento sobre a história natural da doença, bem como da técnica cirúrgica, do suporte per e pós-operatório, e da qualidade dos implantes utilizados para a correção das deformidades.[6]

A cirurgia tem como objetivos restaurar o alinhamento do tronco; melhorar a função respiratória; aliviar a dor associada à deformidade, inclusive o choque entre a caixa torácica e a crista ilíaca, o que pode ocorrer no lado da concavidade; melhorar a tolerância ao assentar-se nos pacientes não-deambuladores; manter as habilidades de se manter de pé e andar dos pacientes deambuladores; e maximizar o seu nível de função global.[2,4,6-8,10]

A estabilização cirúrgica da coluna com a fusão espinhal é a única forma efetiva de tratamento da deformidade progressiva da escoliose paralítica.[2,4,6-8,10,12] Trata-se de uma abordagem apropriadamente agressiva, com significativa morbidade, evolução variável e alto custo. Mesmo sabendo que essas crianças enfrentam múltiplos problemas médicos que podem potencialmente complicar um procedimento cirúrgico inerentemente desafiador, acredita-se que a cirurgia possa mudar, de maneira positiva, a história natural da deformidade paralítica e levar a uma melhor qualidade de vida para essas crianças e seus pais e cuidadores. Por tudo isso, é fundamental que toda a equipe envolvida no tratamento dessas crianças tenha o conhecimento sobre o caráter progressivo da deformidade em um grande número de pacientes, assumindo o compromisso de encaminhá-las para a correta avaliação e tratamento no momento ideal, visando a cirurgias com menor risco, por apenas uma via de acesso e em melhores condições clínicas.

Vários estudos têm demonstrado um alto índice de satisfação, após o tratamento cirúrgico, entre os pais e aqueles profissionais que se dedicam a cuidar dessas crianças e adolescentes. Os mesmos são capazes de apreciar uma melhoria na função global e uma facilitação nos cuidados de enfermagem.[2,6,7]

▶ HISTÓRIA E EXAME FÍSICO

A avaliação do paciente inicia-se com a obtenção de uma história clínica completa, incluindo detalhes sobre a gestação da criança e o parto. Caracteriza-se o tipo do acometimento, a presença ou não de controle voluntário do pescoço e do tronco, a capacidade cognitiva, a capacidade de deambulação, a dor, a utilização dos membros superiores para a manutenção do equilíbrio, bem como o acompanhamento multidisciplinar com a fisioterapia, fonoaudiologia etc. A história médica deverá incluir as possíveis intercorrências clínicas sofridas pela criança, como a presença de refluxo gastroesofágico, o estado nutricional, o relato de pneumonias de repetição, convulsões etc. A história pregressa deverá investigar as cirurgias já realizadas, internações e demais intercorrências.

O exame físico detalhado nos dará a dimensão do problema. O paciente despido deverá, inicialmente, ser examinado assentado, para a correta observação da deformidade sob ação da gravidade e a presença ou não de cifoescoliose colapsante. A seguir, observa-se, com o paciente colocado na borda da mesa de exame, em decúbito ventral, a obliqüidade pélvica e a sua relação com a escoliose, determinando-se a origem da mesma como sendo supra, intra ou infrapélvica. Por fim, com o paciente também em decúbito ventral, agora sobre as coxas do examinador, testa-se a flexibilidade da curva escoliótica e da obliqüidade pélvica, determinando-se a possibilidade de se endireitarem os processos espinhosos por meio de uma manobra de inclinação lateral.[6]

▶ INDICAÇÃO CIRÚRGICA E CONSIDERAÇÕES PRÉ-OPERATÓRIAS

Não existe uma regra geral para determinar o momento exato de se intervir cirurgicamente nos pacientes portadores de escoliose na PCE, mas, de forma geral, podemos dizer que esse momento deverá coincidir com o de maior crescimento estatural possível da criança, desde que a curva se mantenha flexível o bastante para que a correção ainda possa ser feita apenas por via posterior e em um único tempo cirúrgico.[2,3,6-8,10]

A escoliose progressiva freqüentemente afeta a criança esqueleticamente imatura. Uma medida aceitável para a indicação cirúrgica nas crianças acima de 10 anos de idade é uma curva maior que 45 a 50°, especialmente se há deterioração documentada de suas habilidades funcionais.[6] Mas essa medida não deverá ser seguida de maneira absoluta. Sabe-se que as curvas com grande rotação vertebral (Nash/Moe > 2) progridem duas vezes mais que aquelas com menor rotação.[3] Além disso, é possível clinicamente determinar a manutenção da flexibilidade da curva, como discutido anteriormente.

Devemos, sempre que possível, corrigir a deformidade apenas por uma via de acesso, preferencialmente a posterior. A abordagem combinada (vias anterior e posterior) deverá ser reservada àqueles casos em que a curva escoliótica se encontra rígida.[5,6] Acredita-se que, se a criança puder ser alinhada pela inclinação lateral sobre as coxas do examinador, com o corpo e a pelve seguindo quase uma linha reta, ela poderá ser submetida apenas à instrumentação posterior. As indicações para a fusão anterior incluem as curvas acima de 80 graus, a presença de hipercifose torácica ou cifose da junção toracolombar maior que 20 graus.[2,6]

Parece ser consenso que a fixação deverá incluir a pelve nos pacientes não-deambuladores com obliqüidade pélvica. Mais controversa é a inclusão da pelve naquelas crianças deambuladoras. Muita preocupação quanto à manutenção da capacidade de andar nas crianças previamente deambuladoras levou à recomendação, por vários autores, de não se incluir a pelve nesse grupo de pacientes. Recentemente, Miller e colaboradores[7] demonstraram a manutenção da capacidade de deambular em crianças tratadas com fixação com o sistema de haste única que incluiu a pelve. Particularmente, reservamos a correção sem inclusão da pelve para aqueles casos de pacientes diplégicos deambuladores, com padrão de curvatura semelhante à escoliose idiopática e sem obliqüidade pélvica.

Outra preocupação pertinente, quando falamos a respeito do tratamento cirúrgico de deformidades em pacientes imaturos, é a possibilidade do desenvolvimento do "fenômeno da manivela" (*crankshaft*), tão amplamente discutido nos casos de escoliose idiopática juvenil. A maioria dos autores concorda em que, na população dos pacientes com deformidades vertebrais secundárias à PCE, o "fenômeno da manivela" não costuma aparecer quando as técnicas tradicionais de fixação com hastes e fios sublaminares são utilizadas.[2,10,11]

A técnica cirúrgica tradicional para a abordagem posterior na deformidade da PCE é a que associa a técnica de Luque com fios sublaminares à técnica de Galveston com as hastes fixadas também nos ilíacos. A desvantagem desse método é a possível perda da correção devido ao deslocamento vertical e torcional permitido por esse tipo de instrumentação. A haste única (Medtronic Sofamor Danek – TN USA) descrita por Bell, Moseley e Koresca em 1989[12] foi desenvolvida para tentar solucionar esse problema (Fig. 23.1A e B). Trata-se de uma haste pré-moldada, conectada em sua porção superior e com duas *pernas* para a fixação da unidade sacropélvica nos ilíacos, de maneira semelhante à da técnica de Galveston. Dispositivos de travamento transverso devem ser instalados ao final da construção. É uma forma de fixação extremamente rígida e que permite, em média, conforme trabalhos publicados, 78% de correção. A instrumentação deverá incluir todos os níveis, desde T2 ou T3 até a unidade sacropélvica, para se evitar o desenvolvimento de cifose juncional na região torácica alta. Mais recentemente a instrumentação de terceira geração com a utilização de parafusos pediculares de perfil adequadamente

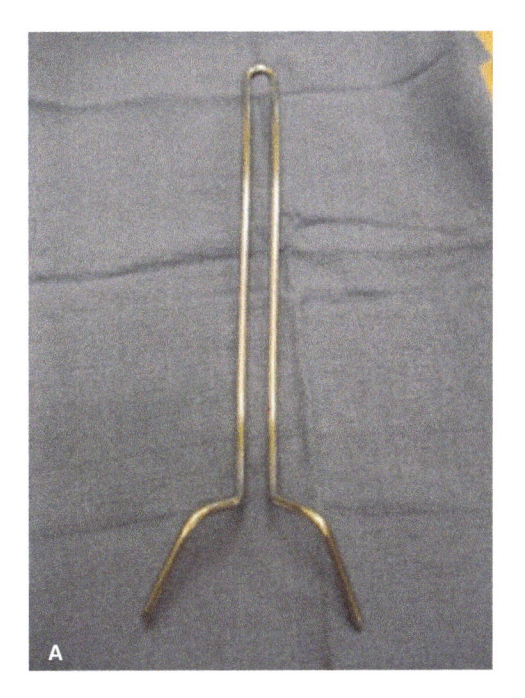
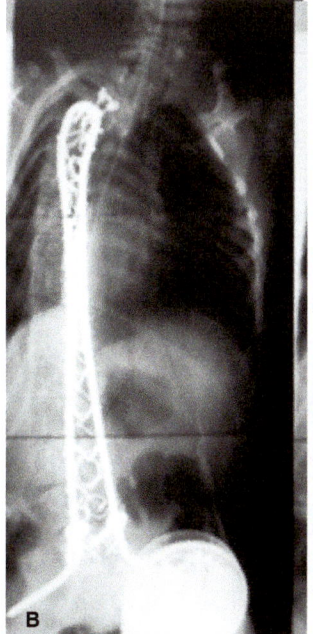
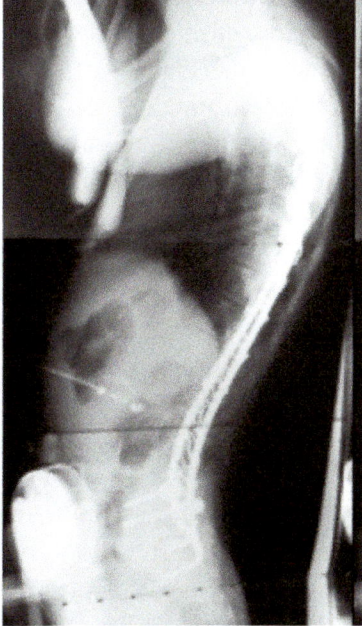

Fig. 23.1 ▸ A. Haste única (Medtronic Sofamor Danek. B. Paciente submetido à correção com este tipo de instrumentação.

baixo tem sido amplamente utilizada na correção destas deformidades.

Quando o acesso combinado é necessário para a mobilização de uma deformidade rígida, a via anterior é realizada para que as corretas anulectomias e discectomias sejam realizadas, com o uso de enxerto autólogo de costela para fusão.[5-7,9] O procedimento anterior pode ser realizado por via endoscópica ou aberta.[2] Técnicas de correção por via anterior com o uso de parafusos, hastes e *cages* intersomáticos têm sido descritas, apesar da dificuldade de utilização desses métodos em pacientes com deformidades rígidas associadas a uma osteopenia importante.[2]

Há grande preocupação naqueles casos em que se necessita da abordagem anterior para a correção da deformidade, pois é freqüente a ocorrência de patologia pulmonar associada nesses pacientes.[5,9] A função pulmonar pode estar alterada por uma variedade de causas que incluem uma fraqueza muscular, a incoordenação dos músculos respiratórios, torção brônquica, cicatrização do parênquima pulmonar após aspirações e pneumonias de repetição, e a displasia pulmonar secundária à prematuridade. A escoliose também leva a uma diminuição da capacidade pulmonar vital (CV) por uma diminuição da flexibilidade do tórax e encurtamento do tronco. Janik e colaboradores[13] observaram complicações pulmonares perfazendo 52% do total de complicações pós-cirúrgicas. Também é sabido que uma CV < 40% é um grande fator de risco para a abordagem anterior. Mas a maioria dos autores também concorda em que a estabilização espinhal faz com que o mecanismo da respiração ganhe um suporte capaz de melhorar a CV até mesmo após os procedimentos por via anterior.

Controvérsia existe quanto à realização da cirurgia por via combinada em um só dia ou em dias separados – normalmente, por um intervalo de uma semana –, mas parece que os índices de complicações são menores para procedimentos realizados no mesmo dia. Ferguson e colaboradores[5] encontraram um índice de complicações 40% maior nas cirurgias realizadas em dias separados em relação àquelas realizadas no mesmo dia.

Outra consideração a ser feita diz respeito à desnutrição pré-operatória. Como mencionado anteriormente, grande parte dessas crianças sofre de distúrbios nutricionais devido à incapacidade de uma deglutição normal, refluxo gastroesofágico, bem como intercorrências clínicas de repetição, sendo

que a prevalência de desnutrição chega a 50%. O resultado disso é uma deficiência da neo-angiogênese, da resposta inflamatória humoral e celular, e da síntese do colágeno, com um maior risco de infecção e demais problemas de cicatrização das feridas no pós-operatório.[1,11,14] Também a perda de sangue excessiva e a necessidade de transfusão sangüínea são fatores de risco para a infecção bacteriana. O risco estimado de infecção pós-operatória varia entre 4% e 14%. Portanto, todas as tentativas para se melhorar o estado nutricional dessas crianças no pré-operatório e a manutenção de suporte nutricional pós-operatório são de extrema importância para a prevenção de complicações infecciosas.

Independentemente da técnica escolhida para a correção da deformidade, os objetivos convergem para a obtenção de uma artrodese sólida com a cabeça centrada sobre a pelve, nos planos coronal e sagital. As novas técnicas têm levado a uma mobilização precoce dos pacientes e a um menor índice de pseudo-artrose.

Técnica cirúrgica

Após todos os cuidados pré-operatórios terem sido realizados e todo o planejamento cirúrgico revisto, a criança é levada ao centro cirúrgico. Acessos amplos para a rápida infusão de líquidos, monitoração peroperatória (pressão intra-arterial e venosa central) e hiperalimentação por nutrição parenteral devem ser obtidos. O paciente é submetido à anestesia geral, com intubação endotraqueal e posicionado em decúbito ventral.

Uma incisão longitudinal posterior deve ser realizada de T1 ao sacro. Prossegue-se com uma dissecção subperióstea cuidando-se de uma hemostasia rigorosa. Todas as estruturas a serem abordadas devem ser expostas até a ponta dos processos transversos. As cristas ilíacas posteriores são expostas incluindo a visualização direta do trajeto dos parafusos nos ilíacos, que se inicia nas espinhas ilíacas póstero-superiores em direção às espinhas ântero-inferiores, passando cerca de 2cm acima da incisura isquiática maior. Em seguida, os parafusos pediculares são adequadamente posicionados nos pedículos de T1 ou T2 a L5 e nos ilíacos, sem a necessidade da instrumentação de todos os níveis. A artrodese interfacetária é realizada, assim como a decorticação da porção lateral das lâminas e dos processos transversos. O enxerto ósseo obtido dos processos espinhosos e transversos deve ser colocado em associação com enxerto sintético de hidroxiapatita ou, idealmente, com aloenxerto de banco de osso, se disponível. As hastes de tamanho adequado são conectadas por manobras de translação ou derrotação. Ao final do procedimento, conectores transversais são devidamente posicionados. Por fim, mais enxerto ósseo é colocado sobre o leito, e a ferida é fechada como de rotina (Figs. 23.2 e 23.3).

O teste do despertar não é passível de ser realizado na imensa maioria desses pacientes. O ideal é que o potencial evocado somatossensitivo ou motor esteja disponível para a monitoração neurológica intra-operatória.

O paciente, normalmente, é transferido diretamente para o CTI ainda intubado, sendo a extubação realizada quando ele estiver estável do ponto de

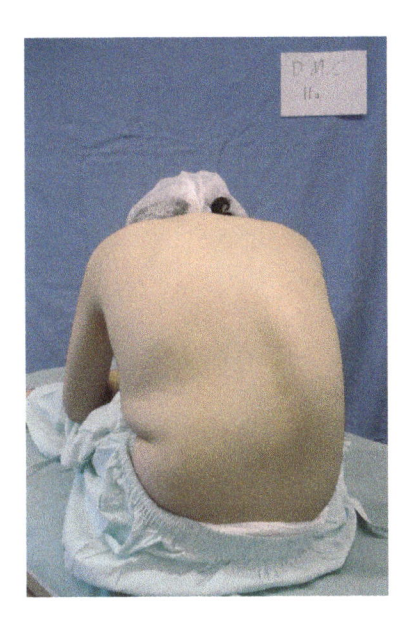

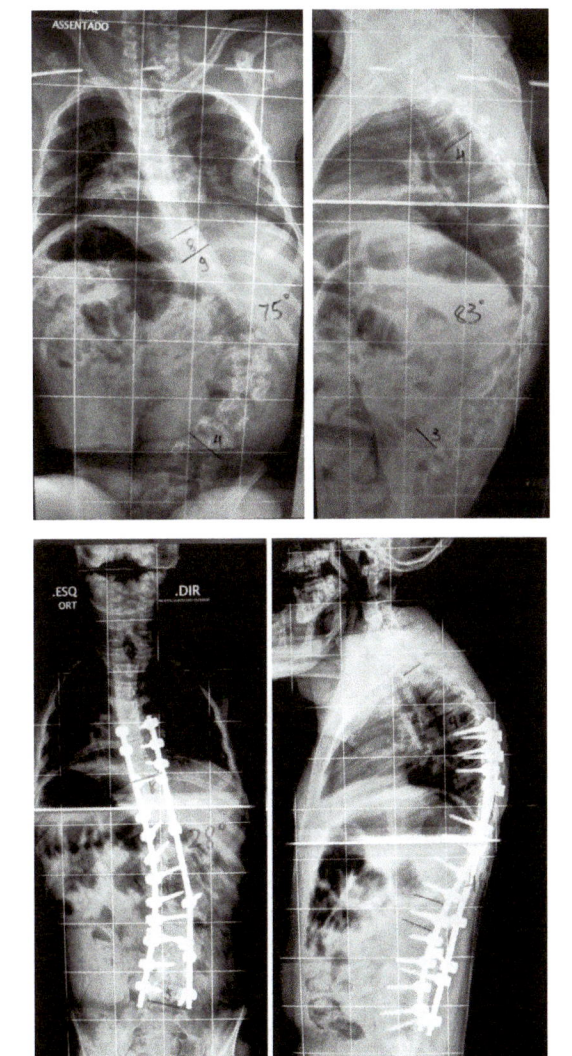

Fig. 23.2 ▶ Paciente diplégica submetida à correção cirúrgica por via posterior de escoliose paralítica sem obliquidade pélvica. Uma boa correção foi obtida e uma artrodese consolidada pode ser vista, com equilíbrio sagital satisfatório, apesar da discreta cifose juncional proximal.

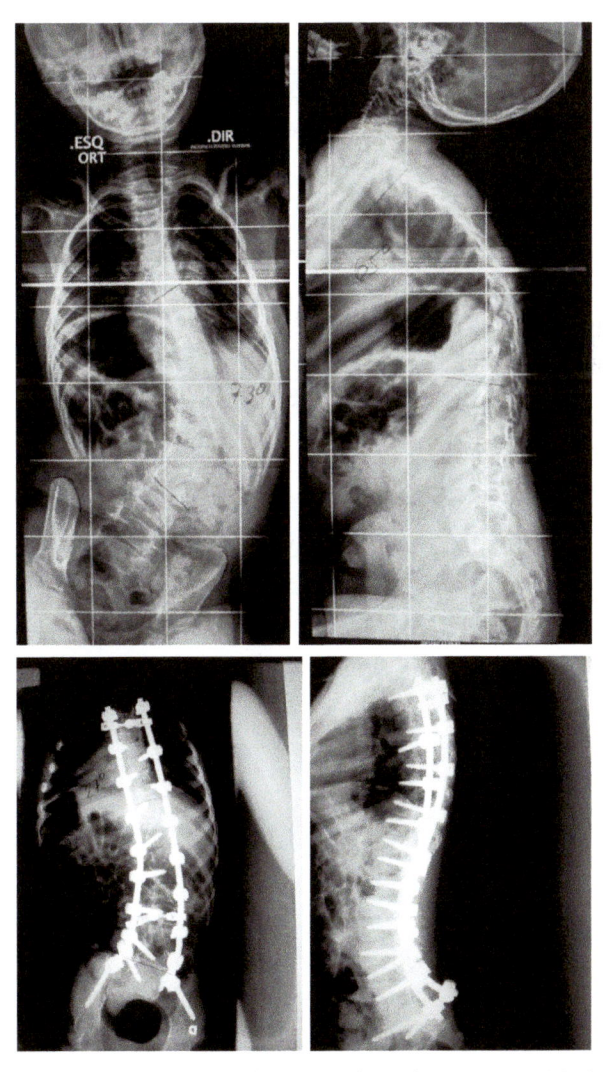

Fig. 23.3 ▶ Paciente quadriplégica submetida à correção cirúrgica posterior com instrumental de terceira geração com fixação no ilíaco.

vista respiratório. A dieta por sonda nasogástrica é iniciada no segundo dia pós-operatório.

Não há a necessidade de imobilização externa após a cirurgia.

Para aqueles que necessitam da dupla abordagem com liberação anterior, a mesma é realizada por meio de discectomia total nos níveis apicais da curvatura. O enxerto ósseo utilizado é o de costela, usualmente obtido durante o acesso cirúrgico. Não utilizamos a instrumentação anterior nesse tempo, e os procedimentos combinados são realizados com um intervalo de uma semana.

Complicações

A cirurgia de coluna na criança portadora de PCE é um empreendimento desafiador, tecnicamente exigente e requer uma consciência total das complicações que podem ocorrer durante e após a cirurgia, para se prevenir um mau resultado.

Quando a fixação sacropélvica é utilizada, existe o risco da perfuração anterior ou posterior do ilíaco pelas *pernas* da haste, ou até mesmo da incisura isquiática ou do acetábulo. A penetração anterior pode levar à lesão de vísceras intrapélvicas ou intra-abdominais, e ocorre mais comumente quando as hastes únicas são utilizadas em pacientes com hiperlordose. A penetração da haste na incisura isquiática pode levar à lesão do nervo ciático ou da artéria glútea superior.[6,11] Boa orientação espacial, conhecimento da anatomia e adequada exposição cirúrgica são as chaves para o correto posicionamento das hastes.

Grande controle sobre a obliquidade pélvica é obtida após a impactação das *pernas* da haste na unidade sacropélvica. Porém as forças sobre as lâminas durante a translação da curva podem levar ao rompimento dos fios sublaminares ou à fratura da lâmina.

A incidência de infecção da ferida operatória é maior que a observada após a cirurgia nas crianças com escoliose idiopática, e se torna maior naqueles procedimentos mais demorados, com maior perda sanguínea e sem o uso de antibióticos profiláticos. Como anteriormente mencionado, a melhora do estado nutricional é fundamental para se evitar essa complicação. A incisão deve ser checada cuidadosamente à procura de sinais flogísticos. Caso haja a suspeita de uma infecção profunda, culturas deverão ser obtidas utilizando-se uma técnica asséptica. O paciente é então submetido à drenagem cirúrgica com desbridamento da ferida contaminada, e a adequada cobertura de antibióticos deve ser instituída. Usualmente não é necessária a remoção dos implantes. Infecções tardias após a obtenção da consolidação da artrodese deverão ser tratadas com remoção da instrumentação.

O índice de consolidação após a cirurgia na escoliose paralítica espástica é inerentemente menor que na escoliose idiopática, devido a um maior estresse sobre a construção. A técnica cirúrgica adequada e o uso copioso do enxerto ósseo no leito de artrodese devem ser utilizados para se aumentar o índice de consolidação. O uso da instrumentação segmentar e da fixação sacropélvica reduziram enormemente a incidência de pseudartrose. Esta pode se manifestar como dor nas costas, falha da instrumentação ou perda da correção. Estudos de imagem podem revelar o diagnóstico, mas em alguns casos somente a exploração cirúrgica da massa de fusão poderá afastar esta possibilidade. Uma vez firmado o diagnóstico, o tratamento deverá ser realizado com base em nova enxertia no sítio da pseudartrose. A falha do implante, no caso de uma fratura da haste, poderá ser contornada pela colocação de um conector de hastes.

A cifose juncional que ocorre proximalmente ao nível superior artrodesado se o mesmo for abaixo de T3/T4 deve-se a uma menor percepção espacial, ao balanço e tensão dos tecidos conectivos para permitir a acomodação da coluna acima e abaixo da zona de fusão (Fig. 23.4). Outras causas incluem grande cifose pré-operatória e osteopenia.

A falha em se restaurar o balanço sagital nessas crianças, especialmente se a fusão inclui a pelve, poderá levar à perda da capacidade de deambulação. No paciente não-deambulador, a perda da lordose lombar leva a um deslocamento posterior do eixo de gravidade da porção posterior da coxa para as tuberosidades isquiáticas e sacro, com o risco de surgimento de escaras de pressão.

A perda sanguínea durante a fusão espinhal em crianças portadoras de escoliose neuromuscular pode ser excessiva, algumas vezes excedendo duas vezes a volemia da criança. Para isso o cirurgião e o anestesiologista deverão estar preparados para o controle dessa situação. A reserva de seis unidades de concentrado de hemácias e algumas unidades de

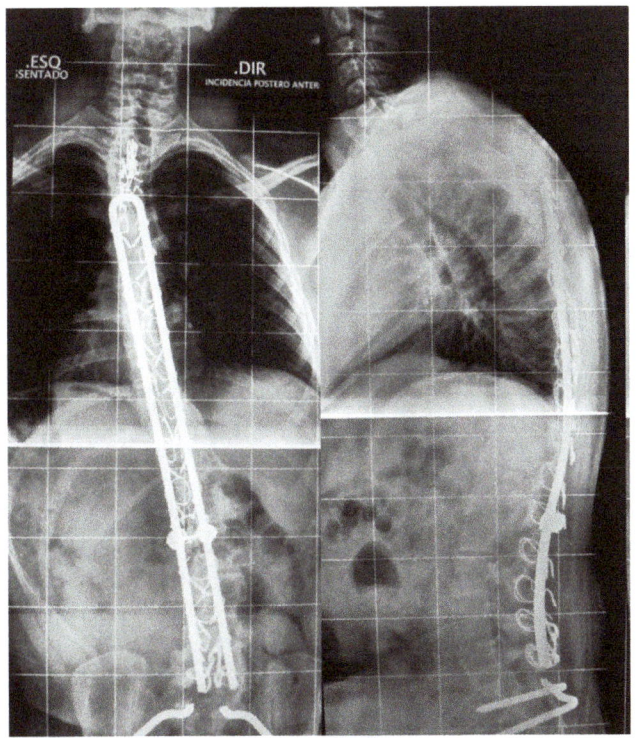

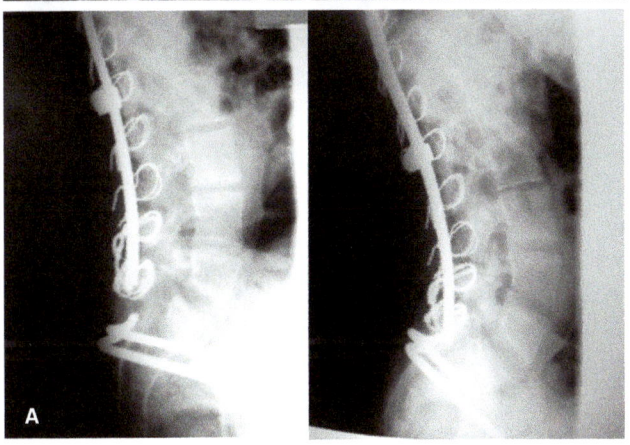

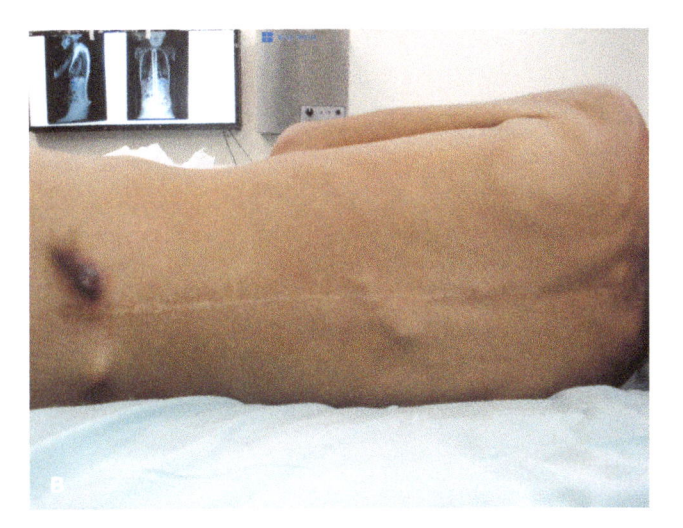

Fig. 23.4 ▶ Exemplo de complicações ocorridas após a cirurgia para correção da escoliose paralítica: pseudartrose na junção lombossacra; cifose juncional proximal (**A**) e escaras de pressão causada pelas *pernas* da haste única (**B**).

plasma fresco deve ser realizada para o seu uso de rotina. Durante a cirurgia, os níveis de hemoglobina, o hematócrito, os tempos de protrombina e de sangria e a contagem de plaquetas devem ser checados. Alguns anticonvulsivantes, especialmente o ácido valpróico, podem aumentar significativamente o sangramento peroperatório. Durante o procedimento, atenção especial deverá ser dada para a manutenção da normotermia, que tem efeitos importantes sobre a capacidade de formação do trombo. Pacientes com PCE têm uma termorregulação alterada, e cuidados como a temperatura da sala cirúrgica, aquecedores sobre o paciente, e a infusão de fluidos previamente aquecidos deverão ser observados.

Há relato na literatura da ruptura e/ou incompetência da derivação ventriculoperitoneal após correção da escoliose em crianças portadoras de hidrocefalia, o que às vezes requer revisão cirúrgica.

As complicações cardiopulmonares são a maior causa de mortalidade nestes pacientes. Histórico de pneumopatias coloca estas crianças em especial risco. As complicações incluem atelectasia, broncopneumonia, derrame pleural e pneumonia aspirativa. Estas situações podem requerer um período de intubação mais prolongado que as usuais vinte e quatro horas pós-operatórias. Após a extubação, o paciente deverá ser mobilizado o quanto antes. Fisioterapia respiratória e nebulização devem ser instituídas. O uso de antibióticos deverá ser iniciado nos casos de broncopneumonia.

As infecções do trato urinário não são improváveis após uma cirurgia de coluna em pacientes com PCE, e a antibioticoterapia deve ser iniciada assim que reconhecidas. O débito urinário está diminuído no pós-operatório devido a uma combinação de hipovolemia e a síndrome da secreção inadequada de hormônio antidiurético (SIADH). O débito urinário deverá ser mantido em 0,5mL/kg/h.

▶ REFERÊNCIAS

1. Szöke G, Lipton G, Miller F, Dabney K. Wound infection after spinal fusion in children with cerebral palsy. *Journal of Pediatric Orthopaedics* 1998; 18:727-33.
2. Lenke LG, Betz RR. Neuromuscular scoliosis: surgical treatment. In: *Principles and practice of spine surgery*. Philadelphia: Mosby, 2003:609-28.

3. Miller A, Temple T, Miller F. Impact of orthoses on the rate of scoliosis progression in children with cerebral palsy. *Journal of Pediatric Orthopaedics* 1996; *16*:332-5.

4. Boachie Adjei O, Lonstein JE, Winter RB, Koop S, Brink KV, Denis F. Management of neuromuscular spinal deformities with Luque segmental instrumentation. *The Journal of Bone and Joint Surgery* 1989; *71-A*:548-62.

5. Ferguson RL, Hansen HM, Nicholas DA, Allen BL Jr. Same day *versus* stayed AP spinal surgery in a neuromuscular scoliosis population: the evaluation of medical complications. *Journal of Pediatric Orthopaedics* 1996; *16*:293-303.

6. Dias RC, Miller F, Dabney K, Lipton G, Temple T. Surgical correction of spinal deformity using a unit rod in children with CP. *Journal of Pediatric Orthopaedics* 1996; *16*:734-40.

7. Tsirikos AI, Chang WN, Dabney KW, Miller F. Comparison of parents' and caregivers' satisfaction after spinal fusion in children with cerebral palsy. *Journal of Pediatric Orthopaedics* 2004; *24*:54-8.

8. Bulman WA, Dormans JP, Ecker ML, Drummond DS. Posterior spinal fusion for scoliosis in patients with cerebral palsy: a comparison of Luque rod and unit rod instrumentation. *Journal of Pediatric Orthopaedics* 1996; *16*:314-23.

9. Sarwahi V, Sarwark JF, Schafer MF, Backer C, Lee M, King ECB, Aminian A, Grayhack JJ. Standards in anterior spine surgery in pediatric patients with neuromuscular scoliosis. *Journal of Pediatric Orthopaedics* 2001; *21*:756-60.

10. Smucker JD, Miller F. Crankshaft effect after posterior spinal fusion and unit rod instrumentation in children with cerebral palsy. *Journal of Pediatric Orthopaedics* 2001; *21*:108-12.

11. Gabos PG. Complications related to the surgical management of patients with cerebral palsy. *In: Complications of pediatric and adult spinal surgery*. New York: Marcel Dekker, 2005:655-75.

12. Bell DF, Moseley CF, Koreska J. Unit rod segmental spinal instrumentation in the management of patients with progressive neuromuscular spinal deformity. *Spine* 1989; *14*:1301-7.

13. Janik JS, Burrington JD, Janik JE *et al*. Anterior exposure of spinal deformities and tumors: a 20-year experience. *Journal of Pediatric Surgery* 1997; *32*:852-9.

14. Jevsevar DS, Karlin LI. The relationship between preoperative nutritional status and complications after an operation for scoliosis in patients who have cerebral palsy. *The Journal of Bone and Joint Surgery* 1993; *75-A*:880-3.

O Quadril na Paralisia Cerebral

Cesar Luiz Andrade Lima

▶ INTRODUÇÃO

A instabilidade do quadril é uma importante complicação no tratamento de crianças com paralisia cerebral (PC), principalmente na forma espástica. A denominação usada de quadril instável da paralisia cerebral é apropriada e deve ser utilizada porque caracteriza formalmente a condição da patologia. Sua etiologia é multifatorial e sua incidência varia de 26% a 60%, se levados em consideração o tipo de distribuição topográfica da doença e a população estudada. A incidência é maior nos quadriparéticos não-deambuladores, rara nos hemiparéticos que são deambuladores e pode acontecer nos diparéticos. Existe uma forte relação entre a estabilidade do quadril e a criança deambuladora. A evolução da instabilidade do quadril não-tratada para subluxação e luxação é atualmente um problema muito bem estabelecido, estudado e documentado. É importante salientar que a criança com paralisia cerebral não nasce com luxação do quadril. A luxação é uma situação que evolui de uma instabilidade ou displasia não tratada, ou não diagnosticada. A doença é evolutiva e, como tal, deve ser diagnosticada e tratada precocemente. Ela está relacionada e associada a diversos fatores, que são por isto chamados de fatores de risco. Alguns deles têm importância bem definida, e outros entram como situações agravantes.

A imaturidade óssea do quadril representada pela persistência dos padrões fetais de valgismo e anteversão do fêmur proximal são fatores etiológicos fundamentais para a instalação do processo fisiopatológico. A epífise de tração do grande trocânter no seu crescimento normal diminui o valgismo do colo femoral. Na PC, o predomínio da ação dos adutores sobre os abdutores impede que os abdutores enfraquecidos estimulem o crescimento epifisário e, por conseqüência, o desenvolvimento do varismo fisiológico.

O ângulo de anteversão do colo do fêmur também diminui de forma espontânea com o crescimento. Na PC não acontece a diminuição do ângulo por falta de estímulo postural do ortostatismo ausente ou atrasado, agravado e associado à ação desordenada da musculatura.

O acetábulo desenvolve-se por meio da diminuição do índice acetabular, o qual ocorre regularmente pela presença normal da cabeça femoral no seu interior.

A ausência de estímulos fisiológicos no fêmur proximal pode levar à alteração da forma do acetábulo e determinar a displasia acetabular, uma vez que a cabeça femoral não está bem posicionada e não modela o desenvolvimento do acetábulo.

O desequilíbrio muscular com predominância absoluta de adutores e flexores do quadril sobre abdutores e extensores é outro fator de extrema importância para a evolução da instabilidade do quadril. A ação conjugada e persistente dos adutores e flexores direciona a cabeça femoral no sentido lateral, posterior e superior (Fig. 24.1A-D).

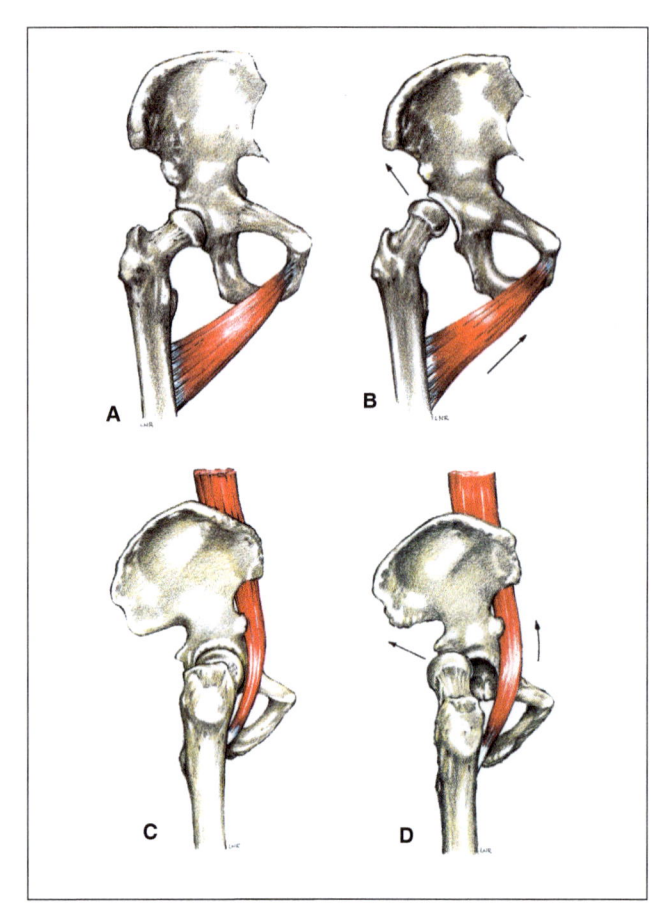

Fig. 24.1 ▶ A. Representação do quadril normal. B. Representação da ação patológica da musculatura adutora. C, D. Representação da ação patológica do músculo ileopsoas, direcionando a cabeça femoral no sentido posterior e superior.

Tais forças anômalas agindo sobre o quadril transferem ou deslocam o centro de rotação da cabeça femoral para o pequeno trocânter. A combinação da contratura em flexão e o deslocamento do centro de rotação causam o desvio progressivo da cabeça femoral no sentido póstero-superior da borda acetabular. A continuidade do processo leva à luxação no sentido póstero-superior.

Conseqüências a médio e a longo prazo acontecem, e alterações degenerativas podem surgir com aparecimento de dor. Dados estatísticos variam, mas acredita-se que 50% dos quadris luxados se tornem dolorosos A cartilagem articular sem a contenção do acetábulo e sua proteção é submetida a enorme pressão das partes moles. Ela sofre também pressão da parte óssea, representada pela borda do acetábulo. Os quadris deslocados, além de se tornarem dolorosos, prejudicam o posicionamento, não permitem que a criança assente, atrapalham a higiene íntima e levam à obliqüidade pélvica e escoliose. A obliqüidade pélvica, quando presente, agra-

va o quadro clínico, apressa a evolução e determina o aparecimento de escoliose, em geral grave e progressiva (Fig. 24.2A-F).

Em crianças que sentem dor e não conseguem se comunicar observa-se a perda progressiva das habilidades adquiridas ao longo de anos de tratamento de reabilitação.

A luxação anterior do quadril na paralisia cerebral também pode ocorrer, mas seu mecanismo não está bem definido. Clinicamente observa-se uma saliência da cabeça femoral na parte anterior da região inguinal. Associa-se seu aparecimento ao tipo grave de envolvimento neurológico, e, embora seja bem mais freqüente como complicação de tratamento cirúrgico prévio, ela pode acontecer isoladamente. A luxação anterior deve ser considerada também em crianças hipotônicas com dor discreta no quadril e que andam em rotação externa dos membros inferiores (Fig. 24.3).

O objetivo principal do tratamento do quadril instável da criança com paralisia cerebral é preservar, além de uma boa qualidade de vida, um quadril reduzido, com função e, sobretudo, sem dor. Em outras palavras, prevenir a subluxação e luxação do quadril. A prevenção é difícil. O seguimento inadequado da criança com um quadril instável é muito comum, mesmo entre médicos, terapeutas e cuidadores experientes. A falsa idéia de que o que não dói está bem leva à perda da oportunidade de prevenir a luxação. Mesmo colegas ortopedistas perdem esta oportunidade por não se lembrarem da evolução desta patologia ou mesmo confundi-la com a doença displásica do quadril, antigamente chamada de luxação congênita do quadril (LCQ), que é totalmente diferente.

Do ponto de vista clínico e radiológico, o quadril instável da paralisia cerebral tem obrigatoriamente de ser seguido rigorosamente por pelo menos a intervalos regulares de quatro a seis meses. A prevenção requer intervenção agressiva e rápida, antes de que a subluxação e a luxação do quadril aconteçam. Existem parâmetros radiológicos valiosos e bem definidos que podem ser usados no controle e seguimento do quadril instável da paralisia cerebral. A avaliação e a variação destes parâmetros definem se um tratamento vai ser conservador ou cirúrgico. Os parâmetros radiológicos mais utilizados são:

1. Quebra da linha de Shenton.
2. Ângulo CE de Wiberg: Sua desvantagem é que Wiberg descreveu o ângulo que leva o seu nome no

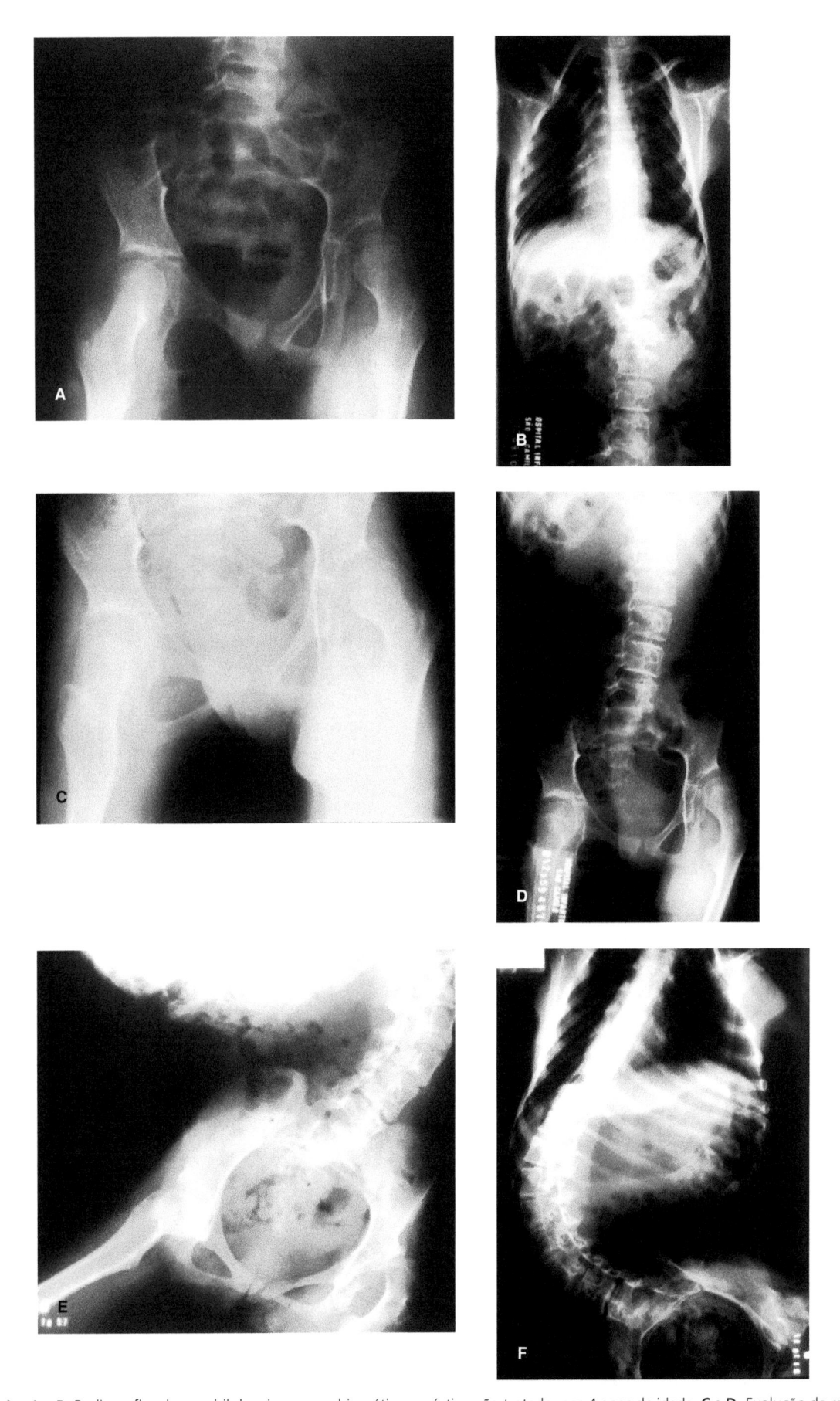

Fig. 24.2 ▶ A e B. Radiografias do quadril de criança quadriparética espástica não tratado, aos 4 anos de idade. **C** e **D**. Evolução da mesma criança aos 5 anos de idade. **E** e **F**. Aos 8 anos de idade.

Quadro 24.1 ▶ Representa esquematicamente os fatores etiológicos da luxação do quadril na PC e sua atuação sobre o acetábulo.

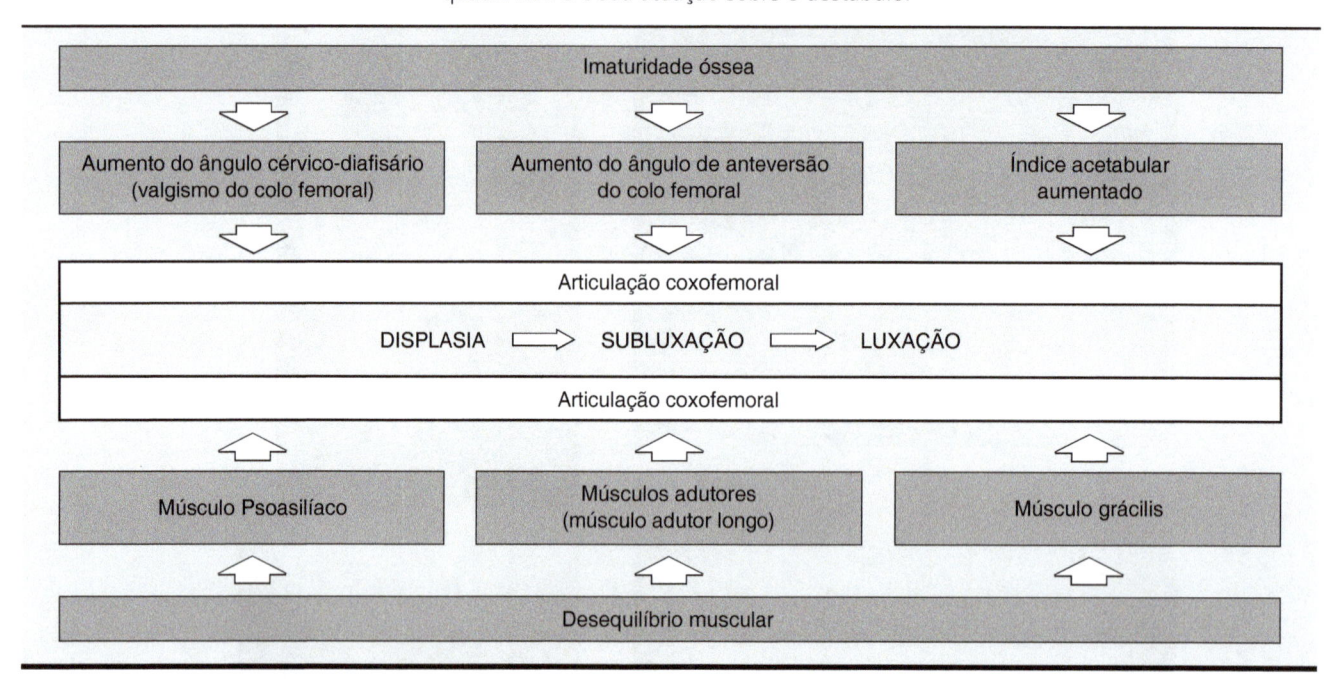

estudo de população adulta entre 20 e 40 anos e não no quadril em desenvolvimento. Apesar de este fato ser relevante, estas medidas são largamente aceitas para o estudo de patologias da criança, mas contudo elas podem levar a erros de:

3. Índice de migração de Reimers (Fig. 24.4): Reimers reconheceu a limitação do ângulo CE de Wiberg e descreveu o índice que leva seu nome, baseando-se na linha de Perkins e na posição da cabeça femoral em relação ao acetábulo. Este índice é usado para doenças neuromusculares. O índice de migração varia de acordo com a posição da cabeça femoral em abdução-adução ou rotação interna-externa. Sua medida deve ser feita na radiografia em AP neutro. Saliente-se, aqui, que o estudo radiológico da criança com paralisia cerebral é difícil, porque às vezes ela não consegue se manter e entender quando deve permanecer imóvel durante o exame.

O índice de migração de Reimers é fácil de ser medido, mas seus valores são tomados somente no plano coronal e, por este motivo, apenas ajuda na indicação de uma cirurgia, mas nunca para determinar a técnica cirúrgica.

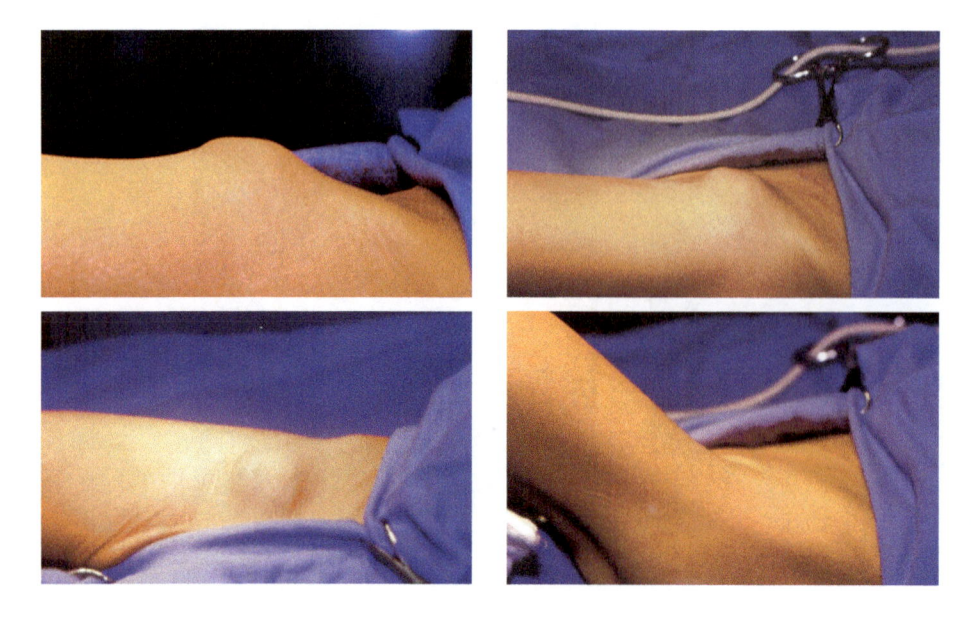

Fig. 24.3 ▶ Criança em decúbito dorsal, mostrando a saliência da cabeça femoral na luxação anterior do quadril.

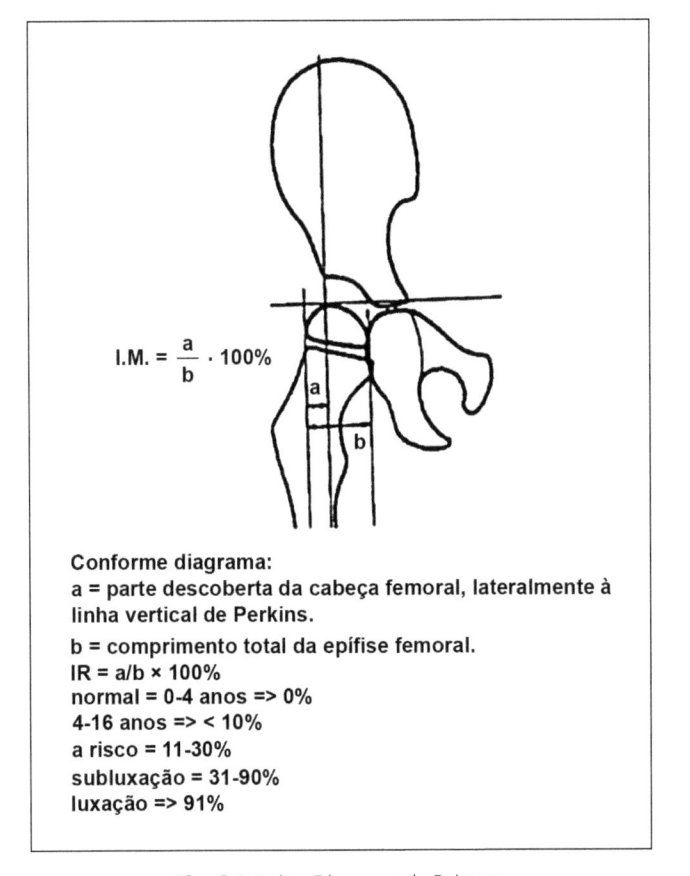

$$\text{I.M.} = \frac{a}{b} \cdot 100\%$$

Conforme diagrama:
a = parte descoberta da cabeça femoral, lateralmente à linha vertical de Perkins.

b = comprimento total da epífise femoral.
IR = a/b × 100%
normal = 0-4 anos => 0%
4-16 anos => < 10%
a risco = 11-30%
subluxação = 31-90%
luxação => 91%

Fig. 24.4 ▸ Diagrama de Reimers.

- Índice acetabular: É largamente utilizado para determinação de displasia acetabular. Como os demais, tem vantagens e desvantagens.
- Tomografia computadorizada tridimensional: Veio para solucionar todos os problemas de determinação de ângulos e planejamento cirúrgico. São todavia mais caras, envolvem mais radiação que as radiografias convencionais e exigem sedação para sua realização.

▶ TRATAMENTO DO QUADRIL INSTÁVEL DA PARALISIA CEREBRAL

Já é de conhecimento que o quadril instável da paralisia cerebral espástica apresenta-se de formas diferentes, que vão do desequilíbrio muscular à luxação, passando por displasia acetabular e subluxação. O tratamento vai depender basicamente da forma de apresentação da patologia, da idade da criança e do seu envolvimento neurológico.

De acordo com Freeman Miller e por causa da história natural da patologia, é mais fácil e didático dividir o tratamento do quadril espástico em três tipos, cada um deles peculiar a um estádio específico da patologia.

1. Tratamento preventivo: Requer a identificação do quadril de risco e seu tratamento, prevenindo a progressão da doença.
2. Tratamento reconstrutivo: É o tratamento para o quadril subluxado ou já luxado, com alterações secundárias mas sem alterações degenerativas avançadas que impeçam as reconstruções ósseas.
3. Tratamento paliativo: Reservado para aqueles quadris com luxações antigas inveteradas, dolorosos e com alterações degenerativas.

É importante o entendimento dos três tipos de tratamento, porque eles são diferentes, envolvem planejamento e técnicas distintos e são aplicados de acordo com a idade da criança. Há um tratamento para cada situação, com determinado procedimento, cirúrgico ou não, e que não pode ser aplicado indiscriminadamente para todas as situações. É indispensável o reconhecimento de todos os detalhes da fisiopatologia e das fases da doença para um diagnóstico preciso e tratamento correto.

No tratamento preventivo os procedimentos se resumem à intervenção sobre as partes moles, corrigindo o desequilíbrio muscular e procurando manter o quadril estável e em boa posição.

No tratamento reconstrutivo, o procedimento sobre partes moles precede as cirurgias ósseas femorais, pélvicas ou ambas simultâneas. O tratamento reconstrutivo tem também algo de preventivo porque o objetivo é evitar a evolução da luxação do quadril e suas conseqüências.

No tratamento paliativo são utilizadas técnicas cirúrgicas trabalhosas, sofisticadas, com o objetivo de resolver o problema dor. Somente a dor indica um procedimento cirúrgico nesta fase.

É importante saber que os procedimentos utilizados no tratamento preventivo são insuficientes para reduzir um quadril já luxado e que exige procedimentos reconstrutivos. Da mesma maneira, procedimentos reconstrutivos tais como osteotomias femorais ou pélvicas são desnecessários em crianças mais novas que exigem procedimentos preventivos. Também da mesma maneira as osteotomias femorais de varização, ou

Quadro 24.2 ▶ Resumo esquemático dos tipos de tratamento do quadril instável da PC e sua relação com a fase da doença

Desequilíbrio muscular e espasticidade dos adutores e psoas	Preventiva
⇓	
Alterações estruturais Coxa valga/anteversão	Reconstrutiva
⇓	
Displasia acetabular Subluxação-luxação	
⇓	
Alterações secundárias ⇓	Paliativa
Deformação da cabeça femoral Erosão da cartilagem articular	

osteotomias da pelve, por si sós, não trazem benefícios no tratamento de quadris com luxação inveterada que apresenta alterações degenerativas e que exigem procedimentos paliativos.

O Quadro 24.2 resume de forma esquemática as indicações do tratamento do quadril instável da PC relacionando-as com a fase da doença.

Tratamento preventivo

O tratamento preventivo dos problemas do quadril na criança com PC deve ser feito em toda criança acometida pela patologia. O exame do quadril obrigatoriamente precisa ser realizado periodicamente e, na presença de limitação da abdução, o estudo radiológico se impõe.

Em geral as crianças seguem um programa de reabilitação associado ao uso de órteses e dispositivos diversos. Na criança grave, em especial naquelas com baixa capacidade restante e potencial de reabilitação, quando o processo de migração da cabeça femoral é iniciado no sentido lateral, posterior e cranial, afastando-se da cavidade acetabular, nenhuma forma de abordagem conservadora é suficiente para sua contenção. Bloqueios neuromusculares podem ser feitos nas crianças mais novas, mas também não se mostraram suficientes, além de ter um efeito temporário.

O tratamento preventivo é cirúrgico e deve ser precoce, uma vez confirmada clínica e radiologicamente a instabilidade. Aproveita-se assim a maior capacidade de remodelação óssea e desenvolvimento do quadril. Este tipo de tratamento está reservado para aqueles quadris de risco, uma vez que o processo fisiopatológico está no início e a luxação ainda não ocorreu.

As características do quadril de risco são:

a. Crianças abaixo de 5 anos.
b. Deformidade em flexão do quadril igual ou acima de 25º.
c. Limitação da abdução igual ou menor que 30º.
d. Linha de Shenton quebrada na radiogafia em AP do quadril.
e. Índice de extrusão de Reimers acima de 15º e abaixo de 30º.

O tratamento preventivo do quadril espástico é por liberação de partes moles, porque uma das causas principais é a contratura dos músculos adutores e do psoas-ilíaco. A correção é por alongamento ou tenotomia destes músculos. A contratura do grácil muitas vezes contribui para a limitação da abdução, e nesta situação ele também deve ser alongado. No procedimento cirúrgico é realizada primeiro a tenotomia do adutor longo, e do grácil, se necessária. O adutor curto e adutor magno são tenotomizados, e nesta ordem, até atingir uma abdução do quadril de 45º. A seguir procede-se à tenotomia do psoas no pequeno trocânter, se a criança não anda, e na margem da pelve, se é uma criança com possibilidade de marcha.

O tratamento cirúrgico apresenta bons resultados em 75% a 80% dos casos. Nos demais, novos procedimentos cirúrgicos são esperados. O índice de migração de Reimers, de acordo com Freeman Miller, é a medida mais consistente para controlar estas crianças e deve ser utilizado para prever a necessidade de nova cirurgia. Segundo ele, os quadris que se mantiverem com um índice menor que 25% não necessitarão de nova cirurgia. Aqueles nos quais o índice se mantiver entre 25% e 40% deverão ser rigorosamente seguidos, porque podem evoluir para novo procedimento cirúrgico. Já os que apresentarem o índice superior a 40% seguramente terão necessidade de nova cirurgia.

O Quadro 24.3 resume estas afirmações.

A cirurgia preventiva de liberação de partes moles é o melhor instrumento para se obter um quadril em boa posição e evitar de forma pomposa a necessidade de cirurgias ósseas. A falta do entendimento destas situações pode explicar a alta incidência de casos de luxação do quadril encontrados nas crianças com paralisia cerebral (Fig. 24.5).

Quadro 24.3 ▸ Resumo esquemático da relação do índice de extrusão de Reimers e necessidade de novos procedimentos cirúrgicos em crianças submetidas ao tratamento preventivo da instabilidade do quadril

Índice de migração	Condição do quadril
< 25%	Permanecerão normais
25% a 40%	Prognóstico incerto. Observação rigorosa
> 40%	Nova cirurgia

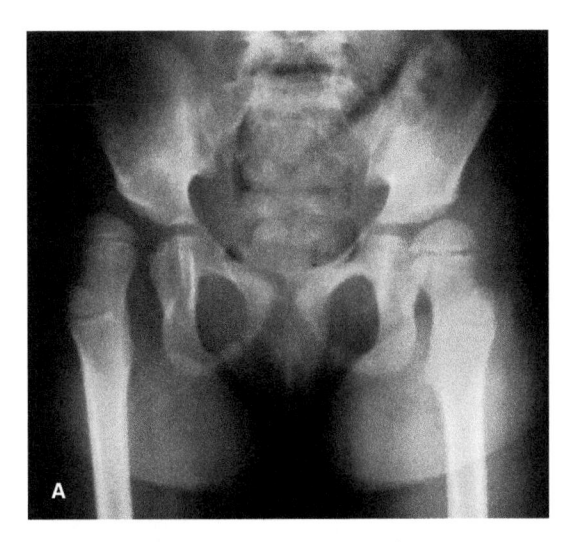

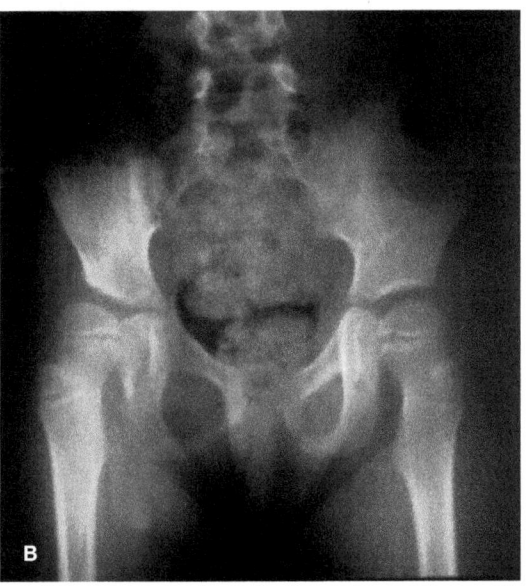

Fig. 24.5 ▸ **A.** Radiografia pré-operatória. **B.** Radiografia pós-operatória. Observa-se melhor posicionamento da cabeça femoral, no acetábulo.

Tratamento reconstrutivo

Quando a criança está acima de 5 anos de idade ou a correção precoce do desequilíbrio muscular não conseguiu manter o quadril reduzido ou já

existem sinais de comprometimento ósseo do quadril com índice de extrusão de Reimers entre 30 e 60° ou mais, com a cabeça femoral extrusa subluxada ou luxada, é indicado o tratamento reconstrutivo. No tratamento reconstrutivo pressupõe-se a existência de alterações ósseas secundárias e que estas tenham também de ser corrigidas. Nesta situação os procedimentos isolados sobre as partes moles são insuficientes e novas abordagens sobre as partes ósseas têm de ser feitas. O tratamento reconstrutivo não elimina a necessidade de correção das partes moles. Esta última é o primeiro passo do procedimento. O passo seguinte é a correção das alterações ósseas do fêmur proximal e da pelve. A reorientação do fêmur é realizada por meio de osteotomia subtrocantérica de varização e rotação externa. O ângulo cervicodiafisário deve ficar em 100° ou 105° e a correção da anteversão aproximada de 20° a 30°. Em casos de luxação já estabelecida, com a cabeça femoral muito desviada no sentido cranial, é necessário um encurtamento do fêmur para que a redução da luxação seja conseguida sem que haja hiperpressão sobre a cabeça femoral. Nem sempre é mandatório a abordagem da articulação. Ela vai depender da posição da cabeça femoral no acetábulo. No caso de haver impedimentos mecânicos à redução, a artrotomia está indicada para retirada do material interposto.

A displasia acetabular deve ser abordada, no mesmo tempo cirúrgico, por osteotomia da pelve, visando ao redirecionamento do sentido de crescimento do acetábulo e à cobertura da cabeça femoral. Existem diversas técnicas descritas de osteotomia pélvica, todas com vantagens e desvantagens. A mais utilizada hoje é a proposta por Dega, por ter a capacidade de corrigir de modo satisfatório a insuficiência anterior, a lateral e a posterior do teto do acetábulo.

A literatura sobre o tratamento reconstrutivo do quadril instável da PC até há algum tempo era controversa em relação à realização simultânea dos procedimentos femorais e pélvicos. Os resultados de trabalhos mais atuais sugerem, sem dúvida, que o procedimento conjugado oferece melhores resultados em todos os aspectos e os resultados são melhores ainda se a cirurgia for realizada antes dos 8 anos, porque antes desta idade a capacidade adaptativa do acetábulo é maior e melhor. Os resultados sugerem também que os casos de recidiva estão relacio-

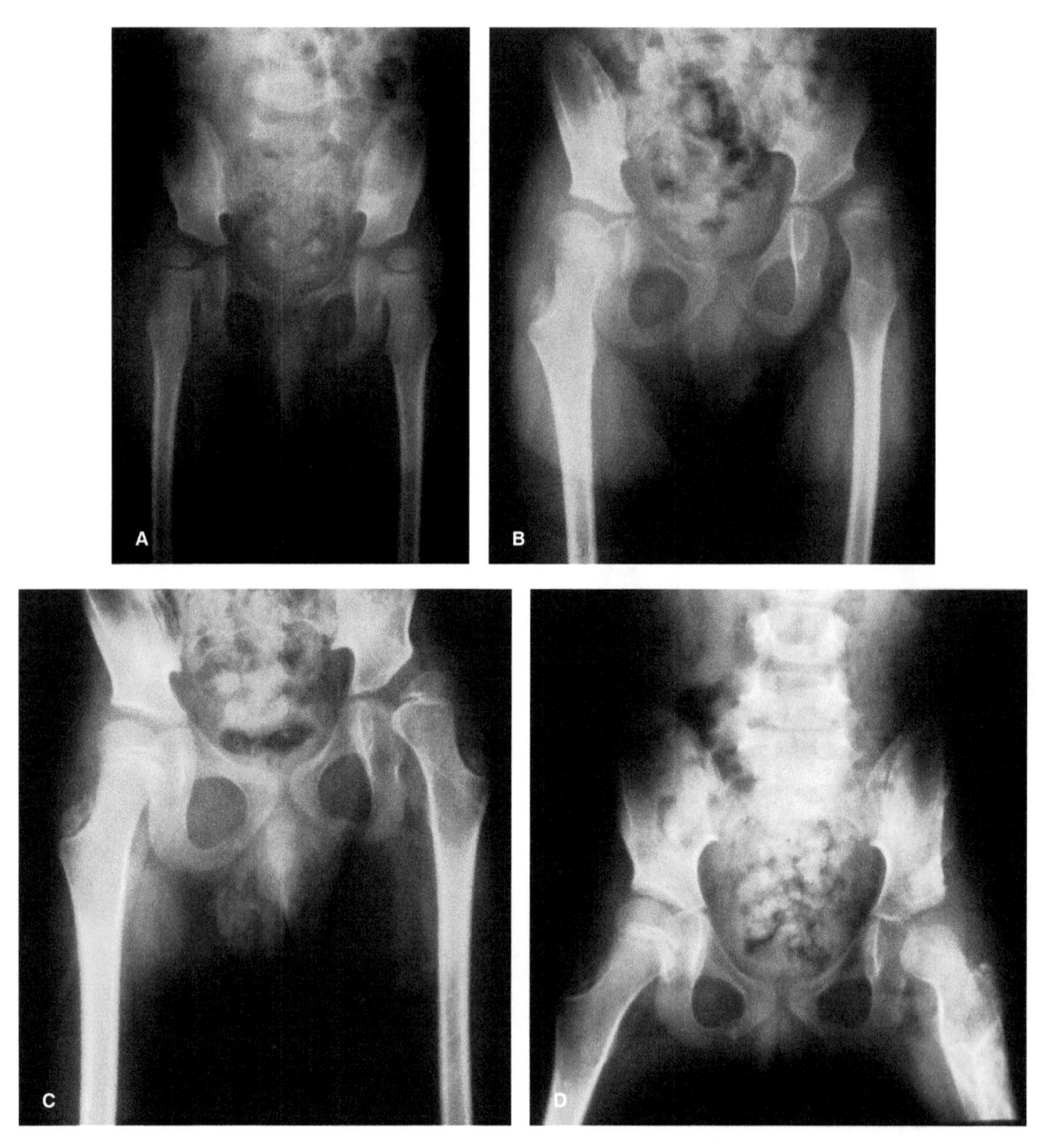

Fig. 24.6 ▶ A e B. Radiografia do quadril mostrando mau resultado de tratamento paliativo com recidiva da luxação do quadril. C, D. Radiografias pré e pós-operatórias de tratamento reconstrutivo, mostrando melhor posicionamento da cabeça femoral no acetábulo.

nados a um índice de migração de Reimers prévio maior que 70% (Fig. 24.6).

Tratamento paliativo

Nos casos inveterados de luxação do quadril, a única indicação para o tratamento cirúrgico é o alívio da dor (Fig. 24.7). Daí o nome de tratamento paliativo, porque o objetivo não é corrigir a patologia e sim eliminar a dor. Operar um caso inveterado de luxação do quadril na PC não é urgência. O cirurgião tem de estar convencido de que o motivo

do tratamento é a dor, e a dor é de difícil caracterização. Às vezes, métodos alternativos de comunicação têm de ser criados e a mímica das crianças observada atenciosamente, sobretudo nas incapazes de se comunicar. Entrevistar os pais e também os cuidadores e terapeutas é aconselhável, na tentativa de suprimir qualquer possibilidade de erro. A família normalmente se mostra arredia, às vezes agressiva, com medo, com suspeita, com dúvida, dor e exasperação quando o assunto é cirurgia. A grande maioria das crianças tem complicações cardiorrespiratórias, nutricionais, nefrológicas, fazendo da ci-

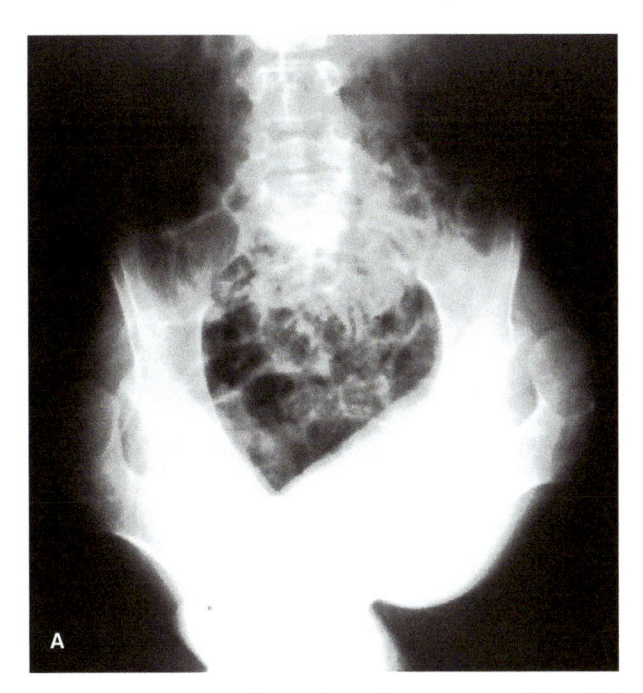 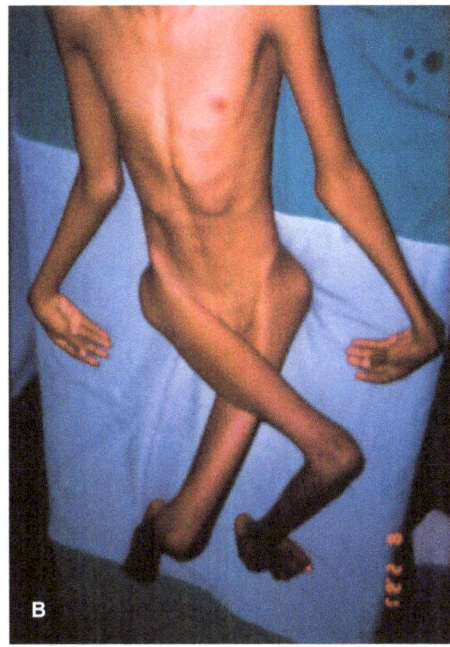

Fig. 24.7 ▸ **A, B.** Radiografia de criança de 11 anos com deformidade grave dos quadris. Luxação inveterada bilateral dolorosa.

rurgia um risco. Problemas passados voltam a ser revividos. Os pais pensam, com muita freqüência, que foi um erro médico que os colocou nesta situação. Já passaram por diversos profissionais, fizeram vários tipos de tratamento e agora são expostos a mais uma agressão. A decisão da cirurgia nunca, mas nunca mesmo, deve ser tomada em um primeiro contato. Exames repetidos, em condições e datas diferentes, é a regra. Todos estes aspectos têm de ser considerados, pois podem fazer da decisão da cirurgia uma situação muito difícil e delicada.

Enquanto esta discussão está acontecendo, e ela pode levar horas, dias, meses e até anos, a relação da cabeça femoral e o acetábulo está se deteriorando (Fig. 24.8).

Existem diversas técnicas cirúrgicas descritas. As mais utilizadas são:

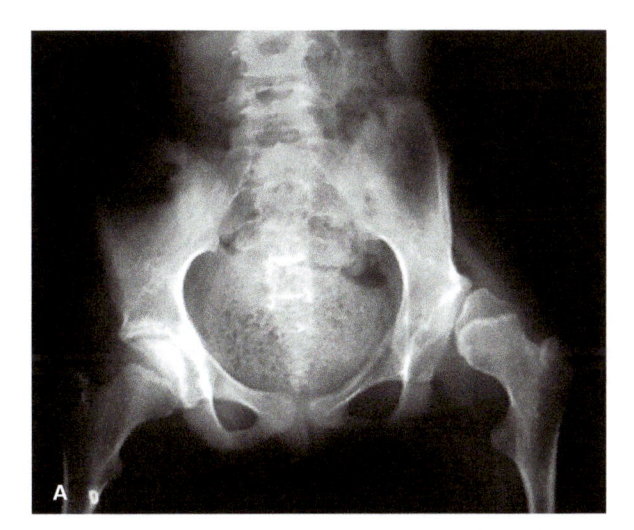

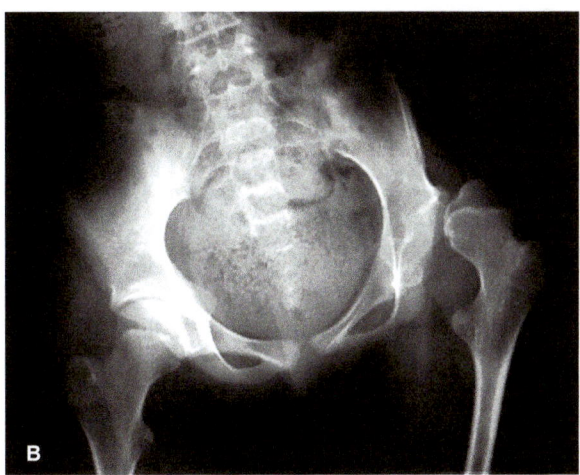

- Ressecção da cabeça e do colo femorais.
- Ressecção do fêmur proximal.
- Ressecção da cabeça femoral e osteotomia valgizante.
- Artrodese.
- Artroplastia total.

Todas estas são cirurgias de grande porte, passíveis de complicações e resultados questionáveis (Fig. 24.9). As duas últimas são reservadas para pacientes deambuladores.

Fig. 24.8 ▸ **A, B.** Radiografias do qudril mostrando a degeneração articular e deformidades secundárias graves na cabeça femoral e acetábulo.

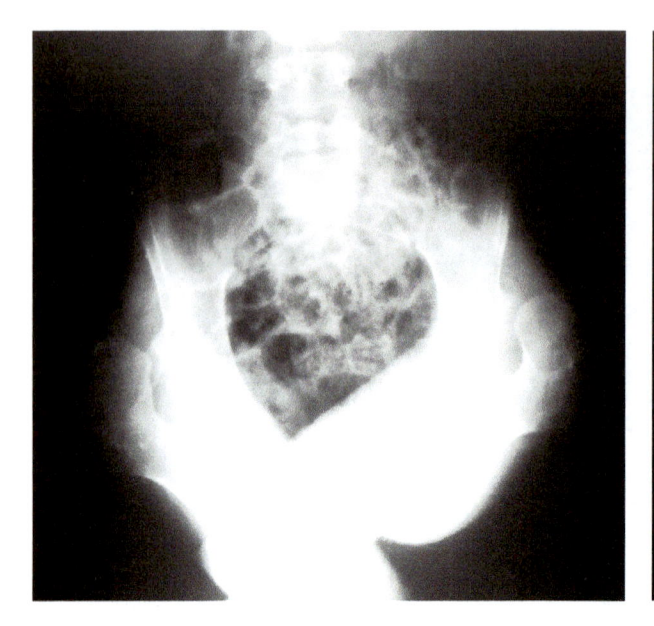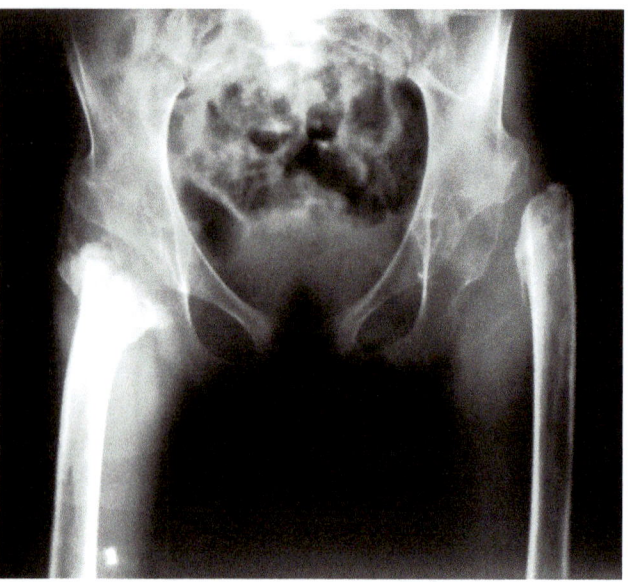

Fig. 24.9 ▶ Resultado pós-operatório de ressecção do fêmur proximal da criança mostrada na Fig. 24.7A e B.

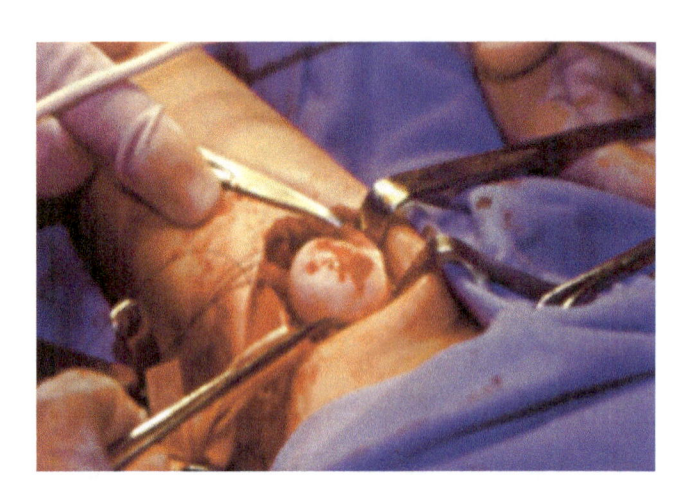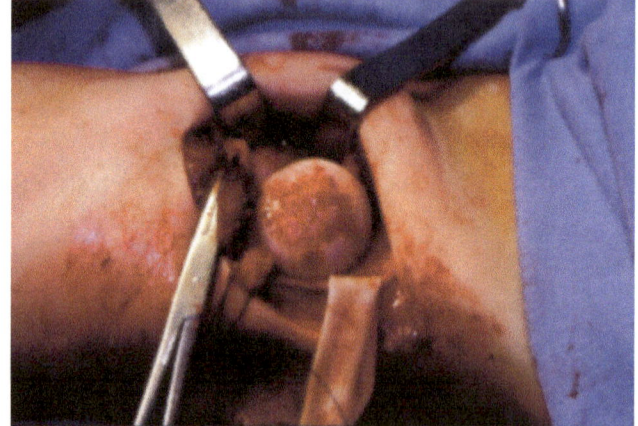

Fig. 24.10 ▶ Achado peroperatório de erosão da cartilagem articular.

Em crianças com luxação dolorosa e cabeça femoral com erosão da cartilagem articular é recomendável a ressecção femoral com interposição muscular. Não é raro operar-se um quadril luxado com a esperança de poder reduzi-lo e, ao atingir a articulação, deparar-se com a erosão da cartilagem articular (Fig. 24.10). Nesta situação a ressecção se impõe. É impossível recolocar a cabeça femoral com erosão da cartilagem articular no acetábulo, porque haveria aumento da dor e piora do processo degenerativo. Um quadril reduzido doloroso com certeza é pior do que um quadril doloroso luxado A família tem que estar preparada para esta possibilidade. Os pais interpretam a cirurgia como uma perda.

▶ COMPLICAÇÕES

Nenhum tipo de cirurgia é isento de complicações, porém as do quadril da PC são mais comuns. Além das complicações clínicas características das crianças com PC, encontram-se as complicações ortopédicas. Recidivas da subluxação ou luxação, escaras provocadas pela imobilização gessada ou angulação do material de síntese, úlceras de decúbito, fratura do material de síntese e infecções superficiais e profundas são algumas delas.

As fraturas são complicações esperadas após a retirada da imobilização, porque a própria condição óssea as faz mais susceptíveis.

Como nos diz Eugene E. Bleck: "A prevenção da subluxação e da luxação do quadril em crianças com paralisia cerebral durante a fase de crescimento tem de ser feita preferencialmente antes dos 5 anos. As cirurgias, aí, são somente musculares e, posteriormente, podem ser complementadas por algum tipo de cirurgia óssea mais simples".

▶ REFERÊNCIAS

1. Eilert RE, McEwen GD. Varus Derotacional Osteotomy of the Femur in Cerebral Pals. *Clin. Orthop* 1977; *125*:168-72.

2. Eilert RE. Hip Subluxation in Cerebral Palsy: What Should be done for the Spastic Child with Hip Subluxation. *JPO* Editorial Sep. Oct. 1997; *17*(5).

3. Eugene E, Bleck I. Cerebral Palsy Hip Dedormities: Is There a consensus? *JPO* Editorial 1994; *14*(3).

4. Fucs MMBR, Svartman C. Quadril na Paralisia Cerebral. *Clínica Ortopédica* 2005; 469-77.

5. Miller F, Cardoso RD, Dabney KW, Lipton GE, Mark TDO Soft Tissue Release for Spastic Hip Subluxation in C.P. *JPO* Sep. Oct. 1997; *17*(5).

6. Miller F, Dabney K, Rang M. *Complications in Cerebral Palsy Treatment. Complications in Pediatric Orthopaedic Surgery.* Philadelphia: J.B. Lippincot Company, 1995.

7. Selva G, Miller F, Dabney K. Anterior Hip Dislocation in Children with Cerebral Palsy. *JPO* 1998; *18*(1).

8. Riong Song HAE, Norris C. Femoral Varus Derotation Osteotomy with or Without Acetabuloplasty for Unstable Hips in Cerebral Palsy. *JPO* 1998; *18*(1).

9. Barrie JL, Ed FRCS, Galasko CSB. Surgery for Unstable Hips in Cerebral Palsy. *JPO* 1996; Part. B. *5*(4).

10. Lima CLA, Faria RGC. O quadril instável da paralisia cerebral. *Clínica Ortopédica* 2001; *225*(2/1).

11. Abel MF, Wenger D, Mubarak SJ, David Sutherland. Quantitative Analysis of Hip Dysplasia in C.P. A Study of radiographs and 3D Reformatted Images. *JPO* 1994; *14*(3).

12. Bagg MR, Farber J, Miller F. Long Term Follow-up of Hip Subluxation in Cerebral Palsy Patients. *JPO* 1993; *13*(1).

13. Brunner R, Baumann JV. Clinical Benefit of Reconstruction of Discolated or Subluxated Hip Joints in Patients with Spastic Cerebral Palsy. *JPO* 1994; *14*(3).

14. Brunner R, Robb JE. Inaucuracy of the migrations percentage and center-edge angle in Predicting Femoral Head Displacement in Cerebral Palsy. *JPO* 1996; Part. B. *5*(4).

15. Moraes Barros PM, Svartzman FC, Kertzman PF. Tratamento do Quadril Subluxado e Luxado na Paralisia Cerebral. *RBO* Jan. 1998; *33*(1).

O Joelho na Paralisia Cerebral

Cesar Luiz Andrade Lima

▶ INTRODUÇÃO

Os movimentos do joelho normal acontecem em três planos diferentes: frontal, transverso e sagital. No joelho as alterações da paralisia cerebral ocorrem com freqüência absoluta no plano sagital. São as deformidades em flexão e extensão. No plano frontal as deformidades são em varo ou valgo, em geral secundárias a problemas que afetam outras articulações, como a persistência e o aumento do ângulo de anteversão do colo femoral, e instabilidades e deformidades das articulações coxofemoral, tibiotársica e subtalar. No plano transverso as deformidades são em rotação interna ou externa, também secundárias e atribuídas a torções femorais ou tibiais.

Na fase de apoio da marcha, o joelho normal possibilita a absorção de choque e impacto, causados pelo toque inicial do calcâneo, e a conservação de energia para o passo subseqüente. A fase de balanceio permite, com a flexão, o desprendimento do calcanhar do solo. Estas funções exigem do joelho extensão completa na fase de apoio e flexão próxima de 60º na fase de balanceio. Os movimentos do joelho – flexão e extensão – são promovidos pelos músculos do quadríceps (em especial o reto anterior da coxa), que fazem a extensão, e os músculos isquiotibiais, que realizam a extensão tendo como agonistas os gastrocnêmios. É necessário, para a flexão e extensão do joelho, que sobre ele esteja atuando uma ação muscular balanceada. A contração muscular equilibrada estabiliza o joelho e permite a aceleração da marcha, promovida pela contração dos músculos psoas e tríceps sural.

A grande maioria dos músculos que atuam sobre o joelho é composta de músculos biarticulares, o que faz com que o joelho seja susceptível às disfunções que afetam outras articulações, como o quadril e os tornozelos. Os músculos biarticulares têm maior complexidade funcional, requerem circuitos nervosos mais complexos e são mais comumente afetados na PC. Esta conjugação de fatores predispõe o joelho a lesões mais freqüentes, graves, associadas ou não a comprometimento funcional de outras articulações.

Um distúrbio comum na paralisia cerebral e que repercute de forma desfavorável na função do joelho é o fenômeno da co-contração, observada entre a musculatura do quadríceps e os isquiotibiais, o que leva à diminuição do arco de movimento do joelho, afetando a fase de balanceio, o desprendimento do calcanhar e a progressão da marcha, comprometendo também o passo e provocando adaptações indesejáveis.

O sinergismo muscular é importante no joelho, porque, junto com os ligamentos, os músculos são os elementos principais na estabilidade, de forma diferente da articulação do quadril, onde o elemento principal de estabilidade é o encaixe ósseo; e do tornozelo, onde a responsabilidade da estabilidade é dividida entre os ligamentos e o contorno osteoarticular. O comprometimento de um ou mais músculos que atuam no joelho pode determinar instabilidades e prejudicar ou inviabilizar a marcha. O joelho é a articulação mais importante para a estabilidade do membro inferior na fase de apoio.

A distribuição das forças que agem sobre o joelho durante todas as fases da marcha é hoje bem conhecida. O estudo cinético mostra que o choque inicial do calcanhar no solo provoca uma força ascendente de resposta, chamada de força de reação do solo. Ela tem início no calcâneo e é transmitida no sentido cranial, passando próximo ou no centro da articulação do joelho. Durante esta resposta do solo ao apoio quando o peso do corpo é aceito pelo joelho, sua posição é de semiflexão e, aí, a resultante da força ou reação do solo passa atrás do joelho e provoca um momento de força flexor. Para prevenir que o joelho atinja nesta situação a posição de flexão máxima, desabando sobre si mesmo, o que inviabilizaria a fase de apoio, esta força flexora é neutralizada pela contração do quadríceps. Por causa da ação do quadríceps, principalmente dos músculos vastos medial, lateral e intermédio, que estão contraindo durante a fase inicial do apoio, o joelho é suficientemente estável para permitir a ação dos isquiotibiais, que, em conjunto com o grande glúteo, criam o momento extensor neutralizante.

No plano sagital, de acordo com Sutherland, o joelho tem no ciclo da marcha duas fases distintas em flexão que são bem documentadas pelos gráficos de cinemática e denominadas de ondas de flexão (Fig. 25.1).

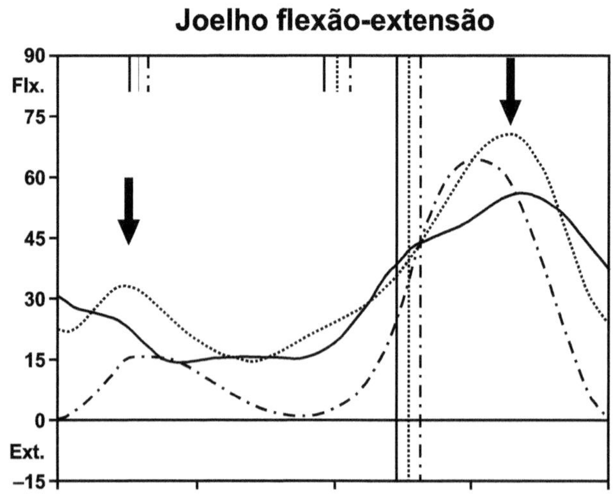

Joelho flexão-extensão

Fig. 25.1 ▶ Gráfico representando as duas ondas de flexão do joelho. As ondas normais estão assinaladas. As demais representam ondas patológicas de uma criança diparética.

A primeira onda de flexão ocorre precocemente na fase de apoio da marcha, próximo ao desprendimento do calcanhar do lado oposto. Na fase seguinte, de apoio médio, acontece a extensão progressiva do joelho recebendo o peso do corpo. A força de reação do solo e a ação muscular neutralizante do quadríceps criam neste instante um momento de força extensor, permitindo que a extensão do joelho se faça passivamente.

A segunda onda de flexão do joelho é mais acentuada e mais significante, começando na fase final de apoio, onde, no membro contralateral, o calcanhar está fazendo o toque inicial. Enquanto o peso está sendo transferido para o membro na fase de apoio, o corpo está sendo deslocado para frente, possibilitando desta forma a progressão da marcha. O joelho, na fase de balanceio, está em flexão, permitindo, como mencionado, o desprendimento do calcanhar. A flexão máxima acontece na fase de balanço médio, em que a tíbia está na posição vertical e o joelho pronto para iniciar a extensão. A extensão é progressiva durante a fase de balanço, contribuindo para a determinação do comprimento do passo e interferindo na posição do pé para a próxima fase de apoio.

A extensão do joelho no final da fase de balanço provocada pela contração concêntrica do quadríceps permite que a contração excêntrica dos músculos isquiotibiais atue como desaceleradora, regulando a posição do membro.

Na paralisia cerebral, principalmente na forma espástica, o aumento dos reflexos de estiramento, a perda do controle muscular seletivo, a presença de reflexos primitivos, a perda do sinergismo muscular e a instalação de padrões patológicos de movimentos têm influência desastrosa sobre a função do joelho. Em algumas circunstâncias, esta situação ainda é agravada pelo posicionamento ou outras deformidades da criança. O exemplo é a posição assentada ou os decúbitos laterais, com membros fletidos, que favorecem claramente a ação dos músculos isquiotibiais.

Os padrões de envolvimento do joelho na PC são muitos, mas podem ser resumidos a três grupos: posicionamento e movimentação inadequados; deformidades dinâmicas ou fixas; e desequilíbrio muscular, que criam compensações e adaptações prejudiciais. A história clínica detalhada, exame ortopédico minucioso ativo e passivo, estudo da marcha, filmagem, análise laboratorial de movimentos (quando possível) são fundamentais para o diagnóstico diferencial destes tipos de comprometimento, os quais acontecem em fases distintas da marcha, com origem ou não no joelho, e que exigem tratamentos diferentes.

As deformidades mais importantes do joelho são: flexão e extensão.

▶ DEFORMIDADE EM FLEXÃO

A deformidade em flexão do joelho pode ser dinâmica ou fixa e raramente é um achado clínico isolado. É de fácil diagnóstico, sendo mais visível na fase de apoio da marcha e acomete igualmente crianças deambuladoras ou não. A posição ou a marcha agachada é característica e descrita nos textos de língua inglesa como *crouch* (*crouched*), termo que é também inapropriadamente utilizado no Brasil. A causa primária é a espasticidade ou a contratura dos músculos isquiotibiais, mas pode ser secundária à deformidade em flexão do quadril ou à deformidade fixa em eqüino. Na primeira, a ação dos músculos flexores do quadril tracionam 1/3 proximal do fêmur em flexão e, nesta situação, é necessário que o joelho se posicione em flexão e neutralize a deformidade do quadril, permitindo desta forma que o tronco permaneça alinhado. Na segunda, a deformidade impede o avanço anterior da tíbia no mecanismo de rolamento do pé e força a permanência do joelho em flexão durante a fase de apoio da marcha.

Na criança que apresenta deformidade em flexão do joelho, a eletromiografia dinâmica da marcha mostra, com muita propriedade, um prolongamento da contração dos músculos isquiotibiais durante a fase de apoio da marcha, sendo que em alguns pacientes esta contração pode estar presente não só na fase de apoio mas também na fase de balanço.

Não tratada, a persistência da flexão do joelho progride e pode levar ao encurtamento e à retração da cápsula articular, a uma deformidade óssea e, mais tardiamente, à alteração osteoarticular degenerativa, em especial da articulação femoropatelar.

É comum a associação de patela alta e deformidade em flexão do joelho em crianças deambuladoras. A patela alta é uma condição agravante porque diminui o braço de alavanca do mecanismo extensor do joelho, fazendo com que aumente a força sobre a patela, jogando-a contra os côndilos femorais. Esta situação contribui para uma diminuição e enfraquecimento efetivo do movimento de extensão, e aumenta a predisposição a processos degenerativos na articulação femoropatelar.

A tração excessiva exercida pelo quadríceps por meio do tendão patelar nos pólos superior e inferior da patela e tubérculo tibial pode provocar fragmentação na inserção e determinar dor nestas regiões.

A retração do nervo ciático é outra complicação descrita.

Em crianças que deambulam, em especial as diparéticas, a prolongada permanência da deformidade em flexão dos joelhos pode trazer com o crescimento um declínio funcional da postura ou da marcha, com perda da amplitude de movimentos e aumento progressivo da flexão. A criança começa a desabar sobre si mesma, podendo chegar à perda completa da condição de ortostatismo ou da marcha. Acredita-se que este fato se deva à desproporção do ganho ponderal e potência muscular. O ganho ponderal é igual a volume e portanto, multiplicado por 3, altura, comprimento e largura, e já a potência muscular é proporcional ao diâmetro da fibra muscular e por isso multiplicado por 2. Assim a força muscular não acompanha o ganho de peso e causa um impacto negativo, exigindo maior força de músculos sabidamente mais fracos e comprometidos pela PC. Estes achados são mais vivíveis nas crianças que deambulam com dificuldade e maior gasto energético no limite da função.

Segundo Perry, na criança com paralisia cerebral e deformidade de 15° em flexão do joelho, 75% da carga transmitida à cabeça femoral é transferida ao joelho. Com deformidade de 30°, transfere-se 210% e, com 60°, 410% são transferidos. Ao mesmo tempo, a força muscular do quadríceps decresce 20%, com uma deformidade em flexão de 15°; e 30%, com uma deformidade de 30°.

Tratamento

O tratamento das deformidades em flexão do joelho vai depender da sua forma de apresentação. Nos casos de alteração do posicionamento e movimentação anormal, quando a deformidade é dinâmica e onde a espasticidade dos músculos isquiotibiais é a causa mais freqüente, a toxina tipo A está indicada. A aplicação nos músculos semimembranoso, semitendíneo e grácil produz um aumento da amplitude de movimento e ganho funcional pelo alongamento muscular que ela possibilita. O uso da toxina botulínica tipo A pode adiar ou mesmo evitar um procedimento cirúrgico, porém não elimina a necessidade de tratamento posterior de reabilitação. A toxina botulínica não está indicada em casos de deformidades fixas ou em crianças mais velhas, em que a integridade da fibra muscular já tenha sido supostamente perdida. Nestas circunstâncias, o tratamento cirúrgico se impõe.

Existem diversas técnicas cirúrgicas descritas para o tratamento das deformidades em flexão do joelho. Deformidades inferiores a 15 ou mesmo até 20° geralmente não necessitam de tratamento cirúrgico, mas devem ser seguidas clinicamente a intervalos regulares por causa da possibilidade de piora com o crescimento.

Entre os procedimentos cirúrgicos existentes, destacam-se:

a. Alongamento dos músculos isquiotibiais mediais.
b. Alongamento dos músculos isquiotibiais mediais e lateral.
c. Ressecções musculares.
d. Capsulotomia posterior da articulação do joelho.
e. Osteotomias. Reservadas para deformidades ósseas graves e correções de doença do braço de alavanca.

O objetivo principal dessas cirurgias é aumentar a extensão do joelho. As cirurgias realizadas com maior freqüência são as de alongamento dos músculos isquiotibiais mediais, acompanhadas ou não do alongamento do músculo bíceps femoral lateralmente. Em geral, são realizados alongamentos intramembranosos dos músculos semimembranoso e bíceps femoral, e tendinosos nos semitendíneo e grácil. Tais procedimentos cirúrgicos não são complexos e têm resultados satisfatórios quando a indicação é correta. É sempre importante salientar que a cirurgia é apenas um dos passos do tratamento da criança com PC. A reabilitação, uso de órteses e dispositivos de posicionamento são os passos seguintes.

A deformidade em flexão do joelho pode também ser secundária a uma deformidade em flexão do quadril, como já mencionado. Em tal eventualidade o quadril necessariamente tem de ser corrigido ao mesmo tempo que o joelho, sem o que este não será corrigido.

Outra causa de deformidade em flexão do joelho de difícil solução é o pé calcâneo, que, por sua vez, pode ser devido a um alongamento excessivo do tendão-de-Aquiles, ou ser uma deformidade primária do pé. A identificação das deformidades associadas às do joelho e de suas causas é fundamental quando se planeja o tratamento. Ele deve a um só tempo contemplar a correção de todas elas. Erros de diagnósticos e de interpretação são as causas mais comuns de insucesso do tratamento. O laboratório de estudo dos movimentos tem-se mostrado um excelente método auxiliar de diagnóstico nos casos duvidosos. Ele permite, com maior segurança, o diagnóstico e o planejamento de tratamento de deformidades originárias do joelho, ou secundárias do quadril, tornozelo e pé. Exame físico rigoroso, observação cuidadosa e filmagem do paciente são, entretanto, suficientes para um diagnóstico correto.

No exame físico da criança com deformidade em flexão do joelho, atenção redobrada deve ser dada quando a ação dos músculos isquiotibiais estiver associada à do quadríceps no mecanismo de co-contração. Esta associação pode dificultar e confundir o examinador, fazendo com que ele interprete o exame de forma errada. Quando se planeja a abordagem cirúrgica da deformidade em flexão do joelho, o quadríceps deve ser cuidadosamente avaliado. A espasticidade dos músculos isquiotibiais muitas vezes esconde uma fraqueza ou pequenas contraturas do quadríceps. Reconhecer esta situação é muito importante no momento de se decidir pelo alongamento cirúrgico dos músculos isquiotibiais, porque o alongamento destes e o seu conseqüente enfraquecimento vão liberar o predomínio da ação extensora do quadríceps. A repercussão clínica é a extensão do joelho na fase de balanceio, forçando a *circundução* do membro, descrita como marcha ceifante. Na presença de contraturas do quadríceps, confirmadas com a manobra de Ducam-Ely ou manobras equivalentes, o músculo reto anterior da coxa deverá ser transposto para o lado medial ou lateral do joelho e suturado nos músculos sartório ou tensor da fáscia lata. Esta transposição neutraliza a ação exagerada e liberada do mecanismo extensor do joelho, secundária ao alongamento dos músculos isquiotibiais. O joelho em extensão na fase de balanceio da marcha é então evitado, porque o músculo reto anterior nesta nova localização passa a ser flexor do joelho na fase de balanço da marcha. Na literatura revista não há relato de que a transferência do músculo reto anterior da coxa tenha causado algum transtorno ou instabilidade no mecanismo extensor do joelho.

Complicações

Algumas complicações são descritas no tratamento cirúrgico das deformidades em flexão do joelho.

HIPERLORDOSE

É a complicação mais comum e é causada pela perda da força extensora do quadril, que com freqüência está associada à presença de discretas contraturas em flexão do quadril, que se agravam com a liberação da ação flexora dos músculos isquiotibiais provocada pelo alongamento. Na maioria dos pacientes, a hiperlordose diminui à medida que a criança cresce. Seu tratamento é predominantemente conservador, com fisioterapia. Nos casos resistentes, a abordagem cirúrgica do músculo psoas deve ser considerada.

JOELHO RÍGIDO EM EXTENSÃO

É conhecido também como *stiff knee* na literatura médica inglesa, devido a um aumento da rigidez que surge secundária e após o alongamento dos músculos isquiotibiais. Clinicamente observa-se a diminuição da flexão do joelho durante a fase de balanceio da marcha. O exame físico mostra uma marcha ceifante ou arrastante porque o joelho não é suficientemente hábil para fletir e permitir a liberação do calcanhar do solo. Ocasionalmente esta situação pode ser confundida com encurtamento do músculo tríceps sural ou fraqueza da musculatura do quadril.

A espasticidade do quadríceps ou isolada do músculo reto anterior da coxa é também causa desta complicação. Na vigência de espasticidade do músculo reto anterior da coxa ele assume a função de flexor primário do quadril, contraindo durante a fase de balanceio e mantendo o joelho estendido.

O tratamento é a transposição do músculo reto anterior da coxa para o músculo sartório ou tensor da fáscia lata. Com base em estudos eletromiográficos, este músculo foi escolhido para transposição porque é o mais ativo e importante na fase de balanceio da marcha.

A espasticidade do quadríceps pode estar presente em quadriparéticos não-deambuladores e escondida por deformidade em flexão dos joelhos. Nestes casos o alongamento dos isquiotibiais piora visivelmente o quadro, leva o joelho à extensão completa, dificulta o posicionamento em cadeiras, impossibilitando o apoio dos pés.

RECURVATO DO JOELHO

Esta é uma complicação que aparece quando os músculos isquiotibiais são alongados e não se corrige simultaneamente uma deformidade em eqüino associada. Nesta situação ocorre uma aplicação de força de sentido posterior no joelho durante a fase de apoio, criando primeiro um movimento extensor e, posteriormente, com a progressão, o *recurvato* do joelho. Em qualquer criança que se planeje um alongamento do músculo tríceps sural, o joelho deve ser cuidadosamente avaliado. Evita-se com o tratamento simultâneo a desagradável surpresa de constatar no pós-operatório que a deformidade em flexão do joelho foi transformada em *recurvato*. Da mesma forma, qualquer criança que tenha planejamento de alongamento cirúrgico do músculo tríceps sural deve ter os seus músculos isquiotibiais cuidadosamente examinados, porque o alongamento do músculo tríceps sem o alongamento simultâneo dos músculos isquiotibiais fatalmente levará a uma deformidade em calcâneo do pé.

RECIDIVA OU FALHA DA CORREÇÃO

Quase todas as crianças submetidas a tratamento cirúrgico de alongamento dos músculos isquiotibiais antes dos 6 anos de idade têm algum grau de recidiva antes da adolescência. Depois desta idade o percentual de recidiva é menor. O mecanismo e a causa ainda não foram comprovados, mas acredita-se que estejam relacionados à alteração do equilíbrio osteomuscular durante as fases de crescimento ósseo. Nelas o crescimento ósseo é mais rápido do que o do tecido muscular comprometido pela lesão neurológica, o que concorre para a recidiva.

Uma causa bem definida de persistência de deformidade em flexão após o tratamento cirúrgico é a fraqueza do músculo tríceps sural, que deve ser sempre trabalhado no pós-operatório.

ROTAÇÃO TIBIAL EXTERNA

Esta complicação é provocada pela ação aumentada do músculo bíceps femoral atuando sobre a tíbia, quando deixado intacto no alongamento dos músculos isquiotibiais. Ainda não existe comprovação deste mecanismo de ação, mas com o crescimento da criança observa-se a rotação tibial externa associada à deformidade em valgo compensatória do pé e tornozelo. A combinação da espasticidade do músculo bíceps femoral e a das deformidades mencionadas tem efeito progressivo e aumenta a torção tibial externa, criando um círculo vicioso. Desta forma, um desequilíbrio na transmissão de forças pode se instalar e criar sobrecarga em valgo do joelho, que muitas vezes se torna doloroso com a evolução.

O tratamento indicado é o alongamento do músculo bíceps femoral antes que as deformidades secundárias se estabeleçam.

PARALISIA DO NERVO CIÁTICO

É uma complicação menos freqüente. Pode ser causada por distração ou alongamento no pré ou pós-operatório. Provoca dor, parestesia ou hiperestesia nos pés.

Outra causa descrita desta complicação é a iatrogênica, provocada por ressecção ou alongamento cirúrgico inadvertido.

MIOSITE OSSIFICANTE

É rara, mas pode ocorrer.

▶ DEFORMIDADE EM HIPEREXTENSÃO

Existem dois mecanismos para explicar a hiperextensão do joelho. O primeiro é a espasticidade do quadríceps. Inicialmente pensava-se que a espasticidade do músculo reto anterior da coxa era a causa das deformidades em hiperextensão do joelho, mas atualmente sabe-se que todos os componentes do quadríceps podem estar espásticos e serem responsáveis pela derformidade.

O segundo é o controle inadequado da força de flexão plantar dos tornozelos forçando o joelho em *recurvato*. O joelho mostra exagero na extensão pelo aumento da flexão plantar na vigência de um desequilíbrio do acoplamento flexão plantar-extensão do joelho causado por contratura da musculatura flexora plantar e fraqueza de músculos isquiotibiais.

Clinicamente a hiperextensão do joelho pode vir acompanhada de aumento da lordose lombar e inclinação pélvica anterior.

O tratamento é difícil. A zetaplastia ou alongamento completo do quadríceps enfraquece demais o mecanismo extensor do joelho e pode levar à perda da extensão final. Este é um procedimento de exceção indicado somente para crianças que não necessitam do quadríceps para estabilizar o joelho na fase de apoio e para aquelas que não andam e necessitam apenas de flexão do joelho para estarem bem posicionadas em cadeiras de rodas. A transposição do quadríceps, já descrita, também pode ser utilizada.

▶ REFERÊNCIAS

1. Bleck EE. *Orthopaedic Management of Cerebral Palsy*. Philadelphia: WB Saunders Company, 1979.
2. Damron T, Breed AL, Roecker E. Hamstrings temotowies in cerebral palsy: Long term retrospective analysis. *J Pediatr Orthop* 1991; *11*:514.
3. Drumond DS, Rogala E, Templeton J. Prominal hamstrings release for knee flexion andcrouched posture in cerebral palsy. *JBJS* 1974; *56-A*:159-98.
4. Duncan WR. Release of rectus femoralis in spastic children. *JBJS* 1958; *37-A*:634.
5. Foster RS, Munger DH. *Evaluation of crouched gait due to spastie cerebral palsy*. Paper submitted for scientific Program of American Academy for Cerebral Palsy and Devlopmental Medicine, 1977.
6. Gabrieli APT. Joelho na paralisia cerebral. *Clínica Ortopédica* 2005; 497(6/3).
7. Gage JR. *Gait analysis in cerebral palsy*. Oxford: Mckeith Press, 1991.
8. Gage JR. Surgical treatment of knee dysfunctionin cerebral palsy. *Clinical Orthopaedies and Related Research* 1989; 253:45-54.
9. Gage JR, Perry J, Hicks PR, Koop S, Mertz JR. Rectus femoris transfer to improve knee function of children with cerebral palsy. *Dev Med Child Neurol* 1987; 29:159.

10. Green NE. Cerebral palsy. *In: Operative Pediatric Orthopaedics.* Mosby Year Book, 1991.

11. Hsu LCS, Le HSY. Distal hamistring elongation in the management of spastic cerebral palsy. *J Pediatr Orthop* 1990; *10*:378.

12. Ineve DA, Scarboroveh N, Goode B. Rectus and Hamstring Surgery in Cerebral Palsy: A gait analysis study of result by functional ambulation level. *J Pediatr Orthop* 2002; *22*:672-6.

13. Lutman DB. Knee flection deformity and patela alta in spastic cerebral palsy. *Dev Med Child Neurol* 1976; *6*:591-7.

14. Miller F, Dabney KW, Rang M. Complications in Cerebral Palsy Treatment. *In: Complications in Pediatric Orthopaedic Surgery.* Philadelphia: JB Lippincott Company, 1995.

15. Ounpuus S, Muik E, Davis RB *et al.* Rectus femoris surgery in children with cerebral palsy. Part 1: The effect of rectus femoris location on knee motion. *J Pediatr Orthop* 1993; *13*:331-5.

16. Perry J. Gait analysis. Slack, Thorofare. 1ª ed. NJ, 1992.

17. Perry J, Antonelli D, Ford W. Analysis of knee joint forces during stance phase. *JBJS* 1974; *57-A*:961-7.

18. Rosenthal RK. A fixed ankle below the knee orthoses for management of genu recurvatum in spastic cerebral palsy. *JBJS* 1975; *57-A*:545-9.

19. Sharps CH, Clancy M, Steel HH. A long term retrospective study of proximal hamstrings release for hamstrings contracture in cerebral palsy. *J Pediatr Orthop* 1984; *4*:443.

20. Sutherland DH, Davids JR. Common gait abnormalities of the knee in cerebral palsy. *Clin Orthop* 1993; *228*:139-87.

21. Sutherland DH, Larsen LI, Mann R. Rectus femoris release in selective pacients with cerebral palsy: a preliminary report. *Dev Med Child Neurol* 1975; *17*:26-34.

22. Topoleski TA, Kurtz CA, Grogan DP. Radiographic abnormalities and clinical symptoms associated with patella alta in ambulatory children with cerebral palsy. *J Pediatr Orthop* 2002; *20*:636-98.

Tratamento do Pé da Criança com Paralisia Cerebral

Leonardo Cury Abrahão

▶ INTRODUÇÃO

O eqüinismo do pé foi a primeira deformidade da paralisia cerebral que recebeu atenção e foi Frederick Louis Stromeyer (1804-1876) (Fig. 26.1), médico alemão, quem primeiro descreveu seu tratamento por tenotomia percutânea do tendão-de-Aquiles, no início do século XIX. Esta técnica tornou-se conhecida mundialmente nas mãos de um médico inglês, William John Little (1810-1894) (Fig. 26.2), o maior discípulo e propagador dos conhecimentos de Louis Stromeyer. Little teve sua própria deformidade em eqüino, seqüela da poliomielite, corrigida por esta técnica durante estágio que fez com Stromeyer na Alemanha. Little aprofundou seus conhecimentos em neurologia e orto-

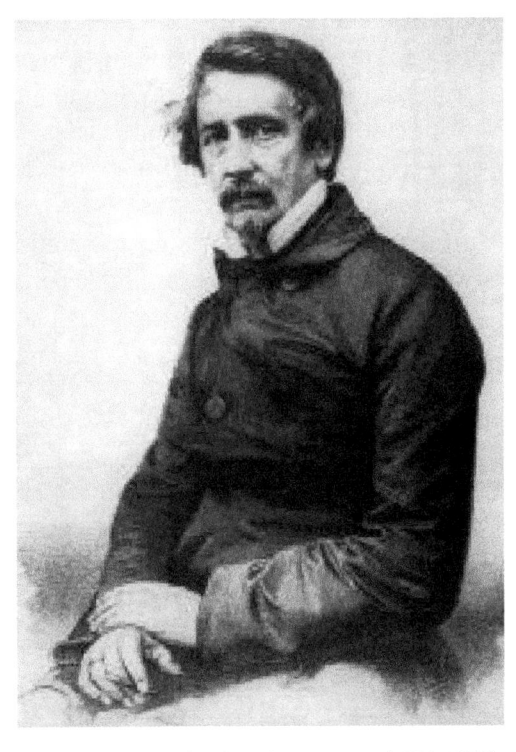

Fig. 26.1 ▶ Frederick Louis Stromeyer (1804-1876).

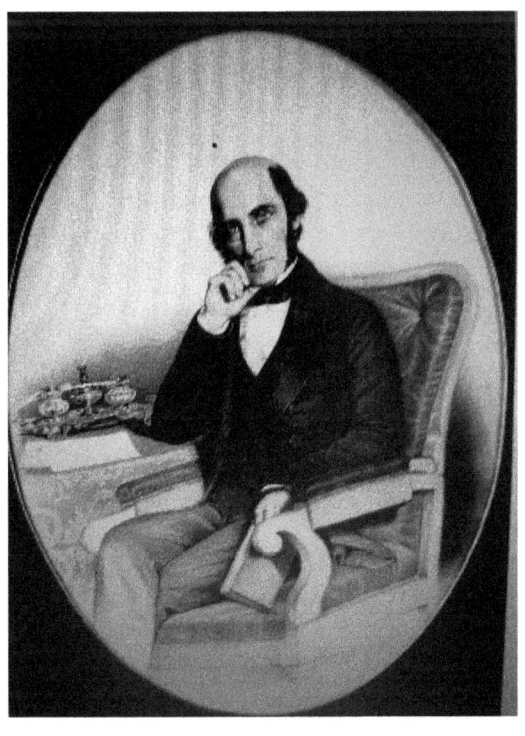

Fig. 26.2 ▶ William John Little (1810-1894).

pedia e passou a aplicar suas técnicas em pacientes com doenças neuromusculares. Tornou-se famoso por seu interesse em paralisia cerebral e escreveu tanto sobre o assunto que até hoje a paralisia cerebral ainda é chamada na Inglaterra de doença de Little.[3]

No início do século XX, a tenotomia do tendão-de-Aquiles estava bem difundida e as atenções foram direcionadas a outros componentes que acompanham o eqüino do tornozelo, a exemplo do valgo ou varo. Novos meios de alongamentos tendinosos e tranferências tendinosas foram desenvolvidos. Técnicas de correções ósseas, artrodese subtalar e artrodese tríplice, utilizadas em pacientes com poliomielite, passaram também a ser utilizadas naqueles com paralisia cerebral já em meados do século XX.[1]

Nos anos 1980, estudos da marcha ampliaram os conhecimentos e a avaliação dinâmica destas deformidades. Atualmente, com a utilização dos modernos recursos eletrônicos nos laboratórios de marcha, o foco da atenção das deformidades nos pés das crianças com paralisia cerebral tornou-se muito mais amplo, abordando todo o membro inferior.

Neste capítulo serão discutidas as deformidades mais freqüentes como a torção tibial, o valgo da tibiotársica, deformidades do retropé como o eqüino, eqüinovaro, eqüinovalgo (ou planovalgo), e o hálux valgo.

▶ EPIDEMIOLOGIA

O'Conell, em um estudo de 200 crianças com paralisia cerebral entre 1,5 e 19 anos de idade, nunca antes submetidas a tratamento cirúrgico, descreve a incidência das deformidades mais comuns, associando-as ao tipo de distribuição topográfica da paralisia cerebral e ao padrão de mobilidade.[4] Ao todo, 93% destas crianças apresentavam algum tipo de deformidade dinâmica ou fixa que precisava de tratamento. A deformidade mais comumente encontrada foi o eqüinovalgo, denominado planovalgo por alguns autores, sendo encontrado em 71% do grupo estudado (141 de 200). A distribuição de acordo com o padrão de mobilidade foi variável.

Entre os diparéticos, que representaram 33% da população estudada, 42% apresentavam eqüinovalgo, 17% eqüino, 16% calcâneo, 8% eqüinovaro e 14% não apresentavam deformidade.

Nos hemiparéticos, que também representaram 1/3 do grupo, 55% tiveram o lado esquerdo afetado e 45% o lado direito. Dezoito por cento das crianças apresentaram discrepância do comprimento dos membros inferiores de no máximo 2,5cm. Eqüino, eqüinovaro e eqüinovalgo foram as deformidades mais comuns neste grupo e tiveram praticamente a mesma incidência, 27%, 24% e 22%, respectivamente. No lado não afetado, 25% dos pés apresentaram deformidade em calcâneo compensatório.

Dezoito por cento do grupo estudado eram de quadriparéticos e destes, 68% apresentaram eqüinovalgo e o restante das deformidades dividiu-se de forma equânime.

Nos discinéticos, 12% do total de crianças, a deformidade em eqüinovalgo representou 43%, calcâneo e eqüino 22%, cada uma.

O número de crianças com ataxia foi baixo, apenas 4% da população estudada, e o pé calcâneo foi a deformidade mais comum.

A associação entre o tipo de deformidade primária, ou seja, deformidades em eqüino, eqüinovalgo, eqüinovaro e calcâneo, e o grau de comprometimento da marcha, divididos em deambuladores e não-deambuladores, só foi possível de ser realizada entre os diparéticos, e os autores não acharam dados significatívos. Já as deformidades secundárias, hálux valgo e metatarso aducto, foram mais comuns entre os deambuladores.

A evolução de algumas deformidades primárias do pé e tornozelo ainda é uma incógnita. Apesar de a deformidade mais comum em todas as faixas etárias ser o eqüinovalgo, o aumento do número de crianças com eqüinovaro entre os escolares, comparados com os pré-escolares, sugere que alguns pés mudem de valgo para varo.[4] Estes dados indicam que o padrão evolutivo das deformidades necessita ser mais bem explorado.

▶ PRINCÍPIOS GERAIS DO TRATAMENTO

Como forma de melhor abordarmos estes pacientes temos utilizado o sistema de classificação da função motora grossa (GMFCS – Gross Motor Function Classification System) (ver Fig. 26.23, pág. 301). O GMFCS veio para auxiliar na comunicação entre os vários profissionais que tratam destes pacientes. Tal sistema classifica os pacientes de acordo com o grau de funcionalidade (Fig. 26.23) e, quando comparado às curvas prognósticas existentes, oferece informações muito importantes, de acordo com a idade do paciente.[38,39]

Na Associação Mineira de Reabilitação (AMR), de um total de 377 crianças em tratamento contínuo, temos 280 crianças portadoras de paralisia cerebral. Todos as crianças com paralisia cerebral foram classificadas pelo GMFCS. Atualmente temos 82 crianças (29%) no nível 5, 85 crianças (30%) no nível 4, 30 crianças (11%) no nível 3, 29 crianças (10%) no nível 2 e 54 crianças (20%) no nível 1. A abordagem terapêutica deve objetivar a elevar o nível funcional do paciente, no entanto, ao associarmos esta classificação com a idade e a curva prognóstica do GMFCS,[38,39] percebemos que muitas vezes nossa conduta em relação à correção de uma deformidade pode ser repensada. Temos otimizado o atendimento da AMR com base neste novo sistema e com suas curvas prognósticas. Entretanto, salientamos que estas curvas prognósticas devem ser interpretadas com muito cuidado, pois revelam dados evolutivos de uma população em reabilitação contínua. Um paciente que sofre com a privação de estímulos, ou seja, que não tem acesso ao tratamento de reabilitação adequado, não pode de forma alguma ter seu tratamento apoiado nas curvas prognósticas do GMFCS.

Nos pacientes níveis 1, 2 e 3 do GMFCS, almeja-se a melhora da qualidade da marcha por meio do tratamento orientado e do uso de órteses. Nos pacientes níveis 4 e 5, o tratamento também se faz necessário para se conseguir melhora do apoio do pé, descarga de peso, posicionamento (principalmente na cadeira de rodas) e prevenção de calos e escaras. Apesar de a expectativa dos pais de crianças nos níveis 4 e 5 girar em torno da aquisição da marcha, sabe-se da importância da posição dos pés como estímulo ao desenvolvimento do quadril, na aquisição do equilíbrio e para a postura global adequada da criança.

O tratamento ortótico é um grande aliado no manejo do portador de doença neuromuscular. Destaca-se seu auxílio na reabilitação, na melhora do padrão funcional da criança e na manutenção do resultado obtido por procedimentos como a toxina botulínica e correções cirúrgicas. Entretanto, ele não deve nunca ser visto como um tratamento inicial, definitivo ou único, e sim como parte de um contexto.

O uso de órtese nos portadores de paralisia cerebral não deve ultrapassar o joelho, porque determina um aumento no gasto energético e do braço de alavanca. Esse tipo de órtese é reservado para situações especiais e de exceção. As órteses curtas, mais utilizadas, são os tutores suropodálicos, com ou sem articulação, e as órteses de contra-reação ao solo.

A experiência tem mostrado que, no tratamento das crianças com paralisia cerebral e deformidades do tornozelo e do pé, os procedimentos são geralmente mais simples quando indicados na idade adequada. Quanto mais tarde é o início do tratamento, mais os procedimetos se tornam complexos, contemporizadores e ditos "de salvamento". Deve-se recordar que o tratamento atua na periferia da lesão, e não no sistema nervoso central, e que se trata de um esqueleto em crescimento sujeito à ação deformante da espaticidade muscular. Os pais devem ser alertados acerca de que o tratamento cirúrgico nunca tem pretensão de cura, mas sim de melhorar a funcionalidade.

A decisão cirúrgica é sempre difícil, mesmo para aqueles cirurgiões mais experientes. O exame clínico repetido, cuidadoso e delicado é imprescindível. Não nos devemos precipitar na indicação do tratamento cirúrgico no primeiro atendimento, por mais óbvio que possa parecer, porque existem diversas variáveis que interferem na observação e, conseqüentemente, no planejamento cirúrgico.

▶ TORÇÃO TIBIAL

A medida da torção tibial é uma tarefa complexa e difícil, porém deve ser uma rotina na avaliação das crianças com deformidades rotacionais dos membros inferiores. Apesar de existirem vários métodos complementares para medida exata da rotação dos membros inferiores, como tomografias computadorizadas, ultra-sonografias e o laboratório de marcha, o exame físico detalhado ainda é o melhor método.

A medida da torção tibial é feita pela diferença entre o eixo transcondileano dos fêmures e o eixo transmaleolar, com o joelho fletido em 90° (Fig. 26.3). Este dado deve ser analisado juntamente com a avaliação da rotação de todo o membro inferior, e deve incluir a análise cinemática do desem-

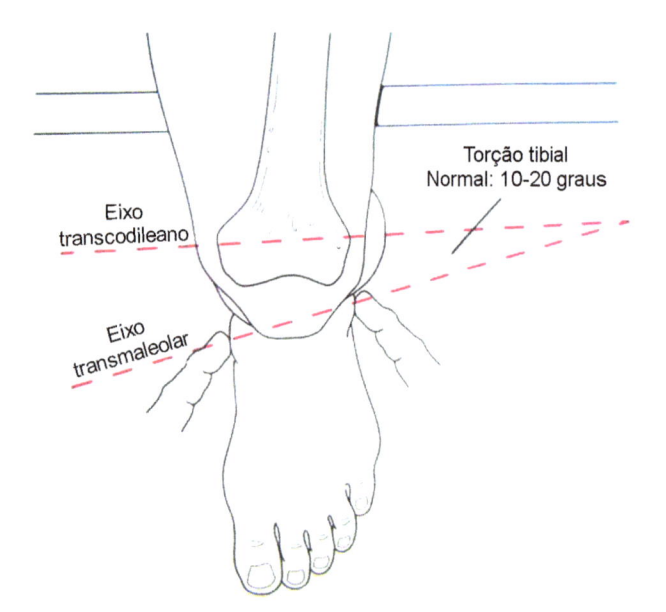

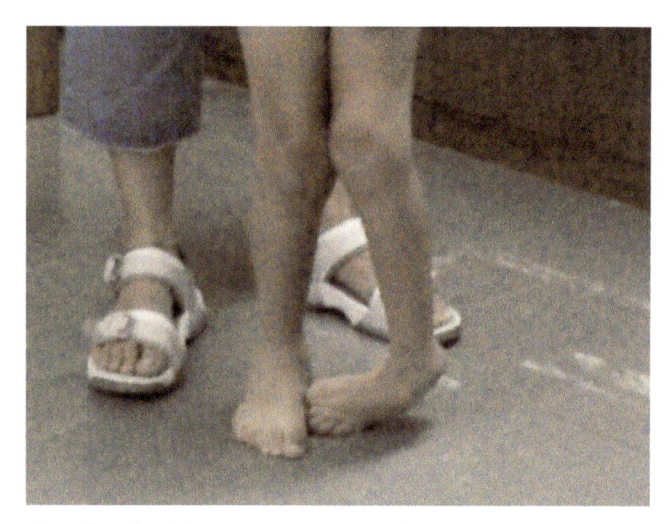

Fig. 26.4 ▶ Criança com acentuação da rotação medial da tíbia e eqüinovaro pé esquerdo.

Fig. 26.3 ▶ A medida da torção tibial é feita pela intersecção do eixo transcondileano do fêmur e do eixo transmaleolar da tornozelo. Valores da rotação medial são expressos na escala negativa.

penho da marcha, da rotação pélvica, do ângulo de progressão, do ângulo que vai da coxa ao pé e a análise da rotação dos quadris. A somatória destes dados permite definir a influência que a rotação tibial exerce na rotação do membro inferior como um todo.

Apesar de existirem valores de referência para auxiliar na indicação de uma eventual cirurgia, a decisão deve considerar as características e necessidades individuais da criança. O tratamento ideal deve corrigir as deformidades nos locais de origem, tendo sempre em mente que as crianças podem apresentar deformidades associadas e/ou secundárias no mesmo segmento, como, por exemplo, a acentuação da rotação lateral da tíbia associada a planovalgo dos pés ou, ainda, rotação medial grave do fêmur e da tíbia, que acentuam o eqüinovaro dos pés.

As mães das crianças com aumento da torção tibial geralmente se queixam de que suas crianças tropeçam muito e apresentam deformidades estéticas graves. Em alguns casos, somando-se as rotações dos fêmures, as rotações das tíbias e a deformidade dos pés, estes valores podem atingir escalas próximas de 90°, o que torna tais deformidades inaceitáveis funcional e esteticamente (Fig. 26.4). Alguns estudos de rotação dos membros inferiores mostram que a deformidade em rotação lateral da tíbia acima de 20° diminui a eficiência das órteses nos membros inferiores.[5]

O tratamento conservador com uso de *splints* elásticos durante a noite tem sido usado por alguns, porém não existem evidências na literatura de que estas órteses corrijam a deformidade ou mesmo previnam a sua progressão. O uso de cinta pélvica conectada a órteses suropodálicas por cabos de aço, forçando a rotação para o lado oposto, pode causar dor nos joelhos e parece estar associado a relaxamento dos ligamentos colaterais dos joelhos.[1]

O tratamento cirúrgico da torção tibial consta de osteotomia derrotatória supramaleolar da tíbia, a qual é feita por trepanação óssea percutânea. Quando se deseja corrigir mais de 30 graus deve-se incluir a osteotomia da fíbula, realizada 3cm proximalmente à osteotomia tibial, para se evitar a sinostose tibiofibular.[10] A fixação da osteotomia da tíbia pode ser feita por fios de Kirschner cruzados associados à imobilização gessada, ou por um único pino de Steinman preso ao osso e à imobilização gessada.[7-9] Em pacientes com a fise fechada, pode-se usar haste intramedular bloqueada.[1]

Os resultados são satisfatórios na grande maioria das vezes, no entanto, nos casos de deformidades múltiplas corrigidas por procedimentos cirúrgicos simultâneos, a hipercorreção ou a hipocorreção são as complicações mais comuns.[6] Outra complicação é a recidiva da deformidade rotacional, principalmente em crianças operadas antes dos 6 anos de idade. Complicações como a síndrome do compartimento, geralmente nas primeiras horas após o ato cirúrgico; retardo de consolidação, mais comum nos adolecentes ou naqueles pacientes cuja osteotomia foi feita na região diafisária; sinostose tibiofibular, encontrada apenas nos casos em que as osteotomias da tíbia e fíbula foram feitas no mesmo nível. Infecções são também descritas.[7-10]

A reabilitação pós-operatória depende da técnica e do material de osteossíntese utilizados. As epifisiodeses e as osteotomias fixadas com hastes intramedulares bloqueadas estão liberadas para descarga de peso já na primeira semana pós-operatória. As osteotomias estabilizadas com fios de Kirschner, Steinmann e gessos estarão liberadas para descarga de peso só a partir da 4ª à 6ª semana de cirurgia.

▶ VALGO DO TORNOZELO

A deformidade em valgo do tornozelo está mais comumente associada a pacientes com mielomeningocele,[11] no entanto tem sido descrita também em outros tipos de doenças neuromusculares, como a paralisia cerebral, onde é vista como fator agravante do valgo do retropé.[12] O valgo do tornozelo surge também, segundo Hsu, em crianças submetidas à artrodese subtalar pelo método de Grice modificado, utilizando-se enxerto da fíbula, técnica muito difundida e usada na correção do valgo do retropé.[13]

O valgo do tornozelo é bem reconhecido ao analisar-se a radiografia em ântero-posterior da articulação tibiotársica. Normalmente, ao se analisar tal radiografia, o nível da fise distal da fíbula encontra-se no nível da articulação tibiotársica. Com o valgo do tornozelo pode-se observar a migração proximal da fise da fíbula. Malhotra, citado por Stevens, classificou a progressão do valgismo do tornozelo em quatro estágios (Fig. 26.5).[14] Outra alteração radiográfica observada no tornozelo com a evolução do

valgo é na epífise distal da tíbia, que, com a sobrecarga causada pelo desvio do eixo, sofre diminuição de sua altura na sua metade lateral, assumindo uma forma triangular com o ápice lateral.

O método mais exato de se medir o valgismo do tornozelo é por meio do eixo tibiotalar. Este eixo é medido pela intersecção do eixo anatômico da tíbia com a linha que corta o domo do tálus. O valor fisiológico é de 5 a 8 graus de valgo.[15] Pode-se aceitar até cerca de 15 graus de valgo.[1] Acima deste valor, o desvio do eixo tende a ser progressivo e compromete a função.

O valgo do tornozelo está quase sempre acompanhado do valgo do retropé e, às vezes, da rotação lateral excessiva do membro inferior. Desta forma, a abordagem terapêutica deve incluir o tratamento simultâneo de todas as deformidades associadas.

Pacientes cuja deformidade ainda é flexível e leve, estágio I de Malhotra, a contenção da deformidade deve ser feita com uso de tutores suropodálicos com elevações mediais no retropé (Fig. 26.13). Deve-se evitar o uso de articulações nos tutores para conter esta deformidade, porque apesar de as articulações bloquearem o eqüino, elas aumentam o espaço interno para o tornozelo, possibilitando a mobilidade da tibiotársica e subtalar no sentido transversal, que é o mesmo sentido da deformidade em valgo. Estas articulações também fragilizam as órte-

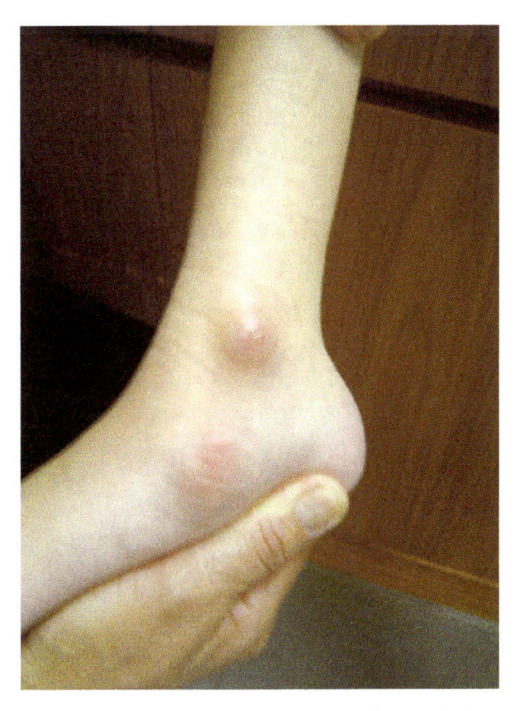

Fig. 26.6 ▶ Intolerância à órtese: escaras sobre maléolo medial e navicular, mesmo com o acolchoamento adequado da órtese.

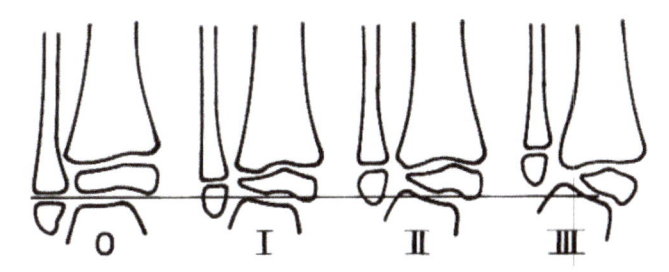

Fig. 26.5 ▶ Classificação de Malhotra para valgo do tornozelo: estágio 0 – normal, a fise da fíbula ao nível da art. tibiotársica. Estágios I-III correspondem ao valgo progressivo, como evidencia-se com a progressão proximal da fise da fíbula. Estágio I – fise da fíbula na altura da epífise da tíbia. Estágio II – fise da fíbula na altura da fise da tíbia. Estágio III – fise da fíbula proximal à fise da tíbia.

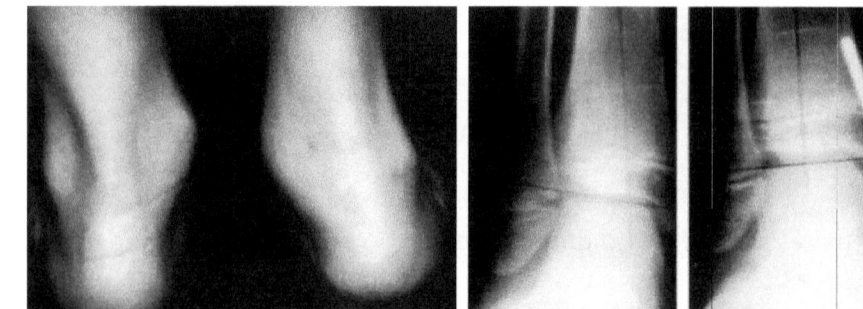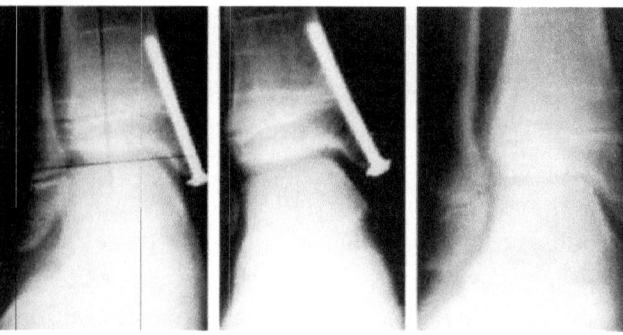

Fig. 26.7 ▸ Epifisiodese temporária da metade medial da espífise distal da tíbia com parafuso para correção do valgo do tornozelo. A epifisiodese temporária pode ser conseguida com uso de parafuso canulado de 4,5mm, transmaleolar medial, verticalmente à placa epifisária da tíbia distal, tanto no plano coronal como no sagital.[14,15] O parafuso deve atravessar a fise em seu quadrante medial. Os controles devem ser a cada três meses para evitarmos a hipercorreção. O parafuso deve ser removido ao alcançarmos um tornozelo neutro ou no máximo 5 graus de varo. O valgismo retorna à uma velocidade de 0,60° por mês, cerca de 7° por ano. A colocação de outro parafuso pode ser necessária, caso a deformidade recidive.

ses em seu ponto de maior estresse. Durante o uso das órteses deve-se acompanhar de perto a integridade da pele sobre o maléolo medial e talonavicular. O surgimento de sinais de sofrimento da pele, como eritema e espessamento local, ou queixa de dor com uso do aparelho, já indica a necessidade de correção cirúrgica da deformidade (Fig. 26.6).

As correções cirúrgicas variam de acordo com o grau da deformidade e com a idade do paciente. Crianças no estágio II de Malhotra ou em estágios mais avançados, ou ainda com ângulo tibiotársico maior que 15 graus, devem ser tratadas cirurgicamente. Nas crianças com fise aberta existe a opção de epifisiodese temporária (Fig. 26.7).[14,15]

Em crianças já próximas da maturidade óssea ou com a fise já fechada, optamos pela osteotomia em cunha de adição, na face medial da região metafisária da tibial distal. A osteotomia deve corrigir o valgismo e a rotação externa que geralmente o acompanha. As nossas opções de imobilização são o gesso associado a fios de Steinman cruzados ou fixação com placa e parafusos. O alinhamento final do tornozelo deve ser neutro ou de no máximo cinco graus de valgo.

Na reabilitação pós-operatória com descarga de peso, nos casos de osteotomias tibiais, deve-se esperar a consolidação óssea.

▸ EQÜINO ESPÁSTICO DO TORNOZELO

Eqüinismo do tornozelo refere-se à posição em flexão plantar da articulação tibiotársica. Na paralisia cerebral esta deformidade pode ser primária ou se-

cundária. Na forma primária, acontece uma hiperatividade dos músculos gastrocnêmio e sóleo em relação aos músculos extensores do tornozelo, principalmete o tibial anterior. Os flexores podem ser até seis vezes mais fortes que os extensores.[1] A forma secundária é uma atitude em eqüino compensatória a uma deformidade em flexão do joelho ou do quadril.

O eqüino do tornozelo pode ainda ser do tipo dinâmico, observado durante a marcha, ou fixo. Quando fixo, deve-se diferenciar entre encurtamento do músculo gastrocnêmio ou dos músculos gastrocnêmio e sóleo juntos, o que pode ser feito por meio do teste tradicional de Silverskiöld (Fig. 26.8A e B).

O diagnóstico diferencial da criança com eqüino do tornozelo deve incluir principalmente o eqüino idiopático, a paraparesia espástica familiar e o estágio inicial da distrofia muscular de Duchenne.

O eqüino idiopático, como o próprio nome diz, é uma deformidade em eqüino sem causa aparente. É uma deformidade benigna que responde bem ao alongamento do tendão-de-Aquiles, e tem raríssimas recidivas.

A paraparesia espástica familiar é uma doença neurodegenerativa, hereditária, que pode ser tanto autossômica dominante como recessiva, caracterizada pelo espasmo e fraqueza da musculatura dos membros inferiores. O diagnóstico deve ser suspeitado nas famílias com mais de um membro com paralisia cerebral e pode ser confirmado mediante estudo citogenético (Fig. 26.9).[17]

As distrofias musculares de Duchenne e Becker são doenças progressivas, de causa hereditária, ligadas ao cromossoma X, acometendo apenas o sexo masculino.

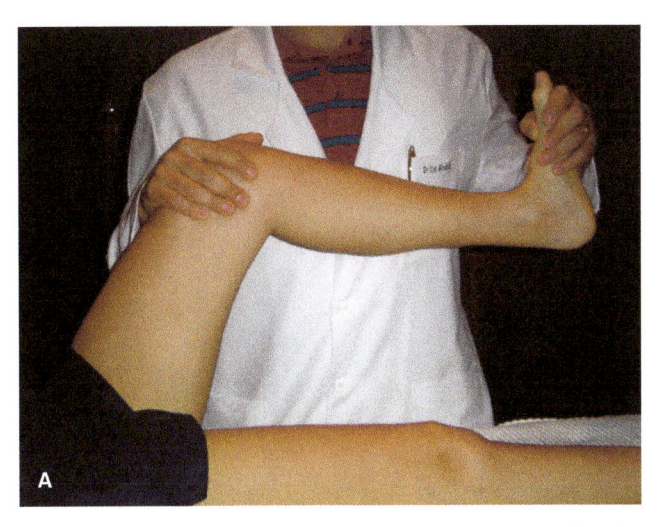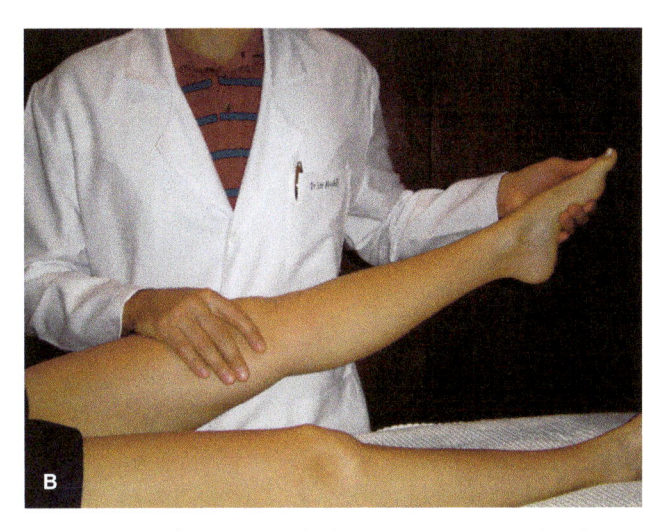

Fig. 26.8 ▶ Teste de Silverskiöld: diferencia o eqüino causado pelo encurtamento apenas do gastrocnêmio do encurtamento causado pelo gastrocnêmio e o sóleo. Com o joelho fletido, relaxa-se o gastrocnêmio, e o sóleo é o único restritor à dorsoflexão. Com o joelho estendido, ambos os músculos, gastrocnêmio e sóleo, restrigem a dorsoflexão. Nestas figuras o eqüino pôde ser corrigido com a flexão do joelho (**A**), sendo evidente com a extensão do joelho (**B**), indicando encurtamento apenas do gastrocnêmio.

A história natural do eqüino na paralisia cerebral é bem consistente, sendo semelhante em quase todos os pacientes. Na infância, ao redor dos 18 aos 24 meses de vida, existe a atitude em eqüino no ortostatismo ou mesmo quando na posição assentada. Até a idade de 4 aos 6 anos, este eqüino tem a tendência de manter-se predominantemente dinâmico, sem contraturas fixas. Ao redor dos 7 ou 8 anos de idade, estas crianças tendem a desenvolver as contraturas fixas.[1]

Apesar de o eqüino do tornozelo ser uma alteração estrutural simples, a repercussão na dinâmica da marcha é muito importante. É interessante observarmos na cinemática da marcha que, enquanto todo o corpo está movendo-se para frente, o mecanismo de rolamento dos pés, que são o toque do calcâneo, aplainamento do pé e desprendimento dos dedos, tem projeção anterógrada. Já no membro inferior com o pé em eqüino a seqüência de rolamentos pode estar ausente ou invertida; neste caso, denomino rolamento retrógrado dos pés na marcha. O tornozelo, por já estar em flexão plantar, tem a força dos músculos flexores na fase de impulso diminuída. Na fase de balanço, a incapacidade de extensão do tornozelo leva ao atrito do antepé com o chão, descrito como arrastar o pé na oscilação intermediária. Nos casos de eqüino leve, ocorre a hiperextensão do joelho na fase de apoio intermediário e, quando a deformidade é mais grave, ocorre a flexão do joelho e do quadril com a projeção anterior do tronco. Outro problema do eqüino é que ele diminui o comprimento da passada, conseqüentemente aumentando o consumo de energia.

A abordagem ao paciente deve ser minuciosa. A história clínica e o exame físico devem ser detalhados, e o diagnóstico deve preceder ao tratamento,[16] ou seja, devem-se identificar a causa e o tipo de deformidade em eqüino antes de tratá-la. Fato que não acontece em algumas situações, devido à simples alteração estrutural e à aparente simplicidade dos procedimentos médicos necessários para o tratamento.

O tratamento conservador inclui a reabilitação e o uso de órteses. Na reabilitação, a fisioterapia deve

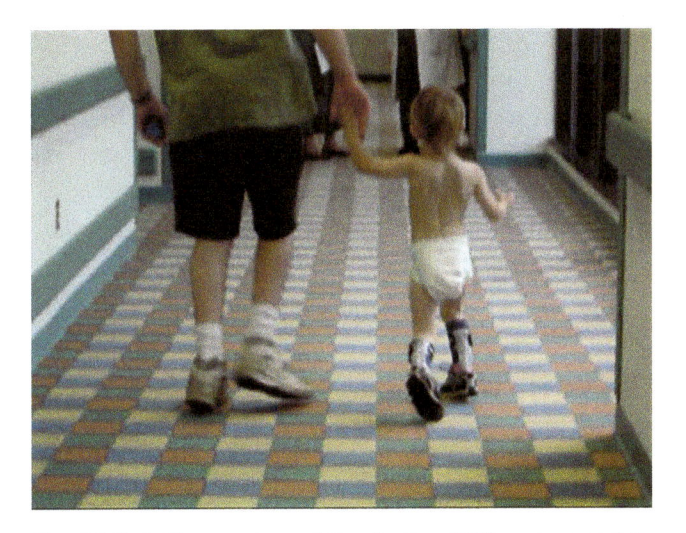

Fig. 26.9 ▶ Paraparesia espástica familiar (PCE): note a posição anormal em eqüino dos pés D do filho e pé E do pai na fase de acomodação intermediária da marcha. Apesar de procurar aconselhamento neurológico, o pai foi orientado acerca de que seu diagnóstico era de PCE; o diagnóstico correto só foi suspeitado após o nascimento do primeiro filho, também com paraparesia espástica.

enfatizar o alongamento dos músculos gastrocnêmio e sóleo, e o reforço dos músculos extensores do tornozelo. Nas crianças em treino de ortostatismo podem ser utilizados os tutores suropodálicos para melhorar o posicionamento do pé e do tornozelo durante o treino. Crianças que deambulam podem usar o tutor suropodálico articulado durante as atividades diárias e retirá-los para recreação. Importante salientar que não recomendamos o uso contínuo destas órteses, pois levam à atrofia e ao enfraquecimento muscular.

Outras opções de tratamento conservador, com o objetivo de se postergar as cirurgias ou mesmo evitá-las, são o uso de gesso seriado, a toxina botulínica ou a combinação de ambos. A técnica do gesso seriado consta da correção progressiva da deformidade mediante o uso de imobilização gessada.[19] Está associada a um alto índice de recidiva e complicações quando usada de forma isolada.[18] A utilização da toxina botulínica, tanto isolada como associada ao gesso seriado, traz bons resultados, porém de curta duração.[20,21] As indicações e técnicas de uso da toxina botulínica podem ser mais bem estudadas no Capítulo 11, específico sobre o assunto.

O tratamento cirúrgico do eqüino do tornozelo está indicado quando já existe contratura fixa do tornozelo com eqüino de 10 ou mais graus. Por meio do teste de Silverskiöld diferencia-se a contratura do músculo gastrocnêmio ou deste associada à do músculo sóleo (Fig. 26.8A e B). No caso de contratura apenas do gastrocnêmio, o alongamento deve ser feito ao nível da fáscia muscular por intermédio das técnicas de Vulpius (Fig. 26.10) ou de Strayer (Fig. 26.11).[2] Caso a contratura seja de ambos os músculos, gastrocnêmio e sóleo, o alongamento deve ser feito mais distalmente, ao nível do tendão-de-Aquiles (Fig. 26.12). A imobilização gessada deve ser mantida em alguns casos por três a quatro semanas.

A reabilitação pós-operatória varia de acordo com a técnica utilizada, sendo que nas fasciotomias não existe restrição alguma. As tenotomias requerem cerca de quatro semanas de gesso longo sem apoio, duas semanas com gesso curto com apoio liberado e, a partir daí, não há mais restrições.

As mudanças da força muscular dos antagonistas após fasciotomia ou alongamento tendinoso dos agonistas foram bem estudadas por Reimers e colaboradores.[40] O alongamento do tendão-de-Aquiles

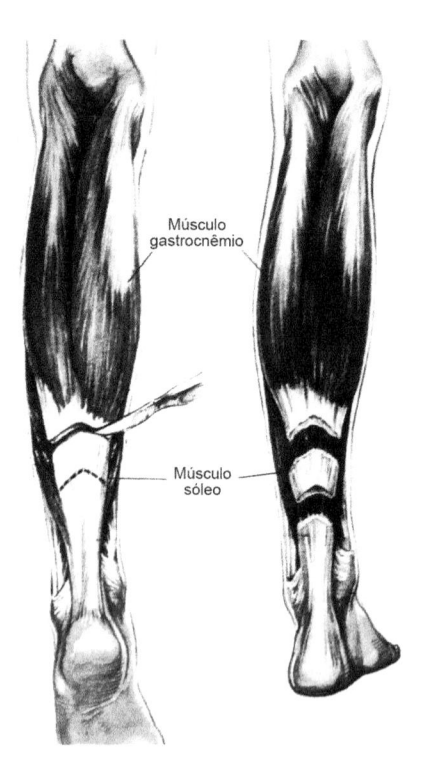

Fig. 26.10 ▶ Técnica cirúrgica de Vulpius para correção do eqüino pelo alongamento apenas do gastrocnêmio ao nível da fáscia.

ou a fasciotomia do gastrocnêmio leva a um aumento de força dos extensores do tornozelo de cerca de 50% nas primeiras quatro semanas pós-operatórias. Caso a amplitude de movimento conseguida no pós-operatório seja mantida nos próximos 14 meses, este aumento de força dos extensores pode chegar a cerca de 200%. Por outro lado, a volta do encurtamento muscular dos agonistas leva à perda da força adquirida pelos antagonistas. Estes dados revelam a importância de se intensificar a reabilitação nos primeiros meses pós-operatórios, principalmente na manutenção da amplitude de movimentos (ADM) e no reforço dos antagonistas.

As complicações mais comuns são a recorrência do eqüino e o hiperalongamento. A recorrência do eqüino varia entre 20% e 40%. Cerca de 40% das crianças operadas necessitarão de uma segunda cirurgia. Estes números aproximam-se de 100% quando a primeira cirurgia é feita antes dos 5 anos de idade. De forma oposta, quando a criança só precisa da correção do eqüino próximo da adolescência, dificilmente passará por outro procedimento.[1]

O hiperalongamento é a complicação mais temida, por não existir procedimento cirúrgico que possa corrigi-lo. Sua incidência varia entre 14% e 38%, sendo mais comum nos casos de alongamento

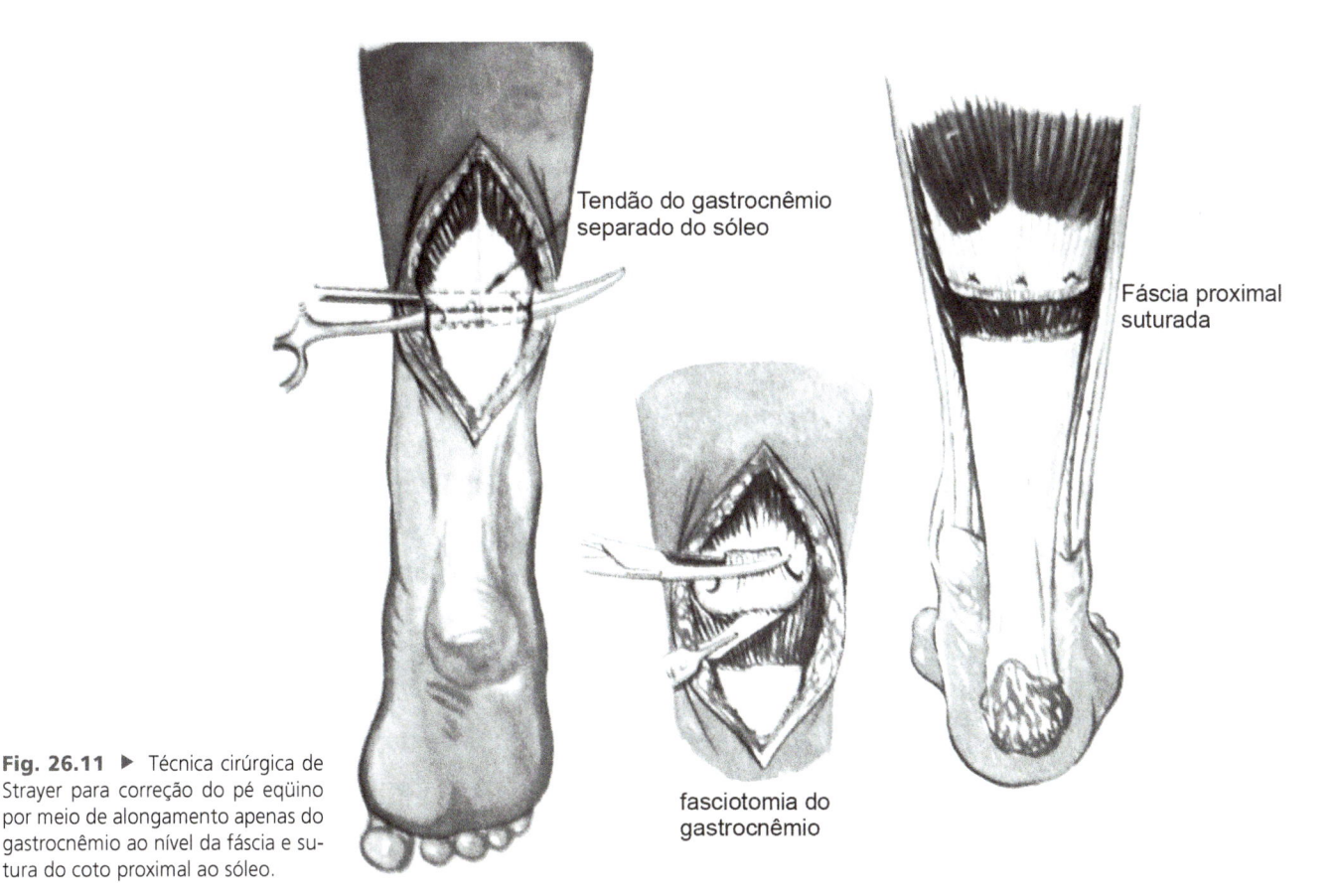

Fig. 26.11 ▶ Técnica cirúrgica de Strayer para correção do pé eqüino por meio de alongamento apenas do gastrocnêmio ao nível da fáscia e sutura do coto proximal ao sóleo.

percutâneo, técnica de tenotomia sem exposição do tendão.[1] É diagnosticado dinamicamente quando observa-se marcha com pé calcâneo e à mensuração da amplitude de movimento, quando nota-se extensão do tornozelo acima de 30 graus com o joelho estendido. As crianças com marcha em calcâneo causado pela hipercorreção do eqüino devem ser controladas pelo uso de órtese suropodálica rígida (Fig. 26.13) ou órtese de contra-reação do solo (Figs. 26.14 e 26.15). Espera-se que com o crescimento ósseo ocorra novo encurtamento muscular, corrigindo assim a iatrogenia.

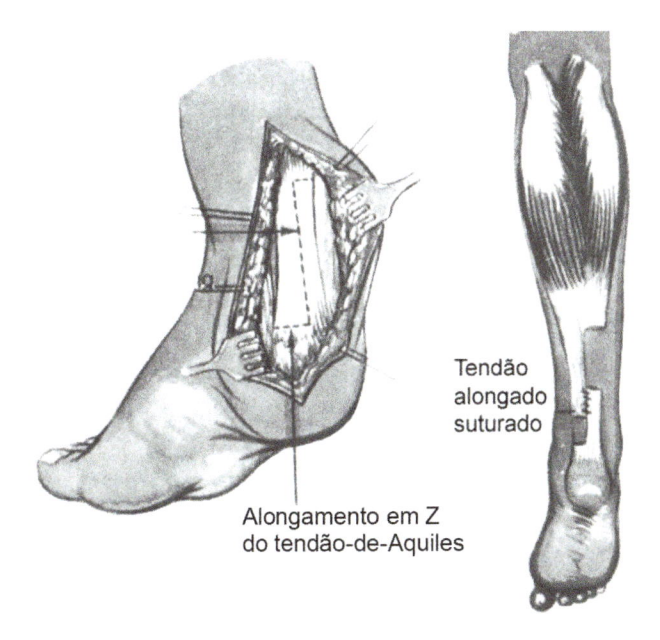

Fig. 26.12 ▶ Técnica cirúrgica do alongamento em Z do tendão-de-Aquiles para correção do eqüino do tornozelo.

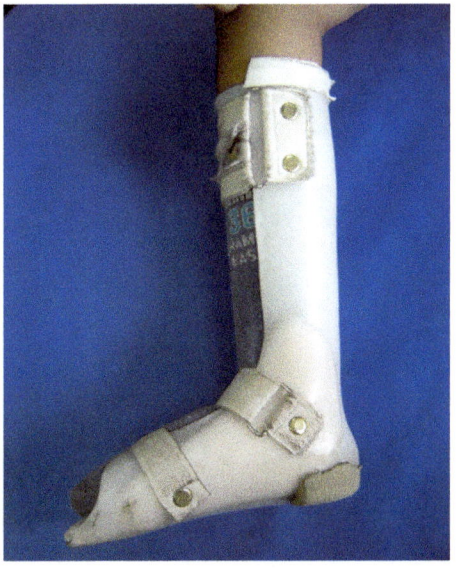

Fig. 26.13 ▶ Órtese suropodálica com componente redutor do tônus, que é o polipropileno envolvendo mais o pé, e elevação medial para corrigir o valgo do retropé.

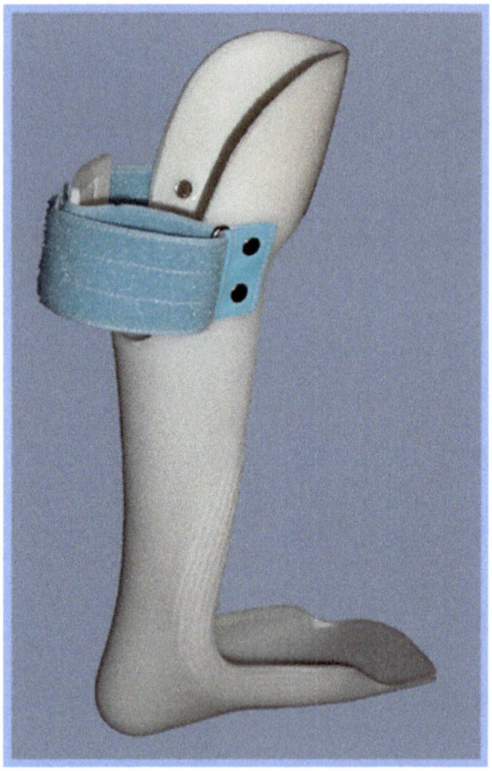

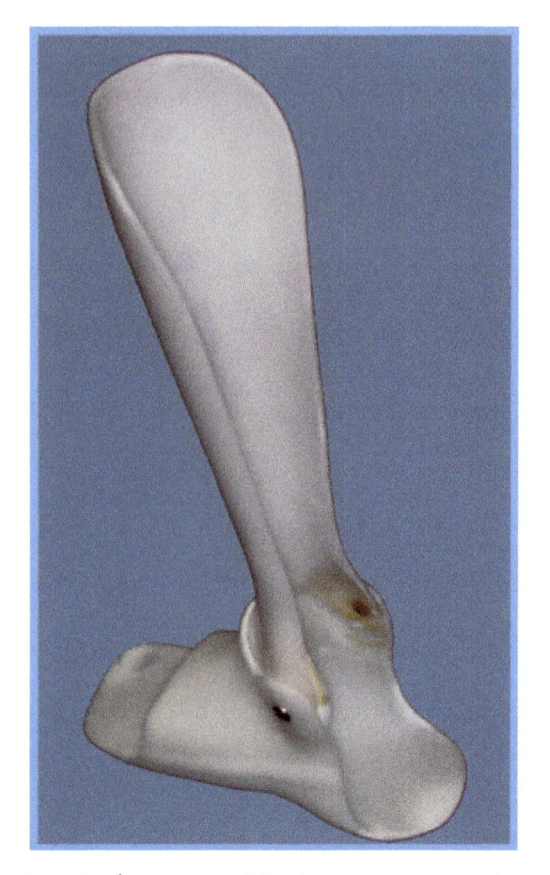

Fig. 26.14 ▶ Órtese suropodálica de contra-reação ao solo.

Fig. 26.15 ▶ Órtese suropodálica de contra-reação ao solo com articulação.

▶ EQÜINOVARO E EQÜINOVALGO ESPÁSTICOS

Várias são as hipóteses sobre a fisiopatologia das deformidades em eqüinovaro e eqüinovalgo do pé.[4] No ponto de vista da maioria dos autores, a evolução da deformidade em eqüino do pé, causada pela hiperatividade dos músculos flexores do tornozelo, gastrocnêmio e sóleo, devido à instabilidade inerente da articulação subtalar, tende a desabar em eqüinovaro ou em planovalgo.[2,4,21,26] O eqüinovaro acontece quando associada à hiperatividade dos músculos flexores existe também hiperatividade do músculo tibial posterior, ou do músculo tibial anterior, ou de ambos (Fig. 26.4). Outro fator que pode favorecer a evolução do eqüino para eqüinovaro é o ângulo pé-progressão negativo (*toeing-in*) causado pelo excesso de rotação medial do membro inferior, ao nível do fêmur, da tíbia ou de ambos. O eqüinovalgo está mais associado ao ângulo de pé-progressão positivo (*toeing-out*) devido ao excesso de rotação lateral do fêmur, da tíbia ou de ambos, o que favorece para que o pé em eqüino tenha sua articulação subtalar em valgo. Pode resultar também da hiperatividade associada dos músculos fibulares longo e curto (Fig. 26.16).[1] A deformidade em eqüinovalgo é conhecida também por planovalgo.

Tanto o eqüinovalgo como o eqüinovaro do pé devem ser diferenciados quanto à flexibilidade e rigidez. Quando flexível, trata-se de uma *atitude* em eqüinovaro ou eqüinovalgo, sem encurtamento muscular nem capsular restringindo a amplitude de movimentos. Estes pacientes devem fazer uso de órtese suropodálica, feita sob medida, segurando o pé na posição neutra. Assim como no valgo do tornozelo, o uso de articulações nestas órteses deve ser evitado, porque as mesmas bloqueiam o eqüino porém aumentam o espaço interno para o tornozelo, possibilitando mobilidade da tibiotársica e subtalar no sentido transversal, que, como mencionado anteriormente, é o sentido da deformidade. Com freqüência, crianças com planovalgo ou eqüinovaro flexível que desenvolvem intolerância ao uso das órteses articuladas conseguem tolerar bem as órteses rígidas. Outra opção seria a colocação de componentes no retropé que corrijam a deformidade – no caso do varo, elevação lateral, e no caso do valgo, elevação medial –, associados ao componente re-

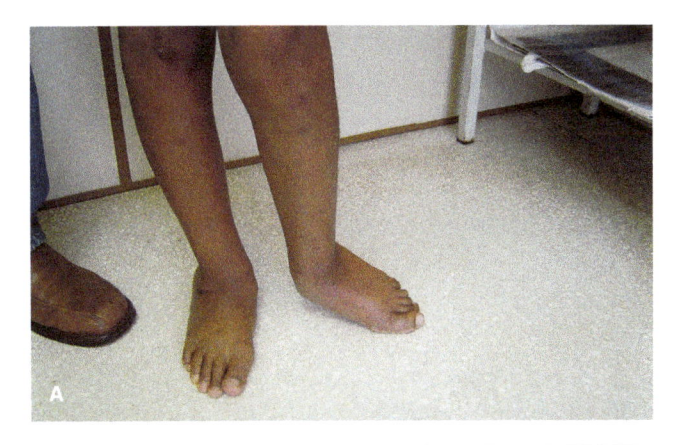

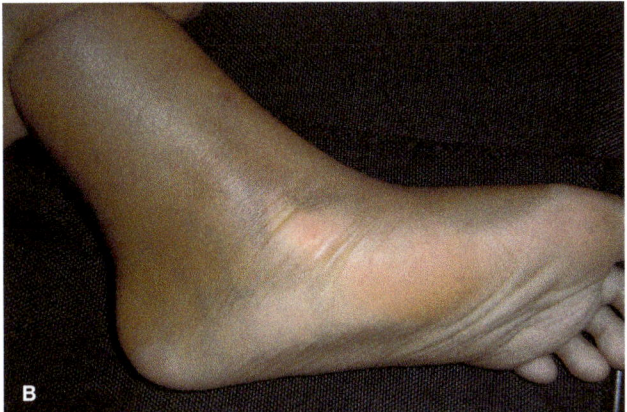

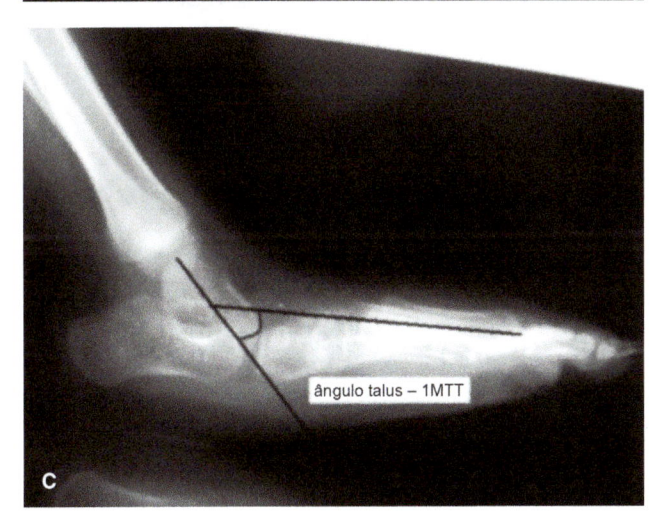

ângulo talus – 1MTT

Fig. 26.16 ▶ **A.** Criança com diparesia espástica e eqüinovalgo bilateral. **B.** Espessamento da pele no médio-pé, sobre o tálus desabado. **C.** Radiografia em perfil do pé mostra o ângulo tálus-primeiro metatarso, com MTT aumentado.

dutor de tônus muscular (Fig. 26.13). A colocação de tiras no retropé com forças antivaro ou antivalgo pode também aumentar a tolerância aos tutores.

A opção pelo tempo de uso das órteses e a necessidade ou não de cirurgia variam de caso para caso e mudam também a técnica cirúrgica. Geralmente as cirurgias são feitas na vigência de intole-

rância ao uso das órteses (Fig. 26.6), ou quando se nota encurtamento muscular que impeça a correção da deformidade. Caso contrário, aguarda-se até que a criança chegue o mais próximo possível da maturidade óssea. Esta espera é salutar e se deve ao fato de estas deformidades terem um alto índice de recidiva ou evoluírem para deformidade oposta, isto é, de varo para valgo, ou vice-versa, quando operadas em uma idade muito precoce.[23]

Cabe ressaltar que a adaptação das órteses às protuberâncias ósseas do pé são bem-vindas, com exceção das adaptações para aceitação da subluxação em valgo do retropé. Esta queda em valgo do retropé, mais precisamente da articulação subtalar, revela um encurtamento do gastrocnêmio ou do tendão-de-Aquiles, é rapidamente progressiva, deteriora a cartilagem da cabeça do tálus e diminui substancialmente a eficiência do mecanismo de impulso da marcha. Pode ser diagnosticada clinicamente pelo espessamento da pele na região plantar medial do médio-pé, exatamente sobre a cabeça do tálus desabado (Fig. 26.16A, B); radiograficamente pela imagem em perfil do pé com a quebra da linha que atravessa o eixo longituninal do tálus e o primeiro metatarso (Fig. 26.16C); e pelo exame físico por meio do teste do eqüinovalgo: com o paciente em decúbito dorsal, eleva-se o membro inferior a ser examinado, deixa-se o pé em eqüino, força-se o retropé em varo, corrigindo a posição em valgo da subtalar e, em seguida, realiza-se a dorsoflexão do tornozelo, tentando manter a articulação subtalar em neutro. Caso esta articulação caia em valgo antes mesmo de o tornozelo chegar à posição neutra de flexoextensão, estaremos diante de um encurtamento do gastrocnêmio ou do tendão-de-Aquiles, mascarado por uma subluxação em valgo do retropé.

A avaliação pré-operatória destas crianças deve incluir o exame da rotação dos membros inferiores, por intermédio do ângulo de pé-progressão, da amplitude de rotação dos quadris, do ângulo coxapé, do eixo transmaleolar e da existência ou não de valgo no tornozelo. Como discutido anteriormente, o eqüinovalgo está freqüentemente associado ao aumento da rotação lateral dos membros inferiores e ao valgo do tornozelo, e o eqüinovaro ao aumento da rotação medial dos membros inferiores. Com base nestes dados, o cirurgião deve decidir se um ou mais fatores estão contribuindo para agravar a deformidade. Não raro, pode ser que correções da rotação do fêmur e ou da tíbia tenham que ser associadas à correção do pé.

Os procedimentos cirúrgicos utilizados na correção do eqüinovaro e do eqüinovalgo variam entre os só de partes moles e os ósseos, ou ambos.

Os procedimentos só de partes moles envolvem alongamentos musculares e transferências tendinosas parciais ou completas, sempre em busca do reequilíbrio muscular, na tentativa de corrigir a deformidade e preservar os movimentos. Estas medidas são eficazes na maioria das vezes, desde que as deformidades em valgo e varo sejam flexíveis.[4,21,25,26]

As opções para correção do eqüinovaro flexível são o alongamento da fáscia do gastrocnêmio ou do tendão-de-Aquiles associado às cirurgias de alongamento do músculo tibial posterior ao nível da fáscia, ou alongamento em Z ao nível deste tendão; hemitransferência ou transferência total do tendão tibial posterior para o fibular curto; hemitransferência ou transferência total do tibial anterior para o cubóide ou fibular longo. A fáscia plantar deve ser alongada quando mostrar-se encurtada após a correção do eqüino e do varo. Tais procedimentos podem ser feitos isolados ou combinados, dependendo da gravidade da deformidade.[6,25,26] As transferências tendinosas, por serem mais demoradas e com maior índice de complicações, devem ser reservadas para os pacientes deambuladores.[23] Na reabilitação pós-operatória devemos dar preferência às órteses com mecanismos antivaro.

Na deformidade em eqüinovaro rígida ou com perda parcial da flexibilidade deve-se fazer abordagem simultânea das estruturas. Além dos procedimentos musculares mencionados anteriormente, osteotomia de ressecção lateral do calcâneo (Fig. 26.17) ou

de adição medial do calcâneo e a osteotomia transversal de lateralização do calcâneo são opções para correção do varo rígido do retropé (Fig. 26.20).[31]

Procedimentos de salvação como a artrodese tríplice, que envolve a artrodese das articulações subtalar, calcâneo-cubóidea e talonavicular, ou a talectomia, são opções para os pés em eqüinovaro extremamente rígidos e dolorosos, em crianças já próximas da maturidade óssea.[27]

Os resultados a longo prazo da artrodese tríplice ou da talectomia são satisfatórios em cerca de 70% das vezes.[21,23,26,27] Todo o esforço deve ser feito para realinhar-se o retropé o mais próximo possível do neutro nas artrodeses tríplices, pois tanto a hipercorreção como o varo residual são os fatores mais comumente associados aos casos com maus resultados.[27]

As deformidades em eqüinovalgo flexíveis com intolerância ao uso das órteses, na maioria das vezes, podem ser corrigidas apenas com o alongamento da fáscia do gastrocnêmio ou do tendão-de-Aquiles associado ao uso de uma órtese suropodálica com mecanismo antivalgo. As cirurgias ósseas são usadas para correção do componente em valgo dos pés já submetidos às cirurgias de partes moles e que persistem com intolerância às órteses. Os procedimentos ósseos são o alongamento da coluna lateral,[22,28,29] artrodese subtalar,[30] a osteotomia de lateralização do calcâneo[21,31] e a artrodese tríplice. A opção entre estes procedimentos depende da idade da criança e do grau de espasticidade muscular.

Nas crianças abaixo dos 8 anos de idade deve-se dar preferência ao alongamento da coluna lateral por meio do calcâneo, uma cirurgia que corrige o alinhamento do pé sem agredir a articulação. O alongamento da coluna lateral pode ser feito por intermédio do osso calcâneo, a 1,5cm da articulação calcâneo-cubóidea (Fig. 26.18), como descrito originalmente por Evans,[22,29] ou na própria articulação calcâneo-cubóidea, quando a mesma já mostrar sinais de artrose.

Quando o eqüinovalgo estiver associado a uma espasticidade diminuída ou mesmo hipotonia, a artrodese subtalar é preferível ao alongamento da coluna lateral.[1] O método de fixação da artrodese subtalar pode ser por uso de gesso, grampos de Blount ou parafusos canulados (Fig. 26.19). Nos casos com hipotonia e grande encurtamento da coluna lateral a artrodese subtalar e o procedimento de Evans podem

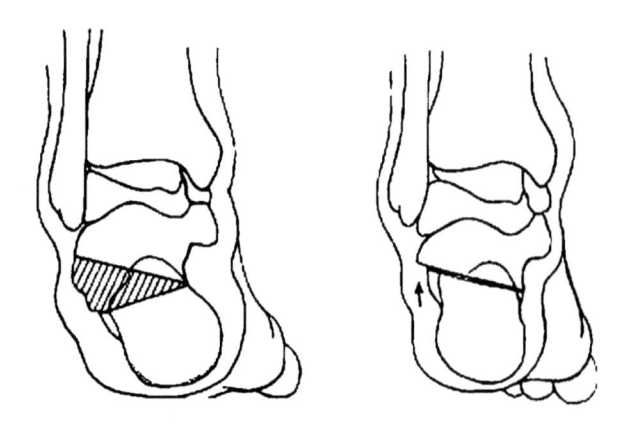

Fig. 26.17 ▶ Cirurgia de ressecção de cunha lateral do calcâneo para correção de varo do retropé.

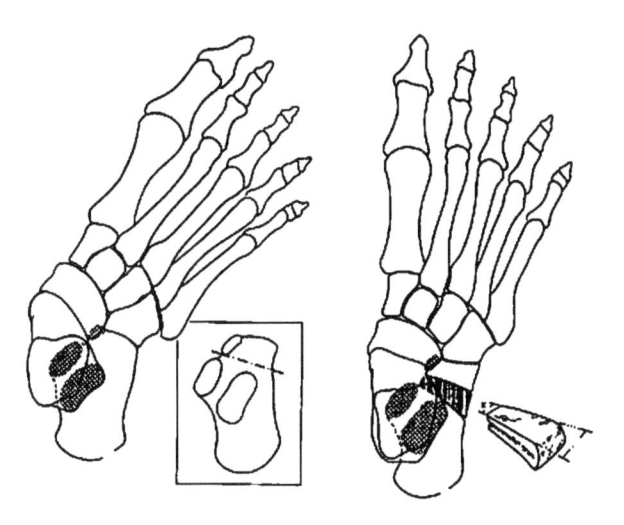

Fig. 26.18 ▶ Cirurgia de alongamento da coluna lateral através do calcâneo.

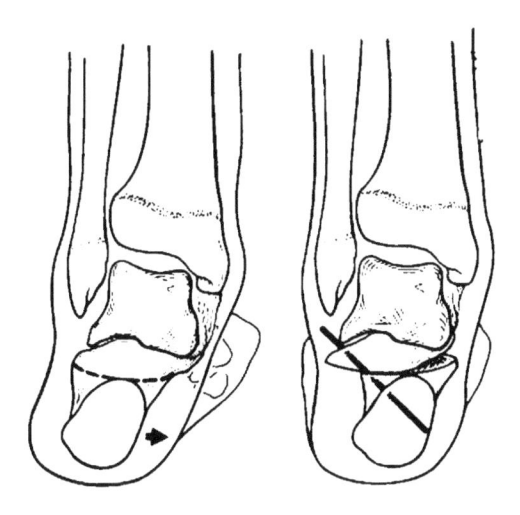

Fig. 26.20 ▶ Cirurgia de osteotomia de medialização do calcâneo para correção do valgo do retropé.

ser associados. A artrodese tríplice deve ser reservada para crianças próximas da maturidade óssea.

Os resultados destas cirurgias para correção do eqüinovalgo variam de acordo com a gravidade da deformidade e o tipo de cirurgia. A cirurgia de artrodese subtalar tem índices de bons resultados que variam entre 70% e 90%.[1] Os resultados são semelhantes aos da cirurgia de alongamento da coluna lateral, atingindo índices próximos de 80% de satisfação nos primeiros quatro anos de pós-operatório,[29] porém tais índices caem para 60% nos anos subseqüentes, provavelmente por causa do crescimento e do aumento de peso do paciente.[1] Koman[21] relata 94% de bons resultados com a osteotomia de medialização do calcâneo, no entanto o tempo de

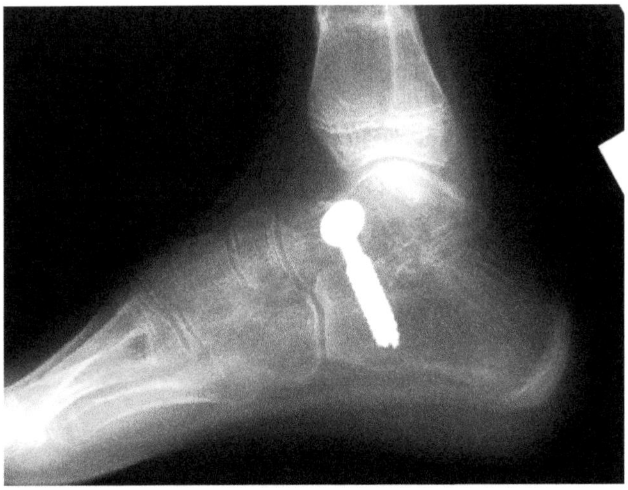

seguimento de seus pacientes é extremamente curto, de 2 a 4 anos.

A decisão entre qual cirurgia utilizar para correção da recidiva do eqüinovaro ou do eqüinovalgo sintomáticos deve ser baseada no procedimento utilizado inicialmente. Pacientes submetidos a cirurgias que envolvam apenas alongamentos tendinosos ou transferências musculares podem ser submetidos a procedimentos ósseos. Para os pacientes submetidos a intervenções ósseas, as opções são mais escassas. Na maioria das vezes restringem-se a realinhar e a artrodesar as articulações que estejam com sinais degenerativos, ou a realizar uma talectomia.

A descarga de peso na reabilitação pós-operatória pode ser imediata nas fasciotomias; as transferências tendinosas devem esperar entre 3 e 4 semanas; e os procedimentos ósseos entre 8 e 12 semanas.

▶ HÁLUX VALGO ESPÁSTICO

O hálux valgo em crianças com paralisia cerebral é na grande maioria das vezes uma deformidade secundária ao desequilíbrio da musculatura intrínseca do pé associada à deformidade em rotação externa do membro inferior e ao eqüinovalgo do pé.[36,37] Com o desvio dos eixos mecânico e anatômico do pé e tornozelo para eqüinovalgo, o momento gerado pelo tornozelo leva à abdução e pronação do antepé e, conseqüentemente, à formação do hálux valgo que pode ocorrer ao nível da arti-

Fig. 26.19 ▶ Cirurgia de fixação da artrodese subtalar com parafuso canulado do colo do tálus para calcâneo.

culação metacarpofalangiana, da interfalangiana ou em ambas.[36,37]

As queixas mais comuns em relação ao hálux valgo são do ponto de vista cosmético, relatadas por 92% dos pacientes; o incômodo com uso do calçado, que ocorre em 90% dos pacientes; e a dor na área do joanete, presente em 70% deles.[36] Em casos mais graves, o hálux pode estar tão valgizado que se posiciona embaixo do segundo dedo, dificultando ainda mais a marcha e o uso de calçados.

O uso de órteses de abdução do hálux ou a utilização de adaptações nos tutores suropodálicos podem melhorar o posicionamento do dedo; porém, além de não impedirem a progressão do valgismo, são pouco tolerados pelos pacientes.[1] A indicação para o tratamento cirúrgico é feita quando o eqüinovalgo tiver indicação de tratamento cirúrgico e o joanete for motivo de dor. A deformidade em rotação do membro inferior, se presente, e o eqüinovalgo do retropé, causadores do problema, devem ser corrigidos primeiro, ou a correção adequada do hálux valgo não terá sucesso.

Na avaliação inicial deve ser realizada uma radiografia em ântero-posterior do antepé em ortostatismo para medir-se o varo do primeiro metatarso, o valgo da metartarsofalangiana e da interfalangiana do hálux, além do grau de luxação dos sesamóides.[1,36,37]

Em paciente andador comunitário com hálux valgo flexível, após a correção do pé, a reparação do hálux pode ser feita pela liberação do músculo adutor do hálux, capsulotomia lateral e plicatura da cápsula medial. O joanete só deve ser ressecado após o alinhamento do hálux, a fim de evitar-se ressecção em excesso da cabeça do primeiro metatarso. Caso o ângulo intermetatarsiano seja superior a 10 graus, deve-se fazer a osteotomia na base do primeiro metatarso. O hálux valgo interfalangiano, se presente, também deve ser corrigido na mesma intervenção (Fig. 26.21A e B). Estes procedimentos apresentam índices de recorrência que variam entre 40% e 60%;[37] no entanto, ainda assim, é uma boa indicação para os pés com deformidades leves e flexíveis de pacientes mais ativos fisicamente, pois, na pior das hipóteses, está-se postergando a artrodese, procedimento que sabidamente, a longo prazo, tem repercussões negativas nas articulações adjacentes.[1]

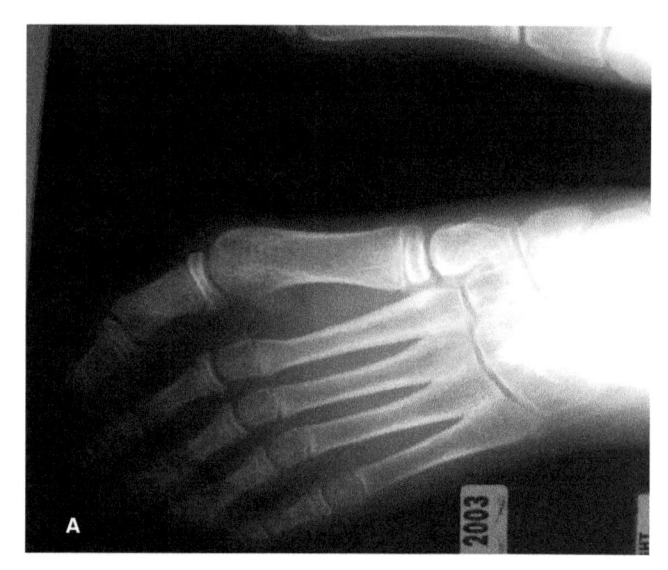

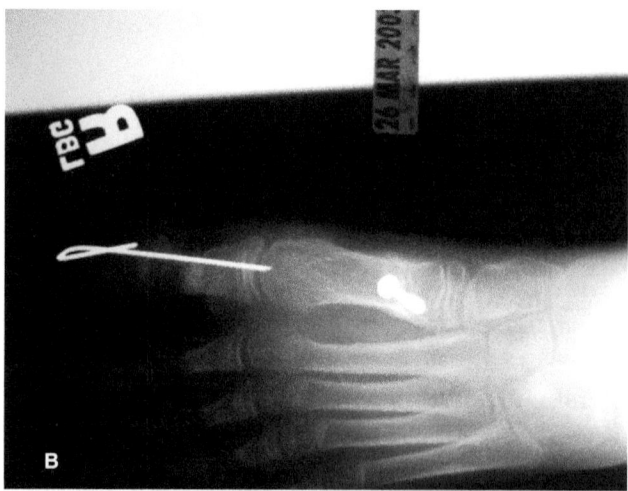

Fig. 26.21 A e B ▶ Hálux valgo: formação do joanete, ângulos intermetatarsiano, metatarsofalangiano e interfalangiano alterados. Correção cirúrgica pela técnica que envolve capsulotomia lateral, plicatura da cápsula medial, tenotomia do adutor do hálux, osteotomia da base do 1º MTT fixada com parafuso, osteotomia da falange proximal fixada com um fio de Kirschner e ressecção do joanete.

Pacientes próximos da maturidade óssea, pacientes não-deambuladores, ou os com deformidades rígidas, não corrigíveis à manipulação, e com joanetes muito protuberantes e dolorosos, a melhor indicação é a artrodese metatarsofalangiana fixada com parafuso de osso esponjoso (Fig. 26.22A e B). Índices de satisfação chegam até 90% a 100% e as recidivas são da ordem de 10% dos casos.[36,37]

As complicações relacionadas às artrodeses metatarsofalangianas são: persistência da dor, em 30% dos pacientes; hiperextensão do hálux, levando ao atrito do dedo com o calçado; e pseudartrose, em cerca de 3% dos pacientes.[36]

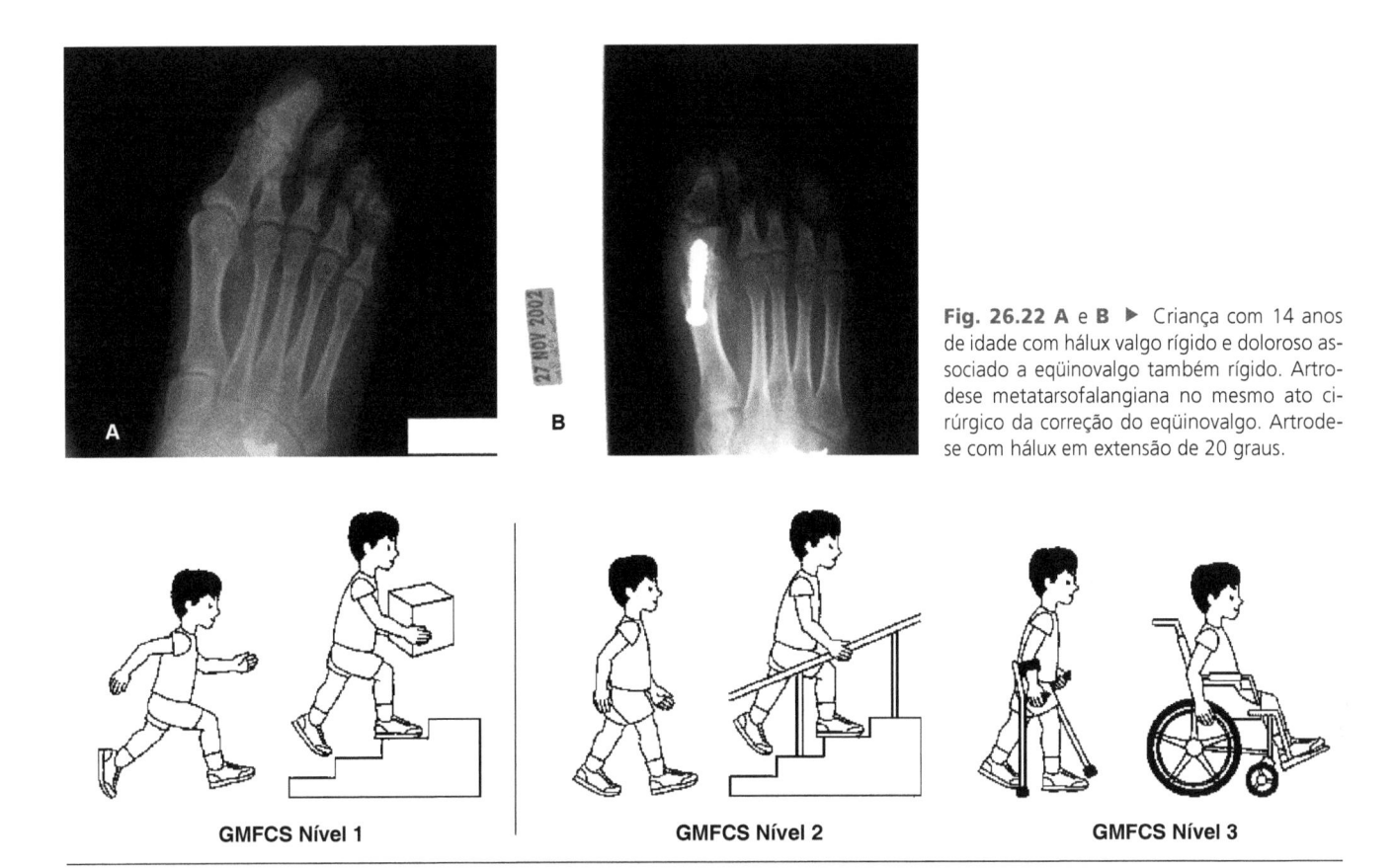

Fig. 26.22 A e B ▶ Criança com 14 anos de idade com hálux valgo rígido e doloroso associado a eqüinovalgo também rígido. Artrodese metatarsofalangiana no mesmo ato cirúrgico da correção do eqüinovalgo. Artrodese com hálux em extensão de 20 graus.

GMFCS Nível 1   GMFCS Nível 2   GMFCS Nível 3

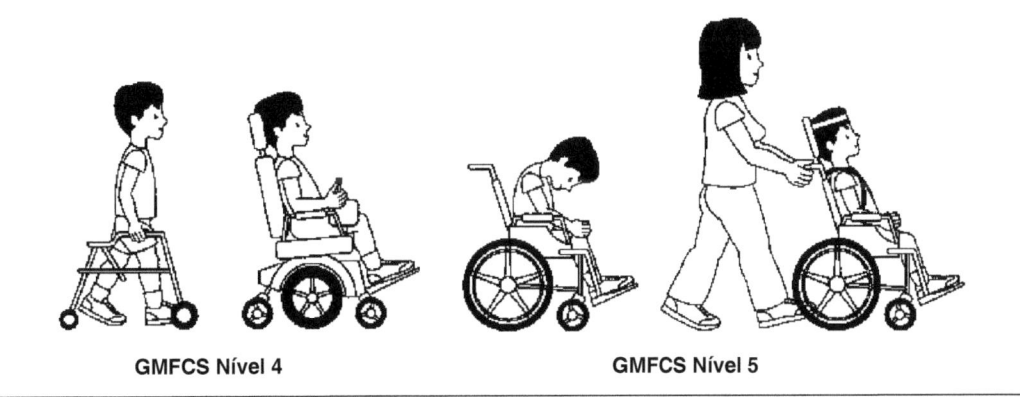

GMFCS Nível 4   GMFCS Nível 5

Fig. 26.23 ▶ Classificação da função motora grossa (GMFCS – Gross Motor Function Classification System).
Diferenciação dos níveis:
Nível 1: Alterações motoras observadas apenas ao correr ou pular. **Nível 2:** Utilizam-se de suporte dos MMSS em órteses apenas na idade que iniciam a marcha. Sobem escada com apoio dos MMSS. Mal conseguem correr ou pular. **Nível 3:** Precisam de suporte com os MMSS em órtese para locomoção, mesmo após os 4 anos. **Nível 4:** Têm controle de cabeça. Precisam de suporte do tronco para permanecerem assentadas ou serem transportadas. **Nível 5:** Precisam de suporte do tronco e cabeça para permanecerem assentadas ou serem transportadas.

▶ REFERÊNCIAS

1. Miller F. *Cerebral Palsy*. 1ª ed. Springer Science Busines Media Inc., 2005.
2. Tachdjian MO. *Ortopedia Pediátrica*, 3ª ed. WB Saunders Company. 2001. Herring JA.
3. Leslie K. *The evolution of orthopaedic surgery*. 1ª ed. 2002; *1*:1-9. (www.rsmpress.co.uk/bkklenerman.pdf)
4. O'Connel PA, D'Souza L, Dudeney S, Stephens M. *JPO* 1998; *18*:743-7.
5. Vankoski SJ, Michaud SDL. External tibial torsion and the effectiveness of the solid ankle-foot orthoses. *J Pediatr Orthop* 2000; *20*(3):349-55.
6. Liggio FR. Split Tibialis Posterior Tendon Transfer with Concomitant Distal Tibial Derotation Osteotomy in Children with Cerebral Palsy. *Journal of Pediatric Orthopaedics* 2001; *21*:95-101.

7. Bennett JT, Bunnell WP, MacEwen GD. Rotational osteotomy of the distal tibia and fibula. *J Pediatr Orthop* 1985; 5(3):294-8.

8. Dodgin DA, De Swart RJ, Stefko RM, Wenger DR, Ko JY. Distal tibial/fibular derotation osteotomy for correction of tibial torsion: review of technique and results in 63 cases. *J Pediatr Orthop* 1998; 18(1):95-101.

9. Stefko RM, de Swart RJ, Dodgin DA, Wyatt MP, Kaufman KR, Sutherland DH, Chambers HG. Kinematic and kinetic analysis of distal derotational osteotomy of the leg in children with cerebral palsy. *J Pediatr Orthop* 1998; 18(1):81-7.

10. Rattey T, Hyndman J. Rotational osteotomies of the leg: tibia alone *versus* both tibia and fibula. *J Pediatr Orthop* 1994; 14(5):615-8.

11. Dias LS. Valgus deformity of the ankle joint: pathogenesis of fibular shortening. *J Pediatr Orthop* 1985; 5(2):176-80.

12. McCall RE, Lillich JS, Harris JR, Johnston FA. The Grice extraarticular subtalar arthrodesis: a clinical review. *J Pediatr Orthop* 1985; 5(4):442-5.

13. Hsu LC, Yau AC, O'Brien JP, Hodgson AR. Valgus deformity of the ankle resulting from fibular resection for a graft in subtalar fusion in children. *J Bone Joint Surg [Am]* 1972; 54(3):585-94.

14. Stevens PM, Belle RM. Screw epiphysiodesis for ankle valgus. *J Pediatr Orthop* 1997; 17(1):9-12.

15. Davids JR, Valadie AL, Ferguson RL, Bray EW. Allen BL Jr. Surgical management of ankle valgus in children: use of a transphyseal medial malleolar screw. *J Pediatr Orthop* 1997; 17(1):3-8.

16. Pedrosa LG. Ortopedista do Hospital da Baleia, comunicação pessoal.

17. Meijer IA, Hand CK, Cossete P, Figlewicz DA, Rouleau GA. Spectrum os SPG4 Mutations in a Large Collection of North American Families with Hereditary Spastic Paraplegia. *Arch Neurology* 2002; 59:281-6.

18. Epps CH, Bowen JR. *Complications in pediatric orthopaedic surgery*. 1995; JB Lippincott Company.

19. Brouwer B, Davidson LK, Olney SJ. Serial Casting in idiopathic toe Walkers and children with spastic cerebral palsy. *JPO 20*(5):221-5.

20. Corry IS, Cosgrove AP, Duffy CM, McNeill S, Taylor TC, Graham HK. Botulinum toxin A compared with stretching casts in the treatment of spastic equinus: a randomised prospective trial Journal. *J Pediatr Orthop* 1998; 18(3):304-11.

21. Koman LA, Mooney JF, Smith BP, Walker F, Leon JM. Botulinum toxin type A neuromuscular blockade in the treatment of lower extremity spasticity in cerebral palsy: a randomized, double-blind, placebo-controlled trial. Botox Study Group. *J Pediatr Orthop* 2000; 20(1):108-15.

22. Evans D. Calcaneo-valgus deformity. *J Bone Joint Surg [Br]* 1975; 57(3):270-8.

23. Chang CH, Albarracin JP, Lipton GE, Miller F. Long Term follow-up of surgery for equinovarus foot deformity in children with cerebral palsy. *J Pediatr Orthop* 2002; 22(6):792-9.

24. Synder M, Kumar SJ, Stecyk MD. Split tibialis posterior tendon transfer and tendon aquilis lengthening for spastic equinovarus feet. *J Pediatr Orthop* 1993; 13(1):20-3.

25. Green NE, Griffin PP, Shiavi R. Split posterior tibial tendon transfer in spastic cerebral palsy. *J Bone Joint Surg* 1983; 65-A:748.

26. Barnes MJ, Herring JA. Combined split anterior tibial tendon transfer and intramuscular lengthening of the posterior tibial tendon: results in patients who have varus deformity of the foot due to spatic cerebral palsy. *J Bone Joint Surg* 1991; 73-A:734.

27. Tenuta J, Shelton YA, Miller F. Long term follow-up of triple arthrodesis in patients with cerebral palsy. *J Pediatr Orthop* 1993; 13(6):713-6.

28. Andreacchio A, Orellana CA, Miller F, Bowen TR. Lateral column lengthening as treatment for planovalgus foot deformity in ambulatory children with spastic cerebral palsy. *J Pediatr Orthop* 2000; 20(4):501-5.

29. Mosca VS. Calcaneal lengthening for valgus deformity of the hindfoot. *J Bone Joint Surg* 1995; 77-A(4):500-12.

30. Ross PM, Lyne ED. The grice procedure: indications and evaluation of long-term results. *Clin Orthop* 1980; 153:194-200.

31. Koutsogiannis E. Treatment of of mobile flatfoot by displacement osteotomy of the calcaneus. *J Bone Joint Surg* 1971; 53-A:96-100.

32. Torosia CM, Dias LS. Surgical treatment of severe hindfoot valgus by medial displacement osteotomy of the os calcis in children with myelomeningocele. *J Pediat Orthop* 2000; 20(2):226-9.

33. Koman LA, Mooney JF, Goodman A. Management of valgus hindfoot deformity in pediatric cerebral palsy patients by medial displacement osteotomy of the calcaneus. *J Pediatr Orthop* 1993; 13:180-3.

34. Sanchez AA, Rathjen KE, Mubarak SJ. Subtalar staple arthroereisis for planovalgus foot deformity in children with neuromuscular disease. *J Pediatr Orthop* Jan-Feb 1999; 19(1):34-8.

35. Vedantam R, Capelli AM, Schoenecker PL. Subtalar arthroereisis for the correction of planovalgus foot in children with neuromuscular disorders. *J Pediatr Orthop* May-Jun 1998; 18(3):294-8.

36. Jenter M, Lipton GE, Miller F. Operative treatment for hallux valgus in children with cerebral palsy. *Foot Ankle Int* 1998; 19(12):830-5.

37. Davids JR, Mason TA, Danko A, Banks D, Blackhurst D. Surgical Management of Hallux Valgus Deformity in Children with Cerebral Palsy. *J Pediatr Orthop* 2001; 21(1):89-94.

38. Graham HK. Classifying Cerebral Palsy. *J Pediatr Orthop* January/February 2005; 25(1).

39. Resenboum PL, Walter SD, Hanna SE, Palisano RJ, Russel DJ *et al.* Prognosis for gross motor function in cerebral palsy. Creation of motor development curves. *JAMA* Sep 18, 2008; 288(11):1.357-63.

40. Reimers J. Functional changes in the antagonists after lengthening the agonists in cerebral palsy. *Clin Orthop Rel Research* April 1990; 253:30-4.

REABILITAÇÃO

Aspectos Motivacionais na Reabilitação da Paralisia Cerebral

Pedro Américo de Souza

A paralisia cerebral não deve ser vista como uma catástrofe, mas sim como um desafio que a vida nos apresentou e que pode e deve ser superado emocionalmente.

▶ INTRODUÇÃO

Comparado com a reabilitação física, o processo de reabilitação psicológica de pessoas com seqüelas de paralisia cerebral tem sido sistematicamente colocado num plano secundário. Considerando-se sua irreversibilidade e o fato de a paralisia cerebral não ser progressiva, dever-se-ia dar mais ênfase à reabilitação psicológica, ao estudo e à implantação de condutas clínico-administrativas, no sentido de se dar melhor orientação à família e ao próprio paciente, visando a orientá-los em relação às suas vidas em face à paralisia cerebral, aos potenciais remanescentes do reabilitando, à importância do processo educacional, ao lazer, ao convívio e à participação social, numa perspectiva mais positiva e menos sombria da vida, com direito à infância e à juventude, à preparação para se ter renda e emprego; e não só ao tratamento.

A Organização Mundial da Saúde (OMS), ao decidir implantar a partir de 2004 a Classificação Internacional de Funcionalidade, Deficiência e Saúde – CIF, nome este ainda em discussão e passível de alteração, assumiu que a CID (Classificação Internacional de Doenças), a longo prazo, não abordava questões relativas às deficiências, entre elas podendo-se citar as seqüelas da paralisia cerebral, tornando-se necessária a adoção de novas formas de classificação e de condutas mais condizentes com o atual avanço das diversas ciências da reabilitação, da educação, dos processos e tecnologias disponíveis para o trabalho, esporte, transporte e acesso à informação, disponíveis para pessoas com deficiência.

Pesquisas sociopsicológicas, por sua vez, têm estudado o comportamento humano, mas sistematicamente estas pesquisas procuram estruturar um levantamento de como as pessoas normalmente se comportam, mas deixando de pesquisar como elas se portam em determinadas situações específicas, por exemplo, em face da ocorrência da paralisia cerebral. Schuchardt (1993), no entanto, pesquisou mais de 3.000 autobiografias relativas à ocorrência de doenças, deficiências, luto, desemprego, separações afetivas etc., tendo estendido este estudo a culturas de todos os continentes.

Por outro lado, a psicologia, freqüentemente, vem tratando pessoas com deficiências físicas como se fossem portadoras de sofrimento mental; enquanto isto dispõe-se de conhecimentos da psicologia cognitiva, que seriam, provavelmente, mais adequados ao processo de reabilitação emocional, de estimulação motivacional e facilitadores da inclusão social de pessoas com saúde mental, mas com seqüelas de paralisia cerebral.

Com base em aspectos da CIF, assim como considerando também o Modelo de Superação de Crise como Processo de Aprendizagem em Espiral, de Schuchardt (1993), e aplicando-se teorias da psicologia cognitiva, relativas à motivação, procura-se estabelecer neste capítulo as bases teóricas aplicáveis ao processo de motivação, de reabilitação psicológica e de inclusão social de pessoas com seqüelas de paralisia cerebral.

A formação universitária dos profissionais da saúde não tem contemplado, sistemática e genericamente falando, questões relativas à reabilitação psicológica e à inclusão social de pessoas com seqüelas de paralisia cerebral. Aprendem-se as causas, as características, a classificação, o tratamento e o prognóstico da paralisia cerebral, mas deixa-se de lado a importância da vivência da infância, da juventude, das atividades passíveis de realização e da participação do indivíduo na sociedade. É grande o conhecimento sobre as limitações e perdas funcionais, mas a formação acadêmica padece ainda hoje de males oriundos de um total desconhecimento dos potenciais destas pessoas e da importância de se promover a reabilitação emocional, a motivação, a atividade e a participação, necessárias para uma melhor qualidade de vida e inclusão social.

A seguir, são apresentadas bases teóricas de modelos selecionados, que foram prévia e sistematicamente aplicados ao contexto da reabilitação, podendo contribuir para o processo de motivação do reabilitando com seqüelas de paralisia cerebral, assim como para a inclusão social dos mesmos.

▶ O MODELO CIF DA OMS

A adoção, pela Organização Mundial da Saúde (OMS), da Classificação Internacional de Doenças (CID) facilitou para a medicina o estabelecimento de um diagnóstico, a prescrição do tratamento pertinente (medicamentoso, cirúrgico etc.), assim como permite estabelecer um prognóstico sobre o caso. Esta ação está centrada na tríade: etiologia, patogenia e manifestação, acompanhada do prognóstico: curável, incurável.

Este modelo mostra-se adequado há décadas, sendo aceito como de enorme valia na clínica médica. No entanto, com a evolução do conhecimento científico na medicina e em outras áreas profissionais na atenção à saúde, reabilitação e qualidade de vida, bem como em relação ao avanço tecnoló-

gico e à crescente ampliação dos direitos das pessoas com deficiência em nível nacional e internacional, o modelo CID mostrou-se incapaz de levar em conta os potenciais remanescentes das pessoas com deficiência, desconsidera as inumeráveis atividades passíveis de serem praticadas ou exercidas por estas pessoas, além do que não vislumbra a possibilidade nem as condições para que uma pessoa, sob a condicionante da deficiência, mas também portadora de potenciais, capaz de aprender e de exercer um papel na sociedade em que vive, assuma efetivamente uma participação em atividades próprias da infância ou da juventude, atividades laborais, familiares ou de lazer, compatíveis com suas potencialidades e limitações.

Em função disto, na década de 1980 a OMS passou a adotar, paralelamente à CID, uma nova classificação, que também leva em conta os potenciais remanescentes, as atividades passíveis de execução, bem como a participação destes indivíduos na sociedade.

Desde então, a OMS utilizou mais de uma denominação e diferentes siglas para designar este novo modelo de classificação, assim como procurou corrigir as inadequações constatadas, passando pela sigla ICIDH – International Classification of Impairments, Disabilities and Handicaps, em suas versões I e II, até chegar ao modelo CIF.

Nos ateremos à última denominação e à sua correspondente sigla adotada, intitulada Classificação Internacional de Funcionalidade, Deficiências e Saúde, conhecida no Brasil sob a sigla CIF. Deve ser mencionado que o modelo CIF está em discussão em nível mundial, sendo portanto passível de alterações em sua estrutura e denominação.

Considerando-se a denominação de Classificação Internacional de Funcionalidade, Deficiências e Saúde, deve-se tomar cuidado para, com base no hábito da aplicação do modelo CID, não mais seguir-se procurando detectar exclusivamente as funções comprometidas. O modelo CIF tem como filosofia e está estruturado de forma a permitir o levantamento das funções comprometidas, mas também das funções não comprometidas, assim como das atividades passíveis de execução e a participação dos indivíduos na sociedade. Com isto, o modelo CIF abre excelentes perspectivas de reabilitação, de qualidade de vida, de inserção social, lazer, esporte, vida afetiva, exercício profissional e renda para pessoas com seqüelas de paralisia cerebral, em especial por levar em consideração também o contexto social em que a pessoa vive.

Pode-se considerar como mais conveniente ao processo motivacional dividir o modelo CIF nos seguintes âmbitos:

1. Funções (a deficiência e as funções remanescentes).
2. Atividades.
3. Participação.

Pode ser considerado que a adoção deste modelo, com as características aqui apresentadas, também previstas pela OMS, evita a exclusiva aplicação do modelo CID, face ao contingenciamento gerado pela qualificação dos profissionais formados à luz da CID. Pode-se deduzir, por outro lado, que parcela dos conteúdos programáticos dos cursos da área da saúde deverá se dedicar ao estudo da CIF e de suas implicações.

▸ EXEMPLOS DE APLICAÇÃO DO MODELO CIF

1º Plano: A deficiência e as funções remanescentes

EXEMPLO 1

O comprometimento refere-se, como exemplo, às seqüelas da paralisia cerebral, manifestas por distúrbios relativos ao equilíbrio, à coordenação motora, pela hipotonicidade, fala escandida etc. No entanto, permanecem indenes as demais funções do indivíduo (cognição, capacidade de aprendizagem, visão, audição etc.).

EXEMPLO 2

O comprometimento refere-se às seqüelas de uma hemiparesia, estando preservados um lado do corpo, a fala, a memória, a motivação, a cognição etc.

Intervenções

a. A intervenção médica se caracteriza pelos procedimentos inerentes à profissão, em que se busca o estabelecimento de um diagnóstico conclusivo, a prescrição e orientação relativa à aplicação do tratamento pertinente e o prognóstico. Por outro lado, a intervenção médica poderia, ao longo de seu atendimento e com base no modelo CIF, orientar o paciente e/ou sua família também em relação às suas funções remanescentes, como por exemplo esclarecendo à família e ao portador da seqüela sobre possibilidades educacionais, de lazer, convívio social, qualidade de vida etc.
b. A intervenção fisioterápica, terapêutico-ocupacional, pedagógica, fonoaudiológica, de terapia pela arte ou pelo esporte, visaria não só a reverter ou compensar as seqüelas, mas também a detectar e desenvolver os potenciais remanescentes. Considera-se que algumas das profissões citadas possam se dedicar mais aos potenciais remanescentes que outras.

2º Plano: atividade

Atividade deve ser vista como uma dimensão das possibilidades de ação do indivíduo, assim como de suas limitações.

No âmbito do plano Atividade deverão ser analisados os potenciais do indivíduo para a realização de determinadas tarefas ou funções nas perspectivas profissional, familiar, de lazer e esportiva, devendo o mesmo ser capacitado para tanto. Esta ação de capacitação se estenderia no sentido de uma concepção mais moderna de reabilitação, que procura enfatizar a futura ação social do reabilitando, num espectro que poderia se estender de uma factível ação educacional a possíveis exercícios profissionais, atividades artísticas, esportivas e de lazer, facilitando ao cliente ou reabilitando a superação emocional de um possível trauma em função de portar seqüelas da paralisia cerebral, além de visar a proporcionar ao reabilitando uma vida com melhor qualidade.

Em função disto, o indivíduo atendido sob a proposta da CIF deverá ser preparado e ativado para, de forma gradual, assumir no futuro responsabilidades sobre si mesmo e em nível social, num processo de reabilitação em que os próprios pacientes também são agentes ativos deste processo (Heckhausen 1963, 1965, 1974, 1980).

Reabilitação deve ser vista aqui, portanto, como o conjunto de procedimentos visando à inclusão e à participação social dos reabilitandos.

3º Plano: participação

Participação deve ser vista como um plano em que culminam as ações voltadas para o processo reabilitacional, de maneira que o reabilitando futuramente possa ter assegurada sua inclusão social, seja no ambiente educacional, esportivo ou de trabalho, dando-lhe esta possibilidade, considerando seus potenciais remanescentes e suas limitações de vir a atuar, de forma efetiva, na vida em sociedade, melhorando assim sua qualidade de vida e seu bem-estar.

Conclusão relativa à adoção da CIF

A adoção de um modelo de classificação das funções, comprometidas e indenes, e que leve em conta também as atividades passíveis de execução pelas pessoas com doenças, especialmente as crônicas, ou com deficiências, permite vislumbrar uma significativa melhora do processo de reabilitação, da qualidade de vida, de melhores condições para a reabilitação emocional, bem como permite vislumbrar ainda uma redução dos casos de aposentadoria por invalidez, sendo que, com base na CIF, estes reabilitandos poderiam ser mais valorizados como pessoas humanas e poderiam passar a exercer funções (familiares, laborais ou de lazer) compatíveis com suas limitações e seus potenciais.

Logicamente, considerando a formação oferecida atualmente nas universidades brasileiras nos cursos de graduação das áreas da saúde, haveria necessidade de adequar a formação acadêmica ao modelo CIF. Enquanto isto não se efetiva, ações emergenciais de extensão universitária e de parcerias podem ser adotadas, bem como de publicações como este livro, para que em curto espaço de tempo o Brasil possa oferecer, à pessoa com deficiência, melhores condições para o processo de reabilitação de suas seqüelas de paralisia cerebral, revertendo a ela maior respeito, melhor qualidade de vida, maiores possibilidades de renda e emprego, de lazer, de vida ativa na sociedade.

▶ A SUPERAÇÃO DE CRISE COMO PROCESSO DE APRENDIZAGEM, SEGUNDO SCHUCHARDT (1993)

"Eu vou ser bem sincero com vocês, nada do que vocês fizerem para o filho de vocês vai adiantar. A paralisia cerebral é irreversível. Ela não tem cura." Com isto muitas famílias deixam de valorizar o processo educacional do filho portador de seqüelas de paralisia cerebral, mesmo que ele possua inteligência normal e capacidade de aprendizagem com os recursos de uma escola regular. Por outro lado, com que motivação esta família levará seu filho para as sessões de fisioterapia, já que a paralisia cerebral "não tem cura"?

É de fundamental importância que os profissionais da saúde sejam mais bem qualificados para estar em condições de motivar as famílias e os pacientes, a sociedade e a si mesmos, no sentido de seguirem investindo nos processos de reabilitação, de orientação dos reabilitandos e de suas famílias em relação à educação, ao convívio social, em relação às atividades e à participação.

Para Wright (1960, *apud* Budde 1988, p. 106), superação emocional, *coping*, está condicionada, por exemplo:

- À aceitação da perda, o que não deve ser visto como resignação. Perda, aqui, se referiria ao comprometimento funcional causado pela paralisia cerebral. A descoberta e o desenvolvimento dos potenciais remanescentes, e de perspectivas positivas para o futuro, podem facilitar o processo de aceitação de uma deficiência.
- À restrição do efeito da limitação ou da deficiência, de forma a que a pessoa não seja considerada como sendo toda "deficiente". A superação emocional está condicionada também à subvalorização da importância do comprometimento.

A sublimação dos potenciais remanescentes e a subvalorização dos comprometimentos podem promover a centralização do foco da atenção do educando especial ou do paciente num contexto de auto-avaliação positiva, mas também de uma avaliação positiva feita por terceiros, podendo esta conduta facilitar o processo de superação de crise ou de dificuldade em aceitar a deficiência física.

Para Schuchardt (1993, p. 112), superação de crise não é somente um processo de desenvolvimento intrapsíquico, mas é, sim, muito mais, é o resultado de interações de comportamentos orientados. Ela analisou questões relativas à inclusão de pessoas com deficiência, ampliou o espectro do plano social e o estendeu para questões comportamentais. O estudo considerou autobiografias de diferentes culturas e de diferentes situações de crise.

Schuchardt analisou aproximadamente 3.000 autobiografias de pessoas com deficiência, familiares de pessoas com deficiência e de pessoas com doenças graves, concluindo que só uma parte das pessoas que sofrem um trauma emocional, como o provocado por uma deficiência ou por uma doença grave, é que consegue superar este trauma. Além disso, ela concluiu que o processo de superação emocional se processa em espiral, já que as pessoas podem passar de uma fase para outra, evoluindo em seu processo de superação de crise ou tendo uma recidiva. Schuchardt dividiu este processo de superação de crise em até três estágios e até oito fases em espiral. Segundo ela, as pessoas atingiriam no máximo até oito fases.

O III e último estágio foi denominado por Schuchardt como estágio alvo ou estágio objetivo, sendo que nem todas as pessoas o atingem. Ela não cita dados estatísticos sobre correlações entre as diferentes fases ou estágios. Schuchardt denominou este modelo de: superação de crise como processo de aprendizagem em espiral.

Os três estágios da superação de crise como processo de aprendizagem foram caracterizados por Schuchardt (1993, 112) da seguinte forma:

- Estágio inicial (I) – Caracterizado principalmente por uma dimensão "cognitiva", relativa ao conhecimento ou ao desconhecimento que a própria pessoa tem em relação ao que está acontecendo com ela, sendo uma dimensão sob o controle de terceiros, na qual todas as ações e providências são decididas por terceiras pessoas (médicos, enfermeiros, fisioterapeutas, terapeutas ocupacionais, fonoaudiólogos, assistentes sociais, planos de saúde, administradores etc.). Este estágio foi dividido nas seguintes fases em espiral: Desconhecimento (1) e Informação (2). Desconhecimento refere-se ao estado de desinformação sobre a própria situação em que se encontra o indivíduo doente ou que sofreu um acidente. Informação refere-se ao diagnóstico e prognóstico comunicados ao paciente ou à sua família, e às explicações dadas ao paciente sobre as seqüelas de alguma doença grave que o acometeu ou sobre um acidente, por exemplo.
- Estágio de transição (II) – Tem como característica uma dimensão de "descontrole emocional", sendo subdividido nas fases: Agressão (3), Negociação (4) e Depressão (5).

- Estágio alvo (III) – Tem por característica a "ação", principalmente, pela dimensão de "ações autocontroladas", sendo subdividido nas seguintes fases em espiral: Aceitação (6), Atividade (7) e Solidariedade (8).

De forma resumida, são comentadas a seguir cada uma das oito fases em espiral:

A fase 1 (Desconhecimento) é caracterizada pela situação em que o paciente não só desconhece o diagnóstico mas também não é capaz de entendê-lo ou não quer entendê-lo. Freqüentemente o paciente nega o diagnóstico. Schuchardt ilustrou a situação do paciente na fase em espiral 1 com a pergunta: "O que está acontecendo?".

A fase 2 (Informação) é caracterizada pela ambivalência entre a verdade e a utopia da regeneração da função perdida. A autora caracterizou esta fase com a pergunta: "É, mas isto não pode ser assim...?".

A fase 3 é a fase da Agressão. Ela pode se desencadear sem que, à primeira vista, haja algum motivo, manifestando-se contra tudo e contra todos. Esta fase é reconhecida como sendo de fundamental importância no processo de superação de crise. A agressão se manifesta em função de uma extrema insatisfação com a própria situação, com a perda de funções, com a deficiência ou com a necessidade do tratamento. Schuchardt a caracterizou com a pergunta: "Por que comigo?".

A fase 4, da Negociação, foi caracterizada pela autora com a seguinte pergunta: "Se é assim, então deve...". Aqui a pessoa acometida pela doença ou pela deficiência procura negociar, procurando de toda maneira sair de sua situação de impotência e retomar o controle da situação.

Na fase 5 em espiral o paciente se encontra na fase da Depressão. O paciente não pode mais negar suas perdas ou limitações funcionais, nem a irreversibilidade da situação. Com isto, nem a negativa, nem o conhecimento cognitivo, nem a agressão ou a negociação são capazes de alterar qualquer coisa. Segundo Schuchardt, o paciente vivencia decepções nas fases anteriores como sendo sinal de um fracasso subjetivo. Com isto, ele se torna desesperançadamente deprimido e entra num processo de resignação e "num beco sem saída". A autora caracterizou esta fase com a pergunta: "Pra quê? Tudo é tão sem sentido"; "Pra quê que eu vou fazer fisioterapia se o médico disse que isso não tem jeito?". Freqüentemente é citado este tipo de argumento.

Na fase 6 em espiral a pessoa se aceita como é. Por isto Schuchardt a denominou de fase da Aceitação. "Eu sou uma pessoa como outra qualquer. Cada um precisa aprender a viver com sua... crise, a viver com seu jeito de ser, e cada um segue vivendo". A autora ilustra esta fase em espiral com a afirmativa: "Só agora eu reconheço". Este *reconhecer* refere-se tanto à reflexão de que a situação é imutável, que a vida continua apesar de tudo, bem como se refere também ao processo de aceitação da situação. Esta fase se constituiria, talvez, num momento mais adequado à preparação para a atividade, à reativação do indivíduo em assumir ou reassumir funções no meio ambiente em que vive. Talvez este seja um dos momentos mais adequados de preparação para a realização de atividades, porque agora o reabilitando estaria, sob o ponto de vista emocional, em condições de enxergar, aceitar outras realidades (positivas também), e adotar novas normas de referência. Este seria, então, o momento de maior eficácia para se mostrar ao reabilitando ou ao educando especial, de forma mais concreta, o estado emocional, motivacional, laboral, esportivo, de lazer ou de participação social, de outras pessoas em situação semelhante à dele. Neste caso, pode-se reconhecer uma significativa importância no aconselhamento feito por pares, como no caso dos Alcóolicos Anônimos, por exemplo. Outra vantagem do aconselhamento de pares, além da ajuda para a superação de crise, seria a de permitir ao reeducando ou reabilitando o estabelecimento de um novo círculo de amizades, que pode tornar-se a base para seu processo de inclusão. Deve-se considerar, contudo, a necessidade de selecionar e preparar os pares para o aconselhamento.

A fase 7 em espiral se manifesta pela reestruturação de valores e de normas em função do processo de superação de crise agora em curso mais avançado. Esta fase, que foi denominada Atividade, pode ser considerada como uma fase adequada para se fazer a reestruturação das normas de referência do indivíduo (Heckhausen, 1963, 1965, 1974, 1980). Esta fase foi caracterizada por Schuchardt com a afirmativa "eu faço".

Na fase 8 em espiral (Solidariedade) "cresce em alguma hora... o desejo, como sendo uma necessidade, de atuar com responsabilidade social" (Schuchardt 1993, p. 109). As associações de Alcóolicos Anônimos poderiam ser citadas, de novo, como exemplo clássico da oitava fase em espiral. As pessoas superaram de tal forma a dependência química, seu trauma emocional, que se sentem fortes o suficiente para dar força e ajudar a quem se encontra hoje lutando para sair da dependência que elas venceram. Além disso, elas se sentem na responsabilidade social de ajudar a seus "pares". A oitava fase em espiral foi caracterizada por Schuchardt com a afirmativa: "Nós agimos". Para ela, esta oitava fase é a expressão de uma adequada inclusão social e do mais elevado nível de superação emocional.

O modelo de superação de crise como processo de aprendizagem em espiral proposto por Schuchardt não só facilita a entender melhor o processo de superação de crise a que estão sujeitas as pessoas – mesmo que possamos discordar de certos aspectos relativos à sua estrutura, seqüência e características – como também permite visualizar a necessária estruturação de um processo de apoio à superação emocional de situações adversas e, mesmo, irreversíveis, além de permitir visualizar a estruturação de ações programadas, visando à superação emocional e à inclusão social de pessoas com seqüelas de doenças ou de deficiências.

Neste modelo, Schuchardt vê a deficiência e a doença grave e irreversível, mas também a separação afetiva, a perda de emprego, como sendo situações que podem ser superadas emocionalmente, apesar de que ela mesma admita que muitas pessoas ficarão oscilando entre a depressão e a agressividade, ou entre a atividade e a depressão, sem nunca se estabilizarem emocionalmente de forma definitiva. Mas esta superação é vista por Schuchardt como parte integrante de um processo de aprendizagem. Aprendizagem esta que pode deixar de ser intuitiva e ocasional e passar a ser sistemática, intencional e seguindo uma metodologia, com objetivos definidos e ações e estratégias específicas, desde que os profissionais da saúde e a sociedade se organizem para melhorar a qualidade e as perspectivas de vida das pessoas com paralisia cerebral.

Ao definir este processo de superação como sendo um processo de aprendizagem, Schuchardt o tirou do âmbito exclusivo das terapias e o incluiu também no contexto educacional, esportivo e laboral; para que se possa dar ênfase ao processo de aprender a conviver com a adversidade e a superá-

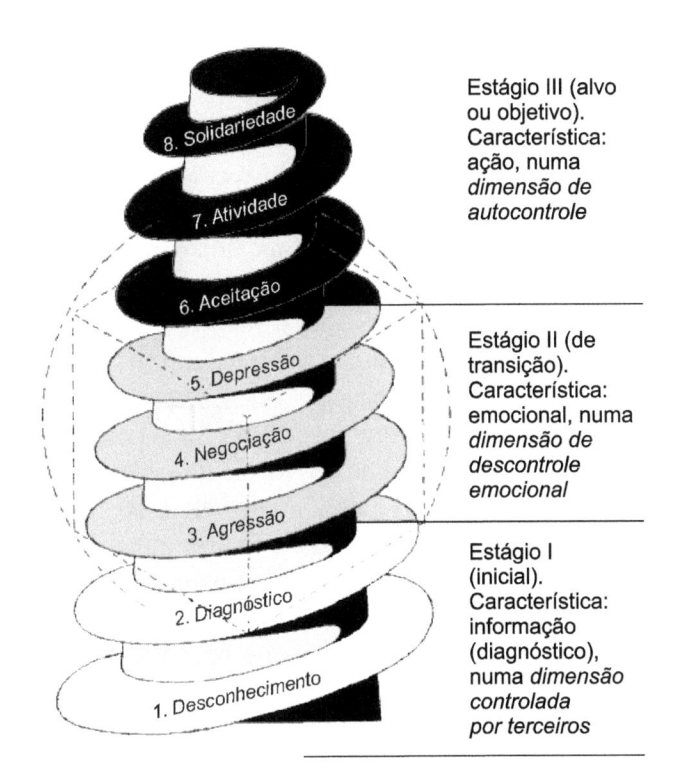

Estágio III (alvo ou objetivo). Característica: ação, numa *dimensão de autocontrole*

Estágio II (de transição). Característica: emocional, numa *dimensão de descontrole emocional*

Estágio I (inicial). Característica: informação (diagnóstico), numa *dimensão controlada por terceiros*

Fig. 27.1 ▸ A superação de crise como processo de aprendizagem em espiral (segundo Schuchardt, 1993).

la, num plano educacional orientado por professores, preferencialmente também com formação terapêutica, assim como pelos pares, devidamente selecionados e qualificados para esta função, visando a tornar mais eficaz o processo de inclusão social.

A superação emocional como processo de aprendizagem poderia ter como referência teórica a psicologia da motivação, que é apresentada, em parte, a seguir (Fig. 27.1).

▸ ASPECTOS DA PSICOLOGIA COGNITIVA APLICADOS À REABILITAÇÃO

Atkinson (1966, p. 13) apresentou o processo de motivação das pessoas com base numa fórmula matemática. Segundo Atkinson, motivação é o produto do motivo, multiplicado pela expectativa, multiplicado pelo estímulo.

Motivo

Pode ser entendido como tudo aquilo que orienta nosso pensamento e influencia nosso comportamento. Como exemplos de motivos podem

ser citados: passar no vestibular, ter sucesso profissional, conquistar alguém, sarar, reverter a deficiência. Alguns motivos podem ser utópicos e outros realistas.

Expectativa

Depende de uma série de fatores, como, por exemplo, do enunciado do diagnóstico médico. Muitas vezes o médico afirma: "Isto não tem cura." Muitas vezes, dependendo de como o diagnóstico é comunicado, a família não faz absolutamente nada em prol do filho. Daí a importância do modelo CIF, proposto pela Organização Mundial da Saúde, que considera a função comprometida mas, também, as funções remanescentes, a deficiência e a saúde, a atividade e a participação.

Estímulo

Está atrelado muitas vezes à expectativa. Quando as pessoas acreditam que têm chances de passar no vestibular, num concurso ou ter um bom emprego, elas investem muito na sua preparação. Mas quando a situação é irreversível, quando a deficiência é definitiva, muitas pessoas se apegam à esperança utópica de reversão da paralisia cerebral e não dão o necessário e adequado estímulo à educação, à qualidade de vida ou à inclusão social da pessoa com paralisia cerebral.

Esta fórmula, Motivação = o motivo × a expectativa × o estímulo (Atkinson 1966, p. 13), aplicada a um caso de cegueira irreversível, na prática leva muitas famílias a não investir na educação, na profissionalização, no esporte e na vida social do filho. E o que mais pode ser feito por esta criança cega é a educação. Aprender a ler e a escrever em Braille, estudar numa escola regular, aprender informática, praticar esportes, podem assegurar a esta mesma criança cega uma ótima qualidade de vida, uma enorme valorização de sua pessoa, a chance de ter renda ou emprego, ter um círculo de amigos. O mesmo poderia ocorrer em casos de paralisia cerebral.

Nestes casos, propomos uma nova interpretação da fórmula anterior, em que Motivação continuará sendo = o motivo × a expectativa × o estímulo. Mas o motivo que orienta o pensamento e o comportamento da família não poderá continuar sendo, ao longo dos anos, *curar* a paralisia cerebral, já que é um motivo irreal e que poderá levar à frustração na quase totalidade dos casos. Deverá ser adotado um novo motivo, realista: reduzir a espasticidade, evitar contraturas e atrofias, como já vem sendo feito, mas, também, preparar a pessoa para aceitar-se como ela é, promover sua reabilitação emocional, sua inclusão social, motivá-la também para estudar, praticar esportes, aprender informática etc. Motivo: assegurar-lhe o direito à infância e à juventude, a ter alegria, amigos. Este tipo de motivo é que deverá orientar nosso pensamento e nossa conduta, nossa motivação, a partir da fase escolar das crianças e dos jovens com paralisia cerebral. Com isto, o objetivo estipulado, centrado numa perspectiva realista, permitirá a ocorrência de expectativas positivas e, por certo, será mais fácil promover a necessária estimulação do paciente e de sua família.

O modelo CIF é um caminho seguro para esta mudança motivacional.

Heckhausen (1963, 1965, 1974, 1980), por sua vez, dá uma enorme contribuição para a teoria da motivação ao postular que a motivação tem como bases de sustentação as normas de referência, o nível de aspiração e a atribuição da causa do sucesso ou do fracasso. Com isso, Heckhausen nos deu, também, importantes bases para podermos estruturar novas condições para a superação emocional, para a aplicação de teorias da motivação à reabilitação.

Normas de referência se referem a padrões que as pessoas adotam para comparação. Pode-se ter como referência os salários pagos a determinadas profissões, a possibilidade ou não de cura de uma doença, as características antropométricas de uma população, o índice de morbidade ou de mortalidade etc. Para a quase totalidade das famílias, ter um filho com paralisia cerebral não se enquadra no padrão de referência das mesmas. Com isto, muitas vezes, as famílias investem o máximo de si no sentido de *adequar* o filho ao padrão *estético* vigente na sociedade.

Na prática, muitas famílias se dedicam exclusivamente à busca da cura da paralisia cerebral, deixando de ser preparadas, por outro lado, para conviver de forma mais adequada com a deficiência do filho, para educá-lo segundo seus potenciais e não exclusivamente com base na sua deficiência. As famílias precisam ser orientadas no sentido de assegurar ao filho condições para uma melhor qualidade de vida e chances de um melhor desenvolvimento cognitivo, esportivo, afetivo e social, e não mais seguir investindo quase que exclusivamente no tratamento, deixando em um plano totalmente sem relevância a educação, o lazer e uma vida com amigos.

Todos possivelmente conhecem casos de pessoas que se referem durante anos a si mesmas mencionando "antes do acidente", "quando eu tinha saúde" etc. Geralmente para estas pessoas o "antes" polariza seus pensamentos e orienta seus comportamentos. Este "antes" é a norma de referência de tais pessoas. Enquanto viverem presas ao "antes" (da lesão, da deficiência, do desemprego, da separação afetiva, da viuvez), a vida destas pessoas dificilmente caminhará para uma situação mais positiva, ativa, participativa, com qualidade. Situação semelhante ocorre com o nascimento de uma criança com paralisia cerebral: o padrão de filho, que a família tinha como referência, era bem diferente do que se constatou no nascimento. Com isto, a família precisa ser ajudada a aceitar e a ser capaz de estruturar novas normas de referência, as que sejam mais adequadas para este filho.

Se uma criança nasceu com paralisia cerebral ou está em cadeira de rodas por qualquer outro motivo, pode e deve ter assegurada sua infância, brincar, ter amigos, estudar, se qualificar para uma profissão, para a futura independência.

Mais problemático se torna ainda quando profissionais da saúde, de maneira desinformada e preconceituosa, seguem normas de referência desatualizadas, descontextualizadas do conhecimento atual, e adotam normas ultrapassadas como referência.

O modelo CIF poderá facilitar o estabelecimento de novas normas de referência, já que os profissionais da saúde futuramente aprenderão não só a centrarem sua ação no diagnóstico e no tratamento de doenças ou deficiências, mas também aprenderão a enfatizar os potenciais remanescentes, assim como as atividades compatíveis com aquele caso e a preparação e estimulação do indivíduo para a participação na vida em sociedade.

Muitas vezes a referência que certas pessoas têm de uma pessoa com deficiência física é que ela não seria capaz de aprender, não teria direito ao lazer, não seria capaz de se auto-sustentar etc. Naturalmente torna-se necessário mudar urgentemente este preconceito. Novas normas de referência têm de ser pesquisadas, divulgadas, ensinadas, buscadas.

É de suma importância que os médicos, os enfermeiros, os fisioterapeutas, os psicólogos, os professores, assim como as famílias de pessoas com paralisia cerebral aprendam a identificar, a valorizar e a desenvolver os potenciais remanescentes dos mesmos, já que, em grande parte dos casos, a família se prende ao desejo utópico de recuperar, de reabilitar uma função com comprometimento irreversível, deixando de apoiar a descoberta e o desenvolvimento dos potenciais remanescentes. Esta ação, de forma extremamente significativa, se torna necessária de adoção pelos especialistas que orientam o caso.

Por outro lado, os potenciais remanescentes seriam também uma importante forma de normas de referência. Deve ser mencionado que muitos casos de paralisia cerebral considerados graves sob o ponto de vista clínico são tidos como sendo casos leves sob o ponto de vista educacional, esportivo, laboral ou social, e vice-versa. Isto nos permite concluir que as normas de referência, especialmente quando se considera as propostas da CIF, implicam que a avaliação de uma pessoa (seja ela uma criança, um jovem, adulto ou idoso) com paralisia cerebral deveria considerar os aspectos clínicos, educacionais, relativos ao lazer e ao esporte, e, caso pertinente, às futuras condições laborais desta mesma pessoa.

Nível de aspiração se refere ao que os indivíduos desejam para si mesmos, para os seus objetivos de vida. Alguém que se dê um baixo valor vai almejar o quê na vida? Uma família que valoriza pouco o seu filho vai investir quanto nele? Aquele que acredita nos seus potenciais está ciente de seu valor, de seus direitos, e logicamente terá um nível de aspiração mais elevado. Conhecendo melhor os potenciais e as limitações, as atividades compatíveis, adequadas, e o tipo e a forma de participação das diversas pessoas, portadoras ou não de deficiências, pode-se, com maior isenção ou com menos preconceitos, ajudar adequadamente as pessoas a estabelecer níveis de aspiração mais condizentes com suas potencialidades e limitações.

O nível de aspiração das famílias de crianças e jovens com paralisia cerebral geralmente é utópico, pelo desejo de reverter a deficiência. Freqüentemente, face ao despreparo para educar uma criança com paralisia cerebral, o nível de aspiração da família é excessivamente elevado, sendo impossível de ser atingido, levando-a à frustração; ou então é excessivamente aquém das possibilidades do filho, o que também produz frustração, já que conseguir o objetivo pretendido não resulta para a família e seu filho com paralisia cerebral a percepção de ser capaz, fato este fundamental na sua busca da realização pessoal e na da família.

A atribuição de causa refere-se a quem ou a quê se pode atribuir a autoria de uma certa ocorrência. Que fatores levaram uma determinada coisa a dar certo ou a levaram ao fracasso?

No caso específico de tratamentos de doenças ou de programas de reabilitação, o que ocorre freqüentemente é o paciente relatar sobre sua melhora, atribuindo-a exclusivamente ao excelente médico, ao hospital com modernas instalações, à fisioterapeuta muitíssimo competente etc. Nunca, nas condições atuais da reabilitação, o paciente tem motivos que lhe permitam atribuir também a si mesmo a causa do sucesso do tratamento. Por outro lado, quando não ocorre mais nenhuma melhora do estado do paciente, como freqüentemente pode ocorrer em casos de paralisia cerebral de crianças com mais de 8 ou 10 anos de idade, a estagnação é atribuída, por exemplo, a que a pessoa "já atingiu o seu máximo no seu processo de reabilitação", quando na realidade o recurso terapêutico é que não seria mais capaz de provocar resultados positivos. Por isso, é de fundamental importância que sejam adotados novos procedimentos e mecanismos no processo de reabilitação da paralisia cerebral que sejam capazes de seguir provocando melhoras em casos de PC mesmo com vários anos de ocorrência (Souza, 2006a) e, também, para que os pacientes possam se auto-avaliar como agentes causadores de sua melhora, de seu progresso na reabilitação.

Conscientes disto, será mais provável que os pacientes invistam mais em sua própria reabilitação e, investindo mais, podem-se colher maiores e melhores resultados.

Este processo de aprendizagem, em que o reabilitando se vê como alguém capaz de influir positivamente em sua própria vida, é de fundamental importância para o desenvolvimento de uma personalidade mais autoconfiante, com um autoconceito mais positivo, dando-lhe melhores condições de sucesso em várias esferas da vida, mesmo com a paralisia cerebral.

A seguir é apresentado, em resumo, o modelo de superação emocional da deficiência física desenvolvido por Souza (2006b), que poderia ser aplicado à superação emocional da paralisia cerebral.

No item 1 do modelo de superação emocional da paralisia cerebral é feito o *assessment*, que se refere à avaliação da pessoa considerando seus potenciais e suas limitações. No entanto, o *assessment* será feito com base na CIF, levando-se em conta os potenciais, as limitações ou dificuldades da pessoa que está sendo avaliada, mas também se levará em conta as atividades adequadas a cada caso de paralisia cerebral e a participação que esta pessoa poderá ter no ambiente social em que vive. Além disso, o *assessment* levará em conta, com base no conhecimento da medicina, mas também da fisioterapia, terapia ocupacional, pedagogia, educação física e áreas profissionalizantes, as ocupações, profissões ou atividades esportivas a que a pessoa com paralisia cerebral poderá se dedicar no momento ou futuramente.

No item 2 do mesmo modelo, o terapeuta ou o professor seleciona possíveis atividades terapêuticas ou atividades passíveis de realização por parte do reabilitando na sua vida social (participações de cunho educacional, profissional, de lazer, esportivas etc.). Atividades que o reabilitando possa exercer de imediato ou futuramente. Em cada caso deverão ser determinados os pré-requisitos para realizar as atividades previstas e ser avaliado se a pessoa já preenche estes pré-requisitos. Em caso contrário, deverão ser propostos programas de capacitação para que a pessoa possa preencher os pré-requisitos para realizar as atividades ou participações selecionadas pelos terapeutas, professores etc.

No item 3 é feita uma comparação entre os resultados do *assessment* e sobre os pré-requisitos necessários para a realização das atividades ou participações passíveis de escolha, comparando-os com os potenciais e as limitações do reabilitando. Com base nesta comparação, elabora-se o programa de reabilitação (com aplicação, por exemplo, de recursos da estimulação neuropsicossocial, da terapia ocupacional, profissionalizantes etc.).

No item 4 elabora-se um programa de reabilitação, mas que poderia ser também de qualificação para o trabalho ou de treinamento esportivo, por exemplo (Souza 2006a). Visando à motivação do reabilitando, as atividades e as participações para as quais o reabilitando já preencha os pré-requisitos comporão de imediato o seu programa, com vistas à superação emocional da paralisia cerebral, centrando-se a reabilitação no contexto socioemocional. Por outro lado, serão estimuladas as condições para preenchimento dos pré-requisitos passíveis de serem alcançados.

Este programa, além dos objetivos neuromotores visados na estimulação neuropsicossocial (Souza 2006a), objetivaria também a superação emocional da deficiência física, a motivação para o rendimento, para dar seqüência ao processo de reabilitação ou de inclusão social.

Quanto ao item 5, ajudar a pessoa a reestruturar suas normas de referência, as normas de referência exigem um padrão, um modelo, para comparação. Normalmente o reabilitando se mede com quem não tem deficiência, se desmotivando. As avaliações, testes e exames clínicos o confrontam com pessoas sem deficiência, o comparam com normas desejáveis mas quase sempre inatingíveis para o portador de paralisia cerebral. Este processo de comparação freqüentemente mostra o indivíduo para si mesmo como estando "fora da norma", "fora dos padrões", provocando estados de tristeza, de depressão ou de desmotivação. Por isto deve-se fazer um levantamento sobre os potenciais remanescentes, favorecendo a determinação e a execução de atividades, e de participações, que o indivíduo possa ter na sociedade. Assim fica facilitada a adoção de novas normas de referência, estas mais adequadas aos potenciais da pessoa e que poderão ser atingidas. Com normas de referência adequadas, que considerem tanto as limitações quanto os potenciais (e não só as deficiências), fica mais fácil motivar a pessoa a seguir um tratamento, a estudar, a trabalhar ou a praticar esportes, e, com isto, ajudá-la a superar emocionalmente a paralisia cerebral, a deficiência física. Neste processo, recomenda-se, entre outras coisas, adotar como referência pessoas com paralisia cerebral que têm sucesso nos estudos, no esporte, nas artes ou numa profissão. Deve ser dito, no entanto, que os reabilitandos só adotarão novas normas de referência que tenham um significado importante para eles. Estas novas normas de referência poderão ser, por exemplo, tirar boas notas na escola, ter um grupo de amigos, praticar esporte, seguir uma certa profissão. Desta maneira selecionam-se normas de referência que provavelmente poderão ser atingidas pela pessoa em questão e que, portanto, não são utópicas, vindo corresponder aos interesses do reabilitando.

O item 6, ajudar a pessoa a estruturar níveis de aspiração adequados, mostra que os níveis de aspiração se referem aos objetivos de vida da pessoa e nem sempre um nível de aspiração elevado será adequado para os potenciais e limitações de uma pessoa. Freqüentemente, na reabilitação, os níveis de aspiração são utópicos (p. ex., reverter a deficiência, reverter a paralisia).

Portanto, o terapeuta deverá ajudar a pessoa a estabelecer objetivos que ela será capaz de realizar. Entre estes objetivos poderiam ser citados: melhorar a capacidade de rendimento, reconstruir o círculo de amigos, melhorar a qualidade de vida etc. No entanto, após um tempo de estimulação deve-se, se for pertinente, ajudar a pessoa a elevar seu nível de aspiração. Para isto, no entanto, deverá ser também readequado o programa terapêutico, escolar, esportivo ou profissionalizante.

No item 7, desenvolvimento de uma atribuição auto-reforçante da causa da melhora, a melhora do paciente normalmente só é atribuída às ótimas instalações do hospital, à medicação de última geração, à fenomenal fisioterapeuta, ao cirurgião competente etc. Para que haja uma melhora no processo motiva-cional do paciente, ele precisa se ver também como um agente causal da sua melhora. Em função disto, deve-se proporcionar à pessoa com paralisia cerebral a possibilidade de perceber-se como alguém capaz de melhorar as suas condições de vida, especialmente se for uma criança maior, um jovem ou um adulto. A "melhora" do indivíduo, por sua vez, pode estar centrada nos seus resultados escolares, esportivos, na sua qualidade de vida, no domínio que tenha de certa habilidade etc., e não obrigatória e especificamente na melhora da sua espasticidade ou de outra característica da paralisia cerebral.

Em relação ao item 8, desenvolvimento de um comportamento solidário, de um modo geral as pessoas não são solidárias, mas parcela expressiva da sociedade apresenta comportamento altamente solidário, como por exemplo as AAA (associações de Alcoólicos Anônimos), em que pessoas que superaram emocional e quimicamente a dependência se sentem em condições técnicas e na obrigação moral de seguir ajudando seus pares.

A Fig. 27.2 apresenta o modelo de superação emocional da deficiência física desenvolvido por Souza (2006b):

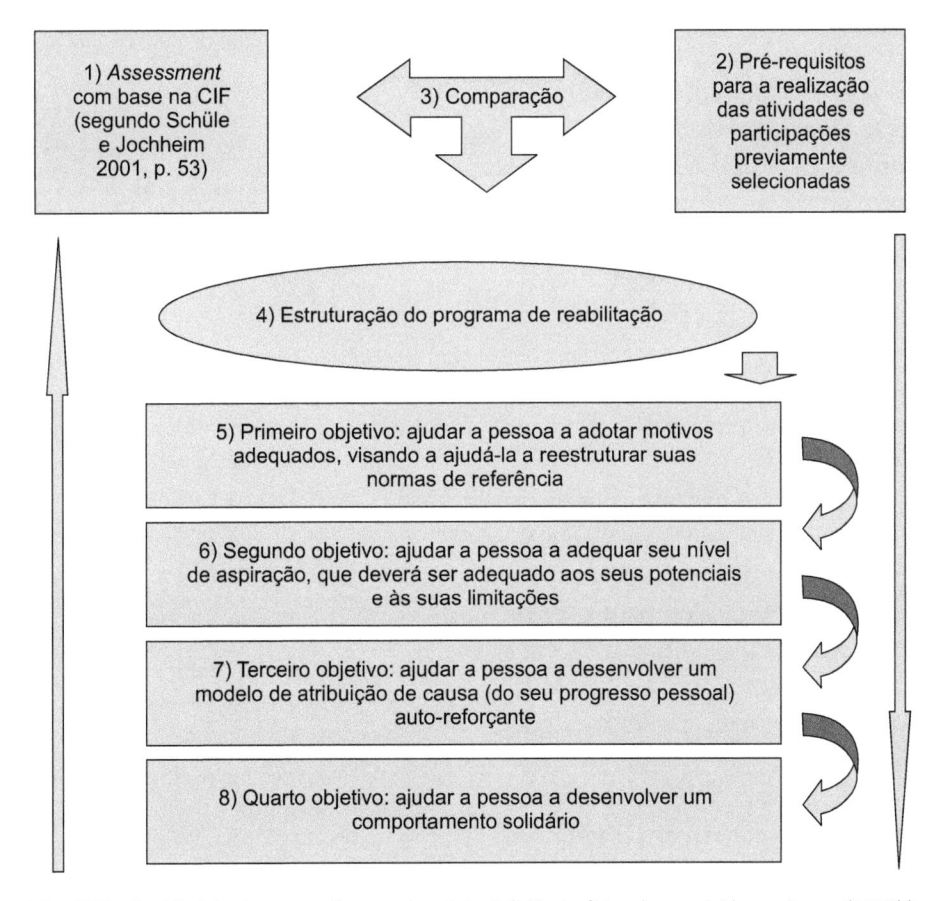

Fig. 27.2 ▶ Modelo de superação emocional da deficiência física desenvolvido por Souza (2006b).

Embora graficamente possa não estar aparente, o modelo de superação emocional da deficiência física desenvolvido por este autor (Souza 2006b) é circular, implicando reavaliações periódicas e re-estruturação, também periódica, de programas de estimulação da pessoa com deficiência física, aqui exemplificado na paralisia cerebral. Com isto, ao se refazer o *assessment* semanas, meses ou anos após uma determinada estimulação, a pessoa apresentará mais potenciais e menos limitações que na avaliação inicial, no *assesment* anterior, podendo passar por um processo de estimulação (terapêutica, educacional, esportiva ou profissional) mais complexo. Com isso será possível permitir à pessoa obter progressos em sua vida, contribuindo para o processo de superação emocional da paralisia cerebral.

▶ CONCLUSÕES E SUGESTÕES

Pelo exposto, pode-se concluir que o conhecimento e a adoção do modelo CIF, da OMS, da superação de crise como processo de aprendizagem, de Schuchardt, e de teorias da psicologia cognitiva, tais como de Atkinson, de Heckhausen, bem como de modelos de superação emocional da deficiência física, como por exemplo o de Souza (2006b), devem implicar uma reflexão sobre a urgente necessidade de se construir um modelo de reabilitação centrado também na aplicação destas teorias, permitindo à pessoa com seqüelas de paralisia cerebral e à sua família vislumbrar um futuro menos sombrio, possibilitando ver estas seqüelas não como catástrofe, mas sim como um desafio que pode e que deve ser superado emocionalmente.

Sugere-se, por outro lado, a urgente adoção do modelo CIF, tanto no estabelecimento dos diagnósticos quanto na abordagem terapêutica, promovendo-se a capacitação dos reabilitandos para o exercício das mais diversas atividades, compatíveis com suas potencialidades e limitações, bem como para a participação dos mesmos nas mais diversas esferas da vida em sociedade.

Considera-se, ainda, que deficiência se refere à "falta de oportunidades de participar da vida comunitária em condições de igualdade com as demais pessoas" (Resolução nº 48, de 1996, da Organização das Nações Unidas) e que, conseqüentemente, reabilitação pode ser vista, também, como um processo de capacitação para a conquista e para a utilização das oportunidades de participação que os profissionais da saúde, a família e a sociedade devem proporcionar às pessoas com paralisia cerebral.

▶ REFERÊNCIAS

1. Atkinson JW. *Einführung in die Motivationsforschung.* Stuttgart: Klett, 1975.
2. Atkinson JW. Motivational determinants of risk-taking behavior. *Psychol* Ver 1957; 64:359-72.
3. Atkinson JW. Motivational determinants of risktaking behavior. *In*: Atkinson JW und Feather NT (hrsg.). *A theory of achievement motivation.* New York: John Wiley & Sons, 1966:11-29.
4. Atkinson JW und Feather NT (hrsg.). *A theory of achievement motivation.* New York: John Wiley & Sons, 1966.
5. Benterbusch B und Eisenhuth J. Der psychologische Dienst – Fluch oder Segen? In: Zäch GA, Gmünder HP und Koch HG (hrsg.). Querschnitt im Längsschnitt. Erstversorgung. Lebenslange Betreuung. Nottwill, Schweizer Paraplegiker Zentrum/Deutschsprachige Medizinische Gesellschaft für Paraplegie 2000:45-8.
6. Federação das APAE do Estado de Minas Gerais. Anais do 8º Congresso Estadual das APAE de Minas Gerais. Apae: Mãos que Constroem a Dignidade Humana. Caxambu, s.e., 2002.
7. Heckhausen H. Motivation: Kognitionspsychologische Aufspaltung eines sumarischen Konstrukts. *Psy Rundschau* 1977; 28:175-89.
8. Heckhausen H. Attributionsmuster für Leistungsergebnisse – Individuelle Unterschiede, mögliche Arten und deren Genese. *In*: Weinert FE und Kluwe RH (hrsg.). *Metakognition, Motivation und Lernen.* Stuttgart: Kohlhammer, 1984:133-64.
9. Heckhausen H. *Hoffnung und Furcht in der Leistungsmotivation.* Meisenheim: Hain, 1963.
10. Heckhausen H. *Leistung und Chancengleichheit.* Göttingen: Hogrefe, 1974.
11. Heckhausen H. Leistungsmotivation. *In*: Thomae H (hrsg.). *Handbuch der Psychologie.* Bd. II. Göttingen: Hogrefe, 1965:602-702.
12. Heckhausen H. *Motivation und Handeln.* Berlin/Heidelberg/New York: Springer, 1980.
13. Schuchardt E. *Biographische Erfahrung und wissenschaftliche Theorie – Soziale Integration Behinderter.* Bd. I. Bad Heilbrunn/Obb, Julius Klinkhardt, 1993[5].

14. Schuchardt E. *Weiterbildung als Krisenverarbeitung. Soziale Integration Behinderter.* Bd. II. Bad Heilbrunn/Obb, Julius Klinkhardt, 1993a.

15. Souza PA de. Estimulação Neuropsicossocial. *In: Anais do XX Congresso Brasileiro de Medicina Física e Reabilitação.* Belo Horizonte: SBMFR, 2006a.

16. Souza PA de. Modelo de Superação Emocional da Deficiência Física, com Base na Estimulação Neuropsicossocial. *In: Anais do XX Congresso Brasileiro de Medicina Física e Reabilitação.* Belo Horizonte, SBMFR, 2006b.

17. WHO (ed.). International classification of Impairments, Disabilities and Handicaps. Genebra, 1980.

A Odontologia e a Criança Portadora de Paralisia Cerebral

Luis Candido Pinto da Silva
Mário Sérgio Fonseca
Alexandre Picon Mürer

▶ INTRODUÇÃO

A melhoria das condições gerais de saúde de um indivíduo está alicerçada em estratégias baseadas no conhecimento das suas necessidades. A odontologia no momento deve utilizar-se de recursos da prevenção que interfiram em todos os fatores que possam influir na saúde bucal das pessoas. A prevenção e o tratamento das doenças bucais mais prevalentes em paralíticos cerebrais é a maneira mais adequada de assegurar uma boa saúde nestes pacientes. Uma cavidade bucal em condições saudáveis é fator importante na saúde geral e na sua qualidade de vida.[5]

O estabelecimento de um programa de atenção odontológica para pacientes portadores de paralisia cerebral com base nas suas características e dificuldades é um desafio para os cirurgiões dentistas. As estratégias utilizadas são decorrentes da mudança na visão e no comportamento do profissional da odontologia. A habilidade cognitiva destas crianças nem sempre é determinada com rapidez, sendo necessário tempo para se avaliar corretamente suas habilidades. A paralisia cerebral não necessariamente implica limitação mental em todas as crianças acometidas. A comunicação com estes pacientes dentro da odontologia é ponto fundamental e parte importante do tratamento.[1]

A procura por atenção odontológica precoce em crianças com paralisia cerebral está aumentando e o odontopediatra é o profissional da odontologia com maiores possibilidades de atender a criança, bem como orientar a família quanto à importância da prevenção, higienização bucal e dieta adequada, proporcionando, assim, saúde bucal.

A comunicação das crianças portadoras de paralisia cerebral é um dos fatores que talvez mais dificuldades tragam para o cirurgião dentista no decorrer do tratamento. O uso de sistemas alternativos de comunicação entre o dentista e a criança com paralisia cerebral já foram descritos. Este tipo de comunicação envolve símbolos colocados em placas e pode ser usado junto com técnicas convencionais para se obter melhores resultados no tratamento odontológico. O domínio desta técnica também deve ser estendido ao pessoal auxiliar, para um correto trabalho em equipe.[1,2]

▶ CARACTERÍSTICAS BUCAIS DA CRIANÇA PORTADORA DE PARALISIA CEREBRAL

Não existem alterações bucais específicas em portadores de paralisia cerebral. No entanto, algumas delas são mais comuns ou têm maior gravidade nestes pacientes.

Risco e atividade cariogênica aumentados

Estudos comparativos entre crianças normais e portadoras de paralisia cerebral mostraram aumento de cárie dentária e dentes obturados no segundo grupo. Isto talvez seja um reflexo do tipo de atenção odontológica recebida pelos dois grupos. Pesquisa realizada sobre as condições bucais de crianças portadoras de paralisia cerebral, independente do sexo, comparadas com as das crianças normais da mesma condição socioeconômica, nas quais foram medidos níveis de cárie dentária, índice de placa bacteriana e níveis salivares de estreptococos *mutans* e lactobacilos, mostrou que as crianças com paralisia cerebral tiveram os níveis de cárie dentária e placa bacteriana mais altos. O exame microbiológico revelou também níveis mais altos de estreptococos *mutans*.[3]

Alterações gengivais, principalmente as inflamatórias e hiperplásicas

Por volta de 75% dos pacientes paralíticos cerebrais têm algum grau de gengivite, notando-se uma maior incidência nas crianças maiores em relação às menores. A doença periodontal em sua forma mais grave com formação de bolsas periodontais ocorre em 10% dos casos. Deve-se levar em consideração as crianças que apresentam episódios convulsivos e que estejam fazendo uso de drogas do grupo das fenitoínas, que produzem as gengivites hiperplásicas, acompanhadas na maioria das vezes de outras afecções periodontais normalmente de natureza grave (Fig. 28.1A e B).

Agenesias e hipoplasias dentárias

Existe incidência mais elevada de hipoplasia de esmalte, principalmente na dentição decídua nos paralíticos cerebrais em relação às crianças normais.

Más oclusões

De maneira geral, os paralíticos cerebrais têm maior incidência de más oclusões do que as crianças normais. Este fato está relacionado com o grau de tonicidade da musculatura facial, com os músculos mastigatórios e de deglutição, e com a função anormal de estruturas que influem nos arcos dentários.

Os músculos da face e a cavidade oral têm um papel importante no crescimento facial e no desenvolvimento da oclusão. Os pacientes portadores de paralisia cerebral têm a tonicidade e função dos músculos orofaciais anormais, com evidente prejuízo no crescimento e no desenvolvimento da oclusão.

As más oclusões podem, em muitas situações, ser resultado da ação de uma força muscular anormal onde a complexidade do transtorno neuromuscular sobre as estruturas dentoalveolares ocasiona deficiência de desenvolvimento por causar a perda do equilíbrio na unidade funcional formada pela maxila, mandíbula e músculos. O tônus dos músculos da face na paralisia cerebral, freqüentemente hipertônico, e a distorção das ações musculares, associados com atos de engolir ou falar, são importantes do ponto de vista etiológico da má-oclusão e das deformidades do arco. Além disso, fatores intrínsecos, como perda prematura dos dentes, higiene dental deficiente e muitas vezes tratamento dental inadequado em razão da dificuldade oferecida por estes pacientes, também contribuem para uma maior prevalência de más oclusões.[10]

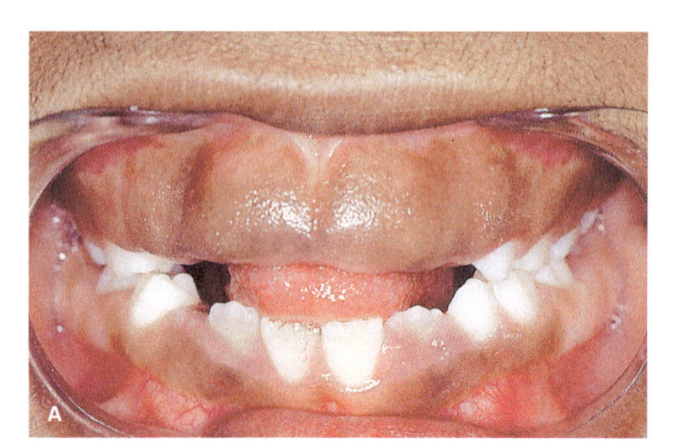 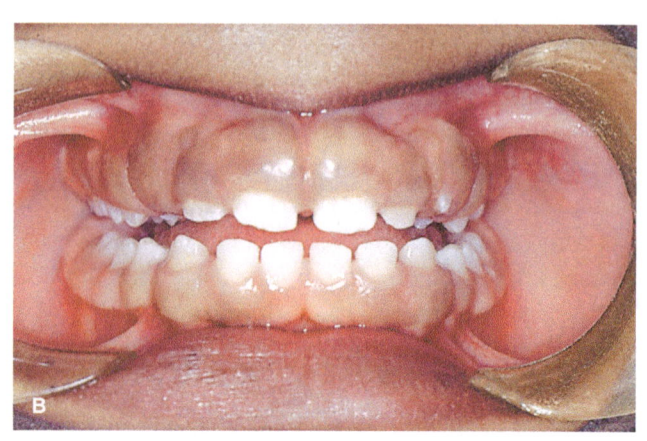

Fig. 28.1 ▶ **A** e **B**. Hiperplasia gengival medicamentosa.

As más oclusões em decorrência da hipertonicidade dos lábios e da musculatura facial encontrada em alguns pacientes, levam a uma classe II, divisão 2 de Angle, com apinhamento dos dentes e eventualmente mordidas cruzadas posteriores. Os pacientes com hipotonicidade tendem a apresentar más oclusões classe divisão 1 de Angle, com palato profundo, mordida aberta anterior, com conseqüente interposição da língua durante a deglutição. A perda eventual de dentes, principalmente os permanentes, pode agravar o quadro das más oclusões.[9]

Traumatismo dentoalveolar

Traumas auto-induzidos devem ser considerados em pacientes com paralisia cerebral, principalmente na região dos lábios. Medidas que impeçam este tipo de traumatismos devem ser tomadas de acordo com cada caso.

Devido ao controle neuromotor deficiente, os paralíticos cerebrais estão mais sujeitos aos traumatismos dentoalveolares. As crianças com a classe II, divisão 1 de Angle, devido aos incisivos estarem em labioversão, são as que sofrem danos maiores em caso de trauma. As soluções clínicas restauradoras são pouco duráveis, devido às condições clínicas do paciente.[12]

- Retardo na erupção dos dentes.
- Bruxismo.
- Disfunções na articulação temporomandibular.
- Respiração bucal.
- Postura anormal da língua, geralmente com protrusão.
- Atresia do palato.

▶ CUIDADOS GERAIS COM A CRIANÇA PORTADORA DE PARALISIA CEREBRAL DURANTE ATENDIMENTO ODONTOLÓGICO

Normalmente, a criança portadora de paralisia cerebral apresenta maiores dificuldades quando do atendimento odontológico, a começar pela anamnese. Movimentos involuntários, hipersensibilidade bucal, rigidez da musculatura mandibular e a dificuldade de estabelecer relacionamento são as principais dificuldades.[11]

Postura e acomodação do paciente

A segurança de que o paciente esteja bem acomodado e que a sua posição seja a mais próxima possível de sua postura habitual é importante para que o atendimento odontológico se realize dentro dos padrões possíveis de ergonomia. Se necessário, fazer uso de travesseiros ou almofadas especiais com o objetivo de melhorar a acomodação da criança.[1]

Cameron e Tomita[1,11] preconizam que, na intercorrência de qualquer reflexo dos membros, o cirurgião dentista deverá levantar a cadeira odontológica, estabilizar a cabeça do paciente, trazer os braços para frente e dar segurança à criança.

Reflexos padrão de contração e extensão dos membros poderão ocorrer durante o tratamento odontológico e cuidados especiais deverão ser tomados para se evitá-los. Estas contrações involuntárias acontecem principalmente no início do atendimento, de modo geral no processo de acomodação do paciente na cadeira odontológica. Este processo inicial de acomodação do paciente deve ser discutido com o acompanhante.[6]

Reflexos anormais

Em crianças com paralisia cerebral, reflexos de náusea, de mordida, de tosse e de deglutição poderão ser falhos ou fora dos padrões de normalidade. Este fato implica também cuidados adicionais que deverão ser tomados. Se o reflexo de náusea for muito acentuado, o paciente deverá ser posicionado o mais assentado possível, utilizando-se sugadores de saliva curtos e potentes. Abridores de boca poderão ser utilizados. No entanto, em pacientes que apresentam deficiência de deglutição existe o risco de aspiração e, neste caso, o uso do isolamento absoluto deve ser considerado.[1]

Exame clínico em crianças portadoras de paralisia cerebral

Pacientes que apresentam reflexo de mordida devem ser examinados tomando-se os devidos cuidados especiais. Os instrumentos devem ser introduzidos pelo lado, não pela frente. Especial atenção deverá ser dada às crianças com hidrocefalia. Para o odontopediatra, o conhecimento básico da colocação de artifícios cirúrgicos que permitam a derivação liquórica é de grande importância, pois, na manipulação da cavidade bucal de crianças portadoras de hidrocefalia, podem-se deslocar os cateteres implantados, principalmente quando há pouca cooperação do paciente. Esta situação pode ter conseqüências sérias que vão necessitar de atendimento médico imediato.

- O tempo de consulta odontológica na paralisia cerebral normalmente é maior, porém a atuação no paciente deve ser a mais rápida e segura possível. O ambiente clínico deve ser agradável, envolvendo a criança positivamente. O cirurgião-dentista deve, dentro das condições de inteligência e cognição da criança, mostrar os procedimentos a serem executados. Movimentos repentinos e mudanças no tom de voz por parte do profissional devem ser evitados, pois podem precipitar ações musculares indesejadas.
- Avaliar o risco de interações medicamentosas nas crianças que façam uso de drogas anticonvulsivas e tranqüilizantes. O médico deve ser sempre consultado.
- Considerar, sempre dependendo de avaliação médica, a possibilidade de atendimento sob sedação venosa ou anestesia geral.

▶ PROTOCOLO PARA ATENDIMENTO ODONTOLÓGICO AMBULATORIAL À CRIANÇA PORTADORA DE PARALISIA CEREBRAL

Para se definir um protocolo de atendimento à criança portadora de paralisia cerebral, a anamnese deverá ser explorada com bastante cuidado. O conhecimento do quadro clínico com base na avaliação física e neurológica, achados de retardo no desenvolvimento, anormalidades tônico-posturais e outros sinais patológicos que devem ser do conhecimento do dentista, torna de grande importância a interação com o médico do paciente. A paralisia cerebral é dividida em quatro grandes grupos, de acordo com suas síndromes motoras: espástica, atetóide, atáxica e mista.[8]

Em associação à paralisia cerebral podem existir outras alterações ou síndromes (epilepsia, deficiência mental, deficiência visual, da fala e autismo) que irão dificultar ainda mais a abordagem odontológica. De maneira geral, a maior incidência em consultórios odontológicos é a do tipo espástico, com 61% dos casos.[4]

Após a anamnese e definição do plano de tratamento, o dentista deverá observar o posicionamento da criança na cadeira odontológica, e eventualmente usar meios de contenção compatíveis com o tipo de deficiência neuromotora. Freqüentemente o dentista que trabalha com crianças portadoras de necessidades especiais se vê diante de situações em que se impõe o uso de analgesia, sedação ou mesmo anestesia geral. O uso de medicamentos na contenção química de pacientes infantis portadores de necessidades especiais é o método adequado em situações específicas determinadas pelo cirurgião dentista e pelo médico anestesista, quando todos os métodos convencionais de contenção não obtiveram êxito.

Técnicas de analgesia e sedação devem ser utilizadas em casos selecionados e com indicação precisa e adequada. Estes métodos de contenção implicam maior conforto e redução do estresse do paciente, resultando em maior facilidade e qualidade na realização dos procedimentos odontológicos. A medicação sedativa e/ou analgésica deve ser de escolha do médico anestesista, trabalhando em conjunto com o cirurgião-dentista, dentre as que mais se aproximam da ideal. Deve possuir início de ação rápida, curta duração, efeitos cardiovasculares e respiratórios mínimos, disponibilidade de drogas antagonistas e baixo custo. Estes procedimentos exigem exames físico, cardiológico e pulmonar rigorosos. Os exames sanguíneos complementares devem incluir o hemograma (eritrograma, leucograma), contagem de plaquetas, glicemia em jejum, dosagem de creatinina (para verificar função renal, em razão de as drogas serem eliminadas via rins), coagulograma, tempo de sangramento, tempo de coagulação e PTTA (tempo de tromboplastina parcial ativado). Durante todo o ato o paciente deverá ser ventilado através de cateter nasal e ter monitorada suas condições cardiorrespiratórias[7] (Figs. 28.2 e 28.3).

Pacientes espásticos

- Sensíveis a toques, ruídos, jato de ar e água.
- Sua posição na cadeira deve ser sentado, com braços fletidos na altura do cotovelo e mãos voltadas para dentro.
- Movimentar a cabeça da criança com movimentos suaves e lentos, evitando-se, assim, desenca-

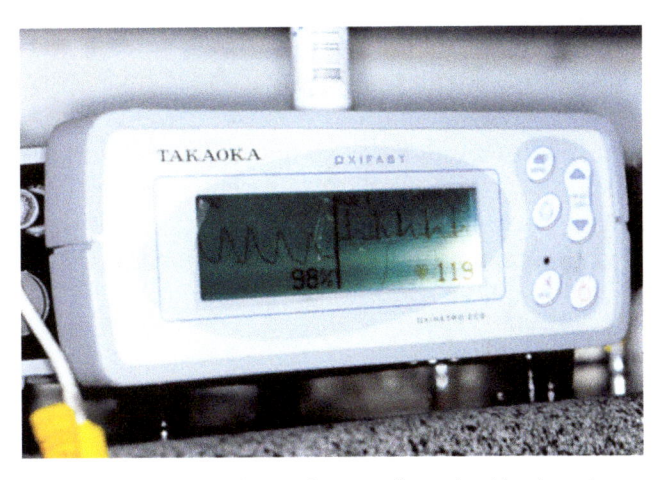

Fig. 28.2 ▶ Monitor das condições cardiorrespiratórias do paciente.

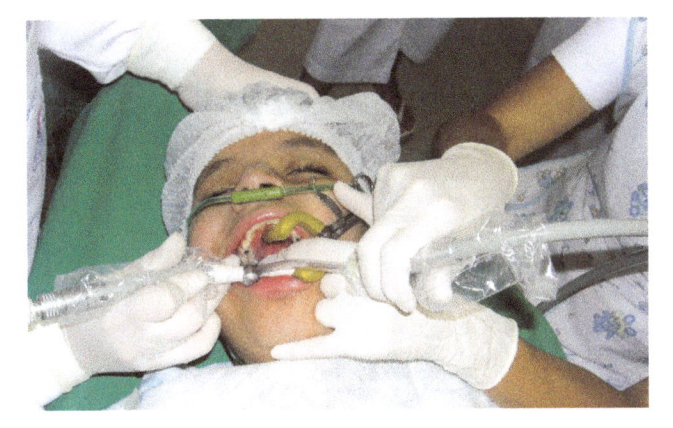

Fig. 28.3 ▶ Paciente sedado em tratamento odontológico.

dear movimentos involuntários e desordenados no paciente.

- Cabeça fletida para a frente.
- Contenção física ou química, isoladamente ou em associação.

Pacientes discinéticos

- Sensíveis às alterações de som, o que pode levar a movimentos involuntários e desordenados.
- Procurar posicioná-los na cadeira odontológica de modo a que sempre fiquem sentados, com inclinação do encosto em até 45°, devido ao possível comprometimento de reflexos da musculatura diafragmática.
- Os reflexos de náuseas e tosse são fracos, exigindo aspiração cuidadosa de resíduos na cavidade bucal através de sugadores de alta potência.
- Cuidados para, na contenção física do paciente, não haver compressão da região do tórax e abdome,

o que em conjunto com a hipotonia da musculatura do diafragma pode ocasionar dificuldades respiratórias.

- A contenção química mediante processo de sedação ou de anestesia geral deverá ser avaliada pelo médico anestesista devido ao possível comprometimento da musculatura diafragmática.

Pacientes atáxicos

- São sensíveis a alterações de som, a ruídos altos, os quais podem levar a quadro de nervosismo e tonturas.
- Como o intelecto e a cognição são razoavelmente preservados, considerar a necessidade do uso de condicionamento psicológico.
- As contenções geralmente não são necessárias, porém pode ser necessária medicação para o controle da ansiedade.

▶ RECURSOS COMPLEMENTARES QUE PODEM SER UTILIZADOS

- Abridores de boca Molt.
- Apoiadores de língua.
- Lençóis com velcro para conter e estabilizar a criança nas situações indicadas (Fig. 28.4A e B).
- Protetores de acrílico para os dedos (Fig. 28.5).

O atendimento odontológico de crianças com paralisia cerebral é procedimento que envolve vários tipos de dificuldades, principalmente aquelas crianças com outras complicações. Dificuldades mastigatórias, problemas de comunicação e os aspectos emocionais que envolvem todo o universo familiar do paciente contribuem para que o atendimento odontológico dos paralíticos cerebrais ainda seja assunto fora da rotina de muitos profissionais da área odontológica. Especial atenção deve ser dada à promoção da saúde bucal dos portadores de paralisia cerebral. Dentro deste aspecto a prevenção ganha contornos importantes na manutenção de cavidade oral saudável e equilibrada com reflexos positivos evidentes na saúde geral e conforto destes pacientes. Repartir esta responsabilidade com a família, através da orientação sobre dieta não-cariogênica e hábitos de higiene corretos e adaptados para cada caso, é a maneira mais eficiente de se atingir estes objetivos.

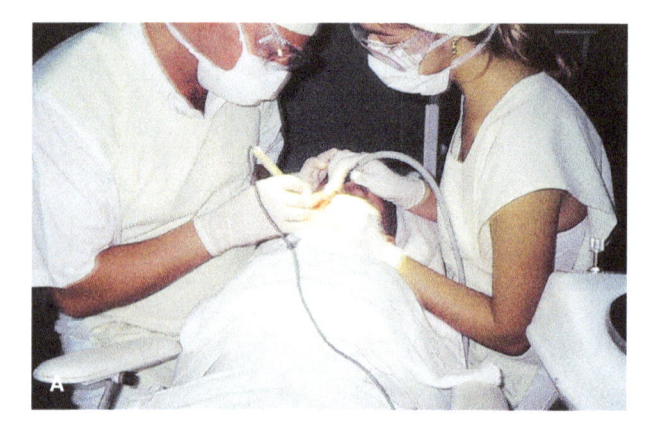

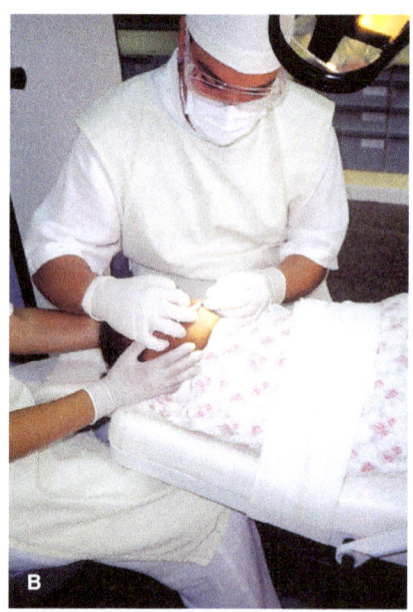

Fig. 28.4 ▶ A e **B**. Dispositivos para conter e estabilizar a criança em situações indicadas.

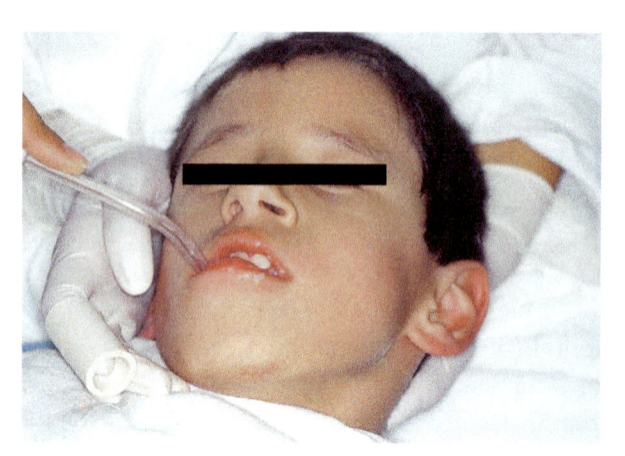

Fig. 28.5 ▶ Protetores de acrílico para os dedos.

Os procedimentos de higiene bucal podem ser prejudicados pelo comprometimento físico e pela idade. Crianças mais novas requerem ajuda com a higienização oral. Escovas dentais com desenho mais ergonômico e as escovas de dente elétricas podem ser úteis para a higiene oral para crianças portadoras de paralisia cerebral com destreza limitada. Portadores de paralisia cerebral normalmente são pacientes com grande acúmulo de cálculos que se localizam preferencialmente nas superfícies adjacentes das margens da gengiva. Este procedimento, em especial, merece cuidados redobrados, uma vez que a remoção destes cálculos implicam risco potencial de aspiração.[13]

▶ REFERÊNCIAS

1. Cameron A, Widmer R. *Pediatric Dentistry*. Barcelona: Mosby, 1997, p. 368.
2. Darwis WE, Messer LB. Aided augmentative communication in managing children with cerebral palsy. *Pediatr Dent*, Illinois, Mar-Apr, 2001; 23(2):136-9.
3. Dos Santos MT, Masieiro D, Simionato MR. Risk factors for dental caries in children with cerebral palsy. *Spec Care Dentist*, Chicago, May-Jun 2002; 22(3):103-7.
4. Fourniol FA. *Pacientes Especiais e a Odontologia*. São Paulo: Santos, 1998, p. 472.
5. Kramer PF, Feldens CA, Romano AR. *Promoção de saúde bucal em Odontopediatria*. São Paulo: Artes Médicas, 1997, p. 144.
6. Litlle JW, Falace DA, Miller CS, Rhodus NL. *Dental Management of the Medically Compromised Patient*. 6 ed. St. Louis: Mosby, 2002, p. 617.
7. Silva LCP, Almeida ADG, Penido CVS, Cruz RA. O uso da sedação endovenosa no atendimento odontológico de pacientes com necessidades especiais. Revisão da literatura e apresentação de um caso clínico. *Revista Ibero-Americana de Odontopediatria & Odontologia do Bebê*. Curitiba, jan. fev. 2007; 1:428-32.
8. Piovesana AMSG, Costa Val FJA, Lima CLA, Fonseca MS, Murer AP. Encefalopatia crônica – Paralisia cerebral. *In*: Fonseca LF, Pianetti G, Xavier CC. *Compêndio de Neurologia Infantil*. 1ª ed. Rio de Janeiro: MEDSI, 2002: cap.11-B, p. 206-15.
9. Ray J. Functional outcmomes of orofacial myofunctional therapy in children with cerebral palsy. *Int J Orofacial Myology*, Appletown, Nov. 2001; 27(5):10-7.
10. Schultz ST, Shenkin JD, Horowitz AM. Parenteral perceptions of unmet dental need and cost barriers to care for developmentally disabled children. *Pediatr Dent*, Illinois, Jul-Aug 2001; 23(4):321-5.
11. Tomita NE. *Tratamento odontológico e hospitalar do paralítico cerebral*, 1991. Monografia de Especialização em Odontologia Social. Faculdade de Odontologia da Universidade de São Paulo, Bauru, 1991.
12. Tsai TP. Extraction as a treatment alternative follows repeated trauma in a severely handicapped patient. *Dent Traumatol*, Montclair, Jun, 20; 17(3):139-42.
13. Nunn JH. Comprometimentos e necessidades especiais na infância. *In*: Welbury RR, Duggal MS, Hosey MT. *Odontopediatria*. 3ª ed. Rio de Janeiro: Guanabara Koogan, 2007. cap.17 p.413-34.

Um Novo Olhar para os Portadores de Deficiência

Marize Olivia Ávila Barbosa
Vera Lúcia Aparecida Anastácio

▶ APRESENTAÇÃO

A exclusão social foi um dos parâmetros na elaboração de políticas e leis para criação de programas e serviços voltados ao atendimento das necessidades especiais de deficientes nos últimos 50 anos. Neste capítulo é citada a legislação que ressalta a importância das informações sobre os direitos do deficiente.

O assistente social é o profissional responsável pelo repasse de informações, visando a despertar no usuário a sua consciência crítica na busca de alternativas para o problema, num exercício de cidadania. O acesso às orientações possibilita ao indivíduo uma participação ativa e positiva no processo de tomada de decisão sobre a implementação do bem comum numa sociedade civilizada e democrática.

As reflexões apresentadas visam a contribuir na atuação dos profissionais e na construção de mudanças e novos paradigmas, trazendo um novo olhar para os portadores de deficiência. Abordaremos a importância da intersetorialidade, que constitui uma nova maneira de planejar, executar e controlar a prestação de serviços. Isso significa alterar toda a forma de articulação dos diversos segmentos da organização governamental e não-governamental.

A luta a favor da inclusão social deve ser responsabilidade de cada um e de todos coletivamente. Um novo olhar para a inclusão deve estar no lar, na escola, nas instituições e em toda a sociedade.

▶ INTRODUÇÃO

A falta de informação contribui para a exclusão. Há muitas vidas que estão sendo privadas de novos conhecimentos e das relações sociais. É preciso respeitar a diferença do deficiente, realidade que não pode ser negada mas pode ser alterada para uma qualidade de vida e saúde melhores.

Anteriormente à década de 40, quando o Brasil sequer havia adotado políticas assistencialistas, os portadores de deficiência, quando sobreviviam, eram acompanhados da estigmatização e compulsoriamente destinados à exclusão social. No tempo em que não havia meios de se conhecer a deficiência, até se pode entender o fato de alguém, por ser diferente, ser percebido como incômodo social.

O marco dessa evolução é a década de 60, em cujo período se dá o início do processo de formulação de um conceito de deficiência, no qual é refletida a "estreita relação existente entre as limitações que experimentam as pessoas portadoras de deficiências, a concepção e a estrutura do meio ambiente e a atitude da população em geral com relação à questão".

A partir de meados da década de 70 e claramente assumida nos anos 80, surge uma filosofia de integração educativa como opção principal da maioria dos países, em que se defende que o ensino das crianças e jovens com dificuldades especiais deve ser feito, pelo menos tanto quanto possível, no âmbito da escola regular.

O ano de 1981 foi designado, pela Organização das Nações Unidas (ONU), o Ano Internacional das Pessoas Portadoras de Deficiência. Ele assinalou um marco fundamental na luta pelos direitos das pessoas portadoras de deficiência (PPD) no mundo todo. Na esteira do conceito de integração vieram outros, como autonomia, independência e equiparação de oportunidades, que podem ser considerados passos em direção ao conceito atualmente vigente, de inclusão social. Colocou em evidência, e em discussão, entre os países membros, a situação da população portadora de deficiência no mundo e, particularmente, nos países em desenvolvimento, onde a pobreza e a injustiça social tendem a agravar a situação. A principal conseqüência daquele Ano Internacional foi a aprovação na Assembléia Geral da ONU, realizada em 3 de dezembro de 1982, do Programa de Ação Mundial para Pessoas com Deficiências.

No Brasil, é na Constituição Federal de 1988 que estão assegurados os direitos das PPD, nos mais diferentes campos e aspectos. Outros instrumentos legais foram estabelecidos para esse segmento, destacando-se as leis federais 7.853/89 e 8.080/90 – a chamada Lei Orgânica da Saúde –, bem como o Decreto Federal 3.298/99.

Esta política nacional, instrumento que orienta as ações do setor Saúde voltadas para as PPD, adota o conceito fixado pelo Decreto Federal 914/93, que considera "pessoa portadora de deficiência aquela que apresenta, em caráter permanente, perdas ou anormalidades de sua estrutura ou função psicológica, fisiológica ou anatômica, que gerem incapacidade para o desempenho de atividades dentro do padrão considerado normal para o ser humano".

Este conceito, ao passar dos tempos, tem evoluído, tentando acompanhar as mudanças ocorridas na sociedade e as próprias conquistas alcançadas pelas PPD. De um lado, a sociedade começa a perceber a existência de PPD e a se organizar para acolhê-las e, de outro, as próprias pessoas com deficiência começam a se mostrar, a reivindicar seus espaços, a exercer seu papel de cidadãs.

A atual situação da assistência à PPD no Brasil ainda apresenta um perfil de fragilidade, desarticulação e descontinuidade de ações nas esferas pública e privada. No âmbito assistencial, a maioria dos programas é bastante centralizada e atende a um reduzido número de PPD.

A presente política nacional do setor Saúde, dentro do contexto das políticas governamentais e à luz dos direitos universais do indivíduo, tem como propósito reabilitar a PPD na sua capacidade funcional e desempenho humano – de modo a contribuir para a sua inclusão plena em todas as esferas da vida social –, além de proteger a saúde deste segmento populacional, bem como prevenir agravos que determinem o aparecimento de deficiências.

Só uma sociedade devidamente informada terá capacidade de viver e conviver de forma absolutamente descomplexada com a realidade de cada um, abrindo-se aos seus problemas de uma forma empenhada para os resolver, aceitando a PPD como parte integrante da mesma.

▶ LEGISLAÇÃO – UMA CONQUISTA SOCIAL

A socialização das informações referentes aos direitos sociais é uma ação profissional que fortalece o usuário no acesso e no processo de mudança da realidade na qual se insere, na direção da ampliação de seus direitos e efetivação da cidadania. Esta é transmitida, na óptica do direito, em direção ao compromisso com a cidadania, compreendendo o usuário como sujeito de direitos, o qual apresenta demandas legítimas e passíveis de serem negociadas.

Conforme destacado anteriormente, alguns atos legais norteiam o acesso ao direito da PPD, nos quais verificamos que a pertinência da legislação está expressa em vários aspectos, dentre eles os políticos, os sociais e os culturais. A expectativa das autoras é a de que esses atos legais se tornem acessíveis aos profissionais da saúde, aos segmentos sociais envolvidos com o tema e principalmente ao público beneficiário, de modo a contribuir para a efetiva atenção integral ao portador de deficiência.

▶ INTERSETORIALIDADE – UMA PROPOSTA DE CO-RESPONSABILIDADE

Conceito

A intersetorialidade surge trazendo uma nova lógica, pois busca superar a fragmentação das políticas, considerando o cidadão na sua totalidade.

Nessa perspectiva, é interessante ressaltar que não é um conceito que engloba apenas as dimensões das políticas sociais, mas também a sua interface com outras dimensões.

Constitui-se, portanto, numa concepção que traz uma nova maneira de planejar, executar e controlar a prestação de serviços. É a ousadia de mudar, mediante a aliança de todos os que desejam incrementar a qualidade de vida do cidadão.

Proposta para o atendimento

No caso, abordamos o atendimento das PPD de maneira integrada, por meio da articulação de um planejamento articulado das ações e serviços. Mas isso só não basta.

É necessário um novo fazer que envolva mudanças de valores, de cultura como um "fenômeno ativo, vivo, por meio do qual as pessoas criem e recriem os mundos dentro dos quais vivem" (Morgan, 1996).

Essa nova realidade deve ser trazida e discutida no interior das instituições na sua totalidade. Isso exige que os diversos atores, parte dessa rede, se interpenetrem, formando um novo tecido.

É neste contexto que a intersetorialidade surge como uma prática social que vem sendo construída a partir da existência de profundas insatisfações, principalmente no que se refere à capacidade de as organizações sociais darem resposta às demandas sociais e aos problemas complexos do público beneficiário.

Essa crítica atualmente produz mais efeito e tem maior capacidade de estimular alternativas, porque o mundo foi-se tornando mais complexo, produzindo problemas e situações novas que o conhecimento especializado e fragmentado não tem capacidade para explicar, nem a ação setorial tem capacidade de resolver.

As autoras enfatizam o conceito de intervenção profissional associado a uma visão completa dos processos que ocorrem e levam à definição e solução dos problemas. O cidadão, para usufruir uma vida com qualidade, necessita que os seus problemas sejam tratados na sua totalidade e não de forma fragmentada.

O tratamento das demandas e dos problemas vivenciados pelas pessoas requer uma visão integrada dos vários aspectos/processos que constituem o seu cotidiano (saúde, emprego, educação, habitação e liberdade política). Por exemplo, ter uma boa saúde, além de ser "uma realização em si mesma, ao mesmo tempo contribui tanto para o aumento da produtividade como para a capacidade de converter rendas e recursos em qualidade de vida" (Sem, 1993).

Conclusão

A intersetorialidade consiste numa articulação de saberes e experiências, envolvendo diferentes pessoas, órgãos, departamentos, divisões e organizações, visto que os saberes se encontram de forma fragmentada.

Por outro lado, uma atuação intersetorial caracteriza-se, também, como uma atuação em rede, entendida aqui como uma intervenção contínua entre os diversos setores que prestam o serviço à PPD.

▸ A REDE DE ATENDIMENTO E A CONSOLIDAÇÃO DO SISTEMA DE GARANTIA DE DIREITOS

O uso da intersetorialidade implica a utilização do conceito de rede. Com base numa abordagem intersetorial, percebemos que os problemas do indivíduo devem ser considerados como um conjunto único, do modo como eles se apresentam no cotidiano da sociedade, e que devem ser tratados na sua totalidade.

No entanto, vemos que estes se apresentam de uma maneira que o Estado, ou qualquer outra organização, sozinho e com conhecimentos especializados e fragmentados, não consegue trabalhar uma solução para os mesmos.

Nesse ponto o conceito de rede pode ser útil, já que ele pretende vincular vários atores em torno de diferentes aspectos de um problema num determinado segmento da sociedade. Este termo sugere a idéia de articulação, conexão, vínculos, ações complementares, relações horizontais entre parceiros, interdependência de serviços para garantir a integralidade da atenção aos segmentos sociais (Bourboguignon, 2001).

A atuação do assistente social ocorre na perspectiva de tornar-se o articulador, tendo como meta

Quadro 29-1 ▶ Onde buscar o seu direito

Nome	Data	Disposição
Política Nacional para Integração da Pessoa Portadora de Deficiência Física	Lei Federal nº 7.853 de 24 de outubro de 1989	O apoio às pessoas portadoras de deficiência, sua integração social, sobre a Coordenadoria Nacional para Integração da Pessoa Portadora de Deficiência (Corde). Na aplicação e interpretação desta Lei, serão considerados os valores básicos da igualdade de tratamento e oportunidade, da justiça social, do respeito à dignidade da pessoa humana, do bem-estar, e outros, indicados na Constituição ou justificados pelos princípios gerais de direito.
	Decreto Federal 3.298, de 20 de dezembro de 1999	Regulamenta a Lei 7.853, de 24 de outubro de 1989, dispõe sobre a Política Nacional para a Integração da Pessoa Portadora de Deficiência, consolida as normas de proteção e dá outras providências. Para alcance dos objetivos contido neste decreto, está estabelecido para a Política Nacional de Integração os seguintes instrumentos: • a articulação entre entidades governamentais e não-governamentais que tenham responsabilidades, quanto ao atendimento da pessoa portadora de deficiência, em níveis federal, estadual, do Distrito Federal e municipal; • o fomento à formação de recursos humanos para adequado e eficiente atendimento da pessoa portadora de deficiência; • a aplicação da legislação específica que disciplina a reserva de mercado de trabalho, em favor da pessoa portadora de deficiência, nos órgãos e entidades públicos e privados; • o fomento da tecnologia de bioengenharia voltada para a pessoa portadora de deficiência, bem como a facilitação da importação de equipamentos; e • a fiscalização do cumprimento da legislação pertinente à pessoa portadora de deficiência.
Estatuto da Criança e do Adolescente (ECA) Lei Federal que apresenta a criança e o adolescente como sujeitos de direitos, como pessoas em condição peculiar de desenvolvimento, que têm prioridade absoluta e proteção integral dos seus direitos. A doutrina da proteção integral consiste em garantir para todas as crianças e adolescentes, sem exceção nenhuma, os direitos relacionados à sobrevivência (à vida, saúde, alimentação); ao desenvolvimento social (educação, lazer, profissionalização, convivência familiar e comunitária); à integridade física, moral e psicológica (respeito, dignidade, liberdade).	Lei 8.069, de 13 julho de 1990	A Quem se Aplica – ECA Art. 2º "*Art.* 2º. Considera-se criança, para os efeitos desta Lei, a pessoa até doze anos de idade incompletos, e adolescentes aquela entre doze e dezoito anos de idade". Parágrafo único. Nos "casos expressos em lei, aplica-se excepcionalmente este estatuto às pessoas entre dezoito e vinte e um anos de idade" (ECA). Direitos Fundamentais – DIREITO À VIDA E À SAÚDE "A criança e o adolescente têm direito à proteção à vida e à saúde, mediante a efetivação de políticas sociais públicas que permitam o nascimento e o desenvolvimento sadio e harmonioso, em condições dignas de existência" (Art. 7º – ECA). "O Poder Público, as instituições e os empregadores propiciarão condições adequadas ao aleitamento materno, inclusive aos filhos de mães submetidas à medida privativa de liberdade" (Art. 9º – ECA). "A criança e o adolescente portadores de deficiência receberão atendimento especializado" (Art. 11, § 1º – ECA). "Os casos de suspeita ou confirmação de maus-tratos contra criança ou adolescente serão obrigatoriamente comunicados ao Conselho Tutelar da respectiva localidade, sem prejuízo de outras providências legais" (Art. 13 – ECA).
Lei Orgânica de Assistência Social	Lei Federal nº 8.742 de 7 de dezembro de 1993	A assistência social, direito do cidadão e dever do Estado, é política de seguridade social não-contributiva, que prevê os mínimos sociais, realizada por meio de um conjunto integrado de ações de iniciativa pública e da sociedade, para garantir o atendimento às necessidades básicas. Objetivos: • a proteção à família, à maternidade, à infância, à adolescência, e à velhice; • o amparo às crianças e adolescentes carentes; • a promoção da integração ao mercado de trabalho; • a habilitação e reabilitação das pessoas portadoras de deficiência e a promoção de sua integração à vida comunitária; • a garantia de 1 (um) salário mínimo de benefício mensal à pessoa portadora de deficiência e ao idoso que comprovem não possuir meios de promover a própria manutenção ou de tê-la provida por sua família.

(continua)

Quadro 29-1 ▸ Onde buscar o seu direito (*continuação*)

Nome	Data	Disposição
Conselho Nacional dos Direitos da Pessoa Portadora de Deficiência (Conade)	Lei Federal nº 10.683/03	Órgão de deliberação colegiada criado para acompanhar e avaliar o desenvolvimento de uma política nacional para a integração da pessoa portadora de deficiência e das políticas setoriais de educação, saúde, trabalho, assistência social, transporte, cultura, turismo, desporto, lazer e política urbana, dirigidos a esse grupo social. Está vinculada à Presidência da República por meio da Secretaria Especial dos Direitos Humanos – SEDH.
Conselho Tutelar	Lei Federal 8.242/91	Órgão permanente e autônomo, não-jurisdicional, encarregado pela sociedade de zelar pelo cumprimento dos direitos da criança e do adolescente. Em cada município haverá, no mínimo, um conselho tutelar composto de cinco membros, escolhido pela comunidade local para o mandato de três anos, permitida a recondução.

atingir um público, que não é só o beneficiado, mas todos os atores envolvidos no atendimento.

Tal intervenção tem o caráter propositivo e está registrada no plano assistencial do profissional. Este plano apresenta em seu teor a capacidade de investimento e mudança com a intenção de construir a rede de atendimento. Conseqüentemente, o profissional tende a ser um bom executor, pois a demanda é vista, com o viés da solução.

A abordagem é realizada na perspectiva da convicção e se busca deixar clara a intencionalidade. Na prática é estabelecida uma atuação integrada envolvendo os diversos setores de prestação de serviços.

Não se consegue fazer nada sozinho. O diferencial que deve ser conquistado e sempre amadurecido é a concepção de rede. Obter e compreender que o domínio e fortalecimento da prática estão na atuação em rede são o grande desafio. Neste sentido, o profissional é tido como um empreendedor social e busca a integração, que no fazer cotidiano significa "vamos trabalhar junto e em conjunto".

Com este parâmetro, as ações propostas trazem benefício ao indivíduo e à sociedade. Esta concepção de rede, de direitos e de qualidade no atendimento, possibilita a formação de um processo de transformação.

Consolida-se o exercício de buscar os outros, envolver atores e outros parceiros. Trata-se de profissionais, cidadãos, comunidades e políticas que se encontram e que constroem serviços de assistência

Quadro 29-2 ▸ Benefícios assegurados

Nome	Descrição
Viagens Interestaduais gratuitas	Concede o passe livre ao portador de deficiência, permitindo viagens interestaduais gratuitas. Informações pelo *site* www.transportes.gov.br
Passe livre	Concede passe-livre aos deficientes físicos, mentais e visuais e às pessoas com idade superior a 65 anos, no transporte coletivo intermunicipal do Estado. *Site*: www.bhtrans.pbh.gov.br
Cartão Desfis – DSV	Autorização especial gratuita, para o estacionamento de veículos em via pública, em vagas especiais – para pessoas com deficiência de mobilidade: www.bhtrans.pbh.gov.br
Compra de veículo com desconto	A pessoa portadora de deficiência ou seu representante legal poderá solicitar junto aos órgãos públicos a isenção dos impostos federais e estaduais para adquirir um veículo novo. Caso a PPD não esteja capacitada para dirigir, poderá cadastrar um condutor autorizado. Informações sobre a isenção dos impostos federais IPI e IOF poderão ser obtidas por meio do *site*: www.receita.fazenda.gov.br/GuiaContribuinte/IsenIpiDefFisico/IsenIpiDefFisicoLeia.htm. As informações sobre a isenção do ICMS e IPVA poderão ser obtidas pelo *site*: www.fazenda.mg.gov.br
Benefício de prestação continuada	É um benefício da assistência social, integrante do Sistema Único de Assistência Social – SUAS, pago pelo governo federal e assegurado por lei. O valor do BPC é de um salário mínimo. O requerente deve comprovar que a renda da sua família é inferior a ¼ do salário mínimo por pessoa e que não recebe nenhum benefício previdenciário. Deve comprovar, também, a sua deficiência e o nível de incapacidade por meio de avaliação do Serviço de Perícia Médica do INSS. Informações pelo número 135 ou pelo *site* www.previdencia.gov.br

e movimentos de solidariedade e ajuda mútua. É a consolidação de espaços de conversa e reflexão para a construção coletiva de novos conceitos e novos parâmetros para o atendimento.

▶ CONSIDERAÇÕES FINAIS: É POSSÍVEL AVANÇAR

O atual cenário brasileiro é complexo, marcado por contradições, inseguranças, mas também pela busca de soluções. O diferencial estratégico para os próximos anos será a capacidade de mobilização, que deve ser fortalecida e estar articulada. O diferencial a ser conquistado e amadurecido é a concepção de rede.

Cabe aos profissionais desenvolver um compromisso ético aliado à competência técnica. Estes deverão proporcionar aos portadores de deficiência um atendimento que promova a construção e a conquista da cidadania.

Trata-se de um desafio que envolve toda a sociedade, por intermédio da vontade política, da responsabilidade social e da realização de um trabalho articulado e integrado que se consolida no cotidiano. Este é o novo olhar que buscamos para as pessoas portadoras de deficiência.

▶ AGRADECIMENTO

Ao amigo *Leonardo Tavares*, fisioterapeuta do Hospital Infantil João Paulo II, pela colaboração e revisão técnica do capítulo.

▶ REFERÊNCIAS

1. Silva MLL. *Um novo fazer profissional. Capacitação em Serviço Social e Política Social*. Módulo 4: O trabalho do Assistente Social e as Políticas Sociais. Brasília: Unb, 2000.

2. Barbosa EMM. *Os Direitos da Criança e a Assistência Social*. Acervo Direito da Criança e do Adolescente. ABMP e Unicef, 2000.

3. Del-Campo ERA, Oliveira TC. *Estatuto da Criança e do Adolescente*. São Paulo: Atlas, 2005.

4. Marchesan AMM. *O Princípio da Prioridade Absoluta aos Direitos da Criança e do Adolescente e a Discricionariedade Administrativa*. CD-Rom Acervo Direito da Criança e do Adolescente. ABMP e Unicef, 2004.

5. Neto OSSM. *O Sistema de Garantia dos Direitos da Criança e do Adolescente*. Acervo Direito da Criança e do Adolescente. ABMP e Unicef, 2002.

6. Pereira TS. *Criança e Adolescente: Sujeitos de Direitos, Titulares de Direitos Fundamentais, Constitucionalmente Reconhecidos*. Acervo Direito da Criança e do Adolescente. ABMP e Unicef, 2003.

7. Silva R. *A Construção do Estatuto da Criança e do Adolescente*. Acervo Direito da Criança e do Adolescente. ABMP e Unicef, 2000.

8. *Coletânea de Leis. Um guia completo e atualizado dedicado ao Assistente Social*. Conselho Regional de Serviço Social – CRESS/6ª Região, 2004.

9. *Manual para Portadores de Deficiência Física*. Associação de Assistência à Criança Deficiente – AACD, 2007.

10. Junqueira LAP, Inojosa RM, Komatsu S. Descentralização e intersetorialidade na gestão pública municipal no Brasil: a experiência de Fortaleza. *In: XI Concurso de Ensayos del CLAD "El Transito de la Cultura Burocrática al Modelo de la Gerencia Pública:* Perspectivas, Posibilidades y Limitaciones". 1997 [acessado 5 maio 2008]. Disponível em: http://unpan1.un.org/intradoc/groups/public/documents/ciad/unpan003743.pdf

11. Sen A. O desenvolvimento como expansão de capacidades. São Paulo, Cedec, *Revista Lua Nova* 1993; 28/29:313-33.

12. Inojosa RM. Redes de compromisso social. Rio de Janeiro: *RAP – Revista de Administração Pública* Set/2001; 33(5):115-41.

13. Bourguignon JA. Concepção de rede intersetorial, 2001. Site da internet: http://www.uepg.br/nupes/intersetor.htm. Acessado em 14/05/2008 às 12:22 horas.

14. Parsons W. Public Policy – an introduction to the theory and practice of policy analysis. Cheltenham, Edward Elgar, 2001.

15. Bogason P. Public Policy and Local Governance. Cheltenham, Edward Elgar, 2000.

A Psicologia no Tratamento de Crianças com Paralisia Cerebral

Denize Arouca Araujo
Lucinda M. S. Mendonça

▶ INTRODUÇÃO

O trabalho desenvolvido pela psicologia com as famílias e suas crianças tem como diretriz a noção de indivíduo como ser social e que se constrói por meio do aprendizado constante no exercício de suas atividades humanas. Assim, as possibilidades do indivíduo são construídas mediante o desenvolvimento de habilidades, os produtos da aprendizagem, onde estão envolvidos "comportamentos, afetos, valores, atitudes, contextos e histórias" (Bueno, 1996). Geertz (1989), em seu livro *A interpretação das culturas*, coloca que nascemos incompletos e inacabados e que, portanto, a nossa verdadeira condição humana é de sermos aprendizes dentro de uma cultura e influenciados o tempo todo por ela.

O tratamento de crianças com paralisia cerebral envolve a noção do indivíduo como ser social, o qual se desenvolve dentro de um contexto biopsicossociocultural e, portanto, sujeito a influências que tais interações suscitam. Assim, a criança que inicia um tratamento de reabilitação pode apresentar diferentes comportamentos e reações, os quais estarão interferindo positiva ou negativamente no trabalho a ser realizado com ela.

Enxergar a criança com paralisia cerebral como qualquer outra significa considerá-la nas suas diversas possibilidades, ajudando-a a desenvolver estratégias para lidar com as barreiras culturais, sociais e físicas. Cabe por isso ressaltar que a inclusão social começa nas relações familiares, tratando essa criança de forma igual, considerando suas diferentes formas de ser no mundo.

Entendemos que, independentemente do tipo de lesão apresentada pela criança, ela não pode ser considerada apenas como uma patologia que precisa ser diagnosticada e tratada, uma vez que chega até o profissional com toda uma bagagem anterior. Assim, é preciso considerar e compreender o impacto que a noção da deficiência gera nas famílias e quais influências exercem no contexto familiar e do tratamento.

O trabalho desenvolvido pela psicologia vai desfocar a noção de patologia ligada à deficiência, para uma noção de indivíduo em processo de aprendizagem, considerando suas diferenças e sua forma de se relacionar com o mundo.

▶ SER DEFICIENTE × SER DIFERENTE

"A maioria das pessoas aprecia só o que é 'belo' e 'perfeito', há uma natural atitude de espanto quando elas se deparam com algo diferente. São poucas as pessoas que conseguem ver através de um corpo diferente a alma que mora em seu interior".

(Alunos do Brincar, 1998)

Existe na sociedade uma divisão entre o "normal" e o "anormal", entre "iguais" e "diferentes". Esta separação acaba criando padrões para os indivíduos, colocando de um lado tudo aquilo que se estabelece como ideal e de outro tudo que diverge das expectativas da sociedade, que foge do esperado ou que não se encaixa dentro de um modelo (Cohen, 1998).

Ao longo de nossa história, as pessoas deficientes foram tidas pelo senso comum como seres incapazes e defeituosos. Tais definições foram reforçadas por conceitos encontrados em dicionários, como por exemplo o *Aurélio*, cuja definição de deficiente é a de "um ser insuficiente, que possui um defeito, uma falta, uma carência". O conceito originalmente proposto pela Organização Mundial de Saúde – OMS (1980) acerca de deficiência ou incapacidade dizia respeito a toda restrição ou falta (devido a uma deficiência) da capacidade de realizar uma atividade na forma ou na medida que se considera normal a um ser humano.

Nesse pensamento entende-se que os termos deficiente, desviante, diferente, anormal se tornam profundamente depreciativos e acabam por traduzir todo um preconceito e um desconhecimento sobre quem é essa pessoa, tornando-a estigmatizada e rotulada dentro de uma definição que a aprisiona. A valorização ao culto do que é belo e perfeito condena a criança com deficiência a um mundo de comparações e preconceitos em que a diferença se transforma em desigualdade.

Os gregos criaram o termo estigma para se referirem a sinais corporais com os quais se buscava evidenciar alguma coisa de extraordinário ou mau sobre o *status* moral de quem os apresentava. Atualmente o termo é mais utilizado para caracterizar a situação do indivíduo que está inabilitado para a aceitação social plena, traduzindo assim valores éticos e morais de uma sociedade que segrega e exclui (Goffman, 1988).

A partir de 1948, quando a Organização das Nações Unidas (ONU) decretou a Declaração Universal dos Direitos Humanos, todos os homens passaram a ser considerados iguais. Esses direitos diziam respeito ao igual atendimento das necessidades fundamentais de uma pessoa e que deveriam ser acessíveis a todos. Segundo Quaresma (2002), a igualdade está fundada na solidariedade e no reconhecimento do próximo, de que os seres humanos são capazes de enxergar o outro, nas suas particularidades, nas suas necessidades pessoais e nas suas diferenças. E pressupõe que todos os seres humanos possuem potencialidades e devem ser tratados com dignidade e de maneira a serem estimulados a expressá-las.

A luta pela igualdade, pelo reconhecimento das diferenças e das "pessoas com deficiência" representa ainda hoje um grande desafio. Leis estão sendo criadas, surgindo novas definições sobre a deficiência, buscando, assim, uma terminologia que consiga mudar a imagem da pessoa com deficiência, ainda vista como sendo incapaz. Percebe-se que a valorização ao culto do que é perfeito e belo condena a criança com deficiência a um mundo de comparações e preconceitos no qual a diferença se transforma em *desigualdade*.

Ao longo dos anos foram realizadas novas revisões dessas definições, o que trouxe uma mudança no que se pode caracterizar como incapacidade e deficiência. Nestas definições, tem-se buscado identificar as habilidades do indivíduo no meio em que vive e quais os fatores dificultadores para sua participação social, considerando tanto o indivíduo quanto a sociedade como responsáveis, a fim de agirem para que sejam diminuídas as barreiras e os rótulos (Buchalla, 2002).

De acordo com Araújo (2001), o que define a pessoa com deficiência não são as limitações decorrentes de um comprometimento físico ou mental, mas sim a dificuldade de se relacionar, de se integrar na sociedade, seja por barreiras culturais, físicas ou sociais que as impedem de ter acesso aos diversos sistemas da sociedade e que estão à disposição dos demais cidadãos.

"O senhor... Mire, veja: o mais importante e bonito, do mundo, é isto: que as pessoas não estão sempre iguais, ainda não foram terminadas – mas que elas vão sempre mudando. Afinam ou desafinam. Verdade maior. É o que a vida me ensinou. Isso que me alegra, montão".

(Guimarães Rosa, 1986)

Toda criança, por mais comprometida que esteja, percebe o mundo e procura se expressar de alguma forma; ou seja: dentro das suas possibilidades, ela busca uma maneira de entrar em contato com o meio em que vive. Enxergar a criança com diferenciações é distinguir nela suas diferentes maneiras de ser e estar no mundo. Esta nova leitura muda o enfoque do tratamento a partir do momento em que não a vemos como incapaz, mas com possibilidades frente aos obstáculos com os quais se depara. Sendo assim, ela nunca está terminada, pois se constrói ao longo do aprendizado constante. Assim, ser diferente é uma característica própria de cada ser humano.

▶ DESENVOLVIMENTO DA CRIANÇA

A criança nasce dentro de um contexto biopsicossociocultural e irá se desenvolver dentro deste, recebendo a todo momento influências do ambiente em que vive. A princípio depende inteiramente do outro, mas aos poucos começa uma lenta e progressiva caminhada rumo à sua independência física, mental e emocional.

O domínio da criança ante ao meio e a si mesma está diretamente relacionado às atividades humanas que exerce ao longo de sua trajetória e que possibilita a aquisição de habilidades motoras, intelectuais, sociais e de linguagem. A construção dessas habilidades pressupõe uma série de experiências que vão desde a "[...] percepção do próprio corpo, através dos órgãos dos sentidos, ao conhecimento e exploração do ambiente onde vive" (Rizzo, 1998). A aprendizagem no exercício das atividades humanas constitui, assim, a base de uma estrutura saudável, condição para que a criança possa construir seus recursos diante dos desequilíbrios externos e internos que surgem.

A maior fonte de aprendizagem do ser humano é o exemplo, pois a criança aprende imitando aquilo que vivencia. As primeiras pessoas em que ela se espelha são as de sua convivência cotidiana, estas representam um pequeno retrato do mundo externo, formando assim a primeira relação social de uma criança.

Será por intermédio da família que ela passará a ter noção do que pode ou não fazer, de como deve fazer algo, de como agir ou não. Isto é, a família tem um importante papel, que é o de passar os valores, os limites, as regras, tornando a criança apta a viver em sociedade. Portanto, a família terá um importante papel na inclusão social da criança com paralisia cerebral, sendo a principal responsável pela formação da identidade desse indivíduo.

É durante os primeiros anos de vida que a segurança básica é construída pela família junto à criança, respeitando a evolução da sua maturidade. Segundo Rizzo (1998), "as atitudes e sentimentos dos pais terão forte influência no desenvolvimento da mesma, contribuindo, assim, para a sua saúde psíquica, na medida em que dará recursos para que esta se desenvolva como um ser ativo, perceptivo e que se constrói biopsicossocial [...] e culturalmente", "[...] interagindo com o ambiente e procurando solucionar problemas que tal interação suscita".

Segundo Mendes (2002), "a identidade é socialmente distribuída, construída e reconstruída nas interações sociais [...] são, assim, relacionais e múltiplas, baseadas no reconhecimento por outros atores sociais e na diferenciação [...]". Assim, a maneira como a família percebe e lida com desenvolvimento físico, mental e emocional da criança vai ter um profundo significado na formação de sua identidade, na construção da consciência de si mesma e na sua interação com o mundo.

▶ EXPECTATIVAS E IMPACTO DA NOTÍCIA

Antes e durante a gestação, os pais tecem suas várias expectativas com relação à criança que vai nascer, sobretudo com relação à sua saúde e perfeição física. De certa forma, toda a família se mobiliza em torno daquele ser que está por vir, reservando assim o seu espaço na sociedade, uma vez que esta espera que nasçam crianças inteligentes, integradas, produtivas e perfeitas. Mas, e quando isso não ocorre?

Não raro nascem crianças com algumas malformações, síndromes ou anomalias, o que é totalmente oposto ao que as famílias esperavam. E isto causa transtorno e frustração em toda a família. Lidar com esta realidade exige muito da família, principalmente dos pais, pois estes foram os que depositaram maior expectativa sobre esta criança. Para eles não é fácil assumir e muito menos aceitar que o bebê real não corresponde ao filho imaginado e desejado.

Existem várias maneiras pelas quais os pais vão tomar conhecimento sobre a deficiência do filho. A notícia é recebida, num primeiro momento, com perplexidade e pouco questionamento. O mundo desaba em suas cabeças numa imobilidade aflita, onde todas as expectativas criadas até então são duramente destruídas.

Receber a notícia de que aquele indivíduo provavelmente não terá aquelas características tão desejadas e esperadas faz o sonho dos pais desmoronar sob a forma de fracasso, impotência, vergonha, decepção. São muitas dúvidas e espanto frente a uma realidade que atemoriza, e onde as respostas são pouco esclarecedoras ou consoladoras.

Petean e Murata (2000) expõem que o impacto da chegada de um bebê não esperado é tão grande que compromete toda relação entre os pais e a criança, levando algum tempo para que estas famílias possam se reestruturar novamente. Para a família, a deficiência terá sempre um significado individual e, conseqüentemente, um impacto diferente em cada um de seus membros. Assim, ela se torna impactada ante a uma nova realidade e precisará se organizar ante a ela.

Segundo ainda Petean e Murata (2000), a aceitação do bebê e o processo de reestruturação da família serão influenciados pela maneira como os pais recebem e entendem o diagnóstico. A informação e o esclarecimento sobre as causas do problema são de extrema importância para que os pais sigam adiante. Vale enfatizar que, nesse momento, a sensibilidade e o cuidado do profissional que dá a primeira notícia são fundamentais para a construção de uma nova trajetória de vida. Este se torna o primeiro momento de um longo processo de busca de compreensão que nem sempre significa aceitação e elaboração.

▶ INÍCIO DO TRATAMENTO

Em instituição, a criança que chega ao consultório de psicologia não vem com uma queixa específica dos pais. Geralmente é o terapeuta ou o médico que detectam alguns comportamentos dificultadores para o processo de tratamento em reabilitação e, assim, indicam a necessidade de se buscar ajuda. Para os pais é muito difícil admitir que se sentem incapazes de ajudar seu filho em algum momento de sua vida. Na verdade, a queixa maior se volta para as limitações motoras da criança e, em conseqüência, todo o seu investimento e expectativa são colocados no tratamento médico-fisioterápico, que se torna a porta de entrada para um processo de tratamento.

Num primeiro momento o que importa são soluções imediatas e, se possível, mágicas, para se corrigir uma imperfeição. E ter de se confrontar com essa dura realidade faz com que os pais iniciem uma via sacra em busca da cura. Assim, o investimento maior se volta inteiramente para o tratamento do aspecto motor, que segundo os pais irá recuperar os movimentos que foram lesados.

Todos os pais esperam um dia ver seu filho andar e falar; isso significa que no tratamento o importante é mexer em músculos, tônus e osso; em fortalecimentos e estímulos. São investimentos quase lógico-matemáticos. É comum os pais afirmarem: "O médico disse que parte do cérebro foi lesada, mas que a parte boa pode fazer o papel da parte ruim. Conseqüentemente, se meu filho for bem estimulado, ele um dia poderá vir a andar." No consultório, raciocínios como este são freqüentes. Na verdade, é quase uma questão de sobrevivência se apegar a tudo que possa lhes dar algum tipo de esperança de melhora para seu filho, principalmente para as famílias de crianças cujo diagnóstico e prognóstico são reservados. É como se houvesse um filtro na escuta dos pais durante os contatos com médicos e terapeutas.

Sendo assim, os profissionais da área da saúde devem ter cuidado ao lidar com as famílias que chegam até eles. E esta atenção deve ser dobrada quando o profissional for o primeiro a dar a notícia de que a criança tem alguma malformação, síndrome ou anomalia. Este tem de estar preparado para ouvir e acolher as dúvidas, angústias e frustrações da família.

Quando há um primeiro acolhimento com empatia, entendimento e compreensão, as chances de se seguir um tratamento de forma adequada são muito maiores. E, principalmente, a relação dos familiares com a criança é facilitada, pois eles vêem que não estão sós, que terão apoio e informação quando e quanto precisarem. Nós, profissionais da área de saúde que trabalhamos com crianças com paralisia cerebral, somos facilitadores não só em relação à reabilitação motora, mas também com relação ao emocional e ao social.

▶ DIAGNÓSTICO HUMANIZADO

"[...] Os que elaborarem este diagnóstico terão de ser treinados em significação e não em patologia, e o tratamento terá que ser feito com idéias, não com sintomas... Que este diagnóstico comece por fim a localizar, no significado do contexto onde surgem essas artes, as origens de seu poder".

(Geertz, 1998)

A criança que chega para o tratamento de reabilitação vem com um diagnóstico clínico traçado mas que muito pouco nos fala sobre quem é essa criança, como se relaciona, quais suas experiências anteriores, como interage com o ambiente em que vive e com o tratamento. Muitas vezes ela é conduzida nos atendimentos sem que paremos para enxergá-la em suas várias necessidades, e que serão diferentes nas diversas fases de seu desenvolvimento e nas diversas situações às quais está envolvida.

A compreensão de um quadro clínico e emocional vai se dando ao longo de todo o processo de tratamento, considerando a criança sempre como um ser de mudanças e que reage ao ambiente em que se encontra de acordo com os recursos que possui. A criança é o termômetro das relações sociais e, principalmente, de seus pais; portanto, um reflexo dessas interações.

Assim, a criança apresentará diversos comportamentos e reações emocionais, de acordo com suas necessidades físicas, emocionais e mentais e que, por mais desagradáveis que possam ser, não significam necessariamente um desvio patológico, pois muitas vezes é a maneira que ela encontrou para mostrar seus incômodos e dizer que algo não está legal. Saber interpretar esses sinais significa estar atento às necessidades da criança e ao que tenta comunicar, possibilitando-lhe assim a construção de um vínculo positivo e viabilizando o seu trabalho de reabilitação.

O trabalho da psicologia é procurar, em primeiro lugar, humanizar esse diagnóstico, ou seja, é preciso considerar os recursos que a criança utiliza, alcançando-a a partir de suas possibilidades e não de suas limitações. Toda criança busca ser aceita no seu possível e naquilo em que dá conta. Para isso, o diagnóstico deve estar voltado à compreensão do significado individual da deficiência para cada família e às conseqüências deste na dinâmica familiar, procurando diminuir o impacto da notícia sobre a família e sua influência na interação com a criança.

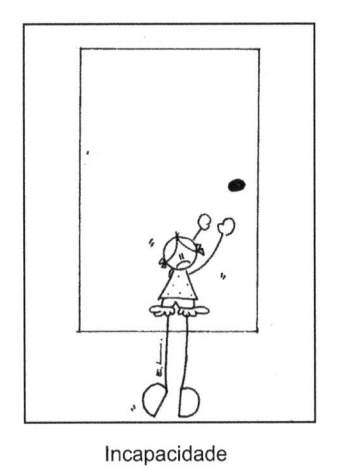 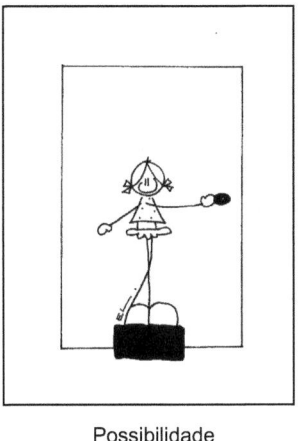

Incapacidade   Possibilidade

Fig. 30.1

▶ INCAPACIDADE × POSSIBILIDADE

A psicologia na reabilitação

O objetivo da psicologia no trabalho com as crianças em tratamento de reabilitação é estimular a crença nas habilidades e na construção de estratégias que ajudem na formação social das mesmas, considerando que toda criança, por mais comprometida que esteja, busca se relacionar com o mundo de alguma maneira. O maior desafio se torna saber compreendê-la nos diversos momentos de sua vida, o que implica conhecer os recursos que possui para se manifestar enquanto pessoa e se expressar nas relações sociais.

O trabalho na psicologia, enquanto recurso terapêutico, prioriza o brincar como organizador das atividades humanas e como pré-requisito para viabilizar o processo de aprendizagem. A criança adquire experiência brincando, uma vez que é por meio do brincar que ela se comunica, interage com o ambiente e se organiza internamente, podendo assim expressar suas dúvidas, sentimentos e fantasias com relação à sua maneira de ser no mundo.

"A criança que não brinca não se aventura em algo novo, desconhecido. Se, ao contrário, é capaz de brincar, de fantasiar, de sonhar, está revelando ter aceito o desafio do crescimento, a possibilidade de errar, de tentar e arriscar para progredir e evoluir".

(Lebovici, 1986)

Do engano ao desengano

"O médico desenganou meu filho", "... se sobreviver será um vegetal". Frases como essas são comumente trazidas pelos pais e possuem um profundo significado na condução do tratamento da criança com "deficiência". A desinformação e o temor das famílias sobre algo que é novo e desconhecido, aliados a uma visão muitas vezes puramente clínica do profissional a respeito do quadro clínico da criança, fazem com que essa nova realidade que se apresenta condene a criança ao desengano, à perda da identidade e do significados sobre sua pessoa, uma vez que fica definida a um diagnóstico fixado na patologia. A criança se torna um fardo, desacreditada pela sociedade e limitada por sua condição de deficiente, produzindo sentimentos conflitantes e contraditórios nos pais. ... "eu não vou mentir, não faço nenhum alongamento que elas (terapeutas) pedem... eu já tenho muita obrigação com meu filho, então por que sou eu que tenho que fazer isso?... Quando estou com minhas amigas me sinto como elas, sem compromisso. (choro)... ele é um fardo para mim... mas eu é que tenho de resolver o problema! Eu tenho que pagar, não posso ser feliz!" (Mãe)

O que acontece é uma "paralisia funcional" dos pais ao se depararem com a "paralisia cerebral" de seu filho. A família se torna impactada por uma realidade que num primeiro momento não lhe dá saídas ou alternativas; a sensação é de pânico e total desespero, podendo trazer um profundo sentimento de desesperança pela impotência frente a uma nova realidade, e que pode ser observada mediante a passividade de como o problema é tratado ou por meio de uma dificuldade enorme em falar sobre a deficiência.

A maioria dos pais prefere não pensar, criando dessa maneira uma expectativa que não condiz com a realidade, é a forma que encontram para se opor a uma situação que lhes foi apresentada de modo tão cruel e determinista. Cria-se uma lacuna entre o real e o possível, e os passos que precisam ser dados são desconsiderados. Assim, espera-se que a criança ande e fale, sendo que 'o firmar o corpo, interagir com o ambiente e sentar sem apoio' se tornam aquisições não tão significativas. Os pais se tornam *escravos* de uma espera angustiante em busca da *normalidade* física, onde o problema essencial não é colocado, e onde a exigência por resultados imediatos ultrapassa as possibilidades da criança. "... Vejo sempre um problema, uma falha para ser corrigida ou mudada. Acho que isso é por eu querer que ele fosse uma criança perfeita". (Mãe)

Desesperança × esperança

"Quando comecei o tratamento do meu filho me sentia muito angustiada e completamente perdida sobre o que fazer ou como agir com ele, achava que só eu poderia suprir suas necessidades... A psicologia me ajudou a conhecer melhor o problema e a aprender a enxergá-lo de frente, sem considerar um bicho-de-sete-cabeças... Aprendi a dar passos junto com meu filho e a encará-lo como uma criança normal."

(Mãe)

Cada família vai apresentar um diferente nível de envolvimento com sua criança e conseqüentemente com o tratamento. Considerar o contexto das relações em que a família está inserida (seus valores, necessidades e prioridades) é intervir terapeuticamente de acordo com as possibilidades desta.

O trabalho da psicologia com os pais busca conhecer e compreender as suas necessidades e expectativas no contexto de suas relações sociais, possibilitando um canal de comunicação em que a família possa dar novos significados para a noção da "deficiência" de seu filho, transformando o sentimento de desesperança, que gera a paralisação e o desengano, num movimento de ação que caracteriza a esperança.

"A esperança caracteriza-se por ser fluida naquilo que espera e, mesmo nos casos em que o objeto ou resultado desejado não ocorre, ela pode ainda estar presente", pois "traz a possibilidade de escolhas e a sua própria capacidade de interagir com os acontecimentos relativos à sua vida" (Cruz, 2000: 74-5). Dessa forma, a espera se transforma em luta, em busca de compreensão e de estratégias, redefinindo assim a maneira da família em lidar com a deficiência.

O apoio recebido pelos familiares, amigos e profissionais que atendem a criança é um importante mantenedor da saúde física e emocional dos pais de crianças com paralisia cerebral, ajudando a diminuir o sentimento de desamparo e, conseqüentemente, a falta de perspectiva e esperança. A partilha de experiências em grupos de mães/pais possibilita um espaço de trocas e apoio mútuo, ajudando-os a não se sentirem sozinhos em sua caminhada.

▶ REFERÊNCIAS

1. Ajuriaguerra e Marcelli. Manual de Psicopatologia Infantil. 2ª ed. Porto Alegre: Artes Médicas, 1991. São Paulo: Masson, 1986. 454 p.

2. Alunos do Brincar – Centro de Estimulação Especial. Penso, Sinto, Logo Existo: Você Sabia Disso?. Belo Horizonte: Mazzon, 1998. 63 p.

3. Araujo LAD. A Proteção Constitucional das Pessoas Portadoras de Deficiência. Corde – Coordenadoria Nacional para Integração da Pessoa Portadora de Deficiência. 3ª ed. Brasília, 2001. corde@mj.gov.br

4. Bueno KMP. Dom × Aprendizagem: Desfazendo Mitos sobre as Habilidades Humanas. Monografia apresentada para a conclusão do curso de especialização *Latu sensu* em Psicopedagogia – Turma IX. Orientadora: Suzana Lanna Burnier. Belo Horizonte: Cepemg, 1996. 72 p.

5. Buchalla CM. Classificação Internacional de Funcionalidade, Incapacidade e Saúde – CIF. Caderno de textos: *As Perspectivas de Inclusão das Pessoas com Necessidades Especiais*. Realização: UFMG e PUC-Minas. Belo Horizonte/MG. 5 a 6 de dezembro de 2002.

6. Cohen R. Estratégias para a Promoção dos Direitos das Pessoas Portadoras de Deficiência. Seminário Direitos Humanos no Século XXI, Rio de Janeiro, 1998. Disponível na Internet: <http//:www.mre.gov.br/ipri>. Acesso em junho 2007.

7. Cruz DALM da. Desesperança e Impotência frente à Dependência. *In*: Duarte YAO, Diogo MJD. *Atendimento Domiciliar: Um Enfoque Gerontológico*. São Paulo: Ateneu, 2000; (6):71-8.

8. Finnie NA. *O Manuseio em Casa da Criança com Paralisia Cerebral*. 2ª ed. São Paulo: Manole, sd. 351 p.

9. Ferreira ABH. *Novo Dicionário da Língua Portuguesa*. 2ª ed. Rio de Janeiro: Nova Fronteira, 1986. Revista e ampliada.

10. Geertz C. *A Interpretação das Culturas*. Rio de Janeiro: Afiliada, 1989. 323 p.

11. Geertz C. *O Saber Local: Novos Ensaios em Antropologia Interpretativa*. Petrópolis: Vozes, 1998. 366 p.

12. Gooffman E. *Estigma: Notas sobre a Manipulação da Identidade Deteriorada*. 4ª ed. Rio de Janeiro: Guanabara, 1988. 158 p.

13. Lebovici e Diatkine. *Significado e Função do Brinquedo na Criança*. Porto Alegre: Artes Médicas, 1986. 63 p.

14. Petean EBL, Murata MPF. Paralisia Cerebral: Conhecimento das Mães sobre o Diagnóstico e o Impacto deste na Dinâmica Familiar. Ribeirão Preto, 2000, p. 40-6. Disponível na Internet: http://sites.ffclrp.br/paideia/acervo.htm. Acesso em setembro de 2007.

15. Quaresma R. Comentários à Legislação Constitucional Aplicável às Pessoas Portadoras de Deficiência. *Revista Diálogo Jurídico*, Salvador, CAJ – Centro de Atualização Jurídica, nº 14, junho/agosto, 2002. Disponível na Internet: <http://www.direitopublico.com.br>. Acesso em junho de 2007.

16. Richter HE. *A Família como Paciente*. 3ª ed. São Paulo: Martins Fontes, 1996. 170 p.

17. Rosa JG. Grande Sertão: Veredas. 30ª ed. Rio de Janeiro, 1986. 538 p.

18. Mendes JMO. O Desafio das Identidades. *In*: Santos BS (Org.). *A Globalização e as Ciências Sociais*. São Paulo: Cortez, 2002. cap. 13, p. 503-40.

19. Sawaia Bader (Org.). *As Artimanhas da Exclusão: Análise Psicossocial e Ética da Desigualdade Social*. 2ª ed. Petrópolis: Vozes, 2001. 156 p.

20. Rizzo AMPP. Psicologia em Paralisia Cerebral: Experiência no Setor de Psicologia Infantil da AACD. *In*: Souza AMC, Ferraretto I (Org.). *Paralisia Cerebral: Aspectos Práticos*. ABPC – Associação Brasileira de Paralisia Cerebral. São Paulo: Menon, 1998; (18):297-317.

21. World Health Organization (WHO). *International Classification of impairments, disabilities and handicaps*. Genebra: WHO, 1980.

Visão da Fisiatria no Tratamento da Criança com Paralisia Cerebral

31

Maria Matilde de Mello Sposito
Ana Paula Coutinho Fonseca

▶ INTRODUÇÃO

A paralisia cerebral (PC) é uma condição neurológica não-progressiva, originada por uma lesão no encéfalo imaturo (Nelson, 1995).[1] A lesão pode acontecer por diversas causas: malformações, doenças durante a gestação, complicações de parto, meningite etc. Dados internacionais apontam para uma ocorrência na proporção de um para cada 1.000 nascimentos vivos. Nos Estados Unidos, dados oficiais falam de 500 mil habitantes portadores e de 3 mil novos casos por ano, numa incidência de 2 casos para cada 1.000 nascimentos (Nelson, 1995).[1]

Em nosso meio, dados não oficiais apontam de 5 a 10 para cada 1.000 nascimentos. O serviço estatístico da Associação Brasileira de Paralisia Cerebral, por meio de pesquisa realizada em 1989, encontrou uma relação de 1 caso para cada 1.012 nascimentos (Gomes e cols., 1995[2]).

De acordo com os conceitos mais recentes e as normas da American Academy of Cerebral Palsy, temos as seguintes variantes clínicas de PC:

a. Espástica: representa 75% dos casos. Nestes pacientes há aumento da resistência ao movimento passivo, caracterizado pelo "sinal do canivete" (resistência maior no início do arco de movimento), gerada por um aumento do tônus muscular. Como a espasticidade predomina em alguns grupos musculares, o aparecimento de deformidades é comum.

b. Extrapiramidal: segunda forma mais comum. A lesão situa-se nos núcleos da base, com aparecimento de movimentos involuntários classificados em:
   - Atetóide: Movimentos involuntários de extremidades, lentos, serpenteantes, parasitam o movimento voluntário.
   - Coréico: Movimentos involuntários nas raízes dos membros, rápidos, ocasionalmente impossibilitam que o movimento voluntário ocorra.
   - Distônico: Movimentos atetóides mantidos com posturas fixas e que podem se modificar após algum tempo.

   Nestes casos as deformidades geralmente não ocorrem ou são mais raras.

c. Atáxica: tipo clínico raro em PC. Caracterizado por incoordenação dos movimentos de origem cerebelar. Freqüentemente vem associado à espasticidade.

A forma espástica pode ser subdividida, de acordo com os segmentos corporais afetados, na também chamada divisão topográfica, em: tetraparesia, onde há prejuízo motor de membros inferiores igual aos membros superiores (incidência de 9% a 43%), hemiparesia, em que temos apenas um lado do corpo (direito ou esquerdo) comprometido (entre 20% e 40%) e diparesia, na qual o prejuízo motor dos membros inferiores é maior do que nos membros superiores (entre 10% e 33%). Podemos citar ainda uma forma mista na qual há combinação de duas formas, geralmente espástica e atetósica (Souza, Ferraretto 1998,[3] Piovesana 1998,[4] Hare e cols., 2000[5]).

▶ O DIAGNÓSTICO DA PC

A paralisia cerebral deve ser suspeitada quando: (1) existe história sugestiva de lesão cerebral ou (2) a criança atrasa no seu desenvolvimento neuropsicomotor, demorando em começar a sentar, engatinhar, andar e falar; e pode ainda estar associada a outras deficiências, como a mental, visual ou auditiva.

O diagnóstico da criança portadora de paralisia cerebral não deve ser apenas etiológico, mas também funcional. Nesse campo, o médico fisiatra exerce papel fundamental, e sua atuação resulta no alargamento do conceito de uma assistência médica mais abrangente. Por intermédio de sua avaliação, o fisiatra é responsável em definir o diagnóstico da incapacidade e das capacidades residual e potencial. Estes diagnósticos determinarão o tratamento e os objetivos a serem alcançados a curto, médio e longo prazos.

Devemos lembrar que a restauração de uma qualidade de vida satisfatória para o paciente com comprometimento físico depende da provisão oportuna de serviços adequados de reabilitação. Temos assim um amplo espectro de tratamento do paciente portador de paralisia cerebral e o profissional médico deverá saber utilizar todo esse arsenal de forma criteriosa, a fim de somar os resultados e não meramente aumentar os custos.

A reabilitação é um complexo processo de aplicação integrada de vários procedimentos para atingir a recuperação do indivíduo, levando-o para o *status* funcional ótimo no lar e na comunidade, com a utilização adequada de todas as capacidades residuais de cada paciente.

Os recursos utilizados para o processo de reabilitação envolvem uma equipe inter e multidisciplinar, com a participação de médicos fisiatras, neurologistas e ortopedistas, pediatras, oftalmologistas, otorrinolaringologistas (dentre outras especialidades médicas), fisioterapeutas, terapeutas ocupacionais, fonoaudiólogos, enfermeiros, psicólogos, pedagogos, protéticos e assistentes sociais, odontólogos. O médico deve definir quão ampla será a equipe necessária para a reabilitação do paciente, sempre com base nos diagnósticos da incapacidade, das capacidades residual e potencial.

A estimulação precoce das crianças portadoras de paralisia cerebral é preconizada no sentido não só de evitar as complicações do quadro clínico, mas principalmente no sentido de estimular as funções cerebrais de um cérebro jovem, com grande potencial neuroplástico. Logicamente, quanto mais precoce for a intervenção médica e terapêutica, melhores serão as possibilidades de sucesso no tratamento.

O distúrbio de movimento que se observa na paralisia cerebral é uma condição heterogênea, mas 75% dos casos são compostos por pacientes espásticos. A espasticidade é um importante fator de incapacidade decorrente de lesão de neurônio motor superior, o que interfere na evolução motora do paciente, gerando graus variáveis de dependência, tanto nas atividades da vida diária (AVD) como nas atividades da vida prática (AVP).

A espasticidade como fator limitante do movimento normal pode, portanto, afetar a locomoção (Gomes e cols., 1995[2] e Souza, Ferraretto, 1998[3]), manifestando-se por aumento do tônus muscular, acompanhada ou não por incoordenação e movimentos involuntários. A espasticidade decorre do desequilíbrio na regulação do tônus muscular. Observa-se uma exaltação do reflexo miotático, ou seja, uma resposta reflexa exagerada da musculatura esquelética desencadeada pelo estiramento muscular.

Nas crianças com paralisia cerebral esta condição pode interferir na mobilidade, como já foi dito, e também em outras funções de grande importância, tais como: cuidados pessoais, posicionamento, atividades da vida diária (AVDs) e no crescimento longitudinal das fibras musculares (Suputtitada, 2000,[6] Friedman e cols., 2000[7]).

A espasticidade é um fenômeno dinâmico e pode variar de acordo com o dia ou de acordo com a manipulação durante os testes. Algumas variáveis pioram a manifestação da espasticidade, como é o caso da presença de infecções do trato urinário (ITU), bexigomas, fecalomas, lesões de pele, escaras, do nível de ansiedade ou grau de timidez do paciente ou mesmo da temperatura ambiente, entre outras. Estas variações naturais no grau de espasticidade e a subjetividade dos testes manuais dificultam o isolamento dos efeitos específicos nos tratamentos da espasticidade (Friedman, 2000[7]).

Todo este conjunto de alterações motoras poderá prejudicar o desenvolvimento da criança e sua independência para alimentação, higiene, vestuário e locomoção. A limitação pode variar de leve, quase imperceptível, até severa, podendo levar a criança à dependência total de outras pessoas.

O diagnóstico da espasticidade não deve ser apenas relacionado ao tônus muscular, mas também deve ser considerado o grau de incapacidade que a ela gera.

Para definirmos o tratamento da espasticidade na criança portadora de paralisia cerebral, devemos lembrar que não podemos tratar apenas a espasticidade, devemos raciocinar por meio de sua fisiopatologia, para inserirmos cada modalidade terapêutica visando à maior funcionalidade do paciente.

Há quatro conceitos básicos que devemos lembrar:

1. Não existe, até o momento, tratamento de cura para a espasticidade.
2. Existem vários tratamentos que podem diminuir as incapacidades geradas pela hipertonia.
3. A espasticidade nem sempre necessita de tratamento, às vezes ela deve ser respeitada.
4. Quando o grau de espasticidade interferir de forma negativa na função do paciente, ou predispor a uma instalação de complicações tróficas ou articulares, o tratamento torna-se indispensável (Perrigot, 1980,[8] Debelleix, 1997,[9] Eyssette M, 1997[10]).

Antes de se pensar em qualquer tratamento para a espasticidade, sempre devemos estar atentos para a remoção de estímulos gerais que aumentam o quadro espástico, como o fecaloma, a ITU, bexigomas, escaras etc.

A medicação oral pode ser tentada de acordo com a idade da criança e o grau de hipertonia, com a finalidade de encontrar o equilíbrio entre a ação primária antiespástica da droga e seus efeitos secundários indesejáveis, como a sonolência e a diminuição da força muscular, que limitam seu uso. O tratamento medicamentoso é especialmente útil em pacientes portadores de espasticidade generalizada. O local de ação das drogas pode ser central ou periférico, conforme o mecanismo de ação. Quando necessário, os medicamentos podem ser associados, caso seu uso isolado não atinja o resultado esperado.

Alguns fármacos podem ser pensados no tratamento da espasticidade, como:

1. Baclofen – É um derivado do ácido gama aminobutírico (GABA) que inibe a ação dos neurônios internunciais ao nível medular. Não está indicado nos portadores de atetoses, nos com insuficiência renal ou nos que tenham lesões no trato intestinal.
2. Benzodiazepínicos – Eles aumentam a inibição pré-sináptica das fibras aferentes 1a, potencializando os efeitos do GABA sobre seu receptor, agindo ao nível medular. Os efeitos colaterais que podem impedir seu uso são a sonolência, a fraqueza muscular e a vertigem. Raramente são observadas reações paradoxais com aumento da espasticidade.
3. Tizanidina – Inibe os mecanismos polissinápticos pela redução da liberação dos aminoácidos excitatórios interneurais no nível medular. Não age na transmissão muscular. Os efeitos colaterais incluem sonolência, náuseas, vômitos, hipotensão postural, miose, confusão mental e distúrbios respiratórios.
4. Dantrolene sódico – Ele atua ao nível muscular, diminuindo a liberação de cálcio. Como efeito produz uma redução da força muscular global, o que pode prejudicar a interação do paciente durante as terapias física, ocupacional e recreativa. O efeito colateral mais importante é a hepatite por idiossincrasia (0,3% a 0,5% dos casos), devendo ser realizada de rotina a monitoração da função hepática (Brandt RA, 1990[11]).

Além dos agentes farmacológicos descritos anteriormente, podemos nos utilizar dos procedimentos cirúrgicos ortopédicos e neurológicos, como a rizotomia seletiva, entre outros; porém, todos estes métodos deixam claros suas limitações e riscos (Friedman e cols., 2000[7]).

Somando-se a todos estes tipos de intervenções, que têm em comum o objetivo de diminuir a espasticidade e prevenir o desenvolvimento de deformidades, encontram-se a fisioterapia e a terapia ocupacional (Friedman e cols., 2000,[7] Casalis, 1990,[12] Bobath B e Bobath K, 1987,[13] Gusman e Torre, 1998[14]). Os objetivos clássicos dessas modalidades terapêuticas nestes casos são a adequação do tônus muscular; a preservação da mobilidade articular por meio de alongamentos; as facilitações de músculos específicos de acordo com cada caso; e o estímulo da função seletiva e global da musculatura, redefinindo padrões motores e cognitivos (Gusman e Torre, 1998,[14] Bobath, 1982[15]).

Embora estejamos longe de um método de avaliação preciso e fidedigno para mensurar o grau de espasticidade em um determinado músculo, ou grupo muscular, a escala modificada de Ashworth, que pontua o grau de aumento do tônus muscular numa escala que vai de 0 (para a ausência de comprometimento) até 4 (para um segmento rígido em flexão ou extensão), é um método bastante utilizado, de acordo com a literatura consultada (Fig. 31.1) (Suputtitada, 2000;[6] Friedman e cols., 2000;[7] Spósito e Condratcki, 1997;[16] Sposito e Condratcki, 1998;[17] Pascual-Pascual e cols., 1997[18]).

No tratamento da espasticidade ainda utilizamos os bloqueios com toxina botulínica e/ou com fenol, que promovem o relaxamento da musculatura e assim possibilitam o trabalho dos músculos oponentes e o reequilíbrio articular e a melhora da função. A toxina botulínica do tipo A (TBA), como agente terapêutico na espasticidade, representa uma nova modalidade que começa a ser incorporada pelos métodos mais tradicionais de tratamento (Sposito e Condratcki, 1997;[17] Im e McDonald, 1997;[18] Quagliato, 1998;[19] Faria, 2000;[20] Boyd e cols., 1996;[21] Boyd e cols., 1998;[22] Wasiak J e cols., 2004;[23] Ade-Hall RA e cols., 2000[24]).

Vários estudos têm demonstrado os efeitos benéficos do uso de TBA em crianças portadoras de paralisia cerebral (Ade-Hall e Moore, 2000;[24] Tilton AH;[25] Graham e cols., 2000[26]).

Estudos recentes, randomizados, com grupo controle e avaliadores cegos, demonstram claramente a eficácia da TBA associada à fisioterapia como agentes facilitadores da normalização do padrão de marcha em pacientes com paralisia cerebral do tipo hemiparético espástico (Faria, 2000;[22] Leach J, 1997[27]).

Há ainda trabalhos que mostram o efeito da TBA por meio da análise de marcha, onde os pacientes apresentaram melhora da posição do tornozelo nas diferentes fases da marcha e do desempenho da velocidade e comprimento da passada (Sutherland e cols., 1996;[28] Corry e cols., 1998;[29] Flett e cols., 1999;[30] Galli e cols., 1998;[31] Sutherland, 1999[32]).

O período clínico mais proveitoso do relaxamento muscular causado pela TBA está entre 12 e 16 semanas. Neste período, com o bloqueio da espasticidade, os músculos podem ser alongados, levando a um crescimento longitudinal de suas fibras (Gusman e Torre, 1998;[14] Graham e cols., 2000;[27] Ermes e cols., 1996[33]).

A TBA é uma proteína derivada do *Clostridium botulinum*, uma bactéria anaeróbica que produz sete tipos diferentes de toxina, sendo que a do tipo A é a mais potente. Em 1977 esta toxina teve sua primeira aplicação clínica em humanos com o objetivo de melhorar o estrabismo (Scott, 1980[34]).

No mercado nacional temos três tipos de TBA disponíveis: o Botox®, o Dysport® e o Prosigme®, com apresentações farmacológicas não-equivalentes. Estudos comparativos indicam uma potência de ação três vezes maior do Botox® em relação ao Dysport® (Fossberg e Tedroff, 1997;[25] Graham e cols., 2000[27]). O Prosigme®, devido à sua composição contendo gelatina, apresenta restrições de uso em pacientes menores de 12 anos.

Quando injetada junto ao ponto motor do músculo, a TBA liga-se, por afinidade, à membrana pré-sináptica do neurônio motor colinérgico por meio do seu segmento longo. Internalizada no citoplasma do neurônio, impede a descarga de acetilcolina, bloqueando a neurotransmissão por meio do segmento curto. Com isso o músculo acaba sofrendo uma denervação química dose-dependente (Cosgrove e Graham, 1994;[35] Borodic e cols., 1994[36]).

Importante ressaltar que esta é uma situação reversível, uma vez que há novos brotamentos sinápticos que surgem após a denervação química. Estudos indicam um restabelecimento parcial da junção neuromuscular em cerca de quatro semanas (Angaut-Petit e cols., 1990[37]).

O efeito da TBA pode durar entre 3 e 8 meses, com início a 12 horas ou até 10 dias após a aplicação (Sposito e Condratcki, 1998;[16] Fossberg e Tedroff, 1997;[25] Gonzales-Calderon, 1992[38]).

> 0 = Sem aumento do tônus muscular
>
> 1 = Ligeiro aumento do tônus manifestado por uma resistência mínima no final do movimento passivo
>
> 1+ = Ligeiro aumento do tônus manifestado por uma resistência mínima no metade do movimento passivo
>
> 2 = Aumento do tônus manifestado por uma resistência em todo o movimento passivo
>
> 3 = Grande aumento do tônus com dificuldade em realizar o movimento passivo
>
> 4 = Rigidez do segmento em flexão, extensão, adução etc.

Fig. 31.1 ▶ Escala modificada de Ashworth.

Para que os objetivos da TBA sejam potencializados, a literatura indica a associação de outros métodos, como a fisioterapia, depois de realizada a sua aplicação no(s) músculo(s) espástico(s) tratado(s). Esta medida também teria função de prolongar os resultados obtidos, diminuindo assim o número de novos bloqueios químicos (Albany, 1997;[39] Leach, 1997;[40] Russman e cols., 1997;[41] Boyd e Graham, 1999[42]).

Na paralisia cerebral, o paciente do tipo hemiparético representa o grupo de melhor prognóstico para a marcha funcional (Souza e Ferraretto, 1998;[3] Boyd e cols., 1996;[23] Molnar G e Gordon S, 1976[43]). Em sua marcha, o excesso de flexão plantar do tornozelo é desencadeado por uma espasticidade extensora influenciada por uma exacerbação da reação positiva de apoio. Tal mecanismo, se não for controlado, levará à deformidade em eqüino do tornozelo (Sutherland e cols., 1999[33]; Bobath B e Bobath K, 1987[18]). Este paciente apresentará desvios funcionais em várias fases da marcha (Gage JR, 1991[44]; Prat J, 1993;[45] Perry J, 1992[46]), além de diminuição do comprimento da passada e da velocidade da marcha e, conseqüentemente, um aumento da cadência (Prat J, 1993;[45] Davids JR, 1999;[47] Selber PR, 1998;[48] Winters TF e cols., 1987[49]).

Vários trabalhos associam a terapia com estimulação elétrica funcional, conhecida como FES (functional electrical stimulation), visando à diminuição da espasticidade, ao fortalecimento dos grupos musculares antagonistas aos espásticos e à reorganização do padrão motor mediante a facilitação de novas vias corticoespinhais do movimento (Alfieri V, 1982[50]). Especialmente para o controle dinâmico da espasticidade dos músculos tríceps sural e tibial posterior, a órtese elétrica funcional (Fig. 31.2) é bem indicada, proporcionando melhor estabilidade articular (Fig. 31.3), diminuição do gasto energético para a locomoção demonstrada por meio do índice de MacGregor (Fig. 31.4), melhora da distância percorrida e da velocidade atingida (Fonseca APC, 1996;[51] Burridge J, 1997[52]).

O paciente diparético e o tetraparético geralmente requerem uma assistência maior, relacionada à gravidade do quadro clínico. Além disso, devido ao comprometimento dos membros superiores, muitas vezes os procedimentos de bloqueios químicos, ortetização e até mesmo as intervenções cirúrgicas podem ser necessários a este nível. A utilização da toxina botulínica tipo A associada à cine-

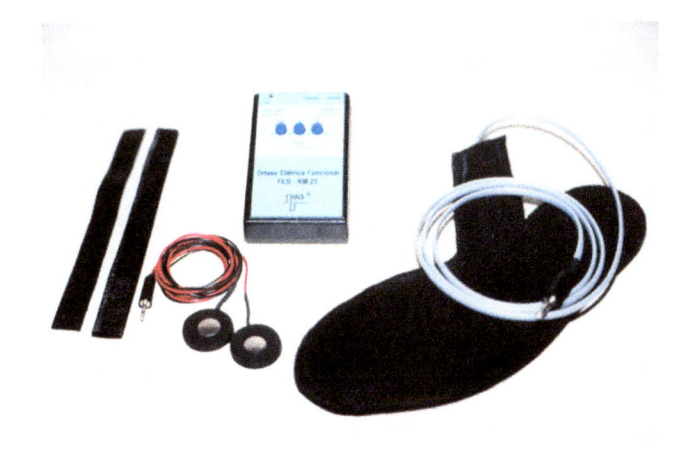

Fig. 31.2 ▶ Órtese elétrica funcional KM-25 (HRS®) – Sistema FES com palmilha sensora.

sioterapia e à estimulação elétrica funcional pode otimizar até mesmo pacientes em reabilitação tardia (Figs. 31.5A e B; 31.6A e B; e 31.7A-C).

Nos casos mais graves, quando há o comprometimento do segmento cefálico, com distúrbios da motilidade dos músculos da face, língua, e dos músculos envolvidos na deglutição, pode haver uma quadro de sialorréia associada. Nestes pacientes, além do tratamento de fonoaudiologia, pode ser necessária intervenção para o controle da baba, por meio do bloqueio químico das glândulas salivares, parótidas e submandibulares, com toxina botulínica. Este tipo de bloqueio químico tem mostrado bons resultados, auxiliando no tratamento global e também nas questões práticas e estéticas para a criança e a família.

Muitas vezes estas crianças portadoras de paralisia cerebral apresentam outras patologias associadas, conseqüentes ou não da lesão cerebral. O médico fisiatra deve estar preparado para o reconhecimento de tais situações e para o seu tratamento ou encaminhamento a outros colegas especialistas quando for necessário.

Assim, no tratamento da paralisia cerebral, o médico fisiatra, após avaliação da incapacidade específica da criança, fará uma programação terapêutica que pode incluir fisioterapia, terapia ocupacional, fonoaudiologia, psicologia, pedagogia, ortetização etc., por este motivo o tratamento deve ser feito por equipe multidisciplinar. É importante iniciar o tratamento o quanto antes, para aproveitar as etapas de maturação do sistema nervoso em desenvolvimento, utilizando-se do potencial da plasticidade neuroaxonal da arquitetura cerebral.

Flexão/Extensão do Pé

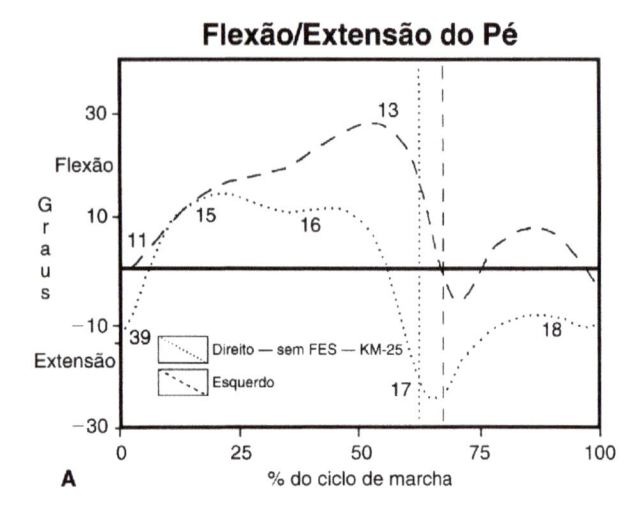

A % do ciclo de marcha

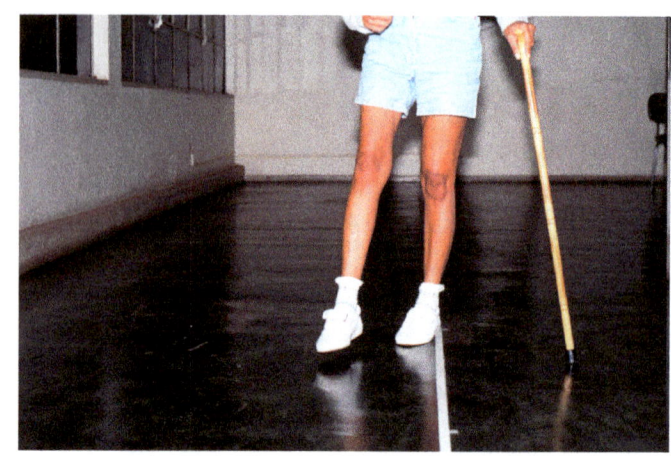

Flexão/Extensão do Pé

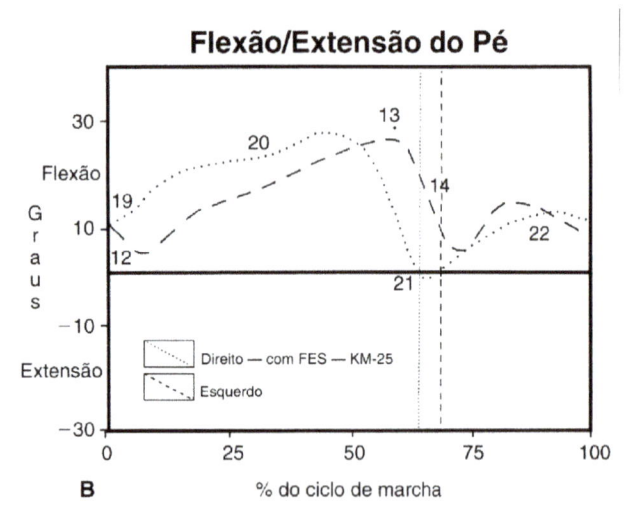

B % do ciclo de marcha

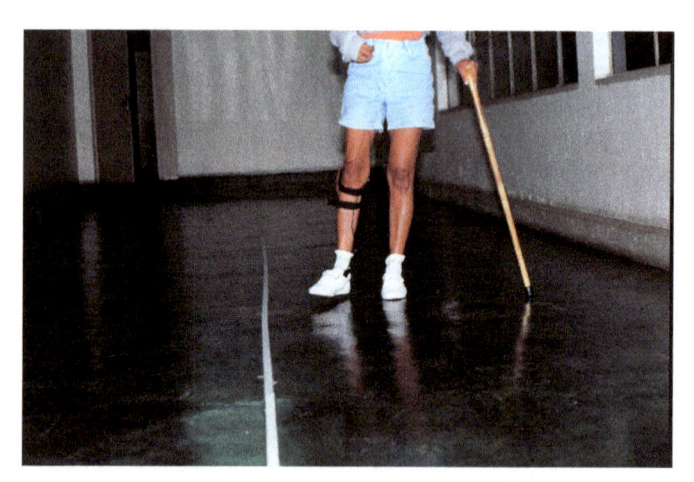

Fig. 31.3 ▶ Análise da marcha de paciente portador de PC pelo sistema tridimensional Vicon. Gráficos **A** e **B**. A linha vertical separa a fase de apoio da fase de balanceio. O contato de calcâneo ocorre a 0 do ciclo da marcha. Gráfico **A** e foto **A**: marcha livre com flexão plantar do tornozelo de 10° na fase de balanço e início do apoio; gráfico **B** e foto **B**: marcha com OEF KM-25. Nota-se dorsiflexão do tornozelo de 10° na fase de balanceio e início de apoio.

O médico fisiatra pode ainda detectar a necessidade de uso de aparelhos, de adaptações funcionais, ou uso de cadeira de rodas ou outros auxiliares de locomoção a serem prescritos de acordo com as necessidades de cada paciente. Algumas vezes, em casos graves de pacientes sentadores, a avaliação global multidisciplinar, em termos de *sitting clinic*, pode ser necessária. O médico fisiatra ainda pode realizar bloqueios neuromusculares para o controle da espasticidade ou sugerir a realização de cirurgias para correção de deformidades ortopédicas.

Com esta abordagem, é possível desenvolver todos os potenciais da criança, dando a ela o máximo de independência possível para a sua vida familiar e social.

Vários consensos têm sido realizados para a definição dos parâmetros que devem nortear os tratamentos em geral. Em particular, para a espasticidade de crianças portadoras de paralisia cerebral, o consenso europeu de 2006[53] define as áreas-chaves de atuação. São discutidos os aspectos epidemiológicos, etiológicos, médico-legais e econômicos, além de aspectos específicos, como o uso da toxina botulínica e suas implicações.

$$PCI = \frac{FCw - FCr}{Velw}$$

Fig. 31.4 ▶ Índice MacGregor (PCI): FCw = freqüência cardíaca de caminhada (bat/min); FCr = freqüência cardíaca de repouso (bat/min); Vel w = velocidade de caminhada (m/min).

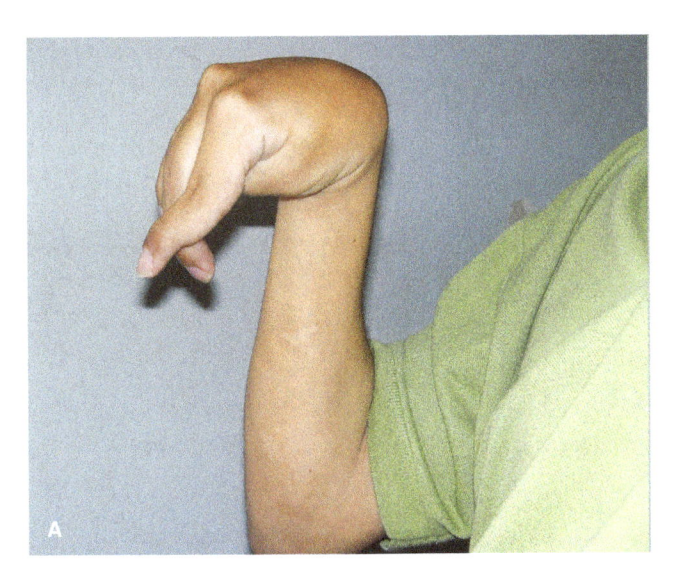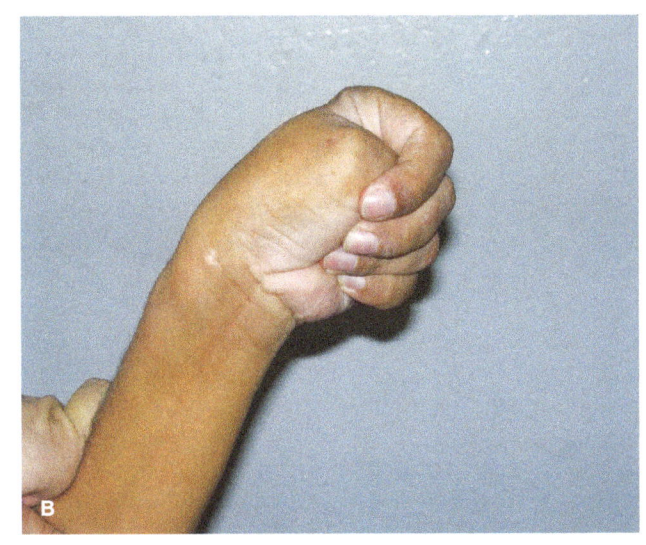

Fig. 31.5 ▶ **A** e **B** Posicionamento do punho e dos dedos em paciente de 44 anos, portador de tetraplegia espástica devido à paralisia cerebral.

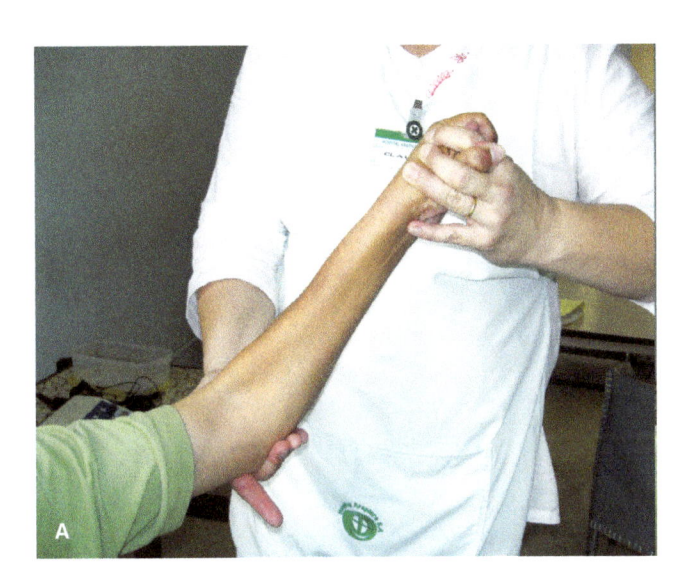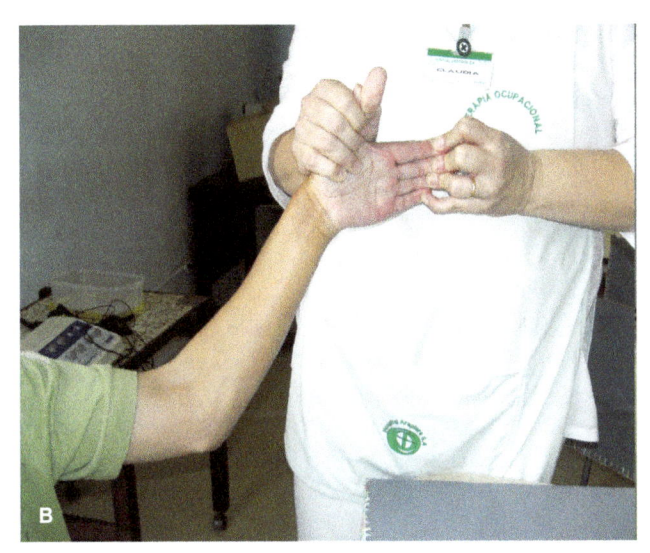

Fig. 31.6 ▶ **A** e **B** Observa-se o posicionamento do punho e dos dedos do mesmo paciente da Fig. 5**A** e **B** durante a cinesioterapia, após o bloqueio com toxina botulínica dos flexores de punho e dedos.

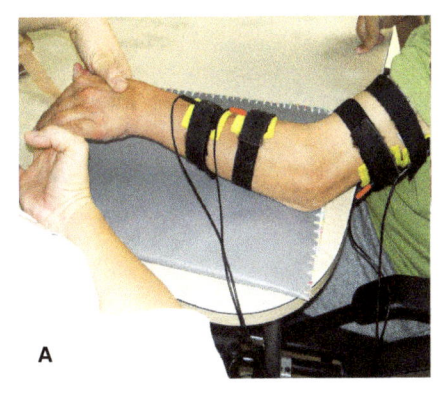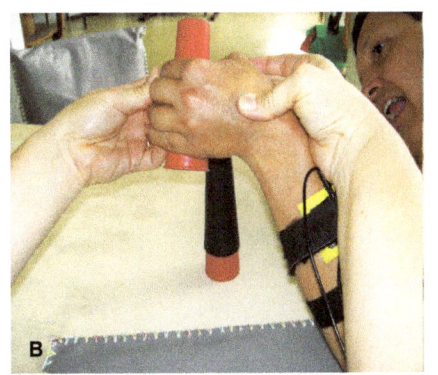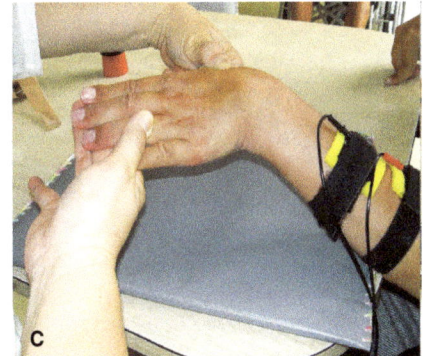

Fig. 31.7 ▶ **A-C** Observa-se a atividade funcional de preensão do mesmo paciente da Fig. 5**A** e **B** durante a sessão de estimulação elétrica funcional (FES) após o bloqueio com toxina botulínica.

▶ REFERÊNCIAS

1. Nelson KB. Epidemiology of cerebral palsy. *In*: Levene MI, Lilford RJ, Bennet MJ, Punt J. *Fetal and neonatal neurology and neurosurgery*. London: Churchill-Livingstone, 1995.

2. Gomes C, Santos CA, Silva JU, Lianza S. Paralisia cerebral. In: Lianza S. *Medicina de Reabilitação*. 2ª ed. Rio de Janeiro: Ed. Guanabara Koogan, 1995:288-303.

3. Souza AMC, Ferraretto I. Fatores que interferem no prognóstico de deambulação na paralisia cerebral. *Arq Neuropsiq* 1992; *50*(1):80-3.

4. Piovesana AMSG. Paralisia Cerebral: Contribuição do estudo por imagem. *In*: Souza AMC e Ferrareto I. *Paralisia Cerebral: aspectos práticos*. 1ª ed. Ed. Menon, 1998:16-7.

5. Hare N, Durham S, Green E. Paralisias cerebrais e distúrbios do aprendizado motor. *In*: Stokes M. *Cash, Neurologia para fisioterapeutas*. Editorial Premier, 2000:256-7.

6. Suputtitada A. Managing spasticity in pediatric cerebral palsy using a very low dose of botulinum toxin type A. *Am J Phys Med Rehabil* 2000; *79*(4):320-6.

7. Friedman A, Diamond M, Johnston MV, Daffner C. Effects of botulinum toxin A on upper limb espasticity in children with cerebral palsy. *Am J Phys Med Rehabil* 2000; *79*(1):53-9.

8. Perrigot M, Bergego G, Fakcs G, Bastard J. Hémiplégie vascularie. Bilan et éléments due pronostic de la rééducation. *Ann Med Phys* 1980; 23:229-41.

9. Debelleix X. La rééducation de l'hemiplégie vasculaire de l'adulte améliore-t-elle la marche? *Ann Réadapation Méd Phys* 1997; *40*:121-30.

10. Eyssette M. Dans quels délais se fait la reprise de la marche et faut – il poursuivre la rééducation au-delài du 13º mois? *Ann Réadaptation Méd Phys* 1997; *40*:131-7.

11. Brandt RA. Tratamento medicamentoso da espasticidade. *In*: *Reabilitação/Espasticidade*. Rio de Janeiro: Livraria Atheneu Editora, 1990: 65-9.

12. Casalis MEP. *Reabilitação e Espasticidade*. 1ª ed. Rio de Janeiro: Atheneu, 1990:142.

13. Bobath B e Bobath K. Dessarolo motor en distintos tipos de paralisis cerebral. Ed. Panamericana, 1987:119.

14. Gusman S e Torre CA. Fisioterapia em paralisia cerebral. *In*: Souza AMC e Ferrareto I. *Paralisia Cerebral: aspectos práticos*, 1ª ed. Ed. Menon, 1998:169-206.

15. Bobath K. *Base neurofisiológica para el tratamiento de la paralisis cerebral*. Panamericana, 1982:119-30.

16. Spósito MMM e Condratckis S. Paraparesia espástica familiar: tratamento da espasticidade através de bloqueio com toxina botulínica A Botox® e fenol. *Medicina de Reabilitação* 1997; *45*:9-14.

17. Sposito MMM e Condratckis S. Hemiplegia por acidente vascular cerebral: tratamento da espasticidade de membros superiores através de bloqueio com toxina botulínica A Botox®. *Medicina de Reabilitação* 1998; *47*:17-23.

18. Im D e McDonald DC. New approaches for managing spasticity in children with cerebral palsy. *West J Med* 1997; *166*(4):271.

19. Quagliato EMA. Toxina botulínica A no tratamento da espasticidade. *In*: Souza AMC e Ferrareto I. *Paralisia Cerebral: aspectos práticos*. 1ª ed. Ed. Menon, 1998:38-45.

20. Faria TCC. *Estudo crítico do tratamento fisioterápico e do uso da toxina bolulínica do tipo A como facilitadores da normalização do padrão de marcha em portadores de paralisia cerebral do tipo hemiparético espástico*. Tese de Mestrado. Universidade Federal de São Paulo – Escola Paulista de Medicina, 2000.

21. Boyd RN, Britton P, Robinson R, Borzyskowski M. Transient urinary incontinence after botulinum toxin A. *Lancet* 1996; 2:248-481.

22. Boyd RN, Pliatsios V, Starr R, Wolfe R, Graham HK. Biomechanical transformation of the gastroc-soleus muscle with botulinum toxin A in children with cerebral palsy. *Gait and Posture* 1998; 7:166.

23. Wasiak J, Hoare B, Wallen M. Botulinum toxin A as an adjunct to treatment in the management of the upper limb in children with spastic cerebral palsy. *Cochrane Database Syst Rev* 2004; CD 003469.

24. Ade-Hall RA, Moore AP. Botulinum toxin type A in the treatment of lower limb Spasticity cerebral palsy. *Cochrane Database Syst Rev* 2000; CD 001408.

25. Tilton AH. Injectable neuromuscular blocade in the treatment os Spasticity and movement disorders. *J Child Neurol* 2003; *18*(suppl 1):S50-66.

26. Graham HK, Aoki RR, Ramö I, Boyd RN, Delgado M, Deborah J, Spira G, Gormley ME, Guyer B, Heinen F, Holton A, Matthews D, Molenaers G, Motta F, Ruiz P, Wissel J. Reccomendations for the use of botulinum toxin type A in the management of cerebral palsy. *Gait and Posture* 2000; *11*(1):67-79.

27. Leach J. Children undergoing treatment with botulinum toxin: role of the physical therapy. *Muscle Nerve Suppl* 1907; 6:S194-207.

28. Sutherland DH. Injection of botulinum A toxin into the gastrocnemius muscle of patients with cerebral palsy: a 3 dimensional motion analysis study. *Gait and Posture* 1996; 4:269-79.

29. Corry IS, Cosgrove AP, Duffy C, McNeill S, Taylor T, Graham HK. Botulinum toxin A compared with stretching casts in the treatment of spastic equinus: a randomised prospective trial. *J Ped Orthop* 1998; *18*(3):304-11.

30. Flett PJ, Stern LM, Waddy H, Connell TM, Seeger J, Gibson S. Botulinum toxin A *versus* fixed cast stretching for dynamic calf tightness in cerebral palsy. *J Ped Child Health* 1999; *35*(1):71-7.

31. Galli M & Motta F. Gait analysis in the evaluation of botulinum toxin A treatment. *Dev Med Child Neurol* 1998;(supp 78):28.

32. Sutherland DH, Kaufman KR, Wyatt MD, Chambers HG, Murabak SJ. Double-blind study of botulinum A toxin into gastrocnemius muscle in patients with cerebral palsy. *Gait and Posture* 1999; *10*(1):1-9.

33. Eames N, Baker R, Cosgrove A, McNeill S, Graham HK, Taylor T, Hill AE. The effect of botulinum toxin A injection

on gastrocnemius muscle growth in the children with cerebral palsy. *Dev Med Child Neurol* 1996; (supp 74):23-4.

34. Scott AB. Botulinum toxin injections into extra ocular muscles as an alternative to strabismus surgery. *Ophthalmology* 1980; (87):1.044-9.

35. Cosgrove P & Graham HK. Botulinum toxin A prevents the development of contractures in the hereditary spastic mouse. *Dev Med Child Neurol* 1994; (36):37-385.

36. Borodic GE, Rerranter R, Pearce B, Smith K. Histologic assessment of dose related diffusion and muscle fiber response after the therapeutic botulinum – A toxin injection. *Mov Disord* 1994; (9):31-9.

37. Angaut-Petit D, Molgó J, Comella J, Faille L, Tabti N. Terminal sprouting in mouse neuromuscular junctions poisoned with botulinum type A toxin: morfological and electrophysiological features. *Neurociense* 1990; 37:799-808.

38. Gonzales-Calderon R & Sepulveda-Calderon R. Phatophysiology of spasticity and the role of botulinum toxin in its treatment. *J Bone Joint Surg* 1992; 74(supp II):135-6.

39. Albany K. Physical and occupational therapy considerations in adult patient receiving botulinum toxin for spasticity. *Muscle & Nerve* 1997; (supp 6):s221-8.

40. Leach J. Children undergoing treatment with botulinum toxin: the role of the physical therapist. *Muscle & Nerve* 1997; (suppl): s194-207.

41. Russman BS, Tilton A, Gormley ME. Cerebral palsy: a rational approach to a treatment protocol and the role of botulinum toxin in treatment. *Muscle & Nerve* 1997; (suppl 6):s181-93.

42. Boyd RN & Graham HK. Objective measurement of clinical findings in the use of botulinum toxin type A for the management in children with cerebral palsy. *Eur J Neurol* 1999; (supp 4):523-35.

43. Molnar G & Gordon S. Cerebral palsy predictive values of selected clinical signs for early prognostication of motor function. *Arch Phys Med Rehab* 1976; 57:153-8.

44. Gage JR. *Gait Analysis in cerebral palsy*. Mackeith Press/ Cambridge University Press, 1991:205.

45. Prat J. Biomecanica de la marcha humana normal. *In*: Prat J. *Biomecanica de la marcha humana normal y patologica*. Valência, 1993:19-42.

46. Perry J. *Gait Analysis: normal and pathological function*. Slack, 1992.

47. Davids JR, Foti T, Dabelstein J, Bagley A. Voluntary (normal) *versus* obligatory (cerebral palsy) toe-walking in children: a kinematic, kinetic and electromyographic analysis. *J Ped Orthop* 1999; (19):461-9.

48. Selber PR. Análise de marcha em paralisia cerebral. *In*: Souza AMC & Ferrareto. *Paralisia cerebral: aspectos práticos*. Ed. Menon, 1998:47-62.

49. Winters TF, Gage JR, Hickis R. Gait pattern in spastic hemiplegia in children and young adults. *J Bone Joint Surg* 1987; 69(A):437-41.

50. Alfieri V. Electrical treatment of spasticity. *Scand J Rehab Med* 1982; 14:177-82.

51. Fonseca APC, Fonseca GA, Araujo DP. Empleo de la ortesis eléctrica funcional KM 25 en pacientes com hemiparesia. *Ver Iberoam Rehab Med* 1996; 50:45-8.

52. Burridge J, Taylor P, Hagan S, Swain I. Experience of clinical use of the odstock dropped foot stimulator. *Artificial Organs* 1997; 21(3):254-60.

53. Heinen F *et al*. European consensus table 2006 on botulinum toxin for children with cerebral palsy. *Eur J Paed Neurol* 2006; 10:215-25.

Atuação da Fisioterapia no Tratamento da Criança com Paralisia Cerebral

32

Valéria Cristina Rodrigues Cury
Ana Paula Bensemann Gontijo

▶ INTRODUÇÃO

O diagnóstico de paralisia cerebral (PC) abrange uma variedade de incapacidades relacionadas às habilidades motoras da criança, as quais podem interferir no desempenho de atividades funcionais.[33] A funcionalidade observada na criança com PC é variável e pode sofrer influência da gravidade de seu comprometimento motor; da presença de distúrbios associados, como deficiências cognitivas, visuais e outras; das estratégias de reabilitação e recursos adaptativos utilizados em sua rotina diária, bem como aspectos emocionais, fatores ambientais e culturais.[33]

A atuação da fisioterapia tem crescido muito, tanto na produção de trabalhos e na busca de evidências científicas como na utilização de diferentes técnicas de abordagens e de tratamento na sua prática clínica. É importante que o tratamento fisioterapêutico seja feito com base nas evidências científicas disponíveis na literatura, tenha ênfase funcional, seja precoce e integrado com a equipe interdisciplinar que atua com a criança e sua família, além de abranger todos os ambientes em que a mesma vive.[26] Com este foco, o modelo de Classificação Internacional de Funcionalidade, Incapacidade e Saúde (CIF), desenvolvido pela Organização Mundial da Saúde (OMS) em 2001, pode ser utilizado pelo fisioterapeuta e pela equipe de reabilitação como referência para nortear processo de raciocínio e tomada de decisões clínicas. Esse modelo foi desenvolvido para facilitar a comunicação e a troca de informações entre os profissionais de saúde e tem como objetivo criar uma taxonomia comum para auxiliar na compreensão do impacto funcional de uma deficiência na vida do indivíduo.[5,32] A primeira parte da CIF descreve o processo de funcionalidade e incapacidade em componentes de complexidade distintos, classificados como: (1) funções e estruturas do corpo; e (2) atividades e participação. A segunda parte considera os fatores contextuais (ambientais e pessoais) e seu impacto nas características e atitudes do indivíduo, da sociedade, assim como barreiras ou facilitações encontradas no ambiente. Este modelo representa uma visão contemporânea da saúde e uma mudança de paradigma, no qual a criança com PC não é vista como portadora de um déficit, mas sim como uma consumidora de serviços especiais que facilitam sua inclusão na sociedade e proporcionam qualidade de vida.[15] Uma vez que não existe uma hierarquia ou linearidade entre os níveis descritos pela CIF, o desafio em sua utilização consiste na identificação das relações que são mais relevantes para a criança e sua família.

O objetivo deste capítulo é abordar a avaliação e o tratamento fisioterapêutico da criança com PC, com enfoque nos níveis de classificação descritos pela CIF.

▶ ATIVIDADES E PARTICIPAÇÃO

A CIF define atividade como o desempenho de uma tarefa ou ação realizada por um indivíduo.[5] Para crianças portadoras de PC, isto se refere a atividades da vida diária, brincadeiras, cuidados pessoais, mobilidade, dentre outros. A participação é descrita pela CIF como o envolvimento em situações do dia-a-dia, como freqüentar uma escola, ter um trabalho, participar de atividades sociais, ir a cinemas, igrejas, shows etc.[5] Neste nível o terapeuta pode obter informações sobre a funcionalidade e incapacidade da criança, sendo suas dificuldades descritas como limitações da atividade e restrições na participação. O desempenho funcional da criança pode também ser designado por dois qualificadores: desempenho e capacidade. O qualificador desempenho descreve o que o indivíduo faz no seu ambiente natural, ou seja, seu comportamento funcional em situações da vida diária. A capacidade refere-se ao seu potencial funcional e indica o mais alto nível de função que o indivíduo pode alcançar em um determinado momento, sendo necessários para sua avaliação a preparação e o planejamento de um ambiente que facilite seu comportamento.

Para caracterizar o desempenho funcional de crianças com PC, no nível da atividade e participação, a equipe de reabilitação pode utilizar escalas classificatórias como o Gross Motor Function Classification System (GMFCS)[27] e a Manual Ability Classification System (MACS).[1] Essas escalas foram desenvolvidas especificamente para crianças com PC e estabelecem categorias de desempenho funcional durante a realização de atividades da rotina diária. A utilização de sistemas de classificação como esses tem por objetivo facilitar a comunicação entre os profissionais de saúde, pois estabelece uma linguagem comum entre a equipe de reabilitação, possibilitando a comparação e a generalização dos resultados obtidos em programas de intervenção e pesquisas científicas.

O GMFCS foi desenvolvido com o objetivo de classificar a função motora grossa de crianças com PC enfatizando seu desempenho usual – na escola, em casa e na comunidade. Essa classificação pode ser utilizada para crianças de 0 a 12 anos de idade e é baseada na estabilidade do tronco na postura sentada, transferências entre o sentado e a postura de pé, marcha e necessidade de dispositivos de suporte e recursos adaptativos. No GMFCS, a gravidade da função motora da criança é descrita em cinco níveis, conforme descrito no Quadro 32.1.

A MACS utiliza método sistemático para classificar como a criança com PC utiliza suas mãos enquanto manipula objetos em atividades de sua rotina diária nos contextos de casa, escola e comunidade. Ela pode ser utilizada para crianças a partir de 4 anos e considera as habilidades manipulativas comparando o desempenho entre a criança com PC e uma criança típica da mesma faixa etária. A MACS é realizada a partir de entrevista com pessoa que conheça bem as habilidades da criança e avalie o desempenho de ambas as mãos durante as atividades. A função manual pode ser classificada em cinco níveis, conforme descrito no Quadro 32.2.

Quadro 32.1 ▶ GMFCS – Classificação da Função Motora Grossa

Níveis	Descrição
Nível 1	Criança se senta no chão com as mãos livres para manipular objetos; transfere-se para o sentado no chão ou cadeiras sem assistência de adultos; marcha independente sem restrições, limitações em atividades motoras mais elaboradas, como correr e pular;
Nível 2	A criança consegue sentar-se ao chão com as mãos livres para manipular objetos, mas pode apresentar dificuldades para se equilibrar; transfere-se para o sentado em cadeiras ou posição de pé sem assistência de adultos, mas necessita de superfície estável para se puxar com os braços durante essas transferências; marcha sem utilização de dispositivos de suporte, limitações em ambientes externos e comunidade;
Nível 3	Criança se senta no chão, mas utiliza com freqüência o "sentar em W", para melhorar a estabilidade; precisa de auxílio para assumir a postura sentada; consegue sentar em cadeira não adaptada, mas pode necessitar de suporte no tronco e pelve para facilitar o uso bimanual; transfere-se para a posição sentada ou de pé, necessita de superfície estável para se puxar com os braços durante essa transferência; marcha com utilização de dispositivos de suporte; limitações durante a marcha em ambientes externos e comunidade;
Nível 4	A criança senta-se ao chão quando colocada, mas não mantém a postura sem o uso das mãos; necessita de suporte no tronco e pelve para facilitar o uso bimanual; transfere-se para o sentado em cadeiras ou de pé, mas necessita de superfície estável ou assistência de adultos para se puxar com os braços; pode apresentar marcha com dispositivos de suporte em ambiente interno e com supervisão de adultos; é transportada ou utiliza cadeira de rodas para locomoção na comunidade; e
Nível 5	Apresenta grandes limitações para manter a estabilidade da cabeça/tronco durante a postura sentada e em atividades da mobilidade, mesmo com o uso de tecnologia assistiva.

Quadro 32.2 ▶ MACS – Sistema de Classificação das Habilidades Manuais

Níveis	Descrição
Nível 1	A criança manipula objetos facilmente e com sucesso; dificuldades na realização de tarefas manuais que requerem velocidade e precisão; limitações das habilidades manuais não restringem a independência nas atividades da vida diária;
Nível 2	Manipula a maioria dos objetos, mas com redução na qualidade e ou velocidade de realização; certas atividades podem ser evitadas ou realizadas com alguma dificuldade, maneiras alternativas de desempenho podem ser usadas; habilidades manuais não restringem a independência nas atividades diárias;
Nível 3	A criança manipula objetos com dificuldade, precisa de ajuda para preparar e/ou modificar as atividades; desempenho é lento e realizado com limitações em relação à qualidade e quantidade; atividades desempenhadas independentemente se adaptadas;
Nível 4	Ela manipula uma limitada seleção de objetos facilmente manejáveis em situações adaptadas; desempenha parte das atividades com esforço e com pouco sucesso; requer suporte contínuo e assistência e/ou equipamento adaptado, até mesmo para a realização parcial da atividade; e
Nível 5	Não manipula objetos; habilidade severamente limitada no desempenho de ações simples.

Durante a avaliação e com o objetivo de documentar os resultados obtidos com o tratamento de crianças com PC, podemos utilizar instrumentos padronizados de avaliação. A seleção de qual teste funcional é mais bem indicado para cada criança é criteriosa, e se baseia tanto em características específicas do instrumento quanto nos objetivos terapêuticos e/ou científicos de sua utilização. Para avaliar o desempenho funcional no nível de atividade e participação da CIF, sugerimos a utilização de testes validados, como o Gross Motor Function Measure, Alberta Infant Motor Scale, Pediatric Evaluation of Disability Inventory e School Function, que são abordados no Capítulo 35 deste livro.

▶ **FATORES CONTEXTUAIS**

Os fatores contextuais envolvem fatores ambientais e pessoais, sendo que os fatores ambientais constituem o ambiente físico, social e de atitudes nas quais as pessoas vivem e conduzem a sua vida.[5] De acordo com a CIF, os fatores ambientais se referem ao ambiente natural e mudanças ambientais feitas pelo ser humano, adaptações e modificações no ambiente em que a criança vive, utilização de medicamentos, órteses, dispositivos de suporte, equipamentos adaptativos e de posicionamento, além das atitudes, apoio, quantidade de assistência e relacionamento dos indivíduos que convivem com a criança com PC. Os fatores pessoais são os fatores contextuais relacionados ao indivíduo, como a idade, sexo e sujeitos a grande variação social e cultural, portanto não classificados atualmente na CIF. Fato-res ambientais que favorecem a funcionalidade da criança com PC são denominados pela CIF como facilitadores e incluem aspectos do ambiente, disponibilidade de assistência e tecnologia apropriada. As barreiras são descritas como fatores ambientais que limitam a funcionalidade e provocam a incapacidade.[5]

▶ **ESTRUTURA E FUNÇÃO DO CORPO**

O componente de estrutura e função do corpo compreende os órgãos e sistemas e suas funções.[5] Segundo a CIF, as alterações observadas nesse nível são denominadas deficiências. No caso da PC, podem ser verificadas deficiências das estruturas e funções neuromusculoesqueléticas, sendo que as observadas com maior freqüência são: alteração do tônus, presença de reflexos primitivos, fraqueza e desequilíbrio muscular, alterações do comprimento muscular, repertório motor pouco variado, dificuldades durante a atividade muscular seletiva e controle postural, alterações do alinhamento das estruturas musculoesqueléticas durante a manutenção de posturas, mobilidade funcional e marcha, além de alterações do condicionamento cardiovascular.[20] Inicialmente essas alterações são descritas como primárias, decorrentes da lesão cerebral e caracterizadas principalmente pela perda do controle motor seletivo, presença de reflexos primitivos, tônus muscular anormal e desequilíbrio muscular. À medida que a criança cresce em estatura e aumenta seu peso corporal, ocorrem alterações secundárias em seu sistema musculoesquelético, as quais são também denominadas desordens do crescimento.[20] Sabe-se também que o crescimento muscular, nas crianças com PC, ocorre em proporção menor que o crescimento ósseo, levando-a à maior susceptibilidade ao desenvolvimento de encurtamentos musculares, contraturas e deformidades ósseas.[20,21] Dessa forma, apesar da natureza estática da lesão cerebral verificada inicialmente, ocorre um padrão progressivo de patologia musculoesquelética observada na criança com PC.[21] A abordagem fisioterapêutica deve considerar estes aspectos e atuar de forma preventiva ao desenvolvimento destas alterações.

Diversas escalas e instrumentos de avaliação podem ser utilizados para medir e documentar as características dos componentes neuromusculoesqueléticos de crianças com PC, sendo que algumas delas são descritas com freqüência na literatura científica. Sugerimos as escalas de Ashworth,[12,19] Tardieu[3,19] e distonia de Albright,[2] para avaliar as alterações do tônus; a avaliação goniométrica,[6,7] para documentar o comprimento muscular, configuração e comprimento ósseo; o teste muscular manual[14] e a utilização do dinamômetro manual ou isocinético,[8,10] para a avaliação da força muscular; medidas quantitativas, para avaliação do condicionamento cardiovascular, como o Physiological Cost Index (PCI);[38] a análise tridimensional da marcha[20] ou a utilização de escalas observacionais, como a Physicians Rating Scale (PRS) ou a escala desenvolvida pela equipe do Departamento de Fisioterapia do Rancho los Amigos Medical Center.[37] A seleção dos parâmetros neuromusculoesqueléticos a serem avaliados e a escolha do melhor instrumento de avaliação a ser utilizado são estabelecidas pelo fisioterapeuta e devem ter como base os desfechos programados com o tratamento. É importante que seja realizado treinamento adequado na utilização de cada instrumento e que as medidas sejam realizadas de forma criteriosa e confiável. Avaliações qualitativas, como a avaliação descritiva e/ou o registro em fotos e filmes do desempenho da criança durante a manutenção de posturas e mobilidade funcional em atividades do dia-a-dia, também podem ser necessárias.

Os conhecimentos na área de saúde estão em rápida e contínua expansão, exigindo que os profissionais de reabilitação tenham o compromisso de acessar, interpretar e aplicar esses conhecimentos de forma apropriada. A utilização da CIF proporciona estrutura que auxilia nesse objetivo, pois oferece base científica para compreender e estudar a saúde e os estados relacionados à mesma, em indivíduos com diversas patologias, dentre elas a PC.[26,32] A interação entre os componentes observados nos níveis de estrutura e função do corpo, atividade e participação, e fatores ambientais e pessoais, é determinante importante da funcionalidade ou incapacidade de crianças com PC. Estabelecer essas relações considerando o momento e as condições observadas no contexto de cada criança auxilia o fisioterapeuta e toda a equipe de reabilitação no processo de raciocínio clínico, contribuindo para a efetividade do tratamento.[26,32]

▶ AVALIAÇÃO

O fisioterapeuta é responsável pela tomada de uma série de decisões, como: quem necessita de intervenção e por que; quais são os desfechos esperados e como eles devem ser documentados; quais tipos de intervenção, técnicas e procedimentos devem ser aplicados e em qual peridiocidade, e como os resultados do tratamento devem ser avaliados. É a partir da avaliação fisioterapêutica que essas informações são geradas, e o fisioterapeuta tem a responsabilidade de selecionar, dentre as opções disponíveis, quais métodos ou técnicas de tratamento são mais bem indicados para as necessidades de cada criança/família, em prática baseada em evidências. Esse processo deve ser conduzido e planejado sistematicamente, integrando as melhores evidências verificadas em pesquisas, com a experiência clínica e os valores do paciente.[26]

Quando se avalia uma criança com PC e escuta-se sua queixa e a de sua família, está-se determinando um problema que, com freqüência, impede ou restringe sua participação em tarefas e atividades da rotina diária. Os problemas associados, como déficits visual, auditivo, sensorial, perceptocognitivo, dificuldades durante a alimentação, fala e respiração e informações sobre outras intervenções que a criança recebe ou necessita, são também abordados. Por meio de anamnese e entrevista cuidadosa, o fisioterapeuta pode conhecer a história pregressa, características pessoais, fatores emocionais e culturais da criança e sua família, além de identificar seus objetivos com o tratamento. A avaliação deve proporcionar informações sobre o desempenho durante as atividades da rotina diária e da participação social; acerca dos recursos adaptativos e equipamentos utilizados nos diferentes contextos; e gerar dados sobre a condição das estruturas e funções neuromusculoesqueléticas. Para tal, a utilização de protocolo sistemático e métodos quantitativos de avaliação, como os já sugeridos neste capítulo, auxilia na documentação e estabelecimento dos resultados esperados com o tratamento da criança com paralisia cerebral.

Por meio de raciocínio clínico são considerados as observações feitas pelo fisioterapeuta e seu conhecimento teórico prévio para estabelecer hipóteses, identificando relações entre componentes relevantes sobre o desempenho da criança e a queixa inicial, tendo como referência a estrutura da CIF. A partir daí, é estabelecido plano de tratamento, no qual são selecionadas abordagens e técnicas de intervenção apropriadas; estabelecida a freqüência e o contexto em que o mesmo será realizado; determinadas as estratégias de avaliação; e programadas e sugeridas a utilização de recursos adaptativos e as modificações/adaptações no ambiente. Os objetivos e resultados com o tratamento devem ser concretos, programados e avaliados em tempo determinado, além de serem planejados conjuntamente com a família.[26]

▶ TRATAMENTO

O tratamento fisioterapêutico tem como objetivo geral otimizar o estado de saúde e a satisfação da criança com PC, melhorando sua funcionalidade.[4] O fisioterapeuta deve proporcionar intervenção que tenha como foco a redução das alterações primárias e a prevenção das alterações secundárias do sistema musculoesquelético da criança, antecipando que seus resultados minimizem as limitações da atividade e restrições na participação social da mesma.[4,20] Para tal, os objetivos específicos do tratamento fisioterapêutico devem ser transferidos para todos os ambientes em que a criança vive, seja por meio de adaptações em casa, no ambiente escolar etc., com o objetivo de promover maior independência e facilitar o desempenho de brincadeiras e atividades da rotina diária.

Objetivos específicos do tratamento fisioterapêutico

ESTIMULAR O DESENVOLVIMENTO NEUROPSICOMOTOR (DNPM)

Utilizando como referência os aspectos quantitativos e qualitativos do DNPM de crianças típicas, o fisioterapeuta aplica seqüências funcionais de movimentos de acordo com as habilidades sensório-motoras e percepto-cognitivas da criança. Durante a sessão fisioterapêutica, é proporcionada a repetição de comportamentos motores durante manuseios realizados em alinhamento biomecânico, com objetivo de promover a variação e qualificar o repertório motor relacionado à determinada atividade, favorecer o fortalecimento muscular, explorar os limites do equilíbrio da criança e sua aprendizagem em lidar com as forças reativas produzidas pelos segmentos corporais durante determinado movimento.[4] A sessão fisioterapêutica deve oferecer ambiente adequado às habilidades percepto-cognitivas e sensoriais da criança, independentemente de seu estágio de desenvolvimento motor, por meio da adaptação de brincadeiras e atividades.

MELHORAR A QUALIDADE DA POSTURA/MOVIMENTO

Sabe-se que forças contínuas de carga e tensão sobre um tecido ósseo em formação interferem em seu desenvolvimento e conformação, ou seja; o tecido ósseo do bebê (e da criança) é mais complacente e, portanto, mais susceptível a estas forças.[6,7] A criança com PC é sujeita à presença crônica de forças deformantes sobre seu sistema musculoesquelético, o que leva a alterações secundárias ou a desordens do crescimento.[7,20] As dificuldades em distribuir o peso corporal de forma eficiente, sobre uma base de suporte que é geralmente pequena, associada às alterações biomecânicas causadas pelo desequilíbrio muscular, ação de forças musculares e em descarga de peso anormais, além de alterações do comprimento muscular, provocam forças deformantes sobre o sistema musculoesquelético de crianças com PC, que interferem em sua qualidade da postura e movimento, podendo causar alterações secundárias, como o aumento da coxa valga e anteversão femoral, deformidades da coluna, instabili-

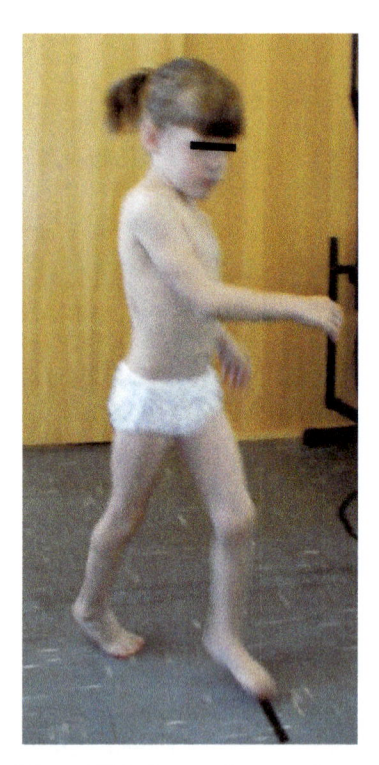

Fig. 32.1 ▶ Criança MDC, 6 anos e 9 meses. Característica da marcha e desempenho motor grosso.

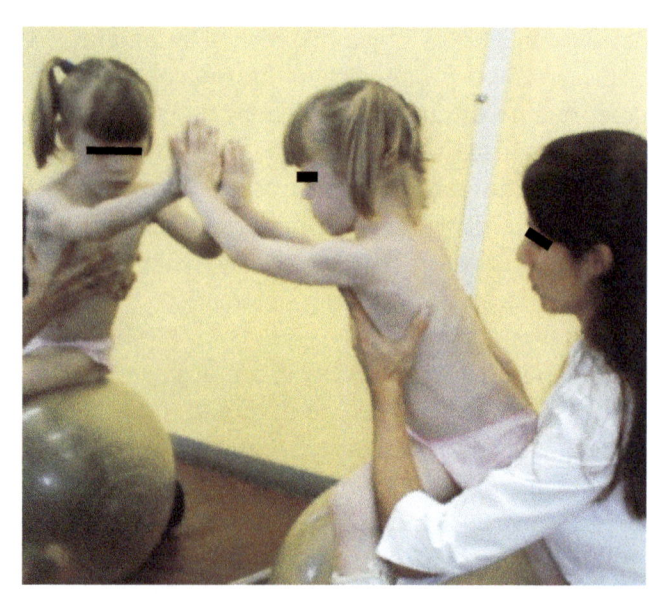

Fig. 32.2 ▶ Trabalho de rotação do tronco utilizando a bola, favorecendo maior estabilidade do tronco e mobilidade da pelve e MMI.

dade do quadril e deformidades torcionais da tíbia, tornozelo e pé.[7,20,22]

No tratamento fisioterapêutico deve ser favorecido o controle postural durante a mobilidade, manutenção e transferências de posturas. Atividades que favoreçam a melhora da capacidade em alinhar os segmentos corporais entre si, transferir peso, mover-se e sustentar a postura contra a gravidade, transferir-se e assumir diferentes posições são estimuladas.

Além de exercícios terapêuticos e manuseios, podem ser utilizados recursos de posicionamento para a manutenção da qualidade do alinhamento postural (Fig. 32.1). As estratégias de posicionamento da criança devem promover alinhamento biomecânico, simetria e conforto, oferecendo variações de posturas que devem ser associadas ao desempenho de atividades da rotina diária e/ou brincadeiras (Fig. 32.2). Nas crianças classificadas pelo GMFCS nos níveis 3 e 4 são priorizados os posicionamentos nas posturas sentada e de pé; no nível 5, sentada e deitada.

MANTER O COMPRIMENTO MUSCULAR

Os músculos esqueléticos e o tecido conjuntivo se adaptam às necessidades das tarefas motoras me-

diante a alteração de sua morfologia e função.[29] Na criança com PC, mudanças nessas estruturas podem ocorrer devido à espasticidade, ao posicionamento e a demandas funcionais, ocasionando encurtamentos e contraturas musculares.[20,21] Vários autores descrevem modificações na estrutura do tecido muscular e conjuntivo de crianças com PC, como: presença de um ventre muscular curto e um tendão longo; redução do número de sarcômeros e atrofia por desuso, principalmente nas fibras musculares tônicas; aumento na proporção de fibras musculares tônicas e diminuição das fásicas; aumento na quantidade de tecido conjuntivo intramuscular.[24,29,35,39]

O fisioterapeuta deve considerar a presença de restrições da amplitude de movimento e alterações do comprimento muscular observadas durante a avaliação goniométrica e sua interferência no alinhamento do sistema musculoesquelétco, padrão de movimento e marcha.[6,7]

Com o objetivo de manter o comprimento muscular e prevenir contraturas e deformidades podem ser utilizados recursos terapêuticos como órteses, equipamentos de posicionamento e técnicas de alongamento muscular.[21] A despeito da ampla utilização de técnicas de alongamento passivo em crianças com PC, há poucas evidências em pesquisas mostrando sua eficácia.[28] Em recente estudo de revisão sugere-se que os efeitos observados durante o alongamento sustentado para a redução da espasticidade e aumento da amplitude de movimento

(ADM) são maiores do que os produzidos durante as técnicas manuais de alongamento. O alongamento sustentado consiste na utilização de meios mecânicos, como órteses e equipamentos de posicionamento para a manutenção da articulação alvo na porção terminal da ADM por, em média, cinco a sete horas. O estudo de Tardieu (1988) sugere que a postura de alongamento deve ser mantida por, pelo menos, seis horas durante o dia, para a prevenção de encurtamentos musculares.[34] Com base nesses resultados recomenda-se que grupos musculares de crianças com PC em risco para o desenvolvimento de encurtamentos sejam mantidos em postura de alongamento por períodos maiores, como, por exemplo, durante a noite. De acordo com nossa experiência clínica, o uso de órteses noturnas introduzidas após a realização de procedimentos ortopédicos de alongamentos miotendinosos é de fácil adaptação para a criança e mantém satisfatoriamente, a longo prazo, os ganhos no comprimento muscular obtidos com a cirurgia.

INTERFERIR NAS ALTERAÇÕES DO TÔNUS

As alterações do tônus muscular observadas na criança com PC são decorrentes da lesão cerebral e freqüentemente verificadas na avaliação clínica, como o aumento da resistência das articulações durante a movimentação passiva, ou hipertonia.[17] As principais causas da hipertonia observada na criança com PC se devem a fatores periféricos, como as alterações histológicas do músculo e do tecido conjuntivo – já descritas neste capítulo –, como a espasticidade e/ou distonia associadas a fatores neurológicos.[3,12,17] É importante que o fisioterapeuta faça distinção entre estes fatores e seja capaz de identificar e classificar adequadamente as principais desordens de movimento observadas na criança com PC. Essas alterações devem ser avaliadas quanto à sua presença, gravidade, distribuição topográfica e interferência na postura, padrão de movimento, funcionalidade e qualidade de vida. As estratégias de tratamento para as alterações do tônus são baseadas nesta avaliação e a terapia fisioterapêutica é freqüentemente associada a técnicas específicas, como a rizotomia dorsal seletiva, bomba de baclofeno, aplicação de toxina botulínica e utilização de medicamentos orais.[17,21] O fisioterapeuta auxilia na seleção dos pacientes indicados, programação dos objetivos com o tratamento e avaliação dos resultados, devendo considerar as particularidades da técnica associada ao tratamento fisioterapêutico.

FAVORECER A FORÇA MUSCULAR GERAL E DE GRUPOS MUSCULARES ESPECÍFICOS

Crianças portadoras de PC apresentam diminuição da força muscular quando comparadas com crianças sem alterações motoras.[8-10,40] A fraqueza e a hipotrofia muscular observadas podem ser decorrentes de fatores como: baixo nível de atividade física dessa população; diminuição de estímulos nervosos do sistema nervoso central para os músculos, causada por lesão no trato corticoespinhal; alterações nos padrões de inibição recíproca entre músculos agonistas e antagonistas; respostas reflexas de estiramento exacerbadas; espasticidade e mudanças nas propriedades musculares, já abordadas neste capítulo.[9] Entretanto, a capacidade de ganhar força muscular pelas crianças com PC após programa de exercícios é semelhante à de crianças normais.[9-11,13]

Após a realização de programas de fortalecimento muscular em crianças e adolescentes com PC são descritos na literatura diversos efeitos, como a melhora da força muscular, flexibilidade, postura, equilíbrio, marcha, função motora grossa, mobilidade, participação em eventos escolares, sociais, familiares e de lazer, além de benefícios psicológicos, como a melhora da auto-imagem e a sensação de bem-estar.[8,9,16,18,25] Efeitos adversos, como o aumento da espasticidade e o fortalecimento de grupos musculares não desejados, não foram observados por estudos científicos.[9]

Para se implementar um programa de exercícios resistidos, alguns princípios básicos devem ser seguidos, como o número reduzido de repetições[8-12] até a fadiga, descanso suficiente entre os exercícios para a recuperação, aumento da resistência à medida que a capacidade de gerar força se desenvolva.[36] A realização de exercícios em adequado alinhamento biomecânico, o trabalho em amplitudes de movimento específicas e o ganho da resistência muscular, ou seja, a capacidade de sustentar a contração muscular durante período necessário, devem também ser abordados.[5,36] As características biomecânicas e cinesiológicas de cada atividade são consideradas, para que a musculatura seja estimulada em tempo, velocidade e comprimento adequados, para a execução efetiva de cada tarefa. Deve ser enfatizado o ganho na força muscular de grupos específicos, como os plantiflexores, extensores dos joelhos e quadris – responsáveis por manter a postura ereta e proporcionar suporte para a cabeça braços e tronco durante a postura de pé e marcha –, e também dos abdominais e eretores espinhais, favorecendo a estabilidade do tronco e a realização de movimentos qualitativos com as extremidades.[18] Na criança com PC, a dificuldade em realizar movimentos seletivos, muitas vezes associada a problemas percepto-cognitivos, pode obter a execução de um programa de fortalecimento muscular. Muitas vezes, a produção de certo movimento em determinada ADM já impõe sobrecarga para o sistema muscular da criança. Esses apectos também devem ser considerados durante a sessão terapêutica.

Diversas técnicas e recursos terapêuticos, como o uso de pesos, tubos elásticos e equipamentos, podem ser utilizados para o trabalho de fortalecimento muscular. A variação e flexibilidade dos recursos terapêuticos permitem que a criança trabalhe o mesmo grupo muscular de formas diferentes e se sinta motivada para os objetivos do tratamento.

APURAR A QUALIDADE DA MARCHA

A melhora das habilidades da marcha na criança com PC devem ser abordadas tanto no nível de atividades de participação – que inclui andar determinadas distâncias, sobre superfícies de terrenos diferentes, correr, desviar de obstáculos ou utilizar equipamentos – como no nível de estrutura e função do corpo, que relaciona aspectos qualitativos do padrão de marcha, parâmetros temporais, como a velocidade da marcha, e capacidade aeróbica.[5] Os recursos terapêuticos utilizados incluem técnicas de facilitação da marcha e/ou equipamentos como a esteira. Recursos de suspensão parcial de peso podem ser utilizados para facilitar o treino de marcha em crianças e adolescentes com maior comprometimento motor (GMFCS níveis 3, 4 ou 5) (Fig. 32.3).

FACILITAR A MOBILIDADE

Para facilitar a mobilidade, o fisioterapeuta pode utilizar recursos como o uso de dispositivos de suporte (andadores, bengalas), cadeiras adaptadas, além

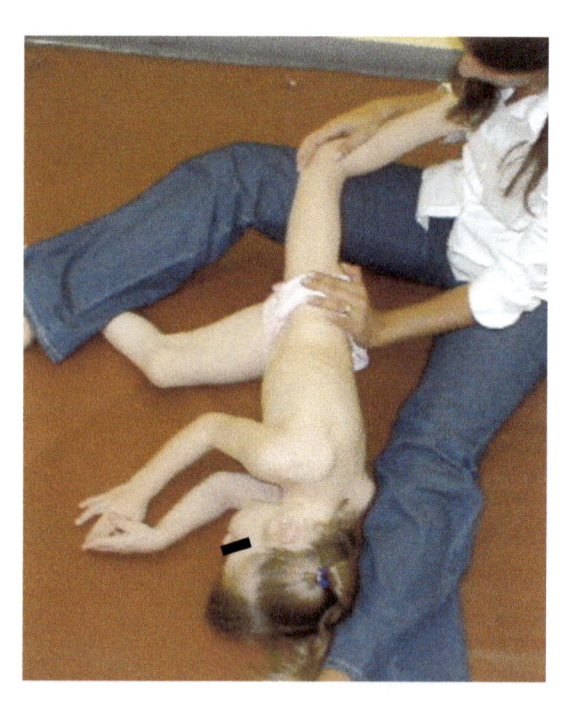

Fig. 32.3 ▶ Trabalho de fortalecimento dos glúteos máximo e médio em postura dissociada de MMII. O alinhamento do tronco é mantido, prevenindo-se a lordose lombar e a compensação em extensão da coluna lombar durante o movimento de extensão do quadril.

de promover modificações no ambiente, como a confecção de rampas, a colocação de barras para apoio, dentre outros. Parâmetros funcionais e qualitativos do padrão de movimento da criança devem ser considerados para a indicação dos equipamentos. As modificações no ambiente e o uso de equipamentos adaptativos têm como objetivo possibilitar maior independência e velocidade da criança durante o desempenho de atividades da rotina diária, assim como facilitar sua participação em eventos sociais.

MELHORAR O CONDICIONAMENTO CARDIOVASCULAR

A melhora do condicionamento físico é uma meta de tratamento essencial quando se tem por objetivo proporcionar a inclusão da criança portadora de PC em atividades esportivas e sociais. A locomoção em ambiente externo em velocidade e distância semelhantes às realizadas por crianças da mesma faixa etária, a participação nas aulas de educação física e outras atividades esportivas, os passeios ao *shopping* e parques acompanhados por colegas são atividades típicas da adolescência e devem ser facilitadas pelo fisioterapeuta, pela melhora do condicionamento cardiovascular.[30]

▶ CASO CLÍNICO

Para ilustrar a abordagem de tratamento neste contexto, descreve-se, a seguir, um caso clínico.

Dados da criança

MDC, 6 anos e 9 meses, portadora de PC, na forma de diparesia espástica, GMFCS nível 2, MACS nível 1. Ausência de déficit percepto-cognitivo ou distúrbios associados importantes.

AVALIAÇÃO INICIAL

A queixa inicial da criança e da família relacionava-se com a melhora de qualidade da marcha e movimentação global. Foi relatado o desejo de participar de atividades motoras típicas da faixa etária da criança e escolhida a participação na escolinha de futebol.

Atividades e participação

Foram utilizados dois testes para avaliar a capacidade do desempenho motor grosso, a mobilidade e o autocuidado em situações funcionais:

A – PEDI (pediatric evaluation of disability inventory)[23]:

• Habilidades funcionais: criança desempenha mais de 95% das tarefas testadas, mas com velocidade mais lenta, se comparada a outras crianças de sua faixa etária.
• Assistência do cuidador: quantidade de ajuda varia de supervisão a independente.

Recebe ajuda mínima durante a locomoção em ambiente externo (rampas e ruas de paralelepípedos) e para vestir/despir parte inferior do corpo, devido ao uso de órteses (tutor curto articulado bilateral).

B – GMFM (gross motor function measure)[31]:

Dimensões testadas:
• De pé: escore sem órteses = 84,6%/escore com órteses = 87,1%.
• Andando, correndo, pulando: escore sem órteses = 72,2%/escore com órteses = 75%.

Dificuldades observadas nas atividades de pular, equilibrar-se em um só pé e subir e descer escadas alternando os pés.

Estrutura e função do corpo

Foi realizada avaliação quantitativa da força muscular, ADM e avaliação qualitativa descritiva do desempenho motor.

Força muscular/Teste muscular manual (graduação 0 a 5)[14]

	E	D
Iliopsoas	3/5	3/5
Quadríceps	4/5	4/5
Glúteo médio	2/5	2/5
Glúteo máximo	2/5	2/5
Isquiotibiais	3/5	3/5
Tibial anterior	2/5	2/5
Gastro/sóleo	2/5	2/5

Fraqueza muscular evidenciada na musculatura flexora, extensora e abdutora do quadril. Dificuldade em realizar movimentos de extensão do quadril e flexão plantar e dorsal do tornozelo isoladamente.

Flexibilidade/Amplitude de movimento (ADM) – Avaliação goniométrica[6]

	E	D
Ext. quadril	–15	–15
Flex. quadril	125	125
RI/RE quadril	60/30	60/30
Abdução	20	30
Adução	30	30
Âng. poplíteo	65/45	65/45
Dorsifle. torn.	–10/+5	–10/+5
Ang. coxa/pé	–20	–10
Ely Duncan	+ a 70°	+ a 100°

Restrição da ADM mais evidente nos flexores, rotadores internos e adutores do quadril, encurtamento do quadríceps maior à esquerda e dos gastrocnêmios bilateralmente.

Desempenho motor grosso

Marcha e transferências de posturas realizadas com rotação de tronco insuficiente e aumento da lor-

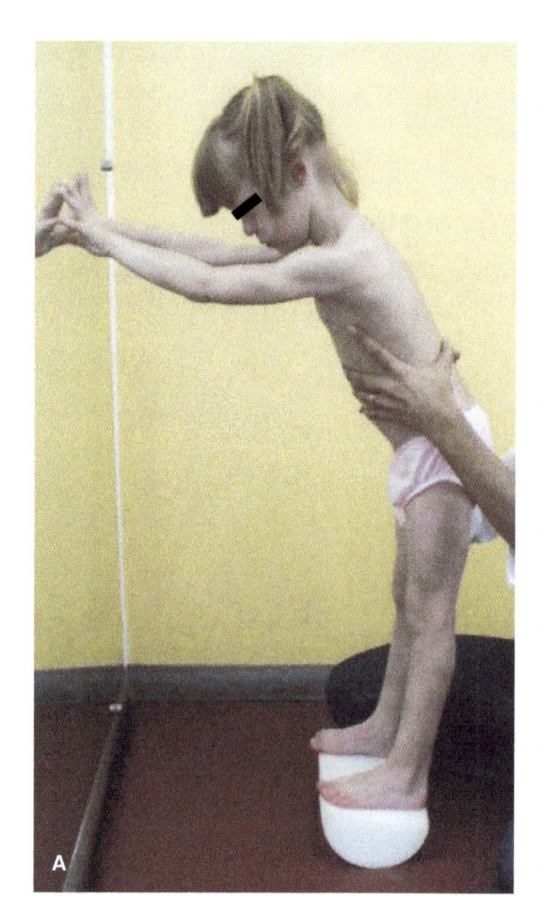
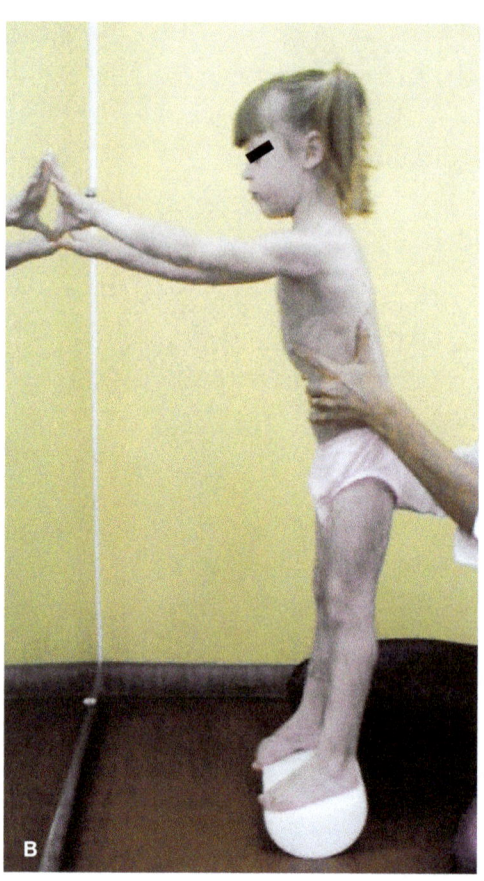

Fig. 32.4 ▶ **A** e **B** Movimento de flexão plantar e dorsoflexão do tornozelo, favorecendo ganho de força muscular e movimentação seletiva.

dose lombar. Membros inferiores em postura de rotação interna, com pouca mobilidade nas articulações do quadril (tendência à rotação interna/flexão/adução), joelho (insuficiente flexão na fase de balanço da marcha) e pés (presença de eqüinismo bilateral). No lado esquerdo as alterações descritas são mais pronunciadas. O ângulo de progressão da marcha é de −15° à esquerda e −5° à direita (Fig. 32.4A e B).

Raciocínio clínico

Os dados observados nas avaliações PEDI e GMFM mostram que a criança apresenta desempenho satisfatório durante todas as atividades testadas e as realiza com ajuda mínima. Entretanto, é observada dificuldade de equilíbrio e menor velocidade no desempenho de algumas tarefas em que a criança recebe crédito nos testes. A observação da execução destes itens, considerando-se o desempenho e a qualidade da função motora, evidencia compensações posturais, como o aumento da lordose lombar e a restrição da mobilidade do tronco e da pelve, além da presença de maior amplitude de rotação interna e adução do quadril, com eqüinismo dinâmico e diminuição do tamanho da passada na marcha.

Estas alterações condizem com o teste de força muscular, que mostra fraqueza dos extensores e abdutores do quadril, favorecendo a postura em rotação interna e adução. A fraqueza da musculatura flexora plantar do tornozelo e do músculo iliopsoas compromete a produção de força impulsiva na marcha, tendo como conseqüência a diminuição do tamanho da passada e o aumento da cadência. A dificuldade em movimentar isoladamente o tornozelo, associada à fraqueza dos músculos responsáveis por este movimento, interfere no mecanismo de rolamento normal do pé, levando ao eqüinismo durante a marcha.

A avaliação goniométrica retrata a presença do desequilíbrio muscular. Nesta avaliação, observa-se maior amplitude do movimento de rotação interna do quadril, se comparada à rotação externa. Esta assimetria, associada à espasticidade do músculo tibial posterior, leva à diminuição do ângulo de progressão na marcha e deve ser discutida e acompanhada pelo ortopedista.

O uso do tutor curto articulado, além de manter a amplitude do movimento de dorsiflexão do tornozelo, melhora a qualidade da marcha, levando a um apoio plantígrado e corrigindo em 5° o ângulo de progressão da marcha.

OBJETIVOS DO TRATAMENTO

Atividades e participação

Facilitar a locomoção em ambiente externo (rampas e terrenos irregulares), atividades de salto, equilíbrio e uso de escadas.

Facilitar vestir/despir parte inferior do corpo.

Facilitar participação na escolinha de futebol.

Estrutura e função do corpo

Melhorar ADM dos adutores, flexores, rotatores internos do quadril, extensores do joelho e flexores plantares.

Estimular movimentação seletiva do tronco, pelve, quadril e tornozelos.

Fortalecer iliopsoas, glúteos e flexores plantares.

Melhorar a qualidade da marcha (alinhamento e mobilidade do tronco, pelve e MMII).

Para alcançar os objetivos terapêuticos determinados, são sugeridas algumas atividades para serem trabalhadas na sessão fisioterapêutica. Estas atividades devem enfatizar a capacidade de movimentar de forma seletiva e voluntária as articulações citadas, em alinhamento biomecânico adequado. A repetição dos movimentos em diferentes contextos favorece o ganho de força muscular, e o trabalho em situações dinâmicas, como durante o uso de equipamentos, pois permite variações de velocidade e facilita a realização de movimentos de grande amplitude com os MMII. Estas atividades serão exemplificadas a seguir (Figs. 32.5 a 32.7).

O trabalho realizado na sessão terapêutica tem como objetivos promover ganho de força muscular e flexibilidade, melhorar a mobilidade dos MMII e facilitar a estabilidade durante a postura de pé, marcha, corrida e uso de escadas. A execução de atividades na sessão em que a criança deveria chu-

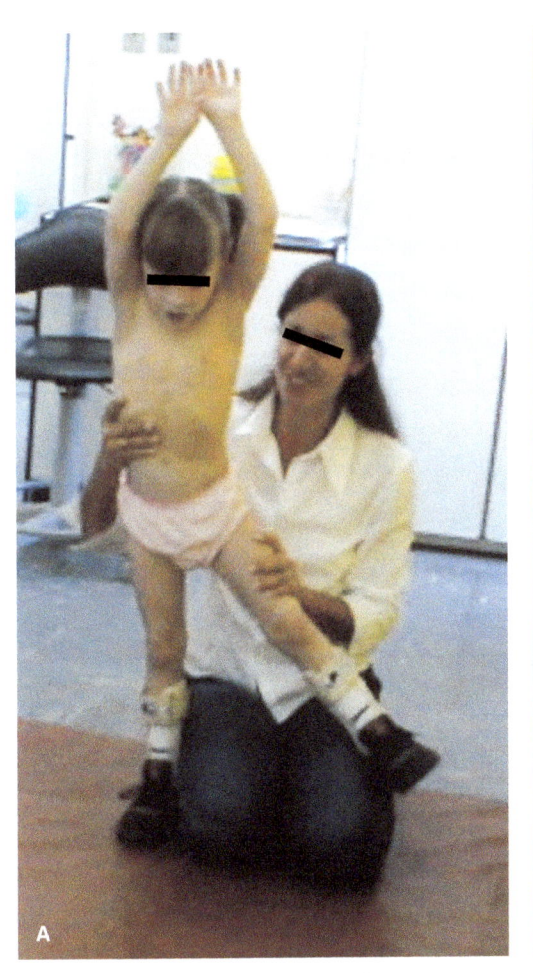
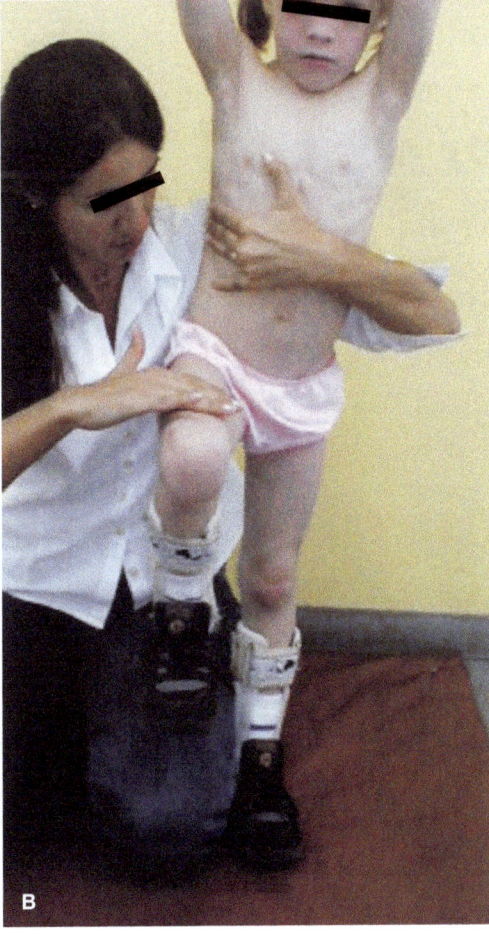

Fig. 32.5 ▶ **A.** Fortalecimento muscular dos abdutores e extensores do quadril, mantendo o alinhamento do tronco, pelve e MMII. **B.** Fortalecimento muscular do iliopsoas e abdominais, mantendo o alinhamento do tronco, pelve e MMII.

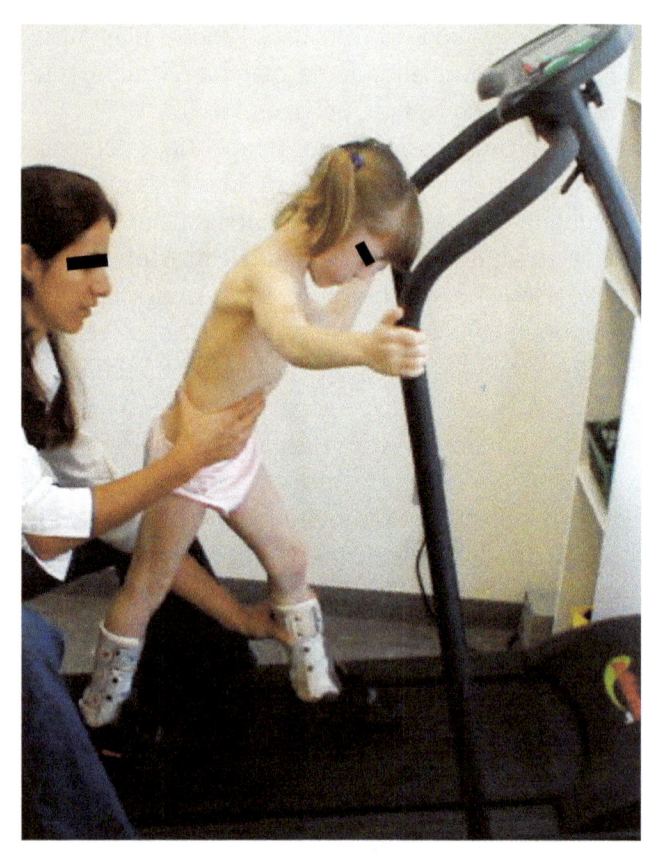

Fig. 32.6 ▶ Trabalho em diferentes velocidades e inclinações na esteira, facilitando o alinhamento do tronco e pelve, o aumento do tamanho da passada e a melhora do condicionamento cardiovascular.

tar bolas de diferentes tamanhos, utilizando os dois MMII, assim como correr, desviar de obstáculos, simulando situações do jogo, associada ao trabalho fisioterapêutico, facilitará sua inserção na escolinha de futebol.

No contexto domiciliar, a família foi reforçada a estimular atividades lúdicas, em ambiente externo, para que a criança possa se locomover em terrenos irregulares e com diferentes inclinações. Foi sugerida a utilização de um banco mais largo e que permita apoio dos pés no chão, para facilitar a independência na troca de roupas. Não foram necessárias outras adaptações em atividades ou modificações no ambiente.

RESULTADOS (REAVALIAÇÃO APÓS 10 MESES DE INTERVENÇÃO)

Atividades e participação

A – PEDI (pediatric evaluation of disability inventory)[23]

Devido à alta pontuação obtida pela criança neste teste, optamos por não repeti-lo. Houve melhora do desempenho da locomoção em ambiente

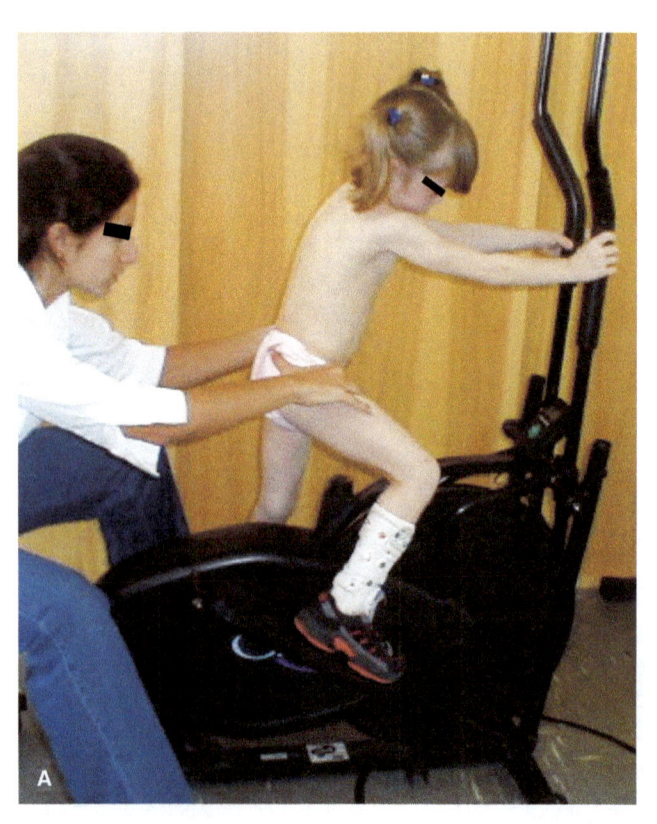
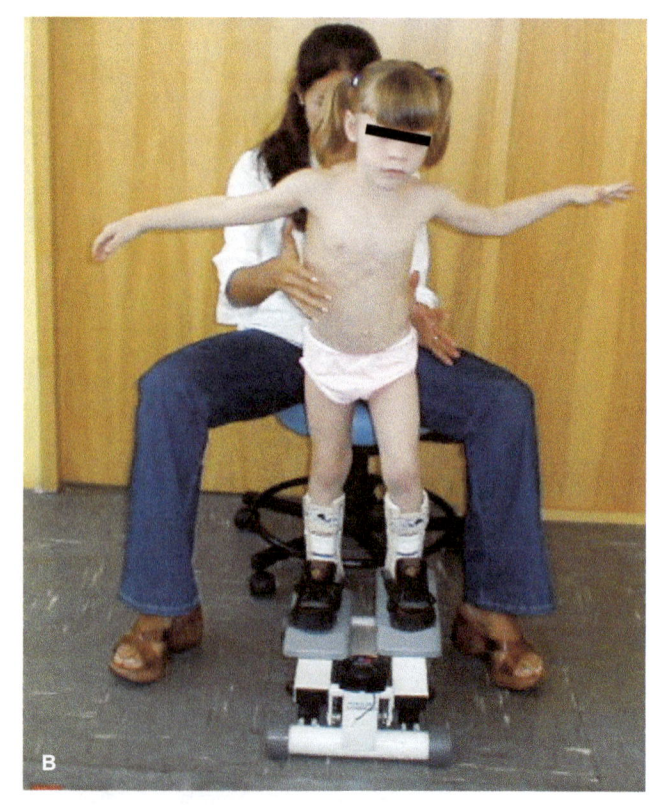

Fig. 32.7 ▶ **A** e **B** Trabalho em equipamento elíptico e *stepper*, promovendo ganho de força dos MMII em movimentos de grande amplitude, facilitando o equilíbrio durante os movimentos de transferência de peso.

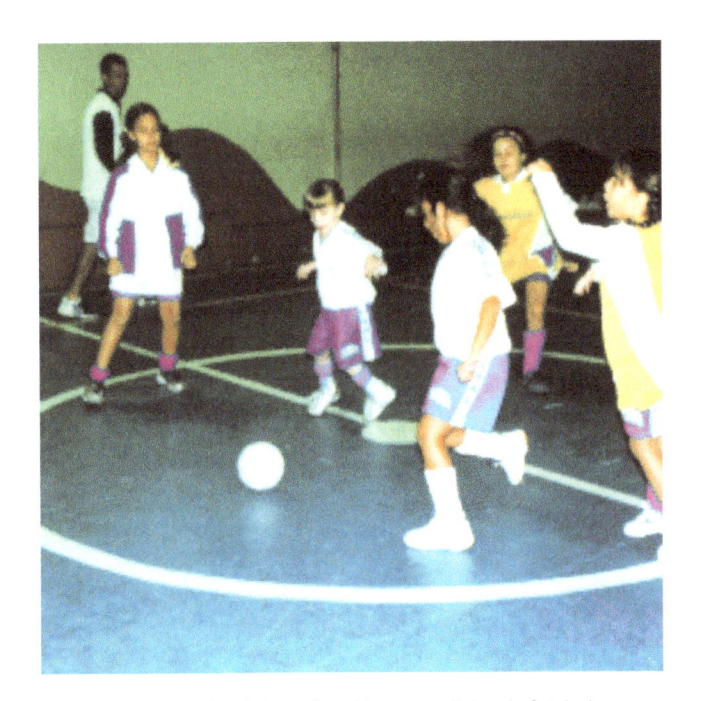

Fig. 32.8 ▶ Criança inserida na escolinha de futebol.

externo, com maior equilíbrio e menor necessidade de ajuda para locomover-se em superfícies irregulares. No entanto, a velocidade durante o desempenho desta tarefa é menor, se comparada à de crianças de sua faixa etária. A criança é capaz de colocar e retirar as órteses com independência.

B – GMFM (gross motor function measure)[31]

Dimensões testadas:

De pé: escore sem órteses = 84,6%/escore com órteses = 87,1%.

Andando, correndo, pulando: escore sem órteses = 84,7%/escore com órteses = 91,6%.

Melhora de 17,3% no desempenho motor grosso, observada nas atividades de pular e se equilibrar em um só pé. A criança é capaz de subir e descer escadas alternando os pés.

Estrutura e função do corpo

As ADM observadas na avaliação foram mantidas.

Melhora da força muscular (glúteos: 3/5, iliopsoas: 4/5, flexores plantares e tibiais anteriores: 3/5).

Melhora da mobilidade dos MMII, o que facilitou o movimento de cruzar as pernas para retirar as órteses e os sapatos.

Melhora da capacidade de movimentar, isoladamente, tronco, pelve, quadril e tornozelos.

Melhora da qualidade da marcha (alinhamento e mobilidade do tronco, pelve e MMII).

Marcha com choque do calcanhar no apoio inicial à direita e maior flexão dos joelhos na fase de balanço. Aumento do tamanho da passada. O ângulo de progressão da marcha é de –10° à esquerda e 0° à direita (melhora em 5°).

A melhora em componentes qualitativos do movimento, como a força muscular, o alinhamento do tronco e da pelve e a capacidade de realizar movimentos amplos e em alinhamento biomecânico com os membros inferiores, proporcionou melhor desempenho durante a mobilidade funcional da criança, observado durante o uso de escadas, marcha em terrenos irregulares, equilíbrio e velocidade da corrida durante o futebol.

▶ CONSIDERAÇÕES FINAIS

Este capítulo enfoca a abordagem fisioterapêutica da criança portadora de PC contextualizada no modelo da Organização Mundial da Saúde. O trabalho interdisciplinar com os profissionais que lidam diretamente com a criança permite a congruência de objetivos terapêuticos. A intervenção é vista como um processo dinâmico, no qual os terapeutas e os pais trabalham juntos, como parceiros, para definir as necessidades terapêuticas da criança.

▶ REFERÊNCIAS

1. Arner M, Elliasson A, Rosbald B, Rosembaum P, Beckung E, Sundhol LK. Manual ability classification system for children with cerebral palsy. 2005. Disponível em: *http//www.macs.nu*
2. Barry MJ *et al*. Reliability and responsiveness of the Barry-Albright Dystonia Scale. *Dev Med Child Neurol* 1999; *41*:404-11.
3. Boyd R, Graham H. Objective measurement of clinical findinges in the use of botulinum toxin type A for the management of children with cerebral palsy. *Eur J Neurol* 1999; 6:23-35.
4. Campbell SK. The Child´s development of functional movement. *In*: Campbell SK, Darl VLW, Palisano RJ. *Physical Therapy for Children*. 3ª ed. St. Louis: Saunders Elsevier, 2006:3-32.
5. Classificação Internacional de Funcionalidade, Incapacidade e Saúde. CIF – Organização Pan-Americana de Saúde, Organização Mundial da Saúde, Editora da Universidade de São Paulo, 2003.
6. Cusick B. Developmental and closed-chain biomechanics: new developments and implications for orthotic modifica-

tions, rehabilitation, and taping for neuromotor re-education. Belo Horizonte, MG, 2000.

7. Cusick BD. *Progressive casting and splinting for lower extremity deformities in children with neuromotor dysfunction.* Tucson: Ed. Therapy Skill Builders, 1990.

8. Damiano D, Abel M. Functional outcomes of strength training in spastic cerebral palsy. *Dev Med Child Neurology* 1998; *79*:119-25.

9. Damiano D, Dodd K, Taylor NF. Should we be testing and training muscle strength in cerebral palsy? *Dev Med Child Neurol* 2002; *44*:68-72.

10. Damiano D, Kelly LE, Vaughn C. Effects of quadriceps femoris muscle strengthening on crouch gait in children with spastic diplegia. *Phys Ther* 1995; *75*(8):658-67.

11. Damiano D, Martellotta TL, Sullivan DJ, Kevin DO, Granata P. Muscle force production and function performance is spastic cerebral palsy: relationship of co-contraction. *Arch Phys Med Rehabil* 2000; *81*:895-900.

12. Damiano D, Quinlivan JM, Owen BF, Payne P, Nelson KC, Abel MF. What does the Ashworth scale really measure and are instrumented measures more valid and precise? *Dev Med Child Neurol* 2002; *44*(2):112-8.

13. Damiano D, Vaughan C, Abel MF. Muscle response to heavy resistance exercise in children with spastic cerebral palsy. *Dev Med Child Neurology* 1995; *37*:731-9.

14. Daniels L, Worthingam C. *Muscle Testing: Techniques of manual examination.* Philadelphia: WB Saunders, 1972.

15. Darrah J, Law M, Pollock N. Family-centered functional therapy – a choice for children with motor dysfunction. *Inf Young Children* 2001; *13*(4):79-87.

16. Darrah J, Wessel J, Nearingburg P, O'Connor M. Evaluation of a community fitness program for adolescents with cerebral palsy. *Pediatric Physical Therapy* 1999; *11*:18-23.

17. Delgado MR, Albright L. Movement disorders in children: definitions, classifications, and grading systems. *Journal of Child Neurology* 2003; *18*:1-8.

18. Dodd KJ, Taylor NF, Graham HK. A randomized clinical trial of strength training in young people with cerebral palsy. *Dev Med Child Neurol* 2003; *45*:652-7.

19. Fosang AL, Galea MP, McCoy AT, Reddihough DS, Story I. Measures of muscle and joint performance in the lower limb of children with cerebral palsy. *Dev Med Child Neurol* 2003; *45*:664-70.

20. Gage JR, Novacheck TF. An update on the treatment of gait problems in cerebral palsy. *Journal of Pediatric Orthopaedics* 2001; *10*:265-74.

21. Graham HK. Botulinum toxin type A management of spasticity in the context of orthopaedic surgery for children with spastic cerebral palsy. *European Journal of Neurology* 2001; *8*(suppl. 5):30-9.

22. Gormley ME. Treatment of neuromuscular and musculoesqueletal problems in cerebral palsy. *Ped Rehabilitation* 2001; *4*:5-16.

23. Halley SM, Coster WJ, Ludlow LH, Haltiwanger JT, Andrellos PJ. *Pediatric evaluation of disability inventory: development, standardization and administration manual.* Boston: New England Medical Center, 1992: 300p.

24. Ito J, Araki A, Tanaka H, Tasaki T, Cho K, Yamazaki R. Muscle histopatology in spastic cerebral palsy. *Brain & Development* 1996; *18*:299-303.

25. McBurner H, Taylor NF, Dodd KJ, Graham HK. A qualitative analysis of the benefits of strength training for young people with cerebral palsy. *Dev Med Child Neurol* 2003; *45*:658-63.

26. Palisano RJ, Campbell SK, Harris SR. Evidence-based decision making in pediatric physical therapy. *In*: Campbell SK, Darl VLW, Palisano RJ. *Physical Therapy for Children.* 3ª ed St.-Louis: Saunders Elsevier, 2006:3-32.

27. Palisano RJ, Rosenbaum P, Walter S, Russell, Wood E, Galuppi B. Development and reliability of a system to classify gross motor function in children with cerebral palsy. *Dev Med Child Neurol* 1997; *39*:214-23.

28. Pin T, Dyke P, Chan M. The effectiveness of passive stretching in children with cerebral palsy. *Dev Med Child Neurology* 2006; *48*:855-62.

29. Rose J, Haskell WL, Gamble JG, Hamilton RL, Brown DA, Rinsky L. Muscle pathology and clinical measures of disability in children with cerebral palsy. *J Orthop Res* 1994; *12*:758-68.

30. Rose J, Gamble JG, Medeiros J, Burgos A, Haskell WL. Energy cost of walking in normal children and in those with cerebral palsy: comparison of heart rate and oxygen uptake. *J Ped Orthop* 1989; *9*:276-9.

31. Russell D, Rosembaum P, Gowland C. *Gross motor function measure manual.* 2ª ed., Hamilton, Ontário, Canadá: Mc Master University, 1993.

32. Sampaio RF, Mancini MC, Fonseca ST. Produção científica e atuação profissional: aspectos que limitam esta integração na fisioterapia e na terapia ocupacional. *Rev Bras Fisioterapia* 2002; *6*(3):113-8.

33. Stanger M, Oresic S. Rehabilitation approaches for children with cerebral palsy: overview. *Journal of Child Neurology* 2003; *18*:79-88.

34. Tardieu C, Lespargot A, Tabary C, Bret MD. For how long must the soleus muscle be stretched each day to prevent contracture? *Dev Med Child Neurology* 1988; *30*:3-10.

35. Tardieu C, Tour H, Bret MD. Muscle hipoextensibility in children with cerebral palsy: clinical and experimental observations. *Arch Phys Med Rehabil* 1982; *63*:97-102.

36. Taylor, NF, Dodd KJ, Damiano D. Progressive resistance exercise in physical therapy: a summary of systematic reviews. *Physical Therapy* 2005; *85*:1208-23.

37. The Pathokinesiology Department and The Physical Therapy Department Rancho Los Amigos Medical Center. Observational Gait Analysis. Downey: Los Amigos Research and Education Institute Inc. Califórnia, 1996.

38. Ubhi T, Bhakta BB, Ives HL, Allgar V, Roussounis SH. Randomised double blind placebo controlled trial of the effect of botulinum toxin on walking in cerebral palsy. *Archives of Disease in Childhood* 2000; *83*:481-7.

39. Watkins C. Mechanical and neurophysiological changes in spastic muscles. *Physiotherapy* 1999; *85*(11):603-9.

40. Wiley ME, Damiano D. Lower-extremity strength profile in spastic cerebral palsy. *Dev Med Child Neurology* 1998; *40*:100-7.

Uso de Órteses para os Membros Inferiores da Criança com Paralisia Cerebral

Valéria Cristina Rodrigues Cury

▶ INTRODUÇÃO

A criança com paralisia cerebral (PC) apresenta, como conseqüência da lesão no sistema nervoso central, disfunções em seu sistema neuromusculoesquelético, caracterizadas pela alteração do tônus muscular, co-contração dos músculos agonistas e antagonistas, dificuldades durante a execução de movimentos seletivos, fraqueza muscular e estratégias precárias de equilíbrio. Essas alterações podem levar a dificuldades durante o controle postural e para manter o alinhamento e a estabilidade nas posturas sentada, de pé e durante a marcha.[4,14] A tarefa de manter o tronco retificado e o centro de massa estável sobre a base de suporte torna-se de execução difícil para a criança com PC, podendo interferir no desempenho de atividades funcionais.[4,14] Para ser capaz de se movimentar e responder às demandas do ambiente, ela automaticamente faz com que seu corpo torne-se mais rígido, restringindo os graus de liberdade e facilitando o controle do movimento.[22] Esta estratégia simplifica e possibilita a execução de atividades motoras, mas leva a um aumento no gasto energético, diminui suas possibilidades de executar movimentos diferentes e variados e predispõe ao risco de alterações estruturais secundárias, pois é executada em padrões compensatórios, repetitivos e com pouca variabilidade. O alinhamento biomecânico durante a postura e a movimentação da criança com PC é, portanto, alterado, o que causa sobre-

carga ao sistema musculoesquelético. O crescimento em estatura e o aumento ponderal das crianças com PC tendem a agravar esta situação, acentuando o risco para o aparecimento de alterações musculoesqueléticas.

Em resposta a estes desvios, são observados encurtamentos musculares, que são alterações móveis e dinâmicas, verificadas inicialmente. Com a progressão, os encurtamentos podem se tornar deformidades fixas e posteriormente deformidades articulares e/ou ósseas. A presença dessas deformidades ocorre de forma progressiva, a partir da ação crônica de forças deformantes sobre um tecido ósseo em formação e representa causa importante de disfunção na criança com PC.[7,8,17]

As órteses para os membros inferiores são freqüentemente indicadas para prevenir estas alterações. O suporte em alinhamento biomecânico oferecido pelas órteses e, em especial, as órteses suropodálicas atuam favorecendo o alinhamento adequado e corrigindo o padrão eqüino, proporcionando benefícios como a maior estabilidade na postura de pé, melhora da qualidade de deambulação e prevenção de deformidades do tornozelo e pé.[4,5,19]

O uso de órteses também pode interferir na funcionalidade da criança com PC, causando benefícios durante atividades e tarefas da rotina diária e da mobilidade funcional.[12,15,18] Ao manter o membro comprometido em alinhamento biomecânico ideal, a órtese restringe, de forma seletiva, o movimento nas articulações envolvidas. Esta restrição facilita o controle postural nas articulações proximais, pois a base de suporte torna-se mais ampla e estável. O posicionamento sentado e de pé torna-se mais fácil para a criança com PC, por meio da redução das forças musculares necessárias para manter a postura retificada e o centro de massa estável sobre a base de suporte, o que também facilita as transferências de posturas e o uso funcional dos membros superiores.

Uma outra razão para a indicação do uso de órteses está relacionada às informações sensoriais proporcionadas durante a execução de tarefas motoras. Pelo alinhamento externo ocasionado pelas órteses, a criança recebe informações proprioceptivas e visuais em uma postura biomecanicamente mais eficiente para a função. Informações táteis e de pressão são também oferecidas pelos pontos de contato com a órtese. Estas informações podem aprimorar o equilíbrio, proporcionar maior estabilidade postural e facilitar a aprendizagem de movimentos mais eficientes.[7,14]

Ao manterem melhor alinhamento do membro, as órteses possibilitam que os músculos se comportem em comprimento ótimo e trabalhem com maior potência, melhorando a eficiência dinâmica da marcha. Os principais efeitos observados com o uso de órteses suropodálicas na marcha são a diminuição da flexão plantar excessiva do tornozelo,[5,19] o aumento do tamanho da passada,[19,20] a maior estabilidade na fase de apoio,[13,23] o aumento da velocidade e a diminuição do gasto energético.[15,24]

▶ INDICAÇÕES

Os critérios para indicação do uso de órteses para os MMII da criança com paralisia cerebral se baseiam em princípios biomecânicos e neurofisiológicos, que promovem o controle postural e a marcha. Os principais fatores para a indicação do uso de órteses nos MMII da criança com PC são:

- Prevenir contraturas e deformidades.
- Manter alinhamento biomecânico adequado.
- Proporcionar restrição seletiva de movimento.
- Facilitar o controle postural e o treino de habilidades motoras.
- Facilitar o posicionamento sentado e de pé.
- Promover base de suporte adequada.
- Melhorar a eficiência dinâmica da marcha.

▶ AVALIAÇÃO DO PACIENTE

A abordagem quanto ao uso de órteses envolve as ações de um trabalho integrado entre o ortopedista, o fisioterapeuta e o técnico ortesista. Estes profissionais estão envolvidos em papéis bem determinados e complementares, que abrangem desde o processo de indicação, confecção e entrega até o posterior acompanhamento do paciente. É importante que esta equipe também esteja em consonância com os profissionais de reabilitação que atuam diretamente com a criança e considere as necessidades dela e da família.

A avaliação inicial leva em consideração, além do diagnóstico, a história pregressa e o contexto ambiental, familiar e psicossocial da criança; e a análise dos componentes neuromusculoesqueléticos em cadeia cinética aberta e fechada. Estes dados devem ser avaliados no contexto de normas relacionadas à idade.[7] São avaliados a amplitude de movimento articular, a força muscular, a interferência do tônus, a distribuição de peso nos MMII e o alinhamento do pé, as compensações posturais, o alinhamento do sistema musculoesquelético e a necessidade de contenção a ser proporcionada pela órtese. Neste exame, a obtenção de dados quantitativos e a utilização de escalas de avaliação nos permitem documentar e comparar os resultados obtidos com a utilização da órtese. Dentre os instrumentos freqüentemente utilizados com este objetivo ressaltamos a utilização do goniômetro,[6,7] do dinamômetro manual[9] e de escalas para medidas específicas, como a escala de Ashworth[10,11] ou escalas observacionais para avaliação da marcha,[2] assim como a utilização de testes funcionais, como o Gross Motor Function Measure (GMFM).[21]

A postura e a movimentação da criança são avaliadas em um contexto funcional. A criança é observada na postura sentada, de pé e durante a marcha. Outras formas de locomoção também podem ser avaliadas, se relacionadas com o uso de órteses.

Com freqüência, a indicação para o uso de órteses é complementar a outros procedimentos, como a aplicação da toxina botulínica, cirurgias ortopédicas, entre outros. Nesses casos, a avaliação e o processo de confecção e acompanhamento devem considerar os objetivos e resultados programados com estes procedimentos.

▶ PRINCIPAIS MODELOS

Existem diversos modelos de órteses indicados para crianças com PC.

* Palmilhas (Fig. 33.1 A-C). Proporcionam adequado controle do pé para crianças hipotônicas, sem restrições do movimento de flexão dorsal da articulação do tornozelo, as quais apresentam excessiva mobilidade do pé e colapsam em pronação durante a fase de médio apoio da marcha. Esta órtese deve envolver a região posterior do calcâneo, prevenindo o desvio anormal em valgo.
* Órtese supramaleolar (Fig. 33.2 A e B). Proporciona maior contenção do retropé e antepé e é indicada nos casos em que a pronação do pé é associada ao valgismo do tornozelo. Esta órtese

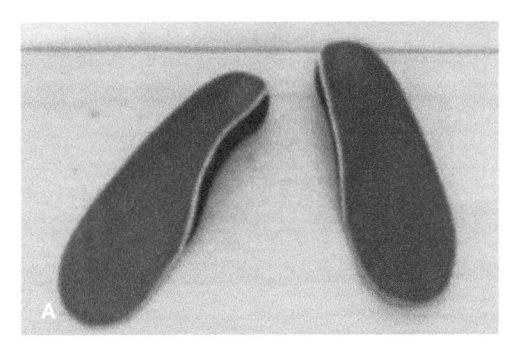

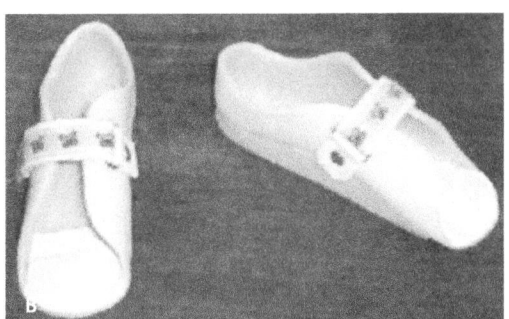

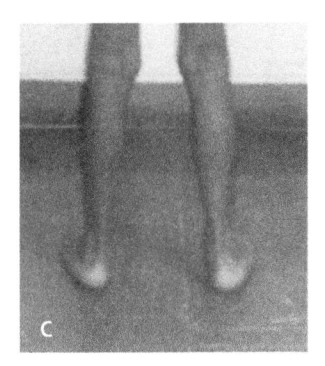
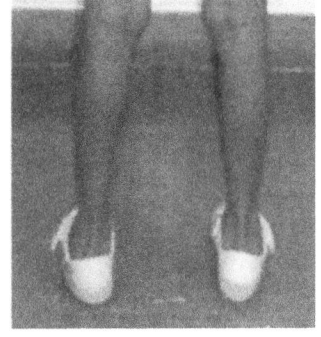

Fig. 33.1 ▶ **A.** Palmilha simples. **B.** Palmilha com elevação das bordas lateral e medial. **C.** Criança sem e com a palmilha com elevação das bordas. Observe o melhor posicionamento do pé.

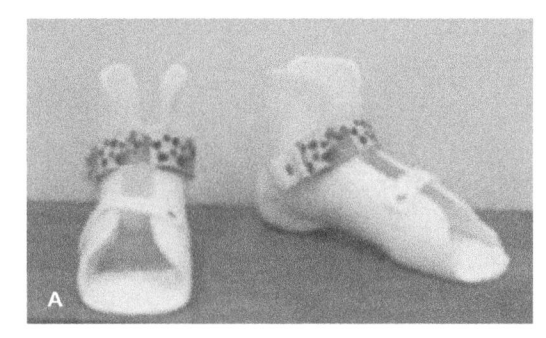

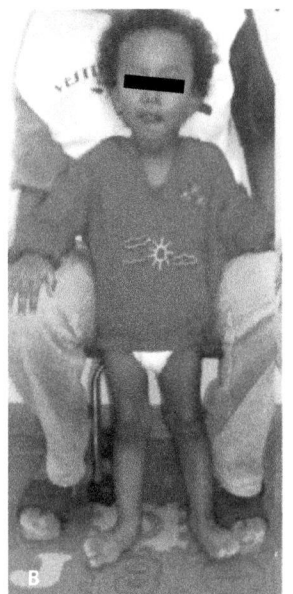
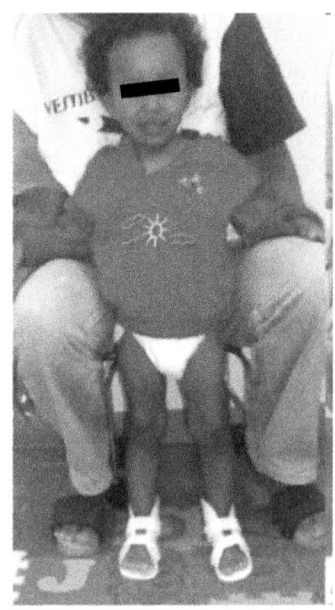

Fig. 33.2 ▶ **A.** Órtese supramaleolar. **B.** Criança sem a órtese supramaleolar e com ela. Observe o melhor alinhamento dos tornozelos e dos pés.

não restringe a movimentação da articulação tibiotársica e é contra-indicada nos casos em que se observam tendência à deformidade em eqüino dinâmico e restrição da ADM de flexão dorsal.

* Tutor curto rígido (Fig. 33.3). É indicado para crianças que apresentam eqüinismo do tornozelo e/ou limitações da ADM da articulação tibiotársica.

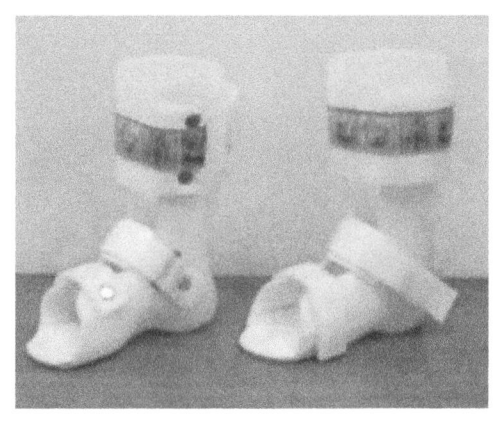

Fig. 33.3 ▶ Tutor curto rígido.

Esta órtese restringe o movimento de flexão dorsal e flexão plantar do tornozelo, além de manter o pé em postura de congruência máxima, obtida por meio do posicionamento da articulação subtalar e mediotársica em alinhamento biomecânico adequado.[6,7] Ela estabiliza a articulação do tornozelo no plano sagital e limita o movimento de rolamento anterior da tíbia sobre o tálus, o que previne tendências à postura em flexão dos joelhos (*crouched gait*). É indicada para crianças com maior grau de acometimento motor e quando necessária a aquisição de maior estabilidade do tronco e pelve.

- Tutor curto articulado (Fig. 33.4). Restringe o movimento de flexão plantar do tornozelo e permite o movimento de dorsiflexão do tornozelo, que em cadeia cinética fechada corresponde ao movimento de progressão da tíbia sobre o tálus. A órtese articulada possibilita maior eficiência durante o movimento de passagem da postura sentada para a de pé, se comparada à órtese rígida. Ela também proporciona maior alongamento dos flexores plantares durante a fase de apoio da marcha e permite maior

geração de potência na fase de pré-balanço.[20,23] É indicada na presença de eqüinismo e quando é observada, na avaliação goniométrica, amplitude do movimento de dorsiflexão do tornozelo em postura de congruência máxima do pé, correspondente a, no mínimo, +5 graus. Esta órtese é utilizada, com freqüência, por crianças com PC em fase pré-ambulatória ou deambuladora. É contra-indicada nos pacientes que apresentam marcha com os joelhos em flexão (*crouched gait*).[7]

- Órtese de reação ao solo. Indicada nos casos em que se observa a marcha *crouched* com aumento da flexão dorsal dos tornozelos durante a marcha. Entretanto, alguns critérios devem ser considerados para sua adequada adaptação: a criança deve apresentar ângulo poplíteo entre 0 e 30° e ausência de contraturas em flexão do quadril e do joelho maiores que 10°, medidas na avaliação goniométrica. Nas crianças que apresentam maiores dificuldades para manter a estabilidade do tronco e pelve durante a postura de pé e marcha, ou em que se observa eqüinismo dos tornozelo e/ou postura em hiperextensão dos joelhos, essa órtese é contra-indicada. Dessa forma, os critérios para indicação da órtese de reação ao solo restringem sua utilização na criança com PC. Por outro lado, essa órtese apresenta resultados efetivos quando utilizada após procedimentos cirúrgicos para os MMII.

▸ PROCESSO DE CONFECÇÃO E ENTREGA DA ÓRTESE

Este processo consta de três etapas: confecção do molde, confecção da órtese e entrega da órtese.

Confecção do molde

Após a avaliação e seleção do modelo, a criança é preparada para o molde. O posicionamento para a moldagem é executado em cadeia cinética aberta (Fig. 33.5). Este procedimento é realizado pelo fisioterapeuta, que é o responsável pela manutenção do pé da criança em postura de congruência máxima e da articulação tibiotársica na amplitude de dorsiflexão desejada, que, na maioria das vezes, corresponde a 0°. A articulação subtalar é posicionada em postura neutra, pela palpação da região lateral e medial

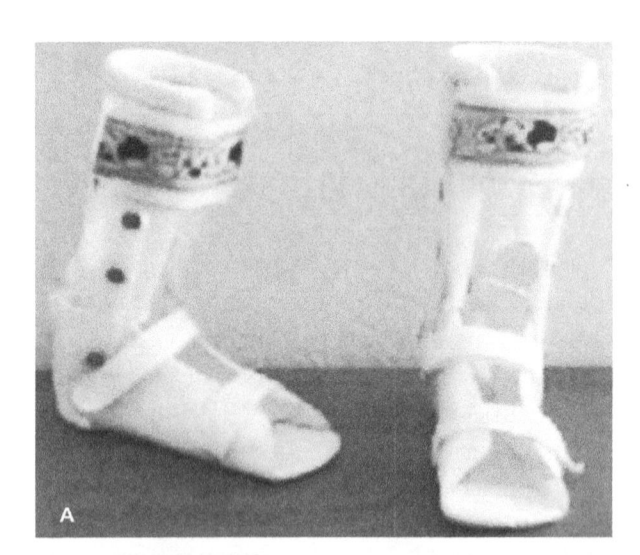
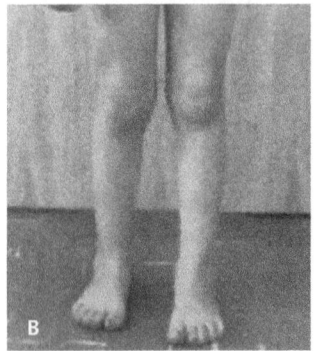
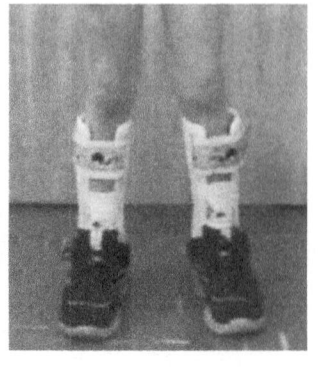

Fig. 33.4 ▸ **A.** Tutor curto articulado. **B.** Criança sem e com o tutor curto articulado.

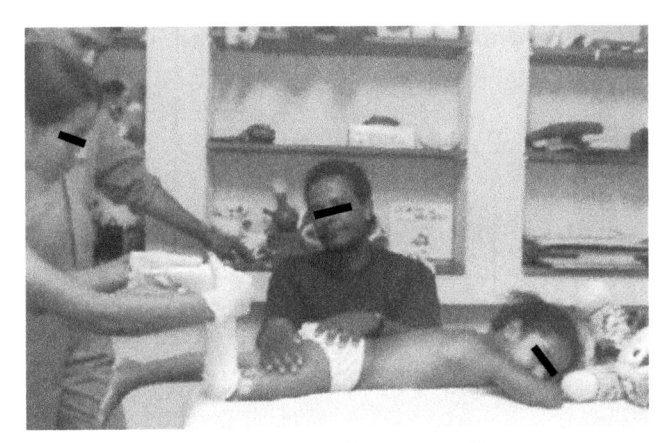

Fig. 33.5 ► Confecção do molde.

da cabeça do tálus; a articulação mediotársica é bloqueada em relação à articulação subtalar por meio da dorsiflexão da cabeça do quarto e quinto metatarsos; e, finalmente, é realizada a plantiflexão do primeiro raio. Neste posicionamento em congruência máxima, cerca de 70% a 80% da cabeça do tálus é coberta pela região proximal do navicular e mantidos pelos ligamentos. Em cadeia fechada, o alinhamento ideal do calcâneo é em torno de 2° de varismo em relação ao terço distal da tíbia. Esta postura é denominada postura funcional média do calcâneo. A criança com PC, com freqüência, apresenta a persistência da torção do calcâneo, o que corresponde a um aumento deste varismo da articulação subtalar em postura de congruência máxima.[7]

Confecção da órtese

A confecção da órtese é realizada pelo técnico ortesista sob acompanhamento do fisioterapeuta. O molde é preenchido por uma mistura de gesso e água, que, após endurecer, reproduz o posicionamento do pé obtido durante a moldagem. Este molde em gesso é denominado positivo. O molde positivo é trabalhado com gesso e lixas, quando são feitos ajustes e modificações finais necessários. Durante as modificações no molde positivo, o técnico ortesista deve manter o posicionamento obtido durante a moldagem e prevenir interferências de adições excessivas de gesso que comprometam a postura de alinhamento desejado.

Após a confecção do molde positivo é feita a laminação da órtese. Este processo utiliza materiais termomoldáveis, sendo o polipropileno o mais freqüentemente escolhido. A seleção da espessura da placa de polipropileno deve respeitar as características ponderais e antropométricas da criança. O grau de contenção oferecido pela órtese é estabelecido de acordo com os objetivos traçados na avaliação fisioterapêutica. Após este procedimento, a órtese é então encaminhada para o acabamento final.[16]

A estabilidade da órtese no solo é proporcionada pela confecção do salto equalizador ou *post*, que é o procedimento técnico que utiliza materiais de preenchimento, como borrachas, espumas de densidades diferentes e outros materiais na região interna ou externa da órtese. Esta técnica tem como objetivo favorecer o adequado posicionamento do pé na órtese e facilitar a estabilidade da órtese no solo, minimizando a ação de forças deformantes durante a descarga de peso e prevenindo movimentos compensatórios com o pé dentro da órtese que possam interferir no posicionamento desejado.[3,6,7] O *post* pode ser realizado no plano frontal ou sagital e ser posicionado interna ou externamente à órtese, de acordo com o processo de confecção escolhido e os objetivos técnicos e de alinhamento desejados.

Algumas considerações referentes às características da órtese devem ser observadas para a manutenção do alinhamento biomecânico desejado:

- A órtese curta deve envolver os maléolos e articulação talonavicular e calcaneocubóidea.
- A base e a região posterior da órtese devem apresentar as curvaturas e conformações fisiológicas do pé da criança.
- O calcanhar da criança deve apoiar-se na base e região posterior da órtese.
- O posicionamento em varismo do calcâneo, correspondente à postura obtida na moldagem, deve ser observado na região posterior da órtese.
- O posicionamento do pé obtido na moldagem deverá ser mantido pela órtese, garantindo o alinhamento articular durante posturas em cadeia fechada.

Entrega da órtese

No processo de entrega da órtese é importante observar o alinhamento do tronco, pelve e articulações dos MMII da criança, no plano frontal, por meio da palpação das espinhas ilíacas ântero-superiores bilateralmente. Este procedimento favorece a distribuição simétrica de peso e minimiza possíveis compensações com a pelve e o tronco.

Em casos de discrepância de membros, optamos realizar compensações com objetivo de manter a pelve em simetria.[1]

Os cuidadores e responsáveis pela criança devem ser orientados quanto às condutas durante o processo de colocação, rotina de utilização da órtese e presença de possíveis pontos de pressão.

É importante que o acompanhamento fisioterapêutico tenha continuidade após a entrega da órtese. Muitas vezes é necessário que o paciente retorne ao serviço para orientações, realização de ajustes e novas adaptações, que são programadas de acordo com a evolução da criança.

▶ LIMITAÇÕES DO RESULTADO

Existem algumas situações nas quais o uso de órteses torna-se limitado.

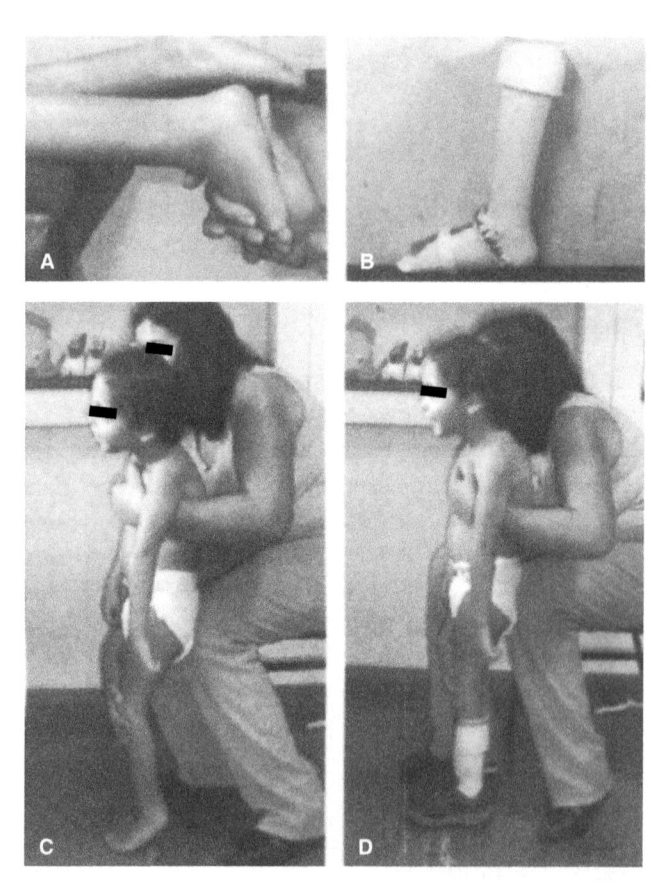

Fig. 33.6 ▶ **A** Limitação da ADM a –10° de dorsiflexão. **B.** Órtese confeccionada a –10° de dorsiflexão. **C.** Posicionamento da criança de pé. **D.** Posicionamento de pé com órtese e post entre a órtese e o calçado.

O efeito das órteses na prevenção ou correção de deformidades torcionais do fêmur ou da tíbia é limitado.[6,7]

Os resultados das órteses se restringem a manter a ADM obtida durante o processo de avaliação e moldagem. O uso deste recurso para aumentar a ADM é geralmente pouco tolerado e, com freqüência, ocorrem lesões na pele. Em casos de restrição da ADM do tornozelo, por exemplo, a órtese deverá ser confeccionada, respeitando-se a amplitude de movimento possível (Fig. 33.6A a D).

Para finalizar, o uso de órteses não substitui um programa consistente e bem dirigido de exercícios terapêuticos. A força e o controle antigravitacional do tronco e da pelve são essenciais para a aquisição de estabilidade postural, equilíbrio e aprimoramento das funções motoras. Nenhuma órtese pode substituir o tratamento de reabilitação.

▶ REFERÊNCIAS

1. Allen PE, Jenkinson A, Stephens MM, O'Brien T. Abnormalities in the uninvolved lower limb in children with spastic hemiplegia: the effect of actual and functional limb leg discrepancy. *J Pediatric Orthop* 2000; 20:88-92.
2. Boyd RN, Graham K. Objective measurement of clinical findings in the use of botulinum toxin type A for the management of children with cerebral palsy. *European Journal of Neurology* 1999; 6(4):23-35.
3. Buerthon D. Cascade's Dynamic splinting workshop manual. Chicago, 1999; II.
4. Burtner PA, Woolacott MH, Qualls C. Stance balance control with orthoses in a group of children with spastic cerebral palsy. *Developmental Medicine and Child Neurology* 1999; 41:748-57.
5. Crenshaw S, Herzog R, Castagno P, Richards J, Miller F, Michaloski G, Ped C, Moran E. The efficacy of tone reducing features in orthotics on the gait of children with spastic diplegic cerebral palsy. *Journal of Pediatrics Orthopaedics* 2000; 20:210-6.
6. Cusick B. Developmental and closed-chain biomechanics: new developments and implications for orthotic modifications, rehabilitation, and taping for neuromotor re-education. Belo Horizonte (MG), 2000.
7. Cusick B. *Progressive casting and splinting for lower extremity deformities in children with neuromotor dysfunction*. Texas: Therapy Skill Builders, 1990.
8. Cusick B. *Report of a Consensus Conference on the Lower Limb Orthotic Management of Cerebral Palsy*. Copenhagen: ISPO, 1995.

9. Damiano D, Dodd K, Taylor NF. Should we be testing and training muscle strength in cerebral palsy? *Developmental Medicine and Child Neurology* 2002; *44*:68-72.

10. Damiano D, Quinlivan JM, Owen BF, Payne P, Nelson KC, Abel MF. What does the ashworth scale really measure and are intrumented measures more valid ande precise? *Developmental Medicine and Child Neurology* 2002; *44*:112-8.

11. Dawson DM. Evidence basis for treatment of spasticity. *Current Neurology and Neuroscience Reports* 2001; *1*:501-6.

12. Haideri N, Song K, Wilson H, Telford CO. The effects of solid and articulating ankle foot orthoses during sit-to-stand in young children with spastic diplegia. *Gait & Posture* 1995; *3*:98.

13. Heiderscheit B, Hamill J, Tiberio D. A biomechanical perspective: do foot orthoses work? *Br J Sports Med* 2001; *35*(1):4-5.

14. Klusik J. *Report of a Consensus Conference on the Lower Limb Orthotic Management of Cerebral Palsy*. Copenhagen: ISPO, 1995.

15. Maltais D, Bar-Or O, Galea V, Pierrynowski M. Use of orthoses lowers the O_2 cost of walking in children with spastic cerebral palsy. *Med Sci Sports Exerc* 2001; *33*(2):320-5.

16. Michaud, TC. *Foot Orthoses and other forms of conservative foot care*. Newton, Massachusetts: Williams & Wilkins, 1993.

17. Morris C. A review of the efficacy of lower-limb orthoses used for cerebral palsy. *Developmental Medicine and Child Neurology* 2002; *44*:205-11.

18. Nahomiak MT, Gorton GE, Gannotti ME, Masso PD. Kinematic compensations as children reciprocally ascend and descend stairs with unilateral and bilateral solid AFOs. *Gait Posture* 1999; *9*(3):199-206.

19. Radtka AS, Skinner SR, Dixon DM, Johanson ME. A comparison of gait with solid, dinamic and no ankle foot orthoses in children with cerebral palsy. *Physical Therapy* 1997; 77:395-409.

20. Rethelfesen S, Kay R, Dennis S, Forstein M, Tolo V. The effects of fixed and articulated ankle foot orthoses on gait patterns in subjects with cerebral palsy. *Journal of Pediatric Orthopaedics* 1997; *19*:470-4.

21. Russell D, Rosenbaun P, Gowland C, Hardy S, Lane M, Plews N, McGavin H, Cadman D, Jarvis S. *GMFM – Gross motor function measure manual*. 2nd edition. Toronto: Hugh McMillan Rehabilitation Center, McMaster University, 1993.

22. Turvey MT, Fitch HL, Tuller B. *The Bernstein Perspective: I The problems of degrees of freedom and context-conditioned variability. Human motor behavior: an introduction*. Hillsdale: Lawrence Erlbaum, 1982:239-52.

23. Wilson H, Haideri N, Song K, Telford D. Comparison of a stiff and a spring type ankle foot orthoses to improve gait in spastic hemiplegic children. *Journal of Pediatric Orthopaedics* 1997; *18*:719-26.

24. White H, Jenkins J, Neace WP, Tylkowski C, Walker J. Clinically prescribed orthoses demonstrate an increase in velocity of gait in children with cerebral palsy: a retrospective study. *Developmental Medicine and Child Neurology* 2002; *44*:227-32.

Evidências das Intervenções Fisioterápicas em Crianças com Paralisia Cerebral

Ana Paula Bensemann Gontijo
Daniela Virginia Vaz

▶ INTRODUÇÃO

Profissionais de reabilitação diariamente lidam com tomadas de decisões clínicas que afetam a vida de crianças e suas famílias. Dentre elas destacam-se a necessidade de decidir quem precisa de intervenção e por que, quais os desfechos esperados com a intervenção e como podem ser documentados, qual ou quais tipos de intervenção devem ser aplicados, qual a quantidade de sessões terapêuticas necessárias para alcançar o desfecho pretendido, como avaliar a efetividade e eficiência do programa de reabilitação em relação às demandas da criança e de sua família em alcançar os desfechos funcionais e prevenir as disfunções secundárias e as restrições à participação da criança em atividades sociais (Palisano e cols., 2006).

A implementação de uma assistência de qualidade exige que as decisões do profissional de saúde, em relação ao prognóstico, intervenção e desfechos esperados, sejam respaldadas por evidências científicas. Assim, se torna necessária a implementação efetiva da prática baseada em evidências, um processo de decisão sistemática no qual os resultados de pesquisas são avaliados e usados pelo terapeuta para nortear sua prática clínica, de forma a garantir a qualidade de assistência ao indivíduo e otimizar resultados. A prática baseada em evidências envolve a integração da melhor evidência científica com a experiência clínica do terapeuta, considerando-se o contexto e as preferências individuais da criança ou da sua família (Sackett, 2000). Nesta perspectiva, a evidência científica passa a ser um componente relevante na prática profissional, na qual a intervenção proposta deve ser exposta/discutida e aceita pela família e deve trazer impacto positivo na vida diária desta família (Mancini, 2007).

Na últimas décadas, vários pesquisadores têm buscado estabelecer fundamentação científica para a prática das profissões da área de reabilitação. Este esforço pode ser observado nas mudanças ocorridas no corpo de conhecimento da fisioterapia, ilustrado pela qualidade e quantidade da produção disponível na literatura atual (Sampaio e col., 2007). O meio mais eficiente de realizar uma busca bibliográfica são os bancos de dados eletrônicos, como o Cochrane Library, o Medline, o Lilacs, Cinahl, Pedro e Otseeker. Disponíveis via internet, esses bancos de dados organizam a informação e facilitam o acesso do profissional à literatura científica especializada.

A tecnologia disponível e as facilidades de acesso a informações tornam possível a pesquisa clínica de boa qualidade e sua aplicação imediata nas ações dos profissionais de reabilitação (Dias e col., 2006). Devido ao desenvolvimento científico e tecnológico da área de reabilitação, várias abordagens terapêuticas vêm sendo desenvolvidas e seus efeitos, testados. O objetivo deste capítulo é descrever as abordagens que estão sendo mais investigadas na área de reabilitação da criança com paralisia cerebral e sumarar as evidências de seus efeitos.

▶ TERAPIA NEUROEVOLUTIVA

A terapia neuroevolutiva, também conhecida como método Bobath, foi desenvolvida por Berta e Karel Bobath a partir de 1940. O método foi elaborado com base em observações feitas durante trabalho realizado pelo casal com crianças com paralisia cerebral (PC), à luz dos conceitos das teorias reflexa, hierárquica e maturacional de desenvolvimento motor (Butler e Darrah, 2001). Um dos principais pressupostos da terapia neuroevolutiva atribuía às alterações de tônus da criança com PC o principal impedimento para um adequado desenvolvimento motor e aquisição de habilidades. Segundo esse pressuposto, a emergência e o desenvolvimento da coordenação motora voluntária estariam suprimidos na presença da hipertonia e ocorreriam na medida em que o tônus excessivo fosse controlado ou reduzido (Damiano e cols., 2001, O'Dwyer e cols., 1996). Assim, as técnicas de intervenção incluíam principalmente manuseios específicos para inibir e controlar o tônus, os reflexos e os padrões de movimento atípicos, prevenir prejuízos secundários a contraturas musculares e deformidades dos membros e das articulações, e favorecer o desenvolvimento motor normal e a funcionalidade (Butler e Darrah, 2001).

Uma revisão sistemática de literatura publicada em 2001 analisou 21 estudos publicados entre 1973 e 2000 que investigaram os efeitos da terapia neuroevolutiva (Butler e Darrah, 2001) em revistas internacionais. Considerando os resultados reportados nesses estudos e a qualidade dos métodos neles empregados, os autores da revisão concluíram que, com a exceção de ganhos imediatos na amplitude de movimento, não havia evidências consistentes de que a terapia neuroevolutiva provocasse mudanças em respostas motoras anormais, retardasse ou prevenisse contraturas, facilitasse o desenvolvimento motor mais próximo do normal ou ganhos de desempenho em atividades motoras. O aumento da intensidade da terapia não pareceu fornecer benefícios adicionais. No entanto, é preciso ressaltar que conclusões definitivas foram impedidas pelo fato de a maioria dos estudos revisados ter utilizado amostras pequenas e heterogêneas de pacientes, o que dificulta a demonstração dos efeitos da terapia. Além disso, houve grande variação nas características das intervenções testadas nos diferentes estudos.

A variação nos métodos de intervenção empregados pode ser atribuída às reformulações pelas quais a abordagem neuroevolutiva vem passando. Frente ao desenvolvimento das teorias de controle e desenvolvimento motor, antigos princípios de intervenção, como, por exemplo, o enfoque rígido na seqüência normal do desenvolvimento, no treinamento de reações de proteção e endireitamento e no uso de posturas de inibição do tônus, foram abandonados. Princípios contemporâneos de aprendizagem motora foram incorporados à terapia neuroevolutiva, que hoje busca preconizar a participação ativa da criança no treino funcional de tarefas relevantes, em ambientes reais (Raine, 2007). Assim, publicações mais recentes têm maior potencial para demonstrar os efeitos da terapia neuroevolutiva tal qual utilizada no presente.

Após a revisão publicada em 2001, outros estudos investigaram os efeitos da terapia neuroevolutiva. Um dos estudos documentou os efeitos dos regimes de tratamento com intensidades diferentes em 34 crianças de 3 a 14 anos com paralisia cerebral espástica. Os resultados demonstraram que após quatro meses de terapia, as crianças submetidas a tratamento cinco vezes por semana obtiveram ganhos na função motora grossa superiores às crianças que receberam os cuidados somente duas vezes por semana, demonstrando a eficácia da terapia (Tsorlakis e cols., 2004). Outro estudo, no entanto, demonstrou que o tratamento com a terapia neuroevolutiva por um ano não foi capaz de acelerar o desenvolvimento motor ou provocar ganhos na qualidade de movimento além do esperado pela maturação em crianças com PC (Mahoney, Robinson e Fewell, 2001).

Dessa forma, apesar da grande popularidade da terapia neuroevolutiva e sua utilização há várias décadas, estudos científicos não demonstram de maneira consistente seus efeitos, de forma que as evidências a respeito da eficácia da terapia neuroevolutiva são limitadas. Assim, não há subsídios científicos para escolher a terapia neuroevolutiva em detrimento de outras técnicas de intervenção. Alguns autores recomendam um redirecionamento de esforços para a investigação e utilização de outras abordagens terapêuticas que possam promover benefícios mais claros para crianças com PC (Mahoney e cols., 2004, Butler e Darrah, 2001).

▸ FACILITAÇÃO NEUROMUSCULAR PROPRIOCEPTIVA (KABAT)

Método desenvolvido na Califórnia, EUA, em 1951, pelo neurofisiologista Herman Kabat e pelas fisioterapeutas Margaret Knot e Dorot Voss. Tem como objetivos promover e acelerar as respostas dos mecanismos neuromusculares por meio da estimulação dos proprioceptores. Utiliza movimentos em massa, globais, realizados nos três planos de movimento e executados em diagonal e espiral. Nesta abordagem, são aplicados padrões de facilitação que seguem uma seqüência de movimentos predefinida, mediante técnicas específicas para estimulação dos reflexos de estiramentos, movimentos de tração e aproximação, associados a estímulos visuais e verbais. Apesar de método bastante utilizado na prática clínica, tanto na reabilitação neurológica quanto ortopédica, não foram encontradas na literatura evidências científicas sobre a eficácia do método no tratamento de crianças com paralisia cerebral.

▸ MÉTODO DOMAN-DELACATO

Método desenvolvido por Glenn Doman e Delacato na década de 1960 para o tratamento de crianças com deficiência mental, lesão cerebral, dificuldades de aprendizagem e outras disfunções neuromotoras e cognitivas. Tem por fundamentação básica o conceito de *patterning* ou padrões psicomotores. Nesta perspectiva, o paciente realiza movimentos repetidos, ativos ou passivos, de acordo com sua condição cognitivo-motora (Doman e cols., 1960). O programa de tratamento inclui, além da prática intensiva dos padrões psicomotores, estimulação sensorial, respiração, exercícios com objetivo de aumentar o fluxo de oxigênio para o cérebro e um programa de restrição e facilitação destinado a promover a dominância hemisférica (Cohen, 1970). Conforme revisão realizada pela Academia Americana de Pediatria (1999 e 2006), o método desenvolvido por Doman-Delacato apresenta fundamentação teórica simplificada e não demonstra evidências quanto à eficácia do método.

▸ ELETROESTIMULAÇÃO NEUROMUSCULAR

A eletroestimulação neuromuscular é a aplicação transcutânea de corrente elétrica em músculos inervados para estimular fibras musculares, promover a contração muscular, aumentar a amplitude de movimento e fornecer estímulos sensoriais (Baker e cols., 2000). Diretrizes de tratamento publicadas por Carmik (1997) recomendam que a eletroestimulação seja utilizada como recurso adjunto a programa de treinamento motor funcional para crianças com PC. A seleção da musculatura a ser estimulada deve ser feita de acordo com a biomecânica da tarefa que precisa ser treinada. Músculos que a criança tem dificuldade em ativar de forma voluntária, ou músculos fracos, espásticos ou não, são estimulados no tempo adequado para auxiliar na manutenção de posturas ou execução de movimentos durante a realização de tarefas motivantes direcionadas a objetivos concretos na fisioterapia. Idealmente, devem ser utilizados aparelhos com disparadores manuais remotos para permitir ativação da corrente no momento certo durante o desempenho da atividade. A criança deve ser sempre encorajada a participar ativamente da tarefa em questão para que o aprendizado motor possa ocorrer. A quantidade de assistência fornecida com o auxílio da eletroestimulação deve diminuir progressivamente para promover a independência funcional da criança. Carmik (1997) recomenda ainda testar o aparelho de eletroestimulação antes do uso, fazer demonstrações nos pais ou terapeutas para diminuir a ansiedade da criança nas primeiras aplicações, e iniciar a estimulação com intensidade inferior ao limiar motor. O tempo total de estimulação deve ser ajustado para evitar a fadiga muscular.

Quanto aos parâmetros de corrente, recomenda-se amplitude ajustada de acordo com a tolerância da criança, freqüência entre 30 e 35Hz, tempo de subida progredindo de 4 a 0,5 segundos, de acordo com as demandas da tarefa treinada, ciclos de trabalho progredindo de 5s On:25Off para 10s On:10Off. O eletrodo ativo deve ser colocado sobre o ponto motor, geralmente localizado no terço proximal do músculo, e o tamanho do eletrodo deve ser adequado ao tamanho do músculo a ser estimulado para evitar a passagem de corrente para grupos musculares próximos, cuja contração não é desejada (Carmik, 1997).

Diferentes relatos de casos clínicos documentam efeitos rápidos e algumas vezes dramáticos com o uso da eletroestimulação. Foram relatados por exemplo ganhos permanentes no alinhamento de tronco em prono e de pé em duas crianças com PC quadriplégica mista e diplégica espástica, após poucas sessões de eletroestimulação por 15 minutos na musculatura lateral do tronco (Carmik, 1997). Depois da aplicação de eletroestimulação nos membros inferiores de crianças hemiplégicas são observados ganhos imediatos na simetria durante a caminhada e a corrida, e após algumas sessões, aumento na eficiência energética da marcha (Carmik, 1993). Crianças hemiplégicas que normalmente faziam contato inicial com a ponta dos pés durante marcha adquiriram contato plantígrado após a estimulação do tríceps espástico (Carmik, 1995).

No entanto, estudos científicos produziram resultados inconsistentes. A eletroestimulação isolada do gastrocnêmio e a estimulação combinada do gastrocnêmio e pré-tibiais associadas a atividades relacionadas à marcha em crianças com diplegia e hemiplegia produziram ganhos significativos no ângulo de dorsiflexão no contato inicial (Comeaux e cols., 1997). Por outro lado, a estimulação de dorsiflexores de crianças hemiplégicas, enquanto repousavam em posição assentada, produziu ganhos na amplitude dorsiflexão mas não provocou alterações significativas na marcha (Hazelwood e cols., 1994). Outro estudo (van der Linden, 2003) testou os efeitos da estimulação do glúteo máximo de crianças hemiplégicas, diplégicas e quadriplégicas. A estimulação foi aplicada enquanto as crianças repousavam deitadas. Nenhum efeito na força muscular, amplitude de movimento, função motora grossa ou marcha foi encontrado.

As inconsistências em relação aos efeitos reportados em diferentes estudos parecem sugerir que a eletroestimulação não é uma intervenção efetiva quando aplicada fora do contexto das deficiências individuais da criança, suas conseqüências funcionais e dos resultados almejados (Alon, 2006). Ainda são necessários estudos que viabilizem a investigação dos efeitos da terapia aplicada de acordo com as recomendações clínicas de contextualização em tarefas funcionais. Os mecanismos de ação da eletroestimulação em pacientes com PC ainda não são totalmente conhecidos, e precisam ser elucidados. É preciso ressaltar ainda que parece haver considerável variabilidade da resposta individual à eletroestimulação (Carmik, 1997).

▶ EXERCÍCIOS DE FORTALECIMENTO MUSCULAR

O recente reconhecimento de que a fraqueza muscular é uma das principais alterações mus-

culoesqueléticas que contribuem para a disfunção motora em crianças com paralisia cerebral e de que exercícios de fortalecimento muscular não provocam efeitos negativos na espasticidade, flexibilidade e nos padrões de movimentos, encorajou a incorporação desta técnica nos protocolos de reabilitação física (Damiano e cols., 1995; Verschuren e cols., 2007).

Três revisões sistemáticas foram publicadas sobre a efetividade de programas de fortalecimento muscular em crianças e adolescentes com PC (Darrah e cols., 1997; Dodd e cols., 2002; e Verschuren e cols., 2007). A idade das crianças e dos adolescentes incluídos nos estudos analisados variou de 4 a 20 anos e constou de indivíduos com diferentes níveis de funcionalidade de acordo com o Gross Motor Function Classification System (GMFCS), deambulantes e não-deambulantes. Em relação às características dos programas de fortalecimento muscular, a duração dos protocolos, em grande parte dos estudos, foi de 6, 8 e 10 semanas. Em um único estudo este programa se estendeu por nove meses (Patikas e cols., 2006). A freqüência dos exercícios de fortalecimento foi três vezes por semana em todos os estudos, com exceção do estudo de Toner e cols. (1998), no qual a freqüência foi de 7 dias/semana. Os programas de fortalecimento foram aplicados de maneira individual e em grupos, em clínicas de reabilitação, na escola freqüentada pela criança e no ambiente domiciliar. Em grande parte dos estudos os exercícios foram realizados sob supervisão do fisioterapeuta, pais ou cuidadores. Foram realizados exercícios com contrações concêntricas e excêntricas e utilizados exercícios resistidos pelo próprio peso do corpo, pesos livres, equipamentos de musculação, elásticos (*therabands* e *theratubs*) e dinamômetros isocinéticos. As séries dos exercícios variaram nos estudos analisados de 1 série de 6, 3 séries de 5, 3 séries de 6, 3 séries de 10, 4 séries de 5 com carga de 50%, 65% e 80% de 1 a 10 repetições máximas (RM).

Diferentes medidas de desfechos sobre o impacto do programa de exercícios de fortalecimento muscular foram avaliadas. Estas incluíam força muscular, principalmente nos membros inferiores, espasticidade e tônus muscular, massa de gordura corporal, índice de gasto energético, amplitude de movimento e flexibilidade, função motora grossa (principalmente as funções motoras na posição de pé), marcha (velocidade, comprimento de passo, dados cinemáticos), participação social, atividades físicas e auto-imagem (Dood e cols., 2003, 2004; McBurney e cols., 2003; Damiano e cols., 1995, 1998; MacPhail e col., 1995; Darah e cols., 1997).

Os ensaios clínicos controlados relataram efeitos positivos do uso de exercícios de fortalecimento muscular em crianças e adolescentes com PC. O ganho de força muscular foi evidenciado em todos os estudos analisados. Também observou-se impacto positivo do programa em relação aos desfechos como flexibilidade e postura (McBurney e cols., 2003), velocidade de marcha e comprimento de passo (Damiano e cols., 1998; Eagleton e cols., 2004; e nas funções motoras grossas como subir e descer escadas (McBurney e cols., 2003; MacPhail e cols.; Morton e cols., 2005) e capacidade aeróbica (Van den Berg-Emons e cols., 1998). Não foi observada consistência dos resultados em relação ao índice de gasto energético e não foram observadas mudanças significativas da massa de gordura corporal ou na capacidade anaeróbica (MacPhail e cols., 1995; Damiano e cols., 1998; Eagleton e cols., 2004; Van den Berg-Emons e cols., 1998). O impacto do fortalecimento muscular ao nível de autopercepção e participação social de adolescentes com PC foi avaliado por Darrah e cols. (1999) e McBurney e cols. (2003). Os resultados mostraram uma melhora na auto-imagem e impacto positivo em relação à participação destes indivíduos na escola, lazer e eventos sociais comunitários.

A capacidade de as crianças com PC de manterem, a longo prazo, os ganhos alcançados com o protocolo de exercícios de fortalecimento muscular ainda precisa ser mais bem pesquisada. Poucos estudos incluíram avaliações de acompanhamento destas crianças após a finalização do programa de fortalecimento (Dood e cols., 2003, 2004; MacPhail e cols., 1995; Morton e cols., 2005; Patikas e cols., 2006). Embora os resultados destes estudos indiquem que os benefícios alcançados pela criança durante o programa de fortalecimento muscular mantiveram-se no período de acompanhamento, MacPhail e col. (1995) sugerem, como estratégia de reabilitação para manutenção dos ganhos obtidos, treinamentos periódicos de fortalecimento muscular.

As evidências científicas revelam o potencial dos exercícios resistidos para promover ganhos funcionais em crianças com PC. Além disso, a possibilidade de uso de equipamentos de baixo custo e fácil acesso, como pesos livres e elásticos, facilita e possibilita a implementação desta abordagem intervencionista na rotina clínica dos centros e consultórios de reabilitação infantil.

▶ TERAPIA DE MOVIMENTO INDUZIDO POR RESTRIÇÃO

Os protocolos da terapia de movimento induzido por restrição (TMIR) (Constraint Induced Movement Therapy [CIMT], na literatura internacional) foram desenvolvidos a partir de pesquisas comportamentais com primatas conduzidas por Taub e cols. (1999). Os pesquisadores aboliram a sensação somática de um dos membros dos primatas por meio de rizotomia dorsal (desnervação sensorial). Após a cirurgia, o membro não era utilizado de maneira espontânea pelos primatas em atividades usuais, apesar da função intacta de raízes nervosas motoras, de forma que a atividade era inferior ao potencial motor do membro. Os pesquisadores observaram que os animais passaram a utilizar o membro afetado com maior freqüência e eficácia quando o membro intacto era imobilizado e os animais treinavam tarefas funcionais com o membro afetado, por uma ou duas semanas (Taub e cols., 1999). Essas observações deram origem a protocolos terapêuticos que foram testados em indivíduos adultos com seqüelas de AVE (Bonaiuti e cols., 2007) e crianças com PC hemiplégica (Hoare e cols., 2007).

Os protocolos da TMIR são caracterizados pela imobilização do membro superior não afetado combinada com um programa de treinamento intensivo da extremidade afetada e métodos comportamentais direcionados a promover o envolvimento do paciente com as atividades propostas na terapia (Morris e cols., 2006). O treinamento é planejado de acordo com uma graduação progressiva de complexidade das tarefas e recompensas verbais frente aos ganhos obtidos pelo indivíduo (Taub e cols., 1994). O protocolo original consiste em seis horas de treino diário intensivo do membro afetado associado à imobilização do membro não afetado por 90% das horas que o indivíduo passa acordado durante duas a três semanas (Taub e cols., 1999). Alguns autores, no entanto, têm proposto modelos adaptados com o intuito de diminuir o tempo gasto na terapia, conseguir maior adesão dos pacientes e aumentar a aplicabilidade clínica da técnica, especialmente para crianças (Page e cols., 2001). Tais adaptações incluem redução da intensidade diária de treinamento e prolongamento do período de intervenção (Eliasson e cols., 2005) ou diminuição no uso da imobilização (Charles e cols., 2006, Gordon e cols., 2007). Além disso, durante o treinamento devem ser utilizadas atividades interessantes e motivantes adequadas à idade da criança (Charles e Gordon, 2005).

Há evidências de que os efeitos da TMIR estejam ligados à plasticidade cerebral. Alguns estudos demonstram que o treinamento intensivo pode promover uma reorganização cortical uso-dependente com mudanças estruturais e funcionais no sistema nervoso central em decorrência da intervenção (Sutcliffe e cols., 2007). Outro mecanismo que pode estar relacionado com os efeitos observados após a TMIR é a superação de um fenômeno descrito como desuso aprendido e definido como uso diminuído da extremidade afetada em ambiente real, em relação às habilidades motoras que o indivíduo possui (Taub e cols., 1999). O desuso aprendido se desenvolve em decorrência de tentativas frustradas de uso do membro afetado, o que leva à adoção de estratégias compensatórias de uso prioritário da extremidade não afetada. No contexto do desenvolvimento infantil, crianças com déficits unilaterais tenderão, desde cedo, a usar a mão não afetada como a mão dominante, mesmo em casos de déficits leves (Krumlinde e cols., 1998). Ao longo do tempo a criança aprende a negligenciar o membro superior afetado, o que pode levar ao agravamento dos déficits, como o aumento do tônus, controle motor pobre, diminuição das amplitudes de movimento ativa e passiva das articulações do membro, fraqueza generalizada, e atraso na maturação esquelética. Este processo tem sido designado pela expressão desuso desenvolvimental (Charles e Gordon, 2005, Hoare e cols., 2007).

A TMIR se propõe a aumentar a motivação de uso do membro parético, superando assim o desuso aprendido e produzindo reorganização cortical substancial. De acordo com seus proponentes, um dos grandes benefícios da TMIR é reduzir a diferença entre o desempenho atual e a capacidade real (potencial) do indivíduo para as tarefas diárias, mediante a superação do desuso (Taub e cols., 1999). Ensaios clínicos controlados relatam efeitos positivos de protocolos tradicionais e modificados da TMIR para crianças com PC hemiplégica. Os benefícios desta terapia incluem ganhos de destreza (Charles e cols., 2006), ganhos na qualidade de movimento e na freqüência de uso do membro superior afetado em atividades do dia-a-dia (Taub e cols., 2007; De Lucca e cols., 2006; Charles e cols., 2006), além de aquisição de novas habilidades (Brandão, 2007; Taub e cols., 2007) de maior independência (Brandão, 2007). As evidências científicas disponibilizadas por esses estudos indicam que a TMIR é uma intervenção promissora para crianças com PC hemiplégica.

▸ TREINAMENTO NA ESTEIRA COM SUPORTE PARCIAL DE PESO (PARTIAL BODY-WEIGHT-SUPPORTED TREADMILL TRAINING – PBWSTT)

O treinamento da marcha na esteira com suporte parcial de peso (TMESPP), abordagem de intervenção orientada à tarefa, consiste em andar em uma esteira elétrica (motorizada) com o peso do corpo parcialmente sustentado por uma barra suspensa. Uma vez que o peso do corpo e o equilíbrio na posição em pé neste tipo de intervenção são controlados pelo equipamento, o treino de marcha pode ser realizado em indivíduos que apresentam grandes limitações na capacidade de locomoção em pé (Dodd e col., 2007; Cherng e cols., 2007; Provost e cols., 2007; Phillips e cols., 2007). Além disso, proporciona um ambiente no qual pode-se praticar, repetidamente, um padrão de marcha mais rítmico e eficiente em velocidades mais altas de marcha (Dodd e col., 2007). Inicialmente este tipo de intervenção foi utilizado em indivíduos com lesão medular (Wernig e cols., 1992) e pós-acidente vascular cerebral (Hesse e cols., 1994 e Barbeau e col., 2003) nos estágios iniciais da reabilitação. Na área de neuropediatria, foram encontrados estudos que utilizaram o TMESPP para avaliar o impacto deste treinamento na idade de aquisição da marcha independente em um bebê de alto risco (Bodkin e col., 2003), em crianças com síndrome de Down (Ulrich e col., 2001) e em crianças e adolescentes com PC

(Richards e cols., 1997; Schindl e col., 2000; Day e col., 2004; Dannemiller e cols., 2005; DeJong e cols., 2005; Bergnoche e col., 2007).

Apesar do crescente interesse clínico no treino de marcha na esteira com suporte parcial de peso, poucos estudos são ensaios clínicos randomizados. As crianças e os adolecentes que participaram deste programa de intervenção apresentavam indivíduos deambulantes e não-deambulantes, classificados em diferentes níveis de funcionalidade (GMFCS de I a IV) e com idades que variaram de 1 ano 7 meses a 18 anos de idade. Os protocolos de intervenção foram bastantes variáveis em relação à duração da intervenção (4 a 25 semanas), à periodicidade semanal (2 a 5 vezes) e ao tempo de permanência na esteira (8 a 30 minutos por sessão). Não houve consistência dos critérios para definição da velocidade de marcha na esteira. A quantidade de suporte de peso oferecida pelo equipamento foi determinada clinicamente, considerando-se o suporte de peso na postura em pé com os joelhos estendidos. As crianças realizavam o treino de marcha na esteira usando suas órteses habituais. Os desfechos avaliados nos estudos analisados incluíam a função motora grossa, equilíbrio estático, resistência cardiovascular, tônus muscular, parâmetros temporoespaciais da marcha, como velocidade, cadência e comprimento do passo, e tempo de duplo apoio.

Os benefícios do TMESPP serão apresentados de acordo com o nível de funcionalidade das crianças e adolescentes com PC. Crianças com melhor classificação de funcionalidade, i.e., GMFCS II e III, apresentaram ganhos significativos nas atividades motoras grossas, dados pelo aumento identificado nos escores da avaliação GMFM (Gross Motor Function Measure) (Cherng e cols., 2007; Provost, 2007) e nos parâmetros temporoespaciais da marcha, como o aumento do comprimento do passo e a diminuição do tempo de duplo apoio (Cherng e cols., 2007), e o aumento da velocidade no chão (DeJong e cols., 2005; Cherng e cols., 2007; Bergnoche e cols., 2007; Provost e cols., 2007). Quando o protocolo de intervenção foi aplicado em crianças com níveis de funcionalidade de moderado a grave (GMFCS III e IV), observou-se aumento no escore total do GMFM (Richards e cols., 1997; Day e cols., 2004; Dannemiller e cols., 2005) e aumentos significativos da velocidade de marcha no chão (Richards e col., 1997; Dodd e cols., 2007).

O desfecho velocidade de marcha no chão é de grande relevância clínica, pois velocidade é um importante critério de decisão quanto a forma/método de locomoção a ser utilizado pela criança com paralisia cerebral, uma vez que baixas velocidades de marcha parecem restringir as habilidades funcionais das crianças nos ambientes comunitários, como por exemplo na escola, *shoppings* e atividades recreativas, e, conseqüentemente, na interação com seus colegas e amigos. Além disso, mudanças na velocidade de marcha podem ter um impacto positivo na mobilidade da criança, particularmente em deslocamentos de curtas distâncias, como, por exemplo, nos ambientes domiciliares e escolares.

Portanto, apesar de ser uma abordagem de intervenção relativamente nova e com poucos estudos tipo ensaios clínicos randomizados, as evidências científicas disponibilizadas pelos estudos analisados indicam que a terapia TMESPP é uma intervenção promissora para crianças e adolescentes com paralisia cerebral de diferentes níveis funcionais.

▶ EXERCÍCIOS DE DESCARGA DE PESO

Exercícios de descarga de peso são comumente utilizados como abordagem de intervenção em crianças com PC, particularmente naquelas crianças que apresentam grandes restrições de mobilidade. Apesar de técnica bastante utilizada nos ambientes clínicos, sua eficácia é pouco explorada em caráter científico. Exercícios de descarga de peso nos membros inferiores são geralmente realizados posicionando-se as crianças em suportes ou equipamentos de ortostatismo (*stand-table* e faixas de sustentação). Nos membros superiores, a descarga de peso é realizada diretamente nas mãos ou antebraços, principalmente nas posições prona (*puppy* e *puppy* modificada com extensão de cotovelos) e sentada de lado com o braço de apoio estendido. Acredita-se que os exercícios de descarga de peso previnam o encurtamento e as contraturas dos tecidos moles, restabeleçam o comprimento muscular, devido ao alongamento prolongado (Farmer e col., 2001), estimulem o fortalecimento dos músculos antigravitacionais (Green e cols., 1993), previnam o deslocamento do quadril (Pountney e cols., 2002), aumentem a densidade óssea mineral (Chad e cols., 1999; Gudjonsdottir e col., 2002; Henderson e cols., 2005), melhorem a respiração, circulação e auto-estima, e diminuam a espasticidade (Gracies, 2001).

Estudos que avaliaram o impacto dos exercícios de descarga de peso nos membros inferiores incluíram, principalmente, crianças com PC que apresentavam comprometimento do tipo quadriplegia e diplegia espástica (Calton e cols., 2004; Gudjonsdottir e cols., 2002), ataxia e discinesia (Calton e cols., 2004).

Os protocolos de exercícios de descarga de peso incluem exercícios estáticos e dinâmicos e o uso de plataformas de estímulo mecânico. Os exercícios são geralmente realizados nas posições semiprona (Calton e cols., 2004) e em ortostatismo (Chad e cols., 1999; Gudjonsdottir e cols., 2002; Ward e cols., 2004). A freqüência da intervenção nos estudos analisados variou de duas (Chad e cols., 1999) a cinco (Ward e cols., 2004; Gudjonsdottir e cols., 2002) vezes por semana. O tempo de descarga de peso foi de dez minutos (Ward e cols., 2004), trinta minutos (Gudjonsdottir e cols., 2002) e sessenta minutos (Chad e cols., 1999), e o tempo de intervenção variou de dois (Gudjonsdottir e cols., 2002) a nove meses (Calton e cols., 2004).

Das variáveis analisadas, somente a densidade óssea mineral apresentou evidências quanto à efetividade da técnica. Os estudos indicaram que crianças com paralisia cerebral submetidas ao protocolo de intervenção com exercícios de descarga de peso apresentaram maiores valores de densidade mineral óssea em relação às crianças com paralisia cerebral não submetidas a este tipo de intervenção e em relação às avaliações realizadas antes da intervenção. O aumento da densidade óssea foi evidenciado principalmente na coluna vertebral (Calton e cols., 2004; Ward e cols., 2004) e no fêmur (Chad e cols., 1999; Gudjonsdottir e col., 2002). Apenas o estudo de Ward e cols. (2004) evidenciou aumento significativo da densidade óssea mineral na região da tíbia. Em relação à espasticidade, os estudos indicaram que os resultados dos exercícios de suporte de peso nos membros inferiores e superiores são limitados, e seu valor clínico escasso. Não foi evidenciado que esta intervenção diminua ou reduza a possibilidade de displasia de quadril ou que tenha impacto na auto-estima da criança.

Dois importantes aspectos clínicos quanto à aplicabilidade da intervenção foram evidenciados nos estudos analisados em relação à variável densidade óssea mineral: a durabilidade dos protocolos de intervenção e o tempo diário de intervenção. Em relação ao período em que a criança recebeu intervenção, maiores alterações na densidade óssea mineral da coluna vertebral foram encontradas no protocolo de intervenção de maior durabilidade, i.e., nove meses (Calton e cols., 2004), em relação ao de menor durabilidade, i.e., dois meses (Gudjonsdottir e col., 2002). Tal fato demonstra que a maior duração do programa de intervenção é fator determinante para obtenção de ganhos positivos na densidade óssea mineral da coluna vertebral. Com relação ao tempo diário de descarga de peso, o estudo em que as crianças foram submetidas a dez minutos de exercícios de descarga de peso (Ward e cols., 2004) apresentou resultados semelhantes aos do aumento de densidade mineral óssea em relação ao estudo em que o tempo de descarga de peso foi de sessenta minutos (Chad e cols., 1999). Este resultado sugere que menores tempos diários (min) de intervenção são suficientes para modificar os valores de densidade óssea mineral.

Os ganhos significativos da densidade mineral óssea em articulações importantes para a sustentabilidade da criança na posição ortostática, como a coluna vertebral e o fêmur e, conseqüentemente, a menor susceptibilidade para fraturas, são importantes aspectos clínicos. No entanto, os benefícios da técnica de suporte de peso em relação à diminição da espasticidade, melhora da função motora fina, respiração e auto-estima não foram demonstrados de forma consistente, indicando a necessidade de pesquisas de maior rigor na qualidade metodológica para avaliação destas variáveis.

▶ REFERÊNCIAS

1. Alon G. Electrical stimulation in cerebral palsy: are we asking clinically relevant questions? *Dev Med Child Neurol* 2006; *48*(11):868.
2. Baker LL, McNeal DR, Benton LA, Bowman BR, Waters RL. *Neuromuscular electrical stimulation – A practical clinical guide*. 4th ed. Downey (CA): Rehabilitation Engineering Center, 2000.
3. Barbeau H, Visintin M. Optimal outcomes obtained with body weight support combined with treadmilltraining in stroke subjects. *Arch Phys Med Rehabil* 2003; *84*:1458-65.
4. Begnoche DM, Pitteti KH. Effects of traditional treatment and partial body weight treadmill training on the motor

skills of children with spastic cerebral palsy. A pilot study. *Pediatr Phys Ther* 2007; *19*:11-9.

5. Bodkin AW, Baxter RS, Heriza CB. Treadmill training for an infant born preterm with a grade III intraventricular hemorrhage. *Phys Ther* 2003; *83*:1.107-18.

6. Bonaiuti D, Rebasti L, Sioli P. The constraint induced movement therapy: a systematic review of randomized controlled trials on the adult stroke patients. *Eura Medicophys* 2007; *43*(2):139-46.

7. Brandão MB. *Efeitos da terapia de movimento induzido por restrição na funcionalidade de crianças com paralisia cerebral.* Dissertação de mestrado, Universidade Federal de Minas Gerais, Escola de Educação Física, Fisioterapia e Terapia Ocupacional, 2007.

8. Butler C, Darrah J. Effects of neurodevelopmental treatment (NDT) for cerebral palsy: an AACPDM evidence report. *Dev Med Child Neurol* 2001; *43*(11):778-90.

9. Calton JM, Ward KA, Alsop CW, Dunn G, Adams JE, Mughal MZ. A randomized controlled trial of standing programme on bone mineral density in non-ambulant children with cerebral palsy. *Arch Dis Child* 2004; *89*:131-5.

10. Carmick J. Clinical use of neuromuscular electrical stimulation for children with cerebral palsy. Part 1: Lower extremity. *Phys Ther* 1993; *73*(8):505-13.

11. Carmick J. Managing equinus in children with cerebral palsy: electrical stimulation to strengthen the triceps surae muscle. *Dev Med Child Neurol* 1995; *37*(11):965-75.

12. Carmick J. Guidelines for the clinical application of neuromuscular electrical stimulation for children with cerebral palsy. *Pediatr Phys Ther* 1997; *9*:128-36.

13. Chad KE, Bailey DA, Mckay HA, Zello GA, Snyder RE. The effect of a weight-bearing physical activity program on bone mineral content and estimated volumetric density in children with spastic cerebral palsy. *J Pediatr* 1999; *135*:115-7.

14. Charles J, Gordon AM. A critical review of constraint-induced movement therapy and forced use in children with hemiplegia. *Neural Plast* 2005; *12*(2-3):245-61.

15. Charles J, Wolf SL, Schneider JA, Gordon AM. Efficacy of a child-friendly form of constraint-induced movement therapy in hemiplegic cerebral palsy: a randomized control trial. *Dev Med Child Neurol* 2006; *48*:635-42.

16. Cherng RJ, Liu CF, Lau TW, Hong RB. Effect of treadmill training with body support on gait and gross motor function in children with spastic cerebral palsy. *Am J Phys Med Rehabil* 2007; *86*(7):548-55.

17. Cohen HJ, Birch HG, Taft LT. Some considerations for evaluating the Doman-Delacato *Patterning* method. *Pediatrics* 1970; *45*:302- 14.

18. Comeaux P, Patterson N, Rubin M, Meiner R. Effect of Neuromuscular Electrical Stimulation during Gait in Children with Cerebral Palsy. *Pediatric Physical Therapy* 1997; *9*(3):103-9.

19. Committee on Children with Disabilities. The treatment of neurologically impaired children using patterning. *Pediatrics* 1999. Reaffirmed Jan 2006; *104*:1.149-51.

20. Damiano D, Kelly LE, Vaughn CL. Effects of quadriceps femoris muscle strengthening on crouch gait in children with spastic diplegia. *Phys Ther* 1995; *75*:658-67.

21. Damiano D, Abel MF. Functional outcomes of strength-training in spastic cerebral palsy. *Arch Phys Med Rehabil* 1998; *79*:119-25.

22. Damiano D, Quinlivan J, Owen BF, Shaffrey M, Abel MF. Spasticity *versus* strength in cerebral palsy: relationships among involuntary resistance, voluntary torque, and motor function. *European Journal of Neurology* 2001; *8*(suppl 5):40-9.

23. Dannemiller L, Heriza C, Burtner P, Gutierrez T. Partial weight bearing treadmill training in the home with young children with cerebral palsy: a study of feasibility and motor outcomes. *Pediatr Phys Ther* 2005; *17*:77-88.

24. Darrah J, Fan JS, Chen LC, Nunweiler J, Watkins B. Review of the effects of progressive resisted muscle strenghtening in children with cerebral palsy: a clinical consensus exercise. *Ped Phys Ther* 1997; *9*:12-7.

25. Day JA, Fox E, Lowe J *et al.* Locomotor training with partial body weight support on a treadmill in a non-ambulatory child with spastic tetraplegic cerebral palsy: a case report. *Pediatr Phys Ther* 2004; *16*:106-13.

26. DeJong S, Stuberg W, Spady K. Conditioning effects of partial body weight support treadmill training in children with cerebral palsy. *Pediatric Phys Ther* 2005; *17*:78 (extended abstracted).

27. Deluca S, Echols K, Law CR, Ramey SL. Intensive pediatric constraint-induced therapy for children with cerebral palsy: randomized controlled, crossover trial. *J Child Neurol* 2006; *21*:931-8.

28. Dias RC, Dias JMD. Prática baseada em evidências: uma metodologia para a boa prática fisioterapêutica. *Fisioterapia em Movimento* 2006; *19*:11-6.

29. Dodd KJ, Taylor NF, Damiano DL. A systematic review of the effectiveness of strength-training programs for people with cerebral palsy. *Arch Phys Med Rehabil* 2002; *83*:1.157-64.

30. Dodd KJ, Taylor NF, Graham HK. A randomized clinical trial of strength-training programs in young people with cerebral palsy. *Dev Med Child Neurol* 2003; *45*:652-7.

31. Dodd KJ, Taylor NF, Graham HK. Strength training can have unexpected effects on the self-concept of children with cerebral palsy. *Ped Phys Ther* 2004:99-105.

32. Dodd K, Foley S. Partial body-weight-supported treadmill training can improve walking in children with cerebral palsy: a clinical controlled trial. *Dev Med and Child Neurol* 2007; *49*:101-5.

33. Doman RJ, Spitz EB, Zucman E, Delacato CH, Doman G. Children with severe brain injuries: Neurologic organization in terms of mobility. *JAMA* 1960; *174*:257.

34. Eagleton M, Iams A, McDowell J, Morrison R, Evans CL. The effects of strength-training on gait in adolescents with cerebral palsy. *Ped Phys Ther* 2004; *16*:22-30.

35. Eliasson AC, Krumlinde-Sundholm L, Shaw K, Wang C. Effects of constraint-induced movement therapy in young

children with hemiplegic cerebral palsy: an adapted model. *Dev Med Child Neurol* 2005; *47*:266-75.

36. Farmer SE, James M. Contractures in orthopaedics and neurological condition: a review of causes and treatment. *Disab Rehabil* 2001; *23*:549-58.

37. Gordon A, Connelly A, Neville B, Vargha-Khadem F, Jessop N, Murphy T, Ganesan V. Modified constraint-induced movement therapy after childhood stroke. *Dev Med Child Neurol* 2007; *49*(1):23-7.

38. Gracies JM. Pathophysiology of impairment in patients with spasticity and use of stretch as a treatment of spastic hypertonia. *Phys Med Rehabil Clin N Am* 2001; *12*:747-68.

39. Green EM, Mulcahy CM, Pountney TE *et al.* The Chayley standing support for children and young adults with motor impairment: a developmental approach. *Br J Occup Ther* 1993; *56*:13-8.

40. Gudjonsdottir B, Mercer VS. Effects of a dynamic *versus* a static prone stander on bone mineral density and behavior in four children with severe cerebral palsy. *Ped Phys Ther* 2002; *14*:49-51.

41. Henderson RC, Kairalla JA, Barrington JW, Almas Abbas BS, Srevenson RD. Lonngitudinal changes in bone density in children and adolescents with moderate to severe cerebral palsy. *J Pediat* 2005; *146*:769-75.

42. Hazlewood ME, Brown JK, Rowe PJ, Salter PM. The use of therapeutic electrical stimulation in the treatment of hemiplegic cerebral palsy. *Dev Med Child Neurol* 1994; *36*(8):661-73.

43. Hesse S, Bertelt C, Schafrin A e cols. Restoration of gait in non ambulatory hemiparetic patients by treadmill training with partial body-weight support. *Arch Phys Med Rehabil* 1994; *75*:1087-93.

44. Hoare B, Imms C, Carey L, Wasiak J. Constraint-induced movement therapy in the treatment of the upper limb in children with hemiplegic cerebral palsy: a Cochrane systematic review. *Clin Rehabil* 2007; *21*(8):675-85.

45. Krumlinde-Sundholm L, Eliasson AC, Forssberg H. Obstetric brachial plexus injuries: assessment protocol and functional outcome at age 5 years. *Dev Med Child Neurol* 1998; *40*(1):4-11.

46. MacPhail HEA, Framer JF. Effect of isocinetic strength-training on functional ability and walking efficiency in adolescents with cerebral palsy. *Dev Med Child Neurol* 1995; *37*:763-75.

47. Mahoney G, Robinson C, Perales F. Early Motor Intervention: The Need for New Treatment Paradigms. *Infants & Young Children* 2004; *17*(4):291-300.

48. Mancini, M. Prática Baseada em Evidências. *In: Terapia Ocupacional – Fundamentação e Prática.* Souza ACA, Galvão CRC. Guanabara Koogan, 2007.

49. McBurney H, Taylor NF, Dodd KJ, Graham HK. A qualitative analysis of the benefits of strength-training for young people with cerebral palsy. *Dev Med Child Neurol* 2003; *45*:658-63.

50. Morris DM, Taub E, Mark VW. Constraint-induced movement therapy: characterizing the intervention protocol. *Eura Medicophys* 2006; *42*(3):257-68.

51. Morton JF, Brownlee M, McFadyen AK. The effects of progressive resistance training for children with cerebral palsy. *Clin Rehabil* 2005; *19*:283-9.

52. O'Dwyer NJ, Ada L, Neilson PD. Spasticity and muscle contracture following stroke. *Brain* 1996; *119*(Pt 5):1.737-49.

53. Page SJ, Sisto SA, Levine P, Johnston MV, Hughes M. Modified constraint induced therapy: a randomized feasibility and efficacy study. *J Rehab Res Dev* 2001; *38*(5):583-90.

54. Palisano RJ, Campbell S, Harris SR. Evidence-based decision making in pediatric physical therapy. *In: Physical Therapy for Children*, 2006.

55. Patikas M, Wolf SI, Mund K, Armbrust P, Schuster W, Doderlein L. Effects of a postoperative strength-training program on the walking ability of children with cerebral palsy: a randomized controled trial. *Arch Phys Med Reabil* 2006; *87*:619-26.

56. Phillips JP, Sullivan KJ, Burtner PA, Caprihan A, Provost B, Bernitsky-Beddingfield A. Ankle dorsiflexion MRI in children with cerebral palsy undergoing intensive body-weight-supported treadmill training: a pilot study. *Dev Med and Child Neurol* 2007; *49*:39-44.

57. Pountney T, Mandy A, Green E *et al.* Management of hip dislocation with postural management. *Child Care Health Dev* 2002; *28*:179-85.

58. Provost B, Dieruf K, Burtner PA, Phillips JP, Bernitsky-Beddingfield A, Sullivan KJ, Bowen CA, Toser L. Endurance and gait in children with cerebral palsy after intensive body weight-supported treadmill training. *Pediatr Phys Ther* 2007; *19*:2-10.

59. Raine S. The current theoretical assumptions of the Bobath concept as determined by the members of BBTA. *Physiother Theory Pract* 2007; *23*(3):137-52.

60. Richards CL, Malouin F, Dumas F *et al.* Early and intensive treadmill locomotor training for young children with cerebral palsy: a feasibility study. *Pediatr Phys Ther* 1997; *9*:158-65.

61. Sakett DL, Strauss SE, Richardson WS, Rosemberg W, Haynes RB. *Evidence Based Medicine – How to practice and teach EBM.* Edinburgh: Churchill Livingstone, 2000:261 p.

62. Sampaio RF, Mancini MC. Estudos de revisão sistemática: um guia para síntese de evidências científicas. *Revista Brasileira de Fisioterapia* 2007; *11*:1-7.

63. Schindl MR, Forstner C, Kern H *et al.* Treadmill training with partial body weight support in non ambulatory patients with cerebral palsy. *Arch Phys Med Rehabil* 2000; *81*:301-6.

64. Taub E, Uswatte G, Pidikiti R. Constraint-Induced Movement Therapy: a new family of techniques with broad application to physical rehabilitation – a clinical review. *J Rehabil Res Dev* 1999; *36*(3):237-51.

65. Taub E, Crago JE, Burgio LD, Groomes TE, Cook EW 3rd, DeLuca SC, Miller NE. An operant approach to rehabilitation medicine: overcoming learned nonuse by shaping. *J Exp Anal Beh* 1994; *61*(2):281-93.

66. Taub E, Griffin A, Nick J, Gammons K, Uswatte G, Law CR. Pediatric CI therapy for stroke-induced hemiparesis in young children. *Dev Neurorehabil* 2007; *10*(1):3-18.

67. Tonner LV, Cook K, Elder GC. Improved ankle function in children with cerebral palsy after computer-assisted motor learning. *Dev Med Child Neurol* 1998; *40*:829-35.

68. Ulrich DA, Ulrich BD, Angulo-Kinzler RM *et al*. Treadmill training of infants with Down syndrome: evidence-based developmental outcomes. *Pediatrics* 2001; *108*:84-91.

69. Van der Linden ML, Hazlewood ME, Aitchison AM, Hillman SJ, Robb JE. Electrical stimulation of gluteus maximus in children with cerebral palsy: effects on gait characteristics and muscle strength. *Dev Med Child Neurol* 2003; *45*(6):385-90.

70. Van den Berg-Emons RJ, Van Baak MA, Speth L, Saris WH. Physical training of school children with spastic cerebral palsy: effects on daily activity, fat mass and fitness. *Int J Rehabil Res* 1998; *21*:179-94.

71. Verschuren O, Ketelaar M, Takken T, Helders PJM, Gorter JW. Exercise programs for children with cerebral palsy: a systematic review of the literature. In press. *Am J Phys Med Rehabil* 2007; *86*(12).

72. Ward K, Alsop C, Caulton J, Rubin C, Adams J, Mughal Z. Low magnitude mechanical loading is osteogenic in children with disabling conditions. *Journal of Bone and Mineral Research* 2004; *19*:360-9.

73. Wernig A, Muller S, Laufband A. Locomotion with body weight support improved walking in persons with severe spinal cord injuries. *Paraplegia* 1992; *32*:229-38.

Atuação da Terapia Ocupacional no Tratamento da Criança com Paralisia Cerebral

Solange Figueiredo
Marina de Brito Brandão

▶ INTRODUÇÃO

A paralisia cerebral constitui um quadro clínico importante que pode acometer crianças, causando déficits de movimento e de controle postural,[2] além de prejuízos sensoriais e cognitivos.[6,7] Esta patologia pode atingir, no nível de funções e estruturas do corpo, a mobilidade de articulações, força muscular, tônus muscular e gerar movimentação involuntária.[17] Apesar de muitas evidências fornecerem ao corpo, informações a respeito de estruturas e funções internas, a participação da criança em atividades funcionais e no contexto social, bem como, os fatores ambientais que possam influenciar o desempenho nessas atividades, são aspectos importantes a serem considerados.[8,17,18]

A Classificação Internacional de Funcionalidade, Incapacidade e Saúde (CIF)[17] analisa o impacto de uma determinada condição de saúde em três domínios funcionais: estrutura e função do corpo, atividade e participação, bem como, os fatores ambientais e pessoais que possam interferir na funcionalidade do indivíduo.[17] A CIF tem sido utilizada por diferentes profissionais de reabilitação, no sentido de ampliar o entendimento acerca da funcionalidade do indivíduo e estabelecer uma linguagem comum entre as diversas especialidades.

A terapia ocupacional tem como papel fundamental auxiliar o indivíduo a conectar habilidades com padrões significativos de desempenho, facilitando a sua participação em diferentes ambientes.[13] Habilidades de desempenho (habilidades motoras, de processo e de comunicação/interação) são unidades que representam as ações dos indivíduos, enquanto os padrões referem-se a hábitos, rotinas e papéis adotados durante o desempenho ocupacional. Assim, a atuação do terapeuta ocupacional é habilitar o indivíduo para desempenho em áreas de ocupação que sejam relevantes em seu dia-a-dia, em diferentes contextos de casa, escola, trabalho e comunidade.

Para promoção do envolvimento da criança em diferentes áreas de ocupação, tais como atividades de vida diária, educação, brincar e participação social, faz-se necessário o conhecimento de habilidades e padrões de desempenho, bem como dos fatores que possam influenciá-los. As demandas das atividades, o contexto e os fatores que influenciam as habilidades e os padrões de desempenho do cliente podem agir como facilitadores ou barreiras para execução de habilidades e padrões ocupacionais.[13] Cabe ao terapeuta ocupacional ter o conhecimento das potencialidades, dificuldades e interesses da criança e de sua família, bem como, analisar como esses fatores e habilidades se organizam no desempenho ocupacional da criança.

▶ AVALIAÇÃO DA TERAPIA OCUPACIONAL

A avaliação da terapia ocupacional é um processo dinâmico de determinação das necessidades da criança e de sua família.[12] A partir da queixa da criança/família, o terapeuta analisa o desempenho da criança e os fatores que possam influenciá-lo.

A avaliação da criança com paralisia cerebral pode envolver a utilização de testes padronizados, protocolos de entrevista e observação direta de sua participação em atividades de casa, da escola e do brincar. Nesse processo, informações obtidas com cuidadores, membros da família, professores e outros vêm contribuir para melhor análise da participação da criança nas áreas de ocupação.[12]

Dentre os testes utilizados no processo de avaliação da terapia ocupacional, destacam-se o Inventário de Avaliação Pediátrica de Incapacidade (PEDI),[9] o School Function Assessment (SFA)[4] e a Medida Canadense de Performance Ocupacional (COPM).[10]

A partir dos dados obtidos no processo de avaliação, são estabelecidos, com a criança e a família, os objetivos de intervenção a serem alcançados nos atendimentos.

▶ INTERVENÇÃO DA TERAPIA OCUPACIONAL

O foco da intervenção funcional consiste em fornecer à criança um ambiente que permita o aprendizado de ações iniciadas por ela mesma, no sentido de maximizar seu potencial e favorecer seu envolvimento em atividades significativas.[15,16] Para tanto, o terapeuta pode intervir diretamente, desenvolvendo e aprimorando as habilidades da criança; graduar o nível de complexidade da tarefa, ajustando-o às habilidades da criança e aumentando-o gradativamente; propor modificações nos ambientes físico e social, no sentido de facilitar a participação da criança nos contextos de casa, escola e comunidade.

O processo de intervenção pode envolver abordagens de remediação e adaptação. Na remediação, as técnicas utilizadas visam a desenvolver e aprimorar habilidades do indivíduo.[11] A intervenção focada na adaptação utiliza-se de conhecimentos e recursos de tecnologia assistiva e adaptações.[11] A escolha das técnicas a serem utilizadas no tratamento deve considerar as evidências de eficácia disponíveis na literatura, além da capacitação e experiência do profissional.

▶ CASO CLÍNICO

CTG é uma criança de 3 anos e 6 meses, com diagnóstico de paralisia cerebral do tipo diparesia espástica com componente atáxico, decorrente de prematuridade e intercorrências no período neonatal. Após alta hospitalar, foi evidenciada leucomalacia periventricular. Aos 8 meses de idade, ingressou em um programa de intervenção precoce, com base em orientações familiares e em berçário, no período de trabalho dos pais. O tratamento sistematizado com sessões individuais de fisioterapia e de terapia ocupacional iniciou-se aos 3 anos de idade. Faz uso de óculos para miopia, com correção de 10 dioptrias. Freqüenta escola regular.

De acordo com o Sistema de Classificação da Função Motora Grossa[14] (GMFCS), a criança encontra-se no nível III (senta sem apoio, anda com assistência de outra pessoa em casa e percorre distâncias curtas). Segundo o Sistema de Classificação de Habilidade Manual[5] (MACS), a criança encontra-se no nível II, manipula diferentes objetos com velocidade e qualidade reduzidas.

▶ PROCESSO DE AVALIAÇÃO

A criança foi avaliada aos 3 anos e 4 meses de idade por meio de entrevista com os pais, observação clínica e utilização da Avaliação PEDI – Inventário de Avaliação Pediátrica de Disfunção.[9]

As queixas principais dos pais referem-se à dependência da criança nas atividades do dia-a-dia e à dificuldade de locomoção. Segundo relato da mãe, a criança apresentava desempenho lento, o que acarretava maior assistência dos pais e reduzida oportunidade de realização de atividades no contexto domiciliar.

O Instrumento de Avaliação PEDI foi utilizado para identificar as habilidades funcionais da criança e a necessidade de assistência do cuidador na realização de atividades da rotina diária nas áreas de autocuidado, mobilidade e função social. A pontuação dos escores normativos (Quadro 35.1) indica que as habilidades funcionais estavam abaixo da esperada para crianças típicas daquela faixa etária, nas áreas de autocuidado e de mobilidade. Na escala de autocuidado, a criança apresentou limitações específicas no uso de utensílios para alimentação, escovar dentes, pentear cabelo, lavar e secar mãos, face e corpo. Na tarefa de vestir/despir, CTG somente auxilia tirando os braços ao despir a blusa. Fazia uso de fralda, utilizando o vaso apenas para evacuar (manifestava e comunicava necessidade de evacuar a tempo de ser posicionada no vaso).

Na área de mobilidade, a criança foi capaz de ficar sentada em cadeira ou banco sem apoio e passar de deitada para sentada na cama. Em ambiente interno, locomovia-se mediante rolar, pivotear e arrastar-se. Não era capaz de se locomover em ambiente externo, subir e descer escadas e realizar transferências.

Na escala de função social, apresentou habilidades funcionais próximas à média esperada para crianças típicas da mesma faixa etária. As limitações foram identificadas na compreensão de sentenças complexas que envolvem direções/posições no espaço); na resolução de problemas, pedindo ajuda, mas não sendo capaz de esperar; na interação com crianças da mesma idade, em brincadeiras complexas e/ou jogos com regras; na função comunitária, não brincando sozinha em casa e não explorando ambiente comunitário. A criança não apresentava habilidades para compreender questões relacionadas à orientação temporal e autoproteção.

A comparação entre os escores normativos das escalas de habilidades funcionais e assistência do cuidador indica que a criança recebe mais ajuda do que realmente necessita, principalmente nas tarefas de autocuidado (Quadro 35.1).

Na escala de modificações do ambiente, foi constatado o uso de tutor curto rígido bilateral para os membros inferiores e de estabilizador para manter e facilitar o posicionamento em pé nas atividades da rotina diária e do brincar.

Durante a observação do brincar livre e espontâneo, a criança encontrava-se motivada, cooperativa e mantendo interação positiva com a terapeuta. No que se refere às habilidades de processo, apresentava dificuldade em manter-se atenta durante a atividade, em seqüenciar e organizar as etapas de brincadeiras esperadas para sua faixa etária, bem como em resolver problemas.

Com relação às habilidades motoras, a criança era capaz de explorar objetos à sua frente quando posicionada sentada ou deitada; usava os membros superiores como apoio para compensar a instabilidade do tronco; alcançava apenas objetos próximos, mantendo flexão do cotovelo e apresentava dificuldade para cruzar a linha média, bem como dificuldade de apreender e manipular objetos. Durante o brincar, apresentava elevação dos ombros com hiperextensão da cabeça, pronação de antebraço, flexão de punho e desvio ulnar (principalmente no membro superior direito) ao alcançar, apreender e manipular objetos.

Os pais relataram desempenho superior durante o processo de avaliação em relação ao desempenho no contexto de casa. A criança apresenta um padrão ocupacional, no qual tem interesse em participar das atividades de autocuidado e brincar; entretanto, sua atuação é centrada na comunicação e busca da assistência do adulto, independentemente da necessidade. Além disso, a conduta de superproteção dos pais limitava a vivência de atividades em casa, repercutindo no empobrecimento de hábitos e restrição na participação.

Os objetivos do tratamento, nesta fase, constituíram:

- Desenvolver e aprimorar o desempenho da criança na tarefa de vestir e despir.
- Aumentar a participação da criança na atividade de banho, com diminuição da assistência do cuidador.
- Promover maior participação da criança em atividades do brincar no ambiente de casa.

Quadro 35.1 ▸ Escores normativos da avaliação PEDI

	ÁREA DE AUTOCUIDADO		ÁREA DE MOBILIDADE		ÁREA DE FUNÇÃO SOCIAL	
	Escore normativo	Erro padrão	Escore normativo	Erro padrão	Escore normativo	Erro padrão
Habilidades funcionais	27,3	1,8	< 10	–	43,2	1,4
Assistência do cuidador	17,4	5,7	< 10	–	38,0	3,8

▶ INTERVENÇÃO

Os atendimentos de terapia ocupacional foram realizados duas vezes por semana, com participação da família nas sessões, orientações para o contexto de casa e trabalho integrado com equipe interdisciplinar. Duas vertentes nortearam as sessões: (a) exploração e vivência de etapas de atividades e tarefas funcionais; (b) experiência lúdica, usando o brincar como meio para alcançar os objetivos terapêuticos e como fim em si mesma, por proporcionar diversão, espontaneidade, motivação intrínseca à criança.[3]

Atividade: despir/vestir

No ambiente terapêutico, a criança vivenciava a tarefa de despir/vestir no primeiro momento da sessão e próximo à finalização do atendimento. Utilizou-se banco encostado na parede para propiciar a postura sentada com melhor alinhamento biomecânico e permitir apoio dos membros superiores e ajustes dos movimentos da pelve para ajustamento da postura sentada durante as etapas dessa atividade. Foi utilizada mesa na lateral, de altura apropriada, para permitir flexão/abdução do ombro e extensão do cotovelo ao soltar ou apreender as peças de roupa.

Cada etapa dessa atividade foi trabalhada no sentido de tornar a criança agente ativo no processo, propiciando desenvolvimento de habilidades e autonomia em seu desempenho.

A Fig. 35.1 ilustra a dinâmica da sessão terapêutica na organização das etapas da atividade e ajustes no ambiente.

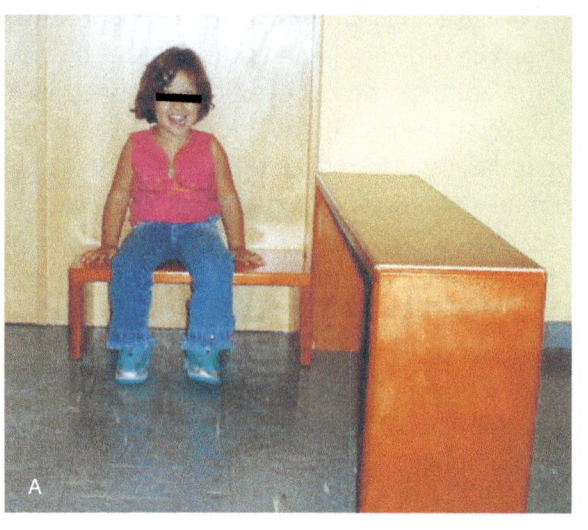
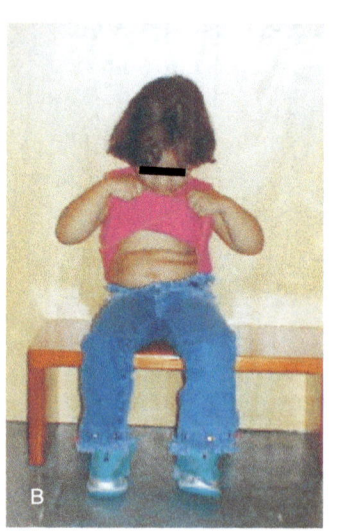
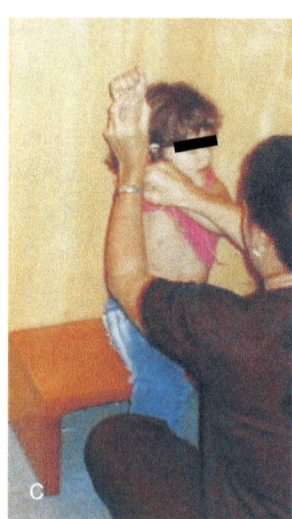
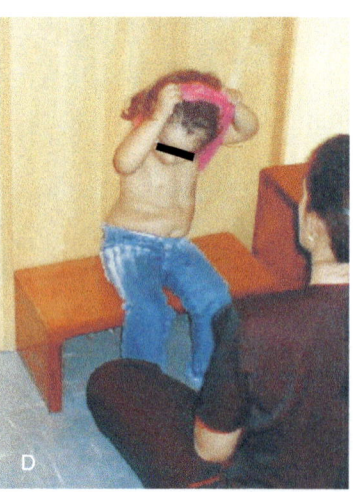
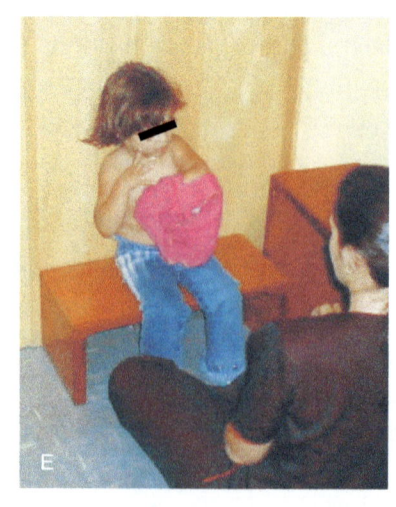
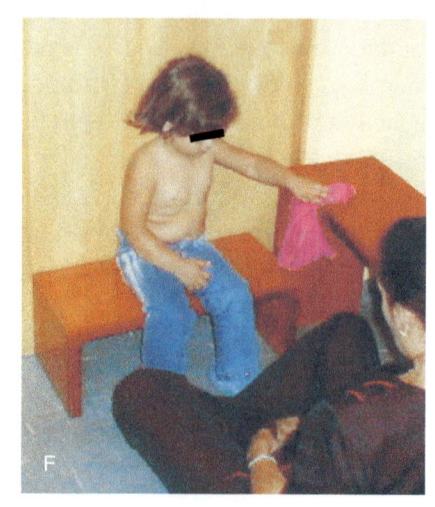

Fig. 35.1 ▶ Exemplo da atividade de despir a blusa realizada em sessão. **A.** Nas condições apropriadas do ambiente, C é estimulada a escolher qual peça de roupa vai tirar primeiro. **B.** Deve iniciar a atividade sem nenhuma intervenção. **C.** É necessária ajuda física para elevar o braço (manuseio de facilitação mantendo alinhamento da mão). **D** e **E.** Nestas etapas, a conduta da terapeuta é esperar a iniciativa de C para resolver problemas, e são dadas dicas verbais e gestuais. **F.** Conclusão da atividade, podem ser necessários ajustes no ambiente ou dicas verbais.

A mãe participava das sessões e foi estimulada a observar o nível de participação ativa da criança e o tipo de intervenção (física, verbal, gestual) necessária em cada momento específico, de acordo com a resposta obtida.

Em casa, o mobiliário foi adaptado às necessidades da criança. A mãe foi orientada a utilizar, nesta fase, roupas mais fáceis de serem vestidas (p. ex., largas e tecidos de malha). A rotina da criança foi reestruturada com intuito de disponibilizar maior tempo para que realizasse a atividade com maior autonomia.

Atividade: banho

A intervenção centrada no ambinete domiciliar privilegiou o uso de adaptações no espaço físico e orientações ao cuidador. Foi orientado o uso de cadeira de banho e saboneteira de ventosa, na altura apropriada, para CTG conseguir alcançar e apreender o sabonete e a bucha. A mãe deveria oferecer o mínimo de ajuda necessária, seja verbal ou física, em cada etapa.

Durante as sessões terapêuticas, a atividade de banho foi introduzida nas etapas das brincadeiras de faz-de-conta. CTG selecionava e utilizava materiais como bucha, creme ("xampu"), álcool gel ("água") e pano ("toalha"). A criança vivenciou a seqüência de atividades envolvendo habilidades motoras, tais como coordenação bimanual, integração visomotora e de processo, como capacidade de solução de problemas e seqüenciamento importante para aprimorar o desempenho durante o banho (Fig. 35.2).

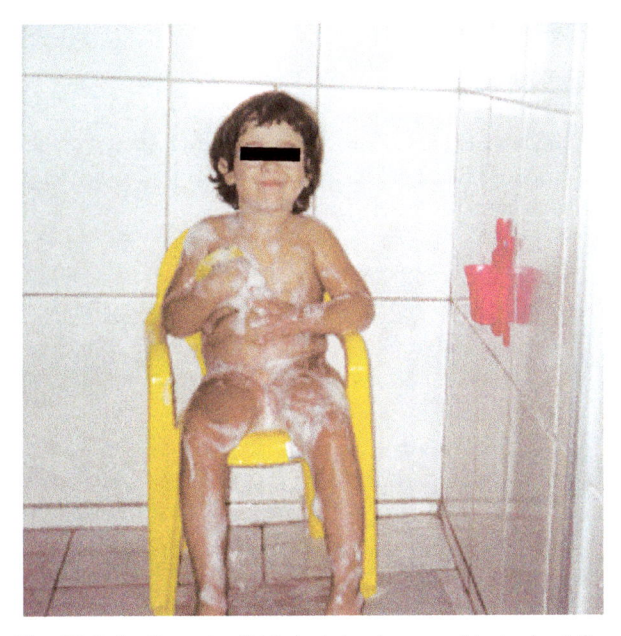

Fig. 35.2 ▶ Etapa da atividade de banho no ambiente domiciliar.

Atividade: brincar

ATIVIDADES DO BRINCAR DURANTE SESSÃO TERAPÊUTICA

O tema das sessões, nesta fase, foram brincadeiras de faz-de-conta, com personagens do *Sítio do Pica-Pau Amarelo*. A criança foi estimulada a escolher a brincadeira do atendimento, a tomar decisões, a separar o material e a participar na organização das etapas desta atividade.

Durante os atendimentos, foi estimulada a brincar na postura sentada, estando com o banco inclinado, favorecendo a descarga de peso nos membros inferiores e a retificação do tronco. À frente, foi utilizada mesa com plano inclinado ou almofadas e balanço, de acordo com a definição (criança/terapeuta) da sessão. Os materiais disponíveis constituíram-se de bonecos com corpo de pano, vasilha de ventosa, álcool em gel, creme, pano, grãos, buchas, massinhas, entre outros. Uma vez que não requerem motricidade fina e regras rígidas, foram escolhidos por propiciarem preensão e manipulação adequadas, juntamente com a motivação intrínseca e o senso de controle da criança sobre o ambiente e a tarefa.

BRINCAR INDEPENDENTE

O terapeuta e a família, ao propiciarem o brincar independente, devem ater-se às capacidades adquiridas e à motivação da criança ao organizar o ambiente e selecionar brinquedos e materiais.[1]

Devido à insegurança da mãe da criança em relação ao brincar independente de CTG, foram realizadas sessões terapêuticas na presença da mãe, nas quais a criança foi estimulada a brincar sem necessitar de nenhum tipo de ajuda. Esse procedimento foi necessário para a mãe certificar-se da capacidade da criança de desempenhar tal atividade.

Em casa, a mãe foi orientada a posicionar a criança recostada na parede e sentada no chão ou no banco com mesa à frente. Inicialmente, os brinquedos de interesse da criança e disponíveis em casa eram legos grandes e livros de gravuras. Com o início do tratamento, a criança transferiu as brincadeiras realizadas em sessão para o contexto de casa ao solicitar objetos e materiais de fácil manipulação que possibilitassem a organização e o seqüenciamento da atividade com maior independência.

▸ AVALIAÇÃO DOS RESULTADOS DA INTERVENÇÃO

Para verificar os ganhos quantitativos do desempenho funcional nas atividades de vestir/despir, foram reaplicadas as escalas de habilidades funcionais e assistência do cuidador na área de autocuidado da PEDI, no período de um mês e meio após a primeira avaliação. Foi realizada a comparação entre os escores normativos obtidos nesses dois momentos. Em relação às habilidades funcionais, houve um ganho de 5.2 pontos, o que significou capacidade da criança de auxiliar a vestir a calça, retirar meias e abrir sapatos na tarefa do vestir/despir-se, utilização do sabonete e lavar as mãos na tarefa de banho e indicar necessidade de urinar a tempo de utilizar o banheiro.

Na escala de assistência do cuidador, o ganho de 12 pontos mostrou que a participação da criança aumentou em todas as tarefas do autocuidado. Na tarefa de banho, ela recebia assistência total na avaliação inicial, que passou a moderada na reavaliação.

Foi observada, também, uma melhor equivalência entre as habilidades funcionais apresentadas pela criança e a quantidade daquela recebida. Ou seja, a criança está utilizando suas habilidades ao realizar as atividades de autocuidado, recebendo quantidade de ajuda adequada às suas necessidades reais.

Houve mudança no padrão ocupacional da criança nas atividades do brincar. Ela passou a brincar ativamente, iniciando as atividades com autonomia, buscando auxílio do adulto somente nas etapas que não conseguia executar. Além disso, observou-se melhora das habilidades motoras de alcance, preensão e manipulação de objetos. A criança mostrou-se capaz de brincar com independência na postura sentada ou de pé no estabilizador.

▸ CONSIDERAÇÕES FINAIS

Crianças com paralisia cerebral podem apresentar limitações em atividades e restrição de participação em diferentes esferas da rotina diária. O tratamento da terapia ocupacional, em conjunto com as outras especialidades de reabilitação, visa a identificar e favorecer o ganho de habilidades funcionais e maior autonomia da criança em seu cotidiano. No caso clínico apresentado, os objetivos de intervenção foram congruentes com as potencialidades e dificuldades da criança e com o interesse e a demanda dos pais. O envolvimento da família durante todo o processo terapêutico facilitou a transposição dos ganhos apresentados no ambiente terapêutico para o contexto domiciliar, assegurando maior participação da criança nas atividades relevantes à sua rotina.

▸ REFERÊNCIAS

1. Blanche EI. Fazer junto com – não fazer para: a recreação e as crianças portadoras de paralisia cerebral. *In*: Parham LD, Fazio LS. *A recreação na terapia ocupacional pediátrica*. São Paulo: Santos, 2000:202-18.

2. Brower B, Wheeldon RK, Stradiotto-Parker N, Allum J. Reflex excitability and isometric force production in cerebral palsy: the effect of serial casting. *Developmental Medicine and Child Neurology* 1998; *40*:168-75.

3. Bundy AC. Assessment of play and leisure: delineation of the problem. *American Journal of Occupational Therapy* 1993; *47*:217-22.

4. Davies PL, Soon PL, Young M, Clausen-Yamaki A. Validity and reliability of the School Function Assessment in elementary school students with disabilities. *Physical and Occupational Therapy in Pediatrics* 2004; *24*:22-43.

5. Eliasson AC, Krumlinde Sundholm L, Rösblad B, Beckung E, Arner M, Öhrvall AM, Rosenbaum P. The Manual Ability Classification System (MACS) for children with cerebral palsy: scale development and evidence of validity and reliability. *Developmental Medicine and Child Neurology* 2006; *48*:549-54.

6. Fernandes LC. Estimulação visual na paralisia cerebral. In: Lima CLA, Fonseca LF. *Paralisia cerebral: neurologia, ortopedia, reabilitação*. Rio de Janeiro: Guanabara Koogan, 2004.

7. Gauzzi LD. Classificação da paralisia cerebral. *In*: Lima CLA, Fonseca LF. *Paralisia cerebral: neurologia, ortopedia, reabilitação*. Rio de Janeiro: Guanabara Koogan, 2004.

8. Haley SM, Coster WJ, Binda-Sundberg. Measuring physical disablement: the contextual challenge. *Physical Therapy* 1994; *74*:443-51.

9. Haley SM, Coster WJ, Judlow LH, Haltiwanger JT, Andrellow PJ. *Inventário de avaliação pediátrica de disfunção: versão brasileira*. Tradução e adaptação cultural: Mancini MC. Belo Horizonte: Laboratórios de Atividade e Desenvolvimento Infantil, Departamento de Terapia Ocupacional, Universidade Federal de Minas Gerais, UFMG, 2000.

10. Law M, Baptiste S, Carswell A, McColl MA, Polatajko H, Pollock N. *Canadian Occupational Performance Measure*. 3 ed. Ottawa, Ontario, Canada: CAOT Publications ACE, 1998.

11. Magalhães LC. Terapia ocupacional com crianças especiais: uma perspectiva funcional. *In*: Souza AMC. *A criança especial*. São Paulo: Editora Roca, 2003:239-55.

12. Neistadt ME, Crepeau EB. *Willard & Spackman Occupational Therapy*. 9 ed. Philadelphia: Lippincott, 1998.

13. Occupational Therapy Practice Framework: Domain and Process. *American Journal of Occupational Therapy* 2002; 56(6):609-33.

14. Palisano R, Rosenbaum P, Wlater *et al*. Development and reliability of a system to classify gross motor function in children with cerebral palsy. *Developmental Medicine and Child Neurology* 1997; 39:214-23.

15. Pellegrino L. Cerebral palsy: a paradigm for developmental disabilities. *Developmental Medicine and Child Neurology* 1995; 37:834-9.

16. Siebes RC, Wijnroks L, Vermeer A. Qualitative analysis of therapeutic motor intervention programmes for children with cerebral palsy: an update. *Developmental Medicine and Child Neurology* 2002; 44:593-603.

17. WHO. International classification of functioning, disability and health. Geneva. World Health Organization, 2001.

18. Young KT, Davis K, Schoen C, Parker S. Listening to parents. *Archives of Pediatrics and Adolescent Medicine* 1998; 152:255-62.

A Fonoaudiologia na Paralisia Cerebral

Renata Araújo Fonseca
Paula Starling Simão

▶ INTERVENÇÃO PRECOCE COM RECÉM-NASCIDOS (RN) DE RISCO

A alimentação do RN de risco é foco incessante de atenção na Unidade de Tratamento Intensivo Neonatal. A imaturidade do trato digestivo, a incoordenação entre sucção, deglutição e respiração, as encefalopatias e as malformações congênitas orofaríngeas são as razões mais freqüentes para a ocorrência de distúrbios alimentares.[5]

O progresso da perinatologia vem possibilitando grande melhoria na sobrevida de recém-nascidos graves e prematuros extremos, com peso de nascimento cada vez menor,[5] que, expostos a intercorrências clínicas variáveis, têm impedida ou dificultada sua experiência de sucção, interferindo no seu desempenho futuro.

Fundamentação da intervenção fonoaudiológica

A intervenção fonoaudiológica, inserida na transdisciplinariedade da assistência oferecida pelas UTIs, deve ser iniciada tão logo o RN apresente condição clínica estável, e deve constar de:

- Estimulação sensório-motora-oral, com ênfase na sucção não-nutritiva (SNN).

- Desenvolvimento de uma sucção nutritiva (SN) eficaz, preferencialmente ao seio materno, que se estabeleça em eficiente coordenação com a respiração e a deglutição, com padrão e ritmo adequados, possibilitando uma alimentação exclusiva por via oral, com ganho ponderal ascendente.
- Aumento da capacidade de auto-regulação do recém-nascido prematuro (RNPT), favorecendo a aquisição dos ciclos de sono e vigília e dos sinais de fome.
- Favorecer o contato físico e o vínculo afetivo entre os pais e o bebê.
- Humanização do ambiente físico da UTI, tornando-o mais propício ao crescimento e desenvolvimento do bebê.
- Triagem auditiva neonatal.

"A qualidade e a quantidade de estimulação precisam ser calculadas individualmente, observando-se a tolerância fisiológica, as categorias de tônus muscular, os padrões de movimento, o temperamento e o nível de responsividade de cada bebê" (*Unphread*). Durante a estimulação propriamente dita, é necessário estar atento ao padrão respiratório do bebê, à freqüência cardíaca e ao nível de saturação de oxigênio no sangue.

O comportamento de alimentação é extremamente complexo, pois envolve três componentes: sucção, deglutição e respiração, sincronicamente coordenados.[7]

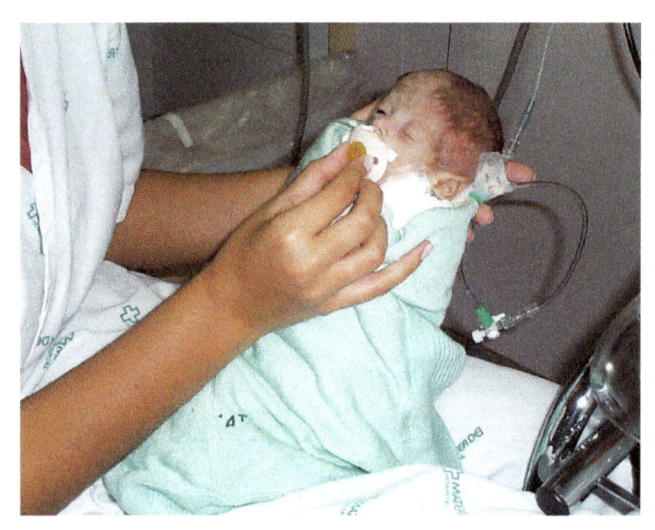

Fig. 36.1 ▶ Estimulação da sucção não-nutritiva no recém-nascido prematuro.

SUCÇÃO

Sucção nutritiva (SN) – É uma alimentação ativa na presença de fluxo de líquido, ou seja, por meio desse comportamento o bebê transfere o leite do seio ou da mamadeira para dentro da sua cavidade oral,[9] por diferença de pressão. Em seguida, esse líquido é transportado à região posterior da boca, para ser deglutido. Essa ação envolve a integração de funções dos sistemas sensorial e motor, sendo um sinal de organização do comportamento e do sistema nervoso central.[9]

Sucção não-nutritiva (SNN) – É o comportamento de sucção, feito pelo bebê quando nenhum líquido é ingerido. Quando ele suga uma chupeta, por exemplo (Fig. 36.1).

Critérios de encaminhamento para avaliação fonoaudiológica em UTI

- Prematuridade.
- Incoordenação entre a sucção e a deglutição[4] ou entre sucção, deglutição e respiração.
- Sucção débil.[4]
- Apnéia durante a alimentação.[4]
- Engasgos ou tosse recorrente durante a alimentação.[4]
- Diagnósticos de desordens associadas à disfagia.
- Irritabilidade ou problemas comportamentais durante a alimentação.[4]

- História de pneumonias.[4]
- Preocupação com aspiração ou letargia durante a alimentação.[4]
- Períodos prolongados de alimentação.[4]
- Recusa inexplicável do alimento[4] e ganho ponderal insatisfatório.[1,5]
- Utilização de sonda gástrica.[4]
- Vômitos, refluxo nasal e gastroesofágico.[4]
- Paralisia cerebral.[4]

▶ FATORES QUE INTERFEREM NO APRENDIZADO DA SUCÇÃO

Fica evidente que um dos primeiros desafios dos recém-nascidos de risco é aprender a se alimentar por via oral, realizando uma sucção segura e eficiente. E que esse processo de aprendizagem é mais complexo quanto maior for a prematuridade, menor o peso de nascimento ou mais severas as intercorrências clínicas apresentadas pelo RN. As patologias respiratórias, digestivas e neurológicas são as de maior relevância no que diz respeito aos distúrbios alimentares.

▶ DESENVOLVIMENTO E MATURAÇÃO DOS REFLEXOS ORAIS DE ALIMENTAÇÃO

Há evidências consideráveis de que a sucção não-nutritiva (SNN) já ocorra intra-útero, a partir da 15ª ou 16ª semanas de gestação, com os reflexos de procura e de deglutição aparecendo em torno de 9,5 a 11,5 semanas, respectivamente.[10]

A presença desses reflexos, por si só, não determina que o RN prematuro esteja apto a ser alimentado por sucção, na medida em que a maturidade para a coordenação entre a sucção, a deglutição e a respiração só acontece após a 37ª semana de idade gestacional. Sintomas de *distress*, como a sonolência e a fadiga, podem ocorrer em virtude dessa imaturidade.[10]

Portanto, apesar da sucção e da deglutição estarem coordenadas por volta da 32ª semana de idade gestacional, a respiração geralmente não está, e os prematuros tendem a apresentar, durante a sucção, episódios de apnéia e pobre padrão de movimentação lingual.[10]

Sucção não-nutritiva e seus benefícios

Atualmente é visto com grande importância o estímulo da sucção não-nutritiva em prematuros, com a utilização de chupeta, facilitando o processo de aprendizagem da sucção, além de favorecer:

- A modulação do estado comportamental ou de consciência, tornando-o propício à alimentação oral, devido à influência direta na ativação do nervo vago.[10]
- Ganho ponderal mais rápido.[5,10]
- Transição mais rápida da alimentação por gavagem para a sucção.[5,10]
- Alta hospitalar mais precoce[5,10] e redução dos custos de internação.[10]
- A melhora nos índices de oxigenação transcutânea.[1,5]
- A melhora no desempenho da sucção, desenvolvendo ritmo, coordenação e pressão intra-oral.[1,5]
- A diminuição do *distress* comportamental nos bebês com SNN durante procedimentos dolorosos, como a coleta de sangue.[5,10]

VANTAGENS DO ALEITAMENTO MATERNO

- Nutricionalmente adequado.
- Rico em anticorpos.
- Estimula a interação harmoniosa entre mãe e filho.
- Composição varia nas diferentes etapas da amamentação, em diferentes horas do dia e durante a mesma mamada (caracterizando o leite inicial e final).

▶ POR QUE REALIZAR O *FOLLOW-UP* DESSES BEBÊS

Em primeiro lugar, pelo fato de esses bebês durante a interação terem sido expostos a uma série de intercorrências clínicas que podem ter interferido na experienciação que fizeram de movimentos e posturas nesse período. Apresentam também chance aumentada para alterações de linguagem, desenvolvimento cognitivo e de aprendizagem, além de poder estar associada à alguma alteração em nível de sistema sensório-motor-oral.

Portanto, por volta do 4º mês de vida, recomenda-se uma avaliação fonoaudiológica de desenvolvimento, já que nesse período o padrão de sucção se modifica e inicia-se a introdução de novas consistências alimentares.

▶ FUNÇÕES MOTORAS ORAIS NA PARALISIA CEREBRAL

Maturação do sistema sensório-motor-oral (SSMO)

Quando o bebê nasce, ele responde aos estímulos externos de forma global e reflexa. Com o passar dos meses, mediante atividades diárias, a criança conquista gradualmente maiores habilidades motoras e sensoriais, que aliadas ao início do desenvolvimento cortical conduzem-na a comportamentos motores cada vez mais voluntários e dissociados.[4]

Gradativamente, os reflexos orais de alimentação vão cedendo espaço ao aparecimento de movimentos mais coordenados de língua, lábios, palato mole e bochechas, permitindo a realização das funções orais, por meio de padrões mais amadurecidos.

Mudanças estruturais na cavidade oral, na laringe e na faringe, bem como o desenvolvimento da estabilidade postural e da dissociação dos movimentos das estruturas orais entre si, são fatores imprescindíveis na maturação das habilidades motoras orais.[4]

Quando obstáculos são encontrados, essa progressão se torna difícil e tais habilidades podem ser limitadas a padrões primitivos de coordenação. Em termos funcionais, é importante saber se os padrões utilizados pelas crianças com paralisia cerebral estão limitando a aquisição ou o refinamento do movimento oral[4] e originando dificuldades diversas no processo de alimentação.

▶ ALTERAÇÕES NO DESENVOLVIMENTO NEUROPSICOMOTOR (DNPM) × CARACTERÍSTICAS DO DESENVOLVIMENTO MOTOR-ORAL

Algumas características do DNPM da criança com paralisia cerebral se relacionam a alterações significativas no SSMO, na gênese de distúrbios alimentares:

Alterações de tônus e postura

- Ato respiratório restrito e ineficaz, muitas vezes acompanhado de deformidade torácica – devido ao prejuízo do sinergismo muscular toracoabdominal.
- Alterações no padrão respiratório, que prejudicam a coordenação entre a respiração e a deglutição, podendo comprometer a eficácia e a segurança da alimentação oral.
- Incoordenação pneumofonoarticulatória determinando alterações na produção da voz e da fala.
- Tosse ineficaz, prejudicando o desempenho da sua função de proteção das vias aéreas inferiores.

Reflexo tônico-cervical assimétrico

- Desestabilização cervical brusca, dificultando principalmente a deglutição, devido à ocorrência de escape intra-oral precoce do alimento, de assimetria na descida do bolo alimentar e de desestabilização do osso hióide.

Reflexo tônico-labiríntico – hiperextensão cervical

- Exacerbação dos reflexos de defesa (vômito e mordida).
- Retração ou protrusão da língua.
- Alteração da sensibilidade oral.
- Alterações na fase oral da deglutição, devido à dificuldade em dissociar movimentos de língua, lábios e mandíbula.
- Limitação nos movimentos de elevação e anteriorização da laringe, durante a deglutição, prejudicando o fechamento da passagem do alimento para as vias aéreas.

Fixação de cintura escapular, com elevação e rotação interna de úmero

- Desalinhamento cervical, impedindo o vedamento labial, que repercute, principalmente, no desempenho da sucção.

- Incoordenação pneumofonoarticulatória, em virtude da hipertensão de cintura escapular e da rigidez diafragmática, acarretando alterações vocais.
- Inadequação de postura e restrição da mobilidade dos órgãos fonoarticulatórios.

Desse modo, todos os padrões limitantes de movimento das estruturas orais, descritos anteriormente, interferem, em graus variados, no desempenho das funções alimentares, na medida em que prejudicam o desenvolvimento de padrões orais mais amadurecidos.

▶ DESORDENS NOS PROCESSOS ALIMENTARES

Sucção

A alteração da sensibilidade oral, a retração labial, a extensão da mandíbula, a protrusão ou a retração da língua são problemas que afetam a sucção. Seja por interferirem na capacidade da criança de abocanhar o seio materno ou a mamadeira, ou na sua habilidade de criar uma pressão negativa intraoral que permita que o leite flua para a boca,[8] essas desordens comprometem a eficácia da sucção, podendo acarretar prejuízos para o estado nutricional do paciente.

Mastigação

Os fatores mais limitantes para a mastigação são a protrusão ou o cerramento da mandíbula, a mordida tônica e a retração ou a protrusão da língua.[4] A pouca dissociação dos movimentos de lábios, língua e mandíbula dificulta a manipulação e o controle oral do bolo alimentar. Já as alterações de sensibilidade oral interferem na aceitação de consistências e texturas alimentares diversas.

Deglutição

As disfagias orofaríngeas neurogênicas, em variados graus de gravidade, são comuns nas crianças com paralisia cerebral e caracterizam-se por alterações em uma ou mais fases da deglutição.

Desordens de tônus, postura e mobilidade dos órgãos fonoarticulatórios podem alterar ou impedir a manipulação e o controle oral do bolo alimentar, levando a uma disfagia na fase oral da deglutição.

Do mesmo modo que uma sucção débil causada por anormalidades anatômicas (fissura labial e/ou palatal, micrognatia e outras) ou funcionais (prematuridade) também compromete essa mesma fase.[8]

Já as disfagias na fase faríngea podem ser descritas por:

- Dificuldade na deflagração da deglutição.
- Fechamento incompleto da nasofaringe.
- Ausência ou diminuição do movimento de elevação e anteriorização da laringe.
- Alterações no fechamento glótico.
- Trânsito faríngeo diminuído, devido à redução ou incoordenação do peristaltismo dos constritores faríngeos (Fig. 36.2).

As disfagias esofágicas são mais difíceis de serem identificadas apenas por observação clínica e têm a odinofagia (dor no momento da deglutição) como um sintoma freqüente. A etiologia dessas desordens pode estar relacionada a distúrbios funcionais motores do esôfago.[8]

A avaliação clínica da disfagia, devemos associar, sempre que se julgar necessário, exames objetivos complementares, como a videofluoroscopia da deglutição e nasofibrolaringoscopia.

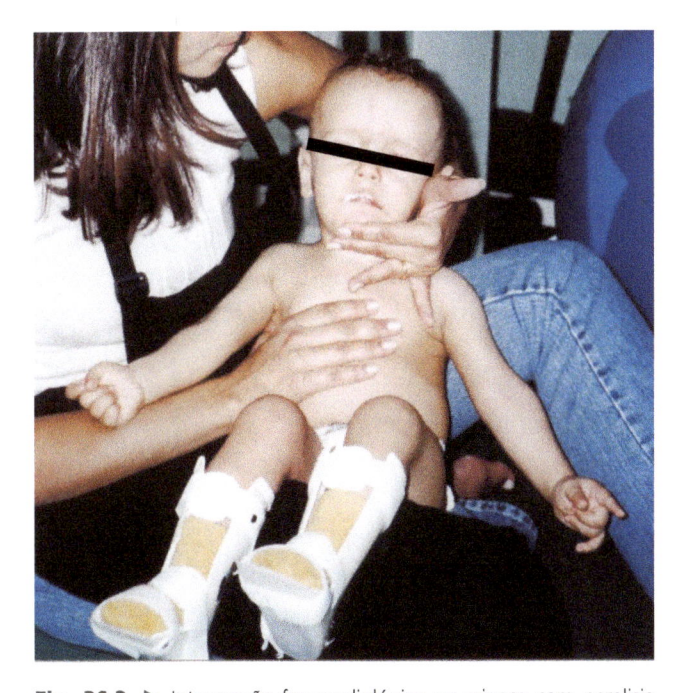

Fig. 36.2 ▶ Intervenção fonoaudiológica na criança com paralisia cerebral. Adequação da alimentação.

Durante a reabilitação, deve-se enfatizar a importância do adequado posicionamento da criança, visando a um bom alinhamento biomecânico e à estabilidade da cintura escapular, do pescoço e da mandíbula. A consistência, textura, temperatura e sabor dos alimentos também devem ser observados, bem como os utensílios utilizados durante a alimentação. Não se pode esquecer de fazer desse processo um momento de prazer, e não de desconforto, estando sempre atentos ao estado nutricional e pulmonar do paciente.

▶ ALTERAÇÕES DA FALA E DA LINGUAGEM

A paralisia cerebral pode englobar também lesões nos centros motores da fala.

O atraso na aquisição e no desenvolvimento da linguagem e da fala na criança com paralisia cerebral é comum e pode se caracterizar por alterações na articulação, na respiração, na voz, na fluência e/ou na prosódia. Essa sintomatologia varia quanto ao tipo e gravidade da alteração motora. As quadriparesias, por exemplo, apresentam uma porcentagem elevada de transtornos de linguagem.[7]

Em geral, os problemas são distinguidos em motores ou de expressão, que afetam a produção da fala e da voz, e problemas específicos de linguagem.[7]

Ambos podem aparecer de maneira isolada ou concomitantemente.

▶ DESENVOLVIMENTOS NEUROPSICOMOTOR × PERCEPTO-COGNITIVO × DA FALA, E DA LINGUAGEM

O primeiro ano de vida da criança é caracterizado por inúmeras aquisições sensório-motoras que delimitam alguns *marcos* do desenvolvimento infantil e que possibilitam a estruturação da inteligência prática e a construção da linguagem da mesma.

Cada nova postura, movimento ou atividade aprendida é o resultado de uma repetição incansável de seus elementos motores, sensoriais ou ambos, sendo fundamental para as aquisições futuras e mais elaboradas.

Muitos autores estabelecem um paralelo entre a brincadeira simbólica e a linguagem, apontando certos progressos observados na evolução da linguagem, correspondendo a avanços similares no âmbito da brincadeira simbólica.

O brincar infantil não se constitui repetidamente e sua gênese está ligada ao desenvolvimento sensório-motor. Além das ações sensório-motoras já existentes, começam a surgir progressivamente ações de caráter simbólico, demonstrando assim um brincar mais evoluído e complexo, desprendido do contexto imediato, passando a evocar situações que não dependem da presença dos objetos a ela ligados.

Neste momento fica evidente a função da linguagem na evolução do brinquedo. Ela tem um papel altamente eficiente na evocação e criação de situações.

Assim, linguagem e brinquedo tendem a se desenvolver ao mesmo tempo, influenciando-se mutuamente. A situação do brinquedo abre espaço para a linguagem fluir, como que solicitando, por parte da criança, o uso de todos os seus recursos simbólicos. A linguagem, por outro lado, reforça o simbolismo do brinquedo, à medida que é empregada para evocar e dirigir situações que a criança põe em cena.

Desenvolvimento da linguagem

A evolução do sistema nervoso permitiu que a linguagem alcançasse alto nível de complexidade. Esta complexidade é, portanto, uma conseqüência do desenvolvimento do encéfalo humano e de sua especial capacidade para o processamento da linguagem.

O desenvolvimento do sistema nervoso e das funções cognitivas acontece, portanto, paralelamente ao desenvolvimento da linguagem. Desde o nascimento, ou até mesmo antes, a criança é imersa em um mundo de sons, palavras e ruídos que a prepara para a aquisição e desenvolvimento da linguagem oral e, posteriormente, para a aprendizagem da linguagem escrita. Quando se refere ao período chamado pré-lingüístico do desenvolvimento, o que pode surpreender, e sobre o que se questiona, é, por um lado, a maneira quase perfeita como a mãe e a criança se compreendem e, por outro, a eficácia com que a criança, desde os primeiros meses de vida, transmite informações sobre seus estados fisiológicos, afetivos e cognitivos. A linguagem virá enxertar-se progressivamente nesta comunicação precoce, eficaz e segura. Quando a criança começa a utilizar as primeiras expressões que podem ser consideradas como palavras, ela já adquiriu um domínio incontestável da comunicação.

FATORES DETERMINANTES DO DESENVOLVIMENTO DA COMUNICAÇÃO INFANTIL

- A presença de um ou mais parceiros na comunicação, ou seja, que a criança tenha com quem se comunicar. O adulto tem um papel importante neste processo. Ele deve estar receptivo e atento aos esforços comunicativos da criança, valorizando o contato ocular. Saber escutar e tentar traduzir, dando significados, inclusive, aos gestos e sinais utilizados pela criança, fazendo da comunicação uma função extremamente social.[11]
- Uma razão ou motivo para se comunicar: uma intenção.[11]
- A necessidade de se ter algo a ser comunicado: o conteúdo.[11]
- Um meio de comunicação, por meio de gestos, sinais, sons e palavras.[11]
- Condições favoráveis à interação: uma situação ou contexto.[11]
- Capacidades cognitivas favoráveis para que a criança consiga atuar sobre o mundo e compreendê-lo.[13]

E o que acontece com a criança com paralisia cerebral?

O desenvolvimento da fala, da linguagem e da cognição estão interligados ao desenvolvimento sensório-motor da criança e acompanham a evolução do brincar.

Portanto, à medida que as alterações motoras e/ou sensoriais repercutem na qualidade do movimento e da postura da criança com paralisia cerebral, elas impedem ou limitam a exploração que ela faz do meio e, conseqüentemente, as experiências a serem vivenciadas. Desse modo, a diminuição da qualidade e da quantidade das interações efetivas com o meio restringem os episódios comunicativos, levando ao atraso no desenvolvimento da linguagem e da fala.[4]

Transtornos da linguagem nas crianças com paralisia cerebral

- Balbucio pobre em diversidade de sons e em freqüência de emissão.[7]
- Alterações das funções lingüísticas, apresentando menor comprimento de fala, sintaxe mais simples e léxico mais reduzido.[7]
- Dificuldades de percepção visual, auditiva ou tátil.[3]

Componentes da expressão verbal

Citando especificamente a linguagem expressiva, ou melhor, a fala, a segmentamos em dois códigos complementares:

- O código lingüístico, que se refere a todos os elementos de uma determinada língua, suas características fonéticas e gramaticais.[7]
- O código motor, que se refere aos elementos motores necessários para expressar verbalmente a linguagem: a respiração, a vibração das pregas vocais na produção da voz, os movimentos das estruturas orais e a coordenação entre todos esses elementos.[7]

DESORDENS PRESENTES NA FALA DA CRIANÇA COM PARALISIA CEREBRAL

- Alterações do tônus muscular e da atividade postural geral, as quais dificultam a emissão vocal.[7]
- Alterações da fluência e da prosódia.[7]
- Distúrbios articulatórios, devido a dificuldades nos movimentos mandibulares, de lábios e língua, com produção distorcida de alguns fonemas.[7]
- Disfonia, com rouquidão, soprosidade, hiper ou hiponasalidade.[7]

Avaliação fonoaudiológica

Será necessário avaliar ambos os aspectos, fala e linguagem, já nos primeiros anos de vida. Num primeiro momento, o transtorno motor da fala pode nos chamar mais a atenção, mas não se pode negligenciar a avaliação do nível de desenvolvimento da linguagem, na medida em que ela se apresenta como um aspecto de fundamental importância e cuja precocidade de intervenção otimiza sua evolução futura.[6]

Intervenção fonoaudiológica

Assim como o diagnóstico, o tratamento fonoaudiológico deve ser realizado junto à equipe multidisciplinar que assiste o paciente: o pediatra, o neuropediatra, o fisioterapeuta, o terapeuta ocupacional, o psicólogo, e outros que se fizerem necessários. É importante enfatizar a proximidade com a escola na qual a criança está inserida, resultando em trocas e orientações que favoreçam seu crescimento global e também o sucesso da nossa intervenção.

Além disso, é primordial valorizar os interesses e a motivação do paciente em todas as etapas do tratamento, bem como contar com a colaboração e o envolvimento dos pais nesse processo.

O tratamento fonoaudiológico, propriamente dito, deve constar de avaliações periódicas que investiguem, além da evolução do quadro motor do paciente, a interação com sua postura, seu tônus muscular, sua atividade reflexa anormal; avaliações da funcionalidade, e avanços realizados no processo de desenvolvimento da comunicação, e, quando possível, da fala.[6]

ENFATIZANDO A FALA

As diferentes técnicas empregadas para facilitação da fala devem ser aplicadas dentro de um contexto comunicativo real, a fim de que façam sentido para o paciente. Alguns de seus objetivos são:

- Inibir padrões anormais de emissão.
- Estabelecer uma boa coordenação pneumofonoarticulatória.
- Favorecer a percepção da relação entre ar e som.
- Melhorar a projeção vocal.[3]

ENFATIZANDO A LINGUAGEM

Os aspectos especificamente abordados na intervenção fonoaudiológica na linguagem são: cognitivo-lingüístico e social.[7]

O primeiro deles consiste em meios para estimular o desenvolvimento da construção da inteligência e da linguagem na criança; e o segundo, em favorecer a integração das aprendizagens no meio social em que ela vive.

Para que o desenvolvimento comunicativo e verbal aconteça o mais próximo possível do nor-

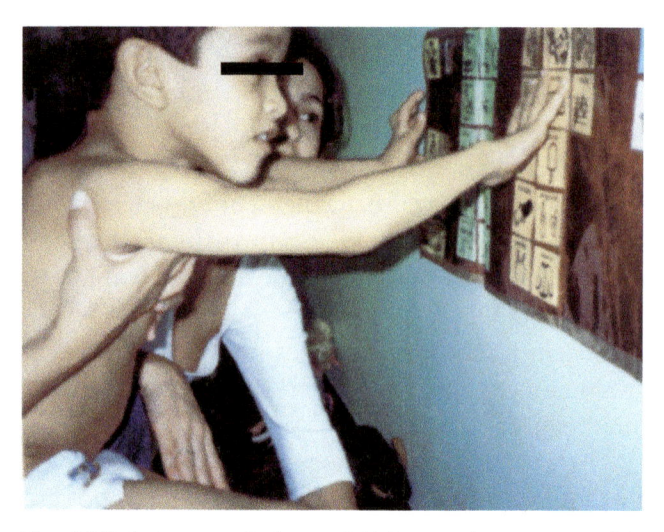

Fig. 36.3 ▶ Intervenção fonoaudiológica na criança com paralisia cerebral; uso de sistemas suplementares, como o PCS, para aumento de sua comunicação.

mal, é imprescindível uma adequada, constante e precoce orientação à família, para que se empenhe no estabelecimento de habilidades comunicativas cada vez mais desenvolvidas com a criança, desde o início de sua vida.[7]

Como sabemos, as dificuldades motoras mais severas podem impossibilitar ou postergar, por muitos anos, a produção de uma fala inteligível. Desse modo, o desenvolvimento de outras formas de comunicação que possibilitem uma interação mais funcional e eficaz entre a criança e seu meio se faz necessário. Seja como um meio temporário que facilite a aquisição e o desenvolvimento da oralidade, ou mesmo como forma principal de comunicação durante toda a vida. Os gestos, sinais, desenhos e escrita podem ser utilizados, assim como os sistemas suplementares e/ou alternativos de comunicação. Esses últimos, exemplificados no PCS e no BLISS (que são métodos de comunicação alternativa), vêm contribuir para que os indivíduos com um bom desenvolvimento percepto-cognitivo estabeleçam trocas mais efetivas com o meio em que vivem (Fig. 36.3).[7]

▶ REFERÊNCIAS

1. Andrade CRF. *Fonoaudiologia em berçário normal e de risco.* São Paulo: Lovise, 1996.
2. Klein MD, Delaney TA. *Feeding and nutrition for the child with special needs: handouts for parents.* San Antonio, Texas: Therapy Skill Builders, 1994.
3. Le Mètayer M. *Reeducação cerebromotora da criança – educação terapêutica.* São Paulo: Santos, 2001.
4. Limongi SCO. *Paralisia cerebral: processo terapêutico em linguagem e cognição: (pontos de vista e abragência).* São Paulo: Pró-Fono, 2000.
5. Lopes SMB, Lopes JMA. Follow-up *do recém-nascido de alto risco.* Rio de Janeiro: MEDSI, 1999.
6. Marujo VLMB. *In*: Souza AMC, Ferraretto I (org.). *Paralisia cerebral: aspectos práticos.* São Paulo: Menon, 1998:207-30.
7. Puyelo M, Póo P, Basil C, Le Mètayer. *A fonoaudiologia na paralisia cerebral: diagnóstico e tratamento.* São Paulo: Livraria Santos Editora, 2001.
8. Quintela T, Silva AA, Botelho MIMR. Distúrbios da deglutição (e aspiração) na infância. *In*: Furkim AM, Santini CS (org.). Disfagias orofaríngeas. São Paulo: Pró-Fono, 1999:61-96.
9. Rezende MB. *Recém-nascido pré-termo com peso ao nascimento menor que 1.500g: avaliação da sucção e da duração do aleitamento materno.* Belo Horizonte: Instituto de Ciências Biológicas da Universidade Federal de Minas Gerais, 1999 (Tese de doutorado).
10. Weiss PPW. *Premature Babies and Pacifier Use – a literature review and report prepared for MAM Babyartikel.* International Children's Medical Research Association, 2002.
11. Zorzi JL. *A intervenção fonoaudiológica nas alterações da linguagem infantil.* Rio de Janeiro: Revinter, 1999.
12. Zorzi JL. *Aquisição da linguagem infantil: desenvolvimento, alterações e terapia.* São Paulo: Pancast, 1993.
13. Zorzi JL. *Linguagem e desenvolvimento cognitivo: a evolução do simbolismo na criança.* São Paulo: Pancast, 1994.

UTI Neonatal: Intervenção Precoce em Bebês de Alto Risco de Lesão Cerebral

Emily Sobreira Habib

▶ INTRODUÇÃO

Os grandes avanços da perinatologia e da terapia intensiva pediátrica têm possibilitado a sobrevida cada vez maior dos bebês prematuros e de alto risco com um monitoramento melhor das possibilidades de morbidade dessa população, mas é sabido que estes estão sujeitos a maior risco de déficits do desenvolvimento. Com o surgimento dos programas de *follow-up* pôde-se ter uma visão mais ampla do desenvolvimento dessas crianças. A partir do acompanhamento de bebês nascidos prematuramente ou que tenham tido um histórico de alto risco no período neonatal, foram detectadas alterações no desenvolvimento motor, mental, de linguagem e psicossocial. Esses achados nos remeteram a algumas questões que até então não tinham sido tão valorizadas. Brandt e cols.,[5] em um estudo longitudinal de 23 anos do desenvolvimento de bebês prematuros sobre os transtornos neurológicos anormais transitórios, mostram a impossibilidade de prever precocemente se essas anormalidades serão transitórias ou não. Assim se faz pertinente a pergunta: quais sinais no bebê são indicativos de risco para o desenvolvimento global? Quão precoce deve ser uma intervenção de forma que seja eficaz e não represente nenhum dano ao frágil recém-nascido?

A literatura aponta sobre os perigos e efeitos adversos de manuseios e estimulação excessiva para essa população. Por isso fisioterapeutas, fonoaudiólogos e terapeutas ocupacionais têm procurado estabelecer cada vez mais precocemente métodos de avaliação e detecção de sinais indicativos de alterações sensório-motoras que sejam mais efetivos.

Intervenção neonatal é uma área altamente especializada e representa uma subespecialização do terapeuta pediátrico em fisioterapia, fonoaudiologia e terapia ocupacional. Conhecimentos específicos do desenvolvimento normal do bebê a termo e do prematuro, familiaridade com equipamentos utilizados nas UTIP, bem como ter habilidades de identificar sinais de estresse fisiológico e comportamental dos bebês, são recomendados. Deve-se compreender o papel de toda a equipe na terapia intensiva e, em especial, dos pais nesse conturbado início de vida do bebê.[2]

▶ CARACTERÍSTICAS DOS BEBÊS PREMATUROS

O último trimestre de gestação é o tempo de amadurecimento dos sistemas interativos do bebê por meio dos processos de mielinização e das conexões dentríticas funcionais. A estimulação sensorial intra-útero nesse período ocorre no sistema vestibular por intermédio dos movimentos maternos; no sistema tátil-cinestésico mediante a compressão da parede uterina no corpo do bebê e dos movimentos fetais; no sistema auditivo através dos sons do corpo materno. Os movimentos do feto não estão sujeitos à ação da gravidade devido ao meio aquoso, a luminosidade é baixa, a temperatura é controlada... um ambiente aconchegante!

O bebê nascido pré-termo permanece deitado em incubadora cujo espaço é grande, e os movimentos em flexão ficam dificultados pela gravidade. O sistema tátil é bombardeado por toques que podem produzir dores ou assustá-los. Os sons de alarmes, fechar portinholas ou colocar objetos sobre a incubadora são amplificados e chegam a limites nocivos às células auditivas. Sua capacidade de termorregulação está imatura. O ambiente extra-uterino fica então repleto de estímulos aos quais o bebê não possui capacidade adaptativa para se proteger.

As características motoras e comportamentais do prematuro são relativas à sua idade gestacional ao nascimento: seu tônus postural é baixo, sua postura é mais estendida do que a dos bebês a termo, pois tem menor tônus flexor fisiológico e sofre os efeitos da gravidade, seus movimentos espontâneos estão diminuídos e são mais desorganizados e trêmulos. O aparecimento da flexão se dá com o desenvolvimento do tônus, no sentido caudocefálico, mas ele nunca atinge um tônus flexor semelhante ao do bebê a termo que se contraponha ao efeito da extensão. Essa é possivelmente uma das causas da tendência da prevalência da postura extensora de cabeça e tronco dos bebês prematuros.

▸ PRESSUPOSTOS TEÓRICOS

Als e cols.,[3,4] a partir dos estudos de Brazelton,[6] propuseram um modelo de organização neurocomportamental de bebês com base na interação de quatro subsistemas: (1) *autônomo*; (2) *motor*; (3) *de estado*; (4) *atenção interação*.

Em seus estudos descreveram como estes sistemas se estabilizam, e quais comportamentos do bebê são indicativos de tensão e de estabilidade.

Já Brazelton[6] demonstrou como os bebês funcionam de acordo com os cinco estados de consciência e qual a habilidade do bebê de responder a eventos do ambiente.

Pretchtl[13] contribuiu com seus estudos sobre os movimentos espontâneos do bebê, os indicando como possíveis indicativos precoces de lesão cerebral.

Bobath[7,11,16] e Quinton[2,11,14] forneceram as técnicas para manuseio e facilitação de respostas motoras adaptativas e experiências sensório-motoras apropriadas com controle do tônus muscular.

A abordagem dos sistemas dinâmicos nos possibilita entender como todos os componentes dos sistemas do organismo e do meio atuam sincronicamente na performance funcional do bebê.

Em uma UTI neonatal, um bebê está sujeito a:

- Componentes biológicos, com elementos fisiológicos, comportamentais, motores e psicossociais.
- Componentes socioculturais, incluindo a equipe de profissionais e os pais, bem como o ambiente, que é onde surgem os movimentos e o controle postural nesse período.
- À tarefa de auto-regulação dos processos fisiológicos, estados de consciência, postura e movimento e sua interação com o meio.

Nenhum desses fatores age independente do outro.[11]

Com base nesses pressupostos teóricos, conseguimos entender, por exemplo, como é difícil para um bebê interagir bem com o ambiente quando está lutando para manter seu sistema cardiorrespiratório equilibrado ou apresentar movimentos de boa qualidade e permanecer bem posicionado na presença de um refluxo gastroesofágico ou outra disfunção fisiológica ou dor. Uma vez detectados os problemas, intervir para promover melhores respostas.

▸ SINAIS DE RISCO

Um sistema frágil pode assim demonstrar de várias formas sua dificuldade ou mesmo sua incapacidade de respostas adaptativas eficientes. Flehmig[9] cita como sinais precoces observáveis nos bebês indicativos de risco no desenvolvimento:

- Choro intenso e inconsolável.
- Incapacidade de acomodação postural.
- Incapacidade de manutenção do posicionamento.
- Hipersensibilidade tátil.
- Reflexo de Moro muito freqüente e espontâneo.
- Hipertonia extensora de eixo axial.
- Assimetria de membros fixada.

- Hipotonia cervical importante.
- Hipoatividade e hiporresponsividade.
- Dificuldade na aquisição da sucção e de sua coordenação com deglutição e respiração.
- Olhar vago ou abertura ocular pouco freqüente.

▶ ABORDAGEM FISIOTERÁPICA

Só a partir de uma avaliação cuidadosa do comportamento e das respostas motoras do bebê podemos traçar um planejamento de intervenção, considerando o que são respostas adaptativas e o que é demonstrativo de estresse e de dificuldade de integração do bebê. Como o nível de tolerância é individual, é importante ressaltar que os programas também deverão ser voltados para cada bebê especificamente.

A abordagem deverá acontecer não só diretamente no bebê mas também no ambiente, com a equipe e com os pais, uma vez que suas respostas apresentam uma relação direta com os mesmos. E a intervenção será com manuseios, controle de estímulos visuais, auditivos, táteis-cinestésicos e vestibulares, e com orientações constantes para a manutenção destes cuidados. A relação mãe-filho deverá ser reforçada e a amamentação será um importante ganho para todos.

▶ HUMANIZAÇÃO DO AMBIENTE

Deve-se ter o cuidado de sempre manter o local com caracteres *decorativos agradáveis e infantis*, lembrando a todos que ali também é um lugar de alegrias e ganhos, apropriado para o crescimento e restabelecimento de um bebê.

A *distância* entre as incubadoras ou berços deve ser mantida de modo que permita o trânsito de pessoas ou aparelhos sem que choquem com os mesmos, causando estresse nos bebês. Isso também possibilitará aos pais maior privacidade com seus filhos. A presença dos mesmos (em especial a da mãe) deve ser reforçada e facilitada como terapêutica.

A *localização dos leitos* deve ser protegida, evitando-se colocá-los perto de telefones, portas, pias e janelas para que o bebê fique protegido de ruídos e mudanças térmicas bruscas.

O *nível de ruídos* deve ser controlado para proteger a audição dos bebês. A incubadora funciona como um amplificador de sons, e por isso se deve evitar a colocação de objetos sobre a mesma ou fechar as portinholas com força.

Lembrar-se sempre de que para um bebê *dormir e descansar* é fundamental para um bom ganho de peso e fortalecimento do sistema imunológico.

O *nome do bebê* colocado em destaque no seu leito reforça sua individualidade e características próprias.

▶ MANUSEIO

O manuseio dos bebês deve ser *lento com contenção dos membros* evitando-se movimentos bruscos que eliciem clonias e o reflexo de Moro, responsáveis por um gasto energético maior, dificultando seu ganho de peso e produzindo insegurança gravitacional. Em recém-nascidos de baixo peso, prematuros extremos ou que apresentem outros fatores de risco de desenvolverem hemorragias cerebrais, *o manuseio mínimo* deve ser instaurado e orientado a toda a equipe. As *mudanças de posturas* poderão ser feitas aproveitando os horários dos demais procedimentos.

A pesagem dos bebês e outros procedimentos, como exames radiológicos, coletas de sangue, punções de liquor, devem ser feitos preferencialmente em decúbito lateral, minimizando a hipotermia e o estresse.

▶ ESTIMULAÇÃO DA FUNÇÃO ORAL

As dificuldades de alimentação via oral do RN prematuro são em sua maioria decorrentes de problemas respiratórios ou de imaturidade da coordenação sucção, deglutição e respiração, constituindo importante sinal do funcionamento do sistema interativo do bebê. A estimulação da função oral desses bebês, detalhadamente mostrada no Capítulo 36, representa valor fundamental para seu amadurecimento e regulação.

▶ POSICIONAMENTO

O bebê prematuro ou instável clinicamente necessita de assistência na manutenção da postura adequada. A força da gravidade, o baixo tônus muscular, o contato estimulante da superfície extensora corporal quando em decúbito dorsal são fatores que dificultam os movimentos antigravitários de flexão e aproximação. Um posicionamento inadequado onde predomine a extensão cervical ou favoreça uma assimetria constante promove imagens corporais errôneas e pode determinar fixações que dificultarão posteriormente o controle do pescoço e o assentamento, assim como cria situações de movimentos mais incoordenados e difíceis, favorecendo a alterações do tônus muscular e um maior gasto energético. Um bom posicionamento no leito facilita os movimentos, tornando-os mais harmoniosos e coordenados, econômicos energeticamente, permitindo maior ganho de peso, com diminuição da irritabilidade, dos riscos de escaras, de complicações do refluxo gastroesofágico (RGE) e de alterações músculo-esqueléticas posteriores. *O decúbito dorsal* é freqüentemente o mais escolhido para procedimentos clínicos e de enfermagem, especialmente nos bebês instáveis ou em ventilação mecânica. As dificuldades dessa posição podem ser minimizadas colocando-se um anteparo em forma de "U" "deitado (⊃) como mostram as Figs. 37.1 e 37.2) facilitando a adução e a flexão. *O decúbito lateral* facilita a oxigenação, os batimentos cardíacos, os movimentos de extremidades e exploração tátil por intermédio das mãos na face, no tronco e nos membros; diminui a incidência de movimentos clônicos e do reflexo de Moro, promove menor perda de calor corporal e facilita o uso da visão. *O decúbito lateral direito* deve ser usado durante e após dieta para esvaziamento gástrico mais eficaz. O uso de anteparos para manter o posicionamento (Fig. 37.1) permi-

te maior organização do bebê e facilita o direcionamento do movimento. *O decúbito ventral* proporciona melhor trabalho diafragmático com maior sustentação da caixa torácica e aumento da propriocepção nessa área. Vários trabalhos[10,12] têm provado a eficácia desta posição sobre o decúbito dorsal na oxigenação tecidual, função pulmonar e gasto energético, devendo ser usada somente em bebês monitorados devido ao risco de morte súbita. Rolinhos feitos com fraldas, cueiros ou toalhas devem cercar o bebê, diminuindo o espaço vazio dentro do berço ou incubadora e favorecendo os movimentos de menor amplitude, que são mais coordenados. Em caso de RGE, os leitos devem ser inclinados com a cabeceira elevada de 30 a 45°, usando-se anteparos para que o bebê não escorregue no leito (Fig. 37.1), ou fraldas dobradas na posição de pára-quedas (Fig. 37.2).

Um cuidado especial deve ser dado aos bebês com alterações no tônus muscular. Os anteparos não devem ser colocados em regiões que estimulem posturas viciosas, como a extensora cervical ou planta dos pés, e sim de modo a promover o movimento normal. Os recém-nascidos prematuros tendem a permanecer com hipotonia do eixo axial por mais tempo que os nascidos a termo, fazendo compensações posturais como hiperextensão de pescoço e tronco, retração da cintura escapular ou excessiva abdução de membros. Os bebês com quadros respiratórios mais graves tendem a desenvolver hipertonias na região cervical e da cintura escapular, favorecendo retrações. Uma avaliação cuidadosa do tônus e de sua repercussão sobre os movimentos nos orientará no posicionamento. É importante considerar a variação do posicionamento de acordo com a idade gestacional do bebê.

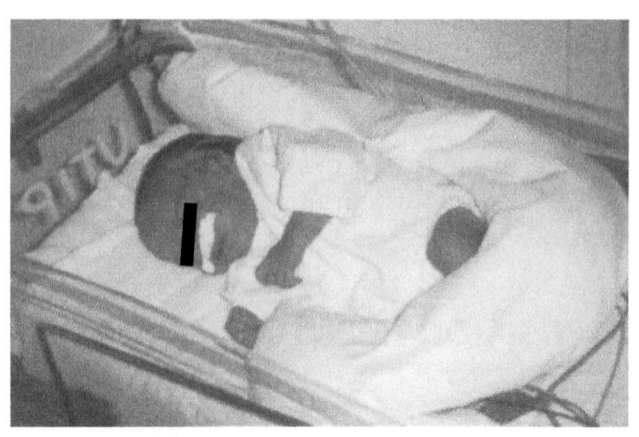

Fig. 37.1 ▶ Posicionamento do berço.

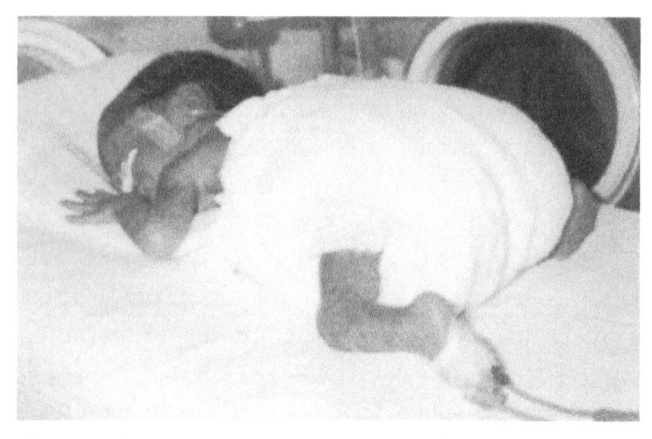

Fig. 37.2 ▶ Posicionamento da criança no refluxo gastroesofágico.

▶ CONTROLE DA LUMINOSIDADE

A luz direta sobre os bebês é cansativa e os RN não sendo capazes de lidar com isso podem ter o comportamento de permanecerem com os olhos fechados para fugirem desse estímulo ou de ficarem com irritabilidade aumentada. Para minimizar essa resposta *cobrimos as incubadoras* com uma manta ou fralda na direção dos olhos possibilitando que eles fiquem mais alertas e menos irritadiços (Fig. 37.3).

▶ ESTIMULAÇÃO VISUAL

Bichinhos de borracha sem cheiro podem ser colocados a uma distância de 20cm dos olhos dos bebês na incubadora especialmente naqueles com riscos de retinopatia. Os contrastes (branco/amarelo com preto) são mais bem percebidos nessa idade. O uso de móbiles quando o bebê já está em berço comum pode ajudar também no acompanhamento visual naqueles mais velhos.

▶ MINIMIZAÇÃO DAS SEQÜELAS

Os quadros de patologias do tônus muscular precisam ser conduzidos muito precocemente a um movimento o mais próximo do normal possível, pois a imagem mental das posturas se estabelece muito cedo. A plasticidade cerebral deve ser usada na facilitação de habilidades motoras mais amadurecidas.

Por isso, todos os manuseios e posicionamentos devem objetivar à diminuição e ao impedimento da instalação da espasticidade, sobretudo na região cervical, cintura escapular e membros inferiores; a aquisição de reações, como o acompanhamento visual e o controle de pescoço, é fundamental para isso.

A permanência por muito tempo em determinadas posturas e o uso de fraldas proporcionalmente muito grandes podem levar a encurtamentos musculares, que podem ser evitados com mobilizações e alongamentos de trapézios, esternocleidomastóideo, peitorais, tensores da fáscia lata e tríceps surais.

▶ PROJETO "MÃE-CANGURU"

Consiste na estimulação pele-pele da mãe com o bebê, em que este é amarrado ao corpo materno com faixa macia, à semelhança da bolsa do canguru (Fig. 37.5). Esse procedimento, iniciado na Colômbia em 1979, tem sido objeto de estudo em vários

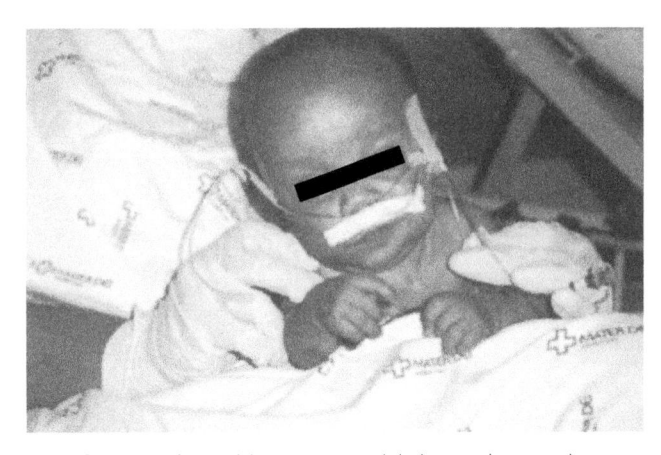

Fig. 37.4 ▶ Posicionamento – minimização das seqüelas.

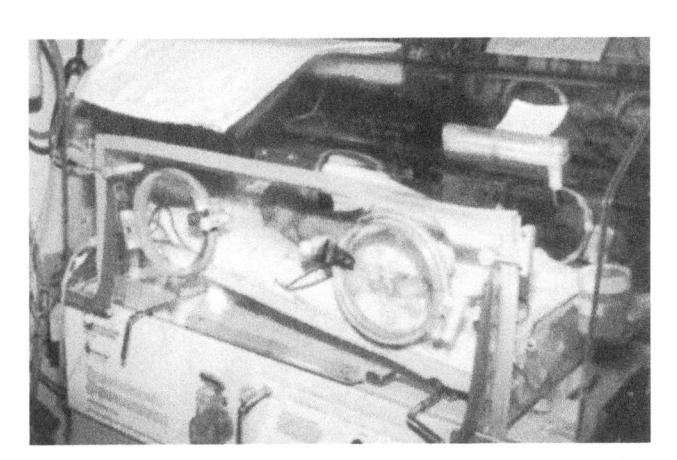

Fig. 37.3 ▶ Evitar luz direta com uma manta em cima da incubadora.

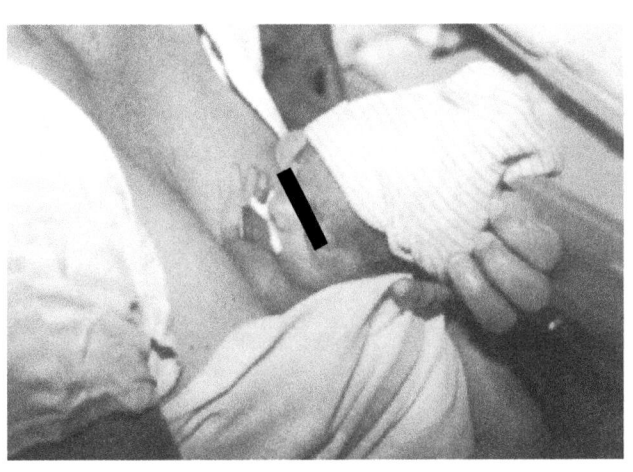

Fig. 37.5 ▶ Projeto mãe-canguru.

centros mundiais,[1] com resposta positiva quanto à melhor organização do bebê, maior ganho de peso, diminuição do tempo de internação, aumento do vínculo mãe/filho e manutenção do aleitamento materno. Os pacientes selecionados devem ter estabilidade clínica e os dados vitais, como temperatura, freqüências respiratória e cardíaca, e cor, devem ser coletados no início e no final do procedimento. Os bebês com alimentação por sonda podem tomar a dieta no corpo da mãe em posição mais verticalizada facilitando o processo digestivo, evitando os refluxos alimentares e promovendo a associação da saciedade da fome com o contato com o seio materno. A "mãe-canguru" é um procedimento orientado e recomendado pelo Ministério da Saúde e pode ser feito por ambos os pais.

▶ ESTIMULAÇÃO DO SISTEMA VESTIBULAR

O colo, a "mãe-canguru" e suaves movimentos de embalar o bebê fornecem estímulos para o sistema vestibular e ajudam a organizá-lo melhor.

É um ótimo recurso para bebês hipersensíveis que chorem muito e não consigam suportar manuseios e que apresentem defensividade tátil.

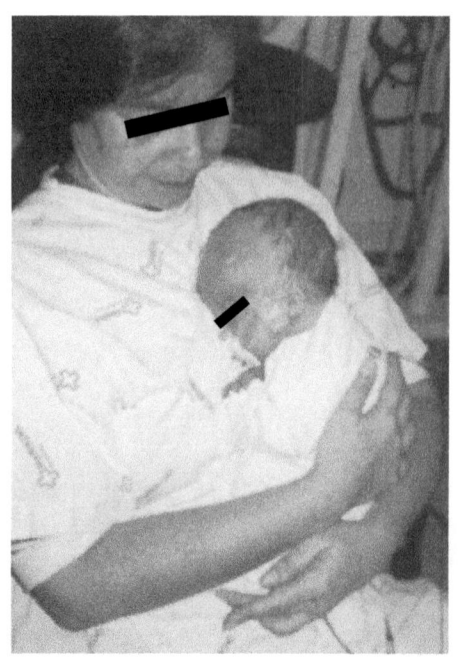

Fig. 37.6 ▶ Estímulo para o sistema vestibular.

▶ ORIENTAÇÃO AOS PAIS

Informações e orientações sobre as estimulações terapêuticas, os cuidados com os estímulos aversivos e excessivos, a notícia dos pequenos mas grandes progressos devem ser rotinas diárias junto aos pais que precisam e devem participar do processo de ajudar no amadurecimento de seus bebês e de tentar impedir ou minimizar alterações no seu desenvolvimento. É de fundamental importância que se sintam assistidos durante e após a internação hospitalar, e por ocasião da alta já devem estar treinados quanto aos manuseios como dar banho, alimentá-lo e escolherem a melhor posição para estimulá-los corretamente. Essas condutas favorecem o aumento do vínculo mãe-filho e diminuem a insegurança dos pais quando fora do ambiente hospitalar com seus bebês. Desta forma eles aprendem a conhecer melhor o que são respostas motoras satisfatórias e indicativas de bom sinal e quais são as respostas e comportamentos que vão dificultar as aquisições normais de amadurecimento.

▶ CONTROLE-SEGUIMENTO

Os diferentes achados no seguimento dessas crianças nos apontam sinais tanto de disfunção motoras como de disfunções sensoriais, traduzidos nas queixas de distúrbios do sono, dificuldades de adaptação a ambientes ruidosos e movimentados, defensividade tátil, insegurança gravitacional, posturas anômalas, como extensão excessiva do tronco e pescoço, preferência pela posição ortostática precocemente em detrimento de posturas importantes para seu desenvolvimento, como o decúbito ventral e assentado, antes de desenvolverem reações de proteção e controle de tronco. Para minimizar esses desconfortos e uma aprendizagem inadequada do que é movimento normal, torna-se fundamental um acompanhamento dessas crianças nas fases do seu desenvolvimento, pelo menos aos 3, 6, 9 e 12 meses (nos prematuros considerar a idade corrigida). O critério utilizado para se estabelecer a freqüência desse acompanhamento deve ser a capacidade de a criança vencer os obstáculos que se apresentem em seu desenvolvimento. A atuação do terapeuta pode ser desde orientações periódicas a atendimentos sistematizados, considerando-se a necessidade da criança e a possibilidade familiar.

▸ REFERÊNCIAS

1. Andersson GC. Skin to skin: kangaroo care in western Europe. *American Journal of Nursing* 1989; *89*:622.

2. Anderson J, Auster-Liebhaber J. Developmental therapy in the neonatal intensive care unit. *Physical & Occupational Therapy in Pediatrics* 1984; *4*:89-106.

3. Als H. Toward a synactive theory of development: promise for the assessment and support of infant individuality. *Infant Mental Health Journal* 1982; *4*:229.

4. Als H, Lawhon G, Brown E, Gibes R, Duffy F, McAnulty G, Blickman J. Individualized behavioral and environmental care for the very low birth weight preterm infant at high risk for bronchopulmonary dysplasia: Neonatal intensive care unit and developmental outcome. *Pediatrics* 1986; *78*:1.123-32.

5. Brandt I, Sticker E, Höcky M, Lentze M. Transient abnormal neurologic signs (TANS) in a longitudinal study of very low birth weight preterm infants. *Early Human Development* 2000; *59*:107-26.

6. Brazelton T. The neonatal behavioral assessment. *Clinics in Developmental Medicine* 1973:50.

7. Case-Smith J. *Pediatric Occupational Therapy and Early Intervention*. Butterworth–Heinemann, 1998.

8. Clark D, Cordero L, Goss K, Manos D. Effects of Rocking on Neuromuscular Development in the Premature. *Biol Neonate* 1989; *56*:306-14.

9. Flehmig I. *O desenvolvimento normal e seus desvios no lactente*. São Paulo: Atheneu, 1987.

10. Matthews CL. Supporting suck-swallow-breathe coordination during nipple feeding. *The American Journal of Occupational Therapy* 1994; *48*:561-2.

11. Meyerhof P. *Qualidade de vida:estudo de uma intervenção em unidade de terapia neonatal de recém-nascidos pré-termo*. Tese de Doutorado na Universidade de São Paulo: Instituto de Psicologia, 1996.

12. Oostenbrugge R, Vles J. Posture in low-risk pre-term infants of 30 weeks postmenstrual age. *Brain & Development* 1995; *17*:253-5.

13. Pretchl H. Qualitative changes of spontaneous movements in fetus and preterm infant are a marker of neurological dysfunction. *Early Human Development* 1990; *23*:151-8.

14. Quinton M. Comunicação pessoal. *In*: Advanced Baby Course, 1994.

15. Sweenwy J, Heriza C, Reilly M, Smith C, VanSant A. Practice Guidelines for the Physical Therapist in the Neonatal Intensive Care Unit (NICU) Pediatric. *Physical Therapy* 1999; *11*:119-32.

16. Wilhelm I. The Neurologically Suspect Neonate. *In*: Pediatric Neurologic Physical Therapy. Chicago: Churchill Livingstone, 1991.

Utilização da Comunicação Suplementar e/ou Alternativa na Paralisia Cerebral

Carla Menezes da Silva
Nivânia Maria de Melo Reis

▶ INTRODUÇÃO

Este capítulo apresenta a utilização da comunicação suplementar e/ou alternativa (CSA) no tratamento de crianças portadoras de paralisia cerebral. Estas crianças, com déficits motores globais e específicos, também possuem dificuldades significativas no desenvolvimento da linguagem e fala.

Sabe-se que a paralisia cerebral é definida como um distúrbio caracterizado por reduzida habilidade da movimentação voluntária dos músculos, acompanhada ou não de deficiências percepto-cognitivas, causada por fatores pré, peri ou pós-natais.

Com base neste conceito, podemos encontrar crianças com atraso motor global significativo e cognição normal, e também crianças com déficits motores reduzidos e deficiência cognitiva em maior grau. Em relação à comunicação, podemos encontrar crianças com bom desenvolvimento da linguagem mas com ausência de fala funcional devido à impossibilidade articulatória.

A comunicação é a forma que se tem de interagir, trocar informações, conhecimentos, transmitir e compartilhar sensações, pensamentos e sentimentos. A fala é o elemento mais funcional e rápido do ser humano que permite uma comunicação efetiva.

A implementação da CSA vem atender estes indivíduos portadores de paralisia cerebral para promover o desenvolvimento de possibilidades comunicativas, tornando-os ativos nas relações interpessoais, mesmo não tendo a fala funcional.

O objetivo aqui é apresentar como este trabalho pode ser desenvolvido a partir de uma avaliação específica, seleção adequada do sistema suplementar e/ou alternativo de comunicação e elaboração de estratégias de treinamento que englobem a clínica da fonoaudiologia e da terapia ocupacional.

A CSA vem sendo objeto de estudo e prática de diferentes profissionais inseridos na reabilitação de indivíduos com paralisia cerebral. Dentre esses profissionais se destacam fonoaudiólogos, psicólogos, educadores, fisioterapeutas, terapeutas ocupacionais, engenheiros e outros. Torna-se necessário compreender a atuação de cada profissional em sua clínica específica e pensar que se deve circunscrever os objetos de trabalho para sistematizar o trabalho multidisciplinar que pode ser realizado em CSA.

▶ COMUNICAÇÃO SUPLEMENTAR E/OU ALTERNATIVA

No Brasil, ainda não existe um consenso quanto à terminologia a ser adotada para definir CSA. São encontrados, em diversos estudos e discussões, as expressões: comunicação alternativa, comunicação suplementar e/ou alternativa, comunicação ampliada e suplementar, meios suplementares e/ou alternativos de comunicação, sistemas aumentativos e alternativos de comunicação.[13]

O termo mundialmente utilizado é *augmentative and alternative commnunication*, segundo proposição da ISAAC (International Society of Augmentative and Alternative Commnunication). Neste capítulo será adotado o termo comunicação suplementar e/ou alternativa (CSA), como a definição mais utilizada e citada nas publicações da área, para entender que: *"CSA é uma área de prática clínica, de pesquisa e educacional para fonoaudiólogos que visa a compensar e a facilitar, temporária ou permanentemente, padrões de prejuízo e inabilidade de indivíduos com severas desordens expressivas e/ou desordens na compreensão de linguagem. A CSA pode ser necessária para indivíduos que demonstrem prejuízos nos modos de comunicação gestual, oral e/ou escrita"*.[11]

É necessário classificar a comunicação em suplementar e/ou alternativa, revelando sua aplicabilidade nas ações que serão desenvolvidas, bem como na definição do planejamento ao considerar-se o prognóstico de fala funcional. A comunicação se classifica como suplementar quando o indivíduo utiliza um outro meio de comunicação para complementar ou compensar deficiências que a fala apresenta, sem substituí-la totalmente; e a comunicação se classifica como alternativa quando o indivíduo utiliza outro meio de comunicação em vez da fala, devido à impossibilidade de articular ou produzir sons adequadamente.

Histórico da CSA

A CSA teve seu início na década de 50, com o aparecimento das primeiras pranchas de comunicação. Os profissionais utilizaram a CSA em indivíduos com severas dificuldades de comunicação. Rosell e Basil[1] relatam que, "no começo dos anos 70, os sistemas de sinais manuais inicialmente usados somente para os não-ouvintes começaram a ser aplicados a pessoas com deficiência motora, afasia, retardo mental e autismo". A partir desta década surgiram os sistemas gráficos permitindo a comunicação de pessoas sem habilidades de fala e escrita.

A CSA começou a ser utilizada no Brasil no final dos anos 1970 em pequenos grupos concentrados em São Paulo, Rio de Janeiro e Belo Horizonte. Ela se desenvolveu inicialmente em centros de reabilitação, clínicas e escolas especiais, e, nos últimos anos, encontra-se inserida também em escolas regulares, especialmente pelo apoio das secretarias municipais de Educação. Os sistemas mais conhecidos e utilizados são o sistema Bliss, o PCS (Picture Com-

munication Symbols) e o PIC (Pictogram Ideogram Communication).[13]

Desde a sua introdução pioneira em São Paulo, na Associação Educacional Quero-Quero de Reabilitação Motora e Educação Especial, no fim dos anos de 1970, muitos profissionais e pesquisadores se envolveram na CSA, gerando um aumento de produção de conhecimento nacional e um significativo incremento de pesquisas em algumas universidades brasileiras com apoio de agências estaduais e federais de fomento à pesquisa.

Em Belo Horizonte, em 1987, iniciou-se o trabalho com CSA por meio dos símbolos Bliss, no Brincar – Centro de Estimulação Especial. O trabalho enfatizou o uso dos símbolos Bliss e posteriormente dos símbolos PCS para grupos de crianças com paralisia cerebral, tornando-se referência para outras instituições mineiras.

Sistemas de CSA

Os sistemas podem ser definidos como um grupo de componentes integrados que operacionalizam a CSA. Estes sistemas se dividem em: sistemas que não necessitam de ajuda externa, também chamados de sistemas sem tecnologia, e sistemas que necessitam de ajuda externa, que se dividem em baixa e alta tecnologia.

Os sistemas que não necessitam de ajuda externa englobam formas de comunicação em que o indivíduo utiliza-se do próprio corpo por intermédio de: língua de sinais, piscar de olhos, vocalizações, o apontar, a escrita e os gestos.

Os sistemas que necessitam de ajuda externa se caracterizam pela utilização de diferentes auxílios ou recursos para transmitir e receber mensagens. Podemos ter: objetos, retratos, sistemas gráficos, Braille, prancha de letras, listas de palavras, gravador, máquina de escrever, comunicador e computador.

Segundo Fernandes,[6] "o sistema escolhido está disposto em pranchas. Estas são adaptadas às mesas das cadeiras de rodas ou cadeiras de posicionamento que o paciente utiliza, ou são pranchas portáteis. O paciente aponta o símbolo desejado diretamente, conforme sua capacidade motora, ou o faz com o olhar. Em ambos os casos seu interlocutor vai emitindo o nome do símbolo escolhido, formando assim a mensagem que o usuário quer transmitir". A autora ainda assinala que os sistemas vêm sendo computadorizados, com voz sintetizada ou digitalizada, acompanhando o avanço tecnológico. O usuário pode ter acionadores adaptados ao computador para transmitir a mensagem sem a ajuda direta de outra pessoa.

É importante ressaltar que a CSA fundamentalmente é um meio de comunicação; não se caracteriza como método de alfabetização, não se limita ao uso do computador e não inibe a fala.

Sistemas gráficos

A proposta é apresentar resumidamente os três principais sistemas gráficos utilizados na clínica, já que atualmente existe uma grande quantidade de sistemas gráficos desenvolvidos em diversos países, os quais possuem características próprias de acordo com sua aplicação em populações distintas.

Alguns sistemas gráficos são organizados em categorias sintáticas (Bliss e PCS) e outros em categorias semânticas (PIC). Para os símbolos Bliss e PCS utilizamos cores diferentes para organizar as classes de palavras. Dessa forma, tem-se o branco para denominar preposições, conjunções, adjuntos adverbiais, dias da semana, entre outros; o amarelo para os pronomes pessoais referentes a pessoas; o verde para representar verbos; o laranja para substantivos concretos e abstratos; o azul para adjetivos e advérbios e o rosa para expressões sociais. O sistema PIC possui os símbolos em contraste preto e branco.

Em relação ao tamanho, não existe uma rigidez, uma vez que cada usuário pode organizar sua prancha de acordo com sua necessidade e sua acuidade visual. Eles são usualmente encontrados nos tamanhos 5 × 5, 3,5 × 3,5, 2,5 × 2,5 e 2,0 × 2,0cm.

BLISS

Foi desenvolvido por Charles Bliss, no Canadá, e teve como objetivo criar uma linguagem internacional de fácil aprendizado e baseando-se na escrita pictográfica chinesa e nas idéias do filósofo Leibniz entre 1942 e 1965.

O sistema Bliss (Fig. 38.1) é capaz de representar conceitos abstratos e seu aprendizado envolve a lógica do sistema como um todo. Ele é composto por símbolos feitos de formas geométricas, que representam conceitos simples e complexos, proporcionando informações diversas que serão transmitidas pelo usuário. A semantografia Bliss emprega o princípio de recombinação entre os símbolos elementares e uma série de unidades mínimas, tais como variados tipos de indicadores: de ação, pluralidade, propriedade, concretude etc.[2] Apesar de sua vasta possibilidade de combinações, seu aprendizado é mais lento e o indivíduo necessita de bom desempenho cognitivo.

PICTURE COMMUNICATION SYMBOLS (PCS)

O PCS (Fig. 38.2) se caracteriza por um conjunto de símbolos criado por Roxana Mayer Johnson nos EUA em 1981, com o objetivo de ampliar os materiais de CSA.[9] Atualmente é o sistema mais difundido devido à sua fácil aquisição e compreensão.

É um sistema gráfico-visual composto por símbolos pictográficos, ou seja, relacionados ao desenho das figuras que representam, sendo por isso mais apropriado em casos nos quais é espe-

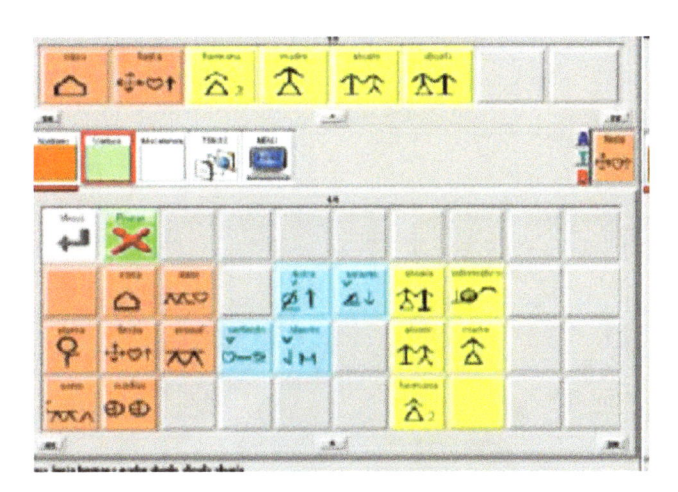

Fig. 38.1 ▶ Símbolos do sistema Bliss.

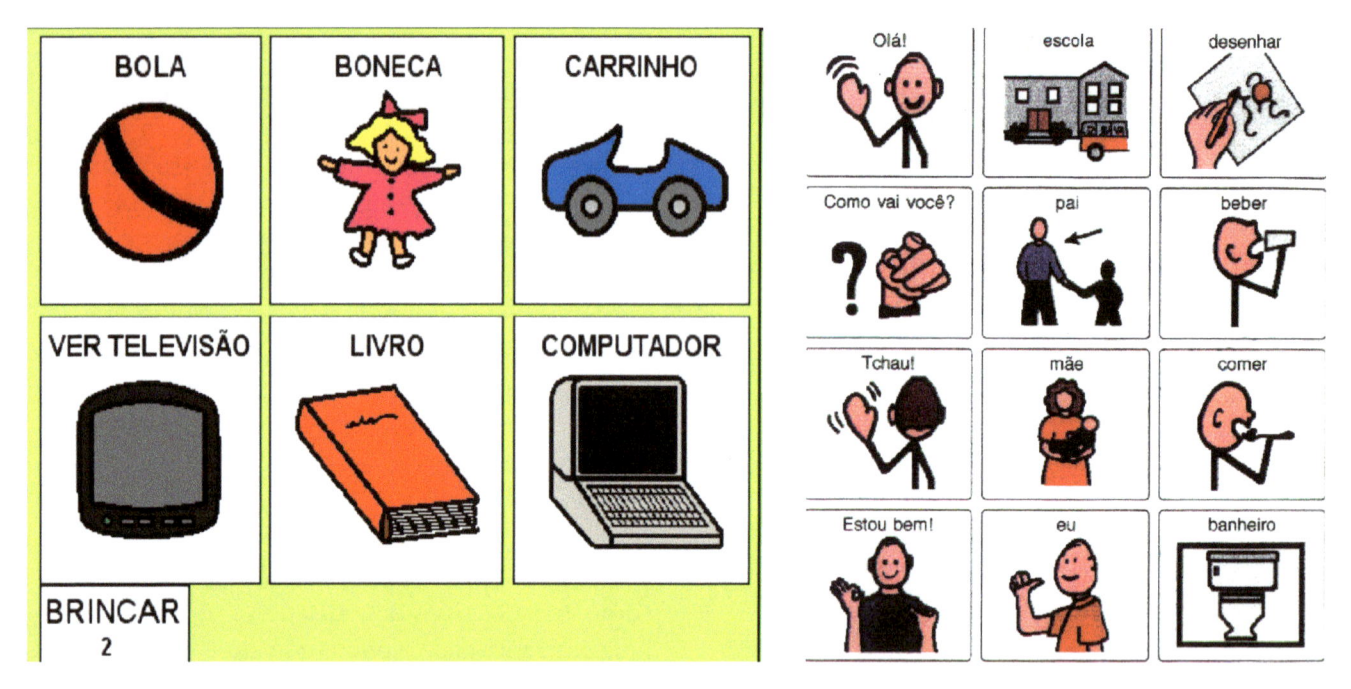

Fig. 38.2 ▶ Símbolos PCS (Picture Communication Symbols).

rado um nível simples de linguagem expressiva, vocabulário limitado e estruturas de frases curtas. Podem ser utilizados juntamente com fotos, figuras de revistas e desenhos próprios. Assim, adequamos a prancha do usuário de acordo com a sua personalidade, considerando suas particularidades.

PICTOGRAM IDEOGRAM COMMUNICATION (PIC)

O PIC (Fig. 38.3) é formado por um conjunto de símbolos que foram criados no Canadá em 1980. Os sinais gráficos consistem em desenhos estilizados em branco sobre fundo negro. Estes são organizados de forma bem particular nas pranchas de comunicação, obedecendo a uma organização semântica. Os desenhos têm uma proximidade com

os sinais gráficos habituais do ambiente comunitário, como, por exemplo, restaurantes e outros estabelecimentos.

▶ ENFOQUE DA FONOAUDIOLOGIA EM CSA

A fonoaudiologia atua na paralisia cerebral na adequação das aquisições motoras globais e específicas relacionadas às funções do sistema estomatognático que englobam a respiração, sucção, mastigação, deglutição e fala. Além disto, se propõe a estabelecer na sua clínica a linguagem como objeto de trabalho.

A linguagem se torna habilidade primária para que a criança consiga estar em funcionamento no mundo das relações. Somente compreendendo

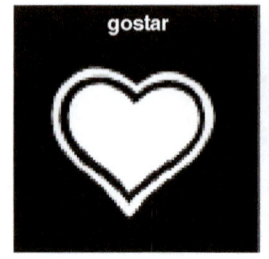 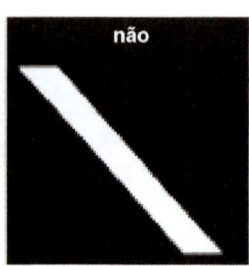 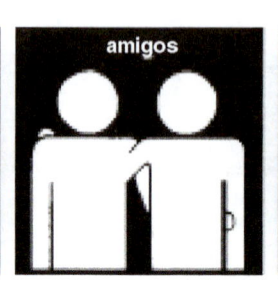 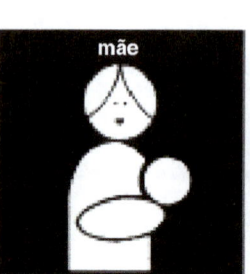 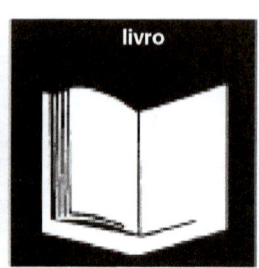

Fig. 38.3 ▶ Símbolos PIC (Pictogram Ideogram Symbols).

e expressando os seus pensamentos, sentimentos e idéias ela poderá ter uma comunicação efetiva.

A criança com paralisia cerebral apresenta, em sua grande maioria, dificuldade no desenvolvimento de fala funcional. Como sintomatologia, pode ter presente uma anartria, que se caracteriza por impossibilidade articulatória, ou uma disartria, que se define como distúrbio da fala, manifestando-se na espasticidade ou na hipotonia.

Na evolução da criança, com o suporte da reabilitação fonoaudiológica, podem-se obter êxitos significativos na inteligibilidade de fala, considerando o local e extensão da lesão cerebral. Mas, pergunta-se: esperar pela fala, até quando? O paciente é passivo no mundo das relações. Sempre é interpretado e sua fala vem do outro. Este paciente necessita de sistemas não-orais de comunicação para atuar no seu meio, ter seu próprio discurso e não ter sua fala vindo do outro.

A fonoaudiologia atua na seleção do sistema mais adequado a ser utilizado pela criança, de acordo com seu nível de funcionamento da linguagem, bem como estimula a comunicação por meio da fala, que se caracteriza por aproximações fonêmicas e vocalizações relaxadas. Estas se potencializam com o uso da CSA.

Na avaliação fonoaudiológica inicial procura-se observar quatro aspectos essenciais que envolvem a linguagem: a compreensão, o modo de comunicação, o conteúdo expressivo e a representação.

Dirigindo-se à criança, procura-se conhecer suas habilidades comunicativas, as quais englobam a compreensão e a expressão. Assim avalia-se se ela compreende ordens simples, complexas, assuntos relacionados ao seu dia-a-dia, envolvendo seus familiares etc. A expressão aborda todas as manifestações utilizadas pela criança como resposta aos estímulos dados. Consideram-se como respostas: a fala, vocalizações, gestos, modificações posturais, o olhar, entre outros. O que se deve conhecer é se todas as respostas são consistentes e se estão relacionadas ao contexto.

A representação é avaliada pela estruturação do simbolismo. Observa-se a possibilidade que a criança tem de representar, de evocar fatos e objetos ausentes. Com esta capacidade, a criança pode relacionar os objetos não somente quando os manipula concretamente mas também evocando-os mentalmente, mesmo quando estão ausentes.

Dentre os pré-requisitos da representação assinalam-se a permanência do objeto, causa e efeito, noção de espaço e noção de tempo. Estes pré-requisitos abordam também o desenvolvimento cognitivo, à medida que linguagem e cognição caminham juntas em sua gênese. Pode-se afirmar, seguramente, que a construção do simbolismo, o qual engloba a linguagem, se dá a partir da estruturação de processos mentais, que vão desde ações sensório-motoras até a organização cognitiva convencional e representativa.[10]

Ao final da avaliação é necessário o conhecimento do nível de linguagem, da cognição e do meio que esta criança está inserida. Em um segundo momento um questionário é dado aos pais com o objetivo de coletar informações específicas do meio, sobre a rotina diária da criança, seus interesses, desejos e necessidades comunicativas.

▶ ENFOQUE DA TERAPIA OCUPACIONAL EM CSA

A proposta de atuação do terapeuta ocupacional (TO) junto a indivíduos com paralisia cerebral é possibilitar-lhes, por meio de manuseio, estimulação, treino e adaptações, o desenvolvimento de habilidades funcionais, preparando-o para uma melhor atuação e desempenho nas atividades de autocuidado, nas de brincar, e para as atividades ocupacionais e de trabalho, no futuro.

Para que a comunicação suplementar e/ou alternativa seja implementada é necessário que o TO crie estratégias de imersão em símbolos. Ele utiliza sua capacidade de análise e de atividade para adaptar jogos, brincadeiras, atividades escolares e do cotidiano.[14]

Nas pessoas com dificuldades comunicativas é também papel do TO estabelecer uma possibilidade de retorno ao ato comunicativo, por meio dos recursos da CSA.

"A literatura que trata desse tema estabeleceu como meta a utilização da comunicação suplementar e/ou alernativa em situações de vida e não só em situações escolares."[3]

Para se iniciar este processo, cabe ao terapeuta ocupacional realizar uma intervenção específica no posicionamento da criança, uma vez que isto irá interferir na possibilidade de a mesma utilizar o sistema de comunicação. Os recursos adaptados garantem melhor acessibilidade ao sistema, trabalhando também os aspectos perceptivos e sensoriais que envolvem o processo.

A definição do equipamento que irá posicionar o paciente é importante para garantir a estabilização dos membros inferiores e dar condição necessária ao uso funcional de membros superiores para a realização de atividades, como o apontar e o acessar o recurso no qual o sistema deverá estar disposto, seja ele uma prancha de papel, uma pasta-catálogo, um comunicador ou computador.

Os meios de acesso englobam os recursos que serão utilizados para possibilitar o apontar na prancha de comunicação, podendo ser com as mãos, olhos, cabeça, pés ou qualquer outro membro funcional do indivíduo. Em alguns casos, o apontar acontecerá por intermédio de um dos dedos da mão, ou então utiliza-se órteses que posicionam e possibilitam este apontar com a mão ou dedos, ou por apontadores de cabeça, ou mesmo por meio dos dedos dos pés pode-se acessar a prancha, o comunicador ou o computador onde o sistema gráfico estará disposto.

A localização da prancha de CSA, diante do indivíduo com PC, também deve ser definida a partir das possibilidades visuais e de coordenação dos movimentos do membro selecionado para realizar o apontar dos símbolos na prancha.

Para a atuação do TO, os equipamentos de CSA devem ser adequados. Podem até ser feitos de materiais de baixo custo, adaptados, ou outros mais sofisticados, como comunicadores e computadores. É importante estar atento às possibilidades econômicas do usuário na indicação do recurso.

O treino do uso destes recursos na vida do usuário é um dos papéis importantes da atuação do TO neste processo. Além desse, a literatura tem nos apontado a importância de instrumentalizar o professor no ensino regular comum, para que aluno deficiente possa ser incluído nas diversas atividades pedagógicas. Deliberato (2005) considerou os recursos de comunicação suplementar e/ou alternativo como instrumentos mediadores e facilitadores no processo de inclusão do aluno deficiente com alteração na comunicação.[4]

Faz-se necessário utilizar estratégias que possibilitem ao usuário a integração do sistema de CSA no seu cotidiano – em casa, na escola, e noutros ambientes sociais que freqüente. Essa é uma das metas a serem alcançadas e, muitas vezes, este treino pode ser realizado conjuntamente com o parceiro de comunicação, que pode ser a mãe, ou mesmo o cuidador e a equipe da escola.

O trabalho da terapia ocupacional junto a crianças com PC que apresentam dificuldades comunicativas é realizado utilizando-se a atividade do brincar como ferramenta de trocas, mediante mecanismo de causa-e-efeito, jogos com símbolos e atividades funcionais do dia-a-dia e também atividades orientadas pelo professor na sala de aula. Esta é uma forma importante de aprendizagem, uma vez que, brincando, a criança desenvolve suas habilidades sensoriais, motoras, psíquicas e cognitivas.

"Por meio de atividades com brinquedos operados por interruptores, as crianças especiais podem desenvolver capacidades básicas em áreas como permanência dos objetos, relações de causa e efeito e direcionalidade, além da compreensão de que o ambiente que as cerca pode ser controlado".[5]

Para as crianças com dificuldades motoras, a atividade brincar pode estar gravemente prejudicada, devido, principalmente, às dificuldades do uso funcional das mãos e da manipulação dos brinquedos. Neste sentido, o uso de brinquedos de liga e desliga com acionadores e de programas de computadores especializados que oportunizam a ação mediante apertar um acionador, bem como a adaptação de outros de acordo com as dificuldades de cada criança, é importante, pois oportuniza o acesso ao brinquedo de outra forma e, assim, novas trocas e aprendizagens podem ser estabelecidas (Fig. 38.4).

Esta forma de brincar – por intermédio de brinquedos eletrônicos a pilha ou energia elétrica e o uso de acionadores – não significa que haja uma melhora nas habilidades motoras, mas sim uma oportunidade de escolha e de se sentir sujeito capaz de interferir e agir sobre um objeto, ou seja, controlar quando quer ligar e desligar o rádio, a televisão e o carrinho a pilha, sentir-se capaz de agir no seu ambiente; e o terapeuta ocupacional pode, desta forma, encorajar o usuário a utilizar sua condição motora funcional.

Comprova-se que o uso de brinquedos e aparelhos eletrônicos com acionadores pode oferecer oportunidades de escolhas e auxiliar no desenvolvimento das noções de tempo, espaço, antecipação dos resultados, noções de causa/efeito, e de se trabalhar os pré-requisitos da CSA. Desta forma, pode-se também preparar os indivíduos que venham a utili-

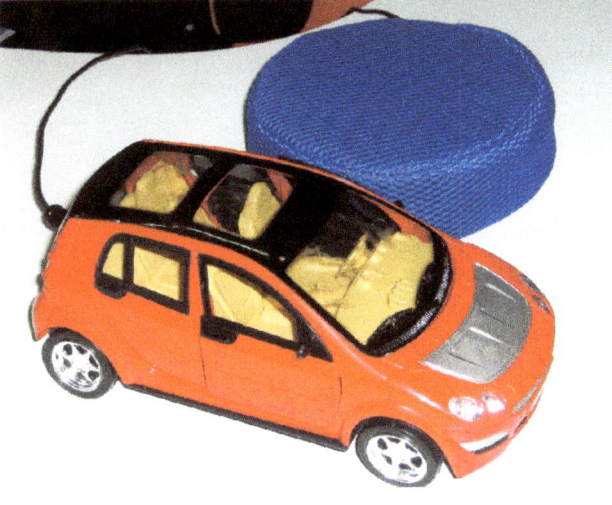

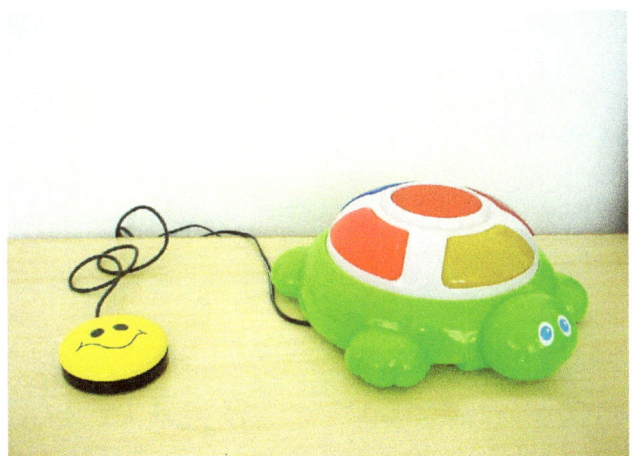

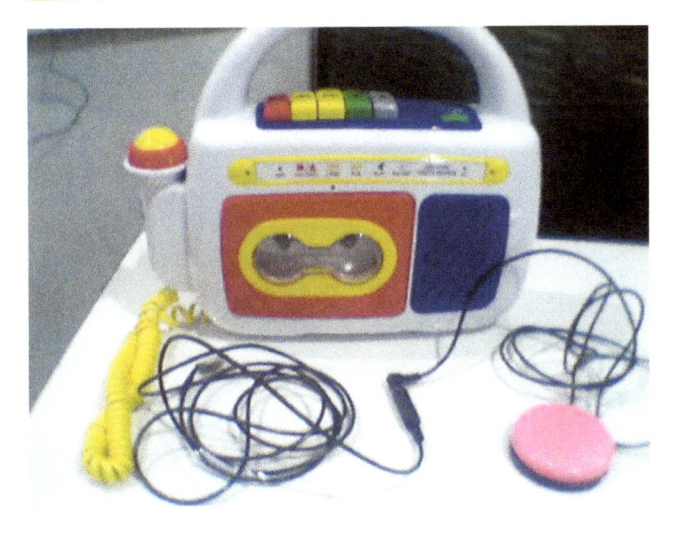

Fig. 38.4 ▸ Brinquedos adaptados com acionadores.

zar-se de sistema de acionamento para o uso de um computador com um sistema de varredura.

Partindo destas premissas, desenvolve-se uma proposta de atuação conjunta, utilizando-se recursos da CSA como possibilidade de comunicação, garantindo, assim, funcionalidade.

▸ AVALIAÇÃO E TREINAMENTO

A avaliação para a utilização da CSA, envolvendo a fonoaudiologia e a terapia ocupacional, deve se direcionar para o conhecimento dos seguintes itens:

1. Forma atual de comunicação.
2. Tipos de assuntos que são comunicados.
3. Funções perceptivas e cognitivas:
    Modalidade visual.
    Modalidade auditiva.
    Desenvolvimento intelectual.
4. Capacidade física:
    Mobilidade.
    Controle de cabeça.
    Postura do sentado.
    Controle de braços, mãos e dedos.
    Fala.
5. Habilidades funcionais e adaptações necessárias.
6. Aspecto socioemocional.

Acredita-se que a avaliação conjunta em CSA deva ser dinâmica e fundamentar-se na observação e interação com a criança.

Ao final da avaliação conjunta verifica-se se três objetivos principais foram alcançados:

a. Definição da comunicação em suplementar ou alternativa.
b. Indicação da utilização dos sistemas mais adequados: pictográficos, ideográficos ou manuais.
c. Seleção de qual será o meio de acesso.

Durante todo o processo terapêutico, que envolve avaliação e tratamento, valoriza-se a participação da família, principalmente da mãe ou cuidador(a), que auxilia na comunicação da criança no dia-a-dia. Ressaltamos que devem ser analisados, nesta relação, a interpretação, as trocas de turno no diálogo estabelecido, a iniciativa, o desejo e, sobretudo, o interesse comunicativo. Dessa forma, os familiares constituem presença fundamental nessa triangulação profissional, usuário e família.

A partir desta avaliação classifica-se a comunicação em suplementar e/ou alternativa e desenvolve-se um plano de tratamento individual para o treinamento do sistema. Considera-se de suma importância a utilização do sistema no ambiente natural da criança, para trabalhar a função comunicativa, com interações significativas, e não somente a identificação dos símbolos.

Por isso o treinamento deve envolver combinação do treino das pranchas de comunicação com outros modos de expressão, parceiros altamente envolvidos e conhecedores do recurso e ambiente preparado com símbolos motivadores para garantir o sucesso do trabalho.

Sugere-se que a criança usuária de CSA tenha uma prancha individual contendo o seu vocabulário básico, que pode ser organizado de acordo com as informações cedidas pela família e necessidades comunicativas relacionadas às atividades de vida diária, além do seu interesse pessoal.

A partir desta prancha básica, confecciona-se pranchas temáticas, contendo vocabulário específico, que são utilizadas na escola, fisioterapia, lazer, entre outros. O ambiente da criança deve conter símbolos isolados e indicativos para facilitar seu uso, tornando-se necessário adaptar os livros de estórias, jogos, brinquedos e outros materiais (Fig. 38.5).

A equipe de reabilitação deve conhecer o recurso de comunicação utilizado pela criança, promovendo o uso sistemático. Dentre esta equipe destaca-se a participação da escola na integração do recurso em estratégias pedagógicas para a inclusão. A fisioterapia enfatiza o controle corporal principalmente no trabalho da postura sentado, possibilitando maior retificação do tronco e controle da cabeça e membros. A psicologia auxilia no desenvolvimento das relações interpessoais, dando suporte emocional para a criança e a família diante das dificuldades encontradas em situações comunicativas, e, quando necessário, na aceitação do prognóstico de fala não-funcional.

Todos os profissionais envolvidos na reabilitação da criança podem utilizar a CSA. Normalmente

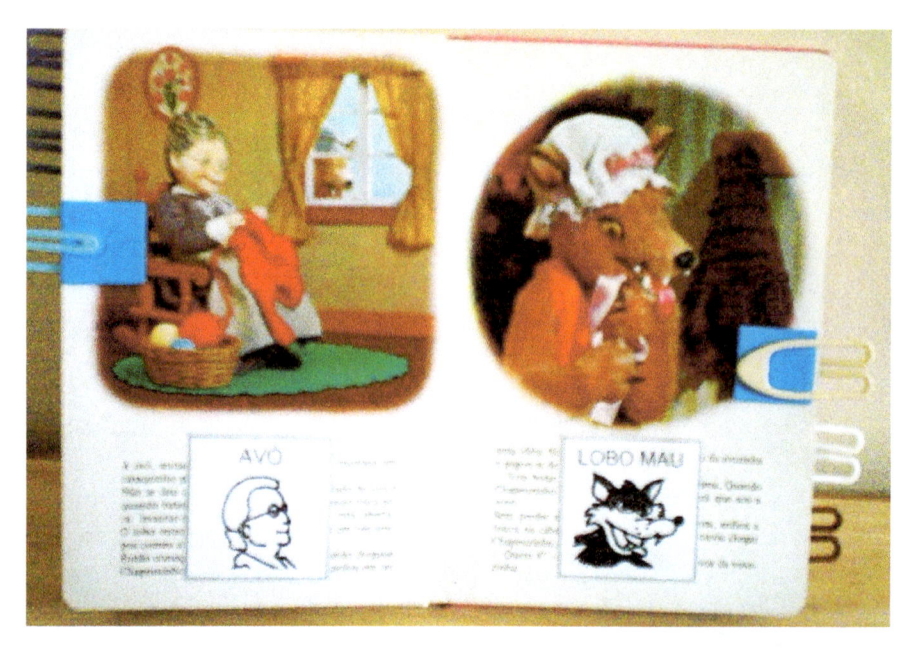

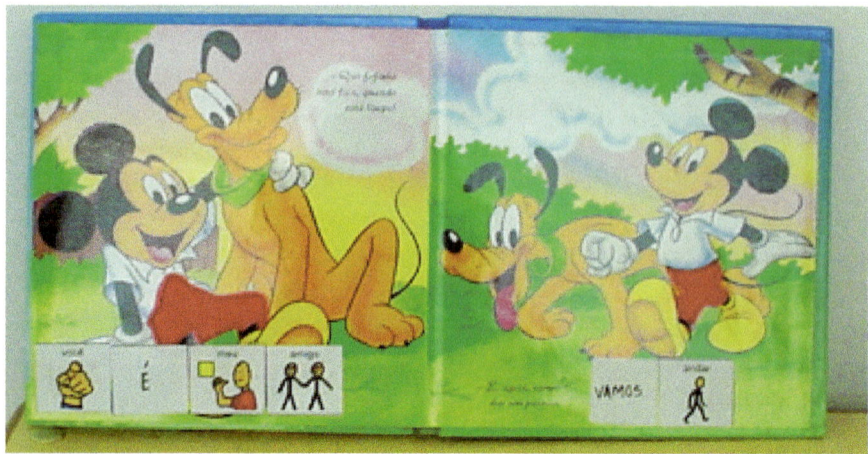

Fig. 38.5 ▶ Livros de histórias adaptados com símbolos PCS.

estabelece-se um profissional-referência, que se responsabiliza na organização, direcionamento e reavaliação dos recursos.

▶ CONSIDERAÇÕES FINAIS

O uso da comunicação suplementar e/ou alternativa envolve funcionalidade, criatividade e relação. A criança com recurso suplementar e/ou alternativo deve sanar suas dificuldades comunicativas, buscando maior atuação no meio e estando apta a relacionar-se com os outros. A CSA trata-se de um campo de atuação que se faz presente nos âmbitos educacional, clínico e hospitalar, dentre outros, e que congrega profissionais das diversas áreas, como saúde, educação, artes e ciências exatas. Os profissionais envolvidos na implantação dos recursos devem ser criativos, no sentido de garantir materiais diversificados, acessíveis, motivadores e efetivos.

▶ REFERÊNCIAS

1. Basil CA, Soro-Camatis E, Rosell CB (org). Sistemas de sinais e ajudas técnicas para a comunicação alternativa e a escrita: Princípios teóricos e aplicações. São Paulo: Santos Livraria e Editora, 2003:7.
2. Capovilla FC, Gonçalves MJ, Macedo EC. Tecnologia em reabilitação cognitiva. São Paulo: Editora Edunes, 1998.
3. Deliberato D, Paura AC. Anais do II Congresso Brasileiro de Comunicação Alternativa ISAAC BRASIL. ABPEE, 1ª edição, Campinas, 2007. Compact disk.
4. Deliberato D. Seleção e adequação de recursos alternativos e/ou suplementares de comunicação. *In:* Pinho SZ, Zaguetti JRC (org). Núcleo de Ensino. São Paulo: Editora ENESP, 2005:505-19.
5. Deitz J e Swinth Y. Avaliação da Recreação com tecnologia auxiliar. *In:* Parham L, Diane e Fazio, Linda (organizadoras). A recreação na terapia ocupacional pediátrica. Trad.: Maria de Lourdes Giannini. São Paulo, Santos Livraria e Editora, 2002.
6. Fernandes AS. Protocolo de avaliação para indicação de sistemas suplementares ou alternativos de comunicação para crianças portadoras de paralisia cerebral. São Paulo: Universidade Federal de São Paulo – Escola Paulista de Medicina, 1999. Tese.
7. Foz B, Picarone M, Burztyn C (org.). A tecnologia informática na fonoaudiologia. São Paulo: Editora Plexus, 1998.
8. Gilll NB. Comunicação através de símbolos: abordagem clínica baseada em diversos estudos. Temas sobre desenvolvimento. Menon, 1997; 6:34-41.
9. Johnson RM. Guia dos símbolos de comunicação pictórica. Porto Alegre: Editora Mayer-Johnson CO, 1998.
10. Limongi SCO. Paralisia cerebral: processo terapêutico em linguagem e cognição (pontos de vista e abrangência). Carapicuíba, SP: Pró-Fono, 2000.
11. Panham HMS. Fonoaudiologia e comunicação suplementar e alternativa: método clínico em questão. São Paulo: Pontifícia Universidade Católica de São Paulo, 2001. Tese.
12. Wolff LMG. Comunicação suplementar e/ou alternativa nos transtornos invasivos do desenvolvimento. São Paulo: Pontifícia Universidade Católica de São Paulo, 2001. Tese.
13. Reily LH. Anais do II Congresso Brasileiro de Comunicação Alternativa ISAAC BRASIL. ABPEE, 1ª edição, Campinas, 2007. Compact disk.
14. Pelosi MB. Comunicação alternativa e suplementar. In: Cavalcanti A, Galvão C. Terapia ocupacional: fundamentação e prática. Rio de Janeiro: Guanabara Koogan, 2007.

A Utilização da Informática na Paralisia Cerebral: Possibilidades e Recursos na Clínica da Terapia Ocupacional

Nivânia Maria Melo Reis
Maria Juliana Tôrres Sampaio

▶ INTRODUÇÃO

Este capítulo tem por objetivo mostrar a importância e o significado do uso da informática (adaptada ou não a situações especiais) como recurso terapêutico para pessoas com paralisia cerebral (PC).

A PC é um grupo de desordens motoras, alterações de tônus, postura, coordenação e controle não-progressivos, porém sujeitos a mudanças, resultante de uma lesão causada no cérebro, nos primeiros estágios do desenvolvimento de um indivíduo, como conseqüência de problemas antes, durante ou até cerca de três anos após o nascimento. Além da disfunção motora, a PC pode estar associada a outros distúrbios, tais como: deficiência mental, déficit auditivo, visual, convulsões e problemas de comunicação, aprendizagem e realização de atividades funcionais.

É objetivo central na atuação do terapeuta ocupacional (TO) influir no bem-estar ocupacional dos seres humanos. Como tal, é de sua competência profissional considerar os comportamentos e as tarefas; tanto as efetivamente desempenhadas como as possíveis de serem alcançadas pelos portadores de PC em geral. Consciente desse objetivo, deverá o TO buscar possibilidades e soluções de situações que proporcionem uma participação mais efetiva dos portadores de PC na vida como um todo, por meio do desenvolvimento de habilidades que permitam desempenhar de forma consciente, produtiva e consistente, seus papéis na família, na escola, no trabalho, enfim, na sociedade.

Entre os instrumentos recentes que se tornaram disponíveis para a atuação do TO estão os recursos da informática – tanto sob forma de dispositivos e equipamentos, adaptados ou não, como sob a forma de programas especiais para computadores.

Nos dias de hoje, dificilmente encontramos um lugar onde não haja computador, uma das mais importantes invenções do século passado. Na realidade, a vida do homem contemporâneo foi moldada pela presença desse aparelho, e esse processo aprofunda-se cada vez mais: desde o aparecimento do primeiro computador até a atualidade, a tecnologia relacionada à informática sofreu um vigoroso desenvolvimento, seja no que se refere a *software* quanto a *hardware*.

Da mesma forma, a acessibilidade a essa tecnologia aumentou de tal modo que hoje se observa a utilização do computador em praticamente todas as camadas sociais, em todas as partes do planeta, e para atender aos mais variados objetivos.

Interessa-nos aqui discutir a utilização desses recursos como elementos facilitadores de comunicação e de estímulo à aprendizagem aos indivíduos portadores de PC.

Muito se tem discutido, nos dias atuais, sobre a inclusão de crianças portadoras de diferentes tipos de deficiências nas escolas de ensino regular. A Declaração de Salamanca (conferência mundial sobre necessidades educativas especiais, Espanha, 1994) estabelece linhas de ação sobre as necessidades educativas especiais e recomenda que "as pessoas com necessidades educativas especiais devem ter acesso às escolas comuns, que deverão integrá-las por intermédio de uma pedagogia centralizada na criança, capaz de atender a essas necessidades. As classes especiais só seriam recomendadas naqueles casos nos quais fosse demonstrada a impossibilidade de atendimento em classes comuns".

Apesar disto, atualmente no Brasil muitas escolas de ensino regular ainda não se encontram em condições de receber crianças portadoras de deficiências em geral, e, em particular, de paralisia cerebral; seja pela incapacidade de a equipe lidar com tais indivíduos devido à falta de preparo técnico, seja pelas dificuldades de acesso da criança portadora de PC à escrita, desenho e comunicação, ou, ainda, o que é lamentável, por simples preconceito.

O computador pode ser visto como um grande salto na qualidade de vida do portador de PC, pois mediante adaptações diversas e possíveis pode tornar-se importante agente facilitador da aprendizagem, instrumento imprescindível na possibilidade de comunicação, assumindo assim o papel de fundamental promotor da inclusão social desses indivíduos.

▶ HISTÓRICO DO USO DO COMPUTADOR NA PARALISIA CEREBRAL

O uso do computador em portadores de paralisia cerebral no Brasil iniciou-se praticamente na mesma época do movimento de introdução do computador na educação regular, em meados da década de 80. Existem relatos de experiências iniciadas na Universidade de Campinas, na Cidade de Campinas, em São Paulo (Unicamp), na Universidade Federal do Rio Grande do Sul, em sua unidade de Porto Alegre, e na Universidade Federal de Minas Gerais, em Belo Horizonte (UFMG), instituições que se envolveram em projetos de pesquisa do Educom (Núcleo de Estudos de Informática na Educação). Nestas três universidades, o trabalho voltava-se tanto para a educação regular quanto para a educação especial. Além da atuação dessas universidades, algumas escolas especiais particulares nos estados de São Paulo, Minas Gerais, Rio de Janeiro e no Sul do País iniciaram trabalhos com o objetivo de se viabilizar a utilização dos recursos da informática na educação especial.

Em Minas Gerais, o trabalho de pesquisa sobre o uso do computador para portadores de PC iniciou-se em 1990, na Universidade Federal de Minas Gerais, por meio do Projeto Educom-MG. O projeto de pesquisa do núcleo mineiro evoluiu para a criação de um grupo de estudos que contou com a participação de profissionais de terapia ocupacional, fisioterapia, psicologia, biologia, matemática e informática.

Este projeto teve duração de aproximadamente quatro anos, ao longo dos quais foram desenvolvidos os primeiros trabalhos na área de programação e de algumas adaptações que viabilizassem o acesso dos portadores de PC ao computador. O grupo multidisciplinar original deixou de existir, e a continuidade dos trabalhos aconteceu não mais via universidade, mas no Brincar – Centro de Estimulação Especial. A Escola Brincar criou, desde então, seu Laboratório de Informática e Comunicação Suplementar e/ou Alternativa, que desenvolve de forma contínua estudos visando à aplicação dos recursos da informática na educação especial, particularmente nas áreas de concentração que mais se relacionam com sua clientela de portadores de disfunções decorrentes de paralisia cerebral, e que podem ser agrupadas como recurso de estimulação do desenvolvimento cognitivo e perceptivo, e suporte de comunicação e expressão desses indivíduos. A pesquisa nessa área desenvolve-se ainda na prática clínica das autoras. Por fim, desde 1998, observa-se o interesse de outras escolas especiais e centros de reabilitação na realização de trabalhos utilizando recursos de informática no tratamento de portadores da PC. Pode-se dizer que hoje em dia este é um recurso fundamental a ser dominado pelas instituições que se propõem a atuar na habilitação, reabilitação, educação e preparação para inclusão escolar e social de portadores de paralisia cerebral.

▶ INDICAÇÃO DO USO DA INFORMÁTICA E POSSIBILIDADES DE USO DO COMPUTADOR PARA PESSOAS COM PARALISIA CEREBRAL

Em função das dificuldades apresentadas pelas pessoas com PC, ressaltam ser de evidente importância, em seus processos de reabilitação e educação, a busca de recursos adaptados e a apresentação de um ambiente estimulador, a fim de se facilitar a aprendizagem e as possíveis interações desses indivíduos.

O computador pode ser lúdico, instigante e atrativo, pois possibilita uma resposta imediata, e um erro, em vez de acarretar uma sensação de censura ou reparo, pode produzir resultados que, por si sós, podem ser interessantes e desafiadores.

Entretanto, por não ser um instrumento autônomo, requer comandos para poder funcionar, sendo necessário executar uma seqüência de operações para se atingir determinado objetivo.

Assim, o trabalho por intermédio do computador pode estimular o desenvolvimento da iniciativa e autonomia – qual ordem dar, como selecionar –, características que auxiliam, por exemplo, na ampliação da capacidade de raciocínio matemático, com o clássico rebatimento na resolução de problemas do cotidiano e no incremento da flexibilidade do pensar em geral: na simples execução de uma seqüência de operações de um programa existe a possibilidade de se descobrir vários caminhos para atingir o mesmo resultado. E diante de um impasse pode manifestar-se a necessidade da busca de alternativas para a obtenção das soluções.

A experiência com a informática pode levar o usuário a vivenciar o prazer do sucesso obtido na vitória e na conquista sobre situações desafiadoras, configuradas em atividades como desenhar, colorir, escrever, enfim, comunicar-se.

Para crianças que apresentam dificuldades em expressar-se graficamente (escrever, desenhar, colorir) por meio de recursos próprios, a informática oferece possibilidades que implementam a oportunidade desta ação sem a interferência de terceiros, o que faz com que os usuários sintam-se mais valorizados, acreditem mais em suas capacidades e apresentem, muitas vezes, melhora na auto-estima.

É importante ressaltar desde já, entretanto, que o trabalho com a informática adaptada entre portadores de PC desenvolve-se num ritmo lento e que muitas vezes faz-se necessário retornar ao trabalho com objetos concretos, mas a certeza de resultados positivos o torna muito gratificante e apresenta uma infinidade de possibilidades.

A informática adaptada para o portador de PC com comprometimento mental pode ser usada como um recurso terapêutico mediante a utilização de *software* educativos ou adaptados e de dispositivos periféricos especiais. Assim, pode ser utilizada como importante coadjuvante no tratamento e na educação destas crianças e adolescentes, uma vez que, além de o computador ser estimulante e atrativo, muitos dos *software* disponíveis exigem que a criança organize seu comportamento e suas ações, esteja atenta e concentrada, faça comparações com situações já vivenciadas, busque na memória dados importantes para realizar uma atividade proposta, interaja com a terapeuta, com outra criança, ou mesmo com o próprio programa especial, e, de modo geral, tenha sempre a oportunidade de expressar seus desejos e sentimentos.

▶ ETAPAS IMPORTANTES NO DESENVOLVIMENTO DAS ATIVIDADES COM O COMPUTADOR

O uso do computador precisa ser bem planejado e definido, e para tanto se faz necessário observar uma seqüência de etapas:

- Definição de objetivos – nesta etapa o mediador deverá ter clareza dos objetivos a serem alcançados com o uso da informática e dos recursos selecionados para a criança, jovem ou adulto.
- Definição da atividade a ser realizada e os passos que serão necessários para a sua concretização.
- Planejamento das estratégias e recursos que serão utilizados durante o atendimento.
- Utilização de material concreto e do próprio corpo para experimentar, de forma o mais real possível, os conceitos que surgirão no monitor do computador.
- Buscar conexões com as experiências individuais e grupais já vivenciadas, para garantir a aprendizagem e a adequação da atividade realizada.
- Avaliação periódica dos trabalhos realizados e os em desenvolvimento.

Acessibilidade ao computador

A questão da acessibilidade ao computador pelo portador de paralisia cerebral pode ser resolvida de três formas, dependendo da necessidade do usuário:

RECURSOS DE ACESSIBILIDADE DISPONIBILIZADOS PELO SISTEMA OPERACIONAL INSTALADO NA MÁQUINA (WINDOWS)

Solução indicada para indivíduos que, apesar de apresentarem alguma dificuldade na utilização do computador, não necessitam de adaptações. Podem-se citar como exemplo as crianças com PC que apresentam dificuldades ao fazer uso do *mouse*, ou aqueles que, ao usarem o teclado, demoram muito tempo pressionando uma única tecla, ou ainda aqueles que não conseguem se utilizar de funções que exijam o pressionar de duas teclas simultaneamente. Nestes casos, cabe ao terapeuta ocupacional usar dos recursos oferecidos internamente pelo sistema operacional, que, no caso do Microsoft-Windows, situa-se no conjunto de funções agrupadas sob o comando "Opções de acessibilidade": diminuir a taxa de repetição do teclado ou transpor as funções do *mouse* para o teclado numérico, por exemplo.

RECURSOS DE ACESSIBILIDADE DISPONIBILIZADOS PELO SISTEMA OPERACIONAL A PARTIR DO WINDOWS XP

Nessa nova versão de recursos de acessibilidade é oferecido ao usuário um teclado virtual compatível com os diversos programas, um recurso de fala, um sistema de lente de aumento. Esses recursos ampliam as possibilidades de acessibilidade ao computador para as pessoas com PC, baixa visão e outras.

ADAPTAÇÕES INTERMEDIÁRIAS ENTRE O COMPUTADOR E O USUÁRIO

São indicadas quando os usuários, para fazerem uso do computador, necessitam de determinadas adaptações, como, por exemplo, órteses colocadas nas mãos e/ou dedos, de forma a melhor posicioná-los e estabilizá-los, objetivando facilitar a ação de teclar; pulseiras de peso para diminuir a dificuldade de coordenação ou minimizar, o quanto possível, a interferência do tremor intencional.

ADAPTAÇÕES NO PRÓPRIO COMPUTADOR

São necessárias quando os recursos de adaptação no próprio corpo não forem eficazes ou suficientes para que o portador de PC consiga desem-

penhar uma função no computador. Como exemplos dessas adaptações, podem ser citados:

- Placa de acrílico que se afixa ao teclado, perfurada conforme a posição das teclas, visando a melhor dirigir os dedos à localização pretendida, e evitar que sejam pressionadas simultaneamente teclas indesejadas (Figs. 39.1 a 39.4).

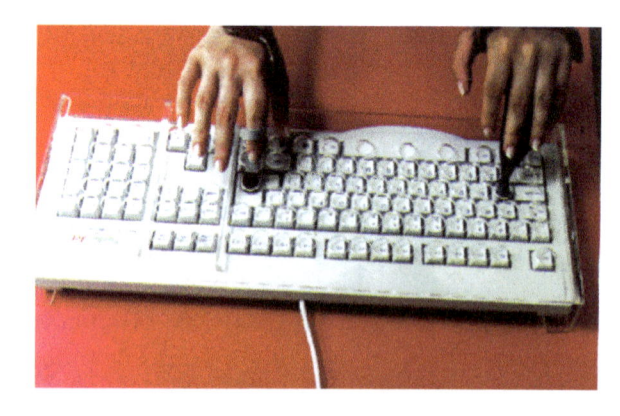

Fig. 39.1 ▶ Placa de acrílico.

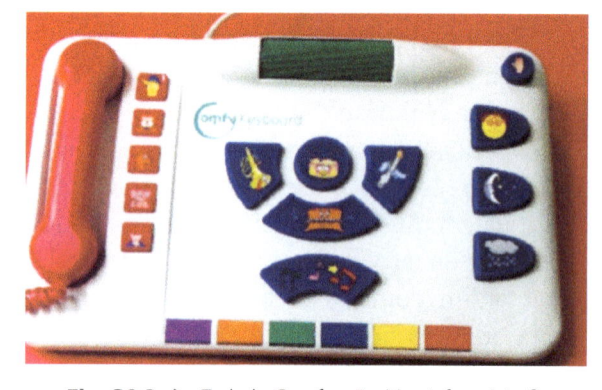

Fig. 39.2 ▶ Teclado Comfy – Positivo Informática©.

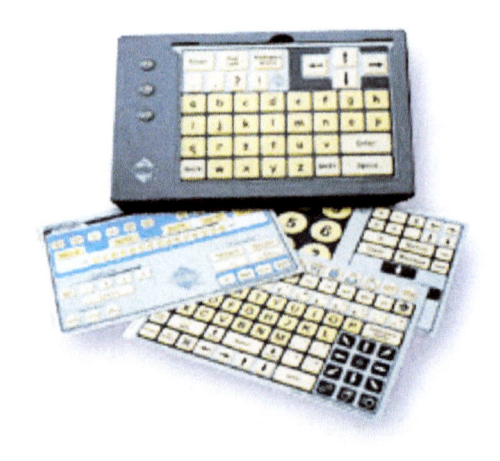

Fig. 39.3 ▶ *Intellikeys Tash*.

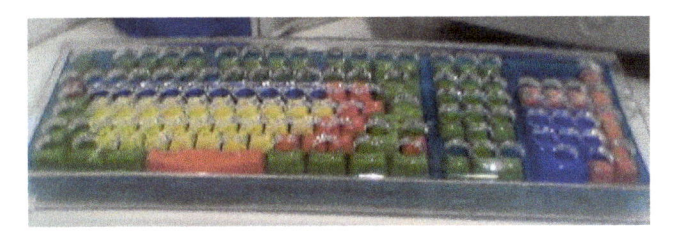

Fig. 39.4 ▶ Teclado color-acessível.

- Adesivos com letras maiores e com alto contraste, os quais podem ser aplicados às teclas correspondentes, maximizando a possibilidade de percepção das letras e funções do teclado convencional.
- *Mouses* especiais (Figs. 39.5 a 39.8): dispositivos que contêm as funções existentes num *mouse* convencional, mas organizados de forma a permitir o acionamento das mesmas por indivíduos portadores de disfunções motoras (especialmente finas), como ocorre entre os que apresentam paralisia cerebral. Como exemplos, podemos citar:
  - *Mouse* com acionadores: dispositivos que dispõem um conjunto de sete teclas, sendo quatro responsáveis pelo deslocamento do cursor (para cima, para baixo, para a esquerda e para a direita), e os três restantes destinados ao acionamento do toque, duplo-toque, e botão da direita de um *mouse* convencional.

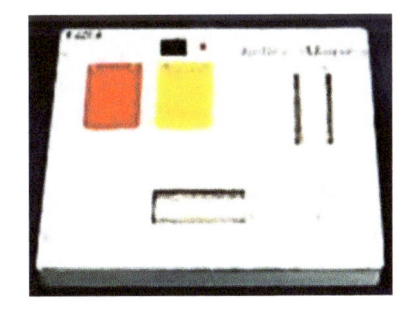

Fig. 39.5 ▶ *Roller Mouse* – Terra eletrônica.

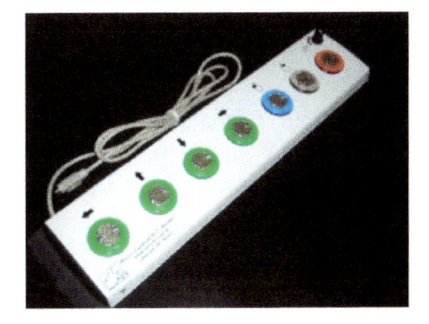

Fig. 39.6 ▶ *Mouse* da RCT.

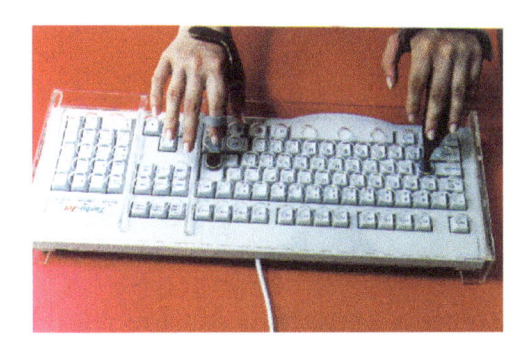

Fig. 39.7 ▶ *Switch Mouse* – Terra.

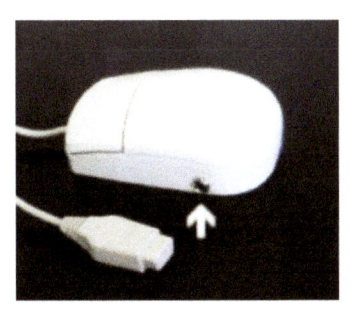

Fig. 39.8 ▶ *Mouse* +.

- *Mouse* com roletes: dispositivos que apresentam dois roletes (um deles para movimentar o cursor na vertical, e o outro para movimentar o cursor na horizontal), mais dois botões – um para o toque, e outro para o duplo-toque.
- *Mouses* em formato de caneta, de bola ou com características lúdicas (contendo faces de animais, por exemplo, nos quais partes do *mouse*, como botões, são os olhos ou as orelhas).
- *Plug mouse* adaptado: é um *mouse* convencional que dispõe de uma conexão fêmea para acoplamento de um acionador eletrônico (ver mais adiante) de forma que o mesmo possa ser operado como um dos botões (toque) do *mouse*.
- Acionadores eletrônicos: dispositivos que podem ser acoplados a um *mouse* adaptado (ver acima), ou a um teclado especial, para que pessoas com dificuldades motoras possam acessar programas de varredura automática. Quando o usuário executa qualquer operação (pressiona ou traciona, por exemplo) com o acionador (dependendo do modelo), este funciona como um toque do *mouse*. A escolha do modelo de acionador vai depender da condição motora do usuário, considerando sempre quais são seus movimentos mais eficazes. Principais tipos de acionadores: acionador de pressão, acionador

de tração, acionador de voz, acionador de sopro, acionador de sucção, acionador tátil, acionador infravermelho, acionador óptico (Fig. 39.9 e 39.10).

- Tela sensível ao toque: monitores que permitem ao usuário, por meio de simples toques na superfície da tela, executar as funções de um *mouse* e assim comandar diretamente as atividades, facilitando a compreensão de causa e efeito na execução de funções em jogos e demais programas especiais (Fig. 39.11).

- Teclados especiais: são teclados com características que atendem, de forma específica, às necessidades de determinados usuários. Podem ser teclados reduzidos ou ampliados: o teclado expandido possui letras maiores, em alto contraste e com menor número de informações na prancha, enquanto que o teclado reduzido pode ser utilizado quando a pessoa tem boa coorde-

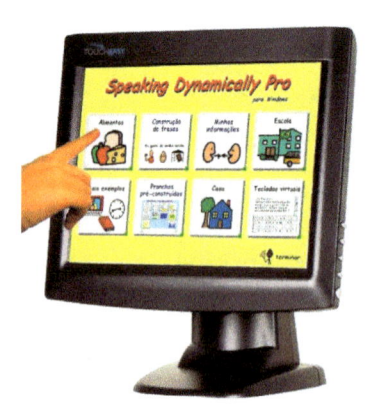

Fig. 39.11 ▶ Tela sensível ao toque Catálogo Mayer Johnson Co.©

nação, mas pequena amplitude de movimento nos membros superiores. Podem-se considerar, também, como teclados especiais (ou alternativos) aqueles que possuem menor número de informações na prancha, ou disponham de desenhos e/ou símbolos (teclado *intellikeys* – que apresenta diversos tipos de pranchas e que permite a criação de outras) e ainda teclados coloracessíveis, que apresentam cores diferentes para diferenciar grupos de funções.

PROGRAMAS ESPECIAIS

Programas construídos com sistemas que facilitam as pessoas com necessidades especiais (inclusive PC) utilizarem o computador com um objetivo determinado, tais como comunicação, escrita e atividades lúdicas, entre outras. Alguns programas possuem sistema de varredura automática (veja a seguir), cujo acesso se dá por meio de *mouses* especiais, de teclados convencionais ou especiais, ou ainda mediante *plug mouse* adaptado com acionador, posicionado em local funcionalmente adequado para o usuário.

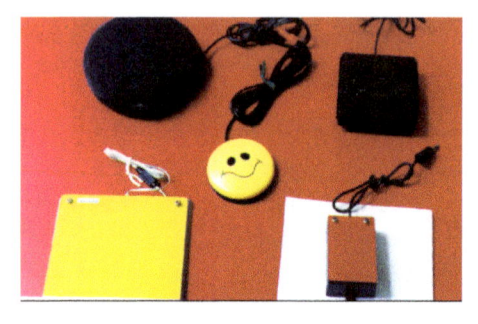

Fig. 39.9 ▶ Acionadores.

PROGRAMAS COM ESCANEAMENTO OU VARREDURA

De fundamental importância para o trabalho com portadores de PC, pela flexibilidade de utilização, facilidade de compreensão e utilização, estes programas apresentam em tela matrizes cujos elementos são acessados unitariamente ou em conjunto por intermédio de comandos lineares, permitindo a escolha e individualização de cada posição com

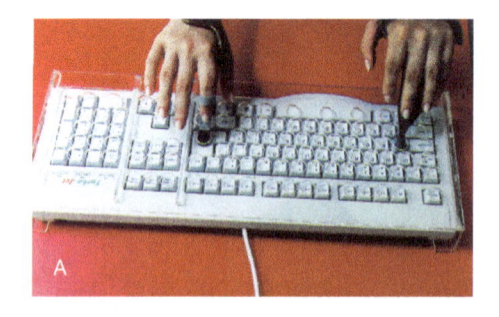

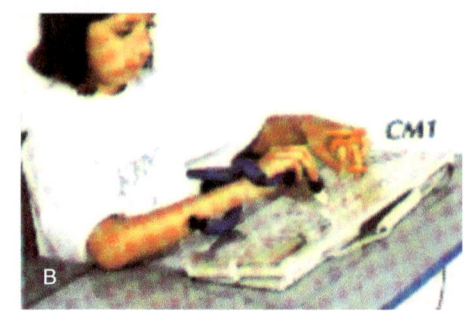

Fig. 39.10 ▶ **A** e **B** Ponteiras e opções para teclar.

grande clareza. Elementos escolhidos podem ser copiados para um local apropriado na tela, de modo a se poder compor palavras, frases, idéias, dependendo da definição dada para os componentes da matriz: letras constituirão palavras, palavras constituirão frases, desenhos constituirão idéias visuais, e assim por diante.

O usuário, ao ter a intenção de selecionar alguma posição específica na matriz (letra ou outra função), deve operar o acionador acoplado à peça de *hardware* que o conecta ao computador executando um movimento de varredura – horizontal seguida de vertical – da tela, o que o levará ao local escolhido. A varredura será realizada linha por linha e, depois, coluna por coluna (ou vice-versa), de modo a que, na intersecção das mesmas, se encontre a posição desejada na matriz. Alternativamente, poder-se-á fazê-lo percorrendo-se a tela passo a passo, até se atingir o local selecionado. Ou diretamente, mediante o posicionamento adequado do cursor na posição selecionada seguida do acionamento do botão toque do *mouse*. A velocidade da varredura poderá ser ajustada de forma a atender às características de cada usuário.

Como já se indicou anteriormente, alguns programas com sistema de varredura permitem ao TO criar telas específicas para cada usuário, associando, aos elementos da matriz disposta na tela, letras do alfabeto, números, frases, desenhos, ou mesmo símbolos específicos utilizados na comunicação suplementar e/ou alternativa (Bliss ou PCS, por exemplo).

Podem ser citados como exemplos de programas brasileiros voltados para a comunicação suplementar e/ou alternativa o Comunique (Pelosi, 1996), sistemas da linha Imago (Capovilla, Macedo, Duduchi, Capovilla & Thiers, 1997), o LM Brain (Michalaros, J. 1998), Ferramenta FALAS – Ferramenta Alternativa de Aquisição Simbólica (Silveira, 1999), o SAC – Sistema Alternativo de Comunicação (Sampaio C e cols. – 1998), o Teclado Comunique (Pelosi, 2003), Desenvolve (Oliveira, 2006) e o Microfenix (Borges, 2005).

Além desses programas, utilizados para comunicação e escrita por intermédio do computador, podem-se utilizar quaisquer programas educativos e lúdicos disponíveis no mercado, desde que devidamente adaptados para tornarem o computador acessível às pessoas com PC. Podem-se também criar programas especiais com o uso de

outros *software* disponíveis, nos quais sons, imagens e movimento podem ser associados. São exemplos destes os livros virtuais, pranchas de comunicação com sistema de varredura, e aplicativos dos programas da Intellitolls: Clik it, Intelitalk e Overlay-Maker (específicos para o teclado Intelikeys).

O Microfenix v 2.0 é uma ferramenta capaz de proporcionar, a muitas pessoas, o renascimento de potencialidades que, até então, estavam encobertas pelas cinzas das limitações da coordenação motoras e/ou da comunicação. Sendo assim, a utilização desse programa não apenas proporcionará aos seus usuários o acesso ao computador, para, entre muitas outras coisas, realizar trabalhos, jogar ou navegar na internet, mas também contribuirá para que essas pessoas atinjam progressivas alturas nos vôos de suas vidas. O programa simula o uso do *mouse* e do teclado, e possibilita a ativação de programas e funções no ambiente Windows de forma bastante acessível. A interação com o programa, por meio da qual é possível comandar as ações desejadas, é feita mediante *menus* que aparecem na tela. As opções contidas nos *menus* são iluminadas uma após a outra, até que o usuário use o acionador para afirmar a escolha de opção.

O Comunique é um *software* que tem por objetivo desenvolver a comunicação alternativa oral e escrita de pessoas com problemas motores e possibilita assim diferentes meios de acesso por intermédio do uso dos periféricos do próprio computador, como o teclado, o *mouse*, o *joystick*, ou lançando mão de recursos mais sofisticados, como a tela sensível ao toque ou acionadores externos de pressão, tração, sopro, voz, entre outros.

O Teclado Comunique foi desenvolvido para auxiliar a escrita de pessoas com dificuldades motoras. Suas teclas reproduzem as teclas do teclado convencional com recursos auxiliares, como: a abreviatura associada a letras do teclado e um dicionário que auxilia a predição de palavras.

O Software Desenvolve: no monitor, diferentes tipos de luzes se acendem de modo alternado e estimulam diferentes reações na criança. É desse modo que o *software* Desenvolve estimula, em crianças com restrições motoras, noções de espaço, quantidade e tempo, além da percepção de objetos do cotidiano.

TrackerPro: Apenas um pequeno ponto adesivo, aplicado na testa ou óculos do usuário, é o que o TrackerPro necessita para detectar os movimentos da cabeça e transformá-los em deslocamento do cursor na tela do computador. É uma boa solução ideal para usuários com dificuldades motoras em membros e com dificuldades de controlar o *mouse*. Apresenta um controle de computador que age apenas com o movimento da cabeça, o qual é produzido pela Madentec Inc. É importante ressaltar, entretanto, que mais importante que os programas em si, no trabalho com a pessoa com PC, é a correta escolha dos mesmos, aliada à adequação dos recursos selecionados, à forma de realizar o trabalho, à clareza dos objetivos a serem alcançados e à mediação a ser realizada pelo TO nos atendimentos. Com *design* esférico ultracompacto, pode ser fixado sobre qualquer tipo de monitor. Funciona em ambientes externos, mesmo com incidência direta de luz solar. Não necessita de *drivers* adicionais, conectando-se ao computador pela entrada USB e reconhecido automaticamente pelo Windows 98SE, 2000, ME, XP ou Vista. O software Magic Cursor, que acompanha o TrackerPro, potencializa suas funções agregando a geração automática das funções do *mouse*, como o clique, o duplo-toque, o arrastar e a tecla direita. Possui temporizações ajustáveis ao desempenho de cada usuário.

O HeadDev é um *software* gratuito que consegue a interacção pessoa-computador sem a necessidade do uso das mãos, cabos, sensores ou outro tipo de dispositivo. A interacção faz-se utilizando uma webcam USB vulgar, standard, que reconhece os movimentos e gestos do rosto da pessoa com PC. O HeadDev está dirigido a pessoas com incapacidades motoras graves (esclerose lateral amiotrófica, esclerose múltipla, paralisia cerebral, lesões medulares, distrofia muscular...), já que no sistema só se usa a área do nariz para o movimento do *mouse*. Pode ainda utilizar-se um teclado virtual para escrever com qualquer ferramenta.

▶ QUESTÕES POSTURAIS – O POSICIONAMENTO DO USUÁRIO E O USO DO COMPUTADOR

O posicionamento físico (postura) diante do computador é um dos pontos mais importantes a serem considerados no trabalho, pois ele poderá facilitar ou dificultar o acesso do usuário portador de deficiência à máquina e seus recursos, adaptados ou não.

A partir de uma avaliação, o TO deverá prescrever ou adaptar uma cadeira ou outra peça de mobiliário de forma a que o cliente obtenha um posicionamento correto diante do computador. Os membros inferiores deverão ficar estabilizados de forma adequada, que permitirão ao usuário otimizar o uso funcional de membros superiores e ampliar a qualidade da visão.

Na busca de uma melhor posição, poderá ser conveniente a utilização de almofadas especiais e faixas de estabilização, fazendo com que o tronco possa manter-se estável e alinhado, permitindo a liberação dos membros superiores. A cabeça deverá estar posicionada de modo a manter, o mais constante possível, o nível da linha média da visão. Para tanto, poderá ser necessário providenciar-se estabilizadores ou outras formas de suporte.

Nos casos em que se fizer necessário, deve-se observar a altura da mesa, visando sempre a garantir ao usuário maximizar o uso funcional dos membros superiores, pois a localização do teclado, que deverá ter teclas acessíveis e facilmente identificáveis, e o posicionamento do *mouse* influenciam diretamente no desempenho do usuário. Outras considerações acerca da superfície de trabalho referem-se à eventual necessidade de fixação do teclado à mesma, para compensar problemas manifestos de controle motor fino. Ações com esse objetivo incluem a aplicação de antiderrapantes, a introdução de sistemas de inclinação, ou até mesmo a efetiva fixação do dispositivo à mesa de trabalho.

Além de cadeira adequada a ser utilizada durante a atividade com o computador, é necessário observar a posição do monitor no ambiente, evitando reflexos e claridade excessiva contra a tela e verificando se a iluminação do local está de acordo com as necessidades do usuário (para os com déficit visual, ajustes de intensidade ou outros podem ser convenientes). Deve-se também conciliar a altura do monitor em relação à linha média de visão do usuário, visando a um maior conforto e, portanto, maior aproveitamento.

▶ AVALIAÇÃO NECESSÁRIA À INTRODUÇÃO E UTILIZAÇÃO DE COMPUTADOR PARA PESSOAS COM PC

Diversos aspectos devem ser observados em referência à introdução do computador na habilitação, educação e reabilitação do portador de PC. Tal avaliação definirá, desde a adequação da introdução deste recurso, a proposta de trabalho a ser realizada, bem como até as eventuais adaptações necessárias.

No modelo de avaliação aqui considerado, os aspectos observados são:

- Condição motora, mobilidade, – meios de locomoção, tônus muscular, controle motor, postura sentada.

- Condição motora fina – funções das mãos, tipos de preensão, controle motor das extremidades superiores.
- Nível perceptivo-cognitivo – reconhecimento e nomeação de objetos, memória, classificação de objetos, conceitos, capacidade discriminatória, noção e nível de leitura e escrita.
- Desenvolvimento socioemocional – interação com objetos, nível do brincar, compreensão, forma e conteúdo na comunicação.

EXEMPLOS DE CRIANÇAS COM PARALISIA CEREBRAL UTILIZANDO OS RECURSOS DE ACESSIBILIDADE AO COMPUTADOR

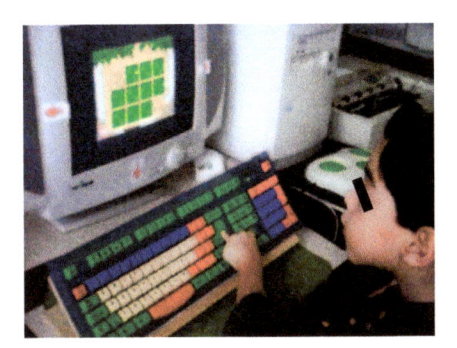

Criança com PC utilizando o teclado color-acessível

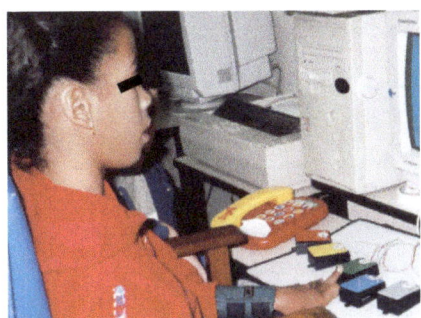

Mouse especial: *swithmouse*

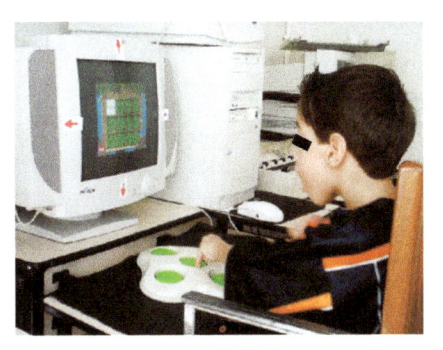

Criança com PC utilizando um *mouse* adaptado

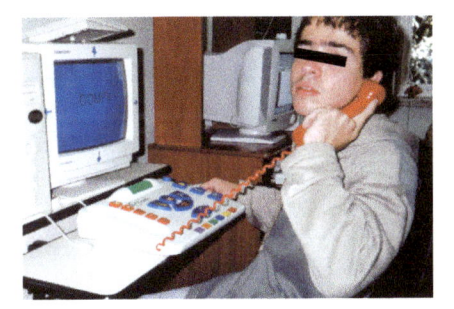

Teclado comfy: estimulação da interação e causa e efeito

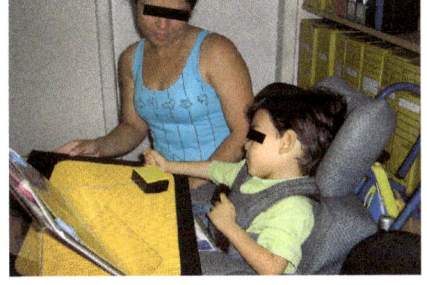

Criança com PC utilizando o *mouse* adaptado com acionador e livros virtuais

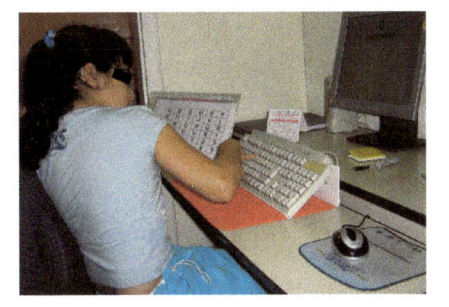

Criança com PC utilizando o porta-teclado e antiderrapante para escrever

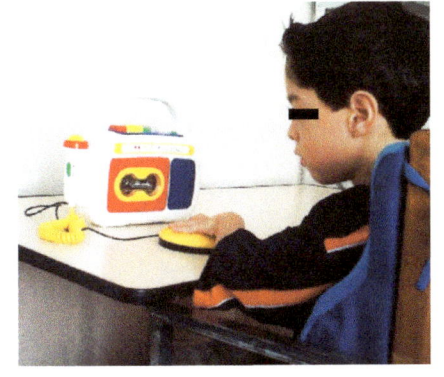

Criança com PC utilizando um acionador e um brinquedo com pilhas

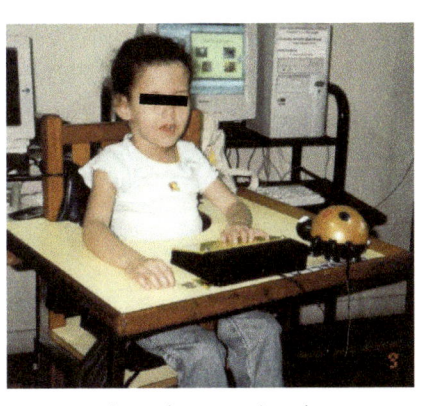

Brinquedos com acionadores

- Possibilidades e dificuldades – no acesso ao teclado, *mouse*, acionadores e monitor.
- Recursos adaptados necessários para acessar os dispositivos do computador – teclado, *mouse*, monitor, acionador.

▶ A TERAPIA OCUPACIONAL E SEU PAPEL NO TRABALHO DE INFORMÁTICA PARA O PORTADOR DE PC

Segundo Dias (2002), "o trabalho da terapia ocupacional junto a crianças portadoras de PC com sérios comprometimentos cognitivos que apresentem dificuldades comunicativas é realizado fundamentalmente no contexto lúdico, de forma a tornar-se uma atividade agradável, motivadora e significativa.

O brincar possibilita o estabelecimento de trocas, por meio do mecanismo de ação-reação. Este é de fundamental importância para o desenvolvimento do ser humano, já que, por intermédio deste, inúmeras experiências e aprendizagens são possibilitadas. Brincando, a criança desenvolve suas habilidades sensoriais, motoras, psíquicas e cognitivas.

Para as crianças com dificuldades motoras, o brincar pode estar gravemente prejudicado, devido, principalmente, às dificuldades de manipulação dos brinquedos. Neste sentido, o uso de brinquedos eletrônicos, programas especializados (brincadeira virtual), bem como a adaptação de outros de acordo com as dificuldades de cada criança, é uma possibilidade de acesso ao universo do brinquedo e, assim, novas trocas podem ser estabelecidas".

Nesse sentido, o TO pode utilizar-se do brinquedo ou de outros aparelhos eletrônicos, de acordo com os interesses do usuário, como grandes motivadores, no sentido de encorajar o portador de PC a usar e melhorar também o seu controle motor, usando, por exemplo, uma localização variada dos acionadores. Para tanto, o terapeuta ocupacional deve estar atento para um movimento realmente voluntário do sujeito.

O uso desses dispositivos pode também proporcionar oportunidades de escolhas e auxiliar no desenvolvimento de atividades pré-operatórias (no sentido piagetiano: noções de tempo, espaço, antecipação dos resultados, noções de causa/efeito etc.). Essas habilidades podem ser particularmente úteis para as pessoas que necessitarão recorrer, futuramente, a um sistema de acionamento para controle de seu entorno, como é o caso do uso de um computador com um sistema de varredura para comunicar-se.

▶ REFERÊNCIAS

1. Basill CA, Soro-Camatis E, Bulto CR. Sistemas de sinais e ajudas técnicas para a comunicação alternativa e escrita – princípios teóricos e aplicações. Editora Santos, 2003.
2. Dias EG. Panorama sobre o uso da Comunicação Alternativa e/ou Ampliada por terapeutas ocupacionais na realidade brasileira. Monografia apresentada ao curso de Terapia Ocupacional da Faculdade de Medicina da Universidade de São Paulo para a obtenção do título de terapeuta ocupacional. São Paulo, 2002
3. Espanha. Declaração de Salamanca (Conferência Mundial sobre necessidades Educativas Especiais, Salamanca, 1994.
4. Kielhofner GA. A Model Of Human Occupation: Theory And Application. Los Angeles: Williams E Wilkins, 1985.
5. Pelosi MB. A Comunicação Alternativa e Ampliada nas Escolas do Rio de Janeiro: formação de professores e caracterização dos alunos com necessidades educacionais especiais. Dissertação apresentada para a obtenção do título de mestre em Educação. UFRJ, 2000.
6. Pelosi MB. Terapia Ocupacional – Comunicação alternativa e inclusão escolar. O Coffito (Revista do Conselho Federal de Fisioterapia e Terapia Ocupacional). São Paulo, 2000.
7. Teixeira E, Sauron FN, Santos LSB, Oliveira MC. Terapia Ocupacional na reabilitação física. São Paulo: Editora Roca Ltda., 2003.
8. Valente JA (org.). O Computador na sociedade do conhecimento. São Paulo: Universidade Estadual de Campinas, 2002.
9. Scaltone C. A Educação e a Pessoa Portadora de Deficiência na era da Informática. Monografia (Curso de pós-graduação strito sensu em distúrbios do desenvolvimento). São Paulo: Universidade Presbiteriana Mackenzie, 2001.

Integração Sensorial na Criança com Paralisia Cerebral

Lívia de Castro Magalhães
Márcia Cristina Franco Lambertucci

▶ INTRODUÇÃO

Uma das demandas mais básicas de nossa existência é interpretar estímulos sensoriais e responder a esses estímulos (Ayres, 1972a). Essa habilidade inata para organizar, interpretar sensações e responder de maneira apropriada ao ambiente é o que se denomina integração sensorial, na perspectiva de Ayres AJ (1972a, 1979, 2005). Mais especificamente, integração sensorial é o processo neurológico que organiza as sensações do próprio corpo e do ambiente, permitindo a organização do comportamento e o uso eficiente do corpo nas ações e atividades cotidianas (Ayres, 1972a; Magalhães, 2007). Segundo Ayres (1972a), todas as nossas ações, não só motoras, mas também processos de aprendizagem e formação de conceitos, são dependentes da capacidade para interpretar as informações sensoriais, provenientes tanto do meio como dos nossos próprios movimentos e das interações com pessoas, materiais e objetos.

Considerando que o nosso mundo é sensorial, um dos primeiros desafios do bebê é organizar, interpretar e integrar informações dos vários sistemas sensoriais, para dar sentido ao que se passa à sua volta. A maioria dos recém-nascidos, especialmente aqueles nascidos a termo e sem lesões neurológicas, já mostra uma série de respostas que indicam boa habilidade para se organizar e responder a estímulos, como por exemplo, eles mostram boa organização dos estados de alerta, respondem a sons e a estímulos visuais, são capazes de se orientar para o seio e sugar em resposta ao contato tátil na face ou boca e a maioria se aninha no colo da mãe, reagindo bem ao contato físico e às sensações de movimento. Essa organização do comportamento em resposta a demandas ambientais, observada desde o período neonatal, é precursora das habilidades futuras, e da boa relação da criança com o ambiente vão emergir novas habilidades e formas de se expressar ou se comportar no mundo.

Na maioria das crianças, o processo de integração sensorial ocorre de maneira natural, com novos comportamentos se sobrepondo ou expandindo as habilidades iniciais do bebê, num desenrolar, em grande parte, dependente das experiências e oportunidades que a criança tem para interagir com o meio. Ayres, terapeuta ocupacional norte-americana, observou que esse método normal de organizar informações e usá-las adequadamente para responder e se adaptar ao ambiente nem sempre ocorre da maneira esperada em todas as crianças. Desde seus primeiros trabalhos na década de 1960, até sua morte em 1988, Ayres se dedicou ao estudo da relação entre processamento sensorial, comportamento e aprendizagem na criança com dificuldade escolar. Ela desenvolveu um modelo teórico (i.e., teoria de integração sensorial), testes para avaliar problemas de processamento sensorial em crianças (Ayres, 1972b; 1989) e uma metodologia para tratar os transtornos detectados com os testes, denominada terapia de integração sensorial (Ayres, 1972a, 1979).

É interessante observar que, apesar de Ayres ter-se dedicado ao estudo do processamento sensorial em crianças com distúrbios de aprendizagem, suas idéias partem de seu trabalho na década de 1950 com crianças com paralisia cerebral. Frustrada com os resultados limitados da intervenção motora em alguns casos de paralisia cerebral, Ayres começou a questionar se os déficits dessas crianças eram puramente motores (Blancle, Nakasuji, 2001). Para examinar melhor essa questão, Ayres passou a estudar crianças com problemas mais leves, que podiam ser testadas, como é o caso de crianças com dificuldade escolar, naquela época consideradas como portadoras de lesão ou disfunção cerebral mínima. Fazendo analogia com a paralisia cerebral, Ayres passou a explorar a hipótese de que as dificuldades motoras apresentadas por crianças com distúrbio de aprendizagem não tinham uma base puramente motora, mas sim sensorial. Baseada em extensa revisão da literatura nas áreas de neurobiologia, evolução ontogenética e filogenética, teorias de aprendizagem e comportamento, desenvolvimento motor e cognitivo, Ayres (1972a) desenvolveu a teoria e criou testes para detectar déficits sutis de processamento sensorial. Envolvida com a pesquisa sobre os distúrbios de aprendizagem, Ayres não retornou à sua questão inicial, sobre o déficit sensorial na paralisia cerebral, e só mais tarde é que outros autores passaram a descrever as possíveis alterações sensoriais observadas nos diferentes quadros de paralisia cerebral (Blanche, Botticeli & Hallway, 1995; Blancle, Nakasuji, 2001).

Considerando que a terapia de integração sensorial foi criada especificamente para o tratamento de crianças com dificuldade escolar e só recentemente passou a ser aplicada como técnica auxiliar no tratamento de crianças com paralisia cerebral, antes de descrevermos os problemas de integração sensorial típicos na paralisia cerebral é importante darmos uma visão geral de teoria e terapia de integração sensorial.

▶ DESENVOLVIMENTO DA TEORIA DE INTEGRAÇÃO SENSORIAL

Partindo da premissa de que "aprendizagem é uma função do cérebro; distúrbios de aprendizagem refletem algum desvio na função neural" (Ayres, 1972a, p.1), Ayres construiu um modelo teórico para guiar a intervenção, que propõe modificar disfunções neurológicas e promover a aprendizagem. Ayres pesquisou o papel das sensações próprias do corpo, ou receptores proximais, tátil, vestibular e proprioceptivo, no planejamento motor e organização do comportamento, verificando seu impacto na aprendizagem e desempenho escolar. Para testar suas idéias, ela desenvolveu testes estandardizados. O primeiro, Southern California Sensory Integration Tests – SCSIT (Ayres, 1972b), é composto por 17 subtestes nas áreas de percepção visual, discriminação tátil, planejamento motor, coordenação bilateral, cruzamento de linha média, equilíbrio e discriminação direita/esquerda. Mais tarde foi incluído o teste de nistagmo pós-rotatório (Ayres, 1975) para avaliar o reflexo vestibulocular. Submetendo dados do SCSIT de crianças normais e com distúrbio de aprendizagem à análise fatorial, Ayres identificou grupos de crianças com padrões específicos de escores ou tipos de disfunção de integração sensorial (Ayres, 1965, 1977).

Apesar de o SCSIT representar um marco na história da terapia ocupacional norte-americana, por ser um dos primeiros testes estandardizados publicados por uma terapeuta ocupacional, ele foi bastante criticado, especialmente pelo fato de as normas de desempenho terem sido baseadas apenas em crianças da Califórnia. Anos mais tarde, o SCSIT foi substituído pelo Sensory Integration and Praxis Test – SIPT (Ayres, 1989), criado com maior rigor psicométrico e incluindo amostragem normativa nacional de crianças norte-americanas e canadenses. O SIPT avançou no diagnóstico dos problemas de planejamento motor e, novamente, por meio de análise fatorial, contribuiu para atualizar a classificação das disfunções de integração sensorial, resultando nos quadros descritos a seguir (Ayres & Marr, 1991).

Os testes têm papel de destaque na teoria de integração sensorial, pois, como não é possível observar diretamente os mecanismos neurossensoriais, que ocorrem no sistema nervoso central, temos que usar recursos, como testes e observação do comportamento, para descrever a expressão externa, observável, do processamento sensorial. Os testes são também importantes porque eles representam a operacionalização de idéias teóricas. Ou seja, se os testes criados a partir da teoria são úteis para identificar grupos de crianças que apresentam disfunção de integração sensorial, isso significa que os princípios teóricos que nortearam a criação de tais testes são válidos.

Além do trabalho de Ayres, atualmente contamos com outros recursos para triagem e identificação de crianças. Existem testes de triagem específicos para várias idades (DeGangi & Berk, 1995; DeGangi & Greenspan, 1989; Miller, 1982, 1993) e questionários de pais (Dunn, 1999, 2000; Royeen & Fortune 1990, Glennon e cols., 2007), além das observações clínicas, não estandardizadas (Bundy, Lane & Murray, 2001). Cada novo teste ajudou a refinar conceitos ou descartar idéias, contribuindo com dados empíricos para a validação da teoria de integração sensorial (Dunn, 1997). Infelizmente nenhum desses testes foi traduzido e adaptado para crianças brasileiras, não sendo também, em sua maioria, aplicáveis a crianças com paralisia cerebral. A impossibilidade de usar os instrumentos existentes, no entanto, não é empecilho para implementar a terapia de integração sensorial, pois o terapeuta experiente pode usar sua habilidade de observação e raciocínio clínico para identificar os sinais de transtorno de processamento sensorial.

▶ DISFUNÇÕES DE INTEGRAÇÃO SENSORIAL

Tendo como base os dados objetivos dos testes e as observações clínicas coletadas ao longo dos anos, novas propostas de organização do conhecimento acumulado nessa área foram aparecendo. Miller (2006), por exemplo, propõe nova terminologia e introduz o termo "transtorno de processamento sensorial" por considerá-lo, entre outras coisas, mais compatível com nomenclatura do DSM-IV, manual de diagnóstico usado internacionalmente. Embora haja variações, o termo processamento sensorial é usado para se referir ao diagnóstico clínico, já o termo integração sensorial se refere ao modelo teórico e à terapia (Lane, 2007). Neste capítulo, usaremos os termos disfunção de integração e transtorno de processamento sensorial como sinônimos e continuaremos a adotar o modelo proposto por Bundy e cols. (2001), que é mais simplificado e classifica os problemas de integração sensorial em dois grandes grupos: transtornos de modulação e problemas de discriminação (Fig. 40.1).

Os transtornos de modulação são definidos como problemas na regulação e organização do grau, intensidade e natureza das respostas a estímulos sensoriais, que dificultam a graduação das respostas de acordo com os estímulos, resultando

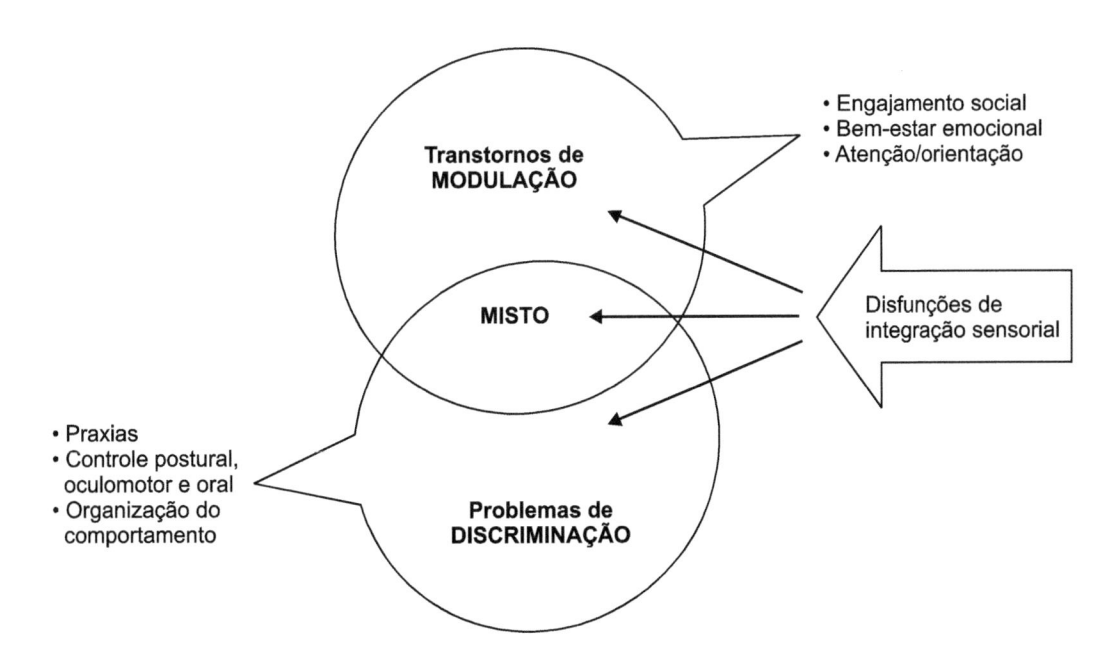

Fig. 40.1 ▶ Representação simplificada das disfunções de integração sensorial, indicando que os transtornos da modulação têm maior impacto social e os problemas de discriminação afetam mais o desenvolvimento motor.

em padrões de hiper-reação, hiporreação ou resposta flutuante (Lane, Miller & Hanft, 2000). O termo modulação é usado de diferentes formas na literatura, sem caracterização uniforme desse tipo de disfunção, mas o que se observa são maneiras inapropriadas de reagir a certos estímulos, com comportamento atípicos, incompatíveis com a situação ou com o momento. Tradicionalmente são descritos quatro tipos de transtorno de modulação (Bundy, Lane & Murray, 2001):

a. *Defensividade sensorial*: caracterizada por aversão e tendência a se esquivar e evitar estímulos táteis, olfativos, auditivos e gustativos, que a maioria das pessoas não consideraria como nocivos. Dentre estes, a *defensividade tátil* é o quadro clínico mais conhecido. Crianças com defensividade tátil tendem a evitar o contato físico com pessoas e objetos, sendo comum que os pais descrevam que elas não gostam de beijos e abraços, não suportam as etiquetas internas de roupas, ou que reagem de maneira agressiva, distribuindo tapas e empurrões nas crianças que se aproximam dela. É comum que a defensividade tátil apareça associada a outros sinais de hipersensibilidade sensorial, como a resposta aumentada a odores ou sons. Crianças hipersensíveis tendem a ser mais irritáveis desde bebês. Choram ao manuseio e contato físico com os pais e cuidadores, rejeitam alimentos, se assustam facilmente e se irritam com qualquer barulho inesperado.

b. *Insegurança gravitacional*: caracterizada por medo excessivo de movimento, desproporcional ao estímulo e às habilidade motoras do indivíduo. A criança tem medo de subir em brinquedos de parque, mesmo que sejam baixos e de altura apropriada para sua idade. Ela não gosta de tirar os pés do chão e se sente insegura em superfícies instáveis. É comum solicitar apoio para descer escadas e demonstra medo excessivo de escada rolante, de balanços e outras atividades motoras típicas infantis.

c. *Resposta aversiva ou intolerância a movimento*: reação de náusea e mal-estar a estímulo de movimento que a maioria das pessoas não consideraria nocivo. É a criança que enjoa facilmente ou tem dor de cabeça quando vai no balanço, ao andar de carro ou mesmo quando vê outras crianças balançando; geralmente a criança evita tais atividades.

d. *Hiporresposta a estímulos*: há pouca reação a estímulo e a criança parece não notar ou registrar o estímulo; às vezes observa-se lentidão na resposta. É o caso da criança que roda intensamente no balanço, por longo tempo, sem nenhuma reação, que desce do balanço quando ele ainda está no alto, parecendo não notar o movimento, que se machuca, mas não reage, ou que é capaz de escutar, mas não responde ao chamado e demora a reagir a sons, como música, uma sirene ou um sino repentino.

É importante ressaltar que nos transtornos da modulação, além das respostas comportamentais, observam-se também alterações fisiológicas, mediadas pelo sistema nervoso autônomo (i.e., alteração de ritmo respiratório e cardíaco, mudança de cor da pele, sudorese etc.), que sinalizam estresse e preparam o organismo para "fuga ou luta". Tais reações, assim como alguns comportamentos em resposta a estímulos, não estão sob controle voluntário da criança, dessa forma, não adianta, por exemplo, insistir para que ela seja gentil e não bata nos colegas, ela às vezes bate sem perceber!

Os problemas de discriminação se manifestam por dificuldades observáveis no planejamento motor (praxias), controle postural e coordenação bilateral. As falhas na discriminação de estímulos táteis, vestibulares e proprioceptivos, avaliadas principalmente por meio de testes como o SCSIT e o SIPT (Ayres, 1972b, 1989), influenciam o desenvolvimento motor da criança, resultando em dificuldade de coordenação motora de intensidade variada. Bundy e cols. (2001) agrupam os vários quadros motores decorrentes de falhas na discriminação sensorial sob o termo genérico de dispraxias, o que pode gerar confusão, uma vez que o termo dispraxia deve ser usado especificamente para indicar problemas de planejamento motor. Assim, preferimos adotar a terminologia proposta por Miller (2006), que usa o termo problemas motores de base sensorial, que se manifestam por três quadros principais, de acordo com os sinais sensório-motores predominantes:

a. *Transtorno postural*: caracterizado principalmente por sinais posturais mais severos, sugestivos de processamento vestibular/proprioceptivo inadequado, tais como: tônus postural baixo, dificuldade para assumir e manter o padrão de extensão total contra a gravidade (pivô-prono) e reações de equilíbrio abaixo do esperado para a idade. Geralmente são crianças mais lentas, que apresentam maior dificuldade nas atividades de coordenação motora grossa. Quando se aplicam os testes padronizados de integração sensorial, é possível identificar um subtipo mais discreto de transtorno postural, denominado déficit de integração bilateral e seqüenciamento no qual observa-se maior dificuldade para usar os dois lados do corpo em atividades bilaterais complexas, que exijam antecipação motora, como é o caso de brincadeiras com bola, esportes em geral e em atividades escolares, como o recorte e traçado.

b. *Dispraxia*: observa-se pobre desempenho em tarefas de coordenação motora grossa e fina, com sinais evidentes de dificuldade para aprender tarefas novas e ter idéias de como usar brinquedos ou ferramentas. Geralmente a criança é descrita pelos pais ou professores como estabanada e desatenta, pois parece não entender aspectos simples de brincadeiras motoras. O uso do termo dispraxia é confuso, mas no caso da teoria de integração sensorial se refere a problemas motores relacionados a sinais de falha de processamento sensorial. Quando há sinais evidentes de baixa discriminação tátil, Ayres usa o termo somatodispraxia (Ayres, 1989). Deve-se observar que, embora Miller (2006) classifique os problemas de discriminação sensorial separadamente, eles não são observados de maneira isolada e, na maioria das vezes, contribuem para caracterizar os quadros motores.

É importante observar que os dois tipos de transtorno motor aqui descritos são quadros clínicos diferenciados, que podem estar associados ou não a problemas de modulação sensorial. Sem dúvida, a maneira mais confiável de se fazer o diagnóstico das disfunções de integração sensorial, principalmente quando se trata de problemas de discriminação sensorial, é por meio da aplicação de testes padronizados. Ressaltamos, novamente, que o clínico experiente, conhecedor da teoria de integração sensorial, com uso dos procedimentos típicos de avaliação, que incluem entrevista com pais e professores e observação clínica do desempenho da criança em ambientes relevantes, pode identificar os diferentes quadros clínicos e traçar um plano apropria-

do de tratamento. Apesar de não ser difícil detectar sinais isolados de falha no processamento sensorial, a terapia só deve ser indicada se os problemas observados têm impacto no desempenho funcional da criança.

▶ TERAPIA DE INTEGRAÇÃO SENSORIAL

A terapia de integração sensorial é voltada para a promoção de estimulação sensorial, especialmente tátil, vestibular e proprioceptiva, por meio de brincadeiras e atividades lúdicas, com participação ativa da criança. A oportunidade para receber uma quantidade extra de estímulos sensoriais, durante brincadeiras significativas para a criança, aumenta sua habilidade para processar informações e responder apropriadamente aos estímulos. A ênfase, portanto, não é só na estimulação sensorial, mas principalmente em como a criança se organiza para responder aos estímulos e emitir respostas adaptativas. Resposta adaptativa geralmente se refere à habilidade para manter o controle postural, planejar os movimentos (praxias) e manter atenção apropriada, de forma a obter sucesso na tarefa. Por meio da escolha ativa de brincadeiras, equipamentos e materiais, a criança expressa seu nível de desempenho e capacidade de processamento sensorial, cabendo ao terapeuta graduar as atividades e promover o "desafio na medida certa", para desencadear respostas adaptativas cada vez mais complexas, que demandem maior integração sensorial.

A sala de terapia é equipada com materiais para estimulação tátil, como a caixa de texturas, com objetos que variam de pincéis e esponjas, a álcool, talco, brinquedos texturados, que despertam a curiosidade da criança, além, de colchões e almofadões aconchegantes. Balanços de formatos variados são usados para estimulação vestibular e proprioceptiva, sendo alguns tradicionais, como a rede, o balanço de câmara de ar, o trapézio e outros brinquedos de movimento, como os carrinhos de rolimã, a rampa e o trampolim. A sala de terapia é projetada para permitir estimulação sensorial, em um ambiente seguro e agradável, no qual a criança experimenta diferentes atividades e padrões de movimento.

O ponto-chave da terapia é a combinação entre estimulação sensorial, inerente ao ambiente de terapia, e as atividades que promovam o desafio na "medida certa", que criam oportunidades para a solução de problemas motores em um contexto de brincadeira. O terapeuta atua como parceiro da criança nas brincadeiras, mas está sempre vigilante, para adaptar o ambiente e graduar as atividades de acordo com os objetivos traçados para a criança. O sucesso no desempenho das atividades é importante, pois aumenta o senso de competência da criança e estimula a participação em brincadeiras cada vez mais complexas.

▶ INTEGRAÇÃO SENSORIAL NA PARALISIA CEREBRAL

Ana tem 3 anos e apresenta quadriplegia espástica. Ela é completamente dependente, não se locomove sozinha, apenas auxilia nas AVD e se comunica pelo olhar, com emissão ocasional de alguns sons. O primeiro contato com Ana foi inesquecível: era meu primeiro dia de trabalho em uma escola especial e ao aproximar-me de uma sala onde as crianças faziam exercícios motores escutei um choro alto, agudo e constante. Olhei pela porta e vi uma criança pequena, sendo balançada sobre uma bola de terapia. Ela elevava os braços e jogava o corpo para trás. Custei a acreditar que uma criança tão pequena podia chorar tão alto! Ela chorou durante os 30 minutos da sessão. Mais tarde observei que a criança ficava isolada na sala de aula. As atendentes a evitavam devido ao comportamento irritável e, apesar do pouco controle motor das extremidades superiores, se tinha oportunidade, ela puxava os cabelos e unhava quem se aproximasse.

Analisando melhor a situação, ficou evidente que Ana tinha história de poucas experiências sensoriais. Talvez devido à irritabilidade de Ana, ou à carência de recursos, em casa não havia brinquedos e ela passava a maior parte do dia deitada em um colchão no chão ou sentada com apoio de travesseiros. Quando no colo, ela se agarrava fortemente ao corpo da mãe, tendo dificuldade para se soltar e passar para o colo de outras pessoas. Ela sempre se agarrava às pessoas que a transportavam. A alimentação era um momento de grande tensão, pois Ana geralmente se recusava a comer, cuspindo boa parte do que a mãe conseguia colocar em sua boca. Não era à toa que ela era tão pequena e magra. Com algum sentimento de culpa, a mãe relatava que havia desistido de fazer os exercícios motores em casa, pois Ana chorava muito, aumentando ainda mais a tensão no corpo.

O caso de Ana ilustra uma situação típica no tratamento de crianças com paralisia cerebral, área na qual geralmente se dá mais ênfase às dificuldades motoras, em detrimento dos aspectos sensoriais. Como a percepção sensorial adequada de estímulos ambientais e a integração de informações sensório-motoras são vitais para a maturação neuromotora normal, disfunções sensoriais têm grande impacto funcional, prejudicando ainda mais o desempenho motor. No caso de Ana a defensividade tátil e a insegurança gravitacional contribuem para a irritabilidade e humor instável, que acabaram por reduzir suas oportunidades de interação e, mesmo, de receber um tratamento adequado, pois o choro constante afastava as pessoas. Embora aos 3 anos de idade os sinais sensoriais apresentados por Ana sejam muito evidentes, eles podem ser mais sutis na criança jovem. No Quadro 40.1, a seguir apresentamos alguns sinais de alerta para possíveis problemas de processamento sensorial.

Os transtornos de processamento sensorial apresentados por crianças com paralisia cerebral podem ser caracterizados como déficits primários

Quadro 40.1 ▶ Sinais sugestivos de dificuldade de processamento sensorial em bebês e crianças jovens, acima de 6 meses*

Bebê muito agitado, não pára quieto.
Fica irritado muitas vezes ao longo do dia ou por muito tempo.
É muito nervoso, chora à toa.
Assusta-se excessiva e repetidamente com qualquer barulho inesperado.
Tem medo excessivo de cair, mesmo se não é uma situação de perigo.
Parece ficar incomodado quando anda de carro.
Não aceita mudanças na rotina, fica irritado ou nervoso.
É imprevisível, você nunca sabe como vai reagir.
É excessivamente sério.
Chora mais do que as outras crianças e é difícil de ser consolado.
Fica incomodado quando é abraçado ou tocado, mesmo pelos pais e cuidadores.
Necessita de muita ajuda para dormir.
Dorme mal, troca o dia pela noite.
Não gosta de atividades nas quais é balançado ou movimentado mais rapidamente.
Parece estar sonolento a maior parte do tempo, responde pouco à interação.
Não leva as mãos ou brinquedos à boca.
Precisa de estímulos visuais muito fortes para reagir (pisca-pisca, anúncios luminosos).
Mantém pouco contato visual, parece evitar o olhar, mesmo de pais e cuidadores.
Pouco interesse por pessoas e objetos.

*Alguns itens foram adaptados de Habib (2005).

ou secundários. Os transtornos primários decorrem da mesma lesão que resultou na desordem de movimento. Transtornos secundários podem ocorrer devido às limitações de movimento e conseqüente dificuldade em vivenciar certas posturas e posições, o que priva a criança de experiências importantes para o bom desenvolvimento sensório-motor (Blanche & Nakasuli, 2001).

Um dos pontos-chave do tratamento da criança com paralisia cerebral é identificar se os sinais comportamentais observados são relacionados à disfunção de integração sensorial ou se são uma expressão da lesão do sistema nervoso central. Vários estudos documentam déficits sensoriais em crianças com paralisia cerebral. Os déficits na percepção somatossensorial são mais bem descritos, não havendo estudos sobre as disfunções vestibulares. Os déficits na sensação tátil, especialmente nas mãos, de crianças com paralisia cerebral são bastante comuns, sendo mais freqüentes nos quadros espásticos que nos atetóides (Yekutiel, Jariwala & Stretch, 1994). É importante observar que na criança hemiparética o déficit tende a ser mais severo e bilateral. Entre crianças brasileiras com diplegia espástica, Teixeira (2000) observou que 89% apresentavam déficit na discriminação de dois pontos e 28% em estereognosia. Tais alterações devem ser mais bem avaliadas, pois têm impacto no uso funcional das mãos.

Além dos problemas resultantes de lesões específicas, acredita-se que as experiências sensoriais sejam afetadas de várias formas pelos transtornos neuromotores. A ativação anormal da musculatura altera a qualidade das informações cinestésicas e proprioceptivas. As poucas experiências de movimento independente reduzem o aporte de estímulos vestibulares, táteis e proprioceptivos, sendo que, em algumas crianças, observa-se inclusive aumento de tônus, devido exatamente à necessidade de ganhar consciência proprioceptiva de certas partes do corpo (Blanche & Nakasuji, 2001).

Os padrões anormais de tônus muscular, característicos dos quadros neuromotores, interferem na qualidade do *feedback* proprioceptivo, o que dificulta mais ainda a execução dos movimentos. Crianças com déficit motor severo têm movimentos muito limitados em todas as posições, os movimentos voluntários contra a gravidade são difíceis, sendo comum observarmos dificuldade para elevar a cabe-

ça ou retificá-la na vertical, sentar-se independentemente, fazer movimentos controlados das extremidades contra a gravidade e fazer exploração tátil do corpo. Como as experiências táteis, visuais, vestibulares e proprioceptivas são restritas, ocorre importante privação sensorial nestas crianças (Blanche & Burke, 1991; Schaaf & Roley, 2006).

Nas crianças hemiplégicas, a assimetria postural predominante afeta as sensações táteis e proprioceptivas provenientes dos dois lados do corpo e a posição assimétrica da cabeça interfere no processamento de informações visuais e vestibulares (Blanche & Burke, 1991). Os padrões anormais de descarga de peso e as assimetrias resultam em *feedback* somatossensorial inadequado, que prejudica o desenvolvimento do esquema corporal, da orientação para a linha média e a integração dois lados do corpo (Bly, 1983).

Associados ou como conseqüência dos déficits primários e secundários de discriminação sensorial, é comum observarmos, como no caso de Ana, sinais de transtornos da modulação, com presença de defensividade tátil e insegurança gravitacional, que contribuem para problemas de comportamento, além de aumento na tensão corporal e fixações em resposta a movimento e ao contato tátil com pessoas e objetos.

Uma vez que os problemas de processamento sensorial são mais regra que exceção na paralisia cerebral, é importante estar alerta para os sinais sugestivos de falhas na discriminação e na modulação. Apesar de ser difícil identificar quais problemas apresentados pela criança estão relacionados ao déficit sensorial e quais se devem ao quadro neuromotor, Blanche e Nakasuji (2001) sugerem que, quando a criança não responde à intervenção centrada nos problemas neuromotores, deve-se suspeitar de transtornos sensoriais, sendo essencial uma avaliação sensorial mais detalhada. Naturalmente muitas crianças com paralisia cerebral podem ser submetidas à testagem formal, havendo, como comentado, vários testes padronizados (Ayres, 1989; Dunn, 1999; Teixeira, 2000; Yekutiel, Jariwala, Stretch, 1994). A maioria das crianças com paralisia cerebral, no entanto, não tem condições de responder a testes formais, sendo importante observar os sinais comportamentais. No Quadro 40.2 apresentamos alguns dos sinais observados nas principais disfunções de integração sensorial que podem ajudar o te-

Quadro 40.2 ▶ Sinais sugestivos de disfunção de integração sensorial na criança
com paralisia cerebral e sugestões para intervenção.

Sinais clínicos das principais disfunções de integração sensorial	Sugestão de atividades terapêuticas
Defensividade tátil • Irritável ao manuseio. Pode esticar-se, arquear-se, mudar a expressão facial (caretas) e chegar ao choro ao ser tocada. • Evita tocar ou demonstra aversão a certas texturas, como areia, cremes, pintura a dedo, animais de pelúcia, certos tipos de tecidos e bichos de borracha. Pode fechar vigorosamente as mãos.* • Evita tirar sapatos e meias e pisar em superfícies texturadas (p. ex., grama, carpete); às vezes tende a andar na ponta dos pés. • Demonstra desconforto ao lavar o rosto, cortar as unhas e o cabelo. • Sente-se extremamente incomodada com as etiquetas, enfeites e certas texturas das roupas, preferindo roupas mais largas e sem elásticos. • Observa-se irritação ou aumento de tensão ao ser despida ou vestida. • Tem reações exageradas a pequenos arranhões ou ferimentos. Às vezes até o ar do ventilador incomoda. • Tende a bater ou empurrar outras crianças e a ser "agressiva" nas brincadeiras. • Escolhe muito o que come; prefere comida pastosa/líquida, cuspindo fora pedacinhos inesperados de alimento.	• Em primeiro lugar, não force ou imponha estímulo; permita que a criança controle a intensidade, quantidade e local onde deseja receber estímulo tátil. • Por meio de brincadeiras, incentive que ela toque e experimente materiais e objetos texturados de forma ativa. • O toque com pressão firme é o de melhor aceitação para crianças mais sensíveis. Procure não tocá-las de forma inesperada e evite o toque leve quando for manuseá-las. • Procure usar equipamentos para facilitar reações posturais, em vez de tocar ou usar manuseio direto na criança. • Cubra os equipamentos com tecidos texturados ou carpete macio. • Crianças muito sensíveis podem se sentir ameaçadas quando têm que tirar sapatos, meias, blusas para as sessões de terapia. Permita que ela retire as peças de acordo com sua tolerância. • Incentive o uso de buchas com texturas variadas no banho, não esfregue demasiadamente e estimule a criança a esfregar seu próprio corpo. Use toalhas macias e, se a criança for muito sensível, em vez de esfregar, ir apertando a toalha em seu corpo. • Utilize creme, talco, espuma de barbear, pincéis, rolinhos de pintura, buchas, luvas texturadas, para brincar de "pintura do corpo". Incentive a criança a passar em seu próprio corpo. • Piscina com grãos, flocos de isopor, pedaços de espuma, para a criança entrar dentro ou brincar de cobrir as mãos e os pés. • Desenhar com as mãos ou dedos sobre uma superfície com talco, creme, espuma de barbear, gelatina (p. ex., espelho, mesa ou quadro). • Brinque de colocar buchas ou outros objetos texturados macios dentro da roupa da criança, para que possa encontrar ou se movimentar com eles.
Insegurança gravitacional • Se agarra ao terapeuta quando colocada sobre bolas ou rolos. Fica ansiosa quando tira os pés do chão. Tem medo excessivo de cair e de altura. • Resiste em ser colocada em posições em que tenha de mover o tronco ou a cabeça para trás, mesmo se apoiada. Passar de sentada para ficar de barriga para baixo pode causar verdadeiro pânico. • Enrijece ou arqueia o corpo, tranca articulações e pode chegar ao choro, quando deitada de barriga para baixo na bola ou rolo e movimentada para a frente. • Demonstra medo excessivo ou extrema insegurança em iniciar a marcha, andar sobre superfícies irregulares ou subir e descer escadas.* • É muito cautelosa para se movimentar, podendo se isolar de outras crianças em situações de brincadeira, como por exemplo, na hora do recreio da escola.	• Dê controle à criança; balanços devem ser pendurados em uma altura que permita que ela suba e desça com facilidade. A altura deve permitir que a criança apóie os pés ou as mãos no chão sempre que desejar. • Gradue os movimentos dos balanços; para uma criança insegura e com pobre controle postural, um pequeno deslocamento pode ser excessivo. • Sempre use colchões para proteção, no caso de queda. • Crianças mais inseguras inicialmente podem se sentir melhor balançando no colo ou junto a um adulto. • Varie a posição nos balanços para que a criança tenha experiências diferentes. Dê o suporte e a ajuda necessários para manter o alinhamento com ativação muscular apropriada, evitando assimetrias ou posturas inadequadas. Adapte os balanços para dar conforto e segurança. • As atividades nos balanços devem ser divertidas; enriqueça as brincadeiras: por exemplo, jogando uma bola para acertar no alvo com as mãos ou com os pés. Esta é uma estratégia especialmente importante para as crianças que são mais repetitivas e pouco criativas.
Intolerância a movimento • Sinais de fisiológicos de palidez, extremidades frias, náusea em resposta a movimento. • Movimentos que envolvam rotação são especialmente incômodos, causando mal-estar, náusea ou dor de cabeça. A criança tentará evitá-los. • Andar de carro ou no elevador provoca enjôo.	• Em primeiro lugar, respeite a tolerância da criança. Observe atentamente os sinais fisiológicos, de forma a graduar as atividades de acordo. • Estimulação vestibular do tipo linear geralmente é mais bem aceita por crianças intolerantes. Inicie com atividades lineares, com menos movimento e, de acordo com a aceitação da criança, progrida para atividades com mais movimento, incluindo rotação.

(continua)

Quadro 40.2 ▶ Sinais sugestivos de disfunção de integração sensorial na criança com paralisia cerebral e sugestões para intervenção (*continuação*).

Sinais clínicos das principais disfunções de integração sensorial	Sugestão de atividades terapêuticas
Hiper-reação ao estímulo proprioceptivo • É muito irritável ao manuseio físico, ficando muito incomodada com mudanças de posição do corpo. Crianças pequenas ficam irritadas, por exemplo, com a troca de roupas. • Fica muito incomodada durante a realização de atividades em que é estimulada a realizar descarga de peso sobre os membros ou com o estímulo passivo de compressão sobre as articulações. • Evita atividades de puxar ou pendurar-se.* • Insiste em aceitar apenas alimentos de certas consistências.	• Crie brincadeiras divertidas com materiais que dêem mais resistência, como, por exemplo, puxar fitas de *theraband*, esticar massinha elástica ou abrir massa com rolo de pastel, brincar na rede de laicra, empurrar a bola de terapia na *guerra* contra o terapeuta, uso de cama elástica ou trampolim. • Cabo-de-guerra adaptado – é atividade que pode ser feita no balanço, para estimulação proprioceptiva e vestibular; por exemplo, a criança deita de barriga para baixo ou assenta em um balanço grande (i.e., plataforma), segura em uma da ponta da corda e o terapeuta segura a outra. Ambos puxam a corda.
Pobre discriminação tátil • Dificuldade em localizar onde foi tocada, sem auxílio da visão. • Dificuldade em reconhecer objetos com as mãos utilizando o tato. • Os objetos e brinquedos escapam facilmente das mãos.* • Precisa olhar para as mãos enquanto manipula objetos. Tem dificuldade para fazer atividades de vida diária sem olhar (p. ex., manejar fechos e botões, levar colher à boca).* • Usa a boca para explorar objetos, quando tem habilidade suficiente nas mãos. • Parece não sentir dor, se machuca e não sabe como isso ocorreu, ou não consegue indicar onde dói.	• Brincadeiras com bolas e materiais de texturas variadas. • Saco ou caixa de surpresas – Encontrar objetos dentro de um saco ou caixa utilizando somente o tato. Fazer o mesmo com caixa de grãos. • *Sanduíche* – Enrolar a criança em um colchonete sem envolver a cabeça e devidamente posicionada. Ir dando pequenos apertões sobre o corpo da criança. Estimular a rolar. Almofadões podem ser usados como *pão* e a criança o *recheio* do *sanduíche*. • *Amassa pão* – Deitar a criança sobre um colchonete e rolar uma bola fazendo pressão sobre seu corpo. Cantar e nomear as partes do corpo.
Pobre discriminação vestibular-proprioceptiva • Dificuldade em realizar ajustes posturais e manter equilíbrio, especialmente durante o movimento. • Dificuldade em manter postura ereta quando sentada ou de pé por um período de tempo* (p. ex., quando realiza atividades de mesa, tende a se debruçar sobre a mesa). • Tende a andar na ponta dos pés, mesmo quando não há outro motivo que justifique o padrão (p. ex., alteração importante de tônus). • Não modula bem a força quando manipula objetos ou toca nas pessoas.	• Para aumentar a estimulação proprioceptiva, podemos combinar atividades de puxar e empurrar com as atividades vestibulares. • Usar balanços de formas variadas, como rede, gangorra, trapézio, *rolo voador*, balanço infantil. • Usar a bola grande de terapia para a criança brincar de pula-pula sentada, balançar para frente, para trás e para as laterais. Deitada de barriga para baixo, a criança pode ser balançada para trás e para a frente; se gostar, pode até virar uma cambalhota. • Incentivar a que a criança vá ao parquinho e experimente os brinquedos.
Dispraxia • Dificuldade em decidir o que vai fazer e/ou como vai fazer. Quando escolhe o que quer fazer, tende a ser repetitiva. • Tem receio de experimentar atividades motoras novas. Prefere situações previsíveis ou atividades que fazem parte de sua rotina. • Dificuldade para expressar idéias por meio da linguagem ou ação.* • Consegue realizar separadamente cada passo de uma atividade, mas necessita de ajuda para seqüenciar as várias etapas. • Dificuldade em aprender e executar com precisão atividades novas que requerem movimentos amplos ou finos.* • Dificuldade oromotoras, tais como sugar, mastigar, soprar.* • Dificuldade para se vestir e atividades motoras seqüenciadas* (p. ex., abotoar, pular, cortar com tesoura). • Se frustra facilmente; pode ser agressiva e destrutiva no brincar. • Tem dificuldade para brincar com outras crianças.	• Inicie com brincadeiras simples, com poucos materiais/equipamentos; às vezes escorregar na rampa ou pular sobre um almofadão já são desafios suficientes. • Dê experiências sensoriais variadas, enriquecidas, em brincadeiras que a criança entenda, tais como acertar alvos com os pés e as mãos, balançar e atirar um saquinho de areia dentro de uma caixa, progredir para atividades de seqüenciamento, com circuitos simples e complexos. • Estimule a iniciativa, procure aproveitar as idéias da criança. É importante que ela pense sobre o que deseja fazer. Inclua um elemento novo em tarefas conhecidas, pedindo, por exemplo, "como você pode fazer isso de outra forma?" Incentive a criatividade e variedade nas atividades. • Use ensaio verbal, pedindo a criança para dizer o que vai fazer, ou repita para ela as etapas do que vai ser feito. • Oriente os pais e professores para manter uma rotina diária organizada, na qual a criança consiga antecipar o que vai acontecer. • Prepare a criança para mudanças na rotina, informando o que vai acontecer com antecedência.

*Refere-se a dificuldades maiores do que o esperado devido ao quadro neuromotor.

rapeuta a identificar problemas sensoriais na criança com paralisia cerebral. Além dos sinais, apresentamos sugestões de intervenção para cada tipo de disfunção. Estas são apenas algumas idéias, uma vez que o tratamento deve ser feito com base nas necessidades e interesses específicos de cada criança.

▶ TERAPIA DE INTEGRAÇÃO SENSORIAL NA PARALISIA CEREBRAL

A terapia de integração sensorial na criança com paralisia cerebral segue os mesmos princípios descritos, mas são essenciais a adaptação de equipamentos e a intensidade dos estímulos, de acordo com as necessidades e quadro clínico de cada criança. A terapia de integração sensorial geralmente não é usada como abordagem exclusiva na paralisia cerebral, sendo na maioria das vezes combinada com outras abordagens apropriadas para o tratamento de transtornos neuromotores, como é o caso do método neuroevolutivo (Blanche, Boticelli & Hallway, 1995).

A participação ativa e o uso de estímulos adequados para ativar níveis apropriados de alerta e alimentar a motivação interna da criança são primordiais na terapia. No caso de crianças mais comprometidas, o desafio para o terapeuta é ler os sinais fisiológicos, motores e comportamentais para poder guiar a intervenção. Ao buscar certos estímulos sensoriais e demonstrar prazer ao experimentá-los ou ao evitar e se desorganizar diante de estímulos com os quais não sabe lidar, a criança nos informa sobre as necessidades de seu sistema nervoso. São esses sinais que vão indicar quando é necessário dar suporte físico, por meio do manuseio e adaptação de equipamentos; ou emocional, por meio do contato físico e da interação, para que a criança consiga fazer as atividades de seu interesse. Aqui vale a premissa de que a observação é o nosso melhor guia. O terapeuta deve estar sempre atento às respostas da criança e ao ambiente, pois é na interação criança-ambiente que surgem as respostas adaptativas. O terapeuta deve posicionar corretamente a criança e observar reações adversas, como variações no tônus postural e nível de alerta, palidez e sinais de desconforto, adaptando gradualmente as atividades. Os sinais de desconforto sinalizam a necessidade de interromper ou modificar a atividade; no entanto, alterações de tônus geralmente são passageiras, cabendo o julgamento clínico do terapeuta. É importante aumentar desafios e promover respostas adaptativas, que no caso de crianças com condições mais severas, podem se restringir a uma melhor retificação da cabeça, um período mais prolongado de atenção ao brinquedo, ou mesmo um suspiro de alívio e prazer ao se balançar na rede.

Na posição prona na plataforma a criança recebe estímulo vestibular potente, facilitando a extensão do corpo contra a gravidade. Alcançar o alvo estimula a habilidade visomotora e coordenação bilateral dos membros superiores.

Balanço protegido. Esse equipamento garante a segurança da criança que não tem um bom controle do tronco. Ao ser usado com pequenas desacelerações no balanceio, estimula a retificação do tronco e da cabeça.

Como é tradicional nessa área o uso de balanços e equipamentos suspensos para estimulação vestibular, é necessário atenção redobrada com a segurança física da criança, usando colchões e equipamentos seguros, para evitar acidentes ou sustos,

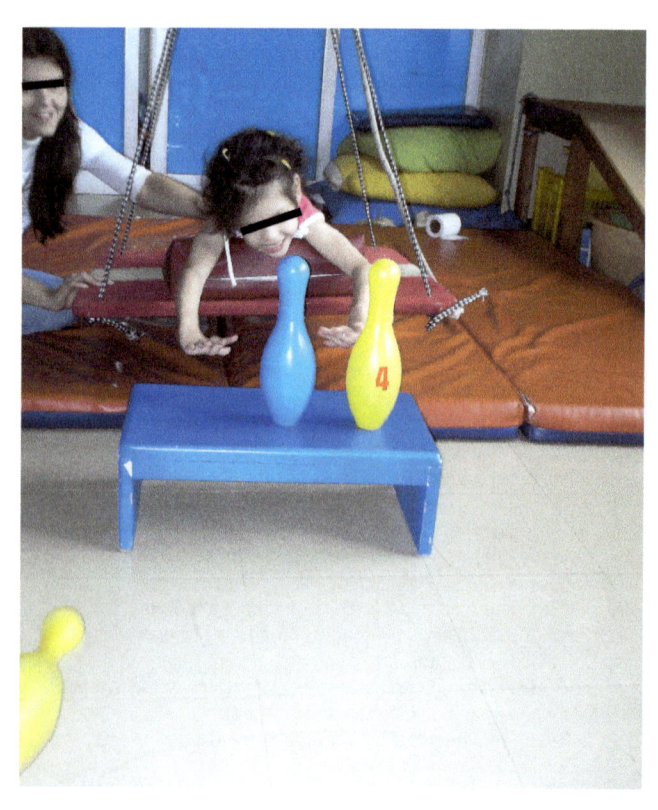

Fig. 40.2 ▶ Criança prepara-se para se balançar no "cavalo voador". Esse é um balanço muito útil, pois permite posicionamento simétrico, abdução do quadril e exige uso bilateral das mãos, além de ser muito divertido.

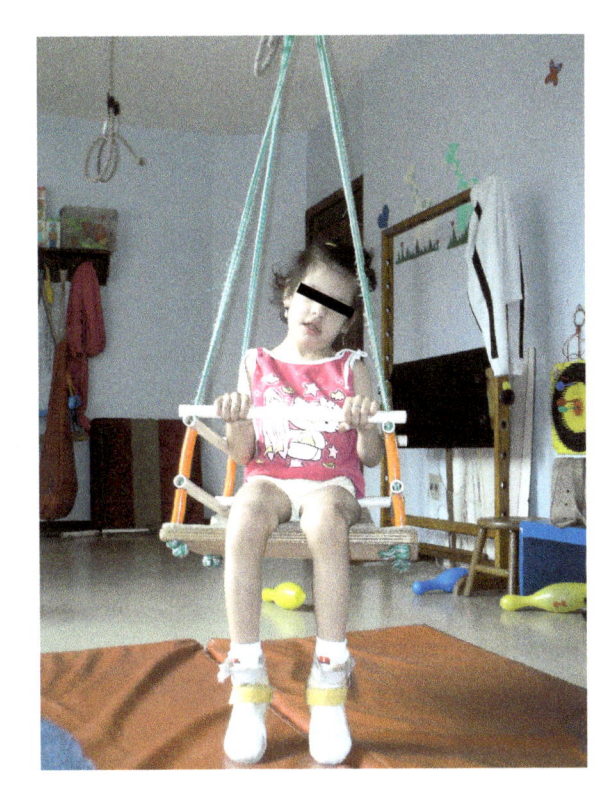

Fig. 40.3 ▶ Uma forma potente de dar estímulo vestibular linear é usar o carrinho de rolimã para descer a rampa. Na posição prono, facilita a extensão do corpo contra a gravidade e a co-contração do pescoço, além de exigir força e coordenação bilateral dos membros superiores.

que podem prejudicar a evolução da criança. O uso de equipamentos suspensos pode ser perigoso, ainda mais se considerarmos a dificuldade de controle motor na paralisia cerebral, sendo comum que a criança tenha receio de experimentar algumas atividades.

Uma boa estratégia para que a criança se sinta menos ameaçada é falar com ela sobre o que vai ser feito, evitando situações inesperadas que possam gerar estresse e comportamentos inadequados. Outra questão que merece atenção especial é a presença de convulsões, que são comuns em criança com paralisia cerebral. Embora se saiba que estímulos mais fortes, especialmente vestibulares, podem desencadear crises, isso não quer dizer que a criança não possa ser estimulada. É necessário, no entanto, se dar maior cautela e atenção aos sinais fisiológicos. O comportamento da criança deve ser monitorado dentro e fora das sessões e, caso se observe aumento nas crises, deve-se reduzir estímulos e discutir os procedimentos de intervenção com o médico da criança.

Como indicado no Quadro 40.3, existem vantagens e desvantagens no uso da terapia de integração sensorial na paralisia cerebral. Cabe ao terapeuta avaliar as necessidade de cada criança e aplicar os recursos terapêuticos mais eficazes para a situação em questão.

É importante lembrar que integração sensorial não é o mesmo que estimulação sensorial, pois, em algumas situações, precisamos reduzir ou evitar certos tipos de estímulos. Ressaltamos, também, que o conceito de integração sensorial, como proposto por Ayres, não é compatível com a estimulação sensorial passiva. A criança não deve ser forçada a receber estímulo sensorial e o terapeuta, mesmo nos casos mais severos, deve encontrar formas de captar e acompanhar o interesse da criança. Os pais e cui-

Quadro 40.3 ▶ Vantagens e desvantagens do uso da terapia de integração sensorial em crianças com paralisia cerebral

Terapia de integração sensorial na paralisia cerebral	
Vantagens	**Desvantagens**
• Aumenta a experiência da criança.	• Criança hiperestimulada passivamente, quando o terapeuta tem dificuldade para ler os sinais fisiológicos e de comportamento.
• Alguns equipamentos dão bom posicionamento e permitem graduar aumento de resistência/força, além de possibilitar a repetição de movimentos e atividades.	• Equipamentos perigosos, com risco aumentado para convulsões e quedas.
• Criança mais ativa e em controle, com valorização da iniciativa e do brincar.	• Mais difícil para o terapeuta manter controle de posturas e posições inadequadas.
• Oportunidade para solucionar problemas motores na interação com o ambiente e com a tarefa.	• Pouca ou nenhuma pesquisa demonstrando a eficácia na paralisia cerebral.
• Contribui para a organização da atenção e a estabilização dos ciclos de sono e vigília. Criança mais atenta e participativa.	• Criança agitada, hiperalerta, devido a excesso de estímulos, resultando em problemas de comportamento.

dadores estão sempre atentos e podem dar muitas informações sobre os sinais de estresse e pistas para facilitar a comunicação e expressão da criança.

Além da intervenção direta com a criança, que geralmente se resume a uma ou duas sessões semanais de cinqüenta minutos, é essencial a intervenção indireta, via orientação de pais e organização de dieta sensorial, combinada a modificações ambientais, para dar suporte ao desempenho diário da criança. O conceito de dieta sensorial parte do trabalho de Wilbarger (1984), que propõe que precisamos de certa quantidade de estímulos sensoriais para mantermos a organização do comportamento e o bom desempenho nas tarefas cotidianas. No caso da paralisia cerebral, devido à restrição motora, é importante organizar rotinas diárias que dêem maior oportunidade para se receber estimulação sensorial adequada.

A dieta sensorial é individualizada e planejada em colaboração com a família, visando a introduzir nas rotinas diárias elementos que, sem aumentar as demandas no cuidado da criança, contribuam para reduzir as respostas defensivas e melhorar a organização e estabilidade do comportamento. Em geral se enfatiza a importância de rotinas bem estruturadas, previsíveis para a criança, que incluam atividades que promovam tato pressão, propriocepção e movi-

mento, estímulos tradicionalmente usados para redução da agitação e de comportamentos defensivos (Ayres, 1972; Wilbarger & Wilbarger, 2001).

O sucesso da dieta depende da observação do tipo de estímulo que funciona melhor para cada criança, podendo consistir em sugestões simples, como, por exemplo, introduzir vegetais crus ou frutas mais sólidas na alimentação, para aumentar a estimulação tátil/proprioceptiva na boca e reduzir reações defensivas que interfiram com a alimentação. Outra sugestão pode ser o uso de esponja de dupla face ou bucha natural, para aumentar a estimulação tátil durante o banho; ou recomendar o uso de cobertores mais pesados ou uma roupa de malha/laicra mais justa, para dar estímulo do tipo tato pressão, a fim de se reduzir a defensividade e a agitação em crianças irrequietas. A dieta inclui, ainda, a orientação aos pais quanto a estímulos ou situações que possam desencadear respostas de agitação ou irritabilidade, ajudando assim a família a lidar com os comportamentos difíceis que prejudicam a participação social da criança. Retomando o caso de Ana, apresentamos no Quadro 40.4, algumas sugestões que poderiam compor sua dieta sensorial.

Apesar da eficácia da terapia de integração sensorial no tratamento de crianças que apresentam

---

Quadro 40.4 ▶ Dieta sensorial para Ana

Ana apresenta sinais de defensividade tátil e insegurança gravitacional, assim os cuidados domiciliares podem incluir princípios de dieta sensorial combinada a modificações ambientais:

- Na hora do banho, experimentar esponjas de texturas diferentes, ajudando a criança a passá-las em seu próprio corpo. Quando for enxugar, envolver a criança com toalha macia e ir apertando, evitando o esfregar. Se Ana tolerar, aplicar creme com movimentos suaves, mas firmes. Lembrar de usar cadeira com antiderrapante, para não escorregar, e baixa o suficiente para permitir o apoio dos pés no chão, para que ela se sinta mais segura. Caso seja usada banheira ou bacia, material antiderrapante ou um pedaço de espuma devem ser colocados no fundo.

- O toque firme, massageando as extremidades e o tronco com o creme depois do banho, já é um preparo para o vestir. Cuidar para que as roupas sejam macias, evitando gomas. Observar se Ana prefere roupas mais largas ou mais justas. Cortar as etiquetas e evitar roupas com muitas costuras. Calçar meias do lado do avesso, para evitar contato dos dedos com a costura.

- Antes de pentear os cabelos, fazer massagem, dando pressão suave no couro cabeludo. Experimentar diferentes pentes ou escovas e observar qual Ana tolera melhor. Evitar movimentos bruscos ao pentear os cabelos para trás, pois isso pode deslocar rapidamente a cabeça, dando a sensação de queda para trás. Usar creme desembaraçante.

- Antes de cortar as unhas, faça massagens e exercícios com os dedos.

- Para a alimentação, assegure-se de que Ana está sentada em cadeira bem estável, com os pés apoiados. Ofereça comidas que possam ser mastigadas, em vez de alimentos batidos ou amassados. Tente alimentos mais consistentes, como, por exemplo, frutas e vegetais crus, biscoitos crocantes e iogurte com granola.

- Na hora de dormir, antes de levá-la para a cama, abrace-a firmemente e balance-a vagarosamente. Quando for deitá-la, se incline devagar e, de preferência, coloque-a de lado, deixando que se ajeite. Apertar almofadas carinhosamente sobre seu corpo e cantar baixinho podem ajudar Ana a pegar logo no sono.

distúrbios de aprendizagem, transtornos da coordenação, problemas de comportamento e autismo infantil ser mais bem documentada (Case-Smith & Bryant, 1999; Vargas & Camilli, 1999), quase não existem estudos sobre os efeitos da terapia de integração sensorial em crianças com paralisia cerebral. Evidências de estudos sobre os efeitos da privação sensorial no desenvolvimento infantil e sobre o impacto da estimulação na recuperação de lesões neurológicas indicam que essa abordagem pode ser útil para muitas crianças, especialmente para aquelas nas quais os transtornos sensoriais se sobrepõem ao quadro motor, restringindo ainda mais as chances de explorar o ambiente, ter prazer com as interações sociais e participar de brincadeiras e atividades de seu interesse.

▸ REFERÊNCIAS

1. Ayres AJ. Patterns of perceptual-motor dysfunction in children: A factor analytic study. *Perceptual and Motor Skills* 1965; *20*:335-68.
2. Ayres AJ. *Sensory integration and learning disorders.* Los Angeles: Western Psychological Services, 1972a.
3. Ayres AJ. *Southern California Sensory Integration Tests Manual.* Los Angeles: Western Psychological Services, 1972b.
4. Ayres AJ. *Southern California Postrotary Nystagmus Test.* Los Angeles: Western Psychological Services, 1975.
5. Ayres AJ. Cluster analysis of measures of sensory integration. *American Journal of Occupational Therapy* 1977; *31*:362-6.
6. Ayres AJ. *Sensory Integration and the child.* Los Angeles: Western Psychological Services, 1979.
7. Ayres AJ. *Sensory Integration and Praxis Tests.* Los Angeles: Western Psychological Services, 1989.
8. Ayres AJ. *Sensory Integration and the child. 25th Anniversary edition.* Los Angeles: Western Psychological Services, 2005.
9. Ayres AJ, Marr DB. Sensory integration and praxis tests. *In:* Fisher AG, Murray EA, Bundy AC. *Sensory integration: Theory and practice.* Philadelphia: FA Davis, 1991.
10. Blanche EI, Burke J. Combining neurodevelopmental and sensory integration approaches in the treatment of the neurologically impaired child: Parts 1 and 2. *Sensory Integration International Quarterly* XIX (1/2), 1991.
11. Blanche EI, Nakasuji B. Sensory integration and the child with cerebral palsy. *In:* Roley SS, Blanche EI, Schaaf RC. *Sensory integration with diverse populations.* San Antonio, TX: Therapy Skill Builders 2001:345-64.
12. Blanche EI, Botticelli TM, Hallway MK. *Combining Neurodevelopmental treatment and sensory integration principles.* San Antonio, TX: Therapy Skill Buildres, 1995.
13. Bly L. The components of normal movement in the first year of life and abnormal movement development. Monograph, NDTA. Inc., 1983.
14. Bundy AC, Lane SJ, Murray E. *Sensory integration: Theory and Practice (2nd ed.)* Philadelphia: FA Davis, 2001.
15. Case-Smith J, Bryan T. The effects of occupational therapy with sensory integration emphasis on preschool children with autism. *American Journal of Occupational Therapy* 1999; *53*:489-97.
16. DeGangi G & Greenspan SI. *Test of Sensory Functions in Infants.* Los Angeles: WPS, 1989.
17. Degangi G, Poisson S, Sickel R, Wiener A. *Infant/Toddler Symptom Checklist.* San Antonio, TX: Therapy Skill Builders, 1995.
18. Dunn W. The impact of sensory processing abilities on the daily lives of young children and their families: A conceptual model. *Infants and Young Children* 1997; *9*:23-35.
19. Dunn W. *Sensory Profile. User's Manual.* San Antonio, TX: The Psychological Corporation, 1999.
20. Dunn W. *Infant and toddler Sensory Profile. User's Manual.* San Antonio, TX: The Psychological Corporation, 2000.
21. Glennon TJ, Miller-Kuhaneck HM, Henry DA, Parham D, Ecker C. Sensory Processing Measure (SPM). Los Angeles: Western Psychological Services, 2007.
22. Habib E. *Sinais comportamentais no bebê: elaboração de questionário para detecção de transtornos regulatórios.* 2005. Dissertação (Ciências da Reabilitação). Universidade Federal de Minas Gerais.
23. Lane S. Concept evolution in sensory integration: a proposed nosology for diagnosis. *American Journal of Occupational Therapy* 2007; *61*(2):135-49.
24. Lane S, Miller LJ, Hanft BE. Toward a consensus in terminology in sensory integratio theory and practice: Part 2: Sensory integration patterns of function and dysfunction. AOTA, *Sensory Integration Special Interest Section Quarterly* 2000; *23*(2):3.
25. Magalhães LC. Transtornos da coordenação motora e da aprendizagem. *In:* Souza ACA & Galvão CRC. *Terapia ocupacional fundamentação e prática.* Rio de Janeiro, RJ: Guanabara Koogan, 2007:314-37.
26. Miller LJ. *FirstStep: Screening Test for Evaluating Preschoolers.* San Antonio, TX: The Psychological Corporation, 1993.
27. Miller LJ. *Miller Assessment for Preschoolers.* Little Town, CO: Foundation for Knowledge in Development, 1982.
28. Miller LJ. Sensational Kids. New York, NY: GP Putman's Sons, 2006.
29. Royeen CB & Fortune JC. Touch Inventory for Elementary School Aged Children. *American Journal of Occupational Therapy* 1990; *44*:155-9.
30. Schaaf RC, Roley SS. *Sensory Integration: Applying clinical reasoning to practice with diverse population.* Austin, TX: Proed, 2006.
31. Teixeira JA. *Avaliação de crianças portadoras de diplegia espástica e diplegia espástica com componente atetóide pelos testes de discriminação de dois pontos, localização de toques e este-*

reognosia. Tese de Mestrado em Reabilitação. Escola Paulista de Medicina, Universidade Federal de São Paulo, 2000.

32. Vargas S, Camilli G. A meta-analysis of research on sensory integration treatment. *American Journal of Occupational Therapy* 1999; 53:189-98.

33. Wilbarger P. Planning a "sensory diet": Applications of sensory processing theory during the first year of life. *Zero to Three* 1984; 5:7-12.

34. Wilbarger J, Wilbarger P. The Wilbarger approach to treating sensory defensiveness. *In*: A Bundy AC, Lane SJ & Murray EA. *Sensory integration: Theory and Practice. 2ⁿᵈ ed.* Philadelphia: FA Davis, 2001.

35. Yekutiel M, Jariwala M, Stretch P. Sensory deficits in the hands of children with cerebral palsy: a new look at assessment and prevalence. *Developmental Medicine & Child Neurology* 1994; 36:619-24.

Abordagem Centrada na Família: Premissas, Limitações e Possibilidades

41

Rita de Cássia Righi Rodrigues Chaves

▶ INTRODUÇÃO

Quando se considera o processo de reabilitação centrado no indivíduo que tem uma situação de incapacidade em decorrência de uma doença e não na doença em si, o foco da intervenção deve ser ampliado, passando a serem consideradas não só as conseqüências clínicas da doença como também as conseqüências da situação de incapacidade, ou seja, limitações no desempenho de atividades e tarefas do cotidiano da criança e da sua família.[1,2]

No modelo de disfunção proposto pela Organização Mundial da Saúde em 1980, as conseqüências de uma patologia ou doença são caracterizadas em um modelo hierárquico que inclui os aspectos individuais e do contexto sociocultural. No ano de 2001, houve uma mudança de perspectiva no modelo, sendo considerada mais positiva. Originando-se, a partir daí, o modelo de Classificação Internacional de Funcionalidade (CIF), Incapacidade e Saúde, referendado pela OMS, que situa melhor o impacto das condições de saúde na vida do indivíduo e de sua família. Esse modelo ressalta os componentes de saúde (estrutura e função do corpo, atividade e participação) em detrimento das conseqüências da doença. Os fatores pessoais e ambientais são considerados importantes determinantes de saúde.[3]

Recentemente foi publicada uma nova versão da CIF para crianças e jovens, adicionando subdomínios e modificando as descrições dos textos dos domínios, mais apropriados para a idade. Alguns subdomínios somente têm relevância indireta para a criança por meio de seus responsáveis. Como, por exemplo, o lugar onde vive.[4]

Goldstein e cols.[5] observam que o conceito de participação tem sido reconhecido pela Organização Mundial da Saúde (OMS) como uma dimensão importante da função. Usando um modelo *top-down* centrado na ocupação para crianças, Coster[6] definiu participação como o padrão da criança de se engajar em atividades, em um dado contexto.

Em 2002, a Associação Americana de Terapia Ocupacional, a AOTA (American Occupational Therapy Association), definiu o papel do terapeuta ocupacional como aquele que facilita o engajamento em ocupações para dar suporte à participação do indivíduo no contexto ou contextos. Segundo a AOTA, o terapeuta ocupacional deve observar respectivamente os componentes de desempenho (estrutura e função do corpo), a limitação no desempenho das atividades de vida diária ou outras atividades de rotina (atividade) e a restrição na participação ativa, quer por barreiras arquitetônicas ou exclusão social (participação), considerando o contexto de desempenho (casa, escola e a comunidade).[7]

Dessa forma, a intervenção terapêutica ocupacional com crianças deve considerar as suas necessidades funcionais dentro desse contexto familiar.

No tratamento da criança com paralisia cerebral, esses aspectos vêm norteando a atuação da equipe interdisciplinar.

A paralisia cerebral é definida[8] como uma disfunção neuromotora causada por uma lesão não-progressiva, em um único ou múltiplo local do cérebro imaturo. O problema pode ocorrer antes, durante ou após o nascimento. Produz déficits motores e possivelmente sensoriais, que são usualmente evidentes no início da infância. Além disso, podem ocorrer, ainda, alterações e limitações funcionais na criança, as quais determinam uma maior dependência da família.

Mancini e cols.,[9] em estudos realizados com um grupo de crianças com paralisia cerebral leve e moderada, concluíram que é na limitação funcional, ou seja durante o desempenho de atividades e tarefas da rotina diária, que a incapacidade dessas crianças torna-se evidente. Relatam que elas tendem a ser mais dependentes dos pais, desempenham menor variedade de atividades diárias com menor participação em atividades sociais e de recreação e que, quanto maior a limitação funcional apresentada pela criança, maiores são os impactos da deficiência e da incapacidade na sua vida e na de seus familiares.

Em estudo já referido, Mancini[2] sugere que a intervenção terapêutica ocupacional de crianças com paralisia cerebral baseia-se em três eixos principais: (i) promoção do desempenho ocupacional; (ii) adaptação do ambiente; e (iii) integração social da criança.

Portanto, na paralisia cerebral, destacamos a importância de se levar em consideração, no processo de intervenção, não só o significado da situação de dependência, mas principalmente a necessidade de se transcender o enfoque formalista da dependência-independência, para se considerar, de forma privilegiada, o aspecto mais concreto, realista e pragmático da interdependência.

Por esse aspecto, a qualidade da assistência é fundamental, tanto para a garantia da qualidade de vida da criança e de sua família quanto para favorecer uma melhora no nível de suas habilidades, em determinadas tarefas do dia-a-dia.

Em face disso, um melhor conhecimento da perspectiva da família sobre a situação de deficiência mostra-se relevante para a melhora da intervenção. Portanto, essa é a incumbência da sociedade e dos serviços de reabilitação, ou seja, trabalhar em direção às metas de vida real das pessoas jovens e de suas famílias.

Na terapia ocupacional, o conceito de trabalho com as famílias não é novo, entretanto, a postura do profissional a este respeito vem mudando. Um sinal dessa mudança é a atenção cada vez mais dispensada aos modelos emergentes centrados na família, em que são designados os membros da família que devem ser envolvidos no processo de colaboração com o terapeuta, em contraste ao modelo tradicional, no qual o terapeuta dirige o processo de intervenção e a família atua como um mero receptor de condutas terapêuticas, sem uma verdadeira interação.[10]

Na intervenção familiar, os papéis do terapeuta e da família são redefinidos. Ambos são participantes do processo de intervenção, que passa a considerar as prioridades e necessidades da família em sua rotina diária de cuidados à criança.

Novéis paradigmas, ditos ecológicos, apontam para modelos que compreendem melhor o desenvolvimento da criança no seu ambiente familiar. Nessa perspectiva, a teoria ecocultural toma como unidade de análise a rotina diária das famílias. Nesse modelo, sustenta-se que, em resposta às variáveis ambientais e influências culturais, as famílias devem ser direcionadas para acomodar ou ajustar suas ocupações diárias.[11]

Dentro dessa perspectiva, o objetivo da prestação de serviço nos centros pediátricos de reabilitação é criar um espaço de intervenção mais interativo e contextualizado, aproximando a assistência oferecida no processo de intervenção terapêutica de uma filosofia mais centrada na família e seu contexto, o que possibilita uma complementação e maior qualidade no tratamento da criança com paralisia cerebral e de sua família.

Seu caráter se torna mais interativo porque se baseia na idéia do diálogo clínico. Essa proposta foi bem colocada por Mattingly e Lawlor.[12] Estabelecer o diálogo clínico significa que no processo de intervenção os objetivos terapêuticos são definidos e discutidos com a participação do cliente, da família e do terapeuta, para que as metas estabelecidas possam ser reais e adequadas aos problemas, necessidades e prioridades da criança e de sua família dentro do seu contexto.

É também contextualizado porque considera o contexto funcional da criança como seu foco de avaliação e intervenção. Segundo Dunn,[13] a observação direta do paciente em ambientes naturais (casa, trabalho, escola, parque) oferece condições ideais, tanto para avaliar as competências e condições necessárias para permitir o sucesso nas tarefas selecionadas, como para identificar o que a pessoa precisa ou quer fazer dentro daquele contexto.

Na literatura, encontramos diversos autores que ressaltam a importância de serviços centrados na família e seu contexto, e que, além disso, vêm desenvolvendo emergentes modelos práticos de intervenção.[14-16]

É importante, por intermédio dela conhecer o significado da abordagem centrada na família, suas possibilidades e limitações.

▶ ABORDAGEM CENTRADA NA FAMÍLIA: PREMISSAS, PRINCÍPIOS E ELEMENTOS-CHAVES[17]

O atendimento centrado na família é uma filosofia do tipo prestação de serviço.[18,19] Sua origem, nos Estados Unidos da América, ocorreu nos serviços de intervenção precoce, assegurada por lei federal. Enfatiza, principalmente, a importância da participação da família no processo de tomada de decisão durante o curso da intervenção, além da responsabilidade final pelo cuidado ao seu filho.

O relacionamento entre a família e o profissional é o de parceria, no qual a família define as suas prioridades para a intervenção terapêutica e auxilia o terapeuta no direcionamento do processo. No trabalho com as famílias, a ênfase do terapeuta é dada na educação dos pais, habilitando-os para que possam fazer escolhas sobre as necessidades terapêuticas de seu filho.

A intervenção é baseada na visão e nos valores da família. A dinâmica familiar, seu funcionamento, interesses, o ambiente no qual a criança vive, passam a ser reconhecidamente importantes para o processo de tomada de decisões. A avaliação e a intervenção devem ser individualizadas. A terapia deve ser vista como um processo dinâmico, onde o prestador de serviço trabalha em parceria com os pais definindo as necessidades terapêuticas da criança com incapacidade.

Assim, os serviços são destinados às necessidades da família e de sua criança e não às predeterminadas pelos profissionais.

A partir da concepção teórica proposta por Rosenbaum e outros,[17-19] foram apontadas as três premissas básicas da abordagem centrada na família, seus respectivos princípios e elementos-chaves. Além disso classificam, em uma vasta revisão bibliográfica,[17,18] estudos que evidenciam os elementos-chaves.

1ª Premissa, princípios e elementos-chaves

- Os pais conhecem mais os seus filhos e desejam o melhor para eles.
- Cada família deve ter a oportunidade para decidir o nível de envolvimento que deseja ter no processo de tomada de decisão para o tratamento do seu filho.
- Os pais devem ter a responsabilidade final pelos cuidados do seu filho.

Os principais elementos-chaves da função do terapeuta enfocados nessa premissa são:

- Prover e compartilhar informações com os pais; o diálogo e a colaboração com os pais.
- A identificação das potencialidades e das necessidades e o encorajamento da participação dos pais no processo de tomada de decisão.
- E a acessibilidade a serviços direcionados para as necessidades da família.

A implicação prática disso é que os serviços pediátricos, para a melhoria na qualidade da sua prestação, devem prover comportamentos que envolvam os elementos-chaves de cada premissa.

Considerando o primeiro elemento-chave – compartilhar informações com os pais –, Wilson e cols.[20] desenvolveram um questionário estandardizado para pais que pudesse identificar dificuldades motoras na criança.

No aspecto do diálogo e a colaboração com os pais, Case-Smith[21] evidenciou a importância da comunicação entre terapeutas ocupacionais e as mães, emergindo um importante papel do terapeuta nos serviços infantis. A comunicação do terapeuta ocupacional implica a escuta ativa, o fornecimento de informações sobre as dificuldades da criança, métodos de orientação quanto aos cuidados necessários nas atividades da rotina diária, a comunicação dos resultados e, principalmente, dar um suporte às mães.

A identificação das potencialidades e das necessidades e o encorajamento da participação dos pais no processo de tomada de decisão foram discutidos por Brown e cols.[22] Segundo eles, vários fatores fazem da família a influência primária sobre os serviços proporcionados às pessoas com condições crônicas ou déficits do desenvolvimento. Em primeiro lugar, a unidade familiar provê um contexto para a mudança individual mediante um sistema de interações e relações. Representam também a continuidade na vida dos clientes que podem estar recebendo serviços de múltiplas agências. Além disso, estão na posição de saber o que precisam dos profissionais no sentido de atingir o sucesso na promoção da saúde e bem-estar de seus membros. Finalmente, a família proporciona o contexto social que dá significado à *performance* ocupacional do cliente.

A separação do serviço de intervenção terapêutico do contexto familiar ignora o poder das interações da família, limitando, assim, o potencial da intervenção.

Entretanto, os autores reconhecem que o tipo do envolvimento de cada família varia de acordo com as suas características. O envolvimento família-terapeuta pode ser classificado em sete possíveis níveis, com atitudes associadas, conhecimentos e habilidades que poderiam capacitar o terapeuta a trabalhar de acordo com as possibilidades de cada família. Discutem também as implicações para a educação, no sentido de incluir no currículo de graduação um programa teórico-prático sobre a abordagem centrada na família.

Por fim, quanto à acessibilidade a serviços direcionados para as necessidades da família, King e cols.[23,24] procuram conhecer como os pais buscam ou avaliam as sua experiências com relação à assistência proporcionada pelos profissionais da saúde.[25,26]

A literatura aponta instrumentos desenvolvidos que permitem avaliar a prestação do serviço centrada na família, tais como The Measure of Process of Care (MPOC). O questionário, de fácil aplicação, se propõe a mensurar a percepção da família quanto à assistência ao cuidado que ela e seu filho recebem nos centros de tratamento de reabilitação.[27]

2ª Premissa, princípios e elementos-chaves

- Famílias são diferentes e únicas.
- Cada família e membro familiar devem ser tratados com respeito (como indivíduo).

Alguns elementos-chaves da função do terapeuta nessa premissa são:

- A escuta das expectativas da família; serviços individualizados, com a participação dos pais; respeito às famílias e suporte a elas.
- Aceitar as diferenças.
- Considerar o que elas dizem.
- Comunicar claramente.

Quanto ao primeiro elemento, Cohn e outros,[28] em um estudo qualitativo, exploram os pontos de vista dos pais quanto às suas expectativas para as metas da terapia ocupacional, considerando que a compreensão dessas expectativas é essencial para a assistência centrada na família.

Abordando o segundo elemento, O'Neil e Palisano[29,30] investigaram as atitudes dos fisioterapeutas frente à assistência centrada na família e verificaram que os profissionais são sensíveis às necessidades da família e da criança e consideram os pais como participantes da equipe. Mayer e outros[31] relatam a importância do papel dos terapeutas na facilitação da relação pais-criança nos programas de intervenção precoce.

3ª Premissa, princípios e elementos-chaves

- O ótimo funcionamento da criança ocorre dentro de um contexto auxiliador familiar e comunitário.
- As necessidades de todos os membros da família precisam ser consideradas.

Os elementos-chaves da função do terapeuta são:

- Auxílio na identificação das necessidades; consideração das necessidades psicossociais de todos os membros da família.
- A construção sobre pontos fortes, respeitando a forma como a família enfrenta as diversas situações.

- Encorajar o uso de suportes oferecidos na comunidade.

Para o auxílio na identificação das necessidades, King e cols.[32] apresentam o modelo das necessidades de vida para nortear um determinado tipo de prestação de serviços pediátricos. Ele legítima o conceito de necessidade e especifica os cinco tipos repetidamente anunciados pelas pessoas e que devem ser atendidos por serviços e programas de saúde. Sugere que a qualidade de vida se manifesta quando essas necessidades são satisfeitas. Além disso, discute a utilidade do modelo transdisciplinar para orientar a prestação dos serviços pediátricos.

King e cols.[33] ressaltam o grande benefício e suporte psicossocial que a família recebe quando a prestação dos serviços considera a abordagem centrada na família.

VanLeit e Crowe[34] relatam que a responsabilidade no cuidado com crianças, com necessidades especiais ou não, é na maioria dos casos delegada às mães. Entretanto, há um reconhecimento cada vez maior de que o envolvimento dos pais é importante, devendo ser encorajado a sua participação e a de outros membros.

A construção sobre pontos fortes, respeitando a forma como a família enfrenta as diversas situações, é investigada por Schreiber, Efgen e Palisano,[35] que avaliaram a efetividade da colaboração dos pais no desenvolvimento do programa domiciliar para pais e concluem que os fisioterapeutas precisam auxiliá-los para que possam ter a oportunidade de colaborar no desenvolvimento dos programas domiciliares.

Entretanto, é apontada a necessidade de pesquisas futuras que investiguem qual o tipo de família mais indicada para participar, de uma maneira mais colaborativa, no processo.

Assim, considerando os princípios de uma abordagem centrada na família, seu contexto e adequando-as à estrutura institucional, os serviços de reabilitação pediátricos devem proporcionar programas e intervenções que efetivamente melhorem a qualidade da assistência das crianças em casa, proporcionando um certo nível de capacitação das famílias, para que elas possam assumir essas crianças com um grau mínimo de competência técnica, inclusive após o período de alta.

▶ MODELO CLÍNICO EMERGENTE: TERAPIA FUNCIONAL CENTRADA NA FAMÍLIA

A terapia funcional centrada na família (TFCT) é um modelo clínico emergente de intervenção para crianças com paralisia cerebral que considera e direciona as habilidades da criança, os requerimentos das tarefas funcionais e os elementos dentro do ambiente da tarefa, incluindo as metas e preferências da família. Baseia-se na teoria dos sistemas dinâmicos do desenvolvimento motor. A terapia funcional amplia a intervenção para abranger o ambiente da criança e as metas funcionais da criança e da família, tanto quanto as suas habilidades físicas. Os conceitos da terapia ocupacional, a interação entre as pessoas, o ambiente, a tarefa e a promoção do desempenho da tarefa por meio da terapia têm influenciado o desenvolvimento da abordagem da terapia funcional, centrada na família.[36]

Os princípios dessa abordagem incluem:

i. Promover o desempenho funcional durante a intervenção.
ii. Identificar períodos de mudança ou de transição como o melhor período para promover a aquisição de nova habilidade.
iii. Identificar restrições no ambiente, na tarefa e/ou na criança que impedem a realização da atividade.
iv. Intervir para mudar essas restrições e aumentar o desempenho da tarefa.
v. Promover oportunidades para praticar as habilidades num contexto funcional.

O resultado desejado é a realização bem-sucedida de tarefas funcionais identificadas pela família como importantes para a criança. Dessa forma, os pais e a criança são envolvidos na identificação de objetivos terapêuticos, assim como a prática de tarefas relacionadas a esses objetivos em casa.[37,38] Os objetivos são funcionais por natureza, e a intervenção é construída para ser adequada à rotina da família. Assim, o terapeuta foca a sua intervenção na promoção de aquisição de habilidades, na adaptação do ambiente e da tarefa e na eliminação das restrições experimentadas pela criança no seu desempenho.

Para instrumentalizar essa abordagem, tem-se desenvolvido instrumentos de avaliação mais adequados que auxiliam na definição das metas junto com o cliente e possibilitam avaliar as suas expectativas, tais como a Canadian Occupational Performance Measure (COPM), apropriada para ser utilizada com crianças acima de 8 anos de idade e/ou com os cuidadores de qualquer faixa etária.[39] O instrumento é um protocolo de entrevista semi-estruturada. Por meio dele, os pais podem identificar atividades/tarefas em transição, isto é, atividades que as crianças estão motivadas a desempenhar, mas nas quais encontram dificuldades para realizar devido às suas limitações. Dessa forma, adaptações são sugeridas e ações efetivas são consideradas mais importantes do que padrões de movimentos normais.

Outro instrumento que pode auxiliar na avaliação do contexto é o inventário domiciliar Home, ou Home Observation for Measurement of the Environment.[40] O inventário considera as variáveis do lar mais fortemente relacionadas ao desempenho cognitivo nos primeiros anos de vida, tais como resposta materna, provisão de brinquedos adequados ao desenvolvimento e envolvimento materno com a criança. O valor obtido no seu escore total é classificado em três categorias, nas quais, quanto maior o valor obtido, maior a probabilidade de o ambiente do lar da criança proporcionar experiências favoráveis ao seu desenvolvimento.

Por fim, a abordagem funcional centrada na família tem-se apresentado como um modelo clínico emergente e norteador para o terapeuta ocupacional na intervenção de crianças com paralisia cerebral.

Acredita-se que é importante a mudança filosófica do modelo médico tradicional para aquele que apóia a adaptação do indivíduo à desabilidade e destaca a unidade familiar como um componente essencial do processo inserido no ambiente terapêutico. Para as pessoas que possuem desabilidades crônicas, a qualidade de vida deve ser a melhor medida do sucesso dos serviços de atenção à saúde.

Constata-se, mediante uma revisão da literatura, que a participação da família no processo de intervenção e o conhecimento de sua realidade são fundamentais para uma intervenção sob perspectiva mais ampla, com ênfase na qualidade de vida.[41]

A separação do serviço de intervenção terapêutico do contexto familiar ignora o poder das interações da família, limitando, assim, o potencial da

intervenção. Raramente existe um esforço explícito para atender às necessidades da família. Entretanto, a tentativa de avaliar o impacto, sobre os pais, do processo pelo qual os serviços de saúde são proporcionados, pode ser um caminho em direção à uma assistência mais abrangente.

Crianças com paralisia cerebral, principalmente aquelas com quadro motor muito grave e que necessitam, por esse motivo, da qualidade na assistência do cuidado, podem se beneficiar desse modelo de prestação de serviço.

Por esse aspecto, os serviços de reabilitação, para darem os primeiros passos efetivos nessa direção, necessitam considerar essa filosofia, suas atitudes e, além disso, a criação de programas que possam garantir um melhor acompanhamento dessas crianças ao longo dos anos.

Dessa maneira, estarão efetivamente garantindo metas funcionais relevantes, qualidade no cuidado e uma melhora na qualidade de vida das crianças.

▶ REFERÊNCIAS

1. Gray DB, Hendershot GE. The ICIDH-2: developments for a new era of outcomes research. *Arch Phys Med Rehabil* 2000; *81*(suppl 2):10-4.
2. Mancini MC. Ações da terapia ocupacional na criança com disfunção neurológica. *In*: Fonseca LF, Pianetti G, Xavier CC. Compêndio de neurologia infantil. 1ª ed. Belo Horizonte: MEDSI, 2002:959-66.
3. World Health Organization: International Classification of Function, Disability and Health, 2001.
4. McConachie H, Colver RJ, Forsyth SN, Jarvis SN & Parkinson KN. Participation of disabled children: how should it be characterised and measured? *Disability and Rehabilitation* 2006:1-8.
5. Goldstein DN, Cohn E, Coster WJ. Enhancing Participation for Children with Disabilities: Application of the ICF Enablement Framework to Pediatric Physical Therapist Practice. *Phys Ther* 2004; *16*:114-20.
6. Mancici MC, Coster WJ. Functional preditors of school participation by children with disabilities. *Occupational Therapy International* 2004; *11*(1):12-25.
7. AOTA. Occupational Therapy practice framework: domain and process. *American Journal of Occupational Therapy* nov/dez, 2002; *56*(6):609-33.
8. Olney SJ, Wright MJ. Cerebral palsy. *In*: Campbel (ed) Physical therapy for children. Philadelphia: Saunders, 1995:489-524.
9. Mancini MC, Fiúza PM, Rebelo JM, Magalhães LC, Coelho AC, Paixão ML, Gontijo APB, Fonseca ST. Comparação do

desempenho de atividades funcionais em crianças com desenvolvimento normal e crianças com paralisia cerebral. *Arq Neuropsiquiatr* 2002; *60*(2-B):446-52.

10. Lawlor MC, Mattingly CF. The Complexities embedded in family-centered care. *The American Journal of Occupational Therapy.* April 1998; *52*(4).

11. Kellegrew DH. Constructing dayly routines: A qualitative examination of mother´s with young children with disabilities. *American Journal of Occupational Therapy* 2000; *54*:252-9.

12. Mattingly CF, Lawlor MC. A experiência de incapacidade na perspectiva da família. *In:* Neidstadt ME & Crepeau EB. Willard and Spackman – *Terapia Ocupacional.* Rio de Janeiro: Guanabara Koogan, 2002.

13. Dunn W. Best practice in occupational therapy. Thorofare, NJ: Slack Inc. Law M, 2000.

14. Law M Darrah MJ, Pollock N, King G, Rosenbaum P, Russell D, Palisano R, Harris S, Armstrong R, Watt J. Family-Centred functional therapy for children wity cerebral palsy: An emerging practice model. Co-published simultaneously in *Physical & Occupational Therapy in Pediatrics* (The Haworth Press, Inc.) 1998; *18*:83-102.

15. Darrah MJ, Law M, Pollock N. Family-centered functional therapy: a choice for children with motor dysfunction. *Infants & Young Children* 2001; *13*(4):79-87.

16. Basyk S. Changes in attitudes and beliefs regarding parent participation and home programs: an update. *The American Journal of Occupational Therapy* 1989; *43*(11):723-8.

17. Rosenbaum P, King S, Law M, King G, Evans J. Family-centered service: A conceptual framework and research review. *Physical & Occupational Therapy in Pediatrics* (The Haworth Press, Inc.) 1998; *18*(1):1-20.

18. King S, Teplicky R, King G, Rosenbaum P. Family-centered service for children with cerebral palsy and their families: a review of the literature. Seminars in Pediatric Neurology 2004; *11*(1):78-86.

19. King G, Rosenbaum P, Law M, King S, Evans J. *Premises, principles and elements of family-centred service.* Hamilton, ON: Neurodevelopment Clinical Research Unit, 1996.

20. Wilson BN, Kaplan BJ, Crawford SG, Campbell A, Dewey D. Reliability and validity of a parent questionnaire on childhood motor skills. *The American Journal of Occupational Therapy* 2000; *54*(5):484-93.

21. Case-Smith J, Nastro MA. The effect of occupational therapy intervention on mothers of children with cerebral palsy. *The American Journal of Occupational Therapy* 1993; 47:811-7.

22. Brown SM, Humphry R, Taylor E. A model of the nature of familiytherapist relationships: Implications for education. *The American Journal of Occupational Therapy* 1997; *51*(7):597-603.

23. King GA, King SM, Rosenbaum PL. How mothers and fathers view professional caregiving for children with disabilities. *Developmental Medicine and Child Neurology* 1996; *38*:397-407.

24. King SM, Rosenbaum PL, King GA. Parents' perceptions of caregiving: Development and validation of a measure of processes. Developmental Medicine and Child Neurology 1996; *38*:757-72.

25. Shelton Tl & Stepanek JS. Family-centered care for children needing specialized health and development services. Bethesda, MD: Association for the Care of Children's Health, 1994.

26. Crowe TK, VanLeit B, Berghmans KK. Mother's perceptions of child care assistance: The impact of a child`s disability. *The American Journal of Occupational Therapy* 2000; *54*(1):52-8.

27. King S, Rosenbaum P, King G. The Measure of Process of Care MPOC: a means to assess family-centred behaviours of health care providers. Can Child for Childhood Disability Research, nov. 1995.

28. Cohn E, Miller LJ, Tickle-Degnen L. Parental hopes for therapy outcomes: Children with sensory modulation disorders. *The American Joumal of Occupational Therapy* 2000; *54*(1):36-43.

29. O'Neil ME, Palisano RJ. Attitudes toward family-centered care and clinical decision making in early intervention among physical therapists. *Pediatr Phys Ther* 2000; *12*:173-82.

30. O'Neil ME, Palisano RJ, Westcott SL. Relationship of therapists' attitudes, children's motor ability, and parenting stress to mothers' perceptions of therapists' behaviors during early intervention. *Physical Therapy* 2001; *81*(8):1412-24.

31. Mayer ML, White BP, Ward JD, Bamaby EM. Therapist's perceptions about making a difference in parent-child relationships in early intervention occupational programs. *The American Joumal of Occupational Therapy* 2002; *56*(4):411-21.

32. King G, Tuccker MA, Baldwin P, Lowry K, LaPorta J, Martens L. A life Needs Model of Pediatric Service Delivery: Services to support Community Participation and Quality of fite for children and youth with disabilities. *Physical & Occupational Therapy in Pediatrics* 2002; *22*:53-77.

33. King G, King S, Rosenbaum P, Goffin R.. Family-Centered caregiving and well-being of parents of children with disabilities: Linking process with outcome. *Journal of Pediatric Psychology* 1999; *24*(1):41-53.

34. VanLeit B and Crowe TK. Outcomes of an occupational therapy program for mothers of children with disabilities: Impact on satisfaction with time use and occupational performance. *The American Journal of Occupational Therapy* 2002; *56*(4):402-10.

35. Schreiber JM, Effgen SK, Palisano RJ. Effectiveness of parental collaboration on compliance with a Home Program. *Pediatr Phys Ther* 1995; 7:59-64.

36. Lammi BM, Law M. The effects of family-centred functional therapy on the occupational performance of children with cerebral palsy. *Canadian Journal of Occupational Therapy* 2003; *70*(5):285-97.

37. Fergunson MC & Rice MS. The effect of contextual relevance on motor skill transfer. *The American Journal of Occupational Therapy* 2001; *55*:558-65.

38. Katelaar M, Vermeer A, Hart H, van Petegem-van Beek E & Helders PJM. Effects of a functional therapy program on motor abilities of children with cerebral palsy. *Physical Therapy* 2001; *81*(9).

39. Law M, Baptista S, Carswelli A, McColl MA, Polatajko H, Pollock N. *Canadian Occupational Performance Measure*. Ottawa, Ontario: CAOT Publications ACE, 1994.

40. Caldwell B, BradJey R. *Home Observation for Measurement of the Enviroment*. Center for Child Development and Education. University of Arkansas: Little Rock. Revised edition, 1984.

41. Cananadian Child Centre for Childhood Disability Research. Children with disabilities in Ontario part one: children, families and services, Hamilton, ON: McMaster University, 2000.

Intervenção Precoce

Flávia Felipe Silvino
Stefânia Maria Pires Ferreira

▶ INTRODUÇÃO

A intervenção em crianças que apresentam alterações no desenvolvimento tem seu início logo após a detecção destas, sejam elas causadas por fatores genéticos, do microambiente embriofetal ou do ambiente externo.[7] Os avanços tecnológicos, no conhecimento médico e nos cuidados neonatais, vêm aumentando a sobrevivência de bebês de risco e, conseqüentemente, a necessidade de serviços de intervenção precoce. Esses, normalmente apresentam como público-alvo crianças na faixa etária de 0 a 3 anos, acometidas por patologias variadas, como síndromes neurológicas, doenças neuromusculares, paralisia cerebral, transtornos do plexo braquial, torcicolos congênitos, lesões medulares, além de deficiências ou risco de atraso do desenvolvimento.[7]

Brum e Schermann[3] afirmam que a intervenção precoce (IP), destinada a populações de risco para o desenvolvimento, é prioritária para a saúde pública, assim como importante para pesquisar e se conhecer a efetividade e a eficácia das intervenções.

Este capítulo tem por objetivos definir a função da IP, a ação dos profissionais da equipe, as abordagens de avaliação, o atendimento e a importância da participação da família no processo de reabilitação.

▶ CONCEITO DE INTERVENÇÃO PRECOCE

A intervenção precoce é definida como um conjunto de procedimentos que visam à estimulação adequada e contínua de todas as áreas sensoriais (visuais, auditivas, olfativas, táteis, sinestésicas e proprioceptivas) de bebês que passaram por alguma intercorrência no período gestacional, ou por complicações durante ou pós-parto.[7] A intervenção é realizada por meio de medidas preventivas e terapêuticas, com o objetivo de possibilitar a interação social do bebê com o seu ambiente, durante os seus primeiros anos de vida.

Formiga e cols.[5] afirmam que a intervenção é considerada precoce antes que os padrões de posturas e movimentos anormais tenham sido instalados, sendo os primeiros quatro meses de idade a época essencial para iniciar o programa.

A partir do primeiro trimestre de vida, alguns sinais são indicativos de provável comprometimento: dificuldade de vínculo mãe-bebê; déficit na coordenação sucção-deglutição-respiração; distúrbios do choro e da consciência; movimentos anormais como: tremores, hipoatividade ou ausência de movimentos espontâneos; alterações de tônus; incapacidade de manter a cabeça ou levar as mãos à linha média; ausência de reatividade a estímulos visuais e/ou sonoros; convulsões, dentre outros[1] (Figs. 42.1 e 42.2).

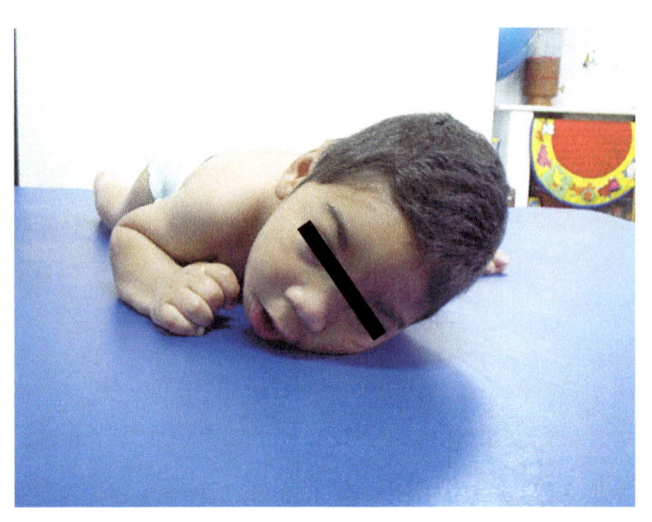

Fig. 42.1 ▶ Ausência de controle de cabeça.

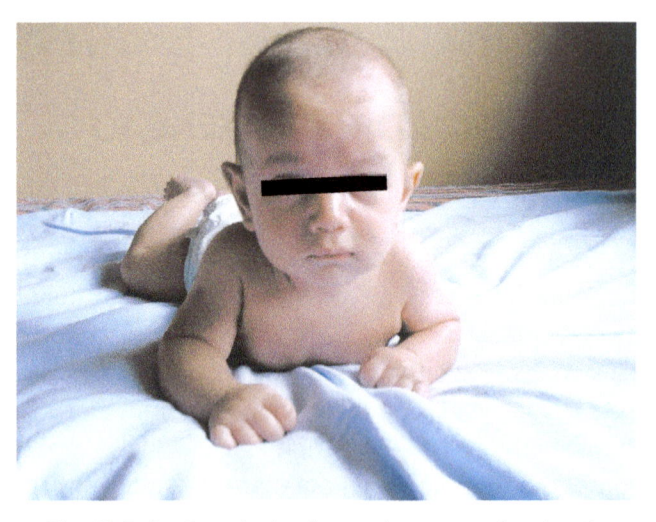

Fig. 42.2 ▶ Controle de cabeça e cintura escapular; simetria.

O quarto mês de vida é o marco para detecção destes sinais. A presença de assimetrias, neste mês, é um dos aspectos mais indicativos de comprometimento no desenvolvimento neuropsicomotor. Às vezes a própria família percebe estas alterações e procura ajuda especializada. Nestas situações, os profissionais devem estar atentos para intervir no momento adequado.

▶ INTERVENÇÃO PRECOCE NA PARALISIA CEREBRAL

Shumway-Cook[8] define paralisia cerebral (PC) como uma disfunção não-progressiva resultante de uma lesão pré-natal ou perinatal do sistema nervo-so central. O local e a extensão da lesão sofrida pelo sistema nervoso central em desenvolvimento determinam o grau de comprometimento observados em uma criança com essa disfunção.

No caso dos bebês com paralisa cerebral, a intervenção deve acontecer o mais rápido possível para atingir um cérebro ainda imaturo, em desenvolvimento, capaz de receber sensações normais e integrá-las ao seu crescimento.

Para compreendermos o processo evolutivo da criança com PC, necessitamos conhecer o processo de maturação do sistema nervoso. Este se inicia no período embrionário, terminando somente na vida extra-uterina, sendo o resultado de uma seqüência de processos complexos e altamente especializados que envolvem multiplicação celular, migração, diferenciação, amadurecimento dos neurônios, da glia e dos vasos sanguíneos. Durante o desenvolvimento ontogenético, o sistema nervoso é mais plástico e o cérebro lesado e ainda imaturo do bebê, ao ser estimulado, permite que áreas próximas às lesadas possam assumir funções parecidas com as normais. Tal função é denominada plasticidade neural, o que fundamenta e justifica a intervenção precoce.

▶ CLASSIFICAÇÃO DA PARALISIA CEREBRAL

Clinicamente a paralisia cerebral pode se apresentar das seguintes formas:[6]

Espástica

Quando a lesão está localizada no trato piramidal, área responsável pelo início dos movimentos voluntários.

QUADRIPARESIA

Comprometimento total (cabeça, tronco e membros) (Fig. 42.3).

DIPARESIA

Lesão em área muito vascularizada próxima aos ventrículos, responsável pelos movimentos das pernas.

HEMIPARESIA

Alterações dos movimentos de um lado do corpo (Fig. 42.4).

Atetose ou discinesia

Lesão localizada no trato extrapiramidal (gânglios da base), área que modifica ou regula os movimentos.

COREOATETOSE

Associação de atetose (movimentos involuntários contínuos, uniformes e lentos) e coréicos (movimentos rápidos, arrítmicos e de início súbito).

DISTONIA

Movimentos intermitentes de torção devidos à contração simultânea das musculaturas agonista e antagonista.

Hipotonia

Diminuição do tônus muscular. Pode mascarar condições degenerativas não diagnosticadas e ser também precursora da atetose e ataxia.

Ataxia

Relacionada com lesões no cerebelo ou suas vias. Alteram o equilíbrio e a coordenação dos movimentos.

Os quadros apresentados por seqüelas de PC podem não ser definitivamente fixos, como o que acontece com bebês inicialmente espásticos que apresentam, com a evolução do tratamento, movimentos atetóides dominantes e conseguem realizar transferências e funções que a espasticidade não lhes permitiria. Daí a importância da intervenção se dar de forma precoce e eficaz, impedindo a instalação de padrões de posturas nem sempre condizentes com a real capacidade do bebê.

▶ EQUIPE MULTIDISCIPLINAR PARA A PARALISIA CEREBRAL

Um bebê com paralisia cerebral necessita de uma equipe multidisciplinar de profissionais, cuja meta

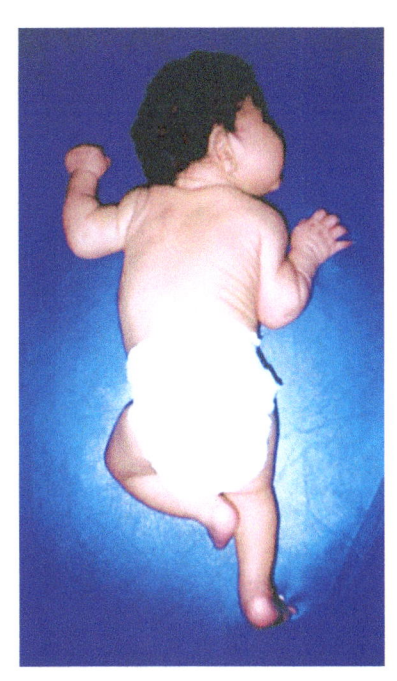

Fig. 42.3 ▶ Quadriparesia espástica: dificuldade para mudar de postura.

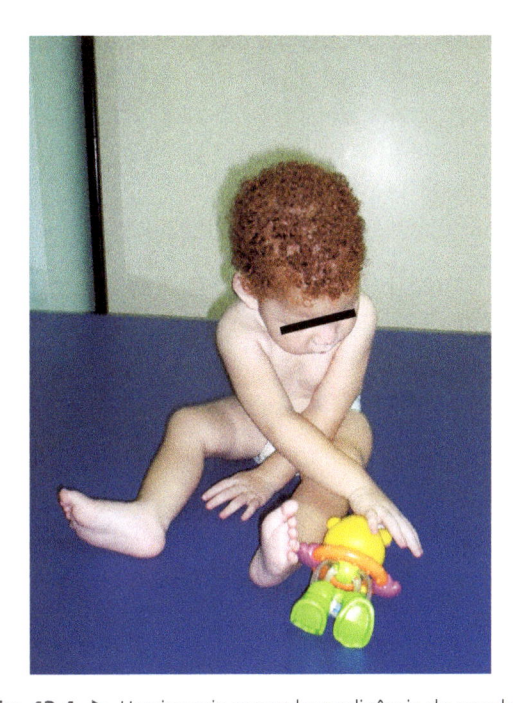

Fig. 42.4 ▶ Hemiparesia esquerda: negligência do membro.

seja prevenir e/ou minimizar os distúrbios no seu desenvolvimento, melhorando sua qualidade de vida. Além do corpo clínico médico, a intervenção precoce deve contar com especialistas diversos, como: fisioterapeuta, terapeuta ocupacional, fonoaudiólogo, psicólogo, assistente social e outros (Fig. 42.5).

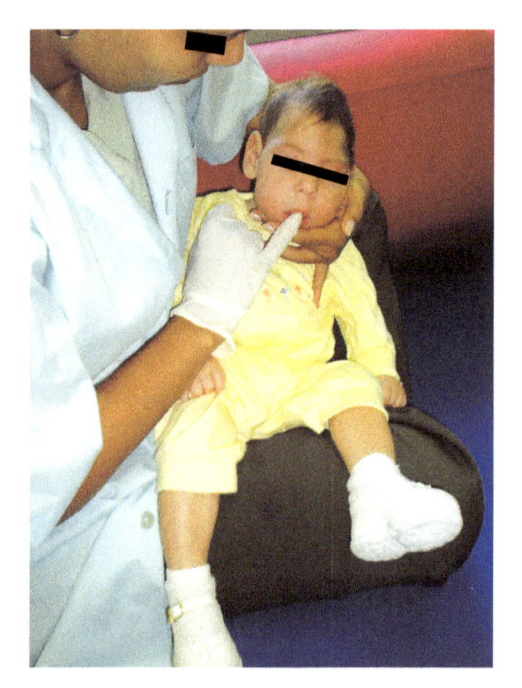

Fig. 42.5 ▶ Intervenção fonoaudiológica.

Independente da abordagem terapêutica, os objetivos somente serão alcançados se houver uma interação mútua entre os profissionais, cada um reconhecendo o saber do outro e consciente da necessidade deste intercâmbio para melhor desempenho da sua própria especialidade.

▶ ATENDIMENTOS MULTIDISCIPLINARES PROFILÁTICOS

O acompanhamento pré-natal regular e boa assistência ao recém-nascido na sala de parto são preventivos de lesão cerebral permanente. Por outro lado, muitas crianças que superam situações críticas com a ajuda de recursos sofisticados das terapias intensivas neonatais modernas, principalmente as prematuras, sobrevivem, mas, com seqüelas neurológicas.

O tratamento precoce muitas vezes é iniciado no ambiente hospitalar, pois a maioria dos bebês que necessitam de intervenção passa por um longo período de internação. Orientações quanto aos posicionamentos no leito, às posições adequadas para alimentação, manuseios realizados de forma lenta, controle da luminosidade do local, estimulação visual e auxílio na organização de rotinas são muito importantes e devem ser repassados para a enferma-

gem e para a família. O ideal é que após a alta hospitalar, caso o bebê não tenha condições que permitam seu deslocamento até o centro de reabilitação, o atendimento deva ser iniciado também precocemente em regime domiciliar, aumentando a participação da família. Muitas vezes é aconselhável a intervenção de apenas um profissional da equipe (terapeuta de referência) e, à medida que o bebê melhore suas condições, outras terapias são iniciadas.

O atendimento sistematizado é aquele que atende a bebês que têm condições de receber tratamento fora de seu domicílio. A freqüência das sessões dependerá da tolerância da criança, do grau de necessidade e investimento da família.

Se um bebê apresentar um grau de comprometimento leve em seu desenvolvimento, deverá ser acompanhado, mesmo que periodicamente, por meio de *follow-up*. *Follow-up* é um monitoramento periódico, onde se faz uma reavaliação global da criança pela equipe multidisciplinar, com a participação dos pais, e são propostas atividades para serem realizadas em domicílio. Bebês muito comprometidos também podem se enquadrar neste tipo de atendimento, com o objetivo de minimizar o desgaste físico para a realização do tratamento fora do ambiente domiciliar, priorizando a qualidade de vida. Estas formas de tratamento são ideais para atender às demandas dos bebês que necessitam de intervenção precoce.

▶ AVALIAÇÃO MULTIDISCIPLINAR

O processo de avaliação em crianças com alterações no desenvolvimento envolve:

* coleta de informações mediante a anamnese realizada por meio da história familiar e dos antecedentes da própria família, na qual são avaliados os fatores de risco e os dados que constatam a presença de deficiências;
* aplicação de testes que auxiliarão no raciocínio clínico e na definição da estratégia de ação terapêutica;
* análise da estimulação do ambiente do qual procede a criança.

Realizada a avaliação diagnóstica de forma multidisciplinar, a equipe, juntamente com participação da família, traça o plano individual de tratamento.

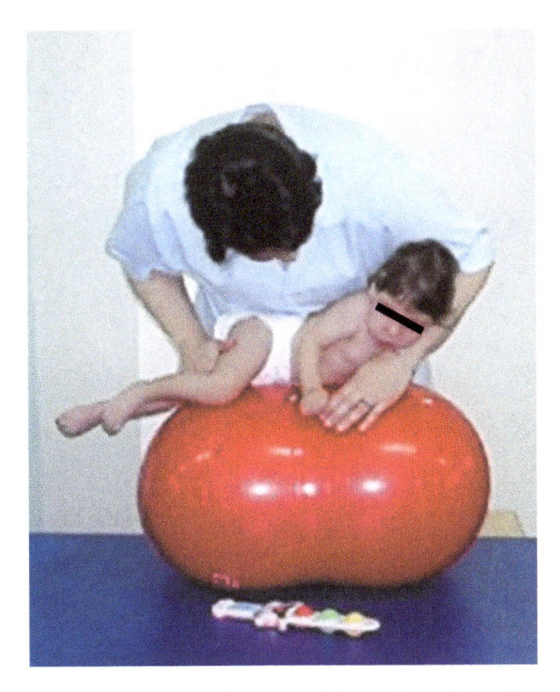

Fig. 42.6 ▶ Manobra fisioterápica (método Bobath).

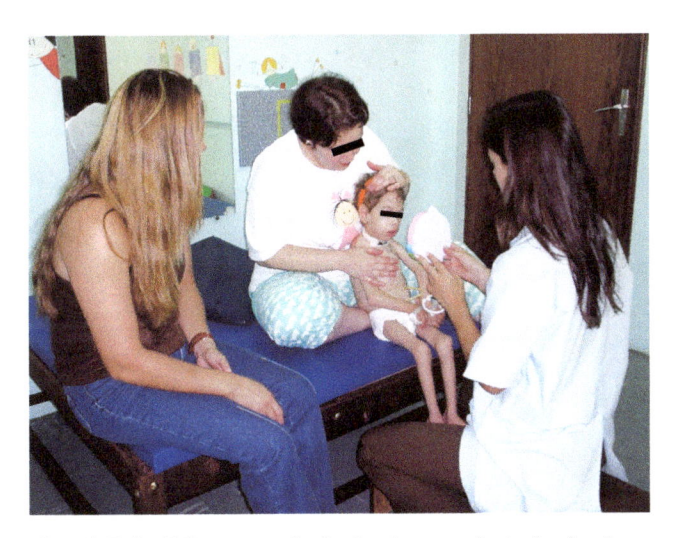

Fig. 42.7 ▶ *Follow-up*: avaliação da criança e orientações à mãe.

Reavaliações contínuas fazem parte do processo de IP. O registro de observações do desempenho da criança de forma sistemática, ao longo do processo e em diferentes situações, favorecerá a demonstração dos progressos do tratamento.

Dentre as modalidades de avaliações mais freqüentemente empregadas em crianças assistidas pela intervenção precoce estão:[4]

- AIMS – Alberta Infant Motor Scale: Utilizada para avaliar o desenvolvimento motor grosso de crianças desde seu nascimento até 18 meses de idade. Piper MC, Darrah J. *Motor Assessment of the Developing Infant*. Philadelphia: WB Saunders Company, 1994.

- BSID II – Bayley Scales of Infant Development: Com base na observação de respostas de crianças de 1 mês a 3 anos e 6 meses de idade, nas áreas mental, motora e comportamental. Bayley N. *Bayley Scales of Infant Development*. 2ª edition. Manual. San Antonio: Psychological Corporation, 1993.

- MAI – Movement Assessment of Infants. Avalia e acompanha longitudinalmente bebês até 12 meses de idade que apresentem fatores de risco para alteração no seu desenvolvimento motor. Chandler LS, Andrews MS, Swanson MW, Larson A. *Movement Assessment of Infants: a Manual Rolling Bay*. WA Infant Movement Research, 1980.

- PDMS-2 – *Peabody Developmental Motor Scale*. 2ª edição. Avalia habilidades motoras grossas e finas de crianças, do seu nascimento até a idade de 5 anos. Folio MR, Fewell RR. *Peabody Developmental Motor Scales, Examiner's Manual*. Second edition (PDMS-2). Austin, TX: Pro-Ed, 2000.

- PEDI – Pediatric Evaluation of Disability Inventory: objetiva avaliar o desenvolvimento de habilidades e o nível de independência no desempenho de atividades funcionais, no ambiente da criança, nos itens: autocuidado, mobilidade e função social. Haley SM, Coster WJ, Ludlow LH, Haltiwanger JT, Andrellos PJ. *Pediatric Evaluation of Disability Inventory (PEDI): development, standardization and administration manual, version 1.0*. Boston, MA: New England Medical Center Inc., 1992.

Somente, após uma avaliação bem detalhada de todos os aspectos que podem comprometer o desenvolvimento do bebê, pode-se traçar objetivos e planejar um tratamento adequado às suas necessidades.

▶ TRATAMENTO MAIS UTILIZADO

O método de abordagem mais freqüentemente usado em crianças com PC é o NDT (Neuro Developmental Treatment), criado nos primórdios de 1943 pelos Drs. Karel e Berta Bobath (Londres) (Bobath, 1979) (Fig. 42.6). O conceito Bobath propõe a facilitação de movimentos e posturas seletivas, a partir da compreensão dos movimentos normais, incluindo a percepção, objetivando, assim, um aprimoramento da qualidade da função. Ajustes automáticos da postura são solicitados a fim de produzir uma resposta mediante o alinhamento corporal, reações de proteção e equilíbrio.[2]

Todo recém-nascido necessita ser estimulado para desenvolver suas capacidades. O bebê responde a estímulos sensitivos com respostas motoras. O aprendizado motor é um processo neurobiológico pelo qual o organismo modifica temporária ou definitivamente suas respostas motoras, melhorando o seu desempenho, como resultado da prática. O brincar é de fundamental importância para este aprendizado, pois permite interação com pessoas, exploração do ambiente e estimulação das potencialidades do bebê.

Os bebês com alterações no desenvolvimento, por apresentarem, inicialmente, movimentos mais primários que anormais, são auxiliados pela IP a estabelecer os esquemas mais fundamentais, seguindo tão de perto quanto possível as etapas do desenvolvimento da criança normal.

A aceitação do bebê, o apoio afetivo, o ambiente rico e variado de estímulos adequados à etapa evolutiva, somando-se à participação real da família, são essenciais para seu desenvolvimento.

Para o sucesso do tratamento, além de se ter conhecimento das etapas do desenvolvimento motor normal, devem ser observadas alterações dos movimentos e distúrbios associados como epilepsia, alteração visual, deficiência auditiva, dificuldade para alimentação, e outras.

▶ PARTICIPAÇÃO DA FAMÍLIA É ESSENCIAL

Quanto mais cedo a criança for encaminhada para avaliação e tratamento especializados, melhor será sua adaptação e a de seus familiares à situação, e menor a probabilidade dos problemas secundários ao quadro neurológico. O programa de intervenção precoce auxilia no desenvolvimento cognitivo, afetivo e psicomotor das crianças que apresentam defasagens nestas áreas, e também no processo preventivo. O enriquecimento adequado de um ambiente precariamente estimulador, efetuado desde os primeiros tempos de vida, repercute favoravelmente no desenvolvimento infantil; portanto, é preciso

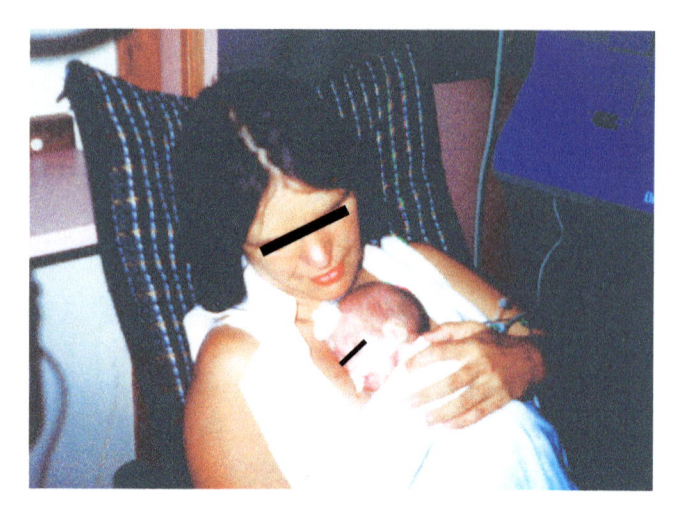

Fig. 42.8 ▶ Aconchego: imprescindível para o sucesso da intervenção.

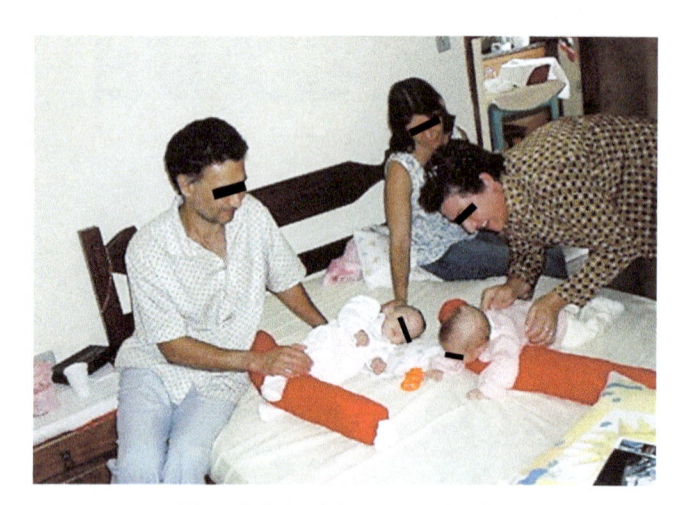

Fig. 42.9 ▶ Orientações à família.

tornar este ambiente apropriado tanto para a criança quanto para seus familiares.

O envolvimento dos pais é importante para que auxiliem efetivamente no desenvolvimento da sua criança, por meio de orientações individuais a eles encarregadas, em função das condições particulares da própria criança e de práticas que devem ser realizadas em casa. O êxito do trabalho é dado pela participação ativa dos familiares junto à criança (Figs. 42.8 e 42.9).

▶ ASPECTOS GLOBAIS DO TRATAMENTO NA INTERVENÇÃO PRECOCE

A intervenção precoce na paralisia cerebral não possui um protocolo de atendimento específico, pois cada indivíduo possui suas particularidades que impedem a uniformização do tratamento. Assim, as abordagens de atendimento devem conter os seguintes aspectos:

Nutrição

A criança deve estar bem nutrida para participar ativamente do seu processo de reabilitação. O objetivo da reabilitação é adequar com segurança o modo de alimentar à quantidade necessária de nutrientes que a criança deve ingerir.

Cognição e linguagem

É através da atividade lingüístico-cognitiva (comunicação e interação social) que o indivíduo planeja, organiza e estrutura suas ações para agir no mundo. O atendimento deve ser planejado para proporcionar situações em que a criança possa utilizar sua linguagem e desenvolver seu potencial cognitivo (Fig. 42.10).

Equipamentos e órteses

Indicados com o objetivo de prevenção e/ou minimização de deformidades, alinhamento corporal, posicionamento adequado em repouso e durante a realização de funções, facilitação da marcha, transporte da criança (Figs. 42.11 a 42.16).

▶ COMENTÁRIOS FINAIS

A IP tem uma preocupação em detectar e diagnosticar distúrbios no desenvolvimento de crianças em seus primeiros anos de vida, a fim de prevenir ou minorar os déficits instalados, ou que poderão se instalar, possibilitando-lhes um processo evolutivo tão equilibrado quanto possível.

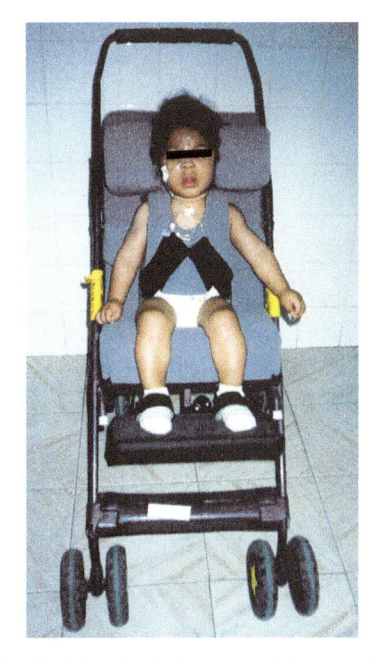

Fig. 42.11 ▶ Cadeira adaptada para posicionamento e transporte da criança.

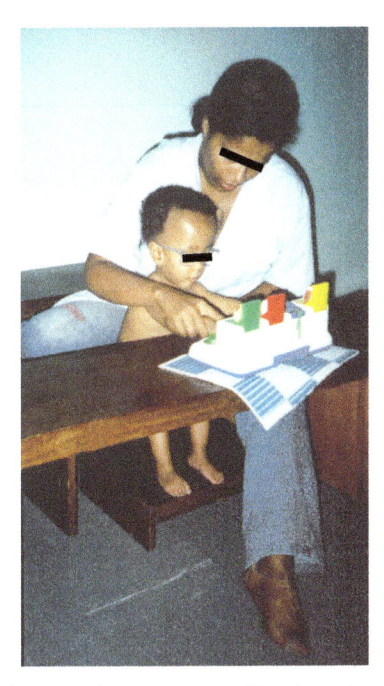

Fig. 42.10 ▶ Estímulo percepto-cognitivo: jogo de causa e efeito.

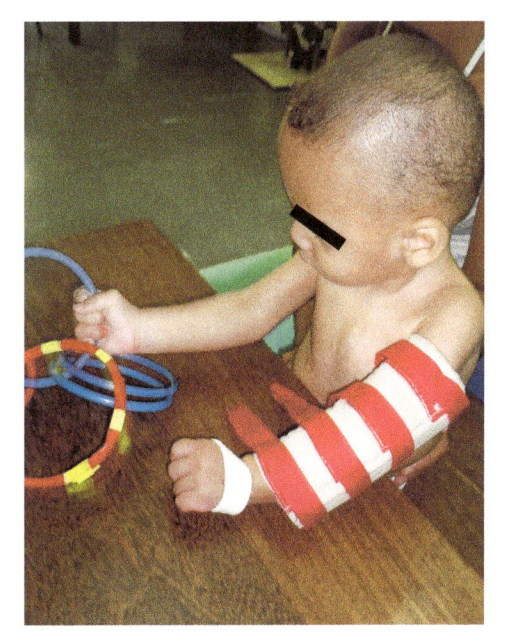

Fig. 42.12 ▶ Polaina e *splint*: melhor posicionamento do MSE e desempenho funcional.

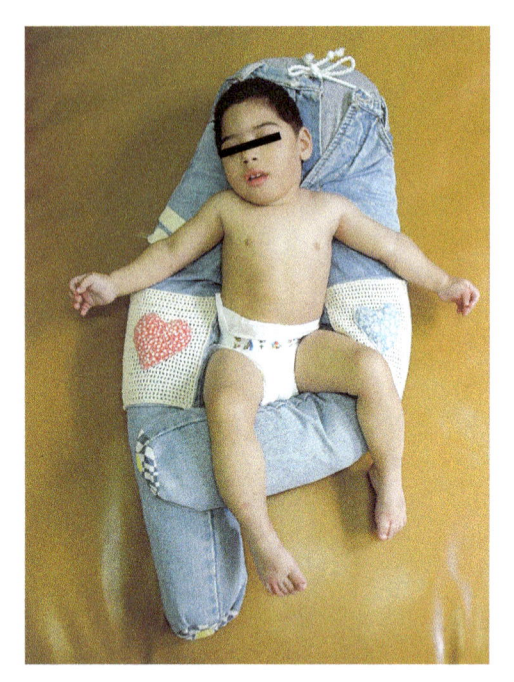

Fig. 42.13 ▶ Simetria proporcionada pela calça *jeans*.

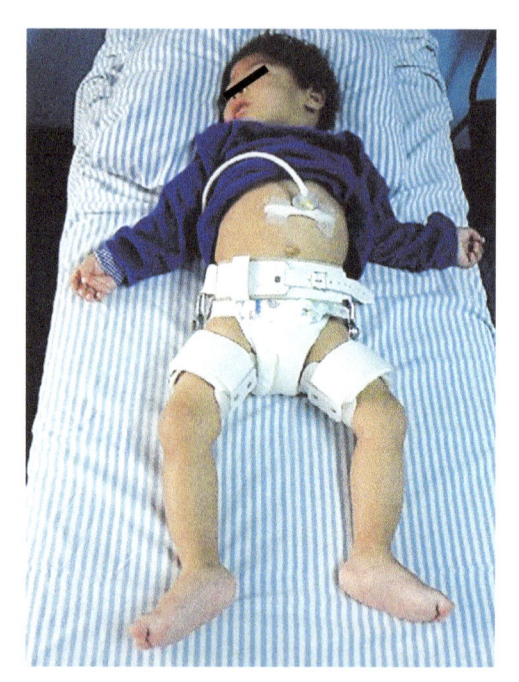

Fig. 42.14 ▶ Abdutor usado para minimizar deformidades nos quadris.

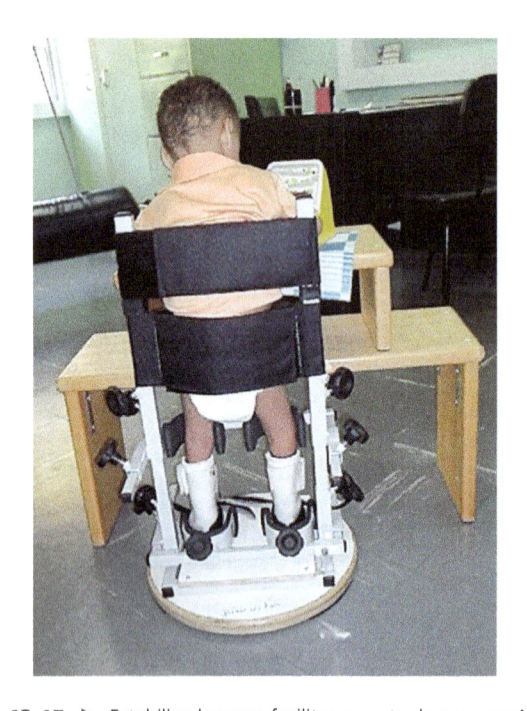

Fig. 42.15 ▶ Estabilizador para facilitar suporte de peso em MMII e alinhamento postural.

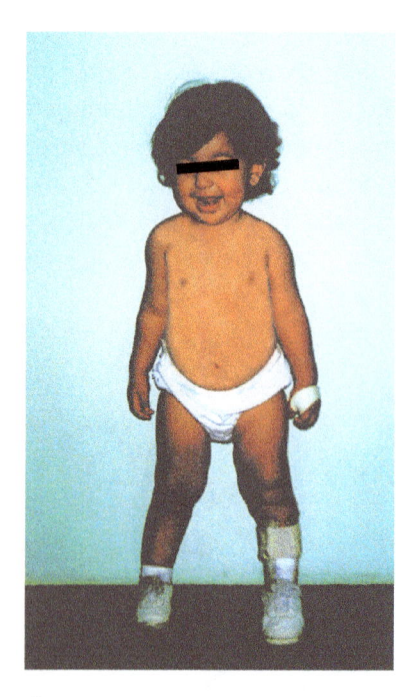

Fig. 42.16 ▶ Órteses para melhor posicionamento do dimídio E e estabilidade na deambulação.

Abordagens em diversas áreas são realizadas: motora, percepto-cognitiva, linguagem, em busca da maior proximidade possível do desenvolvimento normal.

O sucesso do tratamento depende da integração de esforços, da eficiência de quem atende e da família, em planejar e coordenar os serviços de forma sistêmica.

▶ REFERÊNCIAS

1. Chagas PSC, Mancini MC. Testes padronizados utilizados na avaliação da criança portadora de paralisia cerebral. *In:* Lima CL, Fonseca FL (eds.). *Paralisia cerebral: neurologia, ortopedia, reabilitação.* Rio de Janeiro: Medsi, 2004:335-54.
2. Amorim R. Exame neurológico: sinais de alerta na paralisia cerebral. *In:* Lima CL, Fonseca FL (eds.). *Paralisia cerebral: neurologia, ortopedia, reabilitação.* Rio de Janeiro: Medsi, 2004:15-20.
3. Brum EHM, Schermann L. *Intervenções frente ao nascimento prematuro: uma revisão teórica.* Porto Alegre: Scientia Médica, 2005; *15*(1):60-7.
4. Gauzzi LDV, Fonseca LF. Classificação da Paralisia Cerebral. *In:* Lima CL, Fonseca LF (eds.). *Paralisia cerebral: neurologia, ortopedia, reabilitação.* Rio de Janeiro: Medsi, 2004:37-44.
5. Shuway-Cook A, Woolacott M. *Controle motor: teoria e aplicações práticas.* 2ª edição. São Paulo: Manole, 2003.
6. Bobath B. *A deficiência motora em pacientes com paralisia cerebral.* Trad.: Duarte JP. São Paulo: Manole, 1979.
7. Formiga CKMR, Pedrazzani ESE, Tudella E. Desenvolvimento motor de lactentes pré-termo. *Rev. Brasileira de Fisioterapia* 2004; *8*(3):239-45.
8. Ferreira SMP *et al.* Intervenção Precoce. *In:* Lima CL, Fonseca FL (eds.). *Paralisia cerebral: neurologia, ortopedia, reabilitação.* Rio de Janeiro: Medsi, 2004:321-33.

Instrumentos de Classificação e de Avaliação para Uso em Crianças com Paralisia Cerebral

Paula Silva de Carvalho Chagas
Marisa Cotta Mancini

▶ INTRODUÇÃO

Os termos testar e avaliar são freqüentemente utilizados na clínica como sinônimos. Entretanto, eles são conceitualmente distintos, apresentando, inclusive, complexidade diferenciada. A definição e caracterização de cada um destes termos são essenciais para a clareza conceitual do conteúdo deste capítulo.

Testar refere-se a um conjunto de ações dirigidas à coleta de informações em torno de uma pessoa, fato, situação ou fenômeno, com o fim de emitir um juízo de valor em função de alguns critérios previamente definidos, para suportar tomadas de decisões. Refere-se ao uso de instrumentos específicos. Testes não informam o que fazer com o cliente, mas fornecem informações sobre a meta a ser alcançada pelo tratamento, ou seja, o conteúdo que será documentado como resultado esperado da intervenção.[1]

Avaliar é um processo complexo e específico a um indivíduo, em que se coleta informação necessária para identificar áreas de dificuldade e de habilidade do indivíduo. A conseqüente interpretação desta informação visa ao planejamento de um programa efetivo de ação, com objetivos definidos a partir da informação coletada. Este processo inclui ainda a documentação dos resultados e recomendações para possíveis mudanças na intervenção. O processo de avaliação inclui uma variedade de procedimentos para a coleta de dados, desde pesquisa de prontuários, entrevistas, observações e aplicação de testes específicos.[1]

Com base nas definições acima, observa-se que o processo de avaliação inclui não só o uso de testes e de outras fontes de informação, mas também a aplicação de raciocínio clínico, necessário à definição da estratégia de ação terapêutica.

Uma importante mudança de foco tem sido observada, não apenas na literatura e no corpo de conhecimento específico sobre crianças com paralisia cerebral, mas também tem sido estendida para a prática clínica, influenciando diretamente a atuação dos profissionais e os cuidados dispensados para com essas crianças.[2,3] Tal mudança caracteriza-se por sairmos do foco na disfunção, ou seja, nas limitações e conseqüências negativas da condição de paralisia cerebral, para um novo foco voltado para a funcionalidade, ou seja, para as habilidades presentes no repertório do indivíduo, apesar da condição de paralisia cerebral. Tal mudança de foco (de disfunção para funcionalidade) pode também ser observada na instrumentação específica utilizada na caracterização de indivíduos com paralisia cerebral. Acompanhando essa mudança de foco, sistemas funcionais de classificação foram recentemente desenvolvidos para descrever as habilidades disponíveis no repertório de movimentação funcional de crianças e adolescentes com paralisia cerebral, no contexto de atividades da rotina diária. Tais sistemas informam sobre a função motora grossa (Gross Motor Function Classification System – GMFCS)[4-10] e sobre as habilidades manuais de crianças e adolescentes com paralisia cerebral (Manual Abilities Classification System – MACS),[11-14] com base na mobilidade e no desempenho em atividades da rotina diária, respectivamente. Cabe ressaltar que esses sistemas de classificação não devem ser utilizados como medidas de desfecho para essa clientela, uma vez que o GMFCS e o MACS não se caracterizam como escalas quantitativas e sim como sistemas ordinais de classificação.[15]

O crescente interesse por documentação objetiva de efeitos terapêuticos tem resultado em grande procura por testes padronizados, no processo de avaliação infantil. Os testes padronizados usam valores normativos como referência na interpretação da pontuação recebida pelo indivíduo. Uma das possibilidades destes testes é a comparação do desempenho apresentado por uma criança em particular, com os valores normativos de um grupo de referência.[16] Além disso, testes padronizados freqüentemente definem um protocolo padronizado para aplicação, que deve ser seguido conforme as orientações dos autores, para garantir consistência no procedimento de testagem. O uso de testes padronizados na avaliação de aspectos específicos do desempenho de crianças com paralisia cerebral (PC) serve a vários propósitos, incluindo: descrição objetiva do repertório da criança, indicando áreas de habilidades e de dificuldades, estabelecimento de linguagem comum e facilitação da comunicação entre profissionais da equipe, definição clara de objetivos de intervenção, e quantificação dos efeitos de ações terapêuticas. Uma análise crítica dos testes existentes torna-se importante para auxiliar na escolha do instrumento adequado de ser utilizado, tanto na prática clínica como nas investigações científicas.

A escolha de testes geralmente leva em consideração os seguintes aspectos:[16] (a) informação referente à administração, interpretação e divulgação dos resultados do teste; (b) custo do material de teste (*kit*), dos equipamentos necessários para sua aplicação, e necessidade de treinamento; (c) adequação do teste à população clínica de interesse; (d) propriedades psicométricas do teste incluindo confiabilidade e validade.[16,17]

Abaixo, apresentaremos duas medidas de classificação funcional de crianças com PC, ambas com aplicabilidade clínica e científica. Em acréscimo, este capítulo disponibiliza informações acerca de 10 testes freqüentemente empregados para avaliação clínica e pesquisas em crianças com PC, assunto resumido no Quadro 43.1. Uma busca nas bases de dados Lilacs, Scielo, e Medline foi realizada em novembro de 2007, com o intuito de ilustrar os estudos brasileiros que vêm utilizando estes sistemas de classificação e os testes padronizados, a seguir.

▶ SISTEMAS DE CLASSIFICAÇÃO FUNCIONAL DA PARALISIA CEREBRAL

Gross Motor Function Classification System (GMFCS)

O sistema de classificação da função motora grossa (Gross Motor Function Classification System – GMFCS) tem base na observação do movimento auto-iniciado, com ênfase especial na posição sentada (controle de tronco), transferências e marcha. Esta classificação consiste de cinco níveis, os quais descrevem a função motora baseada nas limitações funcionais da criança em casa, na escola e na comunidade,[4] necessidade de uso de tecnologia assistiva, incluindo dispositivos de mobilidade (como andadores, muletas e bengalas) e cadeira de rodas motorizada. O foco da classificação é identificar o nível que mais bem representa as habilidades e limitações na função motora de crianças com PC, em determinada faixa etária.

O objetivo do GMFCS é classificar a função motora grossa presente no repertório da criança em determinado momento, e não julgar a qualidade do movimento ou potencial para mudanças.

O GMFCS caracteriza-se como uma escala de cinco níveis, que são específicos para cinco grupos etários distintos: menos de 2 anos, entre 2 e 4 anos, 4 a 6 anos, entre 6 e 12 anos, e a faixa etária da

Nota: Confiabilidade ou fidedignidade refere-se à capacidade de um teste demonstrar resultados consistentes e reproduzíveis. Validade diz respeito à capacidade de um teste de mensurar ou informar sobre determinado fenômeno a que se propõe.[16,17]

Nome do teste	Tipo de clientela e/ou população-alvo	Características principais	Referência principal
Alberta Infant Motor Scale (AIMS)	Bebês desde o nascimento até os 18 meses de idade.	Escala observacional que possibilita a identificação de componentes específicos do desenvolvimento motor. Possibilita a detecção de atrasos no desenvolvimento motor, assim como pequenos ganhos obtidos com intervenções terapêuticas.	Piper MC, Darrah J. *Motor Assessment of the Developing Infant*. Philadelphia: WB Saunders Company, 1994.
Bayley Scales of Infant Development (BSID II)	Bebês a partir de 1 mês até os 42 meses de idade.	Escala baseada na observação de respostas comportamentais a partir de três escalas: mental, motora e comportamental. As escalas mental e motora avaliam o nível cognitivo, linguagem, pessoal-social e desenvolvimentos motores grosso e fino. A escala comportamental avalia o comportamento da criança durante a situação do teste.	Bayley N. *Bayley Scales of Infant Development*. 2nd Edition: Manual. San Antonio: Psychological Corporation, 1993.
Children's Assessment of Participation and Enjoyment (CAPE) e Preferences for Activities of Children (PAC)	Crianças e adolescentes com ou sem incapacidade, de idades entre 6 e 21 anos.	Os testes CAPE e PAC são em formato de questionário e podem ser administrados independentemente ou juntos. Estes testes descrevem a participação da criança em atividades da rotina diária (não-escolares) e podem ser usados para planejar intervenção e mensurar desfechos clínicos.	King G, Law M, King S, Hurley P, Hanna S, Kertoy M, Rosenbaum P, & Young N. *Children's Assessment of Participation and Enjoyment (CAPE) and Preferences for Activities of Children (PAC)*. San Antonio, TX: Harcourt Assessment, Inc., 2004.
Gross Motor Function Measure (GMFM)	Crianças com paralisia cerebral com quadro motor compatível ao de crianças típicas até os 5 anos de idade.	O GMFM é um instrumento desenvolvido para avaliar e medir mudanças na função motora de crianças com paralisia cerebral ao longo do tempo. Escala criada para avaliar a quantidade de atividades motoras que essas crianças são capazes de executar e não a qualidade dessa movimentação.	Russell D, Rosembaum PL, Avery LM, Lane M. *Gross Motor Function Measure (GMFM-66 & GMFM-88)*. User's Manual. London: Mac Keith Press, 2002:234pp.
Movement Assessment of Infants (MAI)	Bebês com alto risco para alterações no desenvolvimento motor desde o nascimento até os 12 meses de idade.	O MAI foi desenvolvido especificamente para identificar crianças que apresentam risco para desenvolvimento de alterações motoras, assim como para ser utilizado em programas de *follow-up*. O teste avalia o repertório neuromotor de crianças em quatro áreas: tônus muscular, reflexos primitivos, reações automáticas e movimentação voluntária.	Chandler LS, Andrews MS, Swanson MW, Larson A. *Movement Assessment of Infants: a Manual*. Rolling Bay: WA Infant Movement Research, 1980.
Peabody Developmental Motor Scale – 2ª edição (PDMS-2)	Avalia habilidades motoras grossas e finas de crianças na faixa etária de 0 (nascimento) a 5 anos de idade.	O teste PDMS-2 se baseia na observação do desempenho motor grosso e fino da criança. A **escala motora grossa** avalia os seguintes aspectos do desempenho motor grosso: reflexos; habilidades motoras estacionárias; habilidades locomotoras; e manipulação de objetos. A **escala motora fina** avalia as habilidades manuais de preensão e de integração visuomotora.	Folio MR, Fewell RR. *Peabody Developmental Motor Scales, Examiner's manual*. Second edition (PDMS-2). Austin, TX: Pro-Ed, 2000.

Quadro 43.1 ▶ Resumo de dez testes freqüentemente empregados na avaliação clínica e em pesquisas, com crianças com PC

Nome do teste	Tipo de clientela e/ou população-alvo	Características principais	Referência principal
Pediatric Evaluation of Disability Inventory (PEDI)	Informa sobre o desempenho funcional de crianças na faixa etária entre 6 meses e 7,5 anos de idade. Ele pode ser utilizado com crianças portadoras de vários tipos de problemas de saúde ou deficiências.	O teste PEDI objetiva avaliar, mediante entrevista estruturada com os pais ou cuidadores, o desenvolvimento de habilidades funcionais e o nível de independência no desempenho de atividades funcionais, no ambiente típico da criança, em três áreas: autocuidado, mobilidade e função social. Neste teste, a independência da criança é inversamente avaliada por meio da quantidade de assistência que é fornecida pelo cuidador no desempenho de atividades funcionais.	Haley SM, Coster WJ, Ludlow LH, Haltiwanger JT, Andrellos PJ. *Pediatric Evaluation of Disability Inventory (PEDI): development, standardization and administration manual, version 1.0*. Boston, MA: New England Medical Center Inc., 1992. Mancini MC. *Inventário de Avaliação Pediátrica de Incapacidade (PEDI) – Manual da versão brasileira adaptada*. Belo Horizonte, MG: Editora UFMG, 2005.
Quality of Upper Extremity Skills Test (QUEST)	Crianças portadoras de disfunções neuromotoras que apresentem o sintoma da espasticidade. Permite a documentação da severidade da disfunção motora em vez da idade das crianças (função manual de crianças normais do nascimento aos 18 meses de idade).	O QUEST é um teste que visa a avaliar a qualidade dos padrões de movimento de membros superiores (MMSS) e funções manuais em crianças portadoras de paralisia cerebral (PC) em quatro domínios: movimentos dissociados, preensão, extensão protetora e descarga de peso (apoio).	De Matteo C, Law M, Russell D, Pollock N, Rosenbaum P, Walters S. *QUEST: Quality of Upper Extremity Skills Test*. Hamilton, ON: McMaster University Neurodevelopmental Clinical Research Unit, 1992.
School Function Assessment (SFA)	Crianças portadoras de diversos tipos de deficiências e níveis de gravidade variados, que estejam inseridas preferencialmente em escola de ensino regular (ensino fundamental), podendo também ser usado para aquelas que freqüentam escolas especiais.	O SFA é um teste no formato de questionário estruturado, preenchido por meio de julgamento profissional do desempenho típico da criança em atividades e tarefas realizadas na escola. Este teste possibilita a documentação das habilidades e dificuldades funcionais que suportam e permitem a participação deste aluno nos ambientes acadêmicos e sociais da escola.	Coster WJ, Deeney T, Haltiwanger J, Haley SM. *School Function Assessment*. San Antonio, TX: The Psychological Corporation/Therapy Skill Builders, 1998.
Test of Infant Motor Performance (TIMP)	Bebês prematuros a partir de 34 semanas até os 4 ou 5 meses de idade corrigida.	É um teste que avalia postura e movimento de bebês prematuros e com atraso no desenvolvimento motor. É dividido em duas partes com 42 itens no total, sendo 13 observáveis e 29 testáveis.	Campbell SK. *The Test of Infant Motor Performance – Test User's Manual Version 2.0*. Chicago: www.thetimp.com, 2005.

adolescência, de 12 a 18 anos, recém-publicada.[18] Após os 6 anos de idade, crianças com PC podem ser classificadas em um dos cinco níveis:[4,18]

NÍVEL I

Criança anda sem restrições, tem limitações em atividades motoras globais mais elaboradas.

NÍVEL II

Criança anda sem ajuda, tem alguma dificuldade na locomoção fora de casa e na sua comunidade.

NÍVEL III

A criança anda com algum material que lhe dê apoio. Tem dificuldade de andar fora de casa ou na sua comunidade.

NÍVEL IV

Autolocomoção limitada, as crianças são transportadas ou usam cadeira elétrica fora de casa ou em ambiente mais amplo.

NÍVEL V

A autolocomoção da criança é muito prejudicada, mesmo com tecnologia mais avançada.

Em cada grupo etário deve-se observar a mobilidade e postura da criança com PC e classificá-la em um nível mais condizente com seu repertório motor grosso, descritos no Quadro 43.2. Para facilitar a distinção entre os níveis, devem-se observar as seguintes características[4,18]:

Entre os níveis I e II

Crianças no nível II têm dificuldade com transições, andar do lado de fora e na comunidade, precisam de equipamentos adaptativos quando estão começando a andar, menor qualidade na movimentação e em realizar atividades de correr e pular.

Entre os níveis II e III

Crianças no nível III têm maior dificuldade do que o nível II para adquirir mobilidade funcional na postura sentada, necessitando de equipamentos e de órteses para andar durante toda sua vida, enquanto crianças no nível II não precisam de equipamentos depois dos 4 anos de idade.

Entre os níveis III e IV

Diferenças entre esses níveis devem ser observadas na habilidade para sentar-se e na mobilidade, bem como na necessidade de equipamentos para mobilidade. Crianças no nível III sentam-se independentemente, têm mobilidade independente no chão, e andam com auxílio. Crianças no nível IV são funcionais quando sentadas com apoio, mas a mobilidade independente é muito limitada, sendo geralmente transportadas ou fazendo uso de cadeira de rodas motorizada.

Entre os níveis IV e V

Crianças no nível V não são independentes, precisando de auxílio por toda a sua vida. Em alguns casos, cadeira de rodas motorizada pode ser utilizada para auxiliar na locomoção.

O GMFCS se tornou a principal forma de classificação do comprometimento motor grosso de crianças com paralisia cerebral.[19] Esse sistema teve boa aceitação, tanto nas literaturas nacional e internacional como entre os profissionais de saúde que trabalham com essa clientela, facilitando-lhes a comunicação entre si sobre a função motora grossa desta população.[20]

Os pais de crianças com PC avaliaram o GMFCS como útil para informar sobre as habilidades e limitações de mobilidade de seus filhos, em relação a crianças de mesma faixa etária[8]. Índices mais elevados de confiabilidade foram observados para crianças na faixa etária entre 2 e 12 anos. O GMFCS apresenta estabilidade cronológica[5,10] e maior valor preditivo com o passar dos anos.[10] Foi documentada alta confiabilidade de adultos com paralisia cerebral no auto-relato de sua classificação segundo o GMFCS, comparados a profissionais da área de reabilitação (ICC = 0,93 a 0,95).[6] Autores brasileiros vêm utilizando o GMFCS como forma de caracterização funcional da gravidade de crianças com paralisia cerebral.[21-24]

Quadro 43-2 ▶ Distribuição por faixa etária da classificação nos níveis do Gross Motor Function Classification System (GMFCS)

464 PARTE III ▼ REABILITAÇÃO

Faixas etárias	Níveis do GMFCS				
	I	II	III	IV	V
Antes dos 2 anos	O lactente senta-se e levanta-se de cadeiras, bancos ou do chão sem usar as mãos, estando estas livres para manipular objetos. O lactente engatinha sobre mãos e joelhos, puxa-se para a postura de pé e dá passos segurando em móveis. Ele anda entre 18 meses e 2 anos de idade sem necessitar de ajuda (*i.e.*, voador).	O lactente mantém-se sentado no chão, mas pode precisar usar as mãos para apoio. Ele se arrasta ou engatinha. Pode ser que ele se puxe para postura de pé, segurando nos móveis, dando alguns passos.	O lactente fica sentado no chão quando seu tronco inferior for sustentado. Ele rola e se arrasta.	O lactente tem controle de cabeça, mas o tronco deve ser apoiado para ele poder sentar-se no chão. Ele consegue rolar para supino e talvez para prono.	A deficiência motora limita o controle voluntário dos movimentos. Os lactentes não conseguem sustentar a cabeça e o tronco contra a gravidade na postura em prono ou sentada. Para rolar, precisam ajuda.
2 a 4 anos	A criança consegue sentar no chão sem usar as mãos, estando estas livres para manipular objetos. Ela é capaz de fazer mudanças de posturas de sentado no chão para de pé, sem nenhuma ajuda. A criança anda do seu jeito preferido sem nenhuma assistência, seja por pessoas ou por objetos.	A criança senta no chão, mas apresenta dificuldade em manipular um objeto, porque ela precisa das mãos para se manter sentada.	A criança consegue se manter sentada no chão, muitas vezes sentando em W (sentado entre as pernas fletidas com quadril em rotação interna). Pode ser que ela precise de ajuda do adulto para se sentar. Consegue arrastar ou engatinhar de forma não recíproca. Esta pode ser a maneira principal de se locomover. Pode se puxar para a postura de pé em um ambiente estável e pode dar alguns passos. Em casa, pode usar alguma ajuda para se locomover.	Consegue sentar no chão quando colocado, mas é incapaz de se manter alinhado e de se equilibrar sem apoio das mãos. A maioria das crianças necessita material de apoio para a postura sentada ou de pé. A autolocomoção é possível por uma distância pequena, por exemplo, dentro de um quarto, por meio do rolar, arrastar ou engatinhar não-recíproco.	A deficiência motora limita o controle dos movimentos voluntários, como manter a cabeça e o tronco contra a gravidade. Todas as áreas de funcionalidade estão limitadas. As limitações do sentar e de ficar de pé não são possíveis de compensar plenamente por meio de órteses ou outros materiais. No nível V, a criança não tem chance de autolocomoção. Ela é transportada. Algumas crianças conseguem se locomover em cadeira de rodas motorizada com muitas adaptações.
4 a 6 anos	A criança consegue assumir diversas posturas e sabe fazer as transições, como sentar e ficar de pé, sem precisar de apoio. Ela anda em casa e na rua e consegue subir escadas. Apresenta habilidade de correr e de pular.	A criança é capaz de sentar-se em uma cadeira, conseguindo manipular um objeto com as duas mãos. Ela se levanta do chão ou da cadeira, mas precisa de uma superfície que permita que ela se puxe pelos membros superiores para a postura de pé. A criança consegue andar sem assistência dentro e fora de casa, porém, desloca-se pouco. Sobe escadas, mas precisa segurar-se no corrimão, não sendo capaz de correr ou pular.	A criança consegue sentar-se em uma cadeira normal, mas necessita de um suporte no tronco ou na pelve para maximizar a função da mão. Ela consegue levantar e sentar em uma cadeira usando uma superfície de apoio para se puxar pelos membros superiores. Anda com alguma ajuda de aparelho numa superfície plana; para subir escadas precisa ser guiada por um adulto. Geralmente as crianças são transportadas quando se deslocam a distâncias maiores ou quando o terreno for acidentado.	A criança senta-se na cadeira que precisa de material de adaptação para o tronco e a pelve para maximizar o uso das mãos. Ela levanta e senta com ajuda de um adulto ou apoiando-se numa superfície para poder se puxar pelos membros superiores. Ela consegue andar pequenas distâncias com a ajuda de um adulto, mas a dificuldade é de se virar e de manter o equilíbrio em área acidentada. A criança é transportada e pode conseguir se locomover com uma cadeira motorizada.	A deficiência motora limita o controle dos movimentos voluntários, como manter a cabeça e o tronco contra a gravidade. Todas as áreas de funcionalidade estão limitadas. As limitações do sentar e do ficar de pé não são possíveis de compensar plenamente mediante o uso de órteses ou outros materiais. No nível V, a criança não tem chance de autolocomoção. Ela é transportada. Algumas crianças conseguem se locomover em cadeira de rodas motorizada com muitas adaptações.

6 a 12 anos	A criança anda dentro e fora de casa, sobe degraus sem nenhuma dificuldade. Ela consegue realizar todas as funções motoras globais, incluindo correr e pular, porém a velocidade, o equilíbrio e a coordenação estão diminuídos.	A criança anda dentro e fora de casa, sobe escadas segurando-se no corrimão, sente dificuldade de andar em chão irregular ou inclinado, como também em lugar cheio de pessoas com espaço limitado. Apresenta habilidade mínima em atividades como correr e pular.	A criança anda numa superfície plana dentro e fora de casa com algum aparelho. Consegue subir escadas segurando no corrimão. Dependendo da função manual, ela é capaz de tocar uma cadeira de rodas autopropulsionadas ou é transportada, em caso de distância maior ou terreno acidentado.	A criança poderá manter o nível de funcionalidade que adquirir até os 6 anos. Ela depende mais de cadeira de rodas em casa, na escola e na comunidade. Pode se locomover com cadeira motorizada.	A deficiência motora limita o controle dos movimentos voluntários, como manter a cabeça e o tronco contra a gravidade. Todas as áreas de funcionalidade estão limitadas. As limitações do sentar e do ficar de pé não são possíveis de compensar plenamente por intermédio de órteses ou outros materiais. No nível V, a criança não tem chance de autolocomoção. Ela é transportada. Algumas crianças conseguem se locomover em cadeira de rodas motorizada com muitas adaptações.
12 a 18 anos	O adolescente anda em casa, na escola e na comunidade, sobe e desce escadas sem segurar no corrimão e rampas sem assistência. O jovem tem bom desempenho nas habilidades motoras grossas de correr e pular, mas a velocidade, o equilíbrio e a coordenação são limitados. A participação no esporte e em atividades físicas é baseada na escolha pessoal e nos fatores ambientais.	O jovem anda em quase todos os ambientes, subindo e descendo escadas com apoio. A escolha da forma de locomoção é influenciada pela escolha pessoal e pelos fatores ambientais (como terrenos irregulares, inclinações, longas distâncias, tempo, e aceitabilidade dos amigos). Na escola ou trabalho, o adolescente pode usar um equipamento auxiliar para segurança, e em longas distâncias pode usar uma cadeira de rodas. Para participar em atividades desportivas e em atividades físicas o jovem pode precisar de adaptações.	O adolescente é capaz de andar usando um dispositivo auxiliar e de subir e descer escadas com auxílio externo. Comparado aos outros níveis, o jovem no nível III demonstra maior variabilidade na escolha dos métodos de locomoção, dependendo da capacidade física e dos fatores ambientais e pessoais. Quando sentado, pode precisar de cinto abdominal para alinhamento de pelve e equilíbrio. Sentado para de pé e transferências a partir do solo precisam de assistência física de uma pessoa ou de suporte em uma superfície. Na escola, o jovem pode autopropulsionar sua cadeira ou usar cadeira motorizada. Em ambientes externos e na comunidade, o adolescente é transportado ou usa cadeira motorizada. As limitações na marcha podem necessitar de adaptações para permitir a participação em atividades físicas e esportivas, incluindo autopropulsão de uma cadeira manual ou domínio de uma cadeira motorizada.	O adolescente usa a cadeira de rodas em quase todos os ambientes, necessitando de assento adaptado para a pelve e o tronco. Para transferências são necessárias assistência externa de uma ou duas pessoas, podendo o jovem auxiliar com a descarga de peso em membros inferiores nas transferências de pé. Dentro de casa, o jovem pode andar pequenas distâncias com auxílio físico, usar a cadeira de rodas, ou quando posicionado, usar um andador com suporte de peso. O adolescente é capaz fisicamente de operar uma cadeira motorizada, quando esta for viável financeiramente. As limitações na mobilidade requerem adaptações para permitir a participação em atividades físicas e desportivas, incluindo assistência física e/ou cadeira motorizada.	O jovem é transportado em cadeira de rodas manual em todos os ambientes, apresentando limitações no controle antigravitário da cabeça e do tronco, e no controle dos movimentos de membros superiores e inferiores. Tecnologia assistiva é usada para melhorar o alinhamento da cabeça, a posição sentada, de pé e a mobilidade, mas as limitações não são totalmente compensadas pelos equipamentos. Assistência de 1 ou 2 pessoas ou um elevador mecânico são necessários para as transferências. O adolescente pode ter locomoção motorizada com extensivas adaptações para a postura sentada e para o controle da cadeira. As limitações na mobilidade requerem adaptações para permitir a participação em atividades físicas e desportivas, incluindo assistência física e/ou cadeira motorizada.
Classificação final	Criança anda sem restrições, tem limitações em atividades motoras globais mais elaboradas.	Criança anda sem ajuda, tem alguma dificuldade na locomoção fora de casa e na sua comunidade.	Criança anda com algum material que lhe dê apoio. Tem dificuldade de andar fora de casa ou na sua comunidade.	Criança tem autolocomoção limitada, são transportadas ou usam cadeira elétrica fora de casa ou em ambiente mais amplo.	A autolocomoção da criança é muito prejudicada, mesmo com tecnologia mais avançada.

Fonte: Palisano R, Rosenbaum P, Walter S, Russel D, Wood E, Galuppi B. Development and reliability of a system to classify gross motor function in children with cerebral palsy. *Developmental Medicine and Child Neurology* 1997; 39:214-23; e Palisano R, Rosenbaum P, Bartlett D, Livingston MH. *Gross Motor Function Classification System – Expanded and Revised*. Canada: McMaster University, 2007.

Manual Abilities Classification System (MACS)

O sistema de classificação das habilidades manuais para crianças com PC (Manual Abilities Classification System – MACS) é um método sistematizado para informar sobre o uso das mãos por crianças com paralisia cerebral ao manusearem objetos nas atividades de vida diária.[12-14] O MACS se baseia na habilidade manual auto-iniciada, com ênfase no manuseio de objetos que estão no espaço pessoal de movimento (*i.e.*, perto ao corpo, e não objetos que estão fora do alcance). O foco do MACS é determinar o nível que mais bem representa a *performance* habitual da criança em casa, na escola e na comunidade.[12-14]

O MACS inclui cinco níveis, os quais informam sobre o grau de funcionalidade manual. O nível deve ser definido por meio de perguntas direcionadas aos cuidadores. Este sistema não visa a classificar a capacidade emergente da criança, e sim a capacidade usual. Ele não deve ser utilizado para distinguir diferentes níveis funcionais entre as duas mãos, e sim para informar sobre o nível que mais bem ilustra a funcionalidade de ambos os membros superiores.[12-14]

A distinção entre os cinco níveis baseia-se na habilidade da criança em manusear objetos e a necessidade para assistência ou adaptações para realizar as tarefas manuais diárias, de acordo com a sua idade. O MACS deve ser utilizado para classificar a função manual de crianças e adolescentes entre 4 e 18 anos, com PC.

A função manual deve ser classificada com base no uso de objetos relevantes e apropriados para a idade da criança, usados por exemplo para comer, vestir, brincar e escrever, e não em atividades que requerem habilidades avançadas, como para tocar um instrumento musical.[12-14]

Para classificação das crianças em um dos cinco níveis, deve-se levar em conta o seguinte desempenho funcional:[12]

NÍVEL I

Manuseia objetos facilmente e com sucesso.

NÍVEL II

Manuseia quase todos os objetos com certa redução da qualidade e/ou da velocidade de êxito.

NÍVEL III

Manuseia objetos com dificuldade: necessita de ajuda para preparar e/ou modificar atividades.

NÍVEL IV

Manuseia uma seleção limitada de objetos facilmente manuseáveis em situações adaptadas.

NÍVEL V

Não manuseia objetos e tem habilidade severamente limitada para realizar tarefas muito simples.

Para facilitar a distinção entre os níveis, as seguintes características devem ser observadas:[12]

Entre os níveis I e II

Crianças no nível I podem ter limitações com o manuseio de objetos muito pequenos, pesados ou frágeis, que demandam um controle motor fino ou uma eficiente coordenação entre as mãos. Limitações podem acontecer em situações novas ou não-familiares. Crianças no nível II realizam quase as mesmas atividades que as crianças nível I, mas a qualidade da *performance* é menor ou é mais lenta. Diferenças funcionais entre as mãos podem limitar a efetividade da *performance* manual. Crianças no nível II comumente tentam simplificar o manuseio dos objetos, por exemplo usando uma superfície para suporte em vez de manusear o objetos com as duas mãos.

Entre os níveis II e III

Crianças no nível II manuseiam quase todos os objetos, apesar de devagar ou com qualidade reduzida de *performance* manual. Crianças no nível III freqüentemente precisam de ajuda para preparar a atividade e/ou requerem ajustes no ambiente, já que a capacidade de alcance e o manuseio de objetos são limitados. Elas geralmente não conseguem realizar algumas atividades, e o seu grau de independência é diretamente relacionado ao suporte disponível no contexto ambiental.

Entre os níveis III e IV

Crianças no nível III podem realizar atividades manuais se a situação for preparada e se elas tiverem supervisão e tempo suficiente. Crianças no nível IV precisam de ajuda contínua durante a atividade e podem participar com sucesso somente em partes das atividades funcionais.

Entre os nível IV e V

Crianças no nível IV realizam parte de uma atividade, entretanto precisam de auxílio contínuo. Crianças no nível V podem participar em situações muito específicas, por meio de movimentos direcionados, como por exemplo apertar um botão.

Assim como o GMFCS, o MACS classifica o comprometimento motor (*i.e.*, de membros superiores) de crianças com paralisia cerebral. É importante salientar que uma criança classificada pelo GMFCS em um determinado nível não necessariamente terá o mesmo nível de classificação no MACS. De acordo com estudo de Eliasson e cols. (2006), existe uma correlação entre as duas escalas de 0,79, sendo 49% da classificação com concordância total de crianças em um mesmo nível funcional tanto do GMFCS quanto do MACS.[12] Um estudo recente demonstrou que a concordância total entre os dois sistemas foi pobre, com um índice de Kappa de 0,39 (intervalo de confiança de 95% = 0,27 a 0,41).[25]

Alberta Infant Motor Scale (AIMS)

Nome do teste: Alberta Infant Motor Scale (AIMS)

Autores: Martha C. Piper e Johanna Darrah

Referência completa da publicação: Piper MC, Darrah J. *Motor Assessment of the Developing Infant*. Philadelphia: WB Saunders Company, 1994.

Endereço eletrônico: http://www.elsevier.com

Custo (manual): US$ 70,95

Folha de escore (pacote com 50 unidades): US$ 36,95

OBJETIVOS DO TESTE

Alberta Infant Motor Scale (AIMS) é um teste padronizado, utilizado para informar sobre o desenvolvimento motor grosso de crianças desde o nascimento até os 18 meses de idade. Este teste foi desenvolvido também para identificar crianças com atraso no desenvolvimento motor e para acompanhar o desenvolvimento destas crianças, bem como avaliar a eficácia de programas de intervenção.[26-29]

TIPO DE CLIENTELA E/OU POPULAÇÃO-ALVO

O teste foi desenvolvido para documentar o repertório de habilidades motoras de bebês com risco para desenvolver disfunções neuromotoras devido à prematuridade, a muito baixo peso, displasia broncopulmonar, meningite bacteriana, entre outros. O AIMS pode ser administrado desde o nascimento (ao completar 40 semanas de idade gestacional) até os 18 meses de idade (cronológica ou corrigida).[27-29]

CARACTERIZAÇÃO DO INSTRUMENTO

O AIMS é um teste observacional que documenta a atividade motora grossa com base no repertório de movimentação espontânea (*i.e.*, atividade motora) demonstrado pela criança. O teste documenta a movimentação espontânea da criança em quatro posições (*i.e.*, supina, prona, sentada e de pé).[26,27] Não são necessários equipamentos especiais para administração deste teste, apenas um colchonete ou tatame, brinquedos do agrado e interesse da criança e a folha de registro ou formulário de pontuação.[27]

FORMATO DO TESTE

O teste AIMS consiste de 58 itens que informam sobre a postura e movimentação da criança em quatro posições: prona (21 itens), supina (9 itens), sentada (12 itens) e de pé (16 itens). Os itens são apresentados em forma de desenhos dispostos em uma ordem desenvolvimental (prospectiva) em cada posição, e são acompanhados de critérios específicos que levam em consideração componentes do desempenho motor, como distribuição de peso, posicionamento e movimentos antigravitacionais apresentados pela criança.[26,27] Todos estes componentes devem ser considerados na pontuação de cada item. O manual disponibiliza informações sobre o teste, onde cada item é acompanhado por um gráfico que informa a percentagem de crianças (50% e 90%) da amostra normativa que completaram o item com sucesso em diferentes idades.[27-29]

PONTUAÇÃO

Cada item deste teste recebe a classificação de *observado (O)* ou *não-observado (NO)*, sendo atribuído 1 (um) ponto para o item observado e 0 (zero) ponto para os itens não-observados. Em cada uma das quatro posições, o examinador determina os itens mais maduros (ou mais desenvolvidos) e os menos maduros (ou menos desenvolvidos) que foram observados durante a avaliação, definindo assim limites de uma *"janela de habilidades motoras"* da criança, em cada posição ou subescala. Os itens anteriores ao início da janela recebem 1 ponto cada, pois considera-se que a criança já os tenha incorporado em seu repertório de habilidades motoras. Soma-se todos os pontos anteriores à janela, bem como os itens pontuados dentro da mesma; os quatro subtotais são adicionados, resultando um escore total bruto. O escore bruto total e a idade da criança são colocados em um gráfico disponível na folha de teste, onde é possível identificar o percentil de desempenho motor grosso da criança.[27] O gráfico disponibiliza curvas referentes aos percentis motores de 5%, 10%, 25%, 50% e 90%. Segundo evidências documentadas na literatura, percentis inferiores a 10% aos 4 meses de idade, e a 5% aos 8 meses de idade, podem ser considerados como indicativos de atraso no desenvolvimento motor grosso.[27-29]

TEMPO DE APLICAÇÃO

Este teste leva em torno de 20 a 30 minutos para administração e escore.[27]

PROPRIEDADES PSICOMÉTRICAS

Padronização

O AIMS foi padronizado em um grupo de crianças com desenvolvimento normal (n = 2.202 crianças) da Região Oeste do Canadá. Os dados desta amostra de padronização foram utilizados para definir valores normativos relativos a diferentes pontuações, bem como percentil de crianças que obtiveram sucesso na pontuação de cada item.[26,27]

CONFIABILIDADE E VALIDADE

Estudos informam que o teste AIMS é válido e confiável para avaliação e documentação de mudanças nas habilidades motoras grossas, na faixa etária que se propõe.[26-32] Estudos em outros países têm sido desenvolvidos para definir valores de referência e têm levantado a necessidade de adaptações culturais e de revisão dos itens.[33-36] No Brasil, o teste AIMS tem sido extensivamente utilizado na prática clínica e em pesquisas científicas em todo o país.[37-45]

OBSERVAÇÕES GERAIS

Este teste é de fácil e rápida administração, com altos índices de confiabilidade e de validade. Constitui um bom instrumento para avaliação longitudinal do desenvolvimento motor grosso e documentação de mudanças. Seu formato se baseia na observação da atividade espontânea da criança, demandando pouquíssimo contato físico com a mesma, o que facilita o procedimento de aplicação do teste e minimiza a possibilidade de estranhamento da criança ao examinador. Este teste quantifica a atividade motora da criança em quatro posições distintas e fornece ainda um escore total bruto e um percentil de desenvolvimento motor, informando não só sobre o desempenho motor global da criança como também sobre as posições nas quais ela apresenta melhor ou pior desempenho motor. Tais informações podem auxiliar na definição de estratégias de intervenção. A apresentação dos itens no formato de desenhos facilita o entendimento e a troca de informação entre pais e terapeuta, ilustrando graficamente as áreas (posições) de maior habilidade e dificuldade no repertório motor da criança. O gráfico de percentil é também de fácil compreensão, uma vez que se assemelha aos gráficos de altura e peso utilizados pelo pediatra.

Bayley Scales Of Infant Development (BSID II)

Nome do Teste: Bayley Scales of Infant Development – Segunda edição

Autores: Nancy Bayley

Referência Completa da publicação: Bayley N. *Bayley Scales of Infant Development*. 2nd edition. Manual. San Antonio: Psychological Corporation, 1993.

Endereço eletrônico: http://harcourtassessment.com

Custo (*kit* completo): US$ 1.200,00

Folha de escore (pacote com 25 unidades): US$ 66,00 (Cada escala: Mental; Motora ou Comportamental)

Bayley Infant Neurodevelopmental Screener (BINS): US$ 325,00

OBJETIVOS DO TESTE

1. Identificar crianças com atrasos no desenvolvimento motor e/ou cognitivo.

2. Avaliar o progresso motor e cognitivo alcançado após um programa de intervenção terapêutica e direcionar o tratamento.
3. Ensinar os pais sobre o desenvolvimento de seus filhos.
4. Utilizar este teste em investigações científicas da área infantil.[46-49]

TIPO DE CLIENTELA E/OU POPULAÇÃO-ALVO

O teste foi desenvolvido e revisado para avaliar crianças a partir de 1 mês até os 42 meses de vida.[47]

CARACTERIZAÇÃO DO INSTRUMENTO

O teste Bayley é feito com na observação de respostas da criança em três áreas (escalas): mental, motora e comportamental. A **escala mental** informa sobre características cognitivas, de linguagem e interação pessoal-social, e a **escala motora** informa sobre habilidades motoras grossas e finas. A **escala comportamental** documenta o comportamento da criança durante a situação do teste.[47] Para a realização do teste é necessário que o ambiente esteja silencioso, bem iluminado e ventilado. A testagem não deve ser realizada em casa, devido à possibilidade de muitos estímulos estarem presentes. O número de pessoas na sala de teste deve ser mínimo, devendo o ambiente ter o tamanho suficiente para a criança andar, correr e pular. Uma mesa de avaliação deve estar disponível para testagem de bebês. São necessários bancos e escadinhas, folhas em branco e um *kit*, que deve ser adquirido para administração, e diversos materiais que acompanham o manual.[47]

FORMATO DO TESTE

Consiste de três escalas distintas:

Escala mental

Contém 178 itens que avaliam memória, habituação, resolução de problemas, conceituação de números, habilidades de generalizar, classificar, vocalizar, de linguagem e sociais.

Escala motora

Contém 111 itens, que avaliam o controle dos movimentos grossos (rolar, engatinhar, arrastar, sentar, ficar em pé, andar, correr e pular) e finos (preensão, uso adaptativo de utensílios de escrita e imitação de movimentos manuais).

Escala comportamental

Contém 30 itens que informam sobre os aspectos qualitativos do comportamento durante o teste da criança, incluindo: nível de atenção/alerta (em crianças menores de 6 meses de idade), orientação/entrosamento com examinadores e com o cuidador nas tarefas, regulação emocional e qualidade do movimento.

Em cada escala, os itens são agrupados em conjuntos etários para serem empregados de acordo com a idade, dessa forma delimitando limites superiores e inferiores de desempenho da criança no teste, o que representa a capacidade máxima e a mínima de execução dos itens em cada faixa etária. As escalas motora e mental incluem itens que são administrados diretamente com as crianças, e outros que avaliam o comportamento da criança observado durante a situação de teste.[47] O manual disponibiliza informações detalhadas sobre cada item que compõe o teste, informando sobre o posicionamento adequado da criança, material necessário, forma de administração, tempo necessário para realização da tarefa e critérios para pontuação.[47] Os itens são apresentados em uma seqüência de sugestão de administração, porém podem ser adaptados visando a favorecer a condição de resposta ou a participação da criança durante o teste. Geralmente a administração do teste começa com os itens referentes à faixa etária que a criança apresenta (sendo considerada a idade corrigida para crianças pré-termo até 24 meses).[47]

PONTUAÇÃO

O manual do teste disponibiliza informações sobre os critérios necessários para pontuar cada item. Cada item em cada uma das **escalas motora e mental** é avaliado segundo os critérios dispostos no manual, e classificado como:

- C (creditado): se a criança realizou ou respondeu o item com sucesso e, neste caso, recebe a pontuação neste item.
- NC (não-creditado): se a criança não realizou ou respondeu o item com sucesso e, neste caso, não recebe a pontuação neste item.

- RF (recusa): a criança recusou-se a realizar o item e neste caso, não recebe a pontuação neste item.
- O (omitiu): o item foi omitido de propósito ou acidentalmente, e a criança, neste caso, não recebe a pontuação neste item.
- RPT (relatado pelo cuidador): o cuidador relata se a criança é capaz de realizar o item; porém a criança não recebe a pontuação neste item.

A *performance* da criança é resultado do somatório das pontuações obtidas na aplicação de cada uma destas escalas (mental e motora). Estes dois escores totais podem ser convertidos em índices de desenvolvimento mental e de desenvolvimento psicomotor, respectivamente,[48] levando-se em consideração a idade da criança.[47]

A **escala comportamental** apresenta um sistema de pontuação de 5 pontos para cada comportamento. Esta escala é pontuada após a administração das duas escalas citadas anteriormente.[47,48] O resultado da escala comportamental informa sobre o percentil de desempenho, nesta área. Com base no percentil obtido, a criança pode ser classificada como: normal (pontuação > 26%), questionável (entre 11% e 25%) ou "não ideal" (abaixo de 10%).

TEMPO DE APLICAÇÃO

Em média, cada escala do teste Bayley pode ser administrada num período de 25 a 30 minutos em crianças com idade até os 15 meses e num período de 60 minutos em crianças acima dos 15 meses, respeitando-se as individualidades de cada criança para responder ao teste[47].

PROPRIEDADES PSICOMÉTRICAS

Padronização

O teste Bayley foi padronizado em um grupo de crianças com desenvolvimento normal, na faixa etária entre 1 e 42 meses, sendo a amostra normativa composta por 1.700 crianças, estratificadas em 17 grupos etários (cada grupo etário incluiu cerca de 100 crianças), mantendo-se as características sociodemográficas da população, segundo o censo de 1988 nos EUA.[47]

CONFIABILIDADE E VALIDADE

Estudos informam que o teste Bayley Scales of Infant Development é válido e confiável para avaliação do desenvolvimento motor, mental e comportamental de crianças na faixa etária a que se propõe.[47-49] Bell & Allen (2000) publicaram uma revisão acerca do manual Bayley II, apontando as vantagens e limitações para sua utilização.[50] A literatura nacional tem demonstrado grande interesse no uso deste teste em investigações científicas.[37,51-59]

OBSERVAÇÕES GERAIS

Esse teste informa sobre aspectos importantes do desenvolvimento da criança em três escalas distintas: motora, mental e comportamental, sendo possível a administração individual de cada uma destas escalas.[49] Os índices fornecidos pelas **escalas motora e mental** são de fácil compreensão e constituem uma forma interessante de mostrar para a família como se apresenta o desenvolvimento de seu(ua) filho(a), além de serem úteis para acompanhamento longitudinal da evolução de crianças que se apresentam em situações de risco para alterações no desenvolvimento. Uma das limitações deste teste refere-se à necessidade de treinamento específico dos examinadores para aplicação e interpretação dos resultados. Este treinamento é geralmente oferecido nos Estados Unidos, o que dificulta a utilização deste teste no Brasil. Para aplicação do teste é necessária a aquisição do *kit* do teste, que deve ser importado, além de um espaço apropriado para sua realização. É um teste relativamente longo em relação à aplicação, e tal extensão pode ser cansativa, principalmente para crianças mais novas (até 24 meses). Para crianças com idade entre 3 e 24 meses, existe uma versão específica denominada Bayley Infant Neurodevelopmental Screener (BINS), podendo este teste ser utilizado como instrumento de triagem e ser completado em até 10 minutos. Esta versão infantil do teste Bayley avalia quatro áreas (funções neurológicas básicas, funções expressivas, funções receptivas e processos cognitivos) e classifica o risco de uma criança apresentar atrasos no desenvolvimento neuropsicomotor como baixo, moderado ou alto.[60,61]

Versão nova – Bayley III

Referência Completa da publicação: Bayley N. *Bayley Scales of Infant and Toddler Development*. 3nd edition. Manual. San Antonio, Texas: Psychological Corporation, 2006.

Endereço eletrônico: http://harcourtassessment.com

Custo (*kit* completo): US$ 925,00

Folha de escore (pacote com 25 unidades): US$ 90,00 (Cada escala: cognitiva, motora ou de linguagem)

A nova versão do teste Bayley foca em três grandes domínios: motor, cognição e linguagem. O domínio motor é dividido em motor grosso e motor fino, e o de linguagem é divido em linguagem receptiva e linguagem Expressiva.[62,63] O Bayley III ainda acrescenta duas novas escalas, que são a **escala socioemocional**, onde o cuidador responde a questões relativas à como a criança usa de sua capacidade para alcançar suas necessidades, como ela lida com seus sentimentos, pensamentos e comunicação, e a **escala de comportamento adaptativo**.[62,63] O teste ainda disponibiliza uma versão própria de triagem para determinar se há necessidade de realizar uma avaliação mais detalhada. Os cuidadores podem obter, no final da aplicação do teste, um relatório com sugestões para ajudar no planejamento das atividades que seus filhos devem executar em casa, e ainda um gráfico semelhante à curva de crescimento para observar as mudanças ao longo do tempo. Como melhorias em relação à versão anterior, o teste apresenta itens mais fáceis de serem aplicados e pontuados, além de uma nova amostra normativa com 1.700 crianças, estratificadas por idade, com base no censo de 2000 do EUA. Além dessas vantagens, o teste prioriza maior integração com a familia, permitindo envolvimento dos cuidadores durante o procedimento. Para os profissionais interessados em administrar o teste, ainda é necessário treinamento específico, que pode ser realizado por meio de *workshops*, aplicação do teste com base em uma fita de vídeo, e um treinamento intensivo para administração e pontuação do teste em um DVD (http://harcourtassessment.com). Estudos com Bayley III estão começando a aparecer na literatura científica.[64]

Children's Assessment of Participation and Enjoyment (CAPE) and Preferences for Activities of Children (PAC)

Nome dos testes: Children's Assessment of Participation and Enjoyment (CAPE) e Preferences for Activities of Children (PAC)

Autores: Gillian King, Mary Law, Susanne King, Patricia Hurley, Steven Hanna, Marilyn Kertoy, Peter Rosenbaum e Nancy Young

Referência completa da publicação: King G, Law M., King S, Hurley P, Hanna S, Kertoy M, Rosenbaum P & Young N. *Children's Assessment of Participation and Enjoyment (CAPE) and Preferences for Activities of Children (PAC)*. San Antonio, TX: Harcourt Assessment, Inc., 2004.

Endereço eletrônico: http://www.harcourtassessment.com

Custo (manual): US$ 57,00

Custo (*kit* completo: manual, folhas de escore, cartões de atividade): US$ 109,00

Folha de escore (pacote com 25): US$ 39,00

Folhas de resumo (pacote com 25): US$ 28,00

Cartões de Atividade: US$ 61,00

OBJETIVOS DOS TESTES

1. Descreve o perfil de participação da criança em atividades da rotina diária (não-escolares).
2. Servir de instrumentação para caracterizar a intensidade e a diversidade de participação da criança com ou sem deficiência, em atividades formais e informais, bem como em cinco tipos de atividades, incluindo atividades de recreação, atividades físicas, sociais, baseada em habilidades, e de auto-aprimoramento.[65-68]
3. Auxiliar no planejamento de intervenção.

TIPO DE CLIENTELA E/OU POPULAÇÃO-ALVO

Ambos os testes são adequados para serem usados com crianças e adolescentes com ou sem incapacidade, de idades entre 6 e 21 anos.[65]

CARACTERIZAÇÃO DO INSTRUMENTO

Os testes CAPE e PAC podem ser administrados independentemente ou juntos. Estes testes descrevem a participação da criança em atividades da rotina diária (não-escolares) e podem ser usados para planejar intervenção e mensurar desfechos clínicos. A estrutura do CAPE organiza informação sobre as atividades em duas categorias: **atividades formais** (*i.e.*, têm regras, organização, exigem planejamento e têm líderes; exemplos incluem aulas de música, arte, esportes) e **atividades informais** (*i.e.*, são espontâneas e acontecem sem planejamento; exemplos são leitura, conversar ao telefone, montar quebra-cabeças). Os tipos de atividades priorizados por ambos os testes incluem **recreação, atividades físicas, sociais, baseada em habilidades** e de **auto-aprimoramento**. O CAPE informa sobre a diversidade (*i.e.*, número de atividades desempenhadas pela criança nos últimos quatro meses) e a intensidade (*i.e.*, freqüência de participação mensurada em função do número de atividades possíveis em uma determinada categoria) de participação nas duas categorias (atividades formais e informais) e nos cinco tipos de atividades. O PAC pode ser usado para documentar as preferências individuais por certas atividades.[65-67]

FORMATO DO TESTE

Tanto o CAPE quanto o PAC são testes no formato de questionários que contém 55 atividades relacionadas à participação de crianças e jovens em atividades da rotina diária, fora do contexto de sala de aula. Para cada teste, o questionário pode ser usado no formato de auto-administração ou de entrevista. O CAPE disponibiliza informação sobre quatro dimensões de participação, que incluem diversidade, intensidade, nível de diversão ou entretenimento da criança nas atividades, além de informações sobre o contexto no qual as crianças e jovens participam nas atividades (*i.e.*, com quem e onde eles participam). O PAC inclui uma quinta dimensão, que é a preferência do cliente para envolvimento em cada atividade.[65]

PONTUAÇÃO

Os testes CAPE e PAC disponibilizam escores em três níveis: escore de participação total, escores para os dois domínios (atividades formais e informais), e escores contínuos para cada uma das dimensões do CAPE (diversidade, intensidade, com quem e onde participa das atividades, entretenimento) e a dimensão preferência do PAC, nos cinco tipos de atividades (físicas, sociais, de recreação, baseadas em habilidades, e de auto-aprimoramento). Cada dimensão do CAPE é pontuada em uma escala diferente:[65]

- Na dimensão de **diversidade**, para as atividades listadas em cada tipo deve-se perguntar: "*Você realizou esta atividade nos últimos quatro meses?*". Cada atividade recebe o escore 1 se a resposta for *sim* e o escore 0 (zero) se a resposta for *não*.
- Para documentação da dimensão **intensidade**, deve-se perguntar "*Caso você tenha respondido sim para diversidade, com qual freqüência você realizou a atividade?*". Nessa dimensão, cada atividade é pontuada em uma escala de 7 pontos, sendo o escore de 1 atribuído para a freqüência de 1 vez nos últimos quatro meses, escore 2 (duas vezes nos últimos quatro meses), escore 3 (uma vez por mês), escore 4 (duas a três vezes por mês), escore 5 (uma vez por semana), escore 6 (duas a três vezes por semana) e escore 7 (uma vez por dia ou mais).
- Na pontuação da dimensão **com quem**, pergunta-se: "*Com quem você realiza esta atividade mais freqüentemente?*" e atribui-se escore numa escala de 5 pontos, sendo o escore 1: caso a criança faça sozinha; escore 2: com família; escore 3: com outros parentes; escore 4: com amigos; e escore 5: com outras pessoas.
- A dimensão **onde** é pontuada numa escala de 6 pontos, onde o escore 1 deve ser atribuído se o cliente faz a atividade em casa, escore 2 (na casa de parentes), escore 3 (na vizinhança), escore 4 (na escola, mas não durante a aula), escore 5 (na comunidade), escore 6 (em local fora da comunidade).
- Para a dimensão **entretenimento**, deve-se perguntar: "*Quanto você gosta de realizar esta atividade?*", e pontua-se cada atividade numa escala de 5 pontos, sendo o escore 1: se o cliente não gosta; escore 2: mais ou menos; escore 3: um pouco; escore 4: muito; e escore 5: eu amo.
- Por fim, na dimensão **preferência** da escala PAC, pergunta-se: "*Se você pudesse fazer qualquer coisa no mundo, você gostaria de fazer esta atividade?*", e cada uma das mesmas atividades selecionadas no teste CAPE devem ser pontuadas com escore 1: caso a resposta seja não gostaria nem um pouco; escore 2: gostaria mais ou menos; ou escore 3: eu adoraria fazer.

O manual disponibiliza informações detalhadas sobre a classificação de atividades típicas da infância e adolescência nos dois domínios e nos cinco tipos deferentes, bem como os procedimentos de pontuação e de escore para cada item, e de transformação dos escores brutos.[65]

TEMPO DE APLICAÇÃO

A administração do CAPE leva cerca de 30 a 45 minutos para ser realizada, dependendo do número de atividades presentes no repertório da criança. O PAC leva geralmente 15 a 20 minutos para ser finalizado.[65]

PROPRIEDADES PSICOMÉTRICAS

Confiabilidade e validade

Confiabilidade e validade dos testes CAPE e PAC foram testadas em um estudo longitudinal envolvendo 427 crianças com incapacidades físicas, residentes no Estado de Ontário, Canadá.[69] Os resultados revelaram bons índices de consistência interna, confiabilidade teste-reteste, validades de conteúdo e de constructo. Devido à recente publicação destes testes na América do Norte, espera-se que outros estudos sejam desenvolvidos tanto para testar suas propriedades psicométricas quanto para utilizá-los com grupos clínicos.

OBSERVAÇÕES GERAIS

Os testes CAPE e PAC possibilitam testar e quantificar aspectos importantes relativos à participação de crianças e adolescentes com e sem deficiência, em atividades e tarefas da rotina diária. A estrutura destes testes, bem como a organização das atividades em domínios e tipos diferentes, permite a descrição detalhada do perfil de participação apresentado pela criança, e também a comparação de padrões de participação entre crianças e grupos clínicos.

Gross Motor Function Measure (GMFM)

Nome do teste: Gross Motor Function Measure (GMFM)

Autores: Russell D, Rosenbaum P, Gowland C, Hardy S, Lane M, Piews N, McGavin H, Cadman D, Jarvis S

Referência completa da publicação: Russell D, Gowland C, Hardy S, Lane M, Plews N, McGavin H, Cadman D, Jarvis S. *GMFM – Gross Motor Function Measure Manual.* 2nd edition. Hamilton, Ontário: Children's Developmental Rehabilitation Programme, Hugh MacMillan Rehabilitation Centre, McMaster University, 1993

Endereço eletrônico: www.fhs.mcmaster.ca/canchild/

Custo (CD-rom de treinamento): US$ 73,95

Folha de escore: disponível na internet (endereço eletrônico citado acima)

OBJETIVOS DO TESTE

1. Documentar mudanças longitudinais na função motora grossa em crianças com PC.
2. Descrever o nível da função motora de uma criança, informando a quantidade de atividades motoras que essas crianças são capazes de executar (e não a qualidade dessa movimentação).
3. Auxiliar na definição de objetivos terapêuticos e na informação aos cuidadores sobre os progressos obtidos no processo de reabilitação.
4. Servir de instrumentação para quantificar a atividade motora de crianças com paralisia cerebral, possibilitando assim o desenvolvimento de investigações científicas na área.[70-75]

TIPO DE CLIENTELA E/OU POPULAÇÃO-ALVO

Este teste foi desenvolvido para crianças com paralisia cerebral. No que se refere à complexidade do conteúdo do teste, espera-se que crianças com 5 anos de idade que apresentem habilidades motoras "normais" consigam desempenhar todos os itens. Crianças com paralisia cerebral com idade cronológica superior a 5 anos podem ser testadas com o GMFM, desde que as habilidades motoras apresentadas por elas sejam equivalentes às de crianças normais com idade entre 0 e 5 anos.[76]

INSTRUMENTO

Gross Motor Function Measure (GMFM) é um instrumento desenvolvido para mensurar e documentar mudanças longitudinais na função motora de crianças com paralisia cerebral. Pode ser utilizado tanto na prática clínica quanto em pesquisas científicas.[70-75] Este teste é composto por itens, que avaliam a função motora grossa da criança, agrupados em cinco dimensões: deitado e rolando; sentado; engatinhando e ajoelhado; de pé; andando, correndo e pulando.[76]

Os materiais necessários para sua aplicação podem ser encontrados em clínicas, centros de reabilitação e laboratórios de pesquisa, devendo ser adequados às dimensões corporais da criança antes do início do teste. Dentre os equipamentos necessários destacamos: círculo e retas marcadas no chão, tatame, brinquedos pequenos e grandes, banco e mesa apropriados para o tamanho da criança, cronômetro e degraus.[76] O ambiente para realização do teste deve ser encorajador, para que a criança consiga realizar cada item demonstrando sua melhor *performance*. Durante o teste, a criança deve vestir o mínimo de roupa possível, estar descalça e os responsáveis devem acompanhar a criança durante o procedimento para que ela se sinta confortável.[76]

FORMATO DO TESTE

Teste composto por 88 itens agrupados em cinco modos:

A. Deitado e rolando = 17 itens.
B. Sentado = 20 itens.
C. Engatinhando e ajoelhado = 14 itens.
D. De pé = 13 itens.
E. Andando, correndo e pulando = 24 itens.

O teste é pontuado de acordo com critérios específicos definidos no manual para a execução de cada item.[76] Os itens de cada modo ou dimensão estão organizados em seqüência desenvolvimental e, por isso, é recomendado que sejam testados na ordem de apresentação, para evitar a omissão de qualquer item. Para facilitar a cooperação e interesse da criança, pode-se escolher qualquer dimensão para o início do teste.[76]

Durante o teste é permitido que o examinador demonstre o item, dê dicas verbais e encoraje a criança na realização do mesmo. A criança pode ser auxiliada fisicamente durante uma "tentativa de experiência" anterior à aplicação do teste, para assegurar que ela tenha compreendido as instruções. Entretanto, no momento da testagem (e pontuação), é importante que a criança consiga completar os itens de forma independente, sem nenhum tipo de as-

sistência do examinador. É permitido ainda que a criança seja colocada em uma posição inicial, necessária para a observação de um item motor, mas nenhuma ajuda física adicional ou facilitação é permitida durante o desempenho dos itens.[76] A criança pode realizar até três tentativas para desempenhar cada item. O desempenho espontâneo é aceitável e está incluído nas três tentativas. Se a criança executar o item na primeira tentativa, não será necessária nenhuma tentativa subseqüente. Caso a criança não seja cooperativa e se recuse a desempenhar determinado item, pode-se retornar ao mesmo no final do teste.[76]

PONTUAÇÃO

O escore dado a cada item se baseia em uma escala de quatro pontos:

0 = a criança não inicia.

1 = Inicia e realiza menos de 10% da tarefa.

2 = Completa parcialmente (realiza mais que 10% e menos do que 100% da tarefa).

3 = Completa (realiza 100% da tarefa).

O manual disponibiliza descrição detalhada sobre a pontuação para cada item, além da descrição da posição inicial e as instruções que devem ser dadas durante a testagem.[76] O escore bruto total obtido em cada dimensão, bem como o escore total geral do teste, é transformado em percentil de desempenho motor.[76] O teste pode ser administrado com a criança fazendo uso de órteses ou outros dispositivos de suporte. Nesses casos, a criança deve inicialmente ser avaliada sem o dispositivo e, depois, com o suporte de função.[73,76]

TEMPO DE APLICAÇÃO

O tempo de aplicação do teste é em torno de 45 minutos.[76]

PROPRIEDADES PSICOMÉTRICAS
Padronização

A amostra normativa foi composta por 111 crianças com paralisia cerebral com níveis de gravidade leve, moderado e grave, e faixa etária variando entre 5 meses e 15 anos de idade. Além destas, foram incluídas também outras 25 crianças com traumatismo craniano (faixa etária entre 2 e 22 anos), e 34 crianças, sem disfunções físicas, com idade variando de 1 mês a 4 anos.[76]

CONFIABILIDADE E VALIDADE

Estudos informam que o GMFM é um instrumento válido e confiável para avaliação do desenvolvimento motor grosso de crianças com paralisia cerebral.[74,76-80] Alguns estudos têm utilizado o GMFM em crianças com síndrome de Down.[81-84] No Brasil, ainda são poucos os estudos que utilizaram este teste para avaliação de crianças com paralisia cerebral.[22,85,86]

OBSERVAÇÕES GERAIS

Este instrumento tem sido extensivamente utilizado na literatura científica, sendo um teste que possibilita documentação quantitativa da movimentação motora grossa de crianças com paralisia cerebral. Possibilita ainda acompanhamento longitudinal dessas crianças e comparação de intervenções terapêuticas. É um instrumento de baixo custo e de fácil aplicação, entretanto requer um período de prática com a leitura do manual e aplicação em crianças normais e com paralisia cerebral, antes de ser utilizado tanto na clínica quanto em pesquisas. O GMFM tem uma vasta aplicação na prática clínica, podendo-se utilizar tanto as dimensões em separado como teste todo. Como limitações, podemos citar a necessidade de os participantes (crianças avaliadas) entenderem comandos simples, o que dificulta a aplicação em crianças com deficiência mental e/ou sensorial (visual, auditiva) associada à paralisia cerebral.

Versão reduzida GMFM-66

Referência completa da publicação: Russell D, Rosembaum PL, Avery LM, Lane M. *Gross Motor Function Measure (GMFM-66 & GMFM-88). User's Manual*. London: Mac Keith Press, 2002: 234pp.

Endereço eletrônico: www.fhs.mcmaster.ca/canchild/

Custo (manual com CD-Rom GMAE): US$ 106,95

Folha de escore: disponível na internet em: (http://www.canchild.ca/Default.aspx?tabid=543), sendo os itens com asterisco os testados nessa versão

Os autores publicaram um manual com a versão reduzida do GMFM original, onde os itens foram diminuídos de 88 para 66 (GMFM-66).[87] Os itens foram reduzidos em cada subescala da seguinte forma:

A. Deitado e rolando = de17 itens para 4 itens.
B. Sentado = de 20 itens para 15 itens.
C. Engatinhando e ajoelhado = de 14 itens para 10 itens.
D. De pé = 13 itens (mantidos todos).
E. Andando, correndo e pulando = 24 itens (mantidos todos).

Esta redução ocorreu com base na análise Rasch, onde se verificou redundância na informação de alguns itens, e constatou-se que 66 itens seriam capazes de estimar a *performance* motora do teste completo. Para essa estimativa se tornar real, é necessária a utilização do programa de computador desenvolvido para o teste, chamado GMAE ou Gross Motor Ability Estimator, que converte os escores e os transforma em um escala intervalar da função motora grossa, compatível com a escala ordinal da versão original de 88 itens.[87]

Um dos benefícios dessa nova versão é a diminuição do tempo para aplicação, já que 22 itens a menos serão administrados. O escore do GMFM-66 é um escore intervalar em um contínuo de habilidades que varia de zero (baixa habilidade motora) a 100 (alta habilidade motora). Caso algum item não seja testado (NT), o *software* interpreta como item em falta e estima seu resultado com base nos itens testados, diminuindo a acurácia do escore total final. O *software* favorece a interpretação dos resultados, uma vez que disponibiliza mapas de itens de acordo com a ordem dos itens dispostos em um contínuo de dificuldade relativa, o que possibilita a identificação de qual o próximo item que deve ser objetivado com a criança em terapia. Além disso, o *software* auxilia na verificação das mudanças clínicas ao longo do tempo, com um resumo de ganhos no escore bruto da criança (com intervalos de confiança de 95%).[87] Uma das desvantagens em relação ao GMFM-88 é que não é possível a aplicação individual das escalas do teste, sendo sempre necessária a aplicação de todo o teste. Além disso, até o momento, o teste só foi testado com crianças com paralisia cerebral, não permitindo sua aplicação em outras populações que tenham o quadro motor comprometido. Para pontuação do GMFM-66 é necessária a aquisição do CD.

Essa versão do GMFM apresentou excelentes propriedades psicométricas,[74,88-90] e vários estudos têm sido empregados com essa nova escala (GMFM – 66).[91-95] No Brasil, no momento, não foram localizados estudos que utilizaram essa versão reduzida.

Movement Assessment of Infants (MAI)

Nome do teste: Movement Assessment of Infants (MAI)

Autores: Chandler LS, Andrews MS, Swanson MW.

Referência completa da publicação: Chandler LS, Andrews MS, Swanson MW, Larson A. *Movement Assessment of Infants: a Manual*. Rolling Bay: WA Infant Movement Research, 1980.

Endereço eletrônico: www.shrs.pitt.edu/ot/about/faculty/chandler.html

OBJETIVOS DO TESTE

1. Identificar disfunções motoras em crianças até 12 meses de idade.
2. Definir bases para programa de intervenção precoce.
3. Monitorar os efeitos de um programa de intervenção em bebês e em crianças cujo comportamento motor esteja semelhante ou inferior ao de crianças com idade até 12 meses pós-termo.
4. Auxiliar nas pesquisas sobre o desenvolvimento motor por meio da utilização de um teste padronizado.
5. Aprimorar a observação criteriosa do desenvolvimento neuromotor mediante a utilização deste teste em crianças normais e em crianças com disfunções motoras.[96]

TIPO DE CLIENTELA E/OU POPULAÇÃO-ALVO

O teste foi desenvolvido para avaliar e acompanhar longitudinalmente bebês que apresentam fatores de risco para alterações no desenvolvimento motor, do nascimento aos 12 meses de idade.[96,97]

CARACTERIZAÇÃO DO INSTRUMENTO

Movement Assessment of Infants (MAI) foi desenvolvido especificamente para identificar crianças com alto risco para desenvolvimento de alterações motoras, assim como para ser utilizado em programas de *follow-up*. O teste avalia o repertório neuromotor de crianças em quatro áreas: tônus muscular, reflexos primitivos, reações automáticas e movimentação voluntária.[96]

A área referente ao tônus avalia a atividade muscular da criança em resposta à gravidade (movimentos antigravitacionais).

A avaliação dos reflexos primitivos visa a identificar quais reflexos estão presentes no repertório da criança, bem como a intensidade de resposta dos mesmos, que pode ou não interferir na movimentação do bebê.

As reações automáticas avaliadas incluem reações de endireitamento, reações de equilíbrio e reações de proteção.

Os movimentos voluntários são avaliados por meio das respostas da criança a estímulos visuais e auditivos, produção de som (vocalização) e marcos motores típicos, como trazer as mãos na linha média, preensão fina, rolar e locomoção.

Como local para testagem recomenda-se uma sala agradável, com espaço aberto e pouco equipamento especial. O manual do teste descreve o equipamento específico necessário.[96]

FORMATO DO TESTE

O teste avalia o desenvolvimento motor por intermédio de 65 itens agrupados em quatro categorias: tônus muscular (10 itens), reflexos primitivos (14 itens), reações automáticas (16 itens) e movimentação voluntária (25 itens).[96]

Os critérios para administração de cada item são descritos no manual.

O teste deve ser marcado de acordo com o horário que os pais indicarem como ideal para a criança. Não há uma ordem particular para aplicação do teste, devendo os itens ser agrupados com base no posicionamento da criança, quantidade de concentração requerida e intensidade de desconforto ou dor. Caso a criança fique muito irritada durante o procedimento de testagem, um novo dia para aplicação do teste deve ser marcado.[96] O teste inclui procedimentos de observação (60% dos itens) e de manuseio da criança (40% dos itens).[17,96]

Informações adicionais sobre o desenvolvimento da criança devem ser coletadas em entrevista e observadas durante o teste, incluindo informações sobre visão, audição, linguagem, interação pais-criança, hábitos de sono e nutrição.

PONTUAÇÃO

Cada item do teste tem uma escala de pontuação própria que pode variar de 4 a 6 possíveis respostas, com critérios detalhados no manual. Todos os itens devem ser pontuados após a observação da resposta da criança durante o procedimento de testagem, não levando em consideração somente o relato dos pais. Cada grupo de itens (tônus muscular, reflexos primitivos, reações automáticas e movimentação voluntária) tem um sistema básico de pontuação:

Tônus muscular

1 = Hipotonia.
2 = Maior que hipotonia.
3 = Caracteriza tônus normal.
4 = Tônus maior que o normal.
5 = Hipertonia.
6 = Tônus flutuante.

Reflexos primitivos

1 = Integrado.
2 = Incompleto.
3 = Completo.
4 = Dominante.

Reações automáticas e movimentos voluntários

1= Completos.
2 = Incompletos.
3 = Parciais.
4 = Sem resposta.

A administração do escore 0 (zero) em cada grupo de itens caracteriza-se como omissão de testagem, devendo ser evitado ao máximo. Assimetrias entre lados (direito e esquerdo) e entre membros (superiores e inferiores) devem ser consideradas durante a testagem e marcadas na folha de teste. Em cada área do teste, o item observado recebe 1 ponto. Ao final da testagem, a soma dos pontos observados define um escore final. Quanto mais alto o escore fi-

nal da criança, mais indicativo de comprometimento neuromotor. Foram estabelecidas duas faixas etárias com pontuações definidas como indicativas de risco para distúrbio neuromotor, de acordo com a literatura listada no manual, experiência educacional e clínica dos autores do teste. Estes pontos de risco, uma vez identificados na testagem de crianças aos 4 ou aos 8 meses de idade, resultam em um escore de risco total que, dependendo de sua magnitude, pode ser sugestivo de paralisia cerebral:[97]

- Quatro meses de idade: 48 possíveis pontuações em todo o teste são consideradas pontos de risco, sendo que um escore total superior a 13 nesta idade é indicativo de distúrbio neuromotor, principalmente paralisia cerebral.
- Oito meses de idade: 61 possíveis pontuações no teste MAI são consideradas de risco, sendo um escore total superior a 10 nesta idade indicativo de paralisia cerebral.

Crianças prematuras devem ter suas idades corrigidas na aplicação do teste e interpretação dos resultados.[96]

TEMPO DE APLICAÇÃO

O teste pode levar de 45 a 90 minutos para sua administração e pontuação na folha de teste.[96,98]

PROPRIEDADES PSICOMÉTRICAS

Padronização

Este teste não possui amostra normativa de referência. Para definição do ponto de corte indicativo de risco para distúrbio neuromotor 35 crianças foram avaliadas pelo MAI aos 4 meses de idade e novamente aos 12 meses de idade. Destas, 27 obtiveram diagnóstico de normais e 8 crianças foram diagnosticadas com paralisia cerebral. Com base na pontuação obtida por este grupo aos 4 meses, definiu-se como ponto de corte para caracterização de risco para distúrbio neuromotor aos 4 meses de idade o escore total igual ou superior a 8 pontos.[96]

CONFIABILIDADE E VALIDADE

Estudos informam que o teste MAI é válido e confiável para avaliação das capacidades neuromotoras de crianças e identificação precoce daquelas com alto risco para alterações ou distúrbios no desenvolvimento motor.[16,96-99] Estudos começam a investigar sua utilidade em crianças brasileiras.[100-102]

OBSERVAÇÕES GERAIS

O teste MAI quantifica os componentes neuromotores do desenvolvimento infantil. Estudos têm demonstrado uma alta validade preditiva do teste MAI[97,99] no que se refere à identificação precoce de distúrbios motores, principalmente paralisia cerebral. Existe a necessidade de mais estudos para avaliar o valor preditivo deste teste, definindo pontos de corte em outras faixas etárias. Um estudo com crianças saudáveis aos 6 meses de idade foi desenvolvido para caracterizar o desempenho de crianças e delimitar escores de risco para esta idade.[98] Este teste foi elaborado para ser aplicado por fisioterapeutas, terapeutas ocupacionais, médicos, enfermeiros e psicólogos com experiência em desenvolvimento infantil. Treinamento específico é necessário e a aplicação do teste pode ser cansativa para a criança, pois requer extensivo manuseio da mesma.

Peabody Developmental Motor Scales, 2ª Edição – (PDMS-2)

Nome do teste: Peabody Developmental Motor Scale, second edition – (PDMS-2)

Autores: Folio MR, Fewell RR

Referência completa da publicação: Folio MR, Fewell RR. *Peabody Developmental Motor Scales, Examiner's manual, second edition (PDMS-2)*. Austin, TX: Pro-Ed; 2000

Endereço eletrônico: http://www.proedinc.com

Custo (*kit* completo): US$ 445,00

Manual: US$ 81,00

Programa de computador: US$ 112,00

Folha de escore (pacote com 25 unidades): US$ 30,00

OBJETIVOS DO TESTE

1. Identificar crianças cujas habilidades motoras grossas e finas estejam atrasadas ou se apresentem-se anormais, comparadas com crianças da amostra normativa.

2. Descrever perfil de habilidades motoras grossas e finas.

3. Identificar e distinguir as habilidades que a criança domina, ou seja, que fazem parte de seu repertório motor, daquelas que se encontram em emergência ou em desenvolvimento, e ainda aquelas que não fazem parte do repertório motor da criança.

4. Avaliar efeito de um distúrbio ou dificuldade específica, na aquisição de capacidades motoras grossas e finas.

5. Possibilitar mensuração do desempenho motor infantil nos períodos pré e pós-intervenção, bem como o acompanhamento longitudinal da evolução motora da criança.

6. Instrumento sensível para identificar pequenas mudanças nas habilidades motoras grossas e finas, que podem não ser documentadas por outros testes.

7. Identificar habilidades motoras que devam ser priorizadas ou incluídas em programas de intervenção.

8. Disponibilizar um programa de atividades para ser utilizado na promoção de habilidades identificadas como "atrasadas" ou "inadequadas", na aplicação do teste.[103]

TIPO DE CLIENTELA E/OU POPULAÇÃO-ALVO

Peabody Developmental Motor Scale – 2 (PDMS-2) é um teste padronizado que documenta habilidades motoras grossas e finas de crianças na faixa etária de 0 (nascimento) a 5 anos de idade. É um teste normativo que pode ser utilizado para discriminar desempenho motor, identificando áreas de atrasos ou déficits. Este teste apresenta boa sensibilidade para documentar mudanças longitudinais nas habilidades motoras grossas e finas de crianças. Pode ser utilizado como instrumento de triagem para o diagnóstico do desempenho motor infantil, além de almejar também servir como protocolo de treinamento indicando habilidades motoras *inadequadas* apresentadas pela criança, e disponibilizando um programa de atividades motoras que pode ser solicitado junto com o teste.[103] Este teste pode ser utilizado com crianças com deficiências, mas, no caso de serem necessárias adaptações durante o teste, não se deve utilizar os escores normativos.

CARACTERIZAÇÃO DO INSTRUMENTO

O teste PDMS-2 é feito com base na observação do desempenho motor grosso e fino da criança, que constituem as duas escalas do teste.

Escala motora grossa

Avalia os seguintes aspectos do desempenho motor grosso: reflexos; habilidades motoras estacionárias, habilidades locomotoras, e manipulação de objetos.

Escala motora fina

Informa sobre as habilidades manuais de preensão e de integração visuomotora.

Durante o teste o examinador deve ser capaz de motivar a criança a desempenhar os itens, porém a apresentação de cada item deve seguir exatamente as instruções fornecidas no manual. Deve-se ainda evitar frustração da criança, observando aqueles itens que a mesma não consegue realizar e passando imediatamente para o próximo item. No caso de crianças com necessidades especiais, as instruções devem ser apresentadas de forma que elas compreendam o que é esperado. O ambiente de teste deve ser preparado de forma a minimizar distrações e facilitar a cooperação da criança.[103]

FORMATO DO TESTE

O teste contém 249 itens divididos em duas escalas (**escala motora grossa e motora fina**). Cada subescala é composta por conteúdos específicos que constituem subtestes de desempenho, e que podem ser administrados separadamente ou em conjunto.

Escala motora grossa

Contém 151 itens, distribuídos em níveis etários. Esta escala documenta quatro aspectos do desempenho motor grosso, que podem ser usados individualmente, como subtestes desta área de desempenho motor:

- Reflexos: escala de 8 itens que avalia a capacidade de a criança reagir automaticamente a eventos ambientais. Como os reflexos são integrados por volta do final do primeiro ano de vida da crian-

ça, este subteste deve ser administrado somente a crianças do nascimento aos 11 meses de idade.
- Habilidades motoras estacionárias: escala de 30 itens que avalia a habilidade de a criança sustentar o controle de seu corpo no centro de gravidade e manter o equilíbrio.
- Habilidades de locomoção: escala de 89 itens que avalia a habilidade da criança de mover-se de um lugar para outro. As ações incluídas nesta escala são engatinhar, andar, correr, saltar numa perna e pular.
- Manipulação de objetos: escala composta por 24 itens que avaliam a habilidade de a criança manipular bolas. Exemplos de ações desta escala incluem pegar, lançar e chutar. Uma vez que tais habilidades geralmente aparecem no repertório motor da criança após a idade de 11 meses, este subteste é administrado para crianças com idades superiores a 12 meses.[103]

Escala motora fina

É composta por 98 itens distribuídos em níveis etários. Esta escala informa sobre duas capacidades que podem ser avaliadas individualmente, como subtestes desta área de desempenho motor:

- Habilidades de preensão: escala constituída de 26 itens que avaliam as habilidades manuais da criança de forma cronológica, iniciando com informações sobre a capacidade de segurar objeto utilizando uma das mãos, e progredindo para ações envolvendo o uso controlado dos dedos, em atividades bimanuais.
- Integração visuomotora: subteste formado por 72 itens que avaliam a capacidade da criança de utilizar suas habilidades percepto-visuais no desempenho de tarefas complexas de coordenação olho × mão, tais como alcançar e pegar um objeto, construir com blocos e copiar desenhos.[103]

Os procedimentos de administração do teste incluem a identificação de pontos específicos que localizam o item inicial (*i.e.*, ponto de partida) para a aplicação de cada subteste. Estes pontos iniciais equivalem ao nível basal definido na versão original do teste.[104] O nível basal de uma criança, em qualquer uma das escalas motoras e respectivos subtestes, representa o limite etário inferior, no qual as habilidades já encontram-se incorporadas em seu repertório. O nível de teto identifica o limite etário superior, que caracteriza as habilidades que a criança está desenvolvendo mas que ainda não estão completa ou definitivamente incorporadas no repertório motor.[105] Juntos, os níveis basal e de teto informam os dois extremos (inferior e superior, respectivamente) que caracterizam o nível ou intervalo de habilidades da criança.

O manual inclui as seguintes informações para cada item do teste:

1. O posicionamento da criança durante a administração do teste.
2. Estímulos necessários.
3. Procedimento de aplicação e critério para escore.
4. Ilustração da criança desempenhando o item.
5. Idade na qual 50% das crianças da amostra normativa desempenharam a respectiva habilidade.[103]

PONTUAÇÃO

O manual informa critérios específicos para a pontuação de cada item do teste.[103] A segunda edição deste teste disponibiliza ainda um programa de computador que facilita o procedimento de escore e de conversão dos escores brutos para os diferentes índices transformados. Os resultados obtidos pelo somatório da pontuação em cada escala do teste podem ser convertidos em escores padronizados, percentis de desempenho e/ou índices de idade equivalente. Além destes, índices compostos podem ser obtidos para cada subescala motora (coeficiente motor grosso e coeficiente motor fino), combinando os escores dos subtestes que constituem as mesmas. Finalmente, um coeficiente motor total pode ser obtido pela média dos coeficientes motores das duas subescalas.[103] Ilustração gráfica sobre o desempenho da criança é disponibilizada pelo programa de computador e pelo formulário de pontuação do teste.

TEMPO DE APLICAÇÃO

O tempo necessário para a aplicação de cada escala está detalhado no manual, variando, em média, de 20 a 30 minutos, sendo que este período pode ser estendido quando o mesmo for utilizado para crianças com deficiências. Para aplicação do teste completo são necessários entre 45 e 60 minutos. Os autores recomendam que a administração de cada escala seja completada no intervalo máximo de 5 dias.[103]

PROPRIEDADES PSICOMÉTRICAS

Padronização

A amostra de padronização foi composta por 2.003 crianças norte-americanas com desenvolvimento normal, estratificadas em grupos etários, buscando-se representatividade em relação à região geográfica, sexo, raça e outras variáveis críticas definidas no censo americano de 1997. Os resultados obtidos pela aplicação do PDMS-2 nas crianças desta amostra foram utilizados para cálculo dos diversos escores disponibilizados pelo teste.[103]

CONFIABILIDADE E VALIDADE

A versão original deste teste (PDMS) tem evidências de validade e de confiabilidade documentadas na literatura, tanto em grupos de crianças com desenvolvimento normal como em grupos clínicos.[78,106-110] No Brasil, este teste começa a ser utilizado em pesquisas científicas.[111] O manual da segunda edição inclui informações sobre coeficientes de confiabilidade e estudos de validade específicos desta nova versão.[103] Os autores disponibilizaram informações sobre validade do teste para avaliar tanto subgrupos clínicos como a população geral.[103] Até o momento, estudos utilizando a segunda edição deste teste ainda são escassos na literatura.[112,113]

OBSERVAÇÕES GERAIS

Este teste avalia o desempenho motor de forma bastante detalhada, quantificando as habilidades motoras grossas e finas da criança, bem como capacidades ou conteúdos específicos destas duas áreas motoras. Os subtestes que compõem cada subescala motora podem ser administrados juntos ou separadamente, permitindo a comparação de competências motoras da criança nos aspectos motores grossos e finos. O PDMS-2 disponibiliza diversos tipos de escores transformados, ampliando sua aplicação tanto na clínica como nas pesquisas científicas. Esta quantificação possibilita a documentação objetiva de mudanças longitudinais e de efeitos de intervenções. O programa de computador agiliza a pontuação e o cálculo dos diferentes tipos de escores, além de permitir a representação gráfica do perfil motor da criança, ilustrando seu desempenho nos diferentes conteúdos abordados no teste. Esta representação gráfica também pode ser obtida no formulário de escore do PDMS-2. Tal representação tem grande utilidade clínica, facilitando a comunicação com pais, cuidadores e outros membros da equipe. Este teste disponibiliza ainda um programa de atividades voltado para a instrução e treinamento das habilidades motoras que precisam ser estimuladas ou promovidas (com base na informação disponibilizada pelo teste), em áreas específicas.[103]

Pediatric Evaluation of Disability Inventory (PEDI)

Nome do teste: Pediatric Evaluation of Disability Inventory (PEDI)

Autores: Haley SM, Coster WJ, Ludlow LH, Haltiwanger JT, Andrellos PJ.

Referência completa da publicação: Haley SM, Coster WJ, Ludlow LH, Haltiwanger JT, Andrellos PJ. Pediatric Evaluation of Disability Inventory (PEDI): development, standardization and administration manual, version 1.0. Boston, MA: New England Medical Center Inc., 1992.

Endereço eletrônico: http://www.bu.edu/hdr/products/pedi/

http://harcourtassessment.com/pedi

Custo (manual): US$ 115,00

Folha de escore (pacote com 25 unidades): US$ 37,00

PEDI 2.1 *scoring software*: US$ 250,00

OBJETIVOS DO TESTE

O teste Pediatric Evaluation of Disability Inventory (PEDI) objetiva informar sobre o desenvolvimento de habilidades e sobre o nível de independência no desempenho de atividades funcionais, no ambiente típico da criança, em três áreas: autocuidado, mobilidade e função social. Neste teste, a independência da criança é inversamente avaliada por meio da quantidade de assistência que é fornecida pelo cuidador no desempenho de tarefas da rotina diária. O PEDI se destina aos seguintes propósitos:

1. Identificar a existência de atraso ou déficit funcional, bem como caracterizar a área e extensão do atraso.
2. Avaliar longitudinalmente o progresso individual ou de grupo clínico, conseqüente ao programa de reabilitação infantil.
3. Servir de instrumento para documentação de desfechos em programas de intervenção e serviços de reabilitação.
4. Avaliar dois aspectos do desempenho funcional que são o repertório de habilidades e os fatores do contexto que suportam a manifestação desse repertório em ambiente real ou natural. No teste PEDI, o repertório de habilidades é documentado nas escalas de habilidades funcionais (parte I) e os fatores do contexto são documentados nas escalas de assistência do cuidador (parte II) e modificações (parte III).[114]

TIPO DE CLIENTELA E/OU POPULAÇÃO-ALVO

O teste PEDI foi desenvolvido para informar sobre o desempenho funcional de crianças na faixa etária entre 6 meses e 7,5 anos de idade. Ele pode ser utilizado em crianças com vários tipos de problemas de saúde ou deficiências. Durante seu desenvolvimento, os autores se preocuparam em criar um instrumento que pudesse levar em consideração métodos alternativos utilizados por crianças com deficiências físicas no desempenho de tarefas funcionais do cotidiano. Portanto, a seleção dos itens deste teste priorizou o desempenho funcional infantil (*i.e.*, *o que* a criança consegue realizar), em vez do método utilizado pela criança (*i.e.*, *como* ela realiza a atividade). O PEDI pode ser utilizado para avaliar crianças com deficiência de idade cronológica superior a 7,5 anos, desde que o desempenho funcional apresentado por elas seja equivalente ao de crianças com desenvolvimento normal na faixa etária compreendida pelo teste.[114]

CARACTERIZAÇÃO DO INSTRUMENTO

O PEDI é um teste no formato de questionário, podendo ser preenchido de duas formas: com base em julgamento de profissionais que estejam familiarizados com o desempenho funcional da criança, ou em entrevista estruturada com pais ou cuidadores de referência. O teste é constituído de três partes, sendo que cada parte informa sobre o desempenho em três aspectos funcionais: autocuidado, mobilidade e função social. A primeira parte avalia as habilidades disponíveis no repertório da criança (*i.e.*, capacidade), dispostas em grupos de atividades com propósito comum (tarefas funcionais). A segunda parte informa sobre a quantidade de assistência que é naturalmente fornecida pelo cuidador de referência da criança, no desempenho de tarefas funcionais de autocuidado, mobilidade e função social, que são realizadas em contexto de referência da criança (*i.e.*, domicílio). Finalmente, a terceira parte do teste PEDI disponibiliza uma lista de diferentes tipos de modificação ambiental, utensílios ou adaptações, que são utilizados no desempenho funcional da criança em cada área compreendida pelo teste. As escalas que constituem este teste podem ser administradas separadamente ou em conjunto.[114]

FORMATO DO TESTE

A **parte I** do teste PEDI é constituída de três escalas que informam sobre as habilidades funcionais da criança. A escala de **autocuidado** contém 73 itens agrupados nas tarefas de alimentação (14 itens), higiene pessoal (14 itens), banho (10 itens), vestir (20 itens), uso do banheiro (5 itens) e controle esfincteriano (10 itens). Na escala de **mobilidade**, os 59 itens descrevem habilidades de transferências (24 itens), locomoção em ambientes internos (13 itens), locomoção em ambientes externos (12 itens) e uso de escadas (10 itens). Os 65 itens da escala de **função social** são agrupados nas seguintes tarefas: compreensão funcional (15 itens), verbalização (10 itens), resolução de problemas (5 itens), brincar (15 itens), auto-informação (5 itens), participação na rotina doméstica ou na comunidade (10 itens) e noções de segurança (5 itens).

A **parte II** deste teste inclui outras três escalas que avaliam a quantidade de assistência fornecida pelo cuidador da criança no desempenho de oito tarefas de **autocuidado** (alimentação, higiene pessoal, banho, vestir/parte superior do corpo, vestir/parte inferior do corpo, banheiro, controles urinário e intestinal), sete tarefas de **mobilidade** (transferências no banheiro/cadeira, transferências no carro, mobi-

lidade/transferências na cama, transferências na banheira, locomoção em ambientes interno e externo, escadas), e cinco tarefas de **função social** (compreensão funcional, expressão funcional, resolução de problemas em parceria, brincar com companheiro, segurança).

A **parte III** do PEDI documenta as modificações utilizadas pela criança em seu contexto de referência, no desempenho das mesmas tarefas de **autocuidado** (n = 8), **mobilidade** (n = 7) e de **função social** (n = 5). Nesta terceira parte, cada área de função não constitui uma escala quantitativa como nas duas partes anteriores, mas sim listas de freqüência (*checklist*) que informam sobre o número e tipo de modificações ou adaptações utilizadas pela criança.[114]

Com base no formato e conteúdo descritos acima, pode-se argumentar que o teste PEDI informa não só sobre o potencial de desempenho da criança (parte I) como também sobre a relação da criança com o cuidador relacionada ao desempenho funcional (parte II), e ainda sobre os suportes disponíveis no ambiente de referência da criança (parte III).

PONTUAÇÃO

Cada parte do teste utiliza um sistema de pontuação diferenciado.

Na parte I, cada item é pontuado com escore 1 (um), se a criança for capaz de desempenhar a atividade funcional; ou com escore 0 (zero), se ela não for capaz de desempenhar ou se a atividade não fizer parte de seu repertório de habilidades. Nesta parte, os escores 1 recebidos pela criança são somados, em cada escala, resultando em três escores totais brutos.

Os itens da parte II são pontuados numa escala ordinal de 6 pontos, variando de 0 (se a criança for totalmente dependente do cuidador para realizar a tarefa) a 5 (indicando que a criança é completamente independente no desempenho da tarefa funcional, não necessitando de nenhum tipo de assistência). Escores intermediários informam sobre quantidades distintas de assistência fornecida pelo cuidador: 1 (assistência máxima); 2 (assistência moderada); 3 (assistência mínima); 4 (supervisão). Da mesma forma que na parte I, os escores recebidos em cada item são somados, para cada escala, resultando em três escores totais brutos de independência funcional.

Na parte III, o examinador deve indicar a freqüência de modificações utilizadas pela criança no desempenho da tarefa funcional, em cada categoria definida no teste: N (nenhuma modificação); C (modificação centrada na criança); R (modificação de reabilitação); E (modificação extensiva).

O manual disponibiliza critérios para a pontuação de cada item do teste.[114] Além dos escores brutos, o PEDI fornece três tipos de escores transformados: normativo, contínuo e *fit*. O escore normativo informa sobre o desempenho da criança comparado com os valores normativos de um grupo de crianças com desenvolvimento normal, de mesma faixa etária. Um escore normativo de valor entre 30 e 70 indica que a criança apresenta desempenho adequado, comparado com as expectativas normativas. Um escore menor que 30 indica que o desempenho encontra-se abaixo do valor crítico inferior esperado para crianças de mesma faixa etária, e um escore maior que 70 sugere desempenho acima do valor crítico superior esperado. O escore contínuo é calculado mediante a transformação de dados utilizando a metodologia Rasch.[115] O escore contínuo recebido pela criança indica a sua localização ou posição num contínuo intervalar que varia de 0 a 100, com unidade denomidada *logit*. Neste contínuo, 0 (zero) representa baixa complexidade e 100 (cem) representa alta complexidade. Este escore transformado contínuo é utilizado para ilustrar o perfil funcional da criança (e também mudanças no perfil) em mapas de itens disponibilizados no manual do teste.[114,116] Por fim, o teste disponibiliza um índice probabilístico denominado escore *fit*. Índices *fit* superiores a 2,0 indicam que o padrão de respostas apresentado pela criança é diferente do perfil esperado, definido pela amostra de padronização. Este escore *fit* é disponibilizado somente por meio de *software* do teste PEDI.[114]

TEMPO DE APLICAÇÃO

O tempo de administração varia de acordo com a familiaridade do examinador com o teste e com o formato de aplicação escolhido. No caso da administração por julgamento clínico, terapeutas experientes podem completá-lo em 20 a 30 minutos. No caso da aplicação ser por entrevista estruturada com cuidadores da criança, o tempo pode variar em média de 45 a 60 minutos. Examinadores pouco familiarizados com o teste poderão levar tempo superior ao indicado acima.[114] A administração das escalas individuais do teste PEDI pode ter duração bastante reduzida.

PROPRIEDADES PSICOMÉTRICAS

Padronização

A amostra de padronização do PEDI foi constituída por 412 crianças norte-americanas que apresentavam desenvolvimento normal. Esta amostra foi estratificada em 14 grupos etários, com quantidades equivalentes de crianças de ambos os sexos. A amostra foi coletada com crianças da Região Nordeste dos Estados Unidos, buscando representatividade de raças, escolaridade e estado civil dos pais, nível socioeconômico da família e tipo de comunidade (rural e urbana).[114]

CONFIABILIDADE E VALIDADE

O teste PEDI tem diversas evidências na literatura, documentando tanto sua confiabilidade como sua validade em registrar o desempenho funcional de crianças na faixa etária compreendida pelo mesmo. Tem sido um teste bastante utilizado na clínica e em pesquisas científicas, em todo o mundo.[17,72,79,117-132]

OBSERVAÇÕES GERAIS

O PEDI é um teste bastante informativo, pois além de descrever áreas distintas de desempenho funcional (autocuidado, mobilidade e função social), avalia também aspectos diferentes relacionados à função de um indivíduo em um contexto (capacidade, independência, modificações do ambiente). Entretanto, este teste não informa sobre os componentes que estão interferindo no desempenho funcional da criança, e este aspecto tem que ser explorado de outras formas pelo profissional. Os diferentes tipos de escores disponibilizados pelo teste fornecem informações variadas sobre o desempenho de uma criança. A utilização de mapas de itens é clinicamente relevante, auxiliando na identificação de desfechos funcionais a serem almejados em procedimentos de intervenção, e facilitando a comunicação entre terapeuta e familiares. As escalas podem ser administradas separadamente, conforme a necessidade da criança. Este teste permite ainda a documentação objetiva e a quantificação de mudanças longitudinais e de efeitos de intervenções, por meio da representação gráfica dos diversos aspectos e áreas funcionais da criança, ilustrando seu desempenho nos diferentes conteúdos abordados no teste. Tal representação tem grande utilidade clínica. Este teste não exige treinamento formal para sua utilização, entretanto, devido à complexidade do mesmo, é importante que o examinador esteja bastante familiarizado com o conteúdo do teste, bem como com os critérios definidos para pontuação dos itens de cada uma das seis escalas do teste.[114]

Versão Brasileira do PEDI

Nome do teste: *Inventário de Avaliação Pediátrica de Incapacidade (PEDI) – Manual da versão brasileira adaptada*

Autores: Mancini, M.C

Referência completa da publicação: Mancini MC. *Inventário de Avaliação Pediátrica de Incapacidade (PEDI) – Manual da versão brasileira adaptada*. Belo Horizonte, MG: Editora UFMG, 2005.

Endereço eletrônico: http://www.editoraufmg.com.br/categorias.asp

Custo (manual): R$ 29,00

Folha de escore (pacote com 20, 30 e 50 unidades): R$ 40,00; 57,00 e 90,00; respectivamente

O formulário de escore e o manual do teste PEDI foram traduzidos para o português e foram feitas adaptações culturais no conteúdo do teste, visando a adequá-lo para a avaliação funcional da criança brasileira. A tradução e adaptação cultural[133] foram realizadas, com permissão e colaboração dos autores da versão original norte-americana, por um grupo de professores dos Departamentos de Fisioterapia e de Terapia Ocupacional da Universidade Federal de Minas Gerais (UFMG), que trabalham e desenvolvem pesquisas na área de desenvolvimento infantil. Este grupo foi coordenado pela segunda autora deste capítulo (Marisa C. Mancini) e contou com a participação e colaboração de diversos alunos dos cursos de Graduação em Fisioterapia e em Terapia Ocupacional da UFMG, além de profissionais fisioterapeutas e terapeutas ocupacionais de clínicas particulares e das seguintes instituições: Associação Mineira de Reabilitação (AMR, Belo Horizonte,

MG); Associação dos Amigos da Criança Deficiente (AACD, São Paulo, SP); Núcleo Assistencial Caminhos para Jesus (Belo Horizonte, MG). Estes alunos e profissionais utilizaram a versão piloto do formulário traduzido e indicaram partes que não estavam adequadas para a avaliação da criança brasileira. Com base nesta informação foi feita uma revisão no instrumento norte-americano e propostas duas alterações na versão original. Estas alterações foram realizadas na escala de mobilidade da parte I do teste PEDI (habilidades funcionais) e foram transferidas para o conteúdo da escala de mobilidade da parte II (assistência do cuidador). Cuidados foram tomados para não se alterar a estrutura original da escala de mobilidade (i.e., número de itens e complexidade relativa dos mesmos).[133]

A primeira adaptação realizada foi a substituição dos itens referentes a transferências na banheira, por um novo grupo de itens desenvolvidos pelo grupo de professores (mantendo-se o mesmo número) para informar sobre transferências no chuveiro. O formato de redação do teste original foi mantido na elaboração deste novo grupo de itens. Esta adaptação foi necessária, uma vez que no Brasil as banheiras (construídas) não são encontradas com freqüência, e sim o chuveiro.[133]

A segunda adaptação consistiu na elaboração de um novo grupo de itens alternativos aos itens que informavam sobre transferências no carro, informando sobre transferências no ônibus. Uma vez que parte da população brasileira não faz uso freqüente de carro como meio de transporte, o examinador deve optar por avaliar (ou pontuar) o grupo de itens referente a transferências no carro ou os itens sobre transferências no ônibus, utilizando como critério de escolha aquele meio de transporte que for mais presente na rotina da criança. A complexidade dos itens de transferências no carro e de transferências no ônibus foi comparada utilizando-se a metodologia Rasch. Resultados revelaram equivalência no nível de complexidade dos dois grupos de itens.[133]

O formulário de escore e o manual traduzido para o português com as adaptações culturais[133] podem ser adquiridos na editora da UFMG. Esta versão traduzida e adaptada tem sido utilizada na prática clínica e em várias investigações científicas desenvolvidas no Brasil em crianças com PC, bem como com outras condições de saúde.[23,115,130,134-142]

Quality of Upper Extremity Skills Test (Quest)

Nome do teste: Quality of Upper Extremity Skills Test (Quest)

Autores: De Matteo C, Law M, Russell D, Pollock N, Rosenbaum P & Walters S

Referência completa da publicação: De Matteo C, Law M, Russell D, Pollock N, Rosenbaum P, Walters S. Quest: *Quality of Upper Extremity Skills Test*. Hamilton, ON: McMaster University, Neurodevelopmental Clinical Research Unit, 1992

Endereço eletrônico: www.canchild.ca

Custo (manual): Disponível gratuitamente no *site* acima

Folha de escore: Disponível no manual

OBJETIVOS DO TESTE

O QUEST é um teste que visa a avaliar a qualidade dos padrões de movimento de membros superiores (MMSS) e funções manuais em crianças com paralisia cerebral (PC), em quatro domínios: movimentos dissociados, preensão, extensão protetora e descarga de peso (apoio). A justificativa para o desenvolvimento deste teste se pautou nas limitações da instrumentação disponível para avaliação dos efeitos de terapêuticas voltadas à promoção da função motora para com esta clientela.[143]

TIPO DE CLIENTELA E/OU POPULAÇÃO-ALVO

Foi desenvolvido para ser utilizado em crianças com disfunções neuromotoras que apresentem o sintoma da espasticidade. A organização dos itens do QUEST apresenta pequena seqüência desenvolvimental, permitindo a documentação da gravidade da disfunção motora em vez da idade das crianças.[143]

CARACTERIZAÇÃO DO INSTRUMENTO

O conteúdo deste teste é dividido em quatro domínios: movimentos dissociados, preensão, extensão protetora e descarga de peso. A escolha destes domínios se baseou no fato de serem considerados componentes neurodesenvolvimentais relevantes, observados no repertório da função manual de crianças normais do nascimento aos 18 meses de idade.

Durante a administração do teste, a criança deve estar sentada em frente a uma mesa, com os quadris e joelhos em flexão de 90° e pés apoiados no chão. A criança deve estar vestindo camisa de manga curta e não estar fazendo uso de órteses de MMSS, durante a testagem. Os movimentos podem ser facilitados por meio de reforço verbal, brinquedos, demonstração e/ou por intermédio de manuseios da criança, caso necessário. A criança deve permanecer em cada atividade, realizando o desempenho esperado para cada item, por um período mínimo de dois segundos.

A ordem de administração dos itens do teste pode ser modificada de acordo com as necessidades da criança ou do terapeuta.

Os materiais e equipamentos necessários durante o teste são facilmente encontrados em consultórios ou clínicas de reabilitação, estando descritos no manual.[143]

FORMATO DO TESTE

O teste inclui 36 itens divididos em quatro domínios: movimentos dissociados (19 itens), preensão (6 itens), extensão protetora (3 itens) e descarga de peso (5 itens). Além desses itens, o teste possibilita a definição da dominância manual (1 item), do grau de espasticidade (1 item) e capacidade de participação da criança no desempenho dos itens (1 item).

O domínio dos movimentos dissociados inclui itens que documentam amplitudes de movimentação das articulações de ombro, cotovelo, punho, dedos/polegar e posicionamento do MMSS durante a preensão, e ainda a movimentação dissociada de dígitos.

Os itens do domínio preênsil informam sobre padrões de preensão utilizados para pegar alguns objetos (cubos, bala e lápis), sendo a postura de tronco, ombros e cabeça considerada durante a pontuação dos itens.

Os itens do domínio de proteção extensora (anterior, lateral e posterior) devem ser administrados sobre um colchão, e representam a função das reações de equilíbrio de MMSS.

Finalmente, o domínio de descarga de peso (anterior, lateral e posterior) informa sobre o uso dos membros superiores como apoio em diferentes posições (prono, alcance em prono, sentado).[143]

PONTUAÇÃO

Cada item traz critérios específicos para sua pontuação referentes ao posicionamento da criança, ao uso ou não da mesa, posicionamento do brinquedo/utensílio, e posicionamento dos MMSS no início da aplicação dos itens em cada domínio do teste. A pontuação dos itens é feita em uma escala de três categorias (sim, não, ou não-testado), sendo atribuída uma pontuação especificada para cada categoria. Os critérios para pontuação e escores atribuídos a cada categoria são:

√ = SIM (2 pontos): capaz de completar o item de acordo com as especificações.

X = Não (1 ponto): não consegue ou se recusa a completar o item.

NT = Não-testado (1 ponto): impossível de administrar o item.

Cada movimento anormal observado numa postura recebe a pontuação negativa de 1 ponto (–1 ponto).

Os escores obtidos em cada domínio do teste são somados e transferidos para uma folha de escore. Cada domínio funciona como uma subescala, cujo escore total pode ser apresentado como escore não padronizado (que varia de 50 a 100) e/ou escore padronizado (que varia de 0 a 100). Os escores de cada domínio são somados, resultando em um escore final geral de qualidade de movimentação de membros superiores. Caso determinado domínio não tenha sido testado, não deve ser atribuído nenhum escore ao mesmo.[143]

TEMPO DE APLICAÇÃO

O teste QUEST leva em torno de 30 a 45 minutos para sua administração completa e pontuação.[143]

PROPRIEDADES PSICOMÉTRICAS

Padronização

A amostra de padronização incluiu 71 crianças com PC com idades entre 18 meses e 8 anos. Dados normativos (média e desvio padrão) são apresentados para crianças de dois grupos etários (entre 18 meses e 4 anos; e entre 4 anos e 7 anos e 11 meses) e duas categorias de gravidade da condição de PC (leve, grave).[143] O manual disponibiliza ainda escores médios de mudança (e desvio padrão) observados após seis meses de intervenção de terapia ocupacional. Estudos com crianças de outras faixas etárias e/ou outras patologias ainda não foram realizados.

CONFIABILIDADE E VALIDADE

Os resultados de estudos de confiabilidade indicam que o QUEST apresenta bons índices de consistência entre examinadores e teste-reteste.[105,143] Estudos de validade disponibilizam evidências sobre validade de constructo, responsividade à utilização de órteses, e validade concorrente (com escala motora fina do teste Peabody Developmental Motor Scales – PDMS). Os resultados demonstram bons índices de validade.[143] Estudos de intervenção cirúrgica (i.e., rizotomia dorsal seletiva) e de aplicação de drogas locais (i.e., toxina botulínica do tipo A) têm utilizado o teste QUEST para documentar o impacto destes procedimentos de intervenção.[144-151] Recentemente, um protocolo de terapia de movimento induzido por restrição (Constraint Induced Movement Therapy – CIMT) utilizou o QUEST como medida de um desfecho primário – função motora fina.[152] Até o momento, um único estudo brasileiro foi encontrado com a utilização do QUEST.[134]

OBSERVAÇÕES GERAIS

O desenvolvimento do QUEST contou com a colaboração direta de terapeutas e pesquisadores da área. Um dos objetivos deste teste é descrever a qualidade do movimento de membros superiores observada em crianças com PC, podendo contribuir na elaboração de planos de tratamento para esta clientela.[143] Outra vantagem deste teste é a de que os escores disponibilizados não se relacionam com a idade cronológica e sim com a qualidade do movimento apresentada pela criança ou a gravidade do caso (i.e., crianças novas e com quadros leves podem pontuar alto, enquanto crianças mais velhas e com condições graves podem pontuar baixo). É um teste barato, de fácil administração, que dispensa treinamento formal. As desvantagens deste teste incluem ausência de informação funcional, uma vez que os itens informam sobre componentes neuromotores e não sobre o desempenho funcional de membros superiores. Além disso, não é um teste interessante para a criança, que pode ficar desmotivada durante sua aplicação, podendo inclusive interferir nos resultados. Nestes casos, torna-se imprescindível que o terapeuta administrador mantenha a criança motivada e interessada durante a avaliação.

School Function Assessment

Nome do teste: School Function Assessment (SFA)

Autores: Coster WJ, Deeney T, Haltiwanger J, Haley SM

Referência completa da publicação: Coster WJ, Deeney T, Haltiwanger J, Haley SM. *School Function Assessment*. San Antonio, TX: The Psychological Corporation/Therapy Skill Builders, 1998.

Endereço eletrônico: http://harcourtassessment. com/haiweb/Cultures/en-US/default.htm

http://www.bu.edu/hdr/products/sfa/

Custo (manual): US$ 120,00

Custo (material completo): US$ 195,00

OBJETIVOS DO TESTE

School Function Assessment (SFA) é usado para avaliar o desempenho de estudantes com deficiências em tarefas e atividades funcionais relacionadas à participação no ensino fundamental. Este teste foi desenvolvido para facilitar a colaboração de diversos profissionais no planejamento de programas para estudantes com diferentes condições de saúde que freqüentam escola de ensino regular. Com o processo de inclusão da criança portadora de deficiência em escolas de ensino regular, este teste possibilita a documentação das habilidades e dificuldades funcionais, ou seja, não-acadêmicas, que suportam e permitem a participação deste aluno nos ambientes acadêmicos e sociais da escola. Serve também para avaliar progressos alcançados por crianças com diferentes tipos de deficiências, no ambiente escolar (aspectos não-acadêmicos). Em linhas gerais, os objetivos do SFA são:

1. Descrever nível funcional da criança e identificar áreas que necessitam de planejamento de programas de intervenção no ambiente escolar.
2. Estimular o trabalho integrado entre os diversos profissionais que atuam ou lidam com crianças com deficiência no ambiente escolar.

3. Auxiliar no desenvolvimento de planos educacionais individualizados.
4. Preparar a equipe da escola para a inserção e inclusão do aluno com deficiência.
5. Documentar progressos e efeitos de intervenção.
6. Avaliar o impacto da inclusão dos alunos com deficiência na participação ativa dos mesmos em diversos ambientes e tarefas típicas do contexto escolar.[153]

TIPO DE CLIENTELA E/OU POPULAÇÃO-ALVO

O SFA foi desenvolvido para ser utilizado nas crianças com diversos tipos de deficiências (*i.e.*, sensorial, comportamental, cognitiva, motora, emocional, múltipla) e níveis de gravidade variados, que estejam incluídas preferencialmente em escola de ensino regular (ensino fundamental), podendo também ser usado com crianças que freqüentam escolas especiais.[153]

CARACTERIZAÇÃO DO INSTRUMENTO

O SFA é um teste no formato de questionário estruturado, preenchido por meio de julgamento profissional, por um ou mais indivíduos que conheçam e estejam familiarizados com o desempenho típico da criança em atividades e tarefas realizadas na escola. É composto de três partes:

Parte I (Participação)

É utilizada para avaliar a participação da criança em seis ambientes escolares: sala de aula regular ou especial, recesso ou recreio, transporte para a escola e da escola para casa, banheiro e atividades de toalete, transições na sala e entre ambientes da escola, merenda ou lanche.

Parte II (Suporte para desempenho de tarefas)

Informa sobre os suportes e auxílios fornecidos ou disponibilizados ao estudante para desempenhar tarefas funcionais escolares que são necessárias à participação efetiva da criança no programa pedagógico e no contexto escolar. Nesta parte, dois tipos de suportes são examinados separadamente: *assistência* (ajuda de um adulto) e *adaptações* (modificações do ambiente ou do programa, tais como equipamentos especializados ou materiais adaptados).

Parte III (Desempenho de atividades)

Avalia o desempenho do aluno em atividades específicas relacionadas a tarefas escolares. Nesta parte, o desempenho funcional é avaliado em detalhes mediante atividades que apresentam um propósito ou demanda comum, e que são examinadas de forma mais global na parte II do SFA. Na parte III, as atividades são agrupadas e organizadas em dois domínios, que ilustram demandas específicas e distintas: tarefas físicas e tarefas cognitivo-comportamentais.[153]

FORMATO DO TESTE

Cada parte do SFA apresenta formato e complexidade diferenciados:

A **parte I** é constituída de uma escala que documenta a participação da criança em seis ambientes escolares. Nesta parte, a participação da criança é comparada com a participação de colegas da mesma série ou da mesma sala. A avaliação da participação da criança é uma medida mais global, podendo informar os ambientes nos quais ela tem participação mais ativa e aqueles nos quais a sua participação encontra-se mais limitada.

A **parte II** é composta de quatro escalas que documentam os suportes (assistência e adaptações) utilizados pela/com a criança no desempenho de tarefas físicas e de tarefas cognitivo-comportamentais.

A **parte III** fornece uma informação detalhada do desempenho da criança em 12 tarefas físicas (transição, manter e trocar de posições, movimentos de recreação, manipulação com movimentação, uso de materiais, preparar e limpar, comer e beber, higiene, manejo de roupas, trabalho escrito, subir/descer escadas, uso do computador e equipamentos) e em nove tarefas cognitivo-comportamentais (comunicação funcional, memória e compreensão, respeito a convenções sociais, obedecer ordens de adultos e regras escolares, comportamento na tarefa/finalização, interação positiva, regulação do comportamento, segurança, consciência do cuidado pessoal). Esta parte, portanto, é composta de 21 escalas distintas.

Nas partes II e III, as escalas podem ser administradas em conjunto (fornecendo informação detalhada sobre o desempenho funcional do aluno) ou separadamente (conforme demanda ou necessidade específica).[153]

PONTUAÇÃO

Os critérios para pontuação das diversas escalas do SFA são específicos para cada parte do teste:

Parte I

Os seis itens de participação são avaliados numa escala ordinal de 6 pontos, sendo que o escore 1 indica que a participação da criança nas atividades típica do ambiente é extremamente limitada e o escore 6 informa que a criança tem participação completa nas atividades desenvolvidas em determinado ambiente escolar. Escores intermediários informam sobre níveis diferenciados de participação (2 – participação em poucas atividades; 3 – participação em todos os aspectos com supervisão constante; 4 – participação em todos os aspectos com assistência ocasional; 5 – participação completa modificada). Nesta parte, os escores recebidos em cada item são somados, resultando em um escore total de participação.

Parte II

Cada uma das quatro escalas é documentada em quatro pontos, onde o escore 1 informa que a criança recebe assistência ou modificação extensiva; o escore 2 indica assistência ou modificação moderada; o escore 3 informa sobre assistência ou modificação mínima; e o escore 4 indica nenhuma assistência ou ausência de adaptação. Da mesma forma que na parte I, os escores obtidos nos itens de cada escala são somados, resultando em quatro escores totais de *suporte* (assistência em tarefas físicas, assistência em tarefas cognitivo-comportamentais, adaptações em tarefas físicas, adaptações em tarefas cognitivo-comportamentais).

Parte III

O critério utilizado para avaliar cada item desta parte se baseia na seguinte escala de 4 pontos:

- Escore 1 (a criança não desempenha a atividade).
- Escore 2 (desempenho parcial da atividade).
- Escore 3 (desempenho inconsistente).
- Escore 4 (desempenho consistente).

Nesta parte, pode-se obter 21 escores totais de desempenho em tarefas funcionais (físicas e cognitivo-comportamentais).

Além dos escores brutos resultantes da aplicação de todas as escalas do SFA, o manual fornece tabelas onde pode-se obter escores de critério, que são escores contínuos ou intervalares transformados (calculados por meio de metodologia Rasch). O formulário de escore fornece ainda pontos de corte referentes ao escore de critério em cada escala, definindo níveis de desempenho típico esperado de crianças da 1ª à 4ª série, e de crianças da 5ª à 8ª série do ensino fundamental. Os escores de critério são utilizados para localizar o desempenho da criança num contínuo intervalar de 0 a 100. O manual fornece mapas de itens para cada escala, ilustrando detalhadamente o significado de cada escore total, em termos de desempenho funcional, ou seja, quais itens a criança desempenha e quais itens da escala não fazem parte de seu repertório.[153]

TEMPO DE APLICAÇÃO

O tempo necessário para administração do SFA é variável e depende da experiência do examinador com o teste e da complexidade do quadro da criança. Examinadores pouco familiarizados com o teste (e suas diferentes partes) podem levar um período de 1,5 a 2 horas para pontuação. A administração de escalas individuais pode ter duração de cerca de dez minutos, para um examinador experiente com o conteúdo da escala. Uma vez que recomenda-se que o SFA seja completado com informação de vários profissionais, geralmente o teste não é finalizado num mesmo dia. Os autores sugerem, entretanto, que o período de administração do teste não se estenda além de duas ou três semanas, para que não haja mudanças no quadro funcional da criança durante a testagem.[153]

PROPRIEDADES PSICOMÉTRICAS

Padronização

A amostra de padronização do SFA foi composta de 363 crianças com diferentes tipos de deficiência e apresentando níveis variados de gravidade. Esta amostra foi estratificada por sexo, série escolar e tipo de escola (rural, urbana e suburbana). Cuidados foram tomados para garantir representatividade da amostra em relação ao tipo de deficiência, raça, nível socioeconômico da família e anos de escolaridade dos pais. As crianças foram avaliadas em 112 cidades norte-americanas de 40 estados e em Porto Rico.[153]

CONFIABILIDADE E VALIDADE

O manual apresenta índices que informam sobre a confiabilidade e alguns aspectos referentes à validade do teste. Estudos que investigaram e discutiram outros aspectos destas propriedades psicométricas começam a ser publicados na literatura.[153-157] Estudos brasileiros começam a ser desenvolvidos com o uso do SFA.[24]

OBSERVAÇÕES GERAIS

A coleta de informações do SFA pode ser realizada de diversas maneiras, mas em todas elas este processo deve incluir informações de diversos profissionais da equipe (*i.e.*, professores, pedagogos, profissionais da saúde, psicólogos, orientadores, entre outros). As informações podem ser coletadas de forma que uma pessoa assuma o papel de coordenador, ou mediante a colaboração de um grupo, em reunião de equipe, ou ainda preenchendo escalas individuais do SFA, por indivíduos mais bem indicados (*i.e.*, professor de educação física). Tal procedimento promove discussão entre os membros da equipe envolvidos com a criança com deficiência na escola e estimula coleta de informação mais consistente. Devido ao grande número de escalas disponibilizadas por este teste, os autores sugerem que as escalas das partes I e II sejam utilizadas como triagem para localizar áreas de desempenho funcional (tarefas e atividades) que apresentam-se mais comprometidas. Neste caso, o examinador identificaria, na parte II, estas atividades específicas, e administraria seletivamente algumas escalas de desempenho de atividades – parte III.[153] Por fim, os mapas de itens têm grande relevância clínica, pois ilustram o repertório real de habilidades da criança, em cada escala do teste. Este teste foi um dos pioneiros que objetivaram informar sobre a participação de crianças com deficiências em contexto escolar.

Test of Infant Motor Performance (TIMP)

Nome do teste: Test of Infant Motor Performance

Autores: Campbell SK

Referência completa da publicação: Campbell SK. The Test of Infant Motor Performance – Test User's Manual Version 2.0.; Chicago: www.thetimp.com, 2005

Endereço eletrônico: http://thetimp.com/page/mwmp/The_TIMP.html

Custo (manual): US$ 35,00

Custo (manual e material de aplicação): US$ 60,00

Custo (folhas de escore): US$ 62,50 (pacote com 25)

Custo (CD-Rom de instrução do teste): US$ 85,00

Custo (folha de escore em percentil): US$ 10,00 (pacote com 50)

Custo (TIMPSI folha de escore de triagem): US$ 50,00 (pacote com 50)

OBJETIVOS DO TESTE

O TIMP é um teste que foi desenvolvido para examinar o controle postural e de movimentos seletivos necessários para a *performance* funcional em atividades de vida diária durante os primeiros meses de vida da criança. Como principais objetivos podemos citar:

1. Avaliar crianças a termo e pré-termo.
2. Identificar crianças abaixo de 5 meses de idade com atraso no desenvolvimento motor ou com desenvolvimento atípico.
3. Avaliar a eficácia da intervenção em um período de duas semanas.
4. Possibilitar o planejamento das metas da intervenção.
5. Avaliar a eficácia de programas de intervenção.
6. Educar os pais a respeito do desenvolvimento motor. Estudos atuais têm demonstrado que o TIMP aplicado na idade de 3 meses pode prever o desenvolvimento motor grosso aos 12 meses, na idade pré-escolar, e no início dos anos escolares.[158]

TIPO DE CLIENTELA E /OU POPULAÇÃO-ALVO

Bebês prematuros a partir de 34 semanas até 4 ou 5 meses de idade corrigida.[158]

CARACTERÍSTICAS DO INSTRUMENTO

É um teste que avalia postura e movimento de bebês prematuros e com atraso no desenvolvimento motor. Identifica o comportamento motor funcional de bebês a partir de 34 semanas pós-concepção a até 4 meses de idade pós-termo. Os itens do teste permitem determinar com alta precisão o comportamento motor de bebês até a idade de aquisição do sentar independente e do rolar. Estes itens foram desenvolvidos para informar sobre os movimentos necessários para as atividades de vida diária de um bebê interagindo com seu cuidador, de forma funcional, não necessitando enfatizar a testagem de reflexos, tônus muscular e respostas fisiológicas. A folha de escore é apresentada em formato de figuras, e foi desenvolvida para facilitar a educação dos pais acerca do repertório motor apresentado pelos seus bebês. O TIMP é dividido em duas partes com 42 itens no total, sendo 13 observáveis e 29 testáveis:

ITENS OBSERVÁVEIS

Os itens observáveis têm o propósito de examinar os comportamentos motores espontâneos que incluem controle seletivo dos dedos e tornozelos, orientação da cabeça na linha média, e desenvolvimento de movimentos balísticos, oscilatórios e *fidgety*, conforme descrito por Prechlt e cols.[159]

ITENS ELICITADOS

Os itens testáveis ou elicitados apresentam tarefas nas quais se espera que o bebê apresente movimentos apropriados e alinhados posturalmente. Os bebês terão de solucionar problemas que incluem respostas a estímulos visuais e auditivos, ou a colocação em uma variedade de posicionamentos (*i.e.*, prono, supino, deitado de lado, de pé suportado, e em suspensão ventral), com auxílio em alguns dos itens. Como o controle de cabeça é um evento marcante na faixa etária para qual o teste se aplica, ele é o foco de muitos itens, sendo testada sua orientação espacial, incluindo o alinhamento da face na linha média do tronco. Alguns itens têm características quantitativas (*i.e.*, quanto tempo mantêm determinada postura) e outros qualitativas, indicando melhora na execução do item (*i.e.*, rotação de cabeça em prono com extensão de tronco em vez de rotação de cabeça em prono com a face ligeiramente fora da base de suporte).

FORMATO DO TESTE

O teste é apresentado em duas partes, que devem ser administradas sequencialmente, totalizando 42 itens. Deste total, 13 itens são observáveis e 29 itens são elicitados.

Itens observáveis (13 itens)

Os itens observáveis são geralmente testados em supino, e são itens que examinam o controle seletivo (*i.e.*, movimentos dos dedos da mão, do tornozelo, flexão do quadril, chutes alternados), o alinhamento da cabeça na linha média, alcance de pessoa ou objeto na linha média e a qualidade do movimento (*i.e.*, movimentos *fidgety*, balísticos e oscilatórios dos braços e das pernas).

Itens elicitados (29 itens)

Estes itens focam principalmente no controle postural, testando os movimentos antigravitacionais (*i.e.*, controle da cabeça, flexão de quadril e joelho) e movimentos sinérgicos. Estes itens são testados em diversos posicionamentos: sentado, supino, decúbito lateral (DL), suspensão ventral, prono, de pé, suspensão em pé.

Os seguintes critérios para administração são descritos no manual e na folha de escore:[158]

1. O teste precisa de um equipamento próprio, que consiste de um chocalho, um brinquedo de apertar, uma bola vermelha e um pano macio, podendo ser a fraldinha do bebê.
2. O teste deve ser realizado com o bebê nos estados 3, 4 ou 5 de Brazelton.[160]
3. Usar o mínimo de roupa possível, tomando o cuidado com estresse térmico, em casos de bebês fragilizados.
4. Testar, numa superfície firme ou tatame, iniciando pelos itens observados, que levam em torno de 2 a 3 minutos.
5. Usar estímulos visuais e/ou verbais, a não ser que a folha de escore diga que é proibido.
6. Realizar no máximo três tentativas, e considerar a melhor resposta obtida das três tentativas.
7. As chupetas podem ser utilizadas para acalmar o bebê em caso de estresse.
8. Os itens que testam a cabeça na linha média podem variar 15° para cada lado.
9. Em caso de interrupção do teste, repetir em 24 horas.

PONTUAÇÃO

Os itens observados devem ser administrados em supino e ganham 1 ponto cada item observado e 0 para os não-observados.

Os itens elicitados deste teste têm critérios próprios para pontuação descritos na folha de teste, sendo a pontuação com escalas variáveis de 0 a 4, 0 a 5, e de 0 a 6.

Caso a criança não atinja todos os critérios descritos para pontuação na folha de escore, o escore considerado deve ser o do nível abaixo do esperado.[158]

Interpretação final do teste

Ao final da administração, todos os pontos observados e elicitados devem ser somados para obtenção do escore bruto final da criança. O manual inclui uma tabela etária para interpretação do resultado. O *site* do teste disponibiliza para compra uma folha de percentil que permite caracterizar o desempenho motor do bebê de acordo com a sua faixa etária em 5%, 16%, 25% 50%, 75% e 90%.[158]

Ao final da aplicação do teste, o examinador deve dar a sua impressão clínica, baseando-se nos seguintes critérios:

- Normal ≈ pontuação na média (± 1 DP).
- Suspeito ≈ pontuação abaixo da média (± 0,5 a 2 DP).
- Atípico ≈ pontuação muito abaixo da média (± 2 DP).

Caso o resultado do teste seja abaixo da média, o manual sugere a repetição do teste em 15 dias. Caso a pontuação seja muito abaixo da média, juntamente com a interpretação da história gestacional e dos fatores de risco que o bebê apresentou, sugere-se iniciar o programa de intervenção.[158]

TEMPO DE APLICAÇÃO

O teste leva de 21 a 45 minutos para administração e escore (média 33 minutos), em pessoas treinadas nos conteúdos do teste. A versão resumida de triagem (TIMPSI) pode ser completada em metade do tempo por administradores já familiarizados com a versão completa.[158]

PROPRIEDADES PSICOMÉTRICAS

Padronização

Foram avaliadas crianças com desenvolvimento normal (n = 990 crianças) de 14 regiões do EUA. Os dados deste grupo compuseram a amostra de padronização do teste, e foram utilizados para definir valores normativos (esperados) nos diferentes itens e nas diversas faixas etárias compreendidas pelo mesmo.[158]

CONFIABILIDADE E VALIDADE

Estudos informam que o teste TIMP é válido e confiável para avaliação do controle postural e seletivo na faixa etária a que se propõe.[30,161-166] O teste apresenta boa validade concorrente com o teste AIMS aos 3 meses, sendo o TIMP melhor que o AIMS nessa faixa etária.[167] Vários estudos científicos têm sido realizados para avaliação de bebês prematuros e com paralisia cerebral.[167-171] Estudos brasileiros com este teste ainda estão em andamento.

OBSERVAÇÕES GERAIS

O teste é de fácil e rápida administração mas deve ser utilizado por profissionais que têm experiência com bebês frágeis. A literatura científica tem demonstrado que o TIMP é um bom instrumento para avaliação longitudinal e que apresenta boa sensibilidade multicultural. Noventa e oito por cento dos itens se assemelham com as AVDs rotineiras de bebês, como banho, vestir e brincar, na faixa etária para a qual o teste foi desenvolvido.[172] A versão resumida do teste – TIMPSI *Screening Test* –, com menos itens, foi desenvolvida em 2006 para facilitar sua utilização aplicação em crianças mais frágeis, podendo ser aplicada com rapidez em dez minutos.

▸ CONCLUSÃO

Existe uma grande quantidade e variedade de testes padronizados disponíveis na literatura e no mercado. Para se fazer uma escolha adequada, é importante que o profissional defina de forma clara o conteúdo (*i.e.*, categoria funcional) ou aspectos do desenvolvimento que lhe interessa informar e documentar. Além disso, ele deve escolher um teste que satisfaça ao propósito ou propósitos de seu interesse (*i.e.*, discriminar, predizer e/ou avaliar), que seja adequado às características clínicas e à faixa etária do cliente.

Atualmente, o construto Qualidade de vida, e mais especificamente o termo Qualidade de vida relacionada a saúde (Health-related Quality of Life), tem sido um desfecho almejado por muitos profissionais e estudiosos que trabalham com crianças com paralisia cerebral. Qualidade de vida relacionada à saúde (QVRS) tem com objetivo medir como as crianças se sentem sobre os aspectos de vida diretamente relacionados à sua saúde.[173-177] A literatura tem-se tornado cada vez mais vasta sobre esse tema e vários estudos estão sendo desenvolvidos com o propósito de documentar e analisar a qualidade de vida de crianças, adolescentes e adultos com paralisia cerebral.[174-191] Ao examinar a literatura, é importante ter em mente: (1) como a qualidade de vida foi definida; (2) se os artigos se baseiam em teorias de qualidade de vida; (3) se inclui domínios relevantes para a qualidade de vida de crianças; e (4) e se os itens das escalas de medida estão bem construídos.[179]

O diagnóstico da condição de paralisia cerebral tem sido recentemente complementado com informações sobre a classificação funcional da criança com paralisia cerebral, que fornece dados sobre as conseqüências individualizadas do diagnóstico na mobilidade e na função de membro superiores, no contexto da rotina diária da criança. Para a classificação de um cliente com paralisia cerebral é importante conhecer as características da criança, a faixa etária e, principalmente, considerar as conseqüências funcionais em membros superiores e inferiores de forma separadas, e classificá-las de acordo com o sistema apropriado (*i.e.*, MACS e GMFCS, respectivamente).[192]

Finalmente, ao escolher um teste padronizado para ser utilizado com a clientela de paralisia cerebral, o profissional deve buscar informações sobre a qualidade do teste de seu interesse, por meio de informações sobre as propriedades psicométricas do mesmo. Uma vez escolhido o teste, o examinador tem a responsabilidade de dominar sua aplicação, saber interpretar os resultados fornecidos e ser capaz de transmitir estas informações aos familiares ou responsáveis pela criança, de forma ética e clara. As informações coletadas mediante a anamnese, avaliação clínica e ou aplicação de testes padronizados poderão auxiliar o profissional em seu julgamento clínico e na definição das metas e dos desfechos a serem almejados no processo de reabilitação da criança.

▶ REFERÊNCIAS

1. Huber CJ, King-Thomas L. The Assessment Process. In: King-Thomas L, Hacker BJ, editors. *A Therapist Guide to Pediatric Assessment*. Boston: Little, Brown and Company, 1987:3-10.

2. Dutkowsky JP. A Change of focus. *Dev Med Child Neurol* 2006; *48*(9):784.

3. Mancini MC. Avaliando o desenvolvimento motor: análise crítica. *Arq Neuropsiquiatr* 2001; *59*(1):33-4.

4. Palisano R, Rosenbaum P, Walter S, Russell D, Wood E, Galuppi B. Development and reliability of a system to classify gross motor function in children with cerebral palsy. *Dev Med Child Neurol* 1997 Apr; *39*(4):214-23.

5. Palisano RJ, Cameron D, Rosenbaum PL, Walter SD, Russell D. Stability of the gross motor function classification system. *Dev Med Child Neurol* 2006 Jun; *48*(6):424-8.

6. Jahnsen R, Aamodt G, Rosenbaum P. Gross Motor Function Classification System used in adults with cerebral palsy: agreement of self-reported *versus* professional rating. *Dev Med Child Neurol* 2006 Sep; *48*(9):734-8.

7. McCormick A, Brien M, Plourde J, Wood E, Rosenbaum P, McLean J. Stability of the Gross Motor Function Classification System in adults with cerebral palsy. *Dev Med Child Neurol* 2007 Apr; *49*(4):265-9.

8. Morris C, Galuppi BE, Rosenbaum PL. Reliability of family report for the Gross Motor Function Classification System. *Dev Med Child Neurol* 2004 Jul; *46*(7):455-60.

9. Gorter JW, Rosenbaum PL, Hanna SE, Palisano RJ, Bartlett DJ, Russell DJ et al. Limb distribution, motor impairment, and functional classification of cerebral palsy. *Dev Med Child Neurol* 2004 Jul; *46*(7):461-7.

10. Wood E, Rosenbaum P. The Gross Motor Function Classification System for cerebral palsy: a study of reliability and stability over time. *Dev Med Child Neurol* 2000 May; *42*(5):292-6.

11. Eliasson AC, Krumlinde-Sundholm L, Rosblad B, Beckung E, Arner M, Ohrvall AM et al. Using the MACS to facilitate comunication about manual abilities of children with cerebral palsy. *Dev Med Child Neurol* 2007 Feb; *49*(2):156-7.

12. Eliasson AC, Krumlinde-Sundholm L, Rosblad B, Beckung E, Arner M, Ohrvall AM *et al*. The Manual Ability Classification System (MACS) for children with cerebral palsy: scale development and evidence of validity and reliability. *Dev Med Child Neurol* 2006 Jul; *48*(7):549-54.

13. Morris C, Kurinczuk JJ, Fitzpatrick R, Rosenbaum PL. Do the abilities of children with cerebral palsy explain their activities and participation? *Dev Med Child Neurol* 2006 Dec; *48*(12):954-61.

14. Morris C, Kurinczuk JJ, Fitzpatrick R, Rosenbaum PL. Reliability of the manual ability classification system for children with cerebral palsy. *Dev Med Child Neurol* 2006 Dec; *48*(12):950-3.

15. Morris C, Rosenbaum P. The GMFCS does not produce a score. *Dev Med Child Neurol* 2006 Aug; *48*(8):702.

16. Brenneman SK. Testes do desenvolvimento do bebê e da criança. In: Tecklin JE, editor. *Fisioterapia Pediátrica*. 3ª ed. Porto Alegre: Editora Artmed, 2002:35-68.

17. Rogers JC. Selection of Evaluation Instruments. *In*: King-Thomas L, Hacker BJ, editors. *A Therapist's Guide to Pediatric Assessment*. Boston: Little, Brown and Company, 1987:19-33.

18. Palisano R, Rosenbaum P, Bartlett D, Livingston MH. *Gross Motor Function Classification System – Expanded and Revised*. Canada: McMaster University; 2007.

19. Morris C. Definition and classification of cerebral palsy: a historical perspective. *Dev Med Child Neurol Suppl* 2007 Feb; *109*:3-7.

20. Morris C, Bartlett D. Gross Motor Function Classification System: impact and utility. *Dev Med Child Neurol* 2004 Jan; *46*(1):60-5.

21. Chagas PSC, Mancini MC, Barbosa AP, Silva PTG. Análise das intervenções utilizadas para a promoção da marcha em crianças portadoras de paralisia cerebral: uma revisão sistemática da literatura. *Rev Bras Fisioter* 2004; *8*(2):155-63.

22. Cury VCR, Mancini MC, Melo AP, Fonseca ST, Sampaio RF, Tirado MGA. Efeitos do uso de órtese na mobilidade funcional de crianças com paralisia cerebral. *Rev Bras Fisioter* 2006; *10*(1):67-74.

23. Mancini MC, Alves ACM, Schaper C, Figueredo EM, Sampaio RF, Coelho ZA et al. Gravidade da paralisia cerebral e desempenho funcional. *Rev Bras Fisioter* 2004; *8*(3): 253-60.

24. Silva AIT, Silva DBR, Agnelli LB, Higuci MA, Oliveira MC, Silva PC et al. Perfil funcional de crianças com paralisia cerebral na escola regular segundo tipo de escola e comprometimento motor. *Temas sobre Desenvolvimento* 2004; *13*(74):5-13.

25. Carnahan KD, Arner M, Hagglund G. Association between gross motor function (GMFCS) and manual ability (MACS) in children with cerebral palsy. A population-based study of 359 children. *BMC Musculoskelet Disord* 2007; *8*:50.

26. Piper MC, Pinnell LE, Darrah J, Maguire T, Byrne PJ. Construction and validation of the Alberta Infant Motor Scale (AIMS). *Can J Public Health* 1992 Jul; *83*(Suppl 2): S46-S50.

27. Piper MC, Darrah J. Motor assessment of the developing infant. Philadelphia: WB Saunders Company, 1994.

28. Darrah J, Redfern L, Maguire TO, Beaulne AP, Watt J. Intra-individual stability of rate of gross motor development in full-term infants. *Early Hum Dev* 1998 Sep; *52*(2): 169-79.

29. Darrah J, Piper M, Watt MJ. Assessment of gross motor skills of at-risk infants: predictive validity of the Alberta Infant Motor Scale. *Dev Med Child Neurol* 1998 Jul; *40*(7): 485-91.

30. Campbell SK, Kolobe TH, Wright BD, Linacre JM. Validity of the Test of Infant Motor Performance for prediction of 6-, 9- and 12-month scores on the Alberta Infant Motor Scale. *Dev Med Child Neurol* 2002 Apr; *44*(4):263-72.

31. Coster WJ. Critique of the Alberta Infant Motor Scale (AIMS). *Phys Occup Ther Pediatr* 1995; *15*(3):53-64.

32. Schertz M, Zuk L, Zin S, Nadam L, Schwartz D, Bienkowski RS. Motor and cognitive development at one-year follow-up in infants with torticollis. *Early Hum Dev* 2007 Mar 13.

33. Fleuren KM, Smit LS, Stijnen T, Hartman A. New reference values for the Alberta Infant Motor Scale need to be established. *Acta Paediatr* 2007 Mar; *96*(3):424-7.

34. Jeng SF, Yau KI, Chen LC, Hsiao SF. Alberta Infant Motor Scale: reliability and validity when used on preterm infants in Taiwan. *Phys Ther* 2000 Feb; *80*(2):168-78.

35. van HI, de Vries LS, Helders PJ, Jongmans MJ. Early gross motor development of preterm infants according to the Alberta Infant Motor Scale. *J Pediatr* 2006 Nov; *149*(5):617-22.

36. Liao PJ, Campbell SK. Examination of the item structure of the Alberta Infant Motor Scale. *Pediatr Phys Ther* 2004; *16*(1):31-8.

37. Campos D, Santos DC, Goncalves VM, Goto MM, Arias AV, Brianeze AC *et al.* Agreement between scales for screening and diagnosis of motor development at 6 months. *J Pediatr* (RJ) 2006 Nov; *82*(6):470-4.

38. Campos D, Santos DCC, Gonçalves VMG, Montebelo MIL, Goto MMF, Gabbard C. Postural control of small for gestational age infants born at term. *Rev Bras Fisioter* 2007; *11*(1):7-12.

39. de Castro AG, Lima MC, de Aquino RR, Eickmann SH. Sensory oral motor and global motor development of preterm infants. *Pro Fono* 2007 Jan; *19*(1):29-38.

40. Chagas PSC, Mancini MC, Fonseca ST, Soares TBC, Gomes VP, Sampaio RF. Neuromuscular mechanisms and anthropometric modifications in the initial stages of independent gait. *Gait Posture* 2006 Nov; *24*(3):75-81.

41. Chagas PSC, Soares TBC, Mancini MC, Fonseca ST, Vaz DV, Gontijo APB. Mudanças antropométricas e nível de habilidade motora em crianças no início da marcha independente. *Revista Fisioterapia e Pesquisa* 2006; *13*(2):43-9.

42. Formiga CKMR, Pedrazzani ES, Tudella E. Desenvolvimento Motor de lactentes pré-termo participantes de um programa de intervenção fisioterapêutica precoce. *Rev Bras Fisioter* 2004; *8*(3):239-45.

43. Santos DCC, Campos D, Gonçalves VMG, Mello BBA, Campos TM, Gagliardo HGRG. Influência do baixo peso ao nascer sobre o desempenho motor de lactentes a termo no primeiro semestre de vida. *Rev Bras Fisioter* 2004; *8*(3): 261-6.

44. Silva PL, Santos DCC, Gonçalves VMG. Influência de práticas maternas no desenvolvimento motor de lactentes do 6º ao 12º meses de vida. *Rev Bras Fisioter* 2006; *10*(2):225-31.

45. Restiffe AP, Gherpelli JL. Comparison of chronological and corrected ages in the gross motor assessment of low-risk preterm infants during the first year of life. *Arq Neuropsiquiatr* 2006 Jun; *64*(2B):418-25.

46. Coryell J, Provost B, Wilhelm IJ, Campbell SK. Stability of Bayley Motor Scale scores in the first year of life. *Phys Ther* 1989 Oct; *69*(10):834-41.

47. Bayley N. *Bayley Scales of Infant Development.* 2nd edition: Manual. San Antonio: Psychological Corporation, 1993.

48. Koseck K. Review and evaluation of psychometric properties of the revised Bayley Scales of Infant Development. *Pediatr Phys Ther* 1999; *11*:198-204.

49. McClain C, Provost B, Crowell TK. Motor development of the two year old typically developing native american children on the Bayley Scales of Infant Development II Motor Scale. *Pediatr Phys Ther* 2000; *12*:108-13.

50. Bell S, Allen A. Book Review: Bayley Scales of Infant Development. Second Edition: Manual. *Journal of Psychoeducational Assessment* 2000; *18*:185-95.

51. Andrade SA, Santos DN, Bastos AC, Pedromonico MR, de Almeida-Filho N, Barreto ML. Family environment and child's cognitive development: an epidemiological approach. *Rev Saúde Pública* 2005 Aug; *39*(4):606-11.

52. Eickmann SH, Lira PI, Lima MC. Mental and motor development at 24 months of full-term low birthweight infants. *Arq Neuropsiquiatr* 2002 Sep; *60*(3-B):748-54.

53. Eickmann SH, de Lira PI, Lima MC, Coutinho SB, Teixeira ML, Ashworth A. Breast feeding and mental and motor development at 12 months in a low-income population in Northeast Brazil. *Paediatr Perinat Epidemiol* 2007 Mar; *21*(2):129-37.

54. Gagliardo HG, Gonçalves VM, Lima MC, Francozo MF, Aranha NA. Visual function and fine-motor control in small-for-gestational age infants. *Arq Neuropsiquiatr* 2004 Dec; *62*(4):955-62.

55. Gontijo APB, Mancini MC, Fóscolo DRC, Moreira TG. Aids pediátrica: características do neurodesenvolvimento. *Revista Paulista de Medicina* 2001; *19*(3):127-32.

56. Goto MM, Gonçalves VM, Netto AA, Morcillo AM, Moura-Ribeiro MV. Neurodevelopment of full-term small-for-gestational age infants in the second month of life. *Arq Neuropsiquiatr* 2005 Mar; *63*(1):75-82.

57. Lordelo ER, França CB, Lopes LMS, Dacal MPO, Carvalho CS, Guirra RC *et al.* Investimento parental e desenvolvimento da criança. *Estudos de Psicologia* 2006; *11*(3):257-64.

58. Mello RR, Meio MDBB, Morsch D, Silva KS, Dutra MVP, Monteiro AV *et al.* Ultra-sonografia cerebral neonatal no prematuro – é possível tranquilizar os pais? *J Pediatr* (RJ) 1999; *75*(1):45-9.

59. Mello BB, Gonçalves VM, Souza EA. Behavior of full term infants small for gestational age in the first three months of life. *Arq Neuropsiquiatr* 2004 Dec; *62*(4):1.046-51.

60. Aylward GP. *Bayley Infant Neurodevelopmental Screener*. San Antonio, TX: The Psychological Corporation, 1995.

61. Aylward GP, Verhulst SJ. Predictive utility of the Bayley Infant Neurodevelopmental Screener (BINS) risk status classifications: clinical interpretation and application. *Dev Med Child Neurol* 2000 Jan; 42(1):25-31.

62. Vohr BR. How should we report early childhood outcomes of very low birth weight infants? *Semin Fetal Neonatal Med* 2007 Oct; 12(5):355-62.

63. Vohr BR. Progress in predicting outcomes for extremely low birth weight infants: baby steps. *Acta Paediatr* 2007 Mar; 96(3):331-2.

64. Collett BR, Twohy E, King D, Sittler B, White CJ, Starr JR et al. Development in Infants with Deformational Plagio-cephaly. *Journal of Developmental and Behavioral Pediatrics* 2007; 28(4): S6. Ref Type: Abstract

65. King G, Law M, King S, Hurley P, Hanna S, Kertoy M et al. *Children's Assessment of Participation and Enjoyment (CAPE) and Preferences Activities of Children (PAC)*. San Antonio, TX.: Harcourt Assessment, Inc.; 2004.

66. King GA, Law M, King S, Hurley P, Hanna S, Kertoy M et al. Measuring children's participation in recreation and leisure activities: construct validation of the CAPE and PAC. *Child Care Health Dev* 2007 Jan; 33(1):28-39.

67. Law M, King G, King S, Kertoy M, Hurley P, Rosenbaum P et al. Patterns of participation in recreational and leisure activities among children with complex physical disabilities. *Dev Med Child Neurol* 2006 May; 48(5):337-42.

68. Law M, Finkelman S, Hurley P, Rosenbaum P, King S, King G et al. Participation of children with physical disabilities: relationships with diagnosis, physical function, and demographic variables. *Scandinavian Journal of Occupational Therapy* 2004; 11:156-62.

69. Law M, King G, Rosenbaum P, Kertoy M, King S, Young N et al. Final report to families and community partners on the participate study findings. Hamilton, ON, Canada: McMaster University, 2005.

70. Damiano DL, Abel MF. Relation of gait analysis to gross motor function in cerebral palsy. *Dev Med Child Neurol* 1996 May; 38(5):389-96.

71. Damiano DL, Abel MF. Functional outcomes of strength training in spastic cerebral palsy. *Arch Phys Med Rehabil* 1998 Feb; 79(2):119-25.

72. Ketelaar M, Vermeer A, Hart H, van Petegem-van BE, Helders PJ. Effects of a functional therapy program on motor abilities of children with cerebral palsy. *Phys Ther* 2001 Sep; 81(9):1.534-45.

73. Maltais D, Bar-Or O, Galea V, Pierrynowski M. Use of orthoses lowers the O(2) cost of walking in children with spastic cerebral palsy. *Med Sci Sports Exerc* 2001 Feb; 33(2): 320-5.

74. Russell DJ, Avery LM, Rosenbaum PL, Raina PS, Walter SD, Palisano RJ. Improved scaling of the Gross Motor Function Measure for children with cerebral palsy: evidence of reliability and validity. *Phys Ther* 2000 Sep; 80(9):873-85.

75. Trahan J, Malouin F. Chances in the Gross Motor Function Measure in children with different types of cerebral palsy: an eight-month follow-up study. *Pediatr Phys Ther* 1999; 11:12-7.

76. Russell D, Gowland C, Hardy S, Lane M, Plews N, McGavin H et al. *GMFM – Gross Motor Function Measure Manual*. 2nd edition. Hamilton, ON: Children's Developmental Rehabilitation Programme Hugh MacMillan Rehabilitation Centre McMaster University, 1993.

77. Bjornson K, Graubert C, Buford VL, McLaughlin J. Validity of the Gross Motor Function Measure. *Pediatr Phys Ther* 1998; 10:43-7.

78. Kolobe TH, Palisano RJ, Stratford PW. Comparison of two outcome measures for infants with cerebral palsy and infants with motor Delays. *Phys Ther* 1998 Oct; 78(10):1.062-72.

79. Nordmark E, Jarnlo GB, Hagglund G. Comparison of the Gross Motor Function Measure and Paediatric Evaluation of Disability Inventory in assessing motor function in children undergoing selective dorsal rhizotomy. *Dev Med Child Neurol* 2000 Apr; 42(4):245-52.

80. Palisano RJ, Hanna SE, Rosenbaum PL, Russell DJ, Walter SD, Wood EP et al. Validation of a model of gross motor function for children with cerebral palsy. *Phys Ther* 2000 Oct; 80(10):974-85.

81. Russell D, Palisano R, Walter S, Rosenbaum P, Gemus M, Gowland C et al. Evaluating motor function in children with Down syndrome: validity of the GMFM. *Dev Med Child Neurol* 1998 Oct; 40(10):693-701.

82. Gemus M, Palisano R, Russell D, Rosenbaum P, Walter SD, Galuppi B et al. Using the gross motor function measure to evaluate motor development in children with Down syndrome. *Phys Occup Ther Pediatr* 2001; 21(2-3):69-79.

83. Palisano RJ, Walter SD, Russell DJ, Rosenbaum PL, Gemus M, Galuppi BE et al. Gross motor function of children with down syndrome: creation of motor growth curves. *Arch Phys Med Rehabil* 2001 Apr; 82(4):494-500.

84. Martin K. Effects of supramalleolar orthoses on postural stability in children with Down syndrome. *Dev Med Child Neurol* 2004 Jun; 46(6):406-11.

85. Bonvicine C, Quibào EF, Asa SKP, Silva PN, Gaetan ESM. Prematuridade como possível influenciador do controle de cabeça. *Salusvita* 2004; 23(3):489-500.

86. Pina LV, Loureiro APC. O GMFM e sua aplicação na avaliação motora de crianças com paralisia cerebral. *Fisioterapia em Movimento* 2006; 19(2):91-100.

87. Russell DJ, Rosenbaum PL, Avery LM, Lane M. *Gross Motor Function Measure (GMFM-66 & GMFM-88). User's Manual*. London, UK: Mac Keith Press, 2002.

88. Avery LM, Russell DJ, Raina PS, Walter SD, Rosenbaum PL. Rasch analysis of the Gross Motor Function Measure: validating the assumptions of the Rasch model to create an interval-level measure. *Arch Phys Med Rehabil* 2003 May; 84(5):697-705.

89. Wang HY, Yang YH. Evaluating the responsiveness of 2 versions of the Gross Motor Function Measure for children with cerebral palsy. *Arch Phys Med Rehabil* 2006 Jan; 87(1):51-6.

90. Wei S, Su-Juan W, Yuan-Gui L, Hong Y, Xiu-Juan X, Xiao-Mei S. Reliability and validity of the GMFM-66 in 0- to 3-year-old children with cerebral palsy. *Am J Phys Med Rehabil* 2006 Feb; *85*(2):141-7.

91. Bagley AM, Gorton G, Oeffinger D, Barnes D, Calmes J, Nicholson D *et al*. Outcome assessments in children with cerebral palsy, part II: discriminatory ability of outcome tools. *Dev Med Child Neurol* 2007 Mar; *49*(3):181-6.

92. Oeffinger D, Gorton G, Bagley A, Nicholson D, Barnes D, Calmes J *et al*. Outcome assessments in children with cerebral palsy, part I: descriptive characteristics of GMFCS Levels I to III. *Dev Med Child Neurol* 2007 Mar; *49*(3):172-80.

93. Bleyenheuft C, Filipetti P, Caldas C, Lejeune T. Experience with external pump trial prior to implantation for intrathecal baclofen in ambulatory patients with spastic cerebral palsy. *Neurophysiol Clin* 2007 Jan; *37*(1):23-8.

94. Bar-Haim S, Harries N, Belokopytov M, Frank A, Copeliovitch L, Kaplanski J *et al*. Comparison of efficacy of Adeli suit and neurodevelopmental treatments in children with cerebral palsy. *Dev Med Child Neurol* 2006 May; *48*(5):325-30.

95. Macgregor R, Campbell R, Gladden MH, Tennant N, Young D. Effects of massage on the mechanical behaviour of muscles in adolescents with spastic diplegia: a pilot study. *Dev Med Child Neurol* 2007 Mar; *49*(3):187-91.

96. Chandler LS, Andrews MS, Swanson MW, Larson A. *Movement Assessment of Infants: a Manual*. Rolling Bay, WA: Infant Movement Research, 1980.

97. Swanson MW, Bennett FC, Shy KK, Whitfield MF. Identification of neurodevelopmental abnormality at four and eight months by the movement assessment of infants. *Dev Med Child Neurol* 1992 Apr; *34*(4):321-37.

98. Washington K, Deitz JC. Performance of full-term 6-month-old on the Movement Assessment of Infants. *Pediatr Phys Ther* 1995; *7*:65-74.

99. Darrah J, Piper MC, Byrne PJ, Warren S. The utilizations of movement assessment of infants risk profile with preterm infants. *Phys Occup Ther Pediatr* 1991; *11*(2):1-12.

100. Magalhaes LC, Amorim FP, Paixão ML, Barbosa VM, Mancini MC. Influência de fatores de risco biológico nos escores de um teste para detecção de paralisia cerebral em crianças pré-termo. *Temas sobre desenvolvimento* 2001; *10*(58):3-7.

101. Cardoso AA, Magalhaes LC, Amorim RH, Paixão ML, Mancini MC, Rossi LD. Predictive validity of the Movement Assessment of Infants (MAI) for Brazilian preterm children. *Arq Neuropsiquiatr* 2004 Dec; *62*(4):1052-7.

102. Lacerda TTB, Magalhaes LC. Análise da validade dos itens do Movement Assessment of Infants – MAI – para crianças pré-termo. *Rev Bras Saúde Matern Infant* 2006; *6*(3):297-308.

103. Folio MR, Fewell RR. *Peabody Developmental Motor Scales: Examiner's Manual*. Second edition (PDMS-2). Austin, TX: Pro-Ed, 2000.

104. Folio MR, Fewell RR. Peabody Developmental Motor Scales and Activity Cards: Manual. Austin, TX: Pro-Ed, 1993.

105. Dematteo C, Law M, Russell D, Pollock N, Rosenbaum P, Walter S. The reliability and validity of Quality of Upper Extremity Skills Test. *Phys Occup Ther Pediatr* 1993; *13*(2): 1-18.

106. Crowell TK, McClain C, Provost B. Motor development of native american children on the Peabody Developmental Motor Scales. *The American Journal of Occupational Therapy* 1999; *53*(5):514-8.

107. Gerhard AR, Ottenbacker KJ, Lane SJ. Interrater reliability of the Peabody Developmental Scales: Fine Motor Scale. *The American Journal of Occupational Therapy* 1994; *48*(11):976-81.

108. Nancy AS, Deitz JL, Crowell TK. The Peabody Developmental Fine Motor Scale: an interrater reliability study. *The American Journal of Occupational Therapy* 1990; *44*(4): 334-40.

109. Palisano RJ, Kolobe TH, Haley SM, Lowes LP, Jones SL. Validity of the Peabody Developmental Gross Motor Scale as an evaluative measure of infants receiving physical therapy. *Phys Ther* 1995 Nov; *75*(11):939-48.

110. Bartlett DJ, Okun NB, Byrne PJ, Watt JM, Piper MC. Early motor development of breech- and cephalic-presenting infants. *Obstet Gynecol* 2000 Mar; *95*(3):425-32.

111. Mancini MC, Carvalho DJ, Gontijo DT. Os efeitos da correção da idade no desempenho motor grosso e fino de crianças pré-termo aos 2 anos de idade. *Temas sobre Desenvolvimento* 2002; *11*(64):12-9.

112. Provost B, Heimerl S, McClain C, Kim NH, Lopez BR, Kodituwakku P. Concurrent Validity of the Bayley Scales of Infant Development II Motor Scale and the Peabody Developmental Motor Scales-2 in Children with Developmental Delays. *Pediatr Phys Ther* 2004; *16*(3): 149-56.

113. Wiepert SL, Mercer VS. Effects of an increased number of practice trials on peabody developmental gross motor scale scores in children of preschool age with typical development. *Pediatr Phys Ther* 2002; *14*(1):22-8.

114. Haley SM, Coster WJ, Ludlow LH, Haltiwanger JT, Andrellos PJ. *Pediatric Evaluation of Disability Inventory (PEDI): development, standardization and administration manual, version 1.0*. Boston, MA: New England Medical Center Inc., 1992.

115. Mancini MC, Araújo LG, Teixeira S, Sampaio RF, Magalhães LC, Coelho ZA *et al*. O impacto da asma infantil no perfil funcional de crianças entre 1 e 4 anos de idade. *Revista Paulista de Pediatria*. 2002; *20*(2):69-77.

116. Coster WJ, Ludlow L, Mancini MC. Using IRT variable maps to enrich our understanding of rehabilitation data. *Journal of Outcomes Measurement* 1999; *3*(2):123-33.

117. Campbell SK. Quantifying the effects of interventions for movement disorders resulting from cerebral palsy. *J Child Neurol* 1996 Nov; *11*(Suppl 1):S61-S70.

118. Conners SC. *Concurrent validity of the Pediatric Evaluation of Disability Inventory*. Medford, MA: Tuft's University, 1992.

119. Coster WJ, Haley SM. Conceptualization and measurement of disablement in infants and young children. *Infant and Young Children* 1992; 4:11-22.

120. Custers JWH, Hoijtink H, Net J, Helders PJ. Cultural differences in functional status measurement: analyses of person fit according to the Rasch model. *Quality of Life Research* 2000; 9(5):571-8.

121. Dumas HM, Haley SM, Rabin JP. Short-term durability and improvement of function in traumatic brain injury: a pilot study using the Paediatric Evaluation of Disability Inventory (PEDI) classification levels. *Brain Inj* 2001 Oct; 15(10):891-902.

122. Gannotti ME, Cruz C. Content and construct validity of a Spanish translation of the Pediatric Evaluation of Disability Inventory for children living in Puerto Rico. *Phys Occup Ther Pediatr* 2001; 20(4):7-24.

123. Haley SM, Coster WJ, Binda-Sundberg K. Measuring physical disablement: the contextual challenge. *Phys Ther* 1994 May; 74(5):443-51.

124. Haley SM. Featured instrument: the Pediatric Evaluation of Disability Inventory (PEDI). *Journal of Rehabilitation Outcomes Measurement* 1997; 1(1):61-9.

125. Haley SM, Dumas HM, Ludlow LH. Variation by diagnostic and practice pattern groups in the mobility outcomes of inpatient rehabilitation programs for children and youth. *Phys Ther* 2001; 81(8):1.425-36.

126. Ketelaar M, Vermeer A, Helders PJ. Functional motor abilities of children with cerebral palsy: a systematic literature review of assessment measures. *Clin Rehabil* 1998 Oct; 12(5):369-80.

127. Knox V, Usen Y. Clinical review of the Pediatric Evaluation of Disability Inventory. *British Journal of Occupational Therapy* 2000; 63(1):29-32.

128. Ludlow LH, Haley SM. Effect of context in rating of mobility activities in children with disabilities: an assessment using the Pediatric Evaluation of Disability Inventory. *Educational and Psychological Measurement* 1996; 56:122-9.

129. Nichols DS, Case-Smith J. Reliability and validity of the Pediatric Evaluation of Disability Inventory. *Pediatr Phys Ther* 1996; 8:15-24.

130. Oliveira MC, Cordani LK. Correlação entre habilidades funcionais referidas pelo cuidador e nível de assistência fornecida a crianças com PC. *Temas sobre Desenvolvimento* 2002; 10(60):15-20.

131. Shapiro KH. Review of the Pediatric Evaluation of Disability Inventory. *Pediatr Phys Ther* 1994; 6:42-3.

132. Wright FV, Boschen KA. The Pediatric Evaluation of Disability Inventory (PEDI): validation of a new functional assessment outcome instrument. *Canadian Journal of Rehabilitation* 1993; 7(1):41-2.

133. Mancini MC. *Inventário de Avaliação Pediátrica de Incapacidade (PEDI): Manual da Versão Brasileira*. Belo Horizonte: Editora UFMG, 2005.

134. Castro CC, Batistela F, Martini G, Fonseca J, Montesanti L, Oliveira CM. Correlação da função motora e o desempenho funcional nas atividades de autocuidado em grupo de crianças portadoras de paralisia cerebral. *Medicina de Reabilitação* 2006; 25(1):7-11.

135. Alegretti ALC, Mancini MC, Schwartzman JS. Estudo do desempenho funcional de crianças com paralisia cerebral diparéticas espásticas utilizando o Pediatric Evaluation of Desability Inventory (PEDI). *Arquivos Brasileiros de Paralisia Cerebral* 2004; 1(1):35-40.

136. Mancini MC, Teixeira S, de Araújo LG, Paixão ML, Magalhães LC, Coelho ZA et al. Study of motor function development at 8 and 12 months of age in preterm and at term children. *Arq Neuropsiquiatr* 2002 Dec; 60(4):974-80.

137. Mancini MC, Fiúza PM, Rebelo JM, Magalhães LC, Coelho ZA, Paixão ML et al. Comparison of functional activity performance in normally developing children and children with cerebral palsy. *Arq Neuropsiquiatr* 2002 Jun; 60(2-B): 446-52.

138. Mancini MC, Carvalho e Silva, Gonçalves SC, Martins SM. Comparison of functional performance among children with Down syndrome and children with age-appropriate development at 2 and 5 years of age. *Arq Neuropsiquiatr* 2003 Jun; 61(2B):409-15.

139. Mancini MC, Megale L, Brandão MB, Melo APP, Sampaio RF. Efeito moderador do risco social na relação risco biológico e desempenho funcional infantil. *Rev Bras Saúde Matern-infant* 2004; 4(1):25-34.

140. Mancini MC, Barbosa AP, Brandão LCA, Sampaio RF, Britto RR, Megale L. Sazonalidade e asma infantil: impacto em indicadores funcionais e respiratórios. *Rev Bras Fisioter* 2004; 8(3):215-22.

141. Malta J, Endriss D, Rached S, Moura T, Ventura L. Desempenho funcional de crianças com deficiência visual atendidas no Departamento de Estimulação Visual da Fundação Altino Ventura. *Arq Bras Oftamol* 2006; 69(4): 571-4.

142. Oliveira MC, Cordani LK. Estudo do desempenho funcional de crianças com paralisia cerebral diparéticas espásticas utilizando o Pediatric Evaluation of Desability Inventory (PEDI). *Arquivos Brasileiros de Paralisia Cerebral* 2004; 1(1):24-9.

143. Dematteo C, Law M, Russell D, Pollock N, Rosenbaum P, Walter S. *QUEST: Quality of Upper Extremity Skills Test*. Hamilton, ON: Neurodevelopmental Clinical Research Unit, 1992.

144. Fehlings D, Rang M, Glazier J, Steele C. An evaluation of botulinum-A toxin injections to improve upper extremity function in children with hemiplegic cerebral palsy. *J Pediatr* 2000 Sep; 137(3):331-7.

145. Fehlings D, Rang M, Glazier J, Steele C. Botulinum toxin type A injections in the spastic upper extremity of children with hemiplegia: child characteristics that predict a positive outcome. *Eur J Neurol* 2001 Nov; 8(Suppl 5): 145-9.

146. Kawamura A, Campbell K, Lam-Damji S, Fehlings D. A randomized controlled trial comparing botulinum toxin A dosage in the upper extremity of children with spasticity. *Dev Med Child Neurol* 2007 May; *49*(5):331-7.

147. Graveline C, Hwang P, Bone G, Shikolka C, Wade S, Crawley A *et al*. Evaluation of gross and fine motor functions in children with hemidecortication: predictors of outcomes and timing of surgery. *J Child Neurol* 1999 May; *14*(5):304-15.

148. Lowe K, Novak I, Cusick A. Low-dose/high-concentration localized botulinum toxin A improves upper limb movement and function in children with hemiplegic cerebral palsy. *Dev Med Child Neurol* 2006 Mar; *48*(3):170-5.

149. Loewen P, Steinbok P, Holsti L, MacKay M. Upper extremity performance and self-care skill changes in children with spastic cerebral palsy following selective posterior rhizotomy. *Pediatr Neurosurg* 1998 Oct; *29*(4):191-8.

150. Wallen M, O'Flaherty SJ, Waugh MC. Functional outcomes of intramuscular botulinum toxin type A and occupational therapy in the upper limbs of children with cerebral palsy: a randomized controlled trial. *Arch Phys Med Rehabil* 2007 Jan; *88*(1):1-10.

151. Wright FV, Boschen K, Jutai J. Exploring the comparative responsiveness of a core set of outcome measures in a school-based conductive education programme. *Child Care Health Dev* 2005 May; *31*(3):291-302.

152. Naylor CE, Bower E. Modified constraint-induced movement therapy for young children with hemiplegic cerebral palsy: a pilot study. *Dev Med Child Neurol* 2005 Jun; *47*(6): 365-9.

153. Coster WJ, Deeney T, Haltiwanger J, Haley SM. *School Function Assessment*. San Antonio, TX: The Psychological Corporation/Therapy Skill Builders, 1998.

154. Coster WJ, Mancini MC, Ludlow L. Factor structure of the School Function Assessment. *Educational and Psychological Measurement* 1999; *59*:665-77.

155. Mancini MC, Coster WJ, Trombly CA, Heeren TC. Predicting elementary school participation in children with disabilities. *Arch Phys Med Rehabil* 2000 Mar; *81*(3): 339-47.

156. Mancini MC, Coster WJ. Functional predictors of school participation by children with disabilities. *Occup Ther Int* 2004; *11*(1):12-25.

157. King GA, McDougall J, Tucker MA. No evaluation of functional, school-based therapy services for children with special needs. *Phys Occup Ther Pediatr* 1998; *19*(2):5-30.

158. Campbell SK. The Test of Infant Motor Performance: *Test User's Manual Version 2.0*. Chicago: www.thetimp.com, 2005.

159. Einspieler C, Prechtl HFR, Bos AF, Ferrari F, Cioni G. *Prechlt's method on the qualitative assessment of general movements in preterm, term and young infants*. Cambridge, UK: Cambridge University Press, 2005.

160. Brazelton TB. *Neonatal Behavior Assessment Scale*. 2nd ed. Philadelphia,PA: JB Lippincott, 1984.

161. Campbell SK, Kolobe TH, Osten ET, Lenke M, Girolami GL. Construct validity of the test of infant motor performance. *Phys Ther* 1995 Jul; *75*(7):585-96.

162. Campbell SK, Hedeker D. Validity of the Test of Infant Motor Performance for discriminating among infants with varying risk for poor motor outcome. *J Pediatr* 2001 Oct; *139*(4):546-51.

163. Campbell SK, Wright BD, Linacre JM. Development of a functional movement scale for infants. *J Appl Meas* 2002; *3*(2):190-204.

164. Campbell SK, Levy P, Zawacki L, Liao PJ. Population-based age standards for interpreting results on the test of motor infant performance. *Pediatr Phys Ther* 2006; *18*(2): 119-25.

165. Flegel J, Kolobe TH. Predictive validity of the test of infant motor performance as measured by the Bruininks-Oseretsky test of motor proficiency at school age. *Phys Ther* 2002 Aug; *82*(8):762-71.

166. Snider LM, Majnemer A, Mazer B, Campbell S, Bos AF. A comparison of the general movements assessment with traditional approaches to newborn and infant assessment: Concurrent validity. *Early Hum Dev* 2007 Aug 31.

167. Barbosa VM, Campbell SK, Sheftel D, Singh J, Beligere N. Longitudinal performance of infants with cerebral palsy on the Test of Infant Motor Performance and on the Alberta Infant Motor Scale. *Phys Occup Ther Pediatr* 2003; *23*(3):7-29.

168. Barbosa VM, Campbell SK, Smith E, Berbaum M. Comparison of test of infant motor performance (TIMP) item responses among children with cerebral palsy, developmental delay, and typical development. *Am J Occup Ther* 2005 Jul; *59*(4):446-56.

169. Barbosa VM, Campbell SK, Berbaum M. Discriminating infants from different developmental outcome groups using the Test of Infant Motor Performance (TIMP) item responses. *Pediatr Phys Ther* 2007; *19*(1):28-39.

170. Kolobe TH, Bulanda M, Susman L. Predicting motor outcome at preschool age for infants tested at 7, 30, 60, and 90 days after term age using the Test of Infant Motor Performance. *Phys Ther* 2004 Dec; *84*(12):1.144-56.

171. Rose RU, Westcott SL. Responsiveness of the Test of Infant Motor Performance (TIMP) in infants born preterm. *Pediatr Phys Ther* 2005; *17*(3):219-24.

172. Murney ME, Campbell SK. The ecological relevance of the Test of Infant Motor Performance elicited scale items. *Phys Ther* 1998 May; *78*(5):479-89.

173. Cuomo AV, Gamradt SC, Kim CO, Pirpiris M, Gates PE, McCarthy JJ *et al*. Health-related quality of life outcomes improve after multilevel surgery in ambulatory children with cerebral palsy. *J Pediatr Orthop* 2007 Sep; *27*(6):653-7.

174. Rosenbaum PL, Livingston MH, Palisano RJ, Galuppi BE, Russell DJ. Quality of life and health-related quality of life of adolescents with cerebral palsy. *Dev Med Child Neurol* 2007 Jul; *49*(7):516-21.

175. Varni JW, Burwinkle TM, Sherman SA, Hanna K, Berrin SJ, Malcarne VL *et al*. Health-related quality of life of children and adolescents with cerebral palsy: hearing the voices of the children. *Dev Med Child Neurol* 2005 Sep; 47(9):592-7.

176. Young B, Rice H, xon-Woods M, Colver AF, Parkinson KN. A qualitative study of the health-related quality of life of disabled children. *Dev Med Child Neurol* 2007 Sep; 49(9): 660-5.

177. Schneider JW, Grucharri LM, Gutierrez AL, Gaebler-Spira DJ. Health-related quality of life and functional outcome measures for children with cerebral palsy. *Dev Med Child Neurol* 2001 Sep; 43(9):601-8.

178. Aran A, Shalev RS, Biran G, Gross-Tsur V. Parenting style impacts on quality of life in children with cerebral palsy. *J Pediatr* 2007 Jul; 151(1):56-60, 60.

179. Davis E, Waters E, Mackinnon A, Reddihough D, Graham HK, Mehmet-Radji O *et al*. Paediatric quality of life instruments: a review of the impact of the conceptual framework on outcomes. *Dev Med Child Neurol* 2006 Apr; 48(4):311-8.

180. Dickinson HO, Parkinson KN, Ravens-Sieberer U, Schirripa G, Thyen U, Arnaud C *et al*. Self-reported quality of life of 8-12-year-old children with cerebral palsy: a cross-sectional European study. *Lancet* 2007 Jun 30; 369(9580):2.171-8.

181. Livingston MH, Rosenbaum PL, Russell DJ, Palisano RJ. Quality of life among adolescents with cerebral palsy: what does the literature tell us? *Dev Med Child Neurol* 2007 Mar; 49(3):225-31.

182. Majnemer A, Shevell M, Rosenbaum P, Law M, Poulin C. Determinants of life quality in school-age children with cerebral palsy. *J Pediatr* 2007 Nov; 151(5):470-5, 475.

183. Marciniak W. The goals of orthopedic tratment in cerebral palsy: improved function or quality of life? *Ortop Traumatol Rehabil* 2002 Jan 31; 4(1):1-2.

184. McCarthy ML, Silberstein CE, Atkins EA, Harryman SE, Sponseller PD, Hadley-Miller NA. Comparing reliability and validity of pediatric instruments for measuring health and well-being of children with spastic cerebral palsy. *Dev Med Child Neurol* 2002 Jul; 44(7):468-76.

185. Morales NM, Silva CH, Frontarolli AC, Araujo RR, Rangel VO, Pinto RM *et al*. Psychometric properties of the initial Brazilian version of the CHQ-PF50 applied to the caregivers of children and adolescents with cerebral palsy. *Qual Life Res* 2007 Apr; 16(3):437-44.

186. Reading R. Self-reported quality of life of 8-12-year-old children with cerebral palsy: a cross-sectional European study. *Child Care Health Dev* 2007 Nov; 33(6):804-5.

187. Sparkes J, Hall D. Quality of life in children with cerebral palsy. *Lancet* 2007 Aug 25; 370(9588):656.

188. Varni JW, Burwinkle TM, Berrin SJ, Sherman SA, Artavia K, Malcarne VL *et al*. The PedsQL in pediatric cerebral palsy: reliability, validity, and sensitivity of the Generic Core Scales and Cerebral Palsy Module. *Dev Med Child Neurol* 2006 Jun; 48(6):442-9.

189. Waters E, Davis E, Mackinnon A, Boyd R, Graham HK, Kai LS *et al*. Psychometric properties of the quality of life questionnaire for children with CP. *Dev Med Child Neurol* 2007 Jan; 49(1):49-55.

190. Waters E, Maher E, Salmon L, Reddihough D, Boyd R. Development of a condition-specific measure of quality of life for children with cerebral palsy: empirical thematic data reported by parents and children. *Child Care Health Dev* 2005 Mar; 31(2):127-35.

191. White-Koning M, Arnaud C, Dickinson HO, Thyen U, Beckung E, Fauconnier J *et al*. Determinants of child-parent agreement in quality-of-life reports: a European study of children with cerebral palsy. *Pediatrics* 2007 Oct; 120(4):e804-e814.

192. Rosenbaum P, Paneth N, Leviton A, Goldstein M, Bax M, Damiano D *et al*. A report: the definition and classification of cerebral palsy April 2006. *Dev Med Child Neurol Suppl* 2007 Feb; 109:8-14.

Hipoterapia na Criança com Paralisia Cerebral

Lilian Magalhães de Albuquerque

▶ INTRODUÇÃO

A utilização do cavalo como recurso terapêutico no tratamento de pacientes portadores de disfunção neuropsicomotora é chamada de hipoterapia. A palavra hipoterapia originou-se do prefixo grego *hippus,* que significa cavalo. Esse termo foi criado em 1966 pelo neurologista H.F. Kaeser, chefe do Serviço de Neurologia do Hospital Universitário de Básel, na Suíça, porém a eqüitação terapêutica vem sendo utilizada em larga escala em todo o mundo desde 1946, e o sucesso da reabilitação se deve principalmente à qualificação do profissional que manuseia o paciente durante as sessões.

Relatos da utilização dos movimentos provocados pelo deslocamento do cavalo com finalidade terapêutica datam do século V a.C, quando Hipócrates, em seu livro *Das dietas,* escreveu sobre exercícios naturais recomendando andar a cavalo para preservar o corpo humano de muitas doenças. Na Alemanha a hipoterapia é algumas vezes prescrita como forma primária de reabilitação. Nos EUA alguns pacientes ainda internados em hospitais são transportados aos centros de hipoterapia para iniciar o tratamento antes mesmo de obterem alta hospitalar.

Atualmente, a hipoterapia é um recurso terapêutico auxiliar, em geral utilizado no tratamento de crianças portadoras de encefalopatia crônica da infância (paralisia cerebral) no mundo inteiro.

A terapia é indicada para distúrbios de movimento como hipotonia, hipertonia, ataxia e atetose, em variados níveis de gravidade (leve, moderado, grave) e diferentes classificações topográficas (quadriplégico, triplégico, hemiplégico, diplégico, monoplégico), acompanhadas ou não de déficits cognitivos e/ou comportamentais.

A Associação Americana de Hipoterapia (AHA) define hipoterapia como um termo que se refere à utilização dos movimentos do cavalo como uma ferramenta usada por fisioterapeutas, terapeutas ocupacionais e/ou fonoaudiólogos para tratar pacientes com disfunção neuropsicomotora.

O movimento do dorso do cavalo é terapêutico por causar deslocamentos triplanares do centro de gravidade do cavaleiro, que é similar ao utilizado por uma pessoa quando anda. Esses movimentos estimulam simultaneamente o sistema vestibular, somatossensorial e visual, provocando ajustes posturais, orientação e aquisição do equilíbrio. Segundo Lundy-Ekman, a orientação é o ajuste do corpo e da cabeça para a vertical, e o equilíbrio é a capacidade de manter o centro de massa em relação à base de sustentação. Além do ganho motor, o cavalo proporciona ao paciente ganho psicológico cognitivo e social. A auto-estima, a autoconfiança e a motivação são essenciais para o sucesso da reabilitação, pois a maioria das patologias motoras necessita de muita repetição e por tempo prolongado. Horster e cols., em 1976, realizaram uma revisão geral sobre hipoterapia na paralisia cerebral, concluindo que o benefício psicológico foi importante porque os pacientes mantiveram-se motivados, observando também melhora na coordenação, no tônus muscular e nas reações de equilíbrio.

O movimento do dorso do cavalo transmite três ondas vibratórias simultâneas: súpero-inferior, ântero-posterior, látero-lateral (Fig. 44.1). O programa de tratamento é feito com base na avaliação do terapeuta, assim como nas metas funcionais do paciente. O terapeuta pode escolher o movimento do cavalo como uma ferramenta para ser utilizada no plano de tratamento, caso a hipoterapia seja um meio efetivo e eficaz para o paciente atingir resultados funcionais positivos. A hipoterapia é na maioria das vezes combinada com o tratamento fisioterápico convencional. Tal decisão advém do próprio modelo de tratamento profissional e teórico do terapeuta. O fisioterapeuta pode interferir nos movimentos do cavalo e do paciente.

O movimento do cavalo, como um recurso terapêutico, pode ser comparado a outras ferramentas, como bolas, rolos ou balanços. No entanto, a variabilidade simultânea triplanar do movimento do cavalo, o ritmo, a freqüência, a amplitude, o deslocar e a habilidade do terapeuta em modificar estas qualidades de movimento, aliados ao ganho psicológico e social, fazem com que o cavalo, como um recurso, suplante os demais. O passo do cavalo determina uma ação helicoidal de seu dorso, sua repetição de movimentos de 1 a 1,75 por segundo, o que provoca 1.800 e 2.250 ajustes tônicos no cavaleiro em meia hora de montaria.

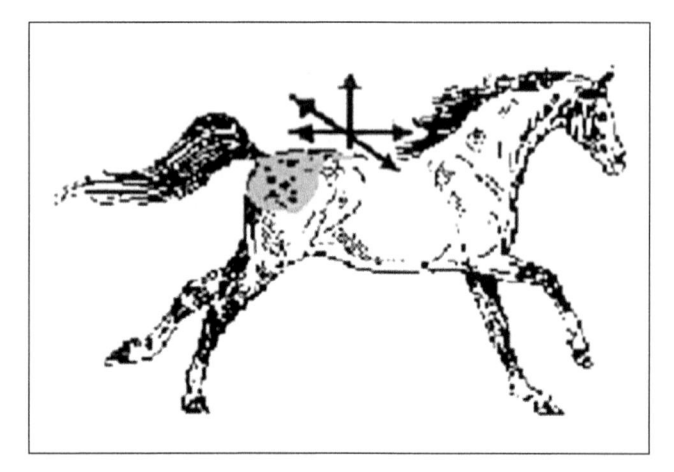

Fig. 44.1 ▶ Movimento tridimensional – Eixos de movimentos que ocorrem no dorso do cavalo em movimento (para a frente/para trás, para cima/para baixo, para um lado/para o outro lado e mais componentes rotacionais e de deslocamento).

O objetivo da hipoterapia não é adquirir habilidades hípicas, mas sim tratar distúrbios neuropsicomotores, principalmente disfunção no controle dos movimentos do tronco e da pélvis. A habilidade de controlar a posição do nosso corpo no espaço é fundamental para tudo o que fazemos. A execução de tarefas de rotina exige ajustes posturais, o que significa que o movimento e a postura são adaptados às demandas específicas da gravidade, das forças reativas e da superfície de suporte. O mecanismo postural envolve o controle do corpo no espaço para o equilíbrio (manutenção do centro de massa dentro da base de suporte), orientação (habilidade de manter relação apropriada entre segmentos corporais e entre o corpo e o ambiente para o desempenho de uma tarefa) e de reações protetoras (habilidade de prevenir quedas quando o centro de massa é deslocado para fora da base de suporte). Para um adequado controle postural é também necessário que os sistemas visuais, somatossensoriais e vestibulares estejam íntegros e o SNC seja capaz de integrar os estímulos vindos destes sistemas. Os mecanismos neurais devem ativar grupos musculares sinérgicos para assegurar a estabilidade do corpo enquanto a criança desempenha uma atividade funcional.

A paralisia cerebral é um distúrbio do movimento e da postura resultante de uma lesão cerebral não-progressiva que pode ocorrer antes, durante ou após o nascimento e acomete uma em cada duzentas crianças nascidas vivas. Dentre as principais alterações motoras apresentadas por estas crianças destacam-se a falta de controle muscular seletivo, o desequilíbrio entre a atividade muscular agonista e antagonista, pobres respostas de equilíbrio e co-contração excessiva ou sua ausência, o que interfere no desenvolvimento do controle postural e dificulta o desempenho de atividades funcionais na rotina diária.

As crianças portadoras de paralisia cerebral apresentam desordem da postura e do movimento com dificuldades para executar adequado controle postural e balanceio, o que interfere na aquisição de habilidades motoras que são essenciais para o desempenho de atividades e tarefas de rotina da vida diária. Uma vez que o controle do corpo no espaço é parte essencial para a independência funcional, sua aquisição é parte fundamental no tratamento de reabilitação (Fig. 44.2).

O fisioterapeuta utiliza o cavalo como um recurso terapêutico. Possibilita ao paciente assu-

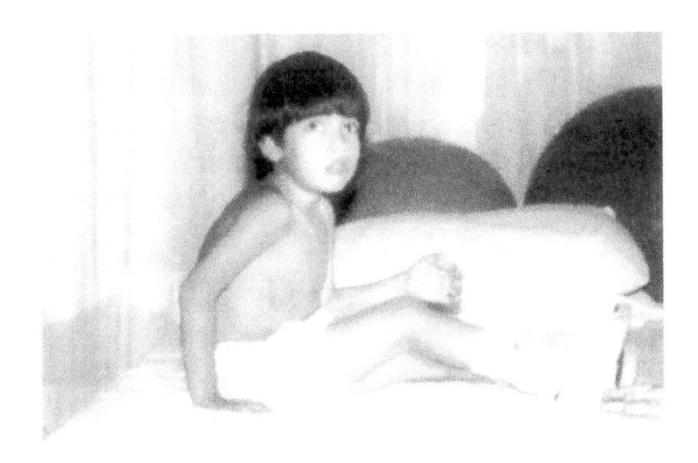

Fig. 44.2 ▶ Paciente com diagnóstico de diplegia espástica moderada demonstrando a insuficiência de extensão de tronco e instabilidade postural na posição sentada, necessitando utilizar o membro superior apoiado para se estabilizar.

mir diversas posturas e vivenciar novas experiências sensório-motoras. A hipoterapia é normalmente prescrita concomitantemente com o tratamento convencional.

A criança escolhe uma ação e planeja a forma de executá-la, o terapeuta direciona seus movimentos para que se ative a musculatura necessária de tal forma que estimule a seletividade e o controle da graduação da força de contração muscular, alinhamento biomecânico, e coordene os movimentos da criança para que tenha as sensações do movimento normal e desencadeie reações ausentes ou não estabelecidas integralmente. Os manuseios coincidem com a dinâmica do movimento triplanar do cavalo. Cada passo do animal provoca aceleração e desaceleração dos movimentos do paciente.

As acelerações e desacelerações angulares da cabeça de uma pessoa são estímulos eficazes para o deslocamento da endolinfa nos canais semicirculares, situado no plano do movimento. Já os órgãos sensoriais do utrículo e sáculo, as máculas, são ativados pelas acelerações lineares, o que indica que estes são sensíveis à ação da gravidade e indicam a posição da cabeça no espaço.

A adaptação do cavaleiro ao ritmo do passo do cavalo exige a contração e descontração simultânea dos músculos agonistas e antagonistas do tronco, da pelve e do quadril, influenciando diretamente o controle postural (Fig. 44.3). Os músculos flexores e extensores do tronco e quadril controlam a pelve na direção anterior e posterior. É importante que estes fiquem equilibrados em termos de força e flexibilidade. A inclinação pélvica pode ser criada quando há desequilíbrios entre abdução e adução. Se os abdutores sobrepujam os adutores devido à contratura ou ao desequilíbrio de força, a pelve inclina-se para o lado do abdutor forte contraturado. A contratura dos adutores ou o desequilíbrio de força produz efeito similar em direção oposta.

O movimento triplanar do animal, junto com o manuseio do terapeuta, permite que ocorram ativação e controle da estabilidade estática e dinâmica do tronco, da pelve e do quadril das crianças com paralisia cerebral. Intervenção realmente terapêutica tem que ser elaborada com o propósito de exploração, descoberta e aprendizagem da criança para que desenvolva habilidade motora. Durante toda a sessão de hipoterapia é importante trabalhar os componentes cinesiológicos, o alinhamento e a ativação

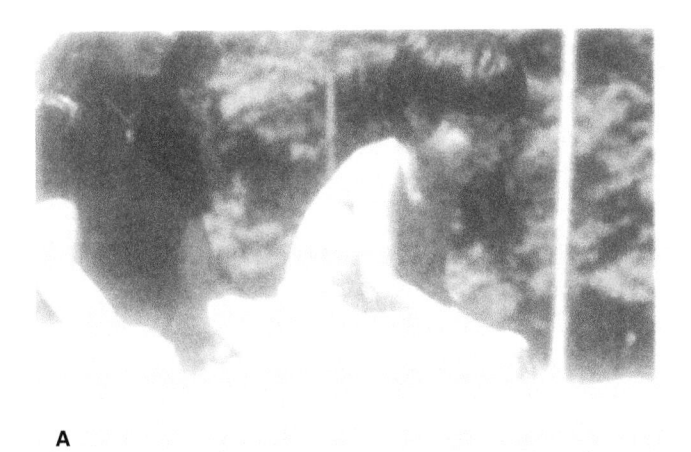

A

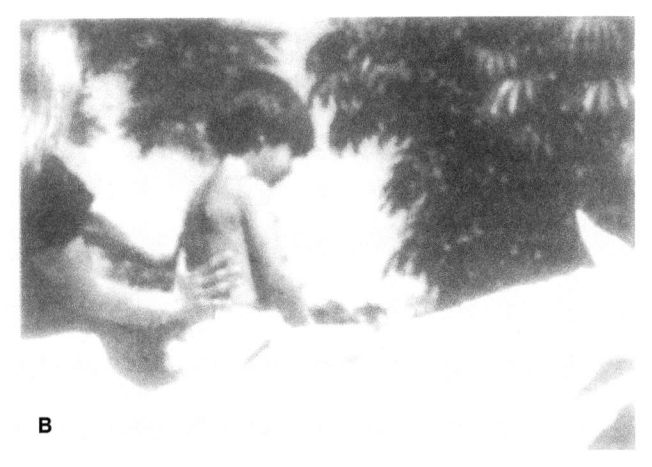

B

Fig. 44.3 ▶ **A.** Criança sem a interferência do manuseio do terapeuta. **B.** Posicionamento e manuseio do terapeuta objetivando alinhamento biomecânico da criança para facilitar a ativação seletiva e graduação de força muscular, possibilitando assim controle dos movimentos do tronco e da pelve com estabilidade estática e dinâmica.

muscular que solicite mecanismo de inibição recíproca, co-contração e/ou sinergismo, possibilitando a interação com o ambiente que torna o trabalho e os desafios de mover-se prazerosos, ocorrendo assim modificação e/ou aquisições motoras.

O controle eficiente da pelve, feito pela musculatura proximal do tronco, especialmente pelos oblíquos abdominais, facilita a ativação dos músculos de extensão, rotação externa e abdução do quadril.

Bertoti (1988) analisou a postura de 27 crianças com diplegia e quadriplegia espástica submetidas à hipoterapia e observou, no final do tratamento, diminuição da espasticidade, melhora na descarga de peso corporal, habilidades rotatórias e controle postural, concluindo que a hipoterapia pode ser uma valiosa modalidade para o tratamento de crianças com paralisia cerebral.

As perturbações do centro de gravidade do corpo do cavaleiro enquanto o cavalo se desloca estimulam reações de adaptação postural, bem como uma série de reflexos, como das cadeias reflexas vestibulocular, vestibulonucal e oculomotor, que interferem diretamente no tônus muscular para manter a postura ou adaptá-la às mudanças de posição dos segmentos corporais.

São numerosos os componentes do movimento que influenciam o cavaleiro quando o cavalo anda, trota, galopa ou quando muda a direção dos passos. Além dos efeitos da velocidade, das forças centrípeta e centrífuga, o ritmo e os movimentos que são transferidos para o cavaleiro podem ser repartidos em vários componentes.

O terapeuta interfere nos movimentos do cavalo (alternância de freqüência, amplitude, cadência e direção dos passos) e altera os *inputs* sensoriais no paciente, de acordo com sua reação. Ao agir assim, introduz informações variadas em seus sistemas visual, vestibular, proprioceptivo e somatossensorial. A informação visual do ambiente tem um efeito poderoso sobre os ajustes posturais (balanceio).

O movimento do cavalo, em conjunto com o manuseio do terapeuta, permite que pacientes com perda sensorial possam compensá-la parcialmente utilizando outros sistemas remanescentes ou, por meio destes estímulos, desenvolver os deficitários, de maneira a estabelecer outros circuitos de respostas (plasticidade cerebral).

De acordo com Mohr, o controle do tronco é a base para o desempenho de todas as atividades fun-

cionais. A postura de todo o tronco, incluindo a pelve, afeta a postura da escápula e da clavícula, devido a conexões biomecânicas e musculares. Portanto, os movimentos das extremidades superiores são fortemente dependentes do controle e postura do tronco. Por sua vez, a articulação do quadril não age de forma independente com relação ao eixo do corpo, devido às suas ligações pelos músculos abdominais, eretores da espinha, músculos psoas e ligamentos das articulações sacroilíacas. A localização do tronco na parte central do corpo e suas conexões biomecânicas com os membros superiores e os membros inferiores proporcionam estabilidade dinâmica durante a execução de atividades e tarefas funcionais da rotina diária. O tronco tem que proporcionar a mobilidade e a estabilidade, pois todas as atividades funcionais normais dependem do controle do tronco como base de movimento.

Para ocorrer qualquer movimento no corpo é necessária a estabilidade de pelo menos uma parte. A estabilidade é algo que mantém, porém permite pequenos movimentos e difere da fixação, que é algo que mantém, mas não permite nenhum movimento. O uso freqüente de fixações poderá ocasionar, no futuro, encurtamentos, dor, fraqueza muscular e rigidez articular.

McGibbon afirma que na hipoterapia a entrada somatossensorial e o *feedback* visual aumentam a consciência do paciente da sua base de suporte, de alinhamento do centro de gravidade do seu corpo.

De início, o animal anda em passada em longas linhas e grandes círculos. Quando o paciente adquire a capacidade de manter-se sobre o cavalo, é possível variar sua direção fazendo pequenos círculos e movimentos de serpentina ou alterar sua andadura (o trote pode ser indicado). O parar e andar do cavalo estimulam reações posturais normais, a inércia leva o cavaleiro para trás, isso recobrado por uma contração reflexa da cadeia muscular anterior e vice-versa (Fig. 44.4).

Quando a pata posterior direita do cavalo se eleva, o lado esquerdo provoca uma impulsão marcada, fazendo-o avançar. O ritmo, a amplitude e a freqüência da andadura estimulam no cavaleiro o sistema proprioceptivo, por meio dos receptores dos fusos musculares, tendões e articulações que discriminam a posição e o movimento articular (direção, amplitude e velocidade musculares), bem como a tensão relativa sobre os tendões, evitando

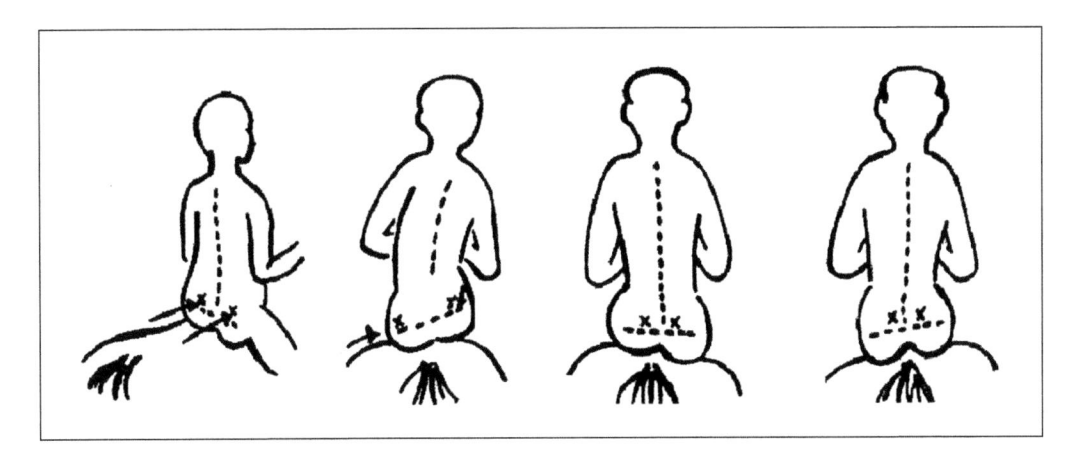

Fig. 44.4 ▶ Influência do movimento do dorso do cavalo no paciente – Influência do movimento pélvico do cavalo nos movimentos da pelve e do tronco de uma pessoa. À medida que a pelve vai para a frente (anteroversão pélvica), o tronco estende e as escápulas aduzem. À medida que a pelve vai para trás (retroversão pélvica), o tronco superior flete e as escápulas abduzem e se elevam. A rotação pélvica provoca o desenvolvimento de tensão nos oblíquos internos do mesmo lado e oblíquos externos do lado contrário, ativando a rotação da coluna para o mesmo lado da rotação pélvica. A inclinação pélvica à esquerda provoca extensão lateral do tronco.

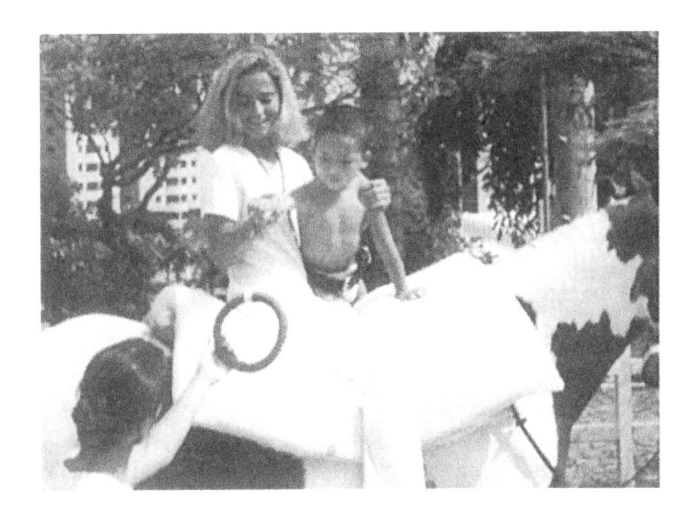 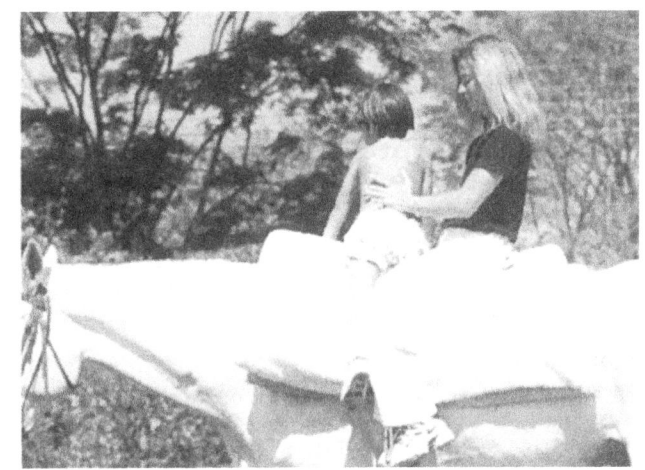

Fig. 44.5 ▶ O fisioterapeuta controla cuidadosamente os movimentos do paciente e do cavalo. E para obter respostas posturais particulares o paciente pode assumir diversas posturas.

assim acomodações sensoriais e estimulando modulação de respostas com mecanismos antecipatórios e adaptativos.

Os impulsos proprioceptivos e vestibulares são integrados em vários centros sensitivomotores para regular automaticamente os ajustes da contração dos músculos posturais, que influenciam a orientação espaço-gravitacional, mantendo assim o equilíbrio postural. O movimento do cavalo, mais o manuseio do terapeuta, permite ao paciente vivenciar novas experiências sensório-motoras que levam o sistema nervoso a estabelecer outros circuitos de respostas aos novos estímulos e a melhorar a força muscular, não isoladamente, mas sim de forma conjunta e au-

tomática, e à formação de novos esquemas motores (Fig. 44.5).

Quando o paciente consegue manter-se sozinho sobre o cavalo, o fisioterapeuta trabalha no chão e o paciente sobre o cavalo. Se o paciente não for capaz de manter-se sozinho sobre o cavalo, o fisioterapeuta trabalha junto com o paciente sobre o animal, possibilitando suporte e manuseio terapêutico específico, de acordo com a necessidade. O paciente, tipicamente, senta-se no cavalo sobre uma manta. Do chão ou sobre o cavalo, o terapeuta controla cuidadosamente os movimentos do paciente e do cavalo (Fig. 44.6).

O cavalo apresenta atributos que nenhum aparelho mecânico ou tratamento convencional conse-

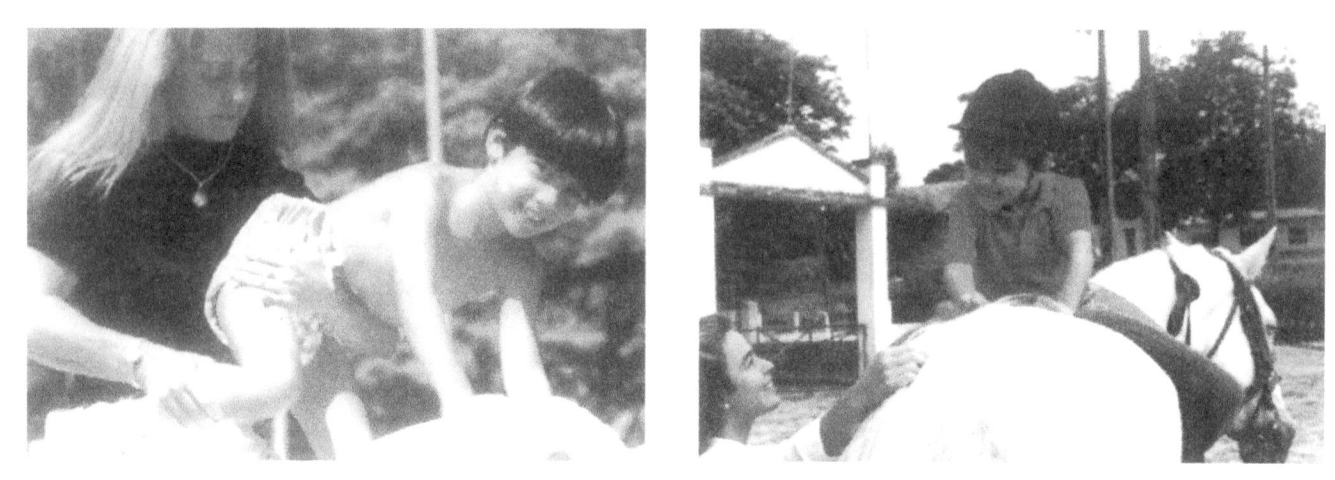

Fig. 44.6 ▶ O paciente tipicamente senta-se no cavalo sobre uma manta. Do chão ou sobre o cavalo, o fisioterapeuta controla cuidadosamente os movimentos do paciente e do cavalo.

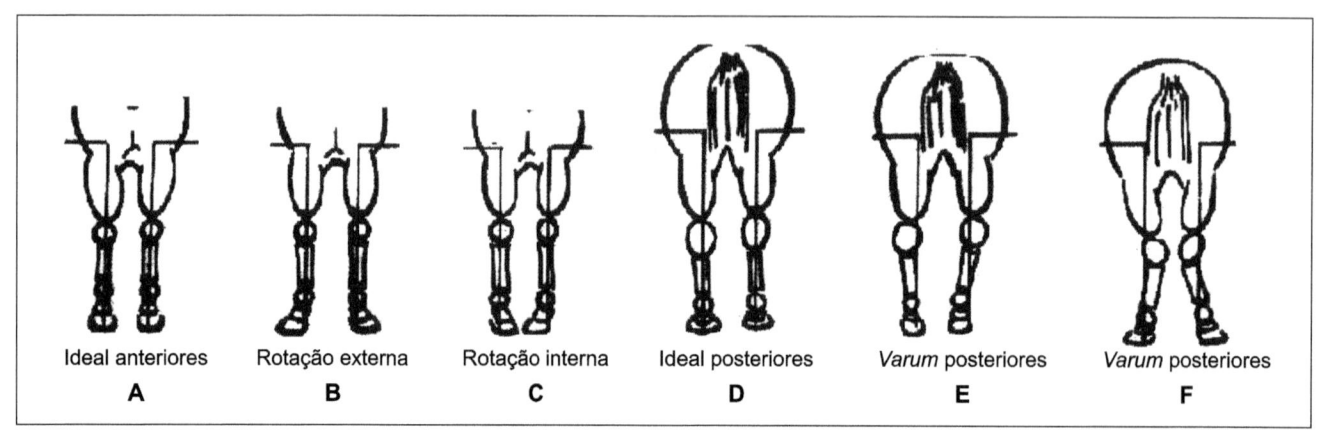

| Ideal anteriores | Rotação externa | Rotação interna | Ideal posteriores | *Varum* posteriores | *Varum* posteriores |
| A | B | C | D | E | F |

Fig. 44.7 ▶ Escolha do cavalo. Os desenhos (A) e (D) mostram o alinhamento ideal das patas anteriores e posteriores do cavalo. (B) e (C) mostram o não-alinhamento das patas anteriores do cavalo. (E) e (F) mostram o não-alinhamento das patas posteriores do cavalo

gue imitar, possibilitando ganho motor, cognitivo, psicológico e social ao cavaleiro.

Há pré-requisitos para a escolha do cavalo a ser utilizado na hipoterapia. O cavalo deve ser dócil e tolerante, calmo. Não existe idade ou raça particular que seja apropriada. O tamanho do cavalo depende da necessidade de cada paciente. Pôneis não são apropriados para hipoterapia, porque suas passadas são muito pequenas e o ritmo muito rápido (Fig. 44.7).

A qualidade da andadura do cavalo é um fator crítico que deve somente oferecer sensações de movimentos normais para o paciente, simetria, movimentos amplos, movimentos laterais iguais. O cavalo deve passar por uma minuciosa análise cinesiológica. E após a escolha, o animal deve ser treinado continuamente. A andadura do cavalo marchador não é indicada para patologia que apresente distúrbio de movimento.

O passo é mais favorável na utilização da hipoterapia, pois o movimento da coluna vertebral em relação ao eixo longitudinal é simétrico e os movimentos do pescoço são quase imperceptíveis. O trote exige maior ajuste postural da criança.

A freqüência da andadura do cavalo depende do comprimento do passo e da velocidade da andadura. Quando a pegada da pata posterior antecede a marca da pegada da anterior, é chamada de antepista. Quando a pegada coincide com a marca da pegada anterior, é chamada de sobrepista. Transpista é um comprimento do passo longo no qual sua pegada posterior ultrapassa a marca da pegada anterior (freqüência baixa); é o ideal para ser utilizado (Fig. 44.8).

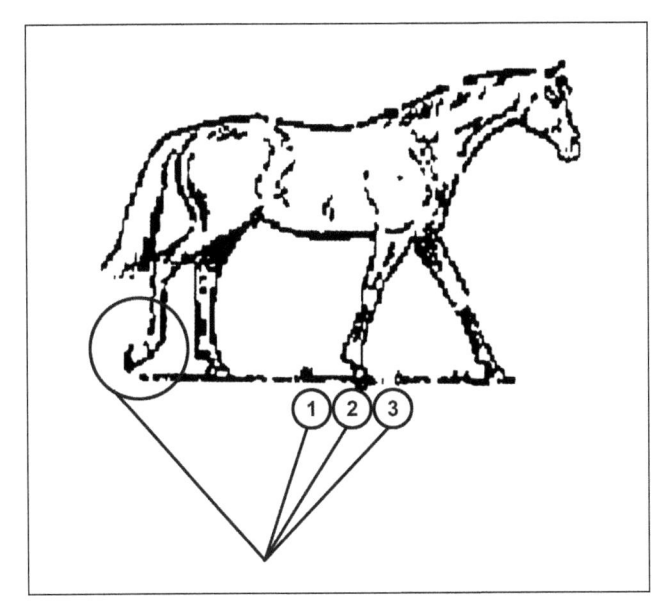

Fig. 44.8 ▶ A freqüência da andadura do cavalo depende do comprimento do passo e da velocidade da andadura. (1) Antepista, quando a pegada antecede a marca da pegada anterior. (2) Sobrepista, quando a pegada coincide com a marca da pegada anterior. (3) Transpista, um comprimento do passo longo no qual sua pegada ultrapassa a marca da pegada anterior (freqüência baixa), é o ideal para ser utilizado.

A hipoterapia envolve participantes de uma equipe formada por profissionais experientes, além do fisioterapeuta: o médico, o terapeuta ocupacional, o psicólogo, o fonoaudiólogo, o pedagogo, o instrutor de eqüitação, o auxiliar guia, que atuam em conjunto e de forma integrada.

O fisioterapeuta deve trabalhar em equipe transdisciplinar com todos os profissionais envolvidos com cada paciente. O fisioterapeuta, para atuar em hipoterapia, precisa ter conhecimento em neurologia ou neuropediatria, ser um conhecedor do cavalo, ser experiente em montaria e ter um sólido passado em tratamento neurofisiológico.

O auxiliar guia precisa saber controlar muito bem o cavalo, já que ele puxa o cavalo durante a sessão enquanto o fisioterapeuta trabalha com o paciente.

O fisioterapeuta programa as sessões após avaliação fisioterápica detalhada do paciente e determina os objetivos gerais e específicos das sessões

Quadro 44.1 ▶ Objetivos da utilização do cavalo na hipoterapia

Objetivos	Características do cavalo	Aplicação
Motor Somatossensorial Vestibular Visual	Movimento tridimensional do dorso do cavalo	Estimulação das reações posturais normais em diferentes planos Mobilização pélvica Dissociação dos movimentos Transferência de peso
	Movimento rítmico, simétrico, sincronizado e freqüente	Modulação do tônus muscular Simetria Seletividade de movimento Graduação da força muscular Coordenação Modulação dos sistemas sensorial e proprioceptivo
	Deslocamento e mudança de equilíbrio constante	Modulação do sistema vestibular Adaptação incessante do próprio equilíbrio Ativações musculares isométricas, concêntricas, excêntricas Fortalecimento muscular Alongamento muscular Estimulação visual Organização do esquema corporal Orientação espacial
Cognitivo Psicológico Pedagógico	Imponência e altura do cavalo	Desenvolve a coragem Estimula a autoconfiança e autonomia Sensação de capacidade Preenche expectativas próprias e alheias, evitando frustração
	Docilidade e o contato do cavalo	Motivação Interação com o normal Proporciona o brincar Facilita relação paciente–terapeuta Auxilia na comunicação
Social	Participação em atividade esportiva	Auto-estima Participação em campeonatos mineiro e brasileiro Melhora a capacidade cardiorrespiratória Meta a ser alcançada – planejar o futuro Convivência com esportistas

individualmente. Existem contra-indicações para pacientes com luxação coxofemoral, instabilidade atlantoaxial, cardiopatia grave. Algumas contra-indicações são relativas, como alergias, obesidade, convulsões incontroladas, pavor excessivo do animal.

A sessão de hipoterapia tem duração de 30 minutos. Na maioria das vezes o terapeuta trabalha com cada paciente individualmente. O benefício da sessão inicia-se quando o paciente é posto sobre o cavalo (Fig. 44.10).

As seqüelas neuropsicomotoras não seguem uma métrica estável, sendo necessárias mudanças de atitudes terapêuticas a cada reação de um mes-

mo paciente (Fig. 44.9). Na falta dos profissionais especializados, em vez de benefícios o cavalo poderá trazer danos irreversíveis. O uso inadequado do cavalo pode reforçar padrões anormais de postura e movimento, sendo imprescindível o acompanhamento do terapeuta.

Equipamentos auxiliares são utilizados visando à segurança e à facilitação de melhor aquisição de posturas do paciente. Quando o cavaleiro é grande e apresenta dificuldade em impulsionar-se para subir no cavalo, ele é colocado em uma rampa adaptada com altura aproximada de um metro (Fig. 44.11). Sobre o dorso do cavalo pode ser usada uma manta adaptada ou sela especial de acordo com a avaliação

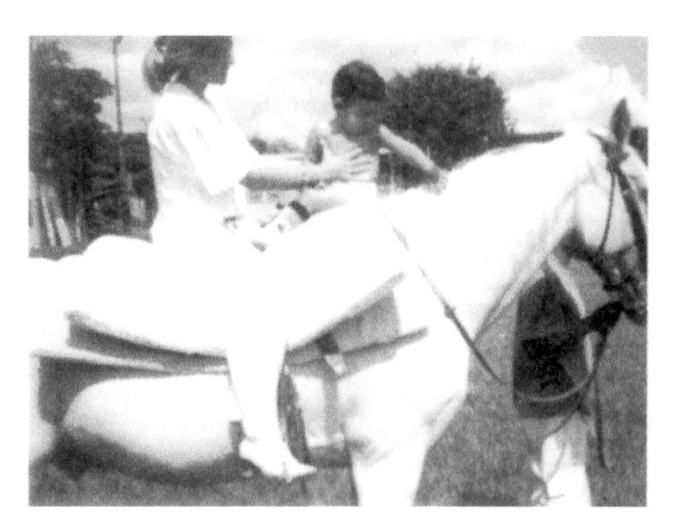 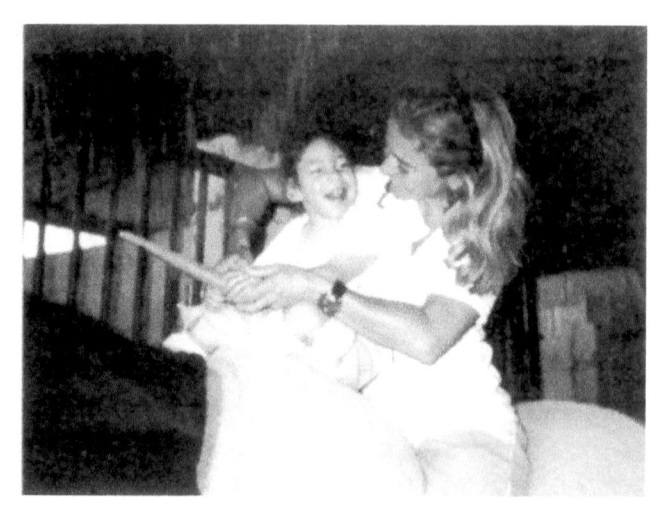

Fig. 44.9 ▶ Ativando movimentos no plano transverso; sendo estimulado a graduar e coordenar os movimentos para passar a mão no pescoço do cavalo ou dar a cenoura que está segurando para o cavalo que se encontra dentro da baia na sua lateral direita.

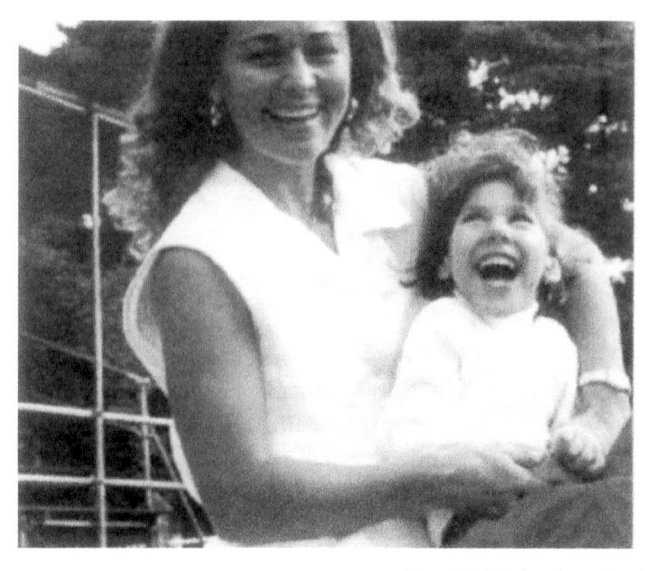 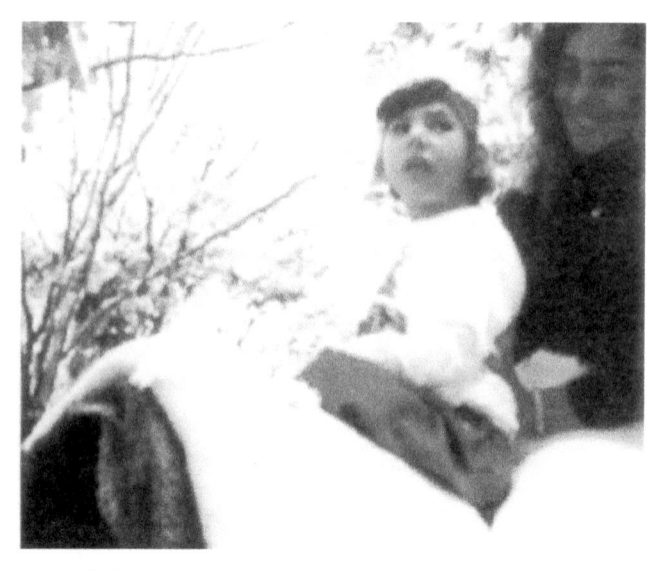

Fig. 44.10 ▶ A sessão deve ser terapêutica e prazerosa.

do fisioterapeuta. A manta é feita de borracha especial acolchoada com adaptação para estribos. Essa manta não deve ter apoio para as mãos do paciente, caso o objetivo do tratamento seja a aquisição de equilíbrio. Selas com diferentes adaptações também são utilizadas.

O tratamento visa a ganhos motores, cognitivos, psicológicos, afetivos, sociais e familiares, além de motivar e capacitar o portador de necessidades especiais à prática esportiva. Por intermédio do esporte, pessoas com necessidades especiais experimentam a sensação maravilhosa de ultrapassar seus próprios limites e, talvez a maior de todas, a dificuldade de integrar-se socialmente (Fig. 44.13). Em competições, o que interessa é a habilidade de conduzir um cavalo por meio de obstáculos baixos, vários rentes ao chão (Fig. 44.12). Algumas crianças participam de campeonatos conduzidas por guias, em determinadas vezes seguradas pelos terapeutas. As categorias são divididas de acordo com a capacidade de cada "atleta especial" (Fig. 44.14).

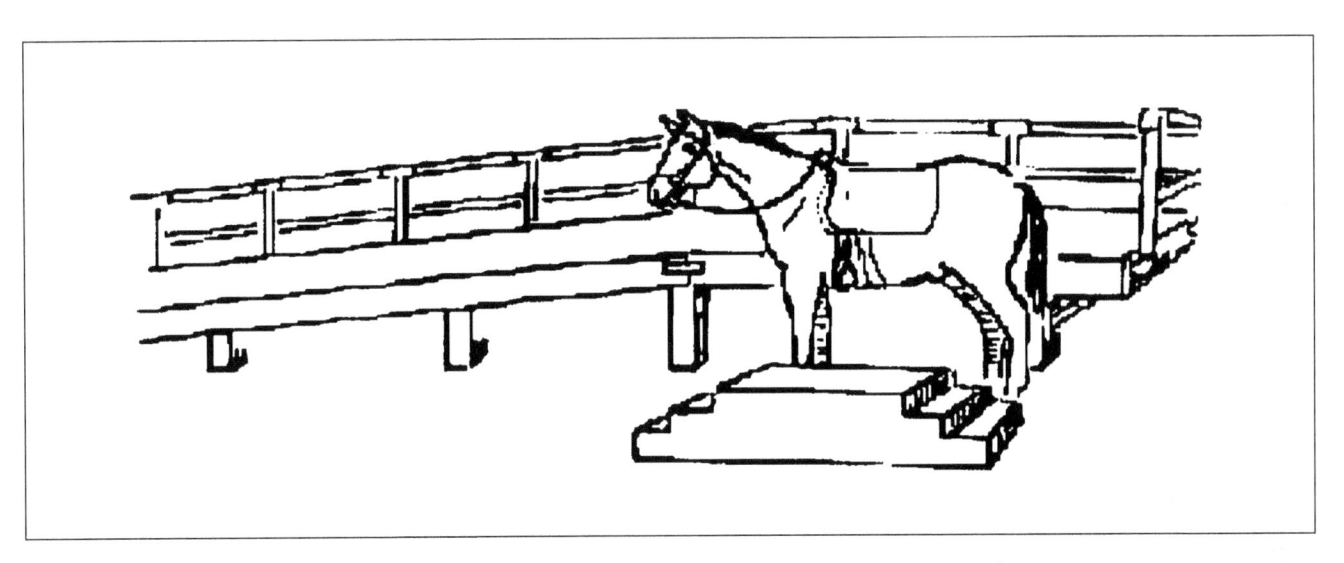

Fig. 44.11 ▶ Rampa adaptada para auxiliar a subida do paciente no cavalo.

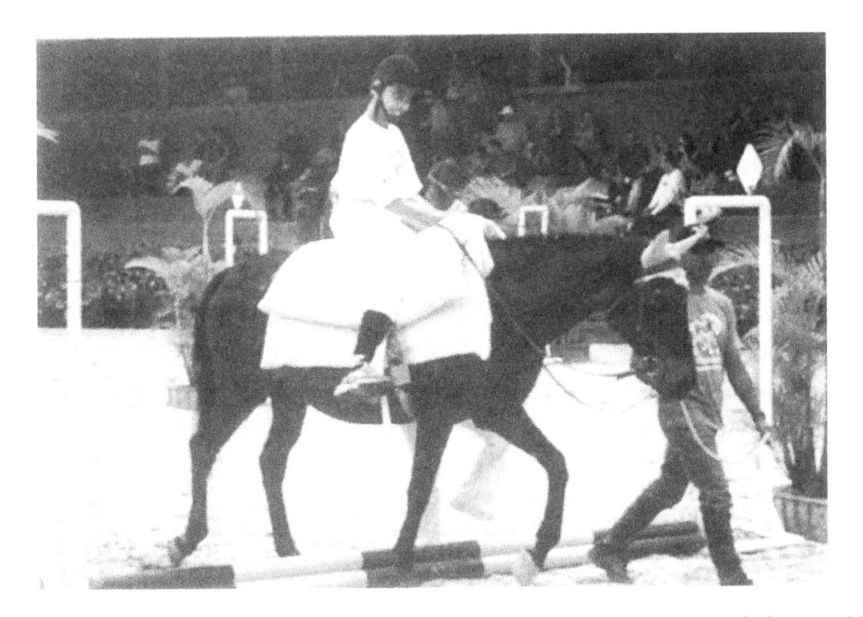
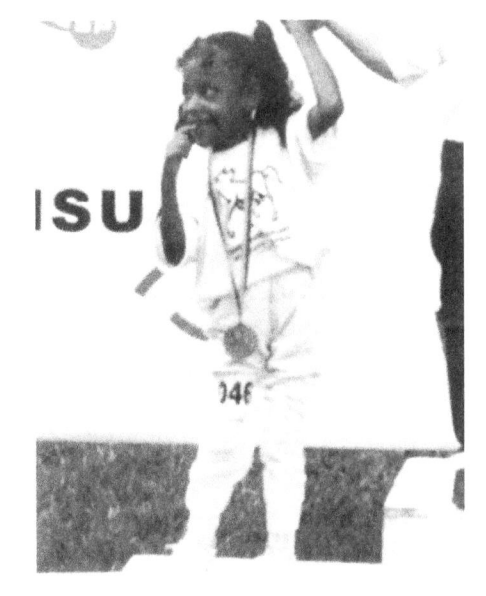

Fig. 44.12 ▶ **A.** Adolescente com diagnóstico de quadriplegia coreoatetóide leve participando de uma prova (categoria C4 A) do primeiro Campeonato Mineiro de Hipismo Especial 2001, realizado no Cepel – Belo Horizonte. **B.** Criança com diagnóstico de diplegia espástica moderada sendo condecorada com o segundo lugar (categoria C2 A) no Campeonato Brasileiro de Hipismo Especial 2002, realizado no Cepel – Belo Horizonte.

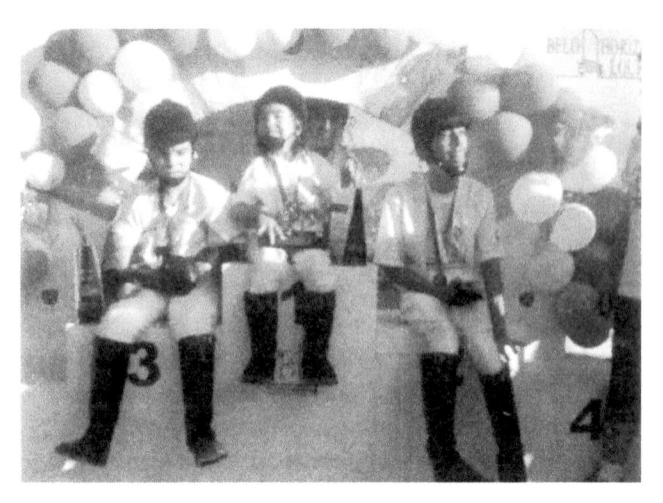

Fig. 44.13 ▸ Premiação do III Campeonato Mineiro de Hipismo Especial 2003, realizado no Chevals – Belo Horizonte.

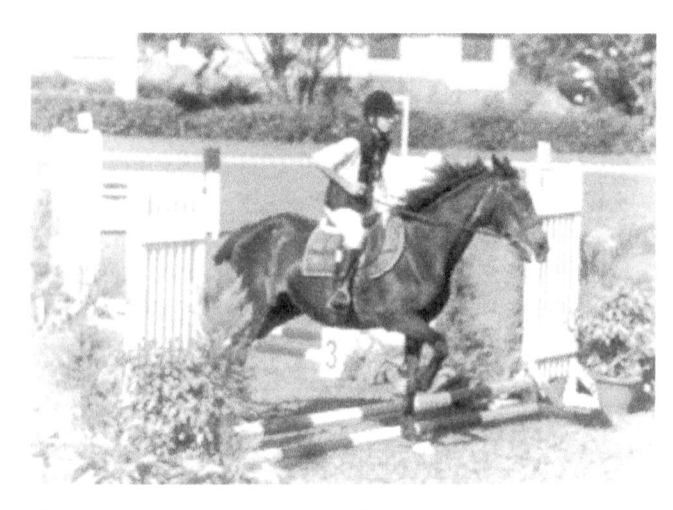

Fig. 44.14 ▸ Participação do atleta especial da categoria C 7 no Campeonato Brasileiro de Hipismo Especial Cepel – Belo Horizonte.

▸ REFERÊNCIAS

1. Benjamim J. *Introduction to Hippotherapy*.
2. Baker L. *Cerebral Palsy and Terapeutic Rinding*. Narha Medical Committee Chairman, 2000.
3. Bass BL. *A relação entre a informação proprioceptiva e a manutenção da postura*, 2002.
4. Bowman R. *Hippotherapy*, 1996.
5. Bronstein AM, Brant T, Woollacott MH. *Clinical disorders of balance, posture and gait*. London: Arnold, 1996: 350p.
6. Engel BT. *Terapeutic Rinding II Strategies for Rehabilitation*. Durango, 1997.
7. Haehl V, Giuliani C, Lewis C. *Influence of hippoterapy on the kinematics and functional performance of two children with cerebral palsy*. University of North Carolina, Department of Physical Terapy, 1999.
8. Heine B. *Introducion to Hippoterapy*. *NAHA Strides Magazine* abril 1997; 3(2).
9. Lewthwaite R. Motivational considerations in physical activity involvement. *Phys Terapy* 1990; 70:808-19.
10. Macphail HE, Ann et al. Trunk postural reactions in children with and without cerebral palsy during terapeutic horseback rinding. *Ped Phys Therapy*, 1998.
11. Margelowsky JL. *The effects of therapeutic horseback rinding on balance in individuais with disabilities*.
12. Shumway-Cook A, Woollacott MH. *Motor control: Theory and practical applications*. Baltimore: Williams & Wilkins, 1995:475p.
13. Strauss L. *Hippotherapy – Neurophysiological therapy on the horse*. Editora Ontário Therapeutic Rinding Association, 1995.
14. Woollacott MH. *Early postnatal development of posture control: normal and abnormal aspects*. In: Kalveboer AF, Hopkins B, Geuze R eds. *Motor*, 1993.

Estimulação Visual na Paralisia Cerebral

Luciene Chaves Fernandes

▶ INTRODUÇÃO

Nos últimos anos muito se tem discutido sobre a importância dos primeiros meses e anos de vida no desenvolvimento normal da visão e como a integridade do sistema visual é essencial para o desenvolvimento de uma criança. Na baixa visão as reações de busca visual ficam limitadas, ocasionando, conseqüentemente, defasagem no desenvolvimento neuropsicomotor da criança, mesmo na ausência de patologias associadas. A estimulação visual consiste em encorajar a criança a fazer o melhor uso possível da visão residual, de forma efetiva e funcional.

Dentro da prática clínica, "a estimulação visual surge como um processo que procura resgatar não só o potencial visual da criança, mas, sobretudo, busca proporcionar condições para que ela possa estabelecer relações com o meio, vivendo experiências significativas que formarão uma subestrutura cognitiva, base para posteriores construções da inteligência, como as reações emocionais e a afetividade subseqüente" (Lenira Carvalho).

Segundo dados da Organização Mundial da Saúde, 70% a 80% das crianças diagnosticadas como cegas possuem alguma visão útil, sendo a baixa visão freqüentemente ignorada por profissionais da área médica e educacional, especialmente na presença de outra patologia de base.[54]

"Considera-se uma pessoa com baixa visão aquela que possui um comprometimento de seu funcionamento visual, mesmo após tratamento e/ou correção de erros refracionais comuns, e tem uma acuidade visual inferior a 0,3 até percepção de luz ou um campo visual inferior a 10 graus do seu ponto de fixação, mas que utiliza ou é potencialmente capaz de utilizar a visão para planejamento e execução de uma tarefa".[54] Esta definição destaca não somente a avaliação quantitativa da visão, mas, sobretudo, o aspecto funcional de uma resposta visual. Mais importante que saber o quanto a criança enxerga, é saber o que ela é capaz de realizar com a sua visão. Outro aspecto a ser considerado é o limite da acuidade visual. Sabemos que na criança de 0 a 3 anos, valores de acuidade visual considerados baixos são normais nesta faixa etária. Devem-se considerar, portanto, o desenvolvimento visual e os limites de acuidade visual esperado para cada faixa etária, como será abordado adiante.

A prevalência da baixa visão na infância é parcialmente conhecida. Estima-se em 1,5 milhão o número de crianças cegas no mundo (7/10.000 crianças), com uma prevalência variando de 0,3/1.000 a 1,2/1.000 crianças nos países industrializados e nos muito pobres, respectivamente. A incidência é estimada em 500.000 novos casos por ano (um caso a cada minuto). A baixa visão varia de 3 a 5 vezes o número de cegueira. Nos países desenvolvidos predominam as doenças congênitas ou perinatais e nos países em desenvolvimento as infecciosas ou nutricionais.[54] Entretanto, o total de casos de baixa visão secundária a doenças neurológicas vem aumentando, por conseqüência aos grandes avanços da medicina, os quais possibilitam, cada vez mais, a sobrevida de crianças prematuras e/ou portadoras de doenças graves.[33]

A deficiência visual em crianças com paralisia cerebral é comum. Erros de refração, estrabismo, ambliopia e defeitos de campo visual apresentam uma alta porcentagem nestas crianças. Tais alterações estão presentes em 60% a 90% dos casos, como demonstra a literatura.[5,8,10,14,23,24,28,33,34,44] Evidências sugerem que o grau de acometimento ocular é proporcional às dificuldades cognitivas. Segundo Lindstedt (1998), a baixa visão ocorre em 50% das crianças com múltiplas deficiências. Assim, uma avaliação oftalmológica completa deve fazer parte da rotina de avaliação da criança com paralisia cerebral.

A criança com múltiplas deficiências apresenta variedades de sinais e sintomas muitas vezes difíceis de elucidar ou classificar. Um conhecimento adequado do desenvolvimento visual, bem como do diagnóstico clínico e funcional da visão, é fundamental para o trabalho de estimulação.

▶ PARALISIA CEREBRAL E O DESENVOLVIMENTO VISUAL

Todos nós nascemos com baixa visão (Hyvarinen, 1988). No recém-nascido (RN), o sistema nervoso central (SNC) e, conseqüentemente, o sistema visual são pouco desenvolvidos. As estruturas anteriores do olho, como córnea, íris e cristalino, apresentam-se mais desenvolvidas que as estruturas do segmento posterior, incluindo a retina. Nesta, os fotorreceptores, consistindo de cones (visão de detalhes e de cores) e bastonetes (responsáveis pela visão noturna), estão imaturos. A fóvea, área central da retina responsável pela visão de detalhes, é imatura ao nascimento e completa seu desenvolvimento aos 4 a 6 meses, posteriormente à retina periférica. O nervo óptico apresenta-se bem desenvolvido ao nascimento e a mielinização das vias ópticas se completa em torno dos 2 anos. Concomitante ao desenvolvimento do olho, há um rápido desenvolvimento das vias ópticas e do córtex visual mono e binocular, de modo simultâneo e progressivo, se utilizado adequadamente. Neste processo de maturação, qualquer erro estrutural no sistema visual

e/ou do SNC pode acarretar alterações transitórias ou mesmo definitivas da visão.

As diferentes estruturas oculares, como a córnea e o cristalino, focalizam os raios incidentes sobre a retina. O processo de fotorrecepção tem início quando a luz ativa os pigmentos visuais. A excitação dos fotorreceptores (cones e bastonetes) pela luz dá origem a fenômenos fotoquímicos que se transformam em fenômenos elétricos que percorrem o trato óptico até o córtex visual, resultando na formação da imagem (Fig. 45.1).

A visão se desenvolve rapidamente, nas primeiras semanas de vida, tanto na retina, nas vias ópticas e no córtex visual. O desenvolvimento visual apresenta sua maior importância no 1º ano de vida (período sensível) e evolui com um refinamento até os 4 anos. Considera-se que no homem existe um período crítico durante o qual o córtex visual apresenta plasticidade suficiente para sofrer influências de estímulos externos, modificando sua evolução e, assim, permitindo a correção de alterações existentes. Este período se completa aos 10 anos (Hyvarinen, 1988).

Segundo Lindstedt (1998), há evidências de que o período crítico de certas funções visuais difere de um indivíduo para outro. Ele pode ser prolongado na criança com baixa visão, bem como na criança com retardo mental. Sendo assim, o "tempo de esperança" para o progresso da habilidade visual pode ser um pouco mais prolongado na criança com paralisia cerebral.

O desenvolvimento anatômico e fisiológico do sistema visual é acompanhado por um rápido desenvolvimento da capacidade visual. Muitos aspectos da função visual atingem níveis de adulto já no primeiro ano de vida.[27]

A capacidade de **fixação** a um estímulo está presente desde o nascimento, mesmo em pré-termo a partir de 33 semanas de gestação, e aperfeiçoa-se progressivamente até os 4 meses de idade, relacionado à evolução foveal (Fig. 45.2).

A criança com paralisia cerebral mostra uma fixação intermitente e olha para o estímulo apenas momentaneamente. Existe grande atração por luzes brilhantes.

Os recém-nascidos já acompanham objetos no sentido horizontal. O acompanhamento vertical pode estar presente ao nascimento, porém mais usualmente aparece entre 4 e 8 semanas de vida. Aos 6 meses, o movimento sacádico é rápido e preciso.

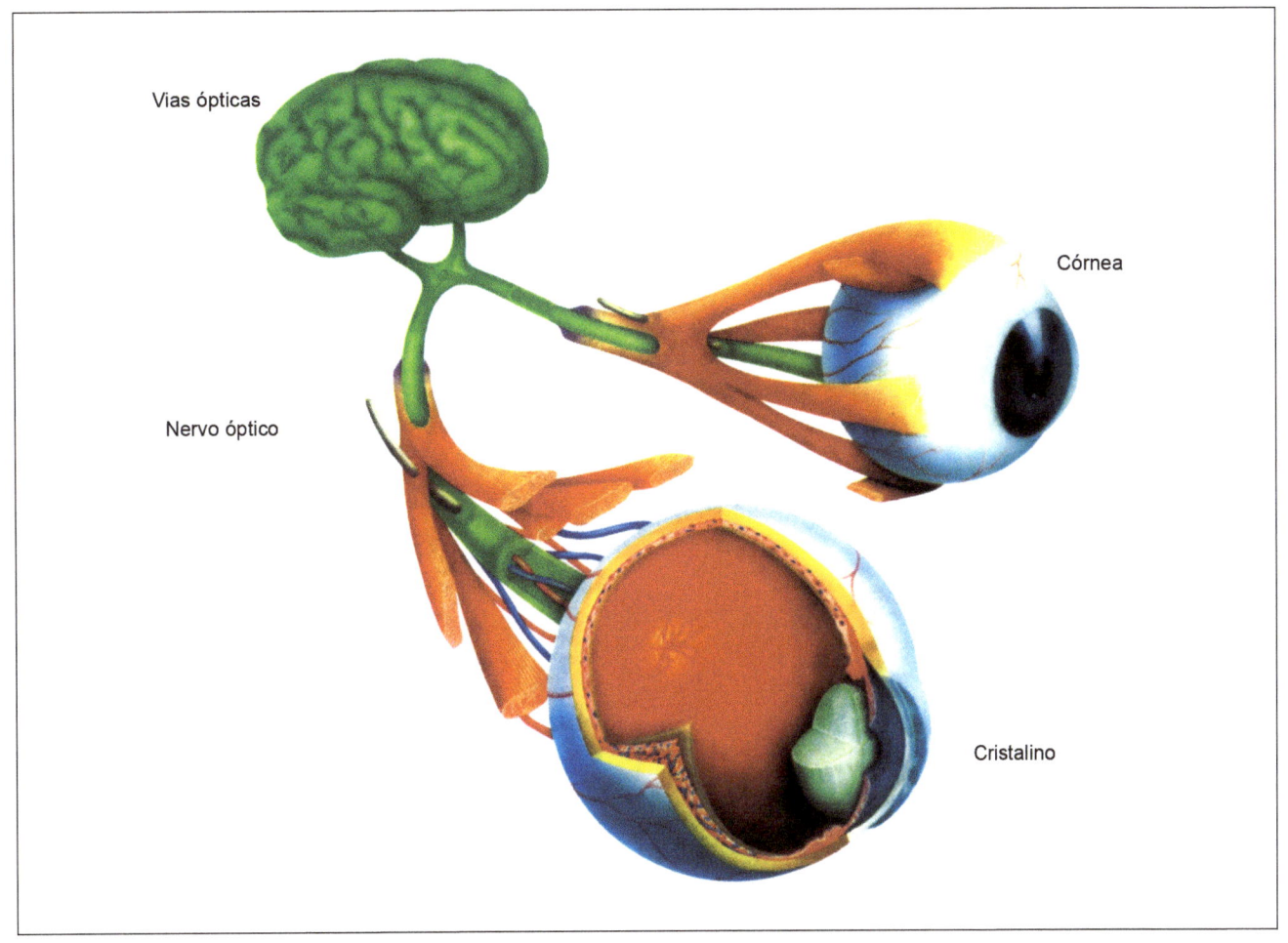

Fig. 45.1 ▶ Formação da imagem: sistema visual, trato óptico e córtex visual.

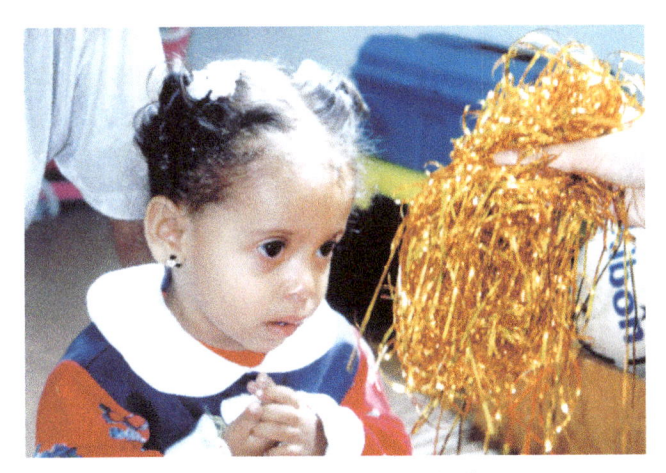

Fig. 45.2 ▶ Fixação ao estímulo.

O aperfeiçoamento dos **movimentos oculares** conjugados associado ao da fixação foveal levam a um alinhamento ocular estável ao fim do 1º mês, não só no que diz respeito ao paralelismo no olhar em frente, mas também nas miradas laterais. Com a evolução dos movimentos verticais conjugados até

os 2 meses, o paralelismo também pode ser mantido no olhar para cima e para baixo nesta época. Podem ser observados por meio de estímulos visuais compatíveis com a acuidade visual (AV). A presença destes movimentos oculares fala em favor de uma evolução visual normal.[1]

Tabuse e Moreira (1996), num estudo realizado com 290 crianças portadoras de paralisia cerebral, observaram distúrbio de **motilidade ocular** extrínseca em todos os pacientes estudados. Os desvios convergentes (esodesvios) foram mais freqüentes que os divergentes (exodesvios), numa proporção de 3:1, confirmando a literatura. O estrabismo discinético, apontado como patognomônico de paralisia cerebral, foi observado em 1,7% dos casos, em desacordo com a literatura, que o mostra em 9%, fato este relacionado pelos autores à variação durante o exame. O estrabismo discinético caracteriza-se pela flutuação de esotropia para exotropia, aparentemente não relacionada com esforço acomodativo ou de atenção. Pode ser a primeira manifestação de paralisia cerebral. Guibor (1953), ao estudar uma série de 142 crianças com paralisia cerebral, verificou que 75% delas apresentavam problemas oculares, e as crianças com atetose e ataxia melhoravam a parte motora após solucionado o problema visual.[5,8,10,14,23,24,28,33,34,44,53]

O **nistagmo** é um achado comum na paralisia cerebral, variando a sua incidência de 15% a 39%, especialmente no tipo espástico.

Os mecanismos neurais básicos para a **visão binocular** estão presentes ao nascimento e se completam em torno do terceiro mês de vida. A visão binocular se desenvolve normalmente se ambos os olhos são usados igualmente. Desvios constantes e precoces levam à ambliopia e à perda da visão binocular.

A evolução da visão binocular permite a **fusão** e a **estereopsia**. A fusão, situação na qual os estímulos visuais oriundos dos dois olhos são relacionados, integrados, para constituir uma imagem única final, provavelmente no córtex occipital (áreas 17 e 18 de Broadman), estabelece-se entre os 3 e os 6 meses de idade. A estereopsia, a habilidade para discernir finos detalhes mediante uma visão tridimensional, está presente aos 2 meses de vida e alcança níveis próximos aos do adulto aos 6 meses.

A **acomodação** e a **convergência** assemelham-se às do adulto aos 2 ou 3 meses de vida. Durante as primeiras semanas, a acomodação é ineficaz em virtude de uma AV muito baixa. A pupila miótica do recém-nascido permite uma profundidade de foco que favorece a visão nítida de um objeto sem o efeito acomodativo. À medida que a visão melhora, o desenvolvimento da acomodação se processa. Uma boa AV central é pré-requisito para um bom desenvolvimento da acomodação.

Na criança com paralisia cerebral pode-se observar uma deficiência de acomodação relacionada a baixos níveis de AV e hipotonia muscular generalizada. A insuficiência de acomodação dificulta o processo de estimulação visual, caso não seja devidamente corrigida.

A **refração** mede o poder refrativo do sistema óptico do olho. O olho cresce rapidamente durante os dois primeiros anos de vida, acarretando grandes mudanças na refração neste período. A hipermetropia moderada é normal nos recém-nascidos em virtude do pequeno comprimento axial do olho e do poder refrativo da córnea e do cristalino.

O astigmatismo é um achado comum no primeiro ano e a regressão comumente ocorre no segundo ano. A presença de hipermetropia, miopia ou astigmatismo elevado pode ocasionar uma imagem retiniana desfocada, ocasionando ambliopia e estrabismo.

É freqüente o achado de altos **erros refracionais** na paralisia cerebral, particularmente a hipermetropia, relacionada a um atraso de maturação do SNC por hipoxia neonatal.[44] Alta miopia também pode ser encontrada, especialmente quando a paralisia cerebral está associada à retinopatia da prematuridade ou à toxoplasmose.[36] Ainda Tabuse e Moreira, nas 290 crianças portadoras de paralisia cerebral estudadas, encontraram uma porcentagem alta de ametropia (97,6%), sendo a hipermetropia a mais freqüente (64%), seguida pela miopia (23,8%) e astigmatismo misto (9,8%). Foram prescritos óculos em 73% deste total de amétropes, para melhorar a visão e/ou o estrabismo, tendo boa aceitação e uso regular em 80% deles. Black, relacionando a ametropia com a paralisia cerebral, observou uma maior incidência na diplegia espástica (68%) e um menor índice na atetóide (37,5%). A incidência da **ambliopia** varia de 15% a 43%.

A **acuidade visual** é a medida quantitativa da visão e mostra a capacidade discriminativa do olho para perceber detalhes do ambiente. Desenvolve-se rapidamente no primeiro ano de vida. No recém-nascido é de 0,03 aproximadamente. Aos 3 meses, a AV é de 0,1 e, aos 6 meses, já se encontra em níveis próximos aos do adulto (Hyvarinen, 1988). Estudos atuais demonstram AV normal (igual a 1,0) aos 18 meses de idade, pelo potencial evocado visual (Quadro 45.1).

Quadro 45.1 ▶ Acuidade visual esperada em crianças até os 2 anos de idade pelo potencial evocado visual (PEV) e cartões de acuidade Teller (PL)

Idade (meses)	PEV (pes)	PL (pes)
01	20/120	20/638
2,5	20/77	20/278
04	20/50	20/224
06	20/33	20/106
09	20/26	20/93
12	20/24	20/88
18	20/20	20/70
24	20/20	20/62

Fonte: Chen D. *Essential Elements in Early Intervention – Visual impairment and multiple disabilities*, 1999:131.

A medida da AV deve ser realizada sempre que houver suspeita de uma baixa resposta visual ou em toda criança até os 3 anos de idade, de forma a detectar qualquer tipo de anomalia potencialmente tratável.

O **campo visual** (CV) refere-se a uma área/espaço específico percebido pelos dois olhos. O desenvolvimento do CV pode ser utilizado como indicador do desenvolvimento da retina periférica e do córtex visual. De início o CV expande-se lentamente a partir do centro. A maturação é mais rápida no campo temporal que no nasal. Verifica-se um aumento muito rápido após os 2 meses de idade. Aos 3 meses, as crianças normais têm CV em torno de 60°. Aos 6 meses, a visão central e a periférica já desenvolveram-se o suficiente para permitir o seguimento por todo o CV, de 180°. A resposta é simétrica.

Segundo dados da literatura, na criança com paralisia cerebral os defeitos de campo visual são freqüentes, predominando defeitos de constrição, campo tipo *queijo suíço*, intercalando áreas de visão e de cegueira, o que explica a capacidade de *navegação* da criança em um novo ambiente e defeitos hemianópicos. Jacobson e cols. encontraram defeitos de CV em todas as crianças com leucomalacia periventricular estudadas. Black encontrou defeitos de CV somente na forma espástica, observando constrição e hemianopsia.

A **sensibilidade ao contraste** (SC) é a capacidade de detectar diferenças de brilho (luminância) entre duas superfícies adjacentes. A SC do RN é muito inferior à do adulto. O bebê só é capaz de identificar objetos de alto contraste. Desenvolve-se rapidamente durante os primeiros meses de vida. Aos 3 anos já se assemelha à do adulto. Na paralisia cerebral, espera-se uma redução da sensibilidade ao contraste, especialmente na baixa freqüência espacial, ocasionando dificuldades significativas da resposta visual nas atividades da vida diária.

A **visão de cores** (VC) refere-se à capacidade de perceber e distinguir entre diferentes tonalidades de cor. Pouco conhecida no bebê. Aos 2 meses, uma criança é capaz de discriminar comprimentos de onda semelhantemente ao adulto tricromata normal, embora ela necessite de cores mais saturadas (maior brilho), justificando o interesse pelo amarelo/vermelho. Nas patologias que comprometem as vias ópticas, espera-se uma discromatopsia no eixo vermelho/verde.

Houliston, Taguri e Dutton, estudando 278 crianças com hidrocefalia, encontraram em 2% das crianças de 5 a 6 anos uma dificuldade para reconhecer cores. Duas crianças perderam a habilidade para nomear cores após inserção de *shunt* ventriculoperitoneal na área occipital esquerda.

Anormalidades oculares são muito comuns nas crianças com paralisia cerebral, especialmente na forma espástica, que apresenta um maior índice de alterações oculares quando comparada à forma atetóide ou atáxica. Algumas anormalidades oculares são citadas associadas à paralisia cerebral, como microftalmia, opacidades corneanas, catarata, colobomas, retinopatia da prematuridade, atrofia ou hipoplasia óptica.[5,8,10,14,23,24,28,33,34,44]

Avaliação oftalmológica

Deve ser criteriosa, para detectar alterações e determinar algum resíduo visual. É difícil determinar o grau exato da deficiência visual de uma criança, não somente pelas dificuldades na realização do exame, mas também para estabelecer a capacidade visual que ela realmente possui. A criança com paralisia cerebral constitui o grupo mais difícil a ser avaliado, pelo déficit de concentração apresentado.

O exame oftalmológico para crianças com severas ou múltiplas deficiências é o mesmo que o para as outras crianças, requerendo, contudo, algumas modificações e cuidados na realização do mesmo. Muitas vezes são necessárias várias consultas para a obtenção de dados confiáveis e diagnóstico clínico.

Os componentes básicos da avaliação oftalmológica incluem a história, avaliação do alinhamento e binocularidade dos olhos, percepção de profundidade, determinação de erros refrativos, quantificação da capacidade visual pela AV, CV, SC e visão de cores, e avaliação ocular.[10]

▸ HISTÓRIA

Devem-se buscar informações junto aos familiares quanto aos sinais sugestivos de uma resposta visual. Como, por exemplo, se a criança faz algum contato visual, se ela se interessa, fixa, segue ou se aproxima de algum objeto, se apresenta algum tipo de maneirismo, além de dados referentes a antecedentes pessoais e familiares. O uso de medicamentos e o horário no qual a criança se apresenta mais desperta também ajudam na avaliação.

▶ MOTILIDADE OCULAR

Avalia-se o alinhamento e binocularidade dos olhos. O teste de Hirschberg é um teste simples de ser realizado. Uma luz de fixação é colocada a 33cm da criança e observa-se o reflexo corneano da luz nas duas pupilas. Normalmente, o reflexo é simétrico. Cada milímetro de descentralização corresponde a 7 graus de desvio ocular. Se o reflexo se apresentar desviado nasalmente, dizemos que a criança apresenta um exodesvio ou um estrabismo divergente. Em situação oposta, temos um esodesvio ou um estrabismo convergente. O desvio também pode ocorrer na vertical (hipertropia). Este teste deve ser complementado por outros testes de reflexo corneano: o teste de cobertura (*Cover test*) nas crianças com fixação central e o teste de Krimsky na fixação excêntrica. No primeiro, cada olho é coberto separadamente por 2 ou 3 segundos e a cobertura é rapidamente removida. Ao ser descoberto, o examinador observa se o olho coberto faz ou não um movimento para dentro ou para fora, para conseguir outra vez a fixação. No teste de Krimsky, coloca-se um prisma diante do olho fixador, com o vértice na direção do desvio, até que o reflexo no olho desviado ocupe posição idêntica à que se observou na pupila do olho fixador, antes da colocação do prisma. Uma vez confirmado o estrabismo, este deve ser complementado por exames específicos.[2]

▶ PERCEPÇÃO DE PROFUNDIDADE

A visão estereoscópica resulta da unificação de imagens de um mesmo objeto em uma percepção única, produzindo uma visão binocular simples normal. Os testes estereoscópios mais empregados são o Titmus e o Lang, ambos necessitando da colaboração da criança. Na impossibilidade de sua realização, a resposta estereoscópica pode ser determinada na avaliação funcional. Na criança com visão subnormal, a visão estereoscópica encontra-se prejudicada.[2,18]

▶ DETERMINAÇÃO DE ERROS REFRATIVOS

Não é necessária uma resposta subjetiva para determinar o erro refrativo e prescrição de lentes corretivas na criança.

A determinação dos erros refrativos é realizada pela retinoscopia dinâmica e estática. É importante lembrarmo-nos da insuficiência de acomodação nas crianças com paralisia cerebral, tornando necessária a realização da retinoscopia dinâmica. A retinoscopia mostra dificuldades e deve ser realizada com cautela. A sua realização fora do eixo visual pode levar a uma hipercorreção do valor do astigmatismo. As ametropias ambliopigênicas e as anisometrópicas devem, geralmente, ser corrigidas.

▶ QUANTIFICAÇÃO DA CAPACIDADE VISUAL

A resposta visual pode ser avaliada por métodos objetivos, subjetivos e pela avaliação funcional.

Métodos objetivos

Os métodos objetivos são aqueles obtidos sem a participação ativa da criança. Podemos citar o teste pupilar, o nistagmo optocinético e o potencial evocado visual.

TESTE PUPILAR

As pupilas devem ser examinadas quanto ao seu tamanho, forma, coloração e reação à luz direta e consensual.

As pupilas normais são redondas, com diâmetro de 3 a 5mm na luz ambiente. O reflexo luminoso direto (incide-se a luz em um olho e observa-se a constrição pupilar) está presente ao nascimento em crianças a termo e em prematuros com 30 semanas de gestação. A resposta pupilar consensual (incide-se a luz em um olho e observa-se a resposta pupilar no outro olho) também está presente ao nascimento. Na criança com deficiência visual cortical a reação pupilar à luz é geralmente normal. A pupila normal é de coloração escura.

A presença de uma leucocoria ou "pupila branca" deve ser investigada quanto à presença de uma catarata ou, mesmo, um tumor intra-ocular, como o retinoblastoma.

NISTAGMO OPTOCINÉTICO (NOC)

O nistagmo optocinético está presente em todas as pessoas com algum grau de acuidade visual e motilidade ocular normal, mesmo logo após o nascimento. Pode ser demonstrado com o tambor de Barany, com a primeira prancha dos cartões de Teller ou, mesmo, por um tecido listrado preto-e-branco que se desloque frente aos olhos e que se consiste dum movimento binocular lento seguido de um movimento rápido de refixação para a figura seguinte. A direção do nistagmo é determinada pela direção em que o objeto se move. A presença do NOC numa criança que não colabora para a quantificação da acuidade visual demonstra apenas que a criança possui algum grau de visão. A correlação deste tipo de nistagmo com o grau de AV não é possível. As interpretações do NOC devem ser bastante cautelosas, uma vez que a sua ausência pode simplesmente mostrar que a criança não está suficientemente atenta e desperta.

O NOC tem sido substituído pelas técnicas do olhar preferencial e potencial evocado visual, que serão abordados posteriormente.

Métodos subjetivos

Os métodos subjetivos requerem a participação ativa da criança. Incluem a medida da acuidade visual, campo visual, sensibilidade ao contraste.

MEDIDA DA ACUIDADE VISUAL

Os testes devem ser adequados para a idade e ao nível de compreensão da criança.[30]

A criança com disfunção motora grave pode não responder com o movimento dos olhos para a fixação do estímulo, tornando a medida da AV impossibilitada para todos os testes. Mas, um sorriso em resposta a um estímulo pode ser um sinal indireto de uma resposta visual.

Para a medida da AV são usados os testes de resolução e de reconhecimento de optotipos.

Testes de resolução por meio de listras ou grades

Os testes do olhar preferencial se baseiam na detecção do padrão de grades e incluem os cartões de acuidade de Teller e "Lea Gratings". Surgiram a partir das observações de Fantz (1958) de que bebês preferem fixar um estímulo padronizado em vez de um campo homogêneo.

O teste de Teller consiste em 16 cartões retangulares, com um padrão em branco e preto num dos lados e um orifício central por onde o examinador observa a resposta visual. As freqüências espaciais variam de 0,23 ciclos/cm a 38 ciclos/cm. Eles são mostrados em ordem crescente de freqüência espacial. Inicia-se a avaliação com cartão de listras largas, seguindo até o padrão listrado mais fino, que a criança consegue dar resolução, numa distância de 38, 55 ou 84cm, de acordo com a idade e resposta visual. Nos pacientes com nistagmo os cartões podem ser apresentados na posição vertical (Fig. 45.3).

É indicado para crianças de 0 a 3 anos ou em qualquer idade, na impossibilidade de utilização dos testes de reconhecimento. Muito útil na criança com paralisia cerebral. Importante auxílio na avaliação da AV, não somente como medida isolada, mas, principalmente, para seguimento do desenvolvimento visual como mostra a Fig. 45.4).

Teste de reconhecimento de optotipos

É a medida da AV por tabelas de optotipos ou símbolos isolados (acuidade angular) ou agrupados (acuidade linear). Como medida angular, o teste BUST é o mais utilizado, sendo indicado para crian-

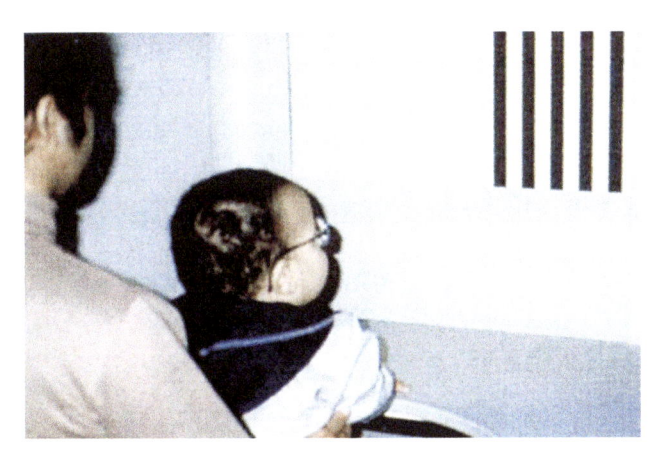

Fig. 45.3 ▶ Cartões de acuidade de Teller. *Fonte:* Hyvarinen L, Lindstedt E. Stockholm, 1981:83.

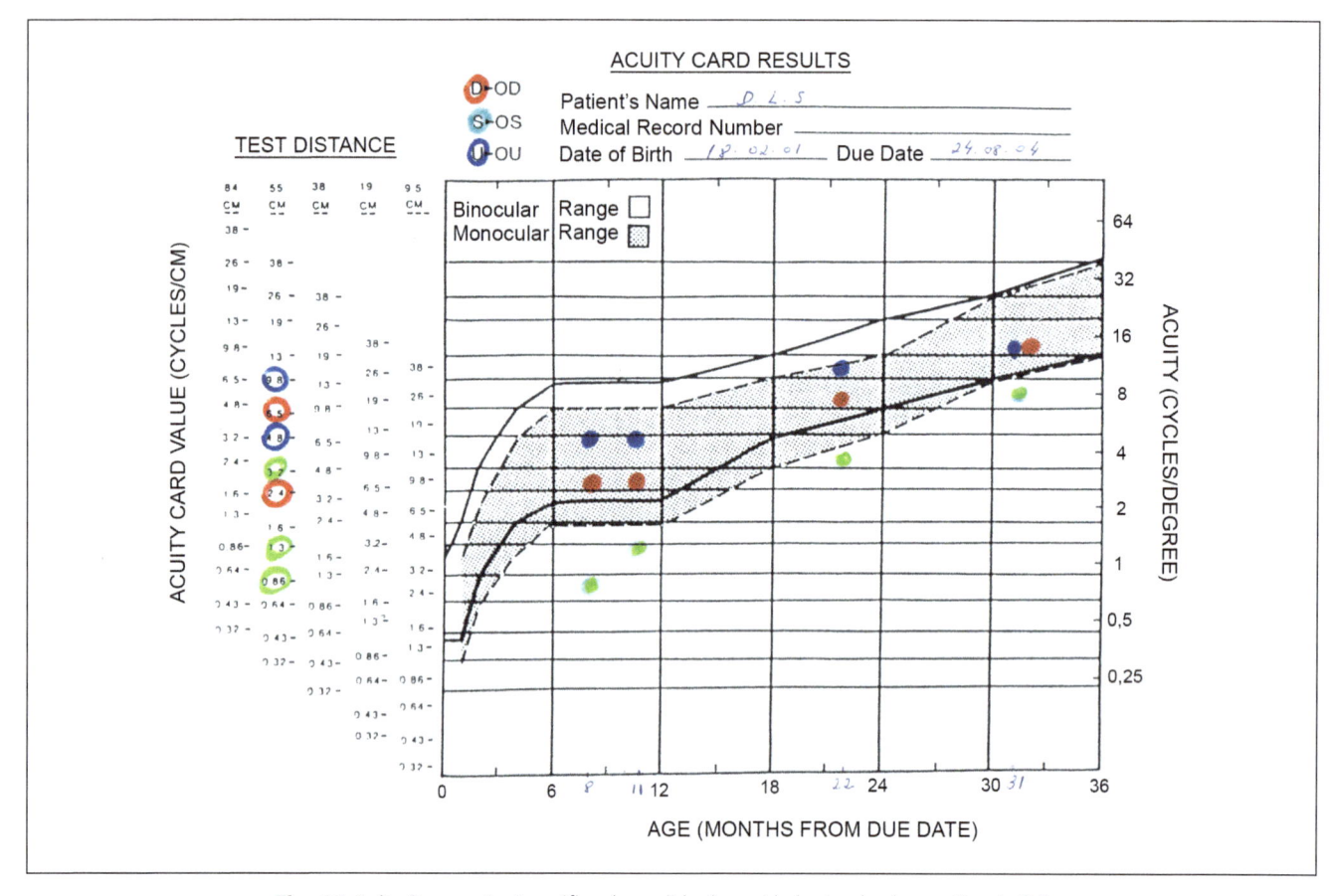

Fig. 45.4 ▶ Representação gráfica da medida da acuidade visual pelos cartões de Teller.

ças normais a partir dos 2 anos de idade. Para medida linear existem varias tabelas para crianças, como a de Snellen e LH (Lea Hyvarinen). A AV deve ser medida para longe e perto (Fig. 45.5).

A avaliação por meio de optotipos é geralmente impossível de ser realizada em crianças com múltiplas deficiências devido às dificuldades de compreensão, comunicação e cooperação. A acuidade visual de resolução geralmente apresenta níveis superiores aos de reconhecimento. Os estímulos de grades são maiores do que os de optotipos e, portanto, estimulam também áreas extrafoveais, possibilitando aos pacientes com capacidade limitada de fixação uma acuidade de resolução melhor do que a de reconhecimento.[4] A medida da AV angular também mostra resultados superiores à AV linear, mesmo em crianças com visão normal. Na criança com baixa visão a diferença pode ser significativa. A dificuldade de separação de optotipos é normal em crianças menores, mas torna-se menos pronunciada com a idade. Este fato deve ser considerado na medida da AV em crianças com paralisia cerebral. Jacobson

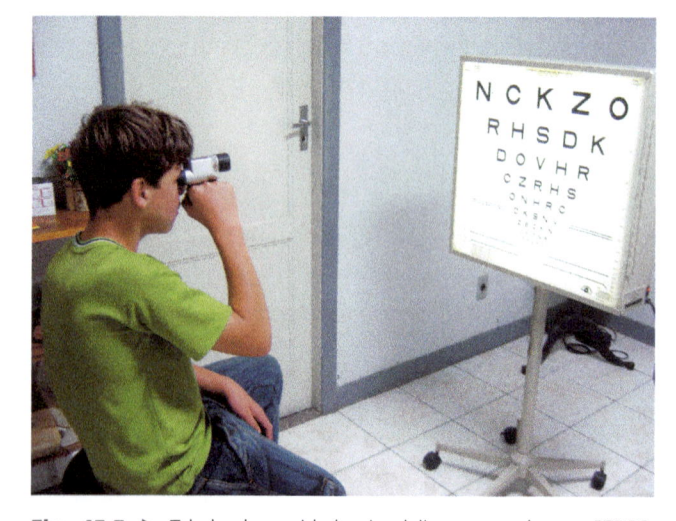

Fig. 45.5 ▶ Tabela de acuidade visual linear para longe, ETDRS.

e cols., em estudo realizado em crianças pré-termo com leucomalacia periventricular e paralisia cerebral severa, observaram severo déficit perceptual, pronunciada dificuldade de separação de optotipos e, conseqüentemente, redução da acuidade visual linear quando comparada à AV angular. Os autores consideram a dificuldade de separação de optotipos um dos maiores obstáculos de leitura destas crianças.

Portanto, uma AV de resolução normal não exclui uma baixa resposta visual, o que pode ser confirmado posteriormente, quando a medida da AV por reconhecimento tornar-se possível. Se somente a AV por resolução ou a AV por reconhecimento angular puderem ser avaliadas, corre-se o risco de superestimar a função visual. A informação junto aos pais deve ser cautelosa.

Campo visual (CV)

Embora existam vários testes para avaliação do CV, todos eles necessitam de atenção e colaboração. Na criança com paralisia cerebral utiliza-se na maioria das vezes o CV de confrontação, associado a dados obtidos na avaliação funcional.

A técnica de confrontação consiste na utilização de objetos de alto contraste ou coloridos, em correspondência à capacidade visual da criança. O examinador atrai a fixação da criança para um objeto em frente e outra pessoa, situada por detrás, ajuda fazendo aparecer outro objeto nas várias direções do campo visual, da periferia para o centro. Avalia-se o CV temporal, nasal, superior e inferior de cada olho. Na criança com paralisia cerebral os estímulos devem ser apresentados mais lentamente. A técnica apresenta-se limitada quando não se tem colaboração.

O conhecimento do CV determina o melhor local de apresentação do estímulo para maximizar a resposta visual.

Sensibilidade ao contraste

Para avaliação da sensibilidade ao contraste em crianças de 0 a 3 anos utilizam-se os testes Hiding Heidi ou Mr. Happy. O teste LH necessita de informação cedida pela criança e é utilizado nas maiores de 3 anos (Fig. 45.6).

A resposta ao teste pode orientar o oftalmologista quanto à patologia, bem como acerca das dificuldades da criança nas atividades da vida diária e mobilidade.

VISÃO DE CORES

O conhecimento de um distúrbio cromático é importante na confecção do material a ser utilizado na estimulação e nas atividades escolares.

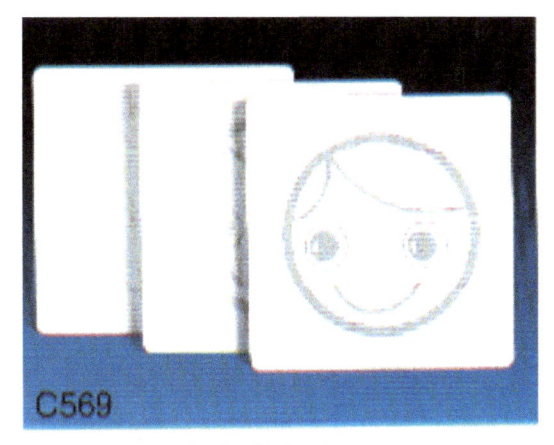

C569 Hiding Heidi-LEA Test System

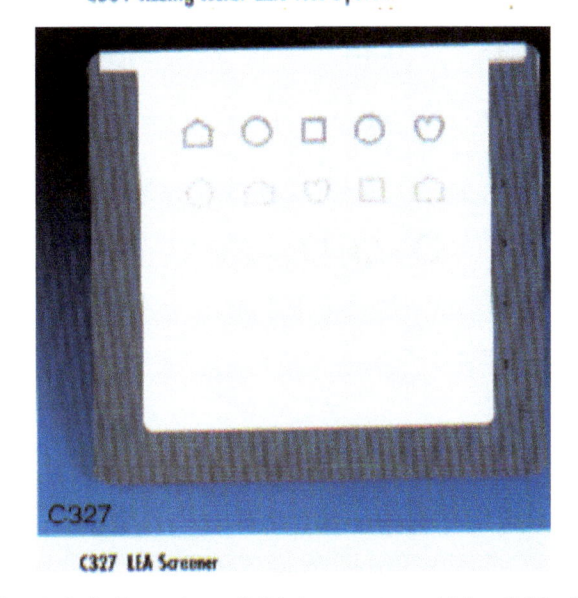

C327 LEA Screener

Fig. 45.6 ▶ Testes de sensibilidade ao contraste, Hiding Heidi e LH.

Os testes usados na avaliação de visão de cores incluem as tábuas de Ishihara, D 15 de Farnsworth, D 28 de Roth ou PV-16. Todos eles necessitam de atenção e colaboração, tornando-se limitados na criança com paralisia cerebral. A AV também pode ser um fator limitante. É na avaliação funcional que muitas vezes se identifica um distúrbio cromático.

Avaliação funcional

É um processo de observação informal do comportamento visual da criança em relação à consciência visual, da qualidade da recepção/assimilação/integração e elaboração dos estímulos visuais em termos perceptivos e conceptuais. "Informa em termos práticos e qualitativos como a criança utiliza a visão residual para interação com as pessoas e com o mundo que a cerca" (Marilda Bruno).

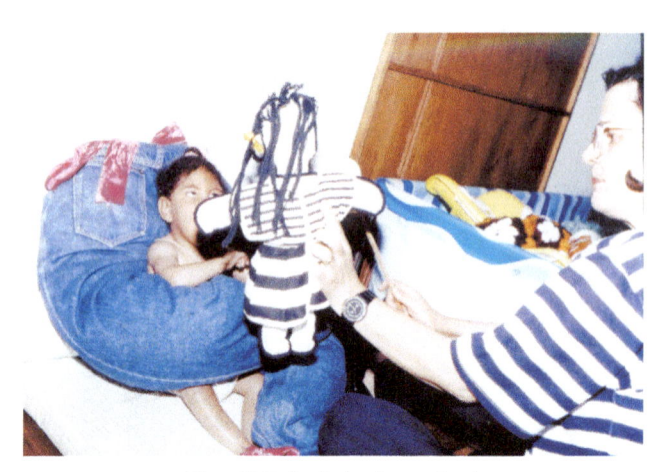

Fig. 45.7 ▶ Estimulação visual.

Observamos o comportamento visual da criança desde o momento em que ela entra na sala, como explora visualmente o novo ambiente e o seu contato visual, ao inspecionar os seus olhos e por meio da atitude visual diante dos estímulos apresentados.

▶ ALTERAÇÕES OCULARES

O exame oftalmológico completo permite diagnosticar alterações oculares existentes. A biomicroscopia avalia o segmento anterior do olho, principalmente córnea e cristalino. O segmento posterior, incluindo o disco óptico e a retina, é avaliado pela oftalmoscopia direta e indireta. A medida da pressão ocular pela tonometria não é uma rotina no exame oftalmológico em crianças, mas deve ser realizada sempre que houver sinais sugestivos de glaucoma, como edema ou aumento do diâmetro corneano, miopia ou alteração da tonometria bidigital. Nas crianças com paralisia cerebral comumente se torna necessária a sedação ou anestesia para a sua realização.

Exames complementares
EXAMES ELETROFISIOLÓGICOS

São de grande importância na avaliação da criança com baixa visão, para orientação do diagnóstico, extensão de uma patologia e acompanhamento da sua evolução. A eletrofisiologia tem como objetivo o estudo dos eventos elétricos que ocorrem em diferentes níveis do sistema visual. Compreende o eletrorretinograma (ERG), eletrooculograma (EOG) e o potencial evocado visual (PEV).

Eletrorretinograma

Compreende o registro de sinais elétricos de vários pontos da retina à estimulação externa por luz de intensidade variável. É o teste mais objetivo para se avaliar a função da retina. As ondas obtidas no exame são avaliadas pela amplitude e tempo de amplitude máxima. Estes valores são dependentes de vários fatores, como idade do paciente e tipos de eletrodos utilizados, necessitando de tabela com dados de normatização para serem analisados. As ondas "a" e "b" registradas originam-se das camadas retinianas externas, sendo a onda "a" produzida pelas células fotorreceptoras e a onda "b" pelas células de Muller, de intercomunicação. Trata-se de exame importante na detecção e estimativa de distúrbios hereditários e constitucionais da retina. Apresenta-se geralmente normal na deficiência visual cortical. Permite a exclusão da retina como causa de baixa visão em crianças sem diagnóstico definido.

Eletrooculograma

Consiste em um registro elétrico com base no potencial de repouso do olho. Tem sua principal indicação nas alterações do epitélio pigmentário da retina. É valioso em situações nas quais o ERG não é sensível o bastante para detectar degeneração macular, como na doença de Best. Portanto, serve como um teste complementar do ERG por ser, em determinadas patologias, mais sensível que este.

Potencial evocado visual (PEV)

Mostra o registro de sinais elétricos do córtex visual em resposta a um estímulo visual. Para medida da acuidade visual, o PEV é registrado enquanto a criança observa um estímulo visual presente no monitor. Trata-se de um teste não-invasivo, não sendo necessária a sedação para se obter uma resposta. Tem sido indicado como um sensível indicador de acometimento visual. Estudos têm demonstrado uma boa correlação entre o PEV e o teste de AV de optotipos. É importante lembrar que o PEV pode mostrar-se normal em casos de cegueira total, assim como, uma resposta ausente não afirma uma ausência de resposta visual (Fig. 45.7). Para explicar esta disparidade, Marcondes e Macchiaverni Filho fazem considerações sobre a possibilidade de o PEV registrar também respostas do sistema extrageniculado ou registro em ilhotas funcionantes do córtex visual.

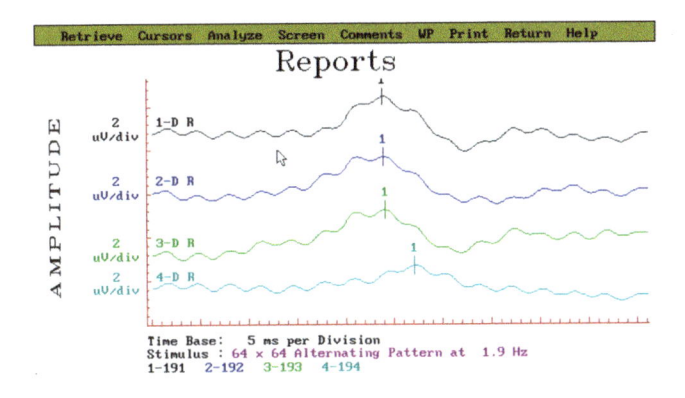

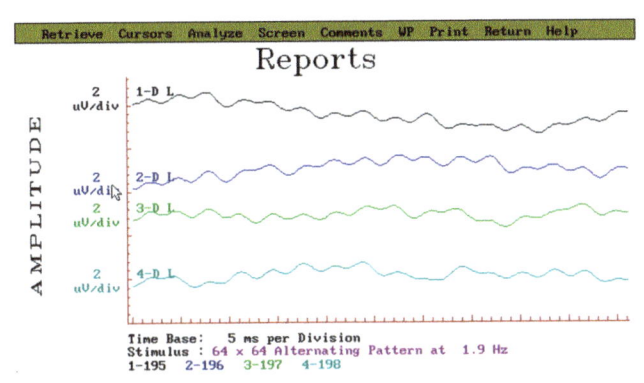

Fig. 45.8 ▶ Traçado de registro do potencial evocado visual normal e sem resposta (cortesia Dr. Roberto Teixeira).

O **estudo da neuroimagem** por intermédio da ultra-sonografia, tomografia computadorizada (TC) e ressonância magnética (RM) é usado para ajudar a identificar lesões no cérebro, incluindo os centros visuais e as vias ópticas.

A resposta a todos os exames complementares deve ser analisada com cautela, sempre dentro de um contexto clínico. Maiores esclarecimentos sobre estes exames serão fornecidos no Capítulo 7.

▶ ESTIMULAÇÃO VISUAL NA PARALISIA CEREBRAL

A estimulação visual não se trata de processo sofisticado. Na verdade, ela ocorre desde os primeiros instantes de vida, nas atividades da vida diária, nos contatos afetivos mãe-filho.[5,48,49] Ela deve ser feita mediante experiências agradáveis, como exercícios, brincadeiras ou jogos que chamem a atenção da criança. O sucesso é um incentivo para a realização de novas tarefas.

Para sua realização utilizam-se objetos de tamanhos e tipos variados, em alto contraste, coloridos, especialmente amarelos ou vermelhos, por apresentarem maior brilho, e os iluminados, de acordo com a idade e interesse da criança. Inicialmente são usados objetos familiares, de formas simples, aumentando a sua complexidade de acordo com a resposta visual apresentada (Fig. 45.8). Deve-se evitar a luz direta nos olhos. Nas crianças que apresentam crises convulsivas, o estímulo luminoso deve ser usado com cautela. É importante lembrar da dificuldade de separação de estímulos (efeito Crowding) que ocorre, freqüentemente, nas crianças com paralisia cerebral. Devem-se evitar objetos agrupados, sendo necessário um maior espaçamento entre eles. Caso contrário, o objeto do meio não será visto. Um tempo adicional deve ser dado para a criança localizar e apanhar o objeto. A resposta visual para perto é a mais fácil de ser recuperada. Assim, o trabalho de estimulação é realizado, inicialmente, numa esfera visual mais próxima, distanciando-se à medida que se obtém a resposta desejada.

Observa-se a fixação, o interesse e a capacidade de exploração do estímulo, o seu acompanhamento e o nível de consciência visual. A criança deve ser encorajada a fazer o melhor uso possível da visão residual.

As ametropias devem ser devidamente corrigidas por meio de óculos ou lentes de contato. Uma vez constatada a insuficiência de acomodação, os óculos devem ser utilizados nas atividades para

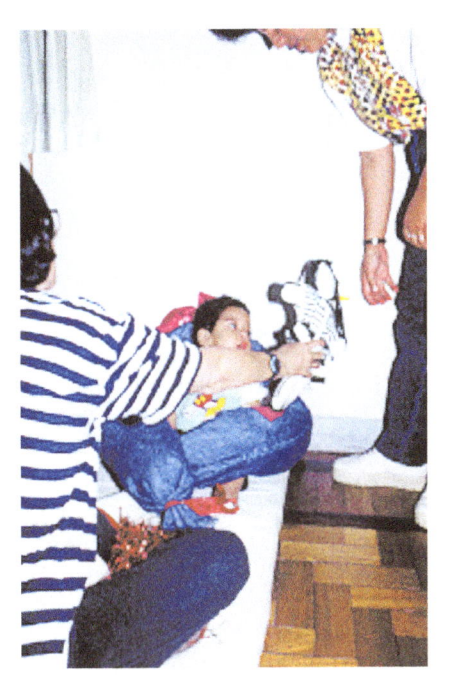

Fig. 45.9 ▶ Estimulação visual na paralisia cerebral.

perto. À medida que a acomodação se processa, a criança pode resistir ao uso dos óculos, o que faz necessárias reavaliações oftalmológicas periódicas.

Os auxílios ópticos para perto são introduzidos quando a aproximação não permite o alcance visual necessário ou se o esforço acomodativo for muito grande. Na criança com paralisia cerebral é comum a incoordenação motora. Os óculos, então, são bem indicados, por deixarem as mãos livres. Podem ser monofocais ou bifocais; estes, com indicações mais limitadas. Comumente a criança mostra resistência aos óculos nas altas adições. As lupas, especialmente as de apoio, são muito bem aceitas. Devem ser introduzidas nas atividades ocasionais e, posteriormente, para um uso mais freqüente.

Os auxílios ópticos para longe são pouco utilizados para crianças menores. Quando na fase de reabilitação visual, os auxílios ópticos e eletrônicos são, comumente, mais utilizados. Os sistemas telescópicos para longe são prescritos depois de a criança estar bem adaptada para perto. Dá-se preferência inicial aos telescópios manuais, monoculares e de menor poder de ampliação. A prescrição dos auxí-

lios ópticos deve ser baseada nas necessidades da criança[15] (Figs. 45.10 e 45.11).

O circuito fechado de TV consiste em um monitor e uma câmera. Tem como características: maior distância de leitura, maior campo visual, controle de brilho, contraste e polaridade, aumento de 2× a 60×, binocularidade. Na baixa visão grave, o circuito fechado de TV pode ser utilizado para melhor estimulação da visão residual por proporcionar maior aumento e contraste.

Os auxílios não-ópticos incluem os filtros, materiais em alto contraste, utilização de boné ou viseira. O controle da iluminação deve ser feito mediante orientação quanto à quantidade e à qualidade de luz a ser utilizada, uso de filtros apropriados, uso de boné ou viseiras (Fig. 45.12). As crianças que apresentam distrofias retinianas ou opacidades dos meios necessitam de um maior controle da iluminação. As lâmpadas incandescentes de 60 a 75

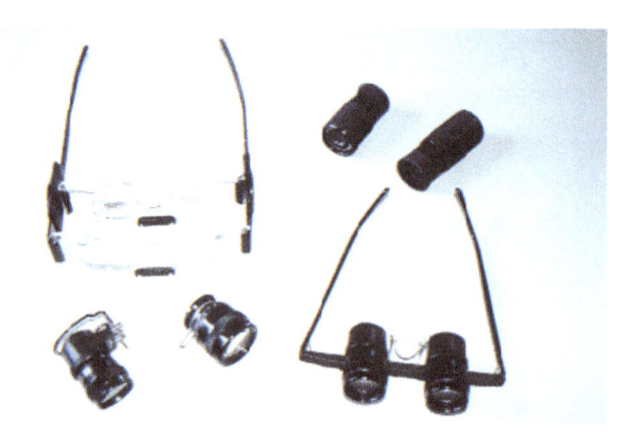

Fig. 45.11 ▶ Auxílios ópticos para longe: telescópios.

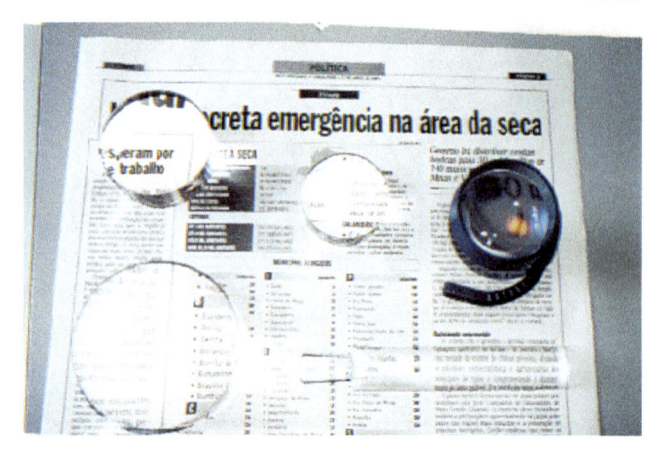

Fig. 45.10 ▶ Auxílios ópticos para perto: lupas de mão e de mesa.

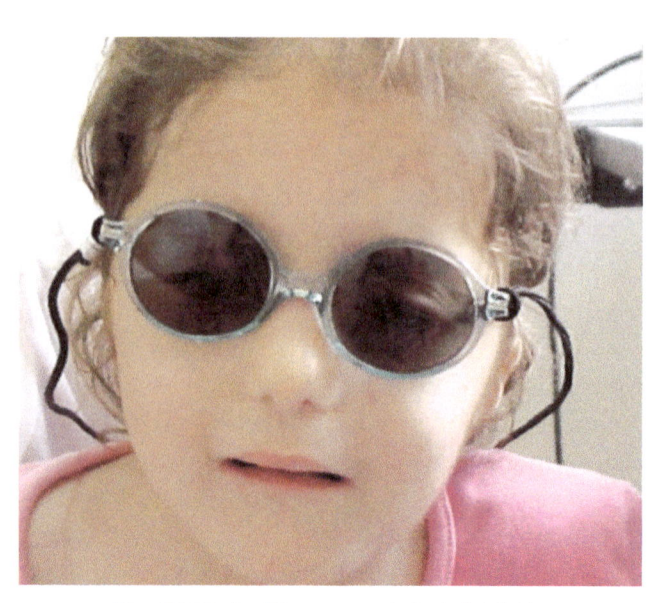

Fig. 45.12 ▶ Filtro para controle da fotofobia.

watts são as preferidas, posicionadas num angulo de 45° do plano do eixo visual.

É importante respeitar as potencialidades de cada criança. O programa é personalizado e pode ser modificado ao longo do tratamento, conforme as necessidades. Em decorrência da evolução do sistema visual nos primeiros anos de vida, recomendam-se reavaliações e readaptações periódicas determinadas para cada caso, sendo sugeridas a cada três meses no primeiro ano de vida.

Para o trabalho de estimulação visual é fundamental a equipe multidisciplinar/interdisciplinar, sendo a participação da família imprescindível.

▶ AFECÇÕES OCULARES ASSOCIADAS À PARALISIA CEREBRAL

Ambliopia

Do grego *amblios* = rombo, sem vigor, fraco; e *opia* ou *opsia* = visão, o termo ambliopia foi usado por Hipócrates para definir "fraqueza da vista".

A ambliopia corresponde a um déficit visual, uni ou bilateral, sem lesão orgânica detectável no sistema óptico ou com uma lesão não proporcional ao déficit visual encontrado. Clinicamente a ambliopia é definida pela baixa da acuidade visual. Contudo, deve-se destacar que outras funções do sistema visual, como a sensibilidade ao contraste e a acomodação podem, também, estar alteradas.[2] Qualquer diferença de acuidade visual entre os dois olhos ou AV menor que 1,0 em ambos os olhos deve levar ao diagnóstico de ambliopia. Nas crianças de 0 a 3 anos, o teste de cobertura monocular, observando o padrão de fixação do olho desviado, bem como uma acuidade visual inferior à esperada para a faixa etária por meio dos cartões de Teller, mostra a possibilidade de ambliopia.

É a principal causa de diminuição unilateral da AV na infância e adolescência e tem uma incidência de 2% a 4% na população geral. Na criança com paralisia cerebral a ambliopia foi observada em 43% dos casos.[44] Dado de grande relevância, ao se constatar que a ambliopia é freqüentemente ignorada como causa de baixa visão, na presença de uma doença orgânica de base, acentuando uma baixa visual já existente.

Qualquer fator que impeça uma acuidade visual igual nos dois olhos pode causar alterações anatômicas e funcionais do sistema visual, levando à ambliopia. Pode ser por privação de estímulos, por inadequação de estímulos em conseqüência a erros refracionais ou por supressão.

A ambliopia por privação de estímulos ocorre em casos de opacidades congênitas dos meios, como na catarata congênita, blefaroptose ou leucomas corneais, que impedem a fixação central, bloqueando o desenvolvimento da acuidade visual durante o período sensitivo. É a forma mais grave de ambliopia, na qual ocorrem alterações estruturais e funcionais profundas, como a atrofia das camadas do corpo geniculado lateral relacionada com o olho lesado, bem como a redução das respostas eletroencefalográficas occipitais. O prognóstico é ruim, se não tratada a tempo. A ambliopia por inadequação de estímulos em conseqüência a erros refracionais pode ser ametrópica bilateral, quando ambas as fóveas recebem imagem desfocadas pela presença da ametropia (miopia, hipermetropia ou astigmatismo), ou anisometrópica, quando ambas as fóveas recebem a imagem do mesmo objeto, porém com focos diferentes. O córtex visual não consegue integrar as imagens do olho emétrope, focada e nítida, com a do amétrope, desfocada. Assim, somente um olho se desenvolve normalmente. A hipermetropia e o astigmatismo ocasionam uma ambliopia de maior gravidade e dificuldade de recuperação. A ambliopia por supressão (estrabísmica) corresponde à maioria dos casos e tem como fator desencadeante a perda do paralelismo dos olhos, favorecendo o desenvolvimento do olho fixador.

A única forma de prevenir a ambliopia é detectar e eliminar precocemente todo e qualquer fator ambliopigênico durante a fase de imaturidade ou plástica do sistema visual, lembrando que nas crianças com paralisia cerebral os erros refrativos e o estrabismo são freqüentes e o exame oftalmológico torna-se necessário para tratar uma ambliopia associada à paralisia cerebral. O estrabismo e os erros refrativos devem ser corrigidos o mais precocemente possível, bem como a reposição da transparência dos meios ópticos. A remoção cirúrgica da catarata congênita é considerada urgência e deve ser realizada assim que as condições clínicas permitirem. É importante a correção óptica da afacia ou pseudoafacia por meio de óculos ou lentes de contato, logo após a cirurgia e a oclusão associada à estimulação visual.[29,38]

A oclusão é o método de escolha no tratamento da ambliopia. O esquema de oclusão depende do grau de ambliopia e da idade da criança. No primeiro ano de vida ela deve ser cautelosa, limitando-se a algumas horas por dia, com o cuidado de não se provocar uma ambliopia iatrogênica. Estudos mostram a possibilidade de se produzir ambliopia grave por oclusão inadequada de um olho, mesmo por poucos dias, em crianças com idade inferior a 1 ano. Após o primeiro ano de vida, recomenda-se, geralmente, a oclusão do olho dominante, estabelecendo-se uma semana para cada ano de idade. A maioria das crianças com ambliopia requer terapia oclusiva até os 10 anos. Contudo, uma vez certificada a correta oclusão e a não-observância de qualquer melhora por seis meses, a manutenção da oclusão deve ser reavaliada. O prognóstico depende da precocidade do tratamento e da disciplina na oclusão. A penalização óptica e/ou farmacológica constitui alternativa na impossibilidade da oclusão direta, ou no final do tratamento oclusivo.

O uso de drogas, como a levodopa, tem sido proposto como coadjuvante e potencializador do tratamento oclusivo ou nos casos de ambliopia diagnosticada após o período sensitivo. Contudo, a rotina de sua prescrição necessita de melhor análise dos resultados em estudo.

Catarata infantil

Define-se como catarata infantil a opacificação do cristalino que reduz a visão em indivíduos de 0 a 15 anos.[1]

Trata-se de uma das anomalias oculares mais freqüentes na criança. Estima-se que ela seja responsável por 10% a 38,8% de toda a cegueira prevenível e tratável (AV corrigida inferior a 20/400 ou 0,05 no melhor olho) em crianças de todo o mundo, dependendo o sucesso visual nestes olhos da precocidade do diagnóstico e do correto tratamento instituído. A prevalência de cegueira por catarata congênita em crianças é de 1 a 4/10.000 nos países em desenvolvimento e aproximadamente 0,1 a 0,4/10.000 nos países desenvolvidos.[38] Considera-se que 40% a 50% dos portadores de catarata infantil apresentam baixa visão.[12]

Pode surgir como alteração isolada ou como parte de um quadro ocular e/ou sistêmico. Pode ser idiopática – cerca de metade das cataratas infantis é idiopatica ou está relacionada a diversos fatores, como: doenças sistêmicas de origem genética (trissomia do 21, síndrome de Bardet-Biedl), metabólica (galactosemia, hipoglicemia, hipocalcemia), infeções intra-uterinas (rubéola, toxoplasmose), induzida por drogas (corticosteróides, clorpromazina), traumatismo, prematuridade, outras doenças oculares (microftalmia, aniridia, tumor intra-ocular, retinopatia da prematuridade).

Para um diagnóstico precoce e tratamento adequado da catarata congênita, todos os recém-nascidos deveriam ter o reflexo vermelho do fundo de olho obrigatoriamente pesquisado através do oftalmoscópio direto pelo neonatologista, sendo repetido dentro de três meses de vida (Hing, 1990). A catarata, quando densa, é de fácil observação (Fig. 45.13).

Para determinar a necessidade do tratamento cirúrgico, a observação clínica continua a ser o método mais fidedigno. Alguns fatores devem ser considerados nesta decisão, relacionados à localização, dimensão e densidade da opacidade. A maioria dos autores preconiza a remoção de todas as opacidades centrais e posteriores com 3mm ou mais de diâmetro. A densidade da opacidade é também fator importante. As cataratas nucleares geralmente determinam um prognóstico visual pior. Considera-se a impossibilidade de visualização do fundo do olho pela oftalmoscopia direta como indicador de cirurgia. O acompanhamento do desenvolvimento da acuidade visual por meio dos cartões de acuidade de Teller ajuda na decisão. Uma acuidade visual abaixo da esperada para a faixa etária ou uma queda

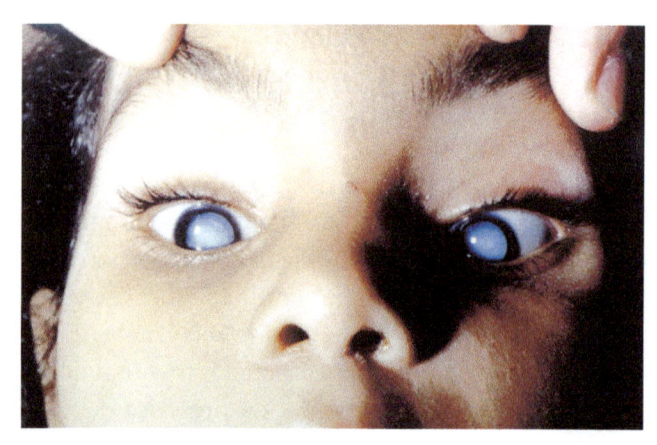

Fig. 45.13 ▶ Catarata congênita densa. (Cortesia Dr. Nassim Calixto.)

da acuidade visual é sinal indicativo de cirurgia. Merula e Fernandes (2003), em estudo realizado no Serviço de Visão Subnormal do Hospital São Geraldo, em Belo Horizonte, constataram que em 25% das crianças com história de catarata congênita esta foi observada entre o nascimento e os 2 meses de vida. Contudo, a cirurgia foi realizada em 39,6% dos pacientes acima de 1 ano. A presença de estrabismo ou nistagmo numa criança com catarata significa geralmente um tempo de evolução prolongado e um pior prognóstico visual.

Varias técnicas vem sendo utilizadas na correção cirúrgica da catarata infantil. Podem ser citadas a facectomia extracapsular manual, mediante uma pequena incisão córneo-escleral, com aspiração do núcleo do cristalino com ou sem a realização da capsulotomia posterior, e a lensectomia via *pars plicata*, com vitrectomia anterior. Esta vem se destacando como técnica de menor número de complicações no pós-operatório.[11,44,45]

O tratamento da catarata infantil não se limita, apenas, à remoção da opacidade. A correção da ametropia deve ser feita prontamente. Podem-se utilizar óculos monofocais, bifocais ou multifocais, e lentes de contato, de acordo com a indicação. Nas crianças até 1 ano de idade preconiza-se a correção para perto. A partir daí, deve-se avaliar a prescrição de bifocais ou multifocais. Nas crianças com paralisia cerebral, geralmente evita-se o uso de bifocais quando os defeitos de campo visual são evidentes. Os resultados são melhores com a prescrição para longe e perto em óculos separados. As lentes de contato aqui não são bem aceitas. Elas devem ser consideradas na afacia monocular. O implante primário de lente intra-ocular (LIO) ainda é tema controverso pelas dificuldades do cálculo biométrico do poder da lente a ser implantada, pela etapa de desenvolvimento do olho, pelas freqüentes complicações. Existe uma maior tendência ao implante primário da LIO a partir dos 2 anos de idade.

Os avanços nas técnicas cirúrgicas têm reduzido em muito os índices de complicações no pós-operatório. Contudo, infelizmente os resultados visuais continuam pobres. Ações mais efetivas devem ser instituídas, buscando-se prevenção, diagnóstico precoce, terapêutica rápida e eficaz, adequada correção óptica, tratamento da ambliopia associada à estimulação visual, que pode ser iniciada mesmo antes da cirurgia.

▶ RETINOPATIA DA PREMATURIDADE

A retinopatia da prematuridade (ROP) é uma doença vasoproliferativa da retina, bilateral, de etiologia multifatorial, que acomete recém-nascidos pré-termo.

Reconhecida em 1941 pelos Drs. Paul Chandler e Frederick Verhoeff e descrita por Theodore Terry em 1942, ela é conhecida como fibroplasia retrolenticular, por expressar o aspecto final da doença. Porém, a partir de 1984 o Comitê Internacional recomenda o termo retinopatia da prematuridade, que pode incluir todas as suas fases.

A ROP se destaca como importante causa de baixa visão e cegueira na infância, sendo responsável por 50.000 crianças cegas em todo o mundo.[52] É uma das principais causas de cegueira prevenível, nos países desenvolvidos e em desenvolvimento, podendo ser responsável por até 38,6% dos casos em países da América Latina.[6,9,39,41]

É difícil determinar o total de crianças com baixa visão ou cegueira em decorrência da ROP no Brasil. Estimativas a partir do número de recém-nascidos prematuros com peso inferior a 1.500g, segundo os dados do Datasus, mostram:

A classificação internacional da ROP (ICROP) se baseia na localização, extensão e estágio da doença.[3,13,20]

A **localização** se faz dividindo-se a retina em três zonas, cujo centro é a papila (Fig. 45.14):

Zona I: Área central compreendendo a papila e 30° ao seu redor ou o dobro do raio de distância da papila à mácula.

Quadro 45-2 ▶ Estimativa do percentual de ROP limiar no Brasil

População	170 milhões
Nascidos vivos	3,6 milhões
% Peso nascimento < 1.500g	0,96
No. Estimado RN < 1.500g	34.560
% acesso à UTI-neonatal	80% (27.648)
% sobrevida	60% (16.588)
ROP 3 *Plus* (indicação de tratamento)	5% a 10% (829 a 1.658)
50% ROP 3 *Plus*: descolamento	415 a 830 crianças/ano

Fonte: http://www.cbo.com.br/oftalmo/subnorma/cmtrat09.htm.

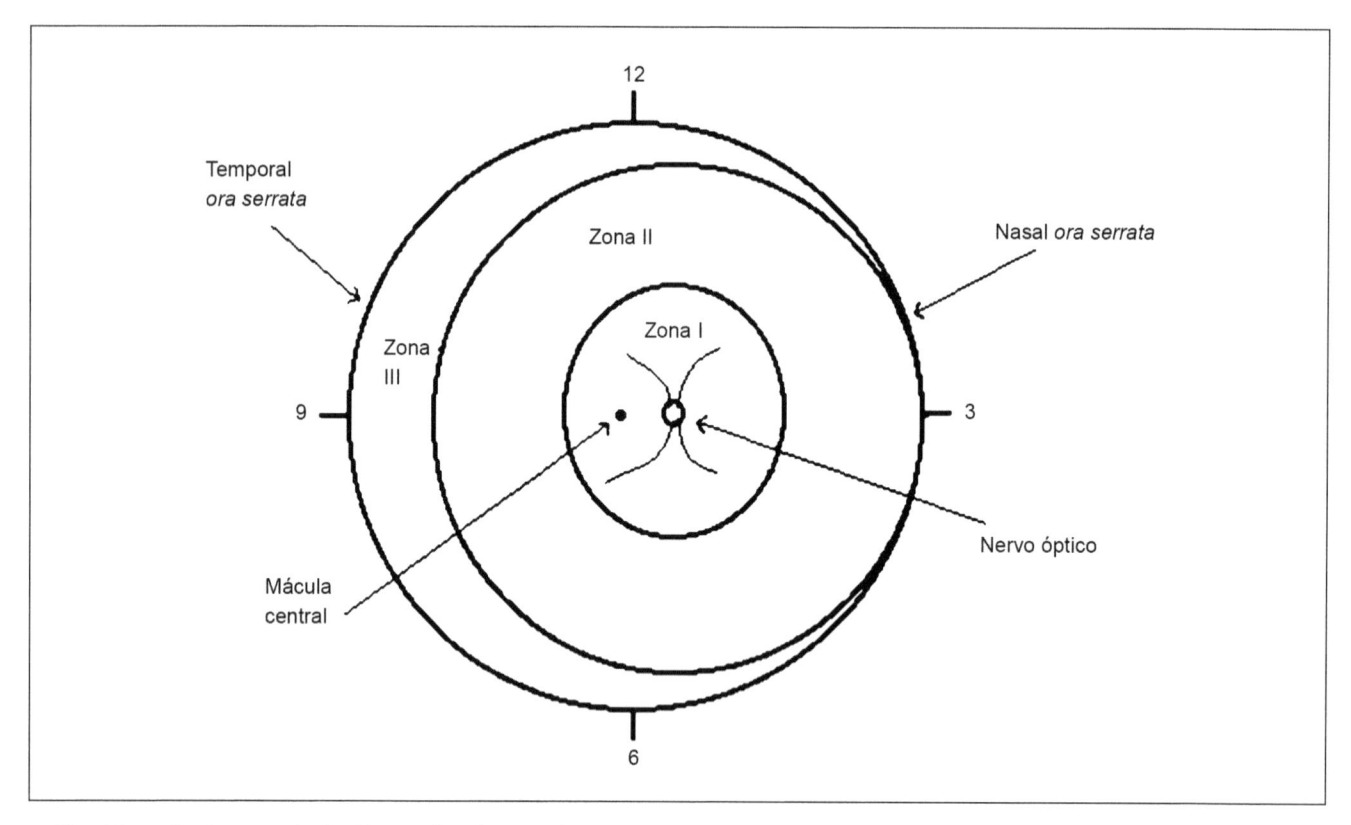

Fig. 45.14 ▶ Esquema de classificação da retinopatia da prematuridade. *Fonte:* http://www.cbo.com.br/oftalmo/subnorma/cmtrat09.htm.

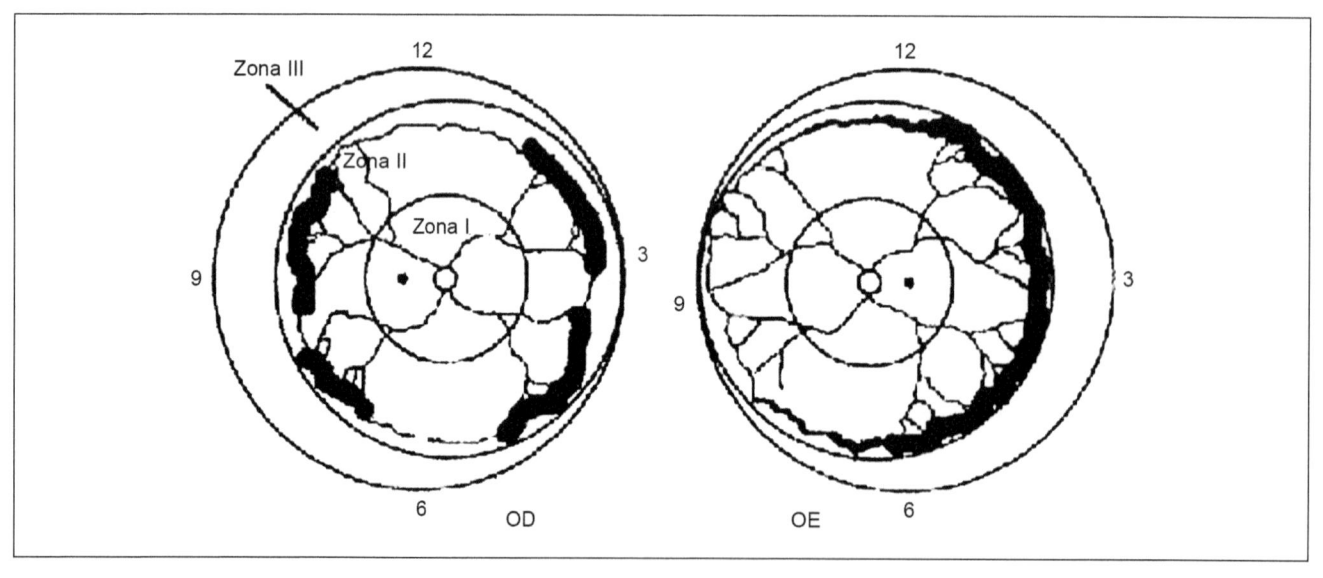

Fig. 45.15 ▶ Diagrama da retina demonstrando a presença de ROP limiar em ambos os olhos. Linha fina representando ROP 1 e 2 e linha mais espessa, ROP 3. *Fonte:* http://www.cbo.com.br/oftalmo/subnorma/cmtrat09.htm.

Zona II: Limite da zona I até a *ora serrata* nasal e equador temporal.

Zona III: Limite da zona II até a *ora serrata* temporal.

A **extensão** da doença é descrita de acordo com as horas do relógio (Fig. 45.15).

Os **estágios** compreendem a forma ativa e cicatricial da doença. Os estágios da forma ativa são classificados em:

Estágio 1: Linha de demarcação – Corresponde ao limite da retina vascularizada e avascular, é de coloração brancacenta e se situa no plano retiniano. Regride espontaneamente em 88% dos casos.

Estágio 2: Crista retiniana – Linha de demarcação espessada, brancacenta e elevada, deixando o plano retiniano e apresentando comunicações arteriovenosas. Regride espontaneamente em 78% dos casos.

Estágio 3: Crista retiniana + proliferação fibrovascular extra-retiniana e tufos de neovasos – Subdivide-se em leve, moderado e severo (Fig. 45.16).

Estágio 4: Estágio 3 associado a descolamento parcial da retina. Subdivide-se em 4a, se o descolamento de retina (DR) não envolver a mácula; e 4b, se o descolamento de retina envolver a mácula.

Estágio 5: Descolamento total da retina (antiga fibroplasia retrolenticular), que pode se apresentar em funil aberto ou fechado.

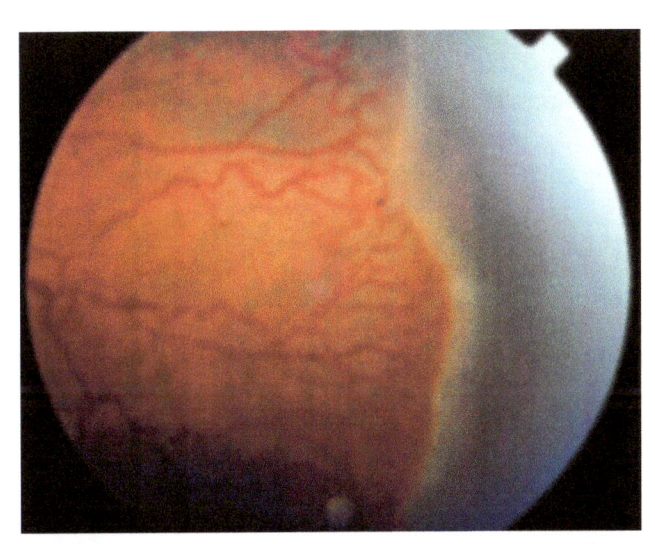

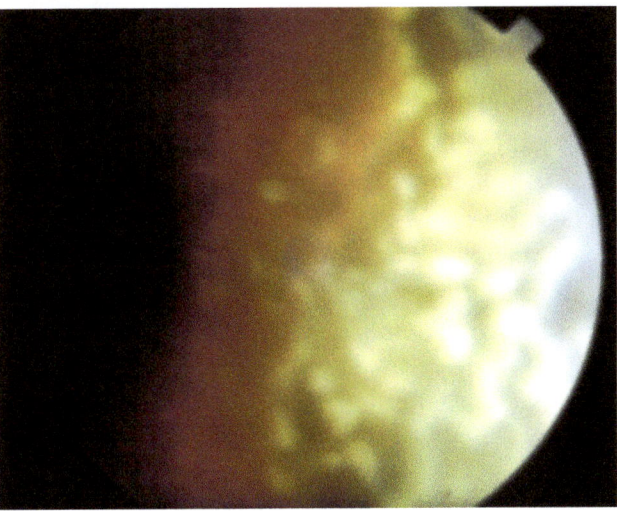

Fig. 45.16 ▶ Retinopatia da prematuridade: linha de demarcação correspondendo ao limite da retina vascularizada e avascular. Pré e pós-tratamento com *laser*. (Cortesia Dra. Nilva Moraes.)

Descreve-se ainda um estágio *plus*, que se caracteriza por tortuosidade vascular, dilatação venosa e arterial retinianas, ingurgitamento dos vasos irianos, rigidez pupilar e turvação do vítreo. Uma publicação atualizada dessa classificação (ICROP – revisited) reconhece uma forma grave de doença posterior, a delimitação da zona I e a existência da doença pré-plus.[52]

A doença limiar é definida como estágio 3 *plus*, com extensão de pelo menos cinco horas contínuas ou oito horas intercaladas e tem como significância clínica o fato de que, se o prematuro não for tratado neste momento, terá 50% de chance de desenvolver complicações e resultados anatômicos e funcionais ruins.[52]

Os principais fatores de risco relacionados à ROP incluem a imaturidade retiniana e a exposição ao oxigênio.[22] A imaturidade retiniana é avaliada pelo peso ao nascimento (PN) e idade gestacional (IG). Quanto menor o PN e/ou mais baixa a IG, maiores são a prevalência e a gravidade da ROP. A maioria dos recém-nascidos prematuros apresenta peso de nascimento inferior a 900g e idade gestacional inferior a 29 semanas. Estudos realizados na América Latina reportam doença limiar em crianças com peso de nascimento variando entre 600 e 2.000g (peso médio 1.000g).

Estudos evidenciam a relação entre a administração de oxigênio e a ROP. Flutuação nos níveis de oxigênio nas primeiras semanas de vida, a duração e a forma como ele é administrado parecem interferir na incidência e gravidade da ROP.

Graziano (1994) confirma a imaturidade retiniana e a exposição ao oxigênio como principais fatores de risco relacionados à ROP: PN menor que 1.000g 15× (maior chance de ROP que RN maior peso), PN entre 1.001g e 1.250g 3×, IG menor que 30 semanas 6×, asfixia perinatal 3×, persistência de canal arterial 3,5× e a ventilação mecânica após 40 dias como maior fator de risco isolado para a ROP.

Outros fatores de risco incluem crises de apnéia, hipo e hipercarbia, sepse, pequeno ganho de peso pós-natal, hemorragia intraventricular, ventilação mecânica, múltiplas transfusões sanguíneas, fertilização *in vitro*, gemelaridade e fatores de risco maternos, como gestação múltipla.

Na maioria das crianças a retinopatia involui espontaneamente, não deixando lesões ou levando a alterações cicatriciais leves.[22] Em aproximadamente

10% dos casos, o tratamento se impõe. O cuidado preventivo é o que mais interessa para prevenir a cegueira pela ROP. Está indicado nos três primeiros estágios da doença. A doença *plus* é um fator indicativo de atividade e determinante de tratamento precoce, assim como a zona da retina onde se localiza a doença. Quanto mais próximo do nervo óptico está a proliferação vitreorretiniana (zona I), maior a severidade.

A investigação de rotina de crianças prematuras é necessária para o diagnóstico e tratamento precoces. O padrão de investigação é variado e os critérios devem considerar todos os fatores de risco. De acordo com os dados expostos no I Workshop de ROP, o Conselho Brasileiro de Oftalmologia, a Sociedade Brasileira de Pediatria e a Sociedade Brasileira de Oftalmologia Pediátrica recomendam o exame em crianças com PN ≤ 1.500 gramas, IG ≤ 32 semanas, com o primeiro exame realizado entre a 4ª e a 6ª semanas de vida.[52] A freqüência do controle depende dos achados do primeiro exame. É importante que o seguimento seja feito até que haja sinais definitivos de regressão, ou que a vascularização retiniana tenha alcançado a zona III.

O estudo CRYO-ROP (crioterapia para retinopatia da prematuridade) – envolvendo 23 centros em todos os EUA e avaliação de 4.099 prematuros – demonstrou que a realização de crioterapia na retina avascular periférica reduziu à metade os resultados desfavoráveis em olhos que desenvolviam doença limiar. Após esse estudo, a fotocoagulação da retina periférica pelo *laser* tem-se tornado o tratamento de escolha por apresentar índices de regressão mais elevados, menos complicações operatórias e seqüelas oculares a longo prazo. O *laser* mais utilizado é o *laser* de diodo, verde ou vermelho, aplicado sob oftalmoscopia indireta. Na maioria das vezes, a anestesia geral está indicada, pois a criança costuma fazer bradicardia e apnéia durante o procedimento. Segundo Moraes, os pacientes tratados com *laser* apresentam um sucesso anatômico de 95% e, se comparados aos pacientes tratados com crioterapia, têm uma miopia menor e não apresentam mobilização de pigmentos em pólo posterior. A cirurgia vitreorretiniana para o estágio 5 apresenta um resultado funcional e anatômico insatisfatório. Alguns cirurgiões reportam bons resultados para o estágio 4. Estudos recentes têm demonstrado que a intervenção cirúrgica a tempo e os cuidados pós-operatórios

apropriados resultam em uma visão funcional após retinopexia. Apesar dos avanços cirúrgicos, o objetivo continua sendo a prevenção.[43]

Diante da disponibilidade de um tratamento eficaz para a ROP limiar, torna-se imperativo que a população de risco seja examinada em tempo hábil para que o tratamento possa ser instituído.[51] A ROP pode levar ao comprometimento visual de várias formas, sendo comuns os vícios de refração, especialmente a miopia e o estrabismo, que podem ocasionar ambliopia. Alterações sistêmicas podem estar associadas, especialmente neurológicas, como comprometimento cortical, leucomalacia periventricular e oclusão das artérias cerebrais posteriores. Assim, as crianças com ROP devem ser incluídas em programa de intervenção precoce e a estimulação visual iniciada tão logo seja feito o diagnóstico.

Estudo realizado no Setor de Visão Subnormal (SVSN) do Hospital São Geraldo mostrou baixa prevalência da ROP (1,3% dos atendimentos do setor). A maioria das crianças apresentava mais de 1 ano de idade no primeiro atendimento (62%) e lesões neurológicas ocorreram em 42% dos pacientes (principalmente infartos hemorrágicos periventriculares e encefalomalacia).

O Programa Visão 2020, da Organização Mundial da Saúde e da Agência Internacional de Prevenção da Cegueira, estabelece a ROP como uma doença evitável e importante causa de cegueira, requerendo detecção e tratamento precoces para reduzir a prevalência de cegueira infantil.

▶ TOXOPLASMOSE

A toxoplasmose é uma doença causada pelo *Toxoplasma gondii*, *Toxo* (grego) = arco e *gondii: Ctenodactylus gondii*, roedor africano no qual o parasito foi descrito em 1908.

Estimam-se 500 milhões de pessoas infectadas no mundo. É a principal causa de uveíte posterior no Brasil, como confirmado por Fernandes e Oréfice (1995), que encontraram a toxoplasmose como principal causa de uveítes em 41,1% dos casos de um serviço público e 46,5% de um privado. A toxoplasmose congênita é considerada importante causa mundial de morbidade e mortalidade infantis, com estimativa de que nasçam anualmente no Brasil cerca de 60.000 crianças com a doença.[40] Segundo Oréfice e Bonfioli (2000), a prevalência de infecção congênita pelo *T. gondii* no Brasil é de 4 por 1.000 nascimentos, e a freqüência de sorologia positiva para toxoplamose atinge 42% a 83% de positividade. Na gestante, calcula-se que 20% a 30% delas são susceptíveis à infecção. Eles citam, ainda, a retinocoroidite toxoplásmica, em 70% a 90% dos casos de infecção congênita. Contudo, 85% delas não apresentam manifestações oculares ao nascimento, podendo evoluir para retinocoroidite tardiamente, se ficarem sem tratamento. A toxoplasmose se destaca como importante causa de baixa visão no Brasil. Reis, Campos e Fernandes, em 1997, reportaram-na como a principal causa de baixa visão no Setor de Visão Subnormal do Hospital São Geraldo (28,6% dos casos), confirmando outros achados no Brasil.[6,9]

A transmissão transplacentária ou congênita foi a primeira a ser conhecida como causadora das lesões em humanos. Ela ocorre se a gestante estiver em fase aguda da doença. Espera-se uma taxa de infecção fetal de 10% a 15% no primeiro trimestre, 30% no segundo e 60% no terceiro trimestre. Outras formas de contágio incluem a ingestão de cistos teciduais em carne crua ou mal cozida, o consumo de água ou alimentos contaminados, transfusão de sangue e células ou transplante de órgãos. A profilaxia feita acompanhando títulos de Ac anti-*T. gondii* de mulheres soronegativas durante a gravidez é de grande importância.[40]

O *T. gondii* atinge o olho através do sangue, como parasitas livres, ou dentro de leucócitos circulantes; através do nervo óptico, a partir de focos infecciosos intracranianos.

A toxoplasmose ocular pode ser congênita ou adquirida, sendo a primeira a mais freqüente. A lesão pode estar presente ao nascimento ou ocorrer em qualquer fase da vida, com preferência pela 2ª e 3ª décadas, podendo apresentar a lesão da retinocoroidite ativa ou cicatrizada ao nascimento. O RN pode apresentar sinais clínicos de infecção. Na forma adquirida, a lesão ocular pode apresentar-se concomitante a doença sistêmica ou surgir mais tarde.

Das manifestações oculares descritas, a retinocoroidite é a mais comum, sendo que alguns a consideram o sinal mais freqüente da toxoplasmose congênita.[40] Setenta por cento das infecções congênitas terão cicatrizes retinocoroidianas. As manifestações sistêmicas incluem microcefalia, hidrocefalia, paralisias, convulsões, icterícia, exantema, anemia, linfadenopatia.

O quadro clínico se mostra como uma reação granulomatosa ou não-granulomatosa no segmento anterior e, no posterior, a lesão típica é representada por uma retinocoroidite granulomatosa, focal, necrosante, única, múltipla ou satélite, com nítida predileção para região maculodiscal. O vítreo é acometido em 100% dos casos, com seqüelas importantes. A lesão cicatricial é representada, comumente, por uma rosácea macular (Fig. 45.17).

Pode haver recorrência em 2/3 dos pacientes. Ela ocorre nas margens das lesões já existentes, em áreas retinianas longe do foco primário e no olho contralateral.[40]

A criança e familiares devem ser orientados para retornarem ao oftalmologista diante de qualquer suspeita.

O diagnóstico da toxoplasmose baseia-se no quadro clínico compatível, na presença de anticorpo no soro, em qualquer concentração, e na exclusão de outra etiologia. O diagnóstico de certeza depende do isolamento do *T. gondii* no vítreo ou retina, o que não é feito de rotina. As reações comumente empregadas incluem a imunofluorescência indireta, reações imunoenzimáticas (Elisa) e na pesquisa de IgM específico para diagnóstico de infecção congênita ou não.

É freqüente a associação da retinocoroidite toxoplásmica com outras alterações oculares e sistê-

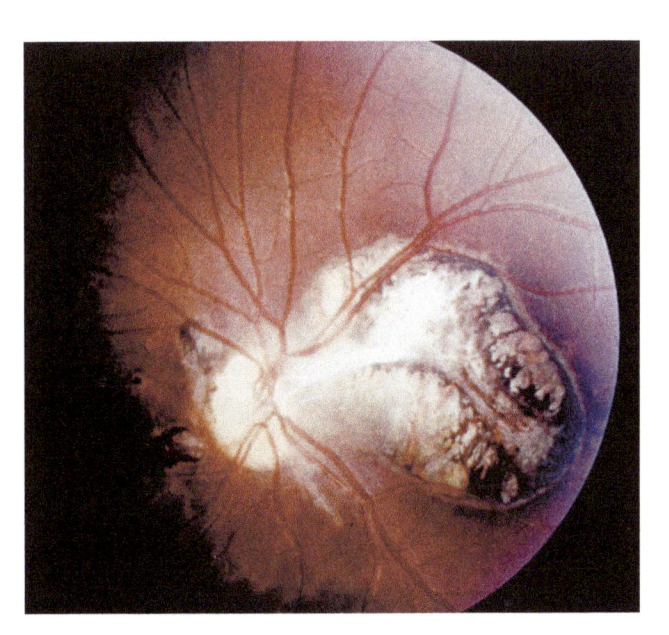

Fig. 45.17 ▶ Toxoplasmose congênita com lesão cicatrizada macular, atrofia óptica e trave vítrea unindo cicatriz ao disco óptico (cortesia do Dr. Fernando Oréfice).

Quadro 45.3 ▶ Alterações oculares e sistêmicas associadas à retinocoroidite toxoplásmica, em pacientes do Setor de Visão Subnormal do Hospital São Geraldo

Oculares	Nº	Sistêmicas (%)
Estrabismo	27 (45%)	Calcificações cerebrais 6 (10%)
Nistagmo	15 (25%)	Paralisia cerebral 1 (1,7%)
Descolamento da retina	6 (10%)	S. Dandy-Walker 1 (1,7%)
Glaucoma	3 (5%)	S. Joubert 1 (1,7%)
Catarata	3 (5%)	Neurocisticercose 1 (1,7%)
Retinose pigmentaria	1 (1,7%)	
Outros	3 (5%)	

micas. Figueiroa e Fernandes (2002), estudando 60 pacientes com retinocoroidite macular bilateral, encontraram manifestação ocular em 57 casos (95%), como mostra o Quadro 45.3.

O achado de seis casos (10%) de descolamento de retina reforça a importância do exame cuidadoso da retina e do seguimento em longo prazo destes pacientes, especialmente naqueles que têm associado outros fatores de risco, como miopia e inflamações intra-oculares muito severas, com formação de traves vítreas.

Com relação às alterações sistêmicas, a associação de retinocoroidite com lesões do SNC é relatada em muitos trabalhos. Em nosso estudo, encontramos 25 casos (41,7%) com manifestações neurológicas (atraso do desenvolvimento neuropsicomotor, convulsões, paralisia cerebral, calcificações cerebrais, neurocisticercose, síndrome de Dandy-Walker e síndrome de Joubert) (Quadro 45.3).

Outras alterações podem ser citadas, acompanhando o quadro agudo ou crônico da doença, como glaucoma, vitreíte, opacidades vítreas, atrofia óptica, hemorragias vítreas e retinianas, membrana neovascular sub-retiniana.

Todo RN cuja mãe adquiriu toxoplasmose durante a gravidez deve receber tratamento específico durante o primeiro ano de vida, independentemente da presença ou não de lesão ocular ao nascimento, pois reduz a gravidade da doença, previne recorrência e aparecimento de novas lesões. O tratamento clínico deve ser realizado, independentemente da localização e do tamanho da lesão ativa.[40]

Apesar do surgimento de novas drogas, nenhuma tem se mostrado mais eficaz do que a terapêutica tradicional – pirimetamina, sulfadiazina e corticosteróides –, utilizada desde 1953 (Oréfice, Bonfioli, 2000).

O esquema terapêutico sugerido para crianças inclui:

- Pirimetamina (Daraprim, 25mg): 1mg/kg/dia, por 30 a 60 dias.
- Sulfadiazina (Sulfadiazina, 500mg): 50 a 100mg/kg/dia, por 30 a 60 dias.
- Prednisona (Meticorten, 20mg): 1 a 2mg/kg/dia.
- Ac. folínico (Leucovorin, 15mg): 7,5mg/dia durante o uso da pirimetamina.

Na gestação, a espiramicina é mais segura. A pirimetamina é considerada teratogênica até a 14ª semana e a sulfadiazina pode ocasionar *kernicterus*, devendo ser evitada no 3º trimestre de gestação.

Esquema terapêutico sugerido para a gestante:

1º trimestre: espiramicina + sulfadiazina;

2º trimestre: espiramicina + sulfadiazina + pirimetamina + ac. folínico;

3º trimestre: espiramicina + pirimetamina + ac. folínico.

O corticosteróide é mais seguro no final da gravidez.

O *laser* de argônio é indicado nos casos de intolerância às drogas, na presença de membrana neovascular sub-retiniana ou resistência ao tratamento. A vitrectomia deve ser considerada na presença de vitreíte residual intensa, opacidades vítreas persistentes, membranas epirretinianas.

▶ TOXOPLASMOSE OCULAR E VISÃO SUBNORMAL

Nas crianças de 0 a 3 anos, faz-se o tratamento específico quando indicado e elas devem ser acompanhadas em programa de intervenção precoce, englobando a estimulação visual.

A intervenção precoce é um método terapêutico, educacional e social que auxilia o processo de desenvolvimento de crianças deficientes visuais desde o nascimento até os 3 anos de idade e envolve a participação de uma equipe multidisciplinar. Os auxílios ópticos, neste momento, geralmente não são indicados. Faz-se a correção da ametropia existente, lembrando que a miopia é um achado comum,[36] e avalia-se a acomodação. O circuito fechado de TV para estimulação da visão residual pode ser usado nos casos mais graves, com maior dificuldade de resposta visual.

Na presença de opacidade dos meios, a fotofobia e a baixa sensibilidade ao contraste podem ocorrer, devendo ser controladas por filtros, pela iluminação posicionada adequadamente, uso de boné ou viseiras e utilização de materiais de alto contraste.

Nas crianças pré-escolares e escolares a prescrição dos auxílios de visão subnormal já é indicadas, ocorrendo, geralmente, com sucesso. A periferia retiniana normal, na maioria das vezes, favorece este procedimento.[50]

A magnificação da imagem pode ser obtida pela aproximação, pela ampliação do objeto (magnificação linear) ou mediante auxílios ópticos e eletrônicos (magnificação angular).

A magnificação obtida pela aproximação, ou seja, pela redução da distância do objeto ao olho, é um método simples, particularmente útil para crianças em qualquer idade, quando a simples aproximação do quadro permite a leitura com maior velocidade e melhor utilização do campo visual. A magnificação linear, obtida pela ampliação do objeto, pode ser usada na fase inicial, para favorecer uma melhor utilização da visão residual ou mesmo ser usada associada a outros métodos de magnificação, permitindo a utilização de recursos ópticos de menor poder dióptrico. É importante destacar que a facilidade de ler tipos ampliados pode dificultar a aceitação do auxílio óptico. A magnificação angular obtida por meio de auxílio óptico aumenta a independência e permite maior alcance aos materiais da vida diária. Consideram-se de bom prognóstico os casos que apresentam acuidade visual até 20/200 (0,1).

Nas crianças de 6 a 12 anos e AV até 20/200, pode-se usar da aproximação até a 2ª série. A criança deve sentar-se a 1 metro do quadro, no centro da sala. O telescópio pode ser prescrito para leitura nas suas laterais. A partir desta fase, a lupa de apoio ou a lupa de mão podem ser usadas para leitura no dicionário ou tipos menores. A prescrição dos óculos pode ser feita com adições menores, para não inibir a acomodação e dificultar a resposta à aproximação. Para AV inferior a 20/200 (0,1), os auxílios ópticos devem ser prescritos mais precocemente. Trata-se de prescrição monocular, para distância focal pequena. Aqui, a motivação é importante e o treinamento se impõe. Uma maior dificuldade é esperada quando a AV é inferior a 20/400 e o escotoma central maior que 30°. Nestes casos, o circuito fechado de TV é uma boa indicação. Ele permite magnificação variável, controle de brilho e de contraste, maior velocidade de leitura e maior distância de trabalho quando comparado aos outros auxílios. As técnicas de orientação e mobilidade devem ser fornecidas.

A atenção aos auxílios não-ópticos deve ser feita para todos os casos por meio do controle da iluminação e do contraste, postura adequada, uso de caneta preta, lápis 4-B, guia de leitura e muitos outros. Utiliza-se iluminação natural ou um foco de luz incandescente de 60 ou 75 watts localizado ao lado do ombro de melhor visão, formando um ângulo de 45° com o material utilizado.[5]

A escolha dos auxílios deverá ser feita baseada nas necessidades e objetivos da criança e nas funções visuais, como acuidade visual, campo visual e sensibilidade ao contraste. O auxílio deve ser selecionado cuidadosamente, com a participação ativa da criança, dentro de expectativas reais. Quanto mais cedo ele é prescrito, mais cedo é incorporado à vida da criança.

▶ REFERÊNCIAS

1. Abbud CMM, Cruz AAV. Alinhamento ocular nos primeiros sete meses de vida. *Arq Bras Oftal* 1996; 59:568-72.
2. Almeida HC, Curi R. *Manual de estrabismo*. Rio de Janeiro: 1997:157 p.
3. An International Classification System of Retinopathy of Prematurity. II: The classification of retinal detachment. *Arch Ophthalmol* 1987; 105:905-12.
4. Berezovsky A, Ferrari MV, Gitelman EM, Eliezer RS, Salomão SR. Acuidade de resolução e de reconhecimento em crianças com distúrbios visuais. *Arq Bras Oftal* 1993; 56:345-9.
5. Black P. Visual disorders associated with cerebral palsy. *Br J Ophthalmol* 1982; 66:46-52.
6. Brito PR, Veitzman S. Causas de cegueira e baixa visão em crianças. *Arq Bras Oftal* 2000; 63:49-52.
7. Bruno MMG. *O desenvolvimento integral do portador de deficiência visual: da intervenção precoce à integração escolar.* São Paulo: Newswork, 1993:144 p.
8. Buckley E, Seaber JH. Dyskinetic strabismus as a sign of cerebral palsy. *Am J Ophthalmol* 1981; 91:652-7.
9. Carvalho KM, Minguini N, Moreira Filho DC, Kara-Jose N. Characteristics of a pediatric low-vision population. *J Pediatr Ophthalmol Strabismus* 1998; 35:162-5.

10. Chen D. *Essential Elements in Early Intervention – Visual impairment and multiple disabilities*. New York: AFB Press, 1999:503 p.

11. Coscarelli G, Orefice JL, Araujo EH, Da Matta AP. Lensectomia associada à vitrectomia via *pars* plana com implante primário de lente intra-ocular em crianças. *Rev Bras Oftalmol* 1997; 56:139-42.

12. Curso de Salud Ocular Comunitaria Pro Vision 2, 2002, Foz de Iguazu. *Manual de Salud Ocular Comunitaria Pro Vision 2*. Escuela de Salud Publica y Medicina Tropical de Londres, Inglaterra, 2002:32-6.

13. De Juan Jr E. Retinopathy of Prematurity. *In*: Freeman WR. *Practical Atlas of Retinal Disease and Therapy*. New York: Raven Press Ltd., 1993; 18:299-319.

14. Dutton G, Ballantyne J, Boyd G, Bradnam M, Day R, McCulloch D *et al*. Cortical visual dysfunction in children: A clinical study. *Eye* 1996; 10:302-9.

15. Faye EE, Padula WV, Padula JB, Gurland JE, Greenberg ML, Hood CM. The low vision chil. *In*: Faye EE. *Clinical low vision*. Boston/Toronto: Little Brown and Company, 1984:437-75.

16. Fernandes LC, Merula RV. Catarata infantil e visão subnormal. In: I Congresso Brasileiro de Estrabismo, Oftalmologia Pediátrica e Visão Subnormal. Belo Horizonte – Brasil (pôster). 2003.

17. Fernandes LC, Oréfice F. Aspectos clínicos e epidemiológicos das uveítes em serviço de referência em Belo Horizonte de 1970 a 1993. *Rev Bras Oftalmol* 1996; 55:569-78.

18. Fernandes LC, Safe SMS, Almeida HC. Respostas aos testes de estereopsia em portadores de visão subnormal. *Arq Bras Oftal* 1998; 61:202-5.

19. Figueiroa M. *Relação da retinocoroidite toxoplásmica com alterações oculares e/ou sistêmicas*. [Monografia]. Belo Horizonte: Universidade Federal de Minas Gerais – Brasil, 2003:12 p.

20. Gonçalves JOR. Retinopatia da prematuridade – Classificação. *Rev Soc Bras Retina e Vítreo* 2003; 6:10-1.

21. Gottlob I. Ups and downs of optokinetic nystagmus. *Br J Ophthalmol* 2000; 84:445-6.

22. Graziano RM. Fatores de Risco para a Presença de Retinopatia da Prematuridade. *Rev Soc Bras Ret e Vítreo* 2003; 6:8-9.

23. Guibor GP. Some eye defects seen in cerebral palsy, with some statistics. *Am J Phys Med* 1953; 32:342.

24. Houliston MJ, Taguri AH, Dutton GN. Evidence of cognitive visual problems in children with hydrocephalus: a structural clinical history-taking strategy. *Dev Med and Child Neur* 1999; 41:298-306.

25. Hoyt CS, Jastrzebski G, Marg E. Delayed visual maturation in infancy. *Br J Ophthalmol* 1983; 67:127-30.

26. Hyvarinen L. Vision in children normal and anormal. Ontario: The Canadian Deaf-Blind & Rubella Association, 1988:64 p.

27. Hyvarinen L, Lindstedt E. Assessment of vision in children. Stockholm: SRF Tal & Punkt, 1981:83 p.

28. Jacobson L, Ek U, Fernell E, Flodmark O, Broberger U. Visual Impairment in preterm children with periventricular leukomalacia – visual, cognitive and neuropaediatric characteristics related to cerebral imaging. *Dev Med and Child Neurology* 1996; 38:724-35.

29. LaRoche GR. Amblyopia: detection, prevention, and rehabilitation. Current Opinion in Ophthalmology 2001; 12:363-7.

30. Lindstedt E. How well does a child see? A guide on vision and vision assessment in children. Stockholm, 1997:48 p.

31. Lindstedt E. Abordagem Clínica de Crianças com Baixa Visão. In: Veitzman S. *Coleção de Manuais Básicos CBO: Visão subnormal*. São Paulo: Editora Cultura Médica, 1998:47-64.

32. Magoon EH, Robb RM. Development of Myelin in Human Optic Nerve and Tract. A Light and Electron Microscopic Study. *Arch Ophthalmol* 1981; 99:655-9.

33. Marcondes AM, Macchiaverni Filho N. Deficiência visual cortical na infância. *Sinopse de Oftalmologia* 2000; 3:76-9.

34. McCulloch DL. The infant patient. *Ophthal Physiol Opt* 1998; 2:140-6.

35. Moraes NSB. Fotocoagulação com Laser na Retinopatia da Prematuridade. *Rev Soc Bras Retina e Vítreo* 2003; 6:12.

36. Moribe L, Veitzman S. Prevalência de miopia em portadores de cicatrizes de retinocoroidite toxoplásmica congênita macular bilateral. *Arq Bras Oftal* 1994; 57:299-304.

37. Motono M, Tartarella MB, Zim A, Macedo R, Kitadai SS. Resultados de lensectomia em catarata infantil. *Arq Bras Oftal* 1998; 61:662-4.

38. Murta J. *Catarata pediátrica*.Coimbra: Ediliber, 1998:176 p.

39. Onuki-Haddad MA, Braga MSAP, Sampaio MW, Kara-Jose N. Causes of visual impairment in childhood and adolescence: A retrospective study of 1917 cases. In: Stuen C, Arditi A, Horowitz A *et al*. *Vision Rehabilitation Assessment, Intervention and Outcomes*. Nova York: Swets & Zeitlinger, 2000:371-5.

40. Oréfice F, Bonfioli AA. Toxoplasmose. In: Oréfice F. *Uveíte: Clínica & Cirúrgica. Atlas & Texto*. Cultura Médica, 2000; II:618-80.

41. Reis PA, Campos CM, Fernandes LC. Características da população portadora de visão subnormal do Hospital São Geraldo. Um estudo retrospectivo de 435 casos. *Rev Bras Oftalmol* 1998; 57(4):287-94.

42. Sternberg Jr P , Lopez PF, Lambert M, Aaberg TM, Capone A. Controversies in the Management of Retinopathy of Prematurity. *Am J Ophthalmol* 1992; 113:198-201.

43. Straatsma BR. Avanços na Retinopatia da Prematuridade: Investigação, Diagnóstico e Tratamento. *Rev Soc Bras Ret e Vítreo* 2003; 6:14.

44. Tabuse MKU, Moreira JBC. Estudo das manifestações oculares em crianças com paralisia cerebral. *Arq Bras Oftal* 1996; 59:560-6.

45. Tartarella MB, Castro CTM. Estimulação visual precoce. In: Castro DDM. Biblioteca Brasileira de Oftalmologia – Visão subnormal. São Paulo: Editora Cultura Médica, 1994:94-107.

46. Tartarella MB, Kawakami LT, Scarpi MJ, Hayashi S, Bonomo PPO. Aspectos cirúrgicos em catarata congênita. *Arq Bras Oftal* 1995; 58:24-8.

47. The Committee for the Classification of Retinopathy of Prematurity. An International classification of retinopathy of prematurity. *Arch Ophthalmol* 1984; *102*:1130-4; *Br J Ophthalmol* 1984; *68*:690-7.

48. Veitzman S. Programa de estimulação precoce para crianças deficientes visuais do nascimento aos 3 anos de idade em um hospital geral – um desafio. *Rev Bras Oftalmol* 1988; *XLVII*:11-6.

49. Veitzman S. *Coleção de Manuais Básicos CBO: Visão subnormal*. São Paulo: Editora Cultura Médica, 1998.

50. Veitzman S, Belfort Jr R. Toxoplasmose e visão subnormal. *In*: Castro DDM. *Biblioteca Brasileira de Oftalmologia – Visão subnormal*. São Paulo: Editora Cultura Médica, 1994:115-22.

51. Zin A. *Retinopatia da prematuridade*. Disponível em: URL: http://www.cbo.com.br/oftalmo/subnorma/cmtrat09.htm.

52. Zin A, Florêncio T, Fortes Filho *et al*. Proposta de diretrizes brasileiras do exame e tratamento de retinopatia da prematuridade (ROP). *Arq Bras Oftalmol* 2007; *70*(5):875-83.

53. Watts P, Adams GGW, Thomas RM, Bunce C. Intraventricular haemorrhage and stage 3 retinopathy of prematurity. *Br J Ophthalmol* 2000; *84*:596-9.

54. World Health Organization. *Programme for the Prevention of Blindness Management of low vision in children*. Bangkok: World Health Consultation, 1992 Jul 23-24:48 p.

Aperfeiçoamento e Formação no Tratamento de Baixa Visão Associada a Disfunção Neurológica

Simone Medeiros Brito de Oliveira

▶ INTRODUÇÃO

Dia-a-dia o bebê e a criança em desenvolvimento extraem informações relevantes de um grande número de estímulos visuais em seu ambiente, sendo a percepção mais eficiente quando todos os sistemas sensoriais (auditivo, tátil, cinestésico, vestibular, olfativo e visual) contribuem simultaneamente. O desenvolvimento humano é um processo de interação entre a hereditariedade e o meio ambiente, caracterizado por mudanças contínuas, gradativas e complexas, das quais participam todos os aspectos de crescimento e maturação dos aparelhos e sistemas do organismo. O aprendizado perceptivo é a própria habilidade da criança na interação, o que, às vezes, pode ser alterado pelos problemas de processamento do sistema visual e sua função, com possíveis riscos no aprendizado, relacionamento social e rendimento das atividades físicas e intelectuais.

Estudos contemporâneos, no que concerne à criança com paralisia cerebral, suscitam novas perspectivas sobre esta inadequação do sistema nervoso. O ambiente interno desta criança, com diferente nível de complexidade, tem sido favorecido por métodos interdisciplinares que enfatizam tratamentos para o distúrbio central de postura e movimento, privações sensoriais, possíveis déficits de aprendizagem, e outras áreas potencialmente afetadas, entre elas a função visual. A deficiência visual (baixa visão e cegueira) de origem cortical está associada a seqüelas neurológicas, causadas principalmente pela prematuridade, síndrome e malformações congênitas associadas a múltiplas deficiências, que muitas vezes sobrepujam a importância da deficiência visual. Grande atenção tem sido dada ao desenvolvimento visual atípico, freqüentemente apresentado na paralisia cerebral. E, como parte integrante das neurociências, não é possível o seu desconhecimento nas condutas clínicas e educacionais nos dias atuais.

Este capítulo enfoca a compreensão da habilidade visual da criança com paralisia cerebral: O que vê? Como? Quando? Para quê? E os procedimentos terapêuticos para desenvolver o uso funcional da visão, nos estágios precoces do desenvolvimento (período crítico), incorporados na sua reabilitação.

▶ FUNÇÃO VISUAL

Schwartzman (2000) refere-se ao desenvolvimento humano como o resultado final da interação contínua entre potenciais biológicos, geneticamente determinados e circunstâncias ambientais. E todas as modificações comportamentais dependem, é claro, de transformações estruturais do sistema nervoso: crescimento celular, crescimento e aumento nos axônios e dendritos, aumento em células gliais, estabelecimento e modificação de ligações sinápticas etc.[12] A capacidade de ver e interpretar imagens depende principalmente da função cerebral. Como nos outros sistemas, estas transformações do sistema nervoso também ocorrem no sistema visual, que evolui durante as primeiras semanas de vida quando a retina, as vias ópticas e o córtex visual desenvolvem os contatos celulares (estas sinapses somente se desenvolvem se estiverem sendo usadas para transmitirem estímulos visuais[8]), ocorrendo, por isso, o processo seletivo durante o período crítico. A função, portanto, é necessária para o desenvolvimento típico do córtex visual e vias ópticas.

Para Barraga (1978), a seqüência típica do desenvolvimento visual é caracterizada pelo surgimento de vários padrões fisiológicos e comportamentais. As capacidades funcionais aparecem numa ordem seqüencial, porém flutuante. O potencial para o desenvolvimento das funções visuais (acuidade visual, campo visual, sensibilidades a contraste, visão de cores, adaptação visual, e acomodação ocular) está presente quando a luz pode penetrar diretamente no olho ou quando está sendo refletida dos objetos para o olho. As funções visuais começam a interagir com o padrão geral de desenvolvimento em relação à experiência no desempenho de tarefas visuais em muitos e variados ambientes e ocorrem espontaneamente. A maturação do sistema visual total é dependente de experiências visuais.[10]

A visão depende, para o seu perfeito funcionamento, da integridade do globo ocular, das vias ópticas, córtex visual e o exercício de ver.[9] O sistema perceptivo visual funcional inclui os olhos, os músculos das vias oculomotoras, o nervo óptico, o córtex occipital e as áreas associativas. Lesões periféricas ou centrais em qualquer ponto desse neuroeixo podem resultar em déficits perceptivos visuais.

Desde a primeira semana de vida, a visão desempenha uma função importante no desenvolvimento geral: o bebê exercita o face-a-face na comunicação e se vê reconhecido no olhar da mãe; no segundo mês, fixa os olhos na direção da parte superior do rosto da mãe – o contato visual definido é procurado pela maioria dos bebês aproximadamente após seis semanas do nascimento (a termo); o bebê demonstra interesse intenso por intermédio de olhos fixos, sobrancelhas juntas e lábios ligeiramente abertos ou mandíbula relaxada e imobilidade dos membros; após seis semanas, ele expressa interesse num objeto de cor contrastante, prazer de reconhecer a mãe e desconforto na presença de estranhos; no quarto mês, com o desenvolvimento da capacidade de focalização e aco-

modação ocular, torna-se mais interessado em objetos que sejam potencialmente alcançáveis com a boca ou mãos e explora o ambiente ao seu redor; inicia, nesta fase, a coordenação entre o olho e a mão, movendo suas mãos para pegar e sacudir os objetos; observa o bate palmas; e pode imitar; esse *input* visual e motor faz com que desenvolva noções de atenção visual, coordenação motora, repetição do movimento e distância; no sexto mês, a visão central e a periférica permitem o seguimento por todo o campo visual; já no oitavo mês o bebê é capaz de localizar os objetos em distâncias variadas, desenvolvendo a visão de profundidade, o que o impulsiona a deslocar-se em busca dos objetos; estudos demonstram que o bebê já interage com outro da mesma idade por meio da imitação de comportamentos, expressões emocionais e convites para interações.[5]

A visão deflagra o desenvolvimento motor, pois é um instrumento que acentua as habilidades mentais, um construtor de conceitos espaciais, um instrumento quando adquirimos a linguagem e um meio de desenvolver as relações emocionais. A visão também guia o seu próprio desenvolvimento, a criança aprende a ver, vendo. A função primária da visão está conectada a conquistas do desenvolvimento.[14]

▶ FUNÇÃO VISUOMOTORA

O desenvolvimento da capacidade visual durante os primeiros meses de vida envolve, de modo coordenado, aspectos motores e sensoriais. Pesquisadores do desenvolvimento neonatal têm observado a surpreendente capacidade do bebê de pesquisar o mundo à sua volta, apresentando momentaneamente a capacidade de fixação e seguimento visual de objetos bem próximos. Graças ao desenvolvimento oculomotor, aos contatos celulares da retina, vias ópticas e do córtex visual, o bebê realiza as primeiras discriminações e descobertas visuomotoras.[9] Conforme Gabbard e Gonçalves (2001), a integração visuomotora é definida como o grau em que a percepção visual (informação) e os movimentos dos braços, neste caso as ações de mãos e dedos, são bem coordenados. Essa integração permite que sejam executadas de forma funcional as ações dos membros superiores que são mediadas pela visão (Fig. 46.1).[6]

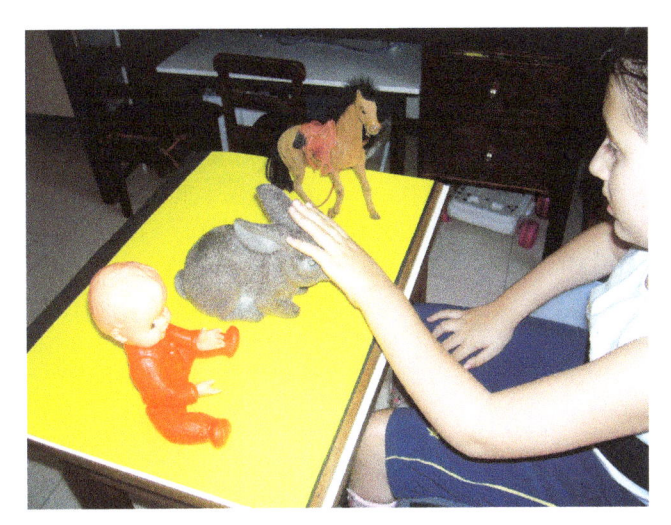

Fig. 46.1 ▶ Ver e tocar.

Deve ser considerado como as funções visuais são desempenhadas e como interagem; é reconhecida a relação de reciprocidade existente entre a função visual e a motora apendicular. A função visuomotora abrange as funções oculomotoras (localização, fixação, seguimento e acomodação ocular) e as funções motoras apendiculares (alcance, agarrar, controle dos movimentos dos braços, mãos e dedos, preensão e manipulação).[6] Cada um desses componentes é fundamental para o desempenho motor funcional, assim como a informação sensorial, juntamente com o sistema vestibular para a estabilização do corpo, influência no tônus muscular, manutenção da mira visual, troca da posição do olhar, direção espacial e das posições dos olhos para movimentos precisos direcionados a metas (Fig. 46.2).

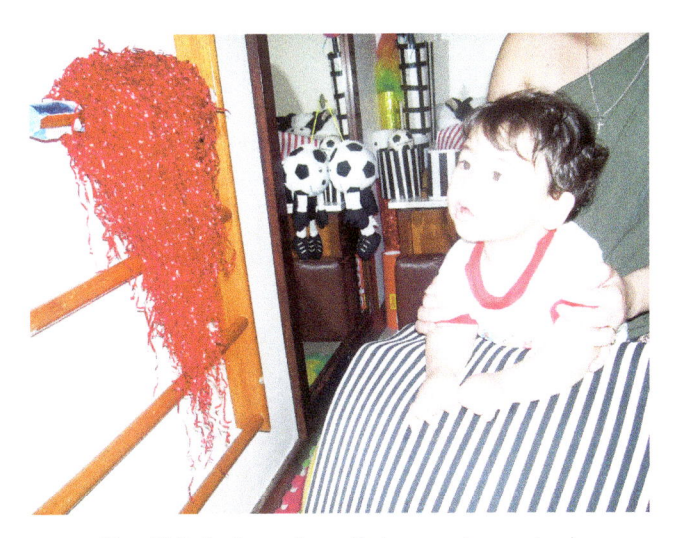

Fig. 46.2 ▶ Sensação vestibular com alcance visual.

▶ ALTERAÇÕES VISUAIS NA PARALISIA CEREBRAL

Wolfe e Anderson (1973) comprovaram a evidência de limitações visuais em 50% das crianças com paralisia cerebral.[2] Atualmente, as pesquisas revelam achados freqüentes, na paralisia cerebral, da deficiência visual cortical associada ou não a alterações oculares, causando grave perda de visão. Nieruwenhuizen (1987) definiu a deficiência visual cortical como o distúrbio da visão causado pelo comprometimento da função da porção retroquiasmática do sistema visual, sendo a maior porcentagem detectada em crianças espásticas, em prematuros com hemiplegia e na hipoxia perinatal.[9] Na paralisia cerebral espástica hemiplégica pode ser observada hemianopsia homônima.[11] Lesões características das vias ópticas em crianças com paralisia cerebral associada à deficiência visual cortical também são relatadas na literatura mundial. Schenk-Rootlieb e cols. (1992) mostram que a baixa visão se deve a problemas centrais e que um exame oftalmológico normal não significa, necessariamente, que não tenham dificuldades visuais.[11] Na leucomalacia periventricular e na retinopatia da prematuridade em decorrência da prematuridade são encontradas alterações visuais incapacitantes, como a redução do campo visual e valores inferiores da acuidade visual. Em uma revisão de literatura sobre a coordenação visuomotora em lactentes de baixo peso ao nascimento, Gagliardo e cols. (2002) destacam as freqüentes alterações nas funções visuomotoras e nas habilidades de coordenação fina quando estes lactentes atingem a idade pré-escolar e escolar.[6]

Muitos dos fatores etiológicos na paralisia cerebral produzem déficit na entrada, saída e processamento da informação visual, modificando padrões de respostas e apresentando um desenvolvimento visual relacionado: não têm aparência de cega, tempo de atenção curto, vêem pouco e sua capacidade visual é variável. Sua percepção visual é muito vulnerável a fatores como: cansaço, doenças leves, meio ambiente desconhecido, complexidade da informação visual, iluminação inadequada, contraste insuficiente e medicação. Adotam a posição lateral de cabeça ao realizar alcance de objetos, como se estivessem utilizando o seu campo visual periférico. Têm dificuldade de manter ou controlar o movimento da cabeça em diferentes planos, para que possa então ocorrer a fixação ocular e a troca da posição do olhar. Aproximam-se muito dos objetos, para a magnificação e para evitar o efeito *crowding* (quando uma grande quantidade de estímulos visuais impede ou quebra a capacidade de análise visual), eliminando as informações desnecessárias. O olhar é compulsivo à luz. Apresentam atração por cores e objetos brilhantes. Suplementam a visão com o toque. Parece que não combinam a visão com outros sentidos (preferem estímulos sonoros);[9] mostram base fraca de integração tátil, proprioceptiva e vestibular para o movimento. Apresentam importantes alterações das funções visuomotoras e visuoperceptivas, acentuadas por disfunção cognitiva, sensorial e motora.

A maioria das crianças com deficiências múltiplas associadas às incapacidades visuais significativas possui alguma visão funcional e assim elas podem ver. Entretanto, seus limitados repertórios experimentais e cognitivos, essenciais para a integração da sensação e sua conversão em estímulos significativos, impedem que elas olhem. Descrito como um processo fisiológico dependente de mecanismos visuais inatos, ver é a recepção pelo olho de padrões de luz móveis e estáticos, sombra e matiz e transmissão dessas informações para o sistema nervoso central. Essencialmente um processo psicológico, o olhar combina operações perceptivas e conceptuais para responder a estímulos visuais com interpretação intencional de seu significado.[2]

▶ ABORDAGEM TERAPÊUTICA

Tudo o que somos e fazemos depende de como funciona o nosso sistema nervoso[1]. O ser humano é um organismo adaptável sempre em desenvolvimento. Os sistemas são dependentes e interligados. Se o sistema visual está neurologicamente lesado, pode provocar déficits de processamento em outros sistemas, comprometendo o desenvolvimento da criança.[13] É necessário, portanto, determinar o melhor procedimento para diagnosticar precocemente a alteração visual e condutas adequadas para o uso da visão residual, quer seja pela adaptação e utilização de recursos ópticos especiais, quer pela adoção de simples modificação do meio ambiente. Para iniciar esta intervenção faz-se necessária a avaliação

oftalmológica especializada, a fim de se estabelecer expectativas e parâmetros que possam ser adotados em termos de utilização das funções visuais remanescentes, fornecendo subsídios para a avaliação funcional da visão e a (re)habilitação da criança com paralisia cerebral. O programa para desenvolver a eficiência no funcionamento visual é feito com base nos estudos e testes de Natalie Barraga, Anne Corn, Faye, nos EUA, avaliação EDVA-S (Erhardt Developmental Vision Assessment) e em centros referenciais na Europa com modelos de avaliações oftalmológicas e educacionais (Eva Lindstedt, Léa Hyvarinen) em diferentes serviços de (re)habilitação em baixa visão.

▶ AVALIAÇÃO FUNCIONAL DA VISÃO

A avaliação funcional da visão é constituída a partir da interação contínua com o oftalmologista. É realizada por terapeutas, sendo a observação informal do desempenho visual da criança: SOBRE O QUE VÊ e COMO (modificação em suas respostas comportamentais a qualquer estímulo)[8] e mensurar o comportamento visual. Observa-se a criança para identificar anormalidades visuais e condutas indicadoras de baixa visão. A avaliação funcional da visão pode ser dividida em três funções a serem observadas: funções visuais básicas, funções oculomotoras e funções visuoperceptivas.[3]

Funções visuais básicas

Verifica-se o nível de consciência e atenção visual mediante a luz natural e artificial, a adaptação ao escuro e à luz e brilho, reação a padrões de alto e baixo contraste, a formas simples e complexas, contato visual, campo visual, esfera visual (distância que provoca uma reação visual) (Fig. 46.3).

Recursos usados para eliciar respostas: luzes/franjas coloridas (se necessário), rosto humano, símbolos em preto/branco, objetos familiares, com/sem movimento (Fig. 46.4).

Funções oculomotoras

Verifica-se a capacidade de fixação, seguimento visual, acomodação (ajustar o poder de refração do

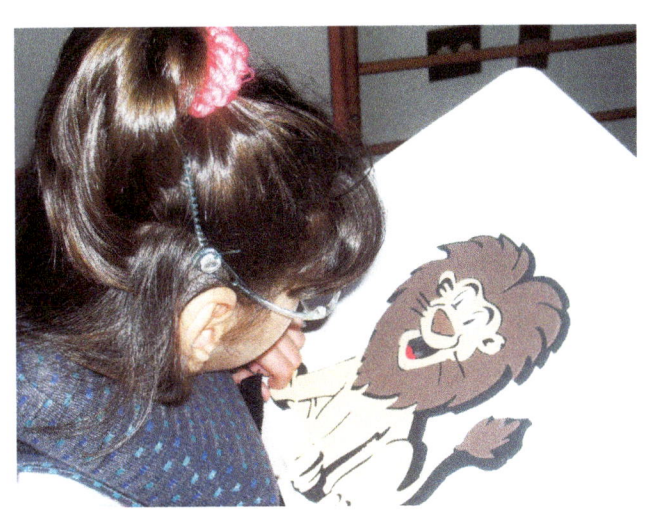

Fig. 46.3 ▶ Despertar atenção visual.

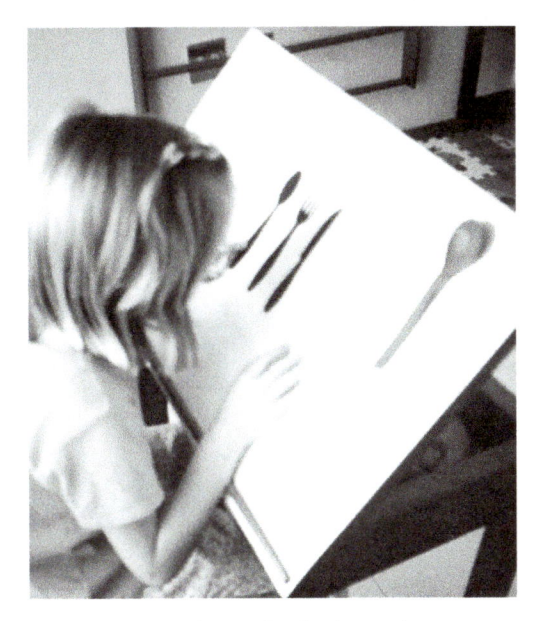

Fig. 46.5 ▶ Tarefas visuais complexas.

Funções visuoperceptivas

Estão relacionadas aos níveis de desenvolvimento cognitivo e visual. Observam-se discriminação e compreensão das expressões faciais, dos gestos e dos movimentos; da forma de interação e exploração; do nível de curiosidade, frustração, satisfação em ver e desejos internos. Mensurar a quantidade e qualidade de experiências visuais que a criança possui (Fig. 46.5).

Recursos usados para eliciar respostas

Objetos de uso diário, jogos, símbolos de diferentes tamanhos, formas e materiais. Uso de recurso tecnológico, como CCTV, que permite a magnificação em diferentes contrastes.

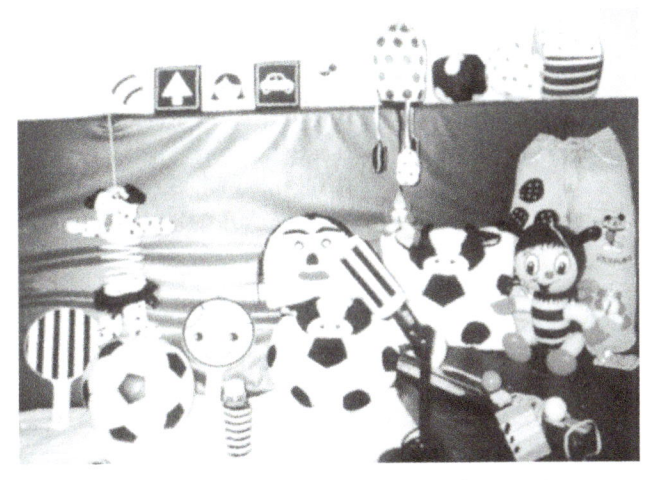

Fig. 46.4 ▶ Objetos contrastantes para efetivar a visão.

olho para focalizar o objeto) e troca do olhar. São comportamentos visuais que dependem dos músculos extrínsecos e intrínsecos dos olhos e, também, da adequação do meio ambiente, em termos de nível de visão, iluminação, contraste, tamanho e adaptação visual.

Recursos usados para eliciar respostas

Fixação e seguimento de objeto/rosto, objetos em movimento (partindo do ponto focal com distância variada) e manipulação de objetos. Utiliza-se uma postura que facilite o controle da cabeça, do tronco e possibilite o apoio plantar (na postura sentada há um melhor alinhamento dos olhos e adequada orientação visual). Observam-se as reações comportamentais, o interesse e a atenção.

▶ USO DA VISÃO FUNCIONAL NA PARALISIA CEREBRAL

Detectado o atraso de desenvolvimento visual associado à paralisia cerebral, deve o profissional integrar, com o método de atendimento utilizado, o uso funcional da visão ao grau de visão residual, para assim planejar e executar uma tarefa. Um espectro inteiro da função visual tem que ser considerado e aplicado às atividades de interesse da criança, para o alcance visuomotor (quando se consegue

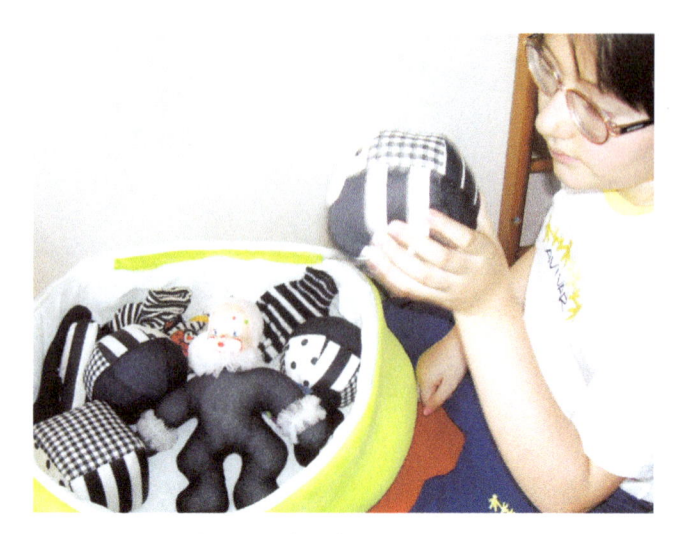

Fig. 46.6 ▶ Alcance visuomotor.

um estado comportamental alerta – com atenção e adequação temporária de postura – aumentam as oportunidades para a interação visual e a realização da ação). Sua capacidade para identificar objetos, localizá-los no espaço, retirá-los dentre outras coisas e adaptar-se à sua presença pode estar drasticamente diminuída; necessitando de tempo mais longo para resposta efetiva. Desde que a criança reaja à luz (nível de percepção visual muito baixo), ela é motivada para despertar a consciência cognitiva visual para efetivar a atenção visual, fixação, alternância do olhar (Fig. 46.6) e a focalização em diferentes pontos no espaço, com estímulo para coordenação entre olho e mão por meio de objetos coloridos, luz (não indicada nas alterações de sensibilidades e convulsões) com iluminação indireta, a fim de aumentar o contraste (se necessário) com o ambiente escurecido em algum momento.[7] O prazer do jogo do olhar pode ser iniciado com o rosto materno (o bebê tem fascínio pelo rosto da mãe) (Fig. 46.7) que se movimenta, olhos brilhantes, boca pintada que facilita a fixação e possibilita o desenvolvimento cognitivo-visual da consciência. A criança deve ser motivada a usar a visão em todas a situações de vida diária: usar a mamadeira em alto padrão de contraste (forrar com tecido ou linhas preto/branco, amarelo/preto), talher e sabonete com listras de fitas adesivas, copos de cores contrastantes, roupas alegres com estampas, listras etc.[7] O treinamento perceptual-cognitivo de baixa visão é o método de treinamento para a criança com paralisia cerebral, porque enfatiza a interpretação das impressões visuais no cérebro, as quais passaram por um sistema visual

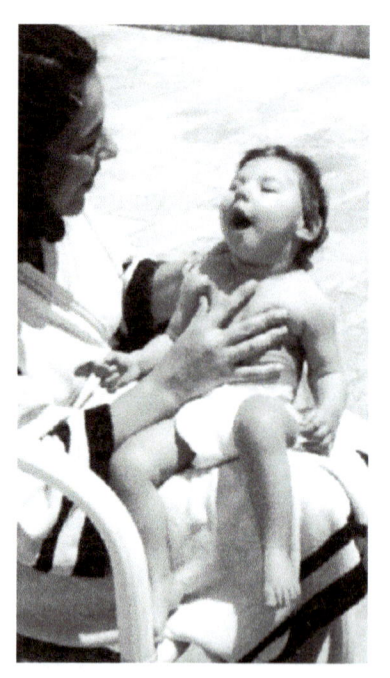

Fig. 46.7 ▶ Prazer no jogo do olhar.

comprometido, alcançando finalmente o centro do córtex visual.[14]

A utilização da visão da criança com paralisia cerebral com algum grau de eficiência não constitui um ato espontâneo, mas resulta de um processo de aprendizagem significativa (olhar, desejar, agir, relacionar e decidir) que deve ser incluído nos programas de atendimentos interdisciplinares, levando em consideração a integridade e a individualidade de cada criança e as necessidades visuais particulares em relação à posição, distância, melhor campo visual, contrastes, cores, iluminação, tamanho, adequação do mobiliário e tipo de objetos que despertam interesse e atenção (Fig. 46.8) e que possam maximizar a função visual e otimizar o desempenho funcional.

Estimular não é bombardear a criança para que faça alguma coisa, mas sim oferecer situações, ações, objetos e atitudes que tenham um significado para ela, despertando, dessa forma, seu desejo de agir sobre os estímulos que lhe foram oferecidos.[4] O processo de desenvolvimento da eficiência visual se dá sob essas condições. A motivação para aprender a ver e olhar é fundamental e uma estrutura de esperança e responsabilidade compartilhadas em seu ambiente familiar promove metas positivas.

A literatura descreve que a aprendizagem por um sistema visual deficiente ocorre lentamente, mas

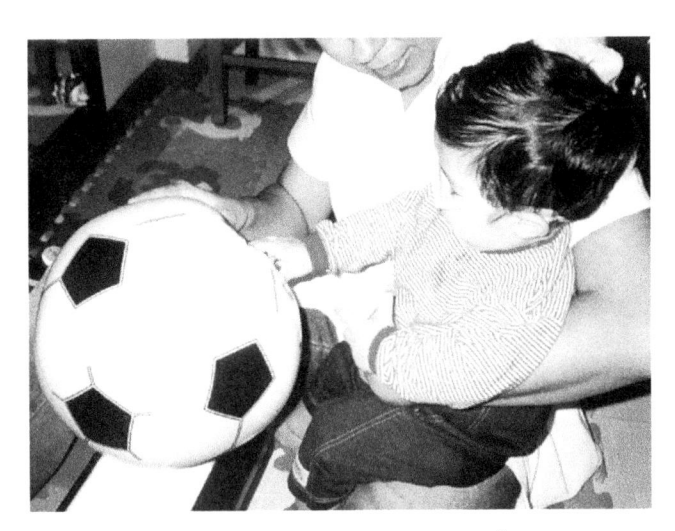

Fig. 46.8 ▶ Facilitar a coordenação entre o olho e a mão.

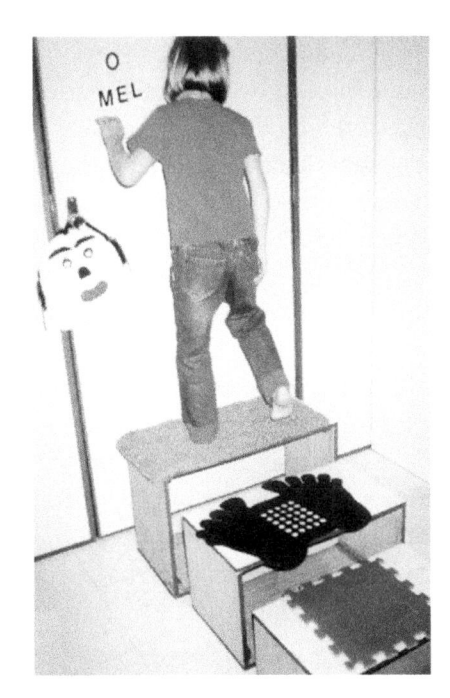

Fig. 46.9 ▶ Atividade dinâmica para um alcance visual.

segue o mesmo padrão seqüencial do desenvolvimento visual típico e que a eficiência no uso funcional da visão está intimamente relacionada ao desenvolvimento motor, mental e emocional.[8] Descreve, ainda, que a habilidade de usar a visão é independente da acuidade visual, da patologia e da etapa de desenvolvimento em que se encontra a criança. Por isso, não há como generalizar, em termos de avaliação e programa, para a "estimulação visual". A singularidade é fator determinante, assim como a criatividade e a flexibilidade do profissional.

▶ CONSIDERAÇÕES SOBRE A ESTIMULAÇÃO VISUAL

- Quanto mais precocemente for instituída, maiores os resultados, e se possível nos períodos críticos de organização do desenvolvimento neurológico.
- A estimulação visual justifica-se como um meio de prevenir a privação visual.
- A habilidade visual da criança não será maior que sua condição perceptivo-cognitiva.
- Cada criança tem um nível ótimo de funcionamento visual.
- A estimulação visual isolada inibe o desenvolvimento visual.
- Aumenta a eficiência da visão existente, mas não cura ou modifica o processo ou extensão do comprometimento.
- Empregam-se recursos e acessórios para auxiliar diferentes posturas, altura, distância no momento da tarefa (Fig. 46.9).

A experiência visual precisa ser ativa e acompanhada pela experiência tátil, com integração entre o olho e a mão (olhar e desejar): associar o comprometimento visual à limitação funcional.

É uma parte integrante de outras habilidades específicas: social, atividades da vida funcional, escolar, e do lazer.

▶ ESPAÇO DOS PAIS

Uma das características mais importantes de uma (re)habilitação é dar condições necessárias para a criança com seqüela neurológica atingir seu potencial máximo, qualquer que seja. E nesta busca, todos nós aprendemos.

1. P.R.M., 7 anos, PC (encefalomalacia multicística e atrofia óptica bilateral):

"A nossa P. tem conseguido bastante e inacreditáveis progressos com todo o tratamento a que se vem submetendo desde os 2 meses de vida. Somos testemunhas e acreditamos que cada dia ela conquista espaços importantes. Ainda não fala, mas é participativa e sabe escolher. Responde aos estímulos e a cada dia ganha nova compreensão do mundo à sua volta. A sua melhor evolução, a nosso ver, é na parte cognitivo-visual, uma vez que há muito tempo ela nos passava uma certa alienação e desinteresse. Hoje, interage conosco e com as pessoas em brincadeiras, gosta de música, de histórias, expressa suas preferências e desagrados. Gosta de mostrar suas conquistas. Com freqüência acompanha as pessoas com o olhar, buscando coisas do seu interesse e conseguindo manter o equilíbrio do pescoço para melhor visualização. Confessamos que em alguns momentos chegamos a duvidar do resultado dos tratamentos propostos e, hoje, não temos dúvidas das respostas positivas que viabilizaram melhores condições de vida para 'todos' nós. A felicidade e o sorriso da P. é um projeto de vida e não medimos esforços para que possamos todos crescer juntos...".

2. R.D.C. "Nasceu prematura, na 26ª semana de uma gestação trigemelar. Após 107 dias de internação na UTI, recebeu alta hospitalar com encaminhamento para exames oftalmológicos. O diagnóstico de retinopatia da prematuridade foi recebido com apreensão, mas determinação de se buscar recursos para a reabilitação. Foi um ano de procura até chegarmos ao trabalho habilitacional para a baixa visão, em que, por meio de atendimento sistemático, foram possibilitadas à R. melhoras sensíveis, tanto na acuidade visual como na postura, segurança, habilidade e independência. Hoje, aos 7 anos de idade, cursa a 1ª série, com visão eficiente para leitura, escrita e com sucesso no seu aprendizado".

A autora agradece às crianças e suas famílias pela grande contribuição.

▶ REFERÊNCIAS

1. Annunciato NF. IV Seminário sobre Desenvolvimento Infantil. *Temas sobre Desenvolvimento* 2000; 9(52):40-7.
2. Artigo publicado in *The New Outlook* 1976; 70(8):346-50.
3. Bruno MMG. *O Desenvolvimento Integral do Portador de Deficiência visual*. Laramara, SãoPaulo: Newswork, 1993.
4. Faria GC. Reflexões sobre a Atividade do Deficiente Visual no Contexto escolar. *Revista Brasileira de Ciências do Esporte* 1996; 18(1):40-6.
5. Fiamenghi G. O desenvolvimento emocional e agressividade. *Temas sobre Desenvolvimento* 2000; 9(52):58-64.
6. Gagliardo HGRG, Gabbard C, Gonçalves VMG. Coordenação visuomotora em lactentes de baixo peso ao nascimento: Revisão da literatura. *Temas sobre Desenvolvimento* 2002; 11(62):51-5.
7. Hyvarinen L. *O desenvolvimento normal e anormal da visão*. Tradução de Silvia Veitzman. São Paulo: Santa Casa.
8. Lindstedt E. *How Well does a Chidsee?* Stockholm, 1997.
9. Oliveira SMB. Estimulação visual. *In*: Fonseca LF, Pianetti G, Xavier CC. *Compêndio de neurologia infantil*. Rio de Janeiro: Medsi, 2002; (75):949-57.
10. Saloman SM. *Deficiente visual – Um novo sentido de vida: proposta pedagógica para ampliação da visão reduzida*. Editora Ltr, 2000.
11. Schwartzman JS. Paralisia cerebral. *Temas sobre Desenvolvimento* 1992; 1(6):3-5.
12. Schwartzman JS. O desenvolvimento motor normal. *Temas sobre Desenvolvimento* 2000; 9(52):51-6.
13. Umphred DA. *Fisioterapia neurológica*. São Paulo: Editora Manole, 1994:876p.
14. Veitztman S. *Coleção de Manuais Básicos CBO – Visão Subnormal*. Rio de Janeiro: Cultura Médica, 2000:192p.

CAPÍTULO

47

Perda Auditiva e Paralisia Cerebral

Beatriz Fagundes Pedrosa
Adriana Martins Gomes
Ronilza Ferreira Franco

▶ INTRODUÇÃO

A perda auditiva é o déficit sensorial mais comum na infância. A sua incidência, estimada em diferentes estudos mundiais, é de 1 a 6 em cada 1.000 nascidos vivos. Nas crianças internadas na UTI, o número aumenta de 6% a 8%.

A paralisia cerebral é o transtorno motor crônico mais costumeiro na infância. É acompanhado freqüentemente de transtornos sensoriais e limitação cognitiva. Muitos quadros são de etiologia desconhecida, sendo mais constantes em RN pré-termo que em neonatos a termo.

A literatura é escassa com respeito à associação entre perda auditiva e paralisia cerebral. Topolska e cols. encontraram uma freqüência de perda auditiva neurossensorial em pacientes com PC em torno de 37,5%, sendo mais comum na PC extrapiramidal.

O tipo de hipoacusia relatado nos trabalhos é muito variável. Podem ser encontrados pacientes com perda sensorial por lesão coclear, profunda na maioria das vezes, e em alguns casos apenas com as altas freqüências acometidas. Outro tipo seria a hipoacusia neural, decorrente de lesões das vias auditivas centrais e córtex auditivo. E ainda as perdas auditivas condutivas, causadas pelas lesões da orelha média e externa e, finalmente, as mistas.

O desenvolvimento da hipoacusia neurossensorial nestes pacientes está diretamente ligado aos fatores que são implicados na paralisia cerebral e tanto as vias auditivas como as estruturas neurológicas são afetadas. A avaliação auditiva deve estar sempre entre as prioridades do protocolo de assistência à criança com paralisia cerebral.

Bevilacqua e cols., em 1997, encontraram, num levantamento da perda auditiva em território nacional, a associação dela com 10% de distúrbios neuromotores e 24% com deficiências múltiplas. Estes dados podem representar apenas uma pequena parcela, pois as perdas condutivas não foram consideradas.

A partir de 26 semanas de gestação, o feto pode detectar os sons. Consegue discernir a voz materna, e esta será um estímulo que vai muitos sentimentos evocar. De acordo com estudos sobre a plasticidade e o amadurecimento do sistema auditivo, e também com base em estudos animais, foi demonstrado que a privação precoce dos estímulos auditivos interfere no desenvolvimento das estruturas neurais ligadas à audição. Pesquisadores acreditam que possa ocorrer na vida intra-uterina.

A identificação precoce da perda auditiva na infância tem sido uma meta na atenção à criança. Em média, 40% das crianças com hipoacusia nos países em desenvolvimento ficam sem diagnóstico etiológico.

Em países desenvolvidos, 60% dos casos de hipoacusia têm origem genética e 40% são provenientes de várias etiologias. No nosso meio, as causas mais comuns são rubéola congênita, meningite, seguidas da anoxia cerebral, e as genéticas.

Segundo Levine, 20% das crianças com paralisia cerebral apresentam perda auditiva neurossensorial.

Morris, em 1973, avaliou 285 crianças, em idade escolar com paralisia cerebral. As crianças espásticas apresentaram perdas auditivas em função da lesão cerebral difusa e as atetóides por provável *kernicterus*.

Estudos relacionando a perda auditiva neurossensorial com o tipo de paralisia cerebral revelaram 23% de perda nos pacientes do tipo atetóide, 18% nos atáxicos e 7% nos espásticos.

Segundo Chance, 30% de seus pacientes com paralisia cerebral apresentavam distúrbios auditivos condutivos ou neurossensoriais, enquanto outros autores citam 50% de freqüência. As perdas encontradas são de intensidade variável.

A idade do diagnóstico é muito variável, sendo muitas vezes tardia, com relação à da paralisia. Em média, apenas 10% das crianças recebem o diagnóstico da paralisia e da surdez ao mesmo tempo.

Hungria, estudando a susceptibilidade da cóclea à hipoxia, mostrou que o núcleo dorsal do nervo acústico é muito mais sensível à isquemia que o núcleo ventral, pelo fato de ser mais vascularizado, levando à maior perda auditiva em agudos. Em casos de asfixia perinatal, o núcleo ventral também pode ser acometido, atingindo assim as freqüências severas.

Alguns autores chamam a atenção para o papel da motricidade das crianças, que interfere nos movimentos cefálicos, tão importantes para a orientação direcional do som. Como não podem se voltar para a fonte sonora, eles sofrem prejuízos na recepção do som. Os paralíticos cerebrais espásticos podem ser prejudicados pelos espasmos severos e atividade reflexa anormal, que podem impedir sua atenção. No extremo do padrão de hiperextensão, eles não apresentarão reação motora a sons.

Em nosso meio, Lamonica encontrou 51% de associação entre paralisia cerebral e surdez. O grau de perda variou de leve a moderada, sendo que no grupo dos quadriplégicos foi encontrada perda auditiva severa.

Cone-Wesson e cols. (2000) verificaram alta prevalência de perdas auditivas adquiridas com 1 ano de idade (1:56 das crianças com perda auditiva permanente), principalmente aquelas com baixo peso ao nascimento, desconforto respiratório, displasia broncopulmonar e ventilação mecânica por mais de 36 dias.

As perdas auditivas hereditárias têm uma prevalência de 1 a 3 em 1.000, e 60% das perdas pré-linguais são genéticas. Além disto, uma em cada 1.000 crianças desenvolvem perda auditiva na adolescência. A surdez hereditária pode ser sindrômica e não-sindrômica. A forma sindrômica, que mais chama a atenção, ocorre em 30% dos casos. A forma não-sindrômica responde por 70% dos casos e é encontrada com maior freqüência na prática clínica. Destas últimas, 85% são autossômicas recessivas (geralmente pré-linguais), 12% dominantes (tendência a serem pós-linguais), 3% ligadas ao X e 1% com herança mitocondrial.

O primeiro lócus foi descoberto em 1992 e até esta data foram mapeados 102. O gene que codifica a conexina 26 ou GJB2 (*gap juntion* beta 2) é responsável por 80% dos casos autossômicos recessivos. Devemos lembrar que 10% a 20% das perdas auditivas neurossensoriais congênitas são secundárias a mutações no gene da conexina. No Brasil, Satorato e cols. demonstraram que 1 em cada 100 recém-nascidos tem esta mutação em heterozigose, e cálculos genéticos levando em conta sua incidência mundial estimam que uma em 5.000 crianças possa ter esta mutação.

Outros genes identificados como causadores de perda auditiva não-sindrômica de interesse em neurologia são: o gene da síndrome de Wolfran (perda auditiva progressiva associada ao diabetes melito juvenil, atrofia do nervo óptico e distúrbios neurológicos e psiquiátricos). A síndrome de Pendred, em mais comum das associadas à surdez, e a síndrome recentemente descrita por Bjornstad, à qual se associa a produção de radicais livres, devem ser lembradas.

Das causas virais e bacterianas, assume especial importância a rubéola, que leva à surdez bilateral, nas freqüências médias, de intensidade que pode ser de moderada a severa. O potencial teratogênico é maior quando ocorre no primeiro trimestre, levando à catarata, à surdez e à malformação cardíaca, à microcefalia, ao retardo mental e motor, à encefalite, ao baixo peso, ao aumento do fígado e do baço.

O citomegalovírus pode ser transmitido intra-útero, ao decorrer do parto e durante a lactação. Em média, 0,2% a 2% dos RN são acometidos, sendo que 10% são sintomáticos e 90% assintomáticos. Destes, 15% desenvolvem perda auditiva. Pode levar à microcefalia, ao retardo mental, a calcificações intracerebrais, ao baixo peso, à icterícia. Sua detecção deve ser precoce, nas primeiras três semanas de vida (cultura de urina, detecção na saliva e PCR na urina).

O herpesvírus tipo II, adquirido via placentária, leva a uma meningoencefalite com acometimento do labirinto. Pode ser tratado com antivirais inibidores da DNA-polimerase (aciclovir, ganciclovir e fanciclovir).

Outros vírus de interesse são o Epstein-Barr, o vírus do sarampo (perda auditiva súbita, bilateral e permanente, que pode estar associada à vertigem), o vírus da caxumba (parotidite epidêmica), que leva à perda auditiva neurossensorial unilateral, e o vírus da imunodeficiência humana adquirida (HIV), que leva a perda auditiva em 62% das crianças afetadas.

A sífilis, patologia sexualmente transmissível, causada pelo *Treponema pallidum*, pode levar à perda auditiva na forma congênita e adquirida. Na forma congênita, ela pode se apresentar como precoce (menos reconhecida mas não menos freqüente) e como congênita tardia. A fisiopatologia da doença mostra uma típica labirintite por treponema na forma precoce e meningolabirintite na fase meningovascular aguda da doença secundária e terciária. O FTA-ABS é um teste muito sensível e, quando associado à doença do ouvido interno, o diagnóstico de sífilis otológica deve ser considerado.

A hiperbilirrubinemia é patologia muito prevalente no período neonatal e se reveste de particular importância nos RN de risco. Pode levar ao *kernicterus*, que se caracteriza por encefalopatia (pouco freqüente hoje em função da fototerapia e da exsanguineotransfusão) e perda auditiva (que pode ser isolada após hiperbilirrubinemia). A hipoacusia varia segundo a intensidade da doença neurológica, podendo ser desde leve (25 a 30dB) até profunda (maior que 90dB). A curva audiométrica típica é de uma surdez neurossensorial, com queda em agudos (acima de 2.000Hz), que se inicia no período neonatal. Curiosamente alguns pacientes podem apresentar recuperação progressiva em meses e anos e outros evoluem com déficit permanente. Também é descrita a ocorrência de casos de início tardio. O

diagnóstico se faz com EOA normais, indicando função coclear normal e BERA alterado.

▶ NEUROPATIA AUDITIVA

Entidade descrita em 1996 por Arnold Starr e cols., também denominada dissincronia auditiva, a qual se apresenta com graus variáveis de perda auditiva e características clínicas e neurofisiológicas bem definidas. Pode acometer desde bebês a adultos. Encontramos na clínica intolerância a ruídos, perda auditiva variável, pior em graves e, nos exames audiológicos, presença de emissões otoacústicas normais, microfonismo coclear presente, BERA com ausência de ondas ou com muita dissincronia, reflexos estapedianos ausentes, teste de supressão eferente das otoemissões ausente.

Várias doenças podem estar associadas à neuropatia auditiva. Como exemplo, citamos a anoxia, hiperbilirrubinemia, processos infecciosos (caxumba), doenças imunomediadas, doenças genéticas e sindrômicas, como por exemplo neuropatia sensório-motora hereditária, déficits de enzimas mitocondriais, degeneração olivo-pontitocerebelar, ataxia de Friederich, síndromes de Ehslers-Danlos e de Charcot-Marie-Tooth. Entre estes, os de especial interesse nas crianças com paralisia cerebral são a anoxia e a hiperbilirrubinemia.

As doenças da orelha média estão associadas a vários fatores que encontramos também nas crianças com paralisia cerebral. A idade, prematuridade, presença de anomalias craniofaciais, entre outras, facilitam o aparecimento das otites médias de repetição e a otite média com efusão. Essas patologias, quando não adequadamente tratadas, podem levar a prejuízo na audição.

O processamento auditivo central alterado deve ser sempre lembrado na avaliação de uma criança com paralisia cerebral. Ele envolve muitas habilidades auditivas, entre elas a acuidade, localização, diferenciação sensorial, discriminação, atenção e vigilância, além da análise e síntese auditivas. Estas funções podem estar alteradas em graus variáveis na criança com paralisia cerebral.

O diagnóstico de perda auditiva nessa população nem sempre é fácil. Da mesma forma, todo o processo de seleção, indicação, adaptação, verificação e validação da prótese auditiva requer atenção especial e experiência por parte do audiologista.

A avaliação audiológica infantil demanda cuidados e recursos especiais. Uma bateria de testes objetivos e subjetivos é necessária a fim de traçar um perfil audiológico fidedigno da criança. Qualquer técnica isolada não prediz a audição real do indivíduo e tomar qualquer decisão terapêutica baseada apenas nesse dado seria incorrer em enorme erro (Gomes, 2005). Esses dados serão ferramentas valiosas ao longo do processo de protetização da criança portadora de paralisia cerebral.

Além do comprometimento auditivo sensorial, esses pacientes podem apresentar outros tipos de alterações auditivas, como as otites de repetição, a neuropatia auditiva e uma audição flutuante. Tais achados requerem uma atenção especial por parte do audiologista e do terapeuta, pois qualquer mudança no padrão auditivo da criança irá refletir na resposta terapêutica desse paciente.

Nos últimos anos, na tentativa de diminuir a idade média do diagnóstico auditivo na infância, a triagem auditiva neonatal passou a ser recomendada (Downs, 1999; Gabbard e cols., 1999). No Brasil, programas de identificação precoce da deficiência auditiva vêm sendo desenvolvidos junto a populações de alto e baixo risco, utilizando-se de procedimentos comportamentais e eletrofisiológicos (Azevedo, 1996, 1997; Chapchap, 1996; Bassetto; Ramos, 1996; Soares, 1998).

A incidência da surdez deve ser considerada como importante causa no atraso do desenvolvimento da fala e da linguagem na primeira infância, sendo assim há fortes razões para a realização da triagem auditiva neonatal:

1. Sério impacto da perda auditiva no desenvolvimento cognitivo, na aquisição de linguagem e na integração social;
2. Alta prevalência de deficiência auditiva: 3 em cada 1.000 nascidos;
3. O diagnóstico da deficiência auditiva é geralmente tardio, por volta dos 3 anos, nas populações sem programa de detecção precoce.

Yoshinaga-Itano, em 1999, em revisão dos estudos de intervenção com crianças americanas, revelou que a perda auditiva submetida a tratamento antes dos 6 meses de idade possibilita à criança desenvolver a linguagem normalmente. Portanto, o diagnóstico e a intervenção precoces conferem melhores condições para o desenvolvimento emocional e para a interação social.

Por estes fatores, a Joint Committee on Infant Hearing (JCIH), em 2000, e o Comitê Brasileiro sobre Perdas Auditivas na Infância (CBPAI), em 2001, passaram a recomendar a triagem auditiva universal no período neonatal, ou seja, abrangendo todos os recém-nascidos. Consideram as emissões otoacústicas transientes (EOAT) como o principal procedimento de triagem auditiva a ser utilizado.

Indicadores de risco auditivo para recém-nascidos e lactentes*

1. Suspeita de atraso no desenvolvimento de linguagem, fala ou audição.
2. História familiar de perda auditiva permanente na infância.
3. Sinais faciais sugestivos de síndromes com associação a perda auditiva neurossensorial, condutiva ou disfunção da tuba auditiva.
4. Infecções pós-natais associadas com perda auditiva neurossensorial, inclusive meningite bacteriana.
5. Infecções intra-útero por citomegatovírus, herpes simples, toxoplasmose, sífilis ou rubéola.
6. Período neonatal – hiperbilirrubinemia intensa (peso > 2.500g, nível de bilirrubina indireta > 18,0mg/dL), hipertensão pulmonar persistente associada à ventilação mecânica.
7. Síndromes associadas à perda auditiva: neurofibromatose, osteopetrose, síndrome de Usher.
8. Desordens neurodegenerativas, neuropatias sensório-motoras, como ataxia de Friedrich e síndrome de Charcot-Marie.
9. Trauma cranioencefálico.
10. Otite média persistente ou recorrente, com efusão por pelo menos três meses.
11. Medicações ototóxicas, incluindo aminoglicosídeos por mais de cinco dias.

A prevalência de deficiência auditiva de origem coclear obtida em estudos nacionais tem sido de 1 a 2:1.000 na triagem universal (Chapp Chapp, 1996,

*Fonte: Joint Committee on infant Hearing. Colorado Newborn Hearing Screening Project.

1999) e de 20 a 50:1.000 em triagens auditivas em UTI neonatal (Azevedo, 1996, 1997).

▶ CRITÉRIO DE CLASSIFICAÇÃO DA PERDA AUDITIVA

Classificação da perda auditiva em crianças até os 12 anos:

Utilização do critério proposto por Northern e Downs (2002), no qual o grau de perda auditiva é fornecido pela média de 500, 1.000, 2.000 e 4.000, a saber:

0 a 15dB	Grau normal
16 a 25dB	Grau discreto
26 a 40dB	Grau leve
41 a 70dB	Grau moderado
71 a 90dB	Grau severo
acima de 91dB	Grau profundo

O diagnóstico audiológico realizado no primeiro ano de vida possibilita a intervenção clínico-educacional ainda no período de maturação e plasticidade funcional do sistema nervoso central, permitindo um prognóstico mais favorável em relação ao desenvolvimento global da criança. As alterações auditivas, congênitas ou adquiridas precocemente, decorrentes de comprometimento coclear (perda auditiva sensorial), restringem a experienciação auditiva no início de vida, alterando o desenvolvimento auditivo e de linguagem e interferindo no desenvolvimento mental, social e educacional da criança.

As alterações auditivas decorrentes de comprometimento do sistema timpânico-ossicular (perda condutiva) e de caráter flutuante podem comprometer a habilidade de processamento dos estímulos sonoros, cujos parâmetros acústicos variam em função da diminuição temporária e periódica da acuidade auditiva (Banford e Saunders, 1991). As alterações auditivas decorrentes de comprometimento anatomofuncional do sistema auditivo interferem diretamente na habilidade de processamento dos estímulos acústicos e, conseqüentemente, no desenvolvimento da linguagem e do aprendizado.

As ações a serem desenvolvidas, no que se refere à identificação precoce da deficiência auditiva,

sugerem a realização de triagem auditiva por meio de um protocolo de avaliação audiológica, incluindo consulta otorrinolaringológica, avaliação comportamental, eletrofisiológica (BERA), emissão otoacústica (EOA) e medidas de imitância acústica (impedanciometria).

▶ EMISSÕES OTOACÚSTICAS

As emissões otoacústicas evocadas transitórias (EOAT) são eliciadas por estímulo sonoro denominado clique, de espectro amplo e abrangendo grande gama de freqüências sonoras (de 1.000 a 4.000Hz), o que permite a estimulação da cóclea como um todo. É o tipo de emissão mais utilizado em triagens auditivas neonatais, visto que indivíduos com perdas auditivas leves (25dBNA) apresentam ausência de emissões otoacústicas evocadas transitórias. As EOAT têm sido as mais indicadas para triagem neonatal, devido à rapidez, facilidade de testagem (não necessita de colocação de eletrodos), ampla gama de freqüências, além de ser um teste objetivo e não-invasivo (Parrado, 1994). As EOA têm grande utilidade no diagnóstico de crianças com comprometimentos neurológicos e psíquicos e em pacientes que não respondem bem na audiometria convencional. Deve, contudo, ser complementada com outros testes, como imitanciometria, BERA e avaliação comportamental.

As emissões otoacústicas evocadas por produto de distorção (EOADP) são respostas geradas pela cóclea, evocadas por dois tons puros (F1 e F2) apresentados simultaneamente com freqüências sonoras muito próximas (relação F2/F1 de 1,22). A vantagem deste tipo de emissão é a maior especificidade de freqüência, podendo-se avaliar a função coclear desde a espira basal até a espira apical, devido à tonotopia existente na cóclea, variando-se as freqüências dos estímulos evocadores. Pesquisas realizadas com emissão otoacústica por produto de distorção (EOAPD) revelam que este tipo de emissão pode estar presente em perdas auditivas de grau leve a moderado (de até 50dB).

No neonato, a realização da triagem auditiva por emissões otoacústicas evocadas transitórias e avaliação comportamental, com pesquisa do reflexo cocleopalpebral, avalia a normalidade das vias auditivas. Se o neonato passa na triagem, e não apresenta em sua história pregressa risco para perda auditiva progressiva ou central, recebe alta. Caso não passe na triagem, será acompanhado por avaliações periódicas durante os dois primeiros anos de vida. Em caso de falha, realiza-se a otoscopia e a impedanciometria, visando a verificar se a falha ocorreu por presença de líquido na orelha média ou presença de vernix no meato acústico externo. Se comprovada alteração na orelha média, o neonato é encaminhado para tratamento clínico, sendo posteriormente retestado. Se a falha não for por alterações de orelha externa e/ou média, a criança será submetida à EOA por produto de distorção e BERA, com suspeita de perda auditiva de origem coclear; com a confirmação da perda auditiva, a intervenção – adaptação de prótese auditiva, orientação familiar e terapia – é imediata.

Na ausência de emissões otoacústicas transientes, hipotetiza-se que a criança possa ter qualquer grau de perda auditiva a partir de 25dB; complementa-se o exame realizando a emissão otoacústica por produto de distorção. Se a mesma estiver ausente, a perda auditiva da criança pode ser superior a 50dB; se estiver presente, provavelmente a perda auditiva é de grau leve a moderado (26 a 50dB).

▶ BERA

A avaliação é feita por meio do registro dos potenciais evocados de tronco cerebral. É um teste neurofisiológico, não-invasivo, onde os potenciais são registrados longe de seus sítios de origem. Avalia a integridade neural das vias auditivas da sua porção periférica até o tronco cerebral, detectando perdas leves a profundas, unilaterais ou bilaterais. É indicado para avaliação da sensibilidade auditiva em neonatos, em indivíduos que não colaboram na testagem do comportamento auditivo e para o diagnóstico diferencial de problemas audiológicos e/ou neurológicos. Sendo este exame um teste objetivo e não-invasivo, torna-se um excelente método de avaliação auditiva em indivíduos não-colaborativos e/ou portadores de necessidades especiais, como as crianças com paralisia cerebral.

A audiometria de tronco cerebral (BERA – do inglês *Brainstem Evoked Responses Andiometry*) consiste em uma análise de fenômenos nervosos que participam na integração da mensagem auditiva.

Registra a transmissão do estímulo sonoro pela via auditiva: cóclea, nervo auditivo e tronco cerebral. Áreas específicas da via auditiva geram informações registradas como ondas. Existem cinco ondas principais, denominadas ondas de Jewett, sendo que a mais provável localização destas ondas corresponde a:

Onda I: cóclea/nervo auditivo.

Onda II: núcleos cocleares.

Onda III: complexo olivar superior.

Onda IV: lemnisco lateral.

Onda V: colículo inferior.

A audiometria de tronco cerebral permite apreciar a velocidade de propagação do influxo nervoso entre estas diferentes estruturas, registrando a latência de formação das ondas de Jewett e o intervalo entre os picos das mesmas.

As ondas mostram o grau de maturidade do sistema nervoso central e refletem o *status* do nervo auditivo e das estruturas do tronco encefálico entre a ponte e o mesencéfalo, além de informarem sobre o limiar auditivo eletrofisiológico. As ondas utilizadas para análise são as ondas I (nervo auditivo), III (complexo olivar superior) e V (colículo inferior).

▶ AUDIOMETRIA

A audiometria analisa quantitativamente o que o paciente escuta, o que ele entende do que se fala e detecta alterações auditivas correspondentes a problemas do ouvido externo e/ou médio (perdas condutivas), do ouvido interno, do VIII nervo e das vias auditivas (perdas neurossensoriais) e, quando simultâneas, temos uma perda mista. A intensidade da perda pode ser leve, moderada, severa ou profunda.

▶ AUDIOMETRIA COMPORTAMENTAL

Segundo Hodgson (1978), "avaliação audiológica é a observação das respostas comportamentais da criança a estímulos acústicos em situação controlada".

A preocupação básica da audiologia infantil é diagnosticar o mais precocemente possível uma perda auditiva e fazer um acompanhamento do desenvolvimento da audição dessa criança.

Apesar da tecnologia avançada, a avaliação auditiva por observação comportamental continua a ser utilizada, visto que pode fornecer indicadores de alteração do sistema auditivo central, enquanto a EOA fornece informação da função coclear.

Nesta testagem o audiologista baseia-se nas respostas da criança diante de estímulos auditivos, conforme a faixa etária. O teste pode ser realizado com um audiômetro pediátrico portátil ou com estímulos sonoros (brinquedos e instrumentos musicais) com freqüência e intensidade sonora conhecidas. É um método subjetivo que envolve uma resposta motora e/ou reflexa da criança.

A pesquisa do reflexo cocleopalpebral (RCP) é realizada com estímulo sonoro intenso (agogô – 100dB) e a resposta é considerada presente quando há contração do músculo orbicular do olho, observada por movimentação palpebral; tal pesquisa pode ser realizada bilateralmente, ocluindo-se a orelha oposta com fone ou tampão. O RCP ocorre em 100% das crianças com audição normal e sua ausência é sugestiva de perda auditiva bilateral ou de alteração central. Em casos de EOA presentes e ausência de RCP sugere-se que, apesar de a cóclea estar íntegra, a criança pode ter alteração retrococlear. Nestes casos complementa-se a avaliação com pesquisa do efeito de supressão e respostas de tronco encefálico (BERA).

A criança com neuropatia auditiva caracteriza-se por apresentar função normal de células ciliadas externas (EOAT presentes) e dissincronia neural (ausência de respostas elétricas do tronco encefálico – BERA), ausência de reflexo acústico na imitanciometria, ausência do reflexo cocleopalpebral e ausência de supressão nas emissões otoacústicas.

A avaliação comportamental pode fornecer outros sinais indicativos de alteração retrococlear, como respostas de atenção (franzir testa, arregalar olhos) ou de orientação (virar a cabeça lentamente para a fonte sonora) para sons de 70 a 80dBNP, produzidos por guizo ou sino, e reação de sobressalto associada ao reflexo cocleopalpebral para sons intensos (agogô – 100dB).

Coelho, Ulhôa e Azevedo (2000) incluíram como rotina a imitância acústica (impedanciometria) na avaliação de neonatos, mas ela ainda não foi implementada para todos os serviços.

A audiometria com reforço visual (VRA), realizada por condicionamento estímulo-resposta-reforço, é indicada para crianças a partir dos 5 meses de idade (Liden, Ankkunen, 1969; Thompson, Weber, 1974; Moore, Wilson, Thompson, 1977; Asha, 1991; Azevedo, 1995; Gravel, Hood, 1999). O reforço visual pode ser simples (luz que acende) ou complexo (brinquedo animado). Estudos têm demonstrado que o tipo de reforço utilizado interfere na ocorrência das respostas, principalmente entre 5 e 11 meses, sendo que o reforço animado propicia melhores respostas que o reforço simples (Moore, Thompson, Thompson, 1975; Moore, Wilson, Thompson, 1977). Na audiometria com reforço visual, os níveis mínimos de resposta situam-se entre 40 e 60dBNA dos 6 aos 9 meses, decrescendo para 20 a 40dB dos 9 aos 12 meses (Azevedo, 1995). O uso de fones de inserção propicia melhores respostas, podendo atingir níveis muito próximos dos obtidos em crianças maiores. A audiometria com reforço visual também pode ser realizada por via óssea, com o vibrador ósseo posicionado na mastóide e o mesmo reforço visual utilizado na pesquisa da via aérea.

Em casos de perda auditiva adquirida, a forma de instalação da perda, súbita ou progressiva, interfere no desempenho auditivo verbal da criança; torna-se, por isso, imprescindível saber a época de aquisição da perda. Na perda auditiva pré-lingual (antes do uso expressivo da língua, aos 3 anos de idade) a deterioração da fala é rápida; na perda auditiva perilingual (durante a aquisição lingüística, dos 3 aos 5 anos) as habilidades do uso lingüístico foram adquiridas, mas não estão totalmente automatizadas, havendo risco de deterioração. Na perda auditiva pós-lingual (acima dos 5 anos), a criança dificilmente perderá as habilidades adquiridas, preservando-se a linguagem e o vocabulário, com piora da voz e da articulação.

Na criança que não reconhece ordens verbais, pode-se complementar a avaliação audiométrica vocal com a pesquisa de detecção de voz (SDT), observando a resposta por meio de uma reação motora mediante audição do estímulo verbal "pa-pa-pa", com técnica descendente, até obter-se o nível mínimo em que a criança é capaz de ouvir a voz.

▶ IMPEDANCIOMETRIA

A imitanciometria avalia as condições da orelha média e da tuba auditiva na ausência de perfuração da membrana timpânica, além dos reflexos do músculo estapédio, ipsi e contralaterais.

Avalia a mobilidade do sistema timpanicossicular, auxiliando o diagnóstico diferencial de perdas auditivas condutivas. Além disso, pesquisa o reflexo do nervo estapédio, cuja presença ajuda a estabelecer o limiar de audição da criança, e informa sobre o arco reflexo entre o VII e o VIII nervos cranianos, o qual ocorre no tronco encefálico e contribui para identificar o acometimento das estruturas do órgão de Corti (fenômeno do recrutamento). A ausência do reflexo traduz a perda de audição condutiva ou neurossensorial de grau severo ou profundo.

Sendo assim, vale a pena ressaltar que o acompanhamento audiológico das crianças com paralisia cerebral deve ser realizado periodicamente ou sempre que o paciente apresentar qualquer tipo de desconforto ou piora na qualidade de resposta com a prótese auditiva.

▶ INDICAÇÃO E ADAPTAÇÃO DAS PRÓTESES AUDITIVAS

Após a confirmação do comprometimento auditivo, o qual, na maior parte dos casos, caracterizase por uma perda auditiva do tipo neurossensorial, podendo, na maior parte dos casos, variar de leve a severa (Lamônica; Chiari; Pereira, 2002), devemos iniciar o processo de protetização selecionando a prótese auditiva que mais se adequar às necessidades do paciente.

Dentre os modelos disponíveis no mercado, podemos optar por aparelhos intra-aurais ou retroauriculares, sendo esse último o mais utilizado nessa população. As próteses retroauriculares ou BTE (*behind-the-ear*) atendem a todos os graus da perda auditiva e possibilitam a captação de sons bilateralmente (nas adaptações binaurais). Entretanto, algumas crianças apresentam comprometimento motor severo, com dificuldade ou ausência do controle de tronco, incluindo região cervical e cabeça, e precisam constantemente de apoio, de suportes para manter a estabilidade corporal. Quando essas crianças apresentam também uma perda auditiva profunda, podem ocorrer dificuldades na adaptação da prótese auditiva retroauricular. Nesses casos, os modelos do tipo BTE, mesmo com algoritmos de gerenciamento de *feedback*, podem apresentar microfonia, sendo o

aparelho de caixa ou convencional uma alternativa. (Campos, Russo, Almeida, 2003). Esse tipo de prótese, apesar de pouco indicado atualmente, ainda é comercializado por algumas empresas de aparelhos auditivos e, apesar de suas limitações, pode ser uma opção bastante interessante para essa população.

Em relação à tecnologia utilizada, os aparelhos podem ser analógicos, digitais ou híbridos. A tecnologia digital é a que oferece um processamento de sinal mais elaborado e, conseqüentemente, uma melhor qualidade sonora para o portador de perda auditiva. Além disso, as próteses digitais possuem uma série de algoritmos que têm como objetivo principal a melhora na inteligibilidade dos sons da fala e maior conforto auditivo.

No que diz respeito aos moldes auriculares, o material mais indicado para as crianças deficientes auditivas, inclusive as portadoras de paralisia cerebral, é o molde de silicone. Esse material, por ser mais flexível, permite um maior ajuste na orelha da criança, evitando efeitos indesejáveis, como a microfonia. O modelo do molde irá variar de acordo com o grau da perda auditiva e as características anatômicas da orelha do paciente.

Uma vez selecionada a prótese auditiva, dar-se-á início a processos bastante delicados e de extrema importância para o sucesso da protetização: a adaptação e a validação da prótese auditiva.

O processo de validação da prótese auditiva em crianças com paralisia cerebral irá se basear nas respostas obtidas na avaliação do ganho funcional (quando possível), na observação do comportamento auditivo da criança e nas medidas *in situ* (ganho de inserção). Os pais e cuidadores devem ser orientados a observar o comportamento da criança com e sem a prótese auditiva, sendo que qualquer alteração no comportamento da criança, por menor que seja, como mudanças do olhar, parada de movimentos, mudanças da expressão facial, deve ser comunicada ao examinador. Alterações comportamentais, incluindo reações de choro, irritação e retirada das próteses mediante estímulos sonoros mais intensos, podem indicar um provável desconforto, assim como a indiferença aos estímulos sonoros, mesmo os de maior intensidade, após um determinado tempo de uso dos aparelhos, pode indicar um ganho insuficiente para aquele paciente, o que sugere mudanças nas características eletroacústicas da prótese.

Da mesma forma, reações de detecção e atenção a sons anteriormente não percebidos, como o latido de um cachorro, o ronco do motor do carro, o barulho da campainha, voz dos pais, dentre outros, mostram que a criança, por meio do uso dos aparelhos auditivos, está utilizando sua audição residual.

Entretanto, em casos de perda auditiva neurossensorial severa/profunda bilateral, a prótese auditiva, por mais potente e sofisticada que seja, não consegue oferecer para a criança, mesmo aquelas que apresentem apenas perda auditiva, um ganho auditivo satisfatório para que essa venha a adquirir e desenvolver plenamente as habilidades auditivas e de linguagem oral. Para esses casos o implante coclear seria uma alternativa. Apesar de as crianças com paralisia cerebral a princípio não se encaixarem nos critérios de indicação de implante coclear estabelecidos pelo SUS, serviços particulares e públicos têm desenvolvido pesquisas nessa área, sendo que alguns já realizaram a cirurgia de implante coclear nessas crianças, relatando resultados preliminares bastante satisfatórios.

▶ (RE)HABILITAÇÃO AUDITIVA

O processo de comunicação humana não é só essencial ao homem como também, condição de sua existência.

É por meio da comunicação que interagimos, trocamos informações, conhecimentos, transmitimos e compartilhamos sensações, pensamentos e sentimentos. A fala é o elemento mais funcional e rápido do ser humano que permite uma comunicação efetiva.

A aquisição e desenvolvimento das habilidades lingüísticas e de fala estão diretamente relacionadas à capacidade auditiva do indivíduo, ou seja, qualquer comprometimento auditivo, seja ele periférico ou central, terá um impacto importante na comunicação oral do sujeito.

De acordo com Zorzi (1993), a falta ou a precariedade de recepção de estímulos auditivos leva ao atraso, ou ao não-aparecimento das etapas normais do desenvolvimento da compreensão e da emissão oral.

Sendo assim, a terapia fonoaudiológica tem como objetivo maior oferecer a esse indivíduo condições para adquirir e desenvolver uma comunicação efetiva, seja ela mediante a oralização, a comunicação alternativa, ou por qualquer outro método que viabilize o desenvolvimento de um padrão de comunicação do sujeito com o meio no qual está inserido.

Desta forma vale ressaltar que a melhor maneira de comunicação para a criança portadora de paralisia cerebral é aquela que mais bem atende às suas necessidades e capacidades individuais e sociais.

"Ao habilitarmos ou reabilitarmos uma criança com paralisia cerebral e deficiência auditiva, precisamos ter em mente, antes de tudo, que essa criança é uma pessoa com múltiplas necessidades e potencialidades, as quais devem ser vistas em conjunto" (Weitzman, 2005).

Uma vez que a opção foi a adaptação de próteses auditivas, é fundamental que o terapeuta realize um trabalho sistemático de estimulação auditiva, a fim de que essa criança possa adquirir e desenvolver ao máximo suas habilidades auditivas e lingüísticas.

De acordo com Bevilacqua e Formigoni (2005), as habilidades auditivas a serem trabalhadas na deficiência auditiva são:

1. Detecção.
2. Discriminação.
3. Reconhecimento.
4. Compreensão.

A detecção do sinal acústico é o primeiro passo e é essencial ao aprendizado auditivo (Brazorotto, 2005). As atividades relacionadas à detecção ou audibilidade dos sons visam à formação de uma atividade de "parar para ouvir" e exigem uma atenção maior aos sons. O material utilizado no trabalho auditivo não deverá ter apenas sons do ambiente. Atividades que envolvam sons ambientais e sons da fala devem ser apropriadas, de forma que cada classe seja categorizada segundo sua função na vida da criança: sons do ambiente como sinais de alerta a eventos e sons da fala enquanto transporte de expressão da língua da comunidade: a linguagem.

Como a caracterização de um som se dá por meio da descoberta das diferenças e semelhanças que existem entre eles, à medida que as habilidades de descobrir novos sons e atenção são induzidas pelo fonoaudiólogo, este poderá orientar a criança para a percepção de que eles são diferentes entre si. Na criança com paralisia cerebral, respostas simples como piscar os olhos, sorrir, chorar, movimentar a cabeça, modificar a mímica facial (*gestos, mímicas, vocalizações, traços prosódicos, movimentos corporais, tensão corporal, respiração*) podem ser respostas ao estímulo sonoro. Por isso, o terapeuta deve conhecer bem o padrão de respostas que a criança pode lhe oferecer e orientar os pais quanto à estimulação da criança na sua rotina diária.

A discriminação auditiva, ou a segunda etapa do processamento dos sons, é, segundo Estabrooks (1994), a habilidade de perceber as semelhanças e as diferenças entre dois ou mais estímulos sonoros. Todas as crianças com habilidades auditivas mínimas conseguem identificar os padrões supra-segmentais da fala (ritmo, duração de palavras, frases e fonemas e intensidade – sílaba átona, tônica, prosódia da fala etc.), pois a audição necessária para esta resolução se encontra justamente na região de freqüências severas (Ling, 1989). O ritmo da fala, a duração de um som ou palavra, sua continuidade ou intensidade e tonicidade são dicas importantíssimas sobre as características dos sons e que devem ser relevadas durante sua apresentação. O trabalho com onomatopéias constitui-se em material fácil e do agrado das crianças nas etapas de discriminação e identificação (p. ex.: sons longos: muuu, miaauu; e curtos: piu-piu, au-au; sons graves: muuu; e agudos, miaauu).

Durante todas as fases, é fundamental que as experiências sonoras sejam pautadas num contexto previamente organizado para tal fim ou, então, derivadas das experiências da vida diária da criança. A percepção auditiva, que antes se limitava à discriminação entre poucos estímulos sonoros, começa a ser possível entre uma gama maior deles e entre aqueles com diferenças de estrutura acústica mais sutis. A apresentação deles de forma repetitiva e contextualizada propicia a evolução ao próximo passo da função auditiva. O evento auditivo a um objeto ou pessoa é internalizado e agora representa um determinado som. Neste momento acontece o "reconhecimento do som", ou terceira etapa do processo (Sanders, 1982).

A hierarquia de habilidades auditivas, tal como a que está sendo apresentada neste texto, é um conceito teórico. Na prática, as atividades de compreensão auditiva com as crianças pequenas fazem parte da comunicação natural e acontecem concomitante com as atividades de identificação auditiva (Estabrooks, 1994).

Muitas vezes, mesmo com um trabalho auditivo sistemático, em se tratando de crianças com quadro de paralisia cerebral, a comunicação por meio da linguagem oral nem sempre será possível. Mesmo assim, assegurar um *input* auditivo para essa criança significa dar a ela mais um canal sensorial para que ela possa adquirir e desenvolver as habilidades necessárias para o desenvolvimento de suas potencialidades comunicativas e sua inserção na sociedade.

▶ REFERÊNCIAS

1. Allen SG, Bartlett C, Cohen N, Epstein S, Hanin L & Treni K. Maximizing auditory and speech potential for deaf and hard-of-hearing children proceedings of a clinical roudtable the hearing. *Hear J (supl.)* 1999; 32(11):1-16.

2. American Speech – Language – Hearing Association: Guidelines for the audiologic assessment of children from birth through 36 months of age. *Asha* 1991; 33(Suppl 5):37-43.

3. Andrade CRF. *Fonoaudiologia em berçário normal e de risco.* Vol. I. São Paulo: Lovise, 1996:169-99.

4. Angulo CM. Hipoacusia neurossensorial en pacientes con parálisia cerebral. *Acta Otorrinolaringol Esp* 2006; 57:300-2.

5. Azevedo MF. Avaliação audiológica no primeiro ano de vida. *In*: Lopes Filho, O. *Tratado de Fonoaudiologia.* São Paulo: Roca, 1997:239-63.

6. Azevedo MF. Avaliação e acompanhamento audiológico de neonatos de risco. *Acta Awho* 1991a; 10(3):107-16.

7. Azevedo MF. Avaliação subjetiva da audição no primeiro ano de vida. *Temas Desenvolv* 1991b; 1(3):11-4.

8. Azevedo MF. Programa de Prevenção e Identificação Precoce dos Distúrbios da Audição. *In*: Schochat E. *Processamento Auditivo.* São Paulo: Lovise, 1996.

9. Azevedo MF, Vilanova LCP, Vieira RM. *Desenvolvimento auditivo de crianças normais e de alto risco.* São Paulo: Plexus, 1995.

10. Banford J, Saunders E. *Hearing Impairment Auditory Perception and Language Disability.* San Diego: Singular Publishing Group, 1991.

11. Basseto MCA. *Emissões otoacústicas evocadas transientes: estudo da amplitude de resposta em recém-nascidos a termo e pré-termo.* Tese de doutorado. São Paulo: Universidade Federal de São Paulo, 1998.

12. Basseto MCA, Ramos CC. Estruturação de um serviço de fonoaudiologia em berçário. *In*: Andrade CRF. *Fonoaudiologia em berçário normal e de risco.* São Paulo: Lovise, 1996: 269-80.

13. Berlin CI (ed). *The efferent auditory system – basic science and clinical applications.* San Diego: Sing. Pub. Group., 1999.

14. Berlin CI, Hood LJ, Hurley A, Wen H. Contralateral suppression of otoacoustic emissions: an index of the function

of the medial olivocochlear system. *Otolaryngol Head Neck Surg*, 1994; *110*(1):3-21.

15. Bess FH, Humes LE. *Fundamentos da audiologia*. 2ª ed. Porto Alegre: Artmed, 1998:35-63.

16. Bevilacqua MC, Formigoni G. *In*: Bevilacqua, M.C.; Moret, ALM. *Deficiência auditiva: conversando com familiares e profissionais de saúde*. São José dos Campos: Pulso Editorial, 2005.

17. Bhasin TK *et al*. Prevalence of Four Developmental Disabilities Amo Children Aged 8 Years – Metropolitan Atlanta Developmental Disabilities Surveillance Program, 1996 and 2000. *Surveillance Sumarries*, January 27, 2006/ 55(SS01);1-9. Disponível em <www.cdc.gov/mmwr/previewnnwrgtnk/ss5501a1.htm>

18. Brazarotto. *In*: Bevilacqua MC, Moret ALM. *Deficiência auditiva: conversando com familiares e profissionais de saúde*. São José dos Campos: Pulso Editorial, 2005.

19. Campos CAH, Russo ICP, Almeida K. *In*: Almeida K, Iório MCM. *Próteses auditivas: fundamentos teóricos e aplicações clínicas*. 2ª ed. São Paulo: Lovise, 2003.

20. Carvallo RMM. Medidas de imitância acústica em crianças de zero a oito meses de idade. Tese de doutorado. São Paulo: Universidade Federal de São Paulo, 1992.

21. Cecatto SG *et al*. Análise das principais etiologias de deficiência auditiva na Escola Especial Anne Sullivan. *Ver Bras Otorrinolaringol* mar./abr. 2003; *69*(2):235-40.

22. Chap Chap MJ, Segre CAM. Triagem auditiva universal (TAU): Novo conceito em unidade neonatal. *Arquivos Científicos* 1997; 2(4):134.

23. Chap Chap MJ, Jardim AC, Segre CAM. Programa de triagem auditiva neonatal universal e seus resultados. In: *Anais IV Congresso Internacional de Fonoaudiologia*. São Paulo: T218, 1999:220.

24. Chapchap MJ. Potencial evocado auditivo de tronco cerebral (PEATC) e das emissões otoacústicas evocadas (EOAE) em Unidade Neonatal.

25. Chapchap MJ. Potencial evocado auditivo de tronco cerebral (PEATC) e das emissões otoacústicas evocadas (EOAE) em Unidade Neonatal. In: Andrade CRF. *Fonoaudiologia em berçário normal e de risco*. São Paulo: Lovise, 1996:269-80.

26. Chermak GD, Musiek FE. Managing Central Auditory Processing Disorders in children and youth. *Am J Audiology* 1992; *1*(3):61-5.

27. Choo D. The impact of molecular genetics on the clinical management of pediatric sensorineural hearing loss. *The Journal of Pediatrics* Feb. 2002; *140*(2):148-9.

28. Clarós P *et al*. Hipoacusia Neurossensorial por hiperbilirrubinemia neonatal. *Acta Otorrinolaringol Esp* 2003; *54*: 393-8.

29. Costa SA *et al*. Roteiro de diagnóstico e acompanhamento do desenvolvimento de crianças de 0 a 36 meses de idade. *Pró-Fono* 1992; *4*(2):9-16.

30. Downs MP & Sterritt GM. A guide to newborn and infant hearing screening programs. *Arch Otolaryngol* 1967; *85*: 370-3.

31. Downs MP & Sterritt GM. Identification audiometry for neonates: a preliminary report. *J Audit Res* 1964; *4*:69-80.

32. Downs MP. Opening the door to early identification. *Audiology Today* 1999:6-7.

33. Gabbard SA, Thompson V, Brown AS. Considerations for universal newborn hearing screening programs. *Audiology Today – Infant Hearing Screening* 1999:8-10.

34. Gabbard SA, Thompson V, Browns AS. Considerations for universal newborn hearing screening, audiology, assessment & intervention. *Audiology Today – Infant Hearing Screening* 1999:8-10.

35. Garcia-Berrocal JR *et al*. Otosyphilis mimics immune disorders of the inner ear. *Acta Oto-Laryngolobica* 2006; *126*: 679-84.

36. Gatanu – Grupo de apoio à triagem auditiva neonatal universal. Disponível em: <Brasil.baby.eoa@ibm.net>.

37. Gatanu – Grupo de apoio a triagem auditiva universal. Disponível em: <Brasil.baby.eoa@ibm.net>.

38. Gomes AM. Potencial evocado auditivo de tronco encefálico por freqüência específica em crianças em idade pré-escolar. Dissertação (mestrado). Rio de Janeiro: Universidade Veiga de Almeida, 2005.

39. Gonzales de Dios J y col. Valoración de los estudios electrofisiológicos em el seguimiento de los niños com antecedentes de asfixia perintal. *Anales Españoles de Pediatria* 1997; *46*(6).

40. Greinwald JH, Hartnick CJ. The Evaluation of Children With Sensorineural Hearing Loss. Clinical Challenges in Otolaryngology. *Arch Otolaryngol. Head Neck Surg*. jan. 2002; *28*.

41. Hood LJ. Efferent suppression of otoacoustic emissions. *Anais do XV Encontro Internacional de Audiologia*. Bauru. São Paulo, 2000; *20*(29).

42. Hood LJ *et al*. Contralateral suppression of transient-evoked otoacoustic emissions in humans: Intensity effects. *Hear Res* 1996; *101*:113-8.

43. Hood LJ *et al*. Suppression of otoacoustic emissions in normal hearing individuals. *In*: Berlin CI. *Hearing Cells and Hearing Aids*. San Diego: Singular Publishing Group Ind., 1996.

44. Hood LJ. The role of otoacoustic emissions in identifying carriers of hereditary hearing loss. *In*: Berlin CI. *Otoacoustic emissions basic science and clinical applications*. San Diego: Sing. Pub. Group., 1998.

45. Iwasaki S *et al*. Audiological Outcome of Infants with Congenital Cytomegalovirus Infection in a Prospective Study. Basel S Karger AG. *Audiology & Neuro-otology*, December 2006; *12*(1):31-6.

46. Joint Committee on Infant Hearing. Position Statement – 2000. *American Academy of Audiology* 2000; 1-40.

47. Katz J. *Tratado de audiologia clínica*. 4ª ed. Manole, 1999; (4).

48. Kemp DT. Otoacoustic Emissions in Perspective. In: Robinette MS & Glattke TJ. *Otoacoustic Emissions Clinical Applications*. New York: Thieme, 1997:1-21.

49. Kemp DT. Otoacoustic emissions: Basic facts and applications. *Audiology in practice* 1989; 3:1-4m.

50. Kemp DT. Stimulated acoustic emissions from within the human auditory system. *J Acoustic Soc Am* 1978; 64:1386-91.

51. Kemp DT, Ryan S, Bray P. A guide to the efetive use of otoacoustic emissions. *Ear and Hear* 1990; 1:93-105.

52. Lamônica DAC, Chiari BM, Pereira LD. Perda auditiva em indivíduos paralíticos cerebrais: discussão etiológica. *Revista Brasileira de Otorrinolaringologia.* 2002; 68(1).

53. Lidén G, Kankkunen A. Visual reinforcement audiometry. *Acta Otolaryngol* 1969; 67:281-92.

54. Limonge SCO. *Paralisia Cerebral: Processo terapêutico em linguagem e cognição.* São Paulo: Pró-Fono Departamento Editorial, 2000.

55. Ling D. Foundations of Spoken Language for Hearing Impaired Children. Alexander Grahan Bell Association for the Deaf, 1989.

56. Lopes Filho O *et al.* Emissões otoacústicas transitórias e produto de distorção da audição de recém-nascidos com poucas horas de vida. *Rev Bras Otorrinolaringol* 1996; 62(3): 220-8.

57. Lopes Filho O, Caros R, Redondo MD. Produto de distorção das emissões otoacústicas. *Rev Bras Otorrinolaringol* 1995; 61(6):485-94.

58. Margolis RH, Trine MB. Influence of middle-ear disease on otoacoustic emissions. *In*: Robinette MS & Glarrke TJ. *Otoacoustic Emissions Clinical Applications.* New York: Thieme, 1997:130-50.

59. Moore JM, Thompson G, Thompson M. Audiometry localization in infants as a function of reinforcement conditions. *J Speech Hear Dis* 1977; 42:328-34.

60. Parrado MES. *Estudo comparativo da utilização das emissões otoacústicas evocadas e da audiometria de respostas elétricas do tronco cerebral em recém-nascidos.* São Paulo, 1994. Dissertação (mestrado). Pontifícia Universidade Católica de São Paulo.

61. Parrado MES. *Estudo comparativo da utilização das emissões otoacústicas evocadas e da audiometria de respostas elétricas do tronco cerebral em recém-nascidos.* São Paulo, 1999. Dissertação (mestrado). Pontifícia Universidade Católica de São Paulo.

62. Pazoti JA. *Emissões otoacústicas por produto de distorção em indivíduos com audição normal e perda auditiva de origem coclear.* São Paulo, 1999. Monografia (conclusão de curso de especialização). Universidade Federal de São Paulo.

63. Perissionoto J *et al.* Roteiro de observação e acompanhamento de crianças de 0 a 48 meses de idade. *Anais IV Congresso Internacional de Fonoaudiologia* 1999: (121): 46.

64. Pinheiro S. *Emissões otoacústicas evocadas em recém-nascidos pré-termo medicados com ototóxico.* São Paulo, 1998. Monografia (conclusão de curso de especialização). Universidade Federal de São Paulo.

65. Position Statement on Universal Hearing Detection. New Orleans, LA. Joint Committee on Infant Hearing, 1994. Position Statement. *Audiology Today* 1994; 6(6):6-9.

66. Russo ICP, Santos TM M. *A prática da audiologia clínica.* 4ª ed. São Paulo: Ed. Cortez, 1993.

67. Ryan AF *et al.* Interaction Between Middle Ear and Inner Ear in Otitis Media. Lim, Recent Advances in Otitis Media.

68. Sanders D. Aural Rehabilitation. Prentice-Hall, 1982.

69. Silva C. *A supressão da emissão otoacústica transiente na presença de ruído branco contralateral.* São Paulo, 1998. Monografia (conclusão de curso de especialização). Universidade Federal de São Paulo.

70. Soares E. *Emissões otoacústicas evocadas em neonatos saudáveis: critérios de referência para uso clínico.* São Paulo, 2000. Dissertação (mestrado). Universidade Federal de São Paulo.

71. Soares E, Ribeiro R, Azevedo MF. Estudo dos níveis mínimos de resposta para estímulo verbal, ruído branco e tem puro em crianças de 5 a 22 meses de idade. *Anais do I Congresso Paulista dos Distúrbios da Comunicação Humana.* Universidade Federal de São Paulo, 1996:39.

72. Soares E, Guerreiro SMA, Azevedo MAF. Estudo comparativo das triagens auditivas por emissões otoacústicas evocadas transientes, observação comportamental e medidas de imitância acústica em crianças com e sem risco para deficiência auditiva. *Rev Bras Otorrinolaringol* 1998; 64(3): 221-7.

73. Spinelli M, Fávero-Breuel ML, Silva CMS. Neuropatia auditiva: aspectos clínicos, diagnósticos e terapêuticos. *Rev Bras Otorrinolafingol* nov./dez. 2001; 67(6).

74. Thompson G, Weber BA. Responses of infants and young children to behavior observation audiometry (BOA). *J Speech Hear Dis* 1974; 39(2):140-7.

75. Weitzman M. Terapias de Rehabilitación em ninos con o en riesgo de parálisis cerebral. *Revista Pediatría Eletrónica* 2005; 2(1).

76. Zorzi JL. Linguagem e desenvolvimento cognitivo: a formação do simbolismo na criança. São Paulo: Pancast Editora, 1993.

Inclusão e Escolaridade

Myrian Joppert de Moura

▶ INTRODUÇÃO

Todo trabalho de reabilitação – incluindo inúmeros e importantes aspectos, em diversas áreas, tratados neste livro – tem como finalidade permitir ao portador de deficiência viver a sua vida da melhor forma que lhe seja possível dentro de suas possibilidades e limitações, já trabalhadas adequadamente. Mas sempre haverá pistas e direções que não conseguiram ser detectadas e, portanto, não foram desenvolvidas. Isso seria a inclusão, extensiva ao todo da vida humana.

Essa integração na família, na vizinhança, na escolaridade, na sociedade em geral, não é novidade, já vem sendo preconizada há longos anos: vários grupos se formaram – de portadores de necessidades especiais, e de não-portadores, mas em vista de uma luta pelos primeiros – para estudar e para conseguir essa realização; livros vêm sendo escritos; leis e decretos foram elaborados desde a Declaração dos Direitos das Pessoas Deficientes, em 1975, passando pelas constituições do Brasil até a de 1988, a Declaração de Salamanca, em 1994 – citando-se apenas as mais importantes, sem se contar todo um feixe de decretos, constituições estaduais, municipais, resoluções, portarias etc.

E o assunto volta sempre. Mudam-se as nomenclaturas, as abordagens – não se pode mais falar defeituoso, nem aleijado, nem mongol; não se pode mais dizer integração, inserção; a palavra é "inclusão", segundo a qual ninguém seria excluído... No entanto, as pessoas continuam a não terem suas necessidades especiais atendidas de forma correta, como cidadãos que são ou seriam.

Ainda hoje, em todos os meios profissionais – inclusive na área da educação, tão básica e intrínseca à questão –, políticos, técnicos ..., a realidade da deficiência continua a não ser incluída nos estudos, na formação dos respectivos profissionais e funcionários; ela não é considerada nem levada a sério.

Felizmente em tudo isso há como sempre honrosas exceções, porque alguns conseguiram pensar, admitir e respeitar diferenças e exceções. É mais fácil dizer que "todos somos iguais", sem mesmo se saber em quê, e por que, para se ficar convencido de que preconceito não existe mais nos dias de hoje: "eu não tenho".

Para algumas aulas e palestras, cheguei mesmo a preparar transparências copiando bilhetes de professoras, quase sempre escritos em letras grandes e em vermelho, nos cadernos dos alunos, e que serviram na medida certa para acabar com a auto-estima, com a autoconsciência e o respeito próprio daquelas crianças e jovens, donos dos cadernos.

Vários pais desistem de colocar ou de manter seus filhos na escola porque eles nada aprenderão ou aprenderam. No entanto, se uma avaliação correta for feita, será visto que a criança tem capacidade de aprender, apenas foi inadequado o caminho seguido até então.

Quando apresento aquelas transparências, sempre digo que elas representam, não a maldade de um professor, mas a absoluta falta de condições, o total desconhecimento do problema, de suas dificuldades, de estratégias e dicas para poder lidar com esses alunos – e os professores ficam desesperados, sem saber o que fazer e como agir, conseguindo apenas achar um "bode expiatório", um culpado para o seu fracasso, caindo sempre a "culpa" no mais fraco, no aluno. Às vezes, também, nos pais.

Enquanto a criança ainda está na família, de modo geral, acaba sendo mais entendida, fica mais solta (salvo exceções, aliás já várias vezes constatadas), e não surgem problemas maiores. Entretanto, quando se aproxima o momento de ir para a escola – indispensável na nossa sociedade –, muda a figura. "Em qual escola colocar o filho? Será cedo demais? A escola mais próxima – sempre a primeira a ser procurada – vai aceitá-lo? Ele vai conseguir? Não quero que ele sofra". E o tempo vai passando, até a decisão ser tomada.

Na escola, as reações aparecem bastante diversificadas, desde uma aceitação mais emotiva, cheia de pena e de sentimentos meio *melados* e superficiais que não devem durar muito ou serão prejudiciais ao desenvolvimento do aluno, até uma rejeição formal: "Não temos condições nesta escola"; "Ele não vai acompanhar"; "Volte quando ele tirar a fralda" (só que ele é portador de uma mielomeningocele ou de uma paralisia cerebral grave, e não vai poder tirá-la, mas ninguém na escola sabe disso, nem passa pelas cabeças perguntar, informar-se. Em alguns poucos casos – que desabrocham como *pipocas* –, a resposta recebida é uma atitude de real aceitação, pela disposição e interesse em buscar, junto à família e junto a profissionais especializados, o quê, e como, precisa ser feito nesse trabalho que virou um grande desafio.

Merecem também atenção toda especial os alunos que "já estão incluídos" nas estatísticas, e que constituíam boa parte dos pacientes que eram encaminhados ao Setor de Psicopedagogia da AACD – onde tive a alegria e a honra de trabalhar, durante bastantes anos, com uma equipe realmente interessada na qualidade do trabalho, na pesquisa, no estudo, na troca interdisciplinar. Esses alunos sofriam muito, por falta de condições em todos os aspectos ligados à problemática, e o mais importante a ser feito era tentar ajudá-los a recuperar sua auto-es-

tima, a confiança e a crença neles mesmos, para se poder ir adiante.

Afinal, se há tanto tempo vigoram leis, decretos, declarações de importantes conferências, e se há tanta gente interessada e livros escritos, projetos pelo menos iniciados, sobre a INCLUSÃO, por que não se busca realmente conhecer e trabalhar mais conscientemente e mais depressa sobre as condições concretas e indispensáveis para que a inclusão se realize de verdade, sem se ficar sempre na dependência de encontrar alguma professora ou diretora de alguma escola ou coordenação que, tendo a "síndrome da dedicação e do amor", consiga por si mesma, e às vezes com muito sofrimento, compreender e ajudar o portador de necessidades especiais a aprender?

Toda essa luta – que não é de hoje, que vem conseguindo algumas pequenas conquistas bem aquém do que seria possível já se ter conseguido, e que ainda não podem ser consideradas como núcleos que se desenvolverão, por não serem fruto de uma posição estabelecida de prioridades, de ataque ao cerne do problema –, toda essa luta continua, porque quem tem na família ou no trabalho contato com um portador de necessidades especiais sabe o quanto é importante para ele poder participar das atividades do dia-a-dia, desenvolver sua cidadania, dentro das suas reais possibilidades, juntamente com outras crianças e jovens comuns, que não têm os seus problemas específicos. Essa convivência normal lhe traz enorme benefício, dando-lhe condições de confrontar-se consigo mesmo por intermédio dos companheiros, de tomar consciência de suas limitações, sim, e sobretudo, de suas possibilidades.

E o benefício não é só para ele; os companheiros passam por processos semelhantes, de consciência de si mesmos, dos outros; de necessidades e de pontos de vista diferentes dos seus; aprendem o valor da solidariedade, do respeito ao outro e a si próprio; de maneira mais rápida e concreta, mudam sua maneira de se relacionar consigo mesmos, com os outros, com as situações. Portanto, vale a pena lutar!

A inclusão na escolaridade é meio caminho (ainda que quase nunca completado) para outras inclusões mais altas, na vida profissional, no mundo do trabalho, na sociedade em geral. Ela é conveniente, necessária, é um DIREITO, importante para a felicidade – mas ela precisa ser REAL.

▶ CONSTATANDO DIFICULDADES

Sabemos o quanto são grandes as dificuldades no processo de inclusão, umas inerentes à própria deficiência – com toda a gama de tipos, sintomas, seqüelas, limitações, muito diferentes entre si, mesmo em se tratando da mesma área, até da mesma patologia de origem, como principalmente na paralisia cerebral, em que os efeitos, limitações e possibilidades diferem tremendamente de uma pessoa para outra, conforme cada caso.

Tal complexidade torna o processo de compreensão verdadeira da criança e da situação, sem o que nada poderá ser feito de bom, muito difícil e exigente para quem pretende ajudar a essa pessoa; e só se poderá ajudar de modo real se se compreende e se consegue uma comunicação ampla e profunda com ela. Atitude, aliás, totalmente diferente do "passar a mão pela cabeça", do "coitadinho" que se enche de beijos, do "bebezinho" que muitas vezes a família e a professora gostariam de manter sempre bebê, para não ser preciso enfrentar, frustrando-se, situações mais complexas que chegam com o crescimento normal da criança, do jovem.

Outras dificuldades que se encontram vêm das confusões freqüentes que se fazem, e que criam erros bastante lamentáveis, entre uma deficiência física e outros tipos de problemas, provavelmente a mais comum seja com a deficiência mental: uma criança que não fala, não anda, às vezes nem aponta corretamente para os objetos, é logo considerada como não entendendo nada e, portanto, portadora de deficiência mental. As classes especiais de DM, em todo o Brasil (salvaguardando-se sempre as muito poucas e boas exceções), mantiveram em seus programas, quase todos bem aquém do esperado, portadores de PC graves ou menos graves motoramente falando, que, se tivessem sido avaliados adequadamente, com o estabelecimento da devida comunicação, poderiam ter desabrochado, aprendido muita coisa. Vários filmes (*Meu pé esquerdo*, *Gaby*, e outros) mostraram como é difícil, até mesmo para os familiares que estão a seu lado todos os dias, perceber e acreditar na capacidade da criança assim comprometida.

Confusões também são feitas quando nos deparamos com as produções de muitos alunos: traçados fortes ou fracos demais, escritas sem direção, fora das linhas, letras "puladas", repetidas, trocadas, palavras deixadas pelo meio, chegando-se às vezes ao não fazer nada, riscar com muita raiva, até rasgando o caderno, arrancando a página – e muitos outros sintomas da mesma ordem, que tanto podem advir da espasticidade ou da hipotonia relativa à deficiência motora, como de problemas de dispraxias, disfasias, disgnosias, dislexias, mais conhecidos com os estudos da neurociência, e ainda bem pouco ao alcance dos professores e de outros profissionais da reabilitação. Nesse campo, os estudos estão ainda muito inseguros, e as mudanças são freqüentes: por exemplo, pensava-se que o cerebelo fosse responsável apenas pelo equilíbrio, a coordenação motora, sempre ligado a tônus e ao movimento, e descobriuse mais tarde que ele tem também papel importante na área cognitiva, explicando várias conseqüências num rebaixamento mental ligado às ataxias. Essas e muitas outras dificuldades referentes aos problemas antes enumerados têm feito crianças e adolescentes portadores de uma dispraxia ou de uma falha na percepção, e não nos atos de ver ou de ouvir (sensoriais), serem julgados incapazes de aprender, de cursar uma escola, e o drama será grande porque eles sabem que são inteligentes, mas nada conseguem. E somente médicos e profissionais que já entraram por esses estudos é que poderão detectar onde realmente está o problema, no que, aliás, serão muito ajudados por professores que saibam observar com paciência as possibilidades e as impossibilidades no desempenho escolar desses alunos.

Nem serão comentadas aqui, mas não menos importantes, e com uma interferência global bastante grande, as dificuldades ligadas às áreas afetivo-emocional e socioeconômica, panos de fundo que nunca desejaríamos a nossos alunos, e bastante comuns nos portadores de necessidades especiais, com todos os seus agravantes.

Todas essas dificuldades de se entender realmente e localizar o que acontece com esses casos que aparecem nas salas de aula, casos como os ventilados anteriormente, alguns até podendo ser contornados com certa facilidade se bem encaminhados, vão levando as crianças a serem, na melhor das hipóteses, consideradas como portadoras de problemas de aprendizagem (muitos deles não serão bem mais de *ensinagem*?), ou, na maioria das vezes, como lerdas, preguiçosas, geniosas, sem interesse nenhum pelo que é ensinado – e, nos tais bilhetes a que me referi acima, vão também cobranças aos pais de não terem "treinado com o filho a letra cursiva; não terem feito todos os dias com ele um ditado de pelo menos 15 palavras, porque ele não está aprendendo a escrever"... como se por aí se chegasse à solução dos problemas.

A paralisia cerebral complica sempre mais o desempenho escolar também por causa das patologias associadas que a acompanham muito freqüentemente: umas vezes com o rebaixamento mental, outras, com problemas visuais e/ou auditivos, ou de percepção, de fala, de linguagem etc., bem próximos do que foi visto acima, e com as mesmas conseqüências.

Uma vulnerabilidade maior a certas doenças relativamente simples, às vezes até mais importantes, com idas mais freqüentes a médicos e a tratamentos paralelos necessários; faltas a aula por conta da falta de transporte adequado são pontos que precisam ser levados em conta na aceitação de um portador de DF, mas que devem ser muito bem administrados, a fim de não virarem pretextos para o não-êxito na aprendizagem, o que em nada ajudaria no processo.

Por outro lado, somam-se dificuldades relativas a outros aspectos, já não inerentes à própria deficiência. O contexto geral, desde o preconceito, difícil de ser admitido por toda a sociedade, dentro e fora do âmbito escolar, e que se traduz pela indiferença, pelo não acreditar mas não querer ir ver de perto, por uma rejeição declarada e muitas vezes cheia de racionalizações e de desvio da própria culpa ("os outros pais não aceitam; as crianças vão imitar os gestos e falas, nada agradáveis à primeira vista; é muito esforço para ele, não vai conseguir"), o primeiro e mais antigo obstáculo.

O sistema atual de educação que nos rege, com base na competição, é outra importante causa de dificuldade: quem vai querer no seu grupo de trabalho um colega lento para escrever, para falar, para pensar? Se não descobrem que ele é muito inteligente, é rejeitado. Já vi alguns casos de alunos até bastante comprometidos motoramente, que eram disputados pelos grupos porque conseguiam melhor que os colegas descobrir a solução de problemas, dar respostas mais completas, mas poucos têm essa sorte. Além disso, sua estruturação em classes muito mais numerosas do que o bom senso e a realidade pedagógica possam admitir, o que em alguns estados chega a verdadeiros cúmulos, torna quase impos-

sível a inclusão de mais algum, principalmente do portador de necessidades especiais. Dando um curso para professores da rede pública numa capital do Nordeste, após ter sido obedecida a legislatura sobre a inclusão, pela opção de se fecharem as classes especiais, ouvi testemunhos de professores, como este: "Eu tinha na classe 52 alunos e recebi mais seis das classes especiais"... Sem comentários!... O ensino, como um todo, chegou a um grau de qualidade que muitas gerações vêm e vão passando, e até que se possa ter outro panorama – e dentro dele inserir a inclusão – vai custar, a menos que uma determinação muito forte consiga ir driblando os problemas de fundo.

Deixando de lado muitos outros problemas, fixo-me apenas no despreparo do professor, elemento-chave da educação e da inclusão – qual é o outro profissional que passa com o mesmo aluno pelo menos quatro horas diárias, convivendo com ele nas mais diversificadas situações: aprendendo, falando da família e dos amigos, brincando ou não no recreio, merendando, brigando, chorando e rindo feliz? Sua responsabilidade, estendendo-se sobremodo à inclusão, é muito grande, mas onde estão as condições para ele poder corresponder?

Diretores, supervisores, orientadores, na sua grande maioria, não têm um conhecimento adequado da situação, e não podem ajudar os professores. Quantas respostas totalmente sem cabimento recebemos, eu e minhas colegas de luta na prática da inclusão! Como a daquela diretora com quem insisti tantas vezes no sentido de permitir que um menino de seus 12 anos, por ter tido um TCE nas férias, ficando hemiparético e com outras seqüelas, embora tivesse no ano anterior passado para a quarta série, pudesse cursar, até como ouvinte e enquanto fosse necessário, uma classe de segunda série, uma vez que, pelo coma prolongado, havia esquecido muita coisa já aprendida, e estava na fase de recuperação: "No computador o seu nome já está na quarta série, e não dá para mudar". E numa outra vez: "Você insiste tanto na segunda série, mas essa turma de quarta tem nível de segunda!" e nem percebia que, no ano seguinte, ele iria, totalmente despreparado, para a quinta série... e eu não estava dessa vez no interior, e sim em São Paulo (capital).

Já que na sua formação, no magistério, em pedagogia, em psicopedagogia, como é de se desejar que seja feito, não entrou disciplina alguma referente à área das deficiências, antes de receber alunos com tais características o lógico seria que os professores recebessem a oportunidade de conhecer mais sobre tudo isso, ou, então, que pudessem contar com algum acompanhamento paralelo de profissionais especializados, a fim de que nem eles nem seus alunos sofressem como cobaias. Como poderão discernir, ou pelo menos *desconfiar*, se o aluno precisa ser encaminhado a um especialista, se deve ir para uma classe de portadores de deficiência mental, ou se apenas está necessitando de uma volta naquilo que não foi aprendido, e com recursos variados de ensino? E onde fica o futuro desse aluno? O encaminhamento desses alunos com dificuldades mais significativas tem de ser muito mais e melhor levado a sério, na escola em geral, e nos trabalhos particulares, ou não, especializados.

Pode-se bem entender como é difícil a avaliação dessas crianças. Aliás, não posso deixar de citar aqui, recomendando-o para os professores e profissionais ligados à área educacional, o livro *Observação de desempenho*, de Ursula Heymeyer, Editora Menon, em que a apresentação e os comentários de uma avaliação criada para crianças com PC grave nos ajudam a perceber respostas que poderiam parecer inexistentes ou erradas dessas crianças, além de mostrar, em cada atividade, o que pode ser avaliado, e tudo isso dentro do conhecimento piagetiano.

Juntamente com a dificuldade da avaliação vem a do encaminhamento para uma escola, bem como a do acompanhamento do aluno – são poucas as escolas que contam com o seguimento do trabalho, realizado por equipe especializada, que atue paralelamente às atividades escolares, dando suporte aos professores. Foi justamente uma situação assim, dado o grande interesse da equipe de suporte, que encontrei na Fundação Municipal de Educação de Niterói, o que me fez aceitar com muito gosto dar uns cursos curtos sobre a deficiência física e a inclusão para aquela equipe e para professores da rede municipal. Pude ali constatar o interesse em aprender mais sobre as crianças portadoras de PC e de outras deficiências, e de refletir sobre a postura, as atitudes do professor, que vão realmente permitir-lhe compreender e ajudar a seus alunos. Muitos deles, pessoas simples, sem grandes estudos, mas prontos a buscar, a pesquisar junto aos profissionais que têm maior contato com essa área, e assim poderem amar sempre melhor seus alunos. E tratava-se

apenas de um despertar, de um abrir de olhos mais consciente sobre situações tão diferentes do habitual, tão específicas e que precisam ser tratadas com muito respeito e competência.

▶ BUSCANDO SOLUÇÕES

O processo da inclusão vem caminhando lentamente demais, por conta da direção dada a esse caminhar; não a partir da realidade estudada, compreendida, à qual uma resposta real fosse fornecida, buscada, voltando-se sempre a situações concretas, a fim de reorientar, trocar, corrigir, e dar mais força ao retomar da caminhada – como seria a forma correta e consciente –, mas fazendo-se leis nos gabinetes, por pessoas que na maioria das vezes nem tiveram um contato válido com as diferentes deficiências, nem com o ato de encaminhar, matricular e acompanhar portadores de necessidades especiais numa escola comum, e sem ao menos se fazer o estudo das condições para que aquelas leis possam ser cumpridas... E tudo fica parado ou vai a passo de tartaruga.

Em relação ao sistema educacional e à escola

- Por que até hoje escolas que pretendem receber, e até já receberam, alunos portadores de deficiência física não desfizeram as barreiras arquitetônicas? São as mais fáceis de serem resolvidas, colocando-se pequenas rampas, corrimões nas paredes e escadas, banheiros com alças e outros detalhes, portas largas que deixem passar cadeiras de roda, salas colocadas no térreo, se se têm alunos com problemas de locomoção; texturas diferentes em pontos estratégicos etc.

- Por que não ser logo concordado e definido que as classes que possuam alguns portadores de necessidades especiais, e que exijem um tempo maior de atenção e de cuidado do professor, que tais classes tenham um número menor de alunos reconhecidamente, sem ser preciso, como ouvi uma professora contar, sua exigência, quando uma menina com grande distúrbio de comportamento, mas que sentiu e teve aceitação em relação a ela, a única que poderia tê-la em classe: "Eu fico, mas que a classe seja apenas de 25 alunos!" E ela conseguiu, como uma grande exceção e porque outra professora não ficaria com a aluna.

- Ou que uma classe assim conte com uma auxiliar, ou que se crie uma solução inteligente conforme cada caso e cada situação?

- Para certos portadores de necessidades especiais, a inclusão só vai caminhar se houver a possibilidade de programas diversificados conviverem no mesmo currículo, a fim de que eles possam continuar com os colegas, embora não tenham as mesmas condições, o mesmo ritmo de aprendizagem, havendo sempre algumas atividades que eles não poderão fazer com a classe mas que terão alternativas possíveis.

- Na escola, de modo geral, desde o servente, o faxineiro a até o diretor, todos precisarão ter a sensibilidade de perceber, reconhecer e contar com a ajuda técnica adequada para certas modificações, acréscimos ou restrições que se façam necessários à permanência do deficiente no ensino regular, como a escolha de lugares ou posições em relação ao quadro-negro, por exemplo, ou à luz ou à voz do professor. Vários casos de crianças portadoras de problema auditivo ou visual só foram detectados alguns anos após a entrada na escola, com as conseqüências para a aprendizagem daí advindas. Mas há também aquela professora que, aceitando orientação especializada, tirava xérox ampliada de muitas páginas da cartilha, que riscava forte a cada duas linhas do caderno, e que passou a usar o quadro em terços, um por vez, mantendo sempre, à frente de cada terço, uma cadeira, a fim de que aquela portadora de PC, com baixa visão, com o campo visual limitado apenas à área central, pudesse sentar-se à frente do local usado pela professora. Tudo isso durante a fase de adaptação, de compreensão do que acontecia em volta dela, até ela tomar pé na situação e poder aos poucos ir-se libertando dessas adaptações. E valeu a pena, pois quem estava com a conduta da escola de ir para uma classe especial para deficientes mentais, em cerca de três anos conseguiu, e muito bem, terminar a quarta série, sabendo raciocinar nos problemas de aritmética e fazer cálculos de frações como provavelmente a maioria de seus colegas não tenha conseguido. E como mudou para muito melhor sua aparência, sua conduta, sua confiança em si mesma!

- Em muitas classes, como é difícil aceitar que familiares dos alunos, principalmente certos tipos de PC e muitos de mielo, possam ir às escolas trocar seus filhos que não agüentariam o período escolar sem aquela parada, com o que continuariam no meio dos colegas com dignidade, sem precisar ficar com vergonha de si mesmos, tristes, e às vezes, revoltados com os apelidos que vão recebendo: fedorento, mijão e outros. Seria tão simples, desde que na escola se respeitassem realmente as "necessidades especiais", se se procurasse ajuda de quem conhece melhor a situação, e que certamente iria esclarecer sobre as patologias e suas conseqüências e exigências.

- Adaptações, órteses e próteses precisariam ser compreendidas pelo professor e as demais pessoas que lidam com a criança na escola, para que estas a ajudassem a valorizá-las, usando-as corretamente, e sendo respeitado esse uso. Para isso, se faz necessária a boa comunicação com as famílias, bem como uma parceria entre a escola e o pessoal da reabilitação, a fim de que se orientem adequadamente. Algumas dessas adaptações são muito simples – engrossar uma caneta com durepox ou com um pedaço de mangueira de plantas, ou levantar, para aproximar, a superfície de leitura ou da visão, simplesmente com o uso de pequena prancha inclinada sobre a mesa; outras exigem a indicação e a orientação dos profissionais especializados no acompanhamento médico e paramédico dos casos, mas o professor será sempre elemento de ajuda ou de obstáculo, conforme esteja ou não a par das situações.

- Ponto básico nesse processo do conhecer do aluno portador de necessidades especiais, sem o qual todo o trabalho de inclusão pode ser comprometido, é a comunicação. Além da sensibilidade e do bom relacionamento e verdadeira aceitação em relação ao aluno, o professor e demais pessoas que lidam com ele precisam ser orientados quanto ao funcionamento e os benefícios advindos de algum método de comunicação que a criança ou adolescente use, por exemplo, o PCS (Picture Communication System), um sistema de comunicação por figuras, símbolos, letras e números, bem próximos da realidade, e que permite ao portador de deficiência em caso de fala, por meio de cartelas em cuja organização o aluno também participa, comunicar-se com muito mais facilidade, para ele e para quem está com ele, desde que todos, e também os colegas, reconheçam o valor desse auxiliar bastante interessante, e estejam aptos a usá-lo também, o que, aliás, não apresenta dificuldades maiores.

Outros elementos poderiam ser lembrados, nesse empenho de a escola querer realmente (e ter condições de) exercer seu importantíssimo papel no processo da inclusão, e eles virão, no seguimento do texto.

Quanto ao ponto alto no processo da inclusão referente à formação do professor, que infelizmente chegou a um nível lamentável e esperemos realmente que seja melhorado: por que não se trabalha concretamente, segundo um cronograma adequado, começando-se, por exemplo, por bairros ou regiões em que a demanda de inclusão na rede escolar seja maior, ou definindo-se pólos, planos-pilotos de escolas realmente inclusivas? No projeto não poderiam faltar metas como:

- Atividades que ajudem na conscientização do problema, para todo o pessoal da escola, incluindo os próprios alunos e suas famílias.
- Preparação de pedagogos, psicopedagogos, coordenadores pedagógicos que, juntamente com equipes interdisciplinares, dêem apoio e sustentação aos profissionais que trabalhem nessas classes inclusivas. Há vários países em que os paramédicos da reabilitação estão presentes e atuantes nas escolas, conforme as necessidades específicas dos alunos, acompanhando os alunos nas próprias atividades da classe.
- A luta, nos meios administrativos e técnicos pedagógicos, pela inclusão de disciplinas relativas aos diferentes tipos de deficiências e suas conseqüências no processo de aprendizagem, nos currículos de formação didático-pedagógica – até já existem dispositivos legais para isso!
- A organização de pequenos cursos, seminários, encontros, bem como cursos maiores, nos quais aos poucos todo o pessoal docente vá se familiarizando com o campo da deficiência e da reabilitação. Seriam feitas aqui parcerias com faculdades e com instituições especializadas nas diferentes áreas.
- Na formação didático-pedagógica do professor, é necessário que ele aprenda a trabalhar com gru-

pos e subgrupos, alternando horários coletivos e horários de trabalho individual que permitam a convivência, na classe, de vários ritmos e diferentes possibilidades, sem que a aprendizagem se prejudique nem para os mais nem para os menos dotados intelectual ou fisicamente. Faz parte do tão difícil trabalhar com diferenças e exceções.

Essa formação a que me referi é o fator mais importante no processo de inclusão: por mais que a ciência, a tecnologia e as descobertas cresçam e apresentem novos caminhos – aliás importantíssimos e muito bem-vindos –, os profissionais envolvidos diretamente na educação são a peça-chave no processo educacional e na inclusão, inclusive para saber utilizar-se daqueles progressos e saber despertar nos alunos o desejo de assumi-los.

Entretanto, o professor não vai simplesmente ficar de braços cruzados esperando ser chamado para fazer algum curso ou negar-se a receber aluno com alguma deficiência em sua classe. Ele precisa saber que, para trabalhar com portadores de deficiência, antes de mais nada precisa ser um professor – saber o que vai ensinar, como vai fazê-lo, a fim de que o aprender se realize também (ensinar e aprender não acontecem sempre simultaneamente), tudo isso numa postura de quem vai ajudar o aluno a adquirir sua autonomia, a aprender a aprender, a criar e defender valores, e de quem sabe que vai precisar de ajuda de outras pessoas e profissionais que possam esclarecer suas dúvidas; desenvolver sua atitude de busca, de estudo, de pesquisa, podendo, assim, compreender e realmente ajudar, estimular e fazer caminhar o processo da inclusão.

▶ PSICOPEDAGOGIA NA INCLUSÃO

Juntamente com tantas outras áreas ligadas à reabilitação, o papel da psicopedagogia é indispensável quando se pretende realizar um trabalho de inclusão na escolaridade, bem como de inclusão em geral na sociedade, de portadores de necessidades especiais, enfatizando-se aqui a área da deficiência física, na sua expressão talvez mais complicada da paralisia cerebral.

Ela se dedica de modo especial ao ato de aprender – Como se aprende? E Piaget vai dar a melhor resposta. Como ajudar a aprender? E uma didática bem dominada vai deixando aparecer a criatividade do professor. Como o aluno vai aprender a aprender? Por que esse aluno não está aprendendo? Aqui, a observação e perspicácia do professor, seu relacionamento com o aluno, juntamente com o conhecimento adquirido em relação ao processo de aprendizagem, às dificuldades inerentes a este, e, ainda, às advindas da própria deficiência, bem como uma base satisfatória sobre as diferentes patologias e suas conseqüências, é que vão permitir ao professor compreender um pouco melhor aquele aluno que vem cheio de esperança para a sua classe, e com o qual vai trabalhar por um bom tempo.

Em todo esse processo, o psicopedagogo, se em contato com a área da reabilitação, vai ter um leque muito grande de possibilidades de trabalhar junto, de orientar o professor, nos pontos mais específicos da situação, nem sempre ao alcance deste, pois sua formação nem entrou em muitas dessas problemáticas.

A psicopedagogia, numa de suas mais difíceis funções, vai trabalhar na avaliação dos portadores de necessidades especiais. E será um erro grande pensar nessa atividade como alguma coisa ligada a um protocolo especial, a testes especiais que, simplesmente "aplicados ao aluno", vão dar resultados numéricos e porcentagens indispensáveis no futuro trabalho.

Antes de mais nada, a avaliação é uma atitude, uma postura do profissional, que possibilita a empatia com o aluno, que o deixa à vontade, livre para mostrar-se, para dizer o que quer, o que pode, o que sabe e o que lhe é difícil; ele precisa sentir que estamos com ele, que acreditamos nele, e que vamos caminhar juntos. Sem isso – e é o professor Lino de Macedo que nos alerta, citando Piaget, para certas atitudes reativas do "avaliando", negando-se a responder o que se pede; confabulando e "mudando de assunto"; não dando a mínima para a nossa fala, e respondendo aleatoriamente –, nenhuma dessas condutas poderia ser aceita como respostas válidas que sirvam de base ao nosso parecer: "não tem tal noção; não sabe interpretar; diagnóstico fechado para a alfabetização; não tem pensamento lógico; não sabe elaborar seqüências, comparar etc., etc.", tantas são as conclusões a que se chega e que são escritas num relatório, e as quais podem ser inverdades ou meias-verdades não aprofundadas, to-

talmente prejudiciais ao processo de escolarização dessa pessoa que veio para ser avaliada e de quem deveremos ver as dificuldades e lacunas, sim, mas sendo muito mais importante ver as suas possibilidades de aprender, de pensar, de se comunicar, de brincar, de usar o que aprende (por isso acho tão interessante, numa avaliação, ensinar alguma coisa que a criança ou jovem não saiba, e ver como reage, como vai usar o aprendido).

Em muitos casos, as aparências enganam, e se não tivermos cuidado, se não nos pusermos em cheque e dermos um tempo, com certeza vamos prejudicar várias pessoas. Em geral, portadores de PC com grande comprometimento motor, também os coreoatetóides muito desorganizados, que não falam, não andam e, às vezes, nem apontam, passam por deficientes mentais, são erradamente encaminhados para certo tipo de ensino totalmente inadequado. E não se pense que os avaliadores de tais casos foram pessoas sem condições, sem preparo! Não foi à toa que introduzimos em nosso trabalho, para casos que geram dúvidas, a avaliação prolongada, assim chamada porque, para dar o parecer quanto às possibilidades do aluno, precisamos de algum tempo trabalhando com ele, procurando formar um canal mais concreto de comunicação, precisando-se em geral começar do início, pelo estabelecimento do SIM e do NÃO entendidos por todos, e que permita um diálogo adequado com ele. Às vezes, esse tempo pode prolongar-se por alguns meses.

Pude lidar com crianças assim, já quase matriculadas em classes de DM não fosse a insistência *impertinente* da família, da mãe, que dizia e garantia que seu filho era inteligente. Com as devidas condições, em pouco tempo e se sentindo compreendidas e livres, foram capazes até de fazer uma série escolar em um só ano letivo, enquanto muitas outras precisavam fazer a mesma série em duas etapas, em dois anos!

Protocolos e roteiros para avaliações são também úteis, mas tudo vai depender do uso que se faça deles – são roteiros, podem nos lembrar muitas coisas, mas não sejamos escravos deles, aliás eles dependem de quem está por trás, e da função que lhes é dada.

Também aqui coloco o diagnóstico: é importante, de modo especial na área da deficiência física, que o professor o conheça, principalmente se ele tem noções básicas das diferentes patologias e suas conseqüências; mas que não sirva para rotular, nem como base para pareceres superficiais, e conclusões apressadas, do tipo "Ele é apráxico, então...", e isso para justificar porque não aprende. Conhecer o diagnóstico poderá ser bastante útil para o estudo, para discussões com os profissionais especializados, mas ele precisa ser colocado no seu lugar, e sendo feito por quem o pode, o especialista médico e o da área correspondente.

Quanto ao trabalho do professor, independentemente de qual seja o diagnóstico – ainda mais que nessa área cada um deles cobre uma gama muito grande de sintomas e de disfunções associadas –, o mais importante é a possibilidade de o professor tentar e observar até onde o aluno consegue ir, pode entender; detectar o mais precisamente possível onde ele não caminha e trabalhar especificamente aquele obstáculo; ensinar de outras maneiras, várias vezes, recomeçar uma alfabetização que já ia longe, mas sem o aluno saber ler. E realmente muitíssimas vezes nos surpreendemos com suas possibilidades e capacidades.

Nesse realfabetizar, não poderia deixar de citar o método neuropsicológico de alfabetização, criado pela Dra. Elsa Lima Gonçalves Antunha, que, com base no processo neuropsicológico da leitura e da escrita, e trabalhando a multissensorialidade, num conjunto excelentemente elaborado, tem conseguido orientar essa alfabetização com muito sucesso, e em casos totalmente deixados de lado, como de impossível aprendizagem. Apenas duas dificuldades: infelizmente ele ainda não foi publicado, e ele exige uma aplicação especializada, com uma base bastante sólida em neuropsicologia. Nessas condições, o trabalho com ele se torna uma situação de constante avaliação, com a possibilidade de aprofundar os pontos concretos onde se situam as dificuldades. O trabalho do dia-a-dia paciente do professor, observando, tentando várias maneiras de ajudar a aprender, será ótima contribuição a qualquer avaliação ou intervenção psicopedagógica.

O avaliador, ainda segundo Piaget, precisa ter duas condições: saber observar – no sentido de saber deixar o aluno à vontade, permitir que ele se mostre, se expresse, tomando cuidado para não cortar sua espontaneidade com alguma imposição indevida, bem como saber o que vai perguntar, que pergunta ou atividade vai realmente mostrar o que se quer verificar, enfim saber o que problematizar.

Sem isso, pode-se perder um bom tempo, nosso e do aluno e sua família, sem se chegar a alguma conclusão mais próxima da realidade de suas possibilidades e de suas dificuldades, portanto sem uma ajuda concreta ao trabalho que será feito com ele.

Na realidade, todo trabalho ligado à educação escolar, seja na sala de aula pelo professor, seja pelo psicopedagogo, transforma-se numa constante avaliação, no bom sentido, verificando-se o momento certo de continuar, de parar e reforçar o que está inseguro, de voltar e recomeçar, de incentivar para ir adiante, até para pular certos patamares vencidos antes do previsto. Essa avaliação é das mais importantes, porque há um acompanhamento longitudinal que poderá ser utilíssimo ao processo de aprendizagem.

Além, e a partir da avaliação, vem o trabalho psicopedagógico, em si mesmo, ou como apoio, suporte, na equipe interdisciplinar ou diretamente junto ao professor de classe inclusiva.

Esse trabalho, com os bem pequenos, ainda não em escolas, ou numa creche ou maternal, diz-se preventivo, não da deficiência, mas no sentido de diminuir ou evitar que problemas maiores venham a aparecer na escolaridade, e isso por meio de criar condições para que o desenvolvimento, desde bem cedo, se faça da melhor forma possível.

A criança pequena precisa usar seus esquemas motores e ir descobrindo outros, de acordo com as oportunidades que vão surgindo no seu dia-a-dia, e, com as dificuldades inerentes aos problemas físicos, a maioria dessas atividades pode ser atrapalhada e mesmo impossibilitada, exigindo dos profissionais que trabalham com ela a busca de caminhos alternativos, substituições que a ajudem a vivenciar, a tomar consciência das mesmas. A criança precisa construir o real, usar seu corpo, seus movimentos – e pode-se pensar como, às vezes, isso será complicado se ela é portadora de uma deficiência física maior, que vai ver, ouvir e participar com gestos, sons ou olhares que indiquem sua compreensão, sua relação com o meio que a cerca, meio entendido como tudo e todos que estão em volta dela e que não são ela mesma.

Quanto mais cedo for iniciado esse tipo de estimulação, melhor para a criança e para a sua aprendizagem. Ela será sempre de forma lúdica, em grupos de até oito a dez crianças, no início com a participação também da mãe (em alguns casos, o pai ou uma avó), e brincando, interagindo com a mãe, o professor, algum outro profissional, criança com criança, mães entre si, num clima de ampla comunicação.

Primeiro vai sendo adquirido o conhecimento do próprio corpo, o conhecimento físico, passando depois para a imitação, o pensar sobre o que está sendo feito, até ir para a criação de novas estratégias, a representação das ações. Aos poucos, a curiosidade, o desejo de fazer por si mesma, sua autonomia vai-se fortificando; aprende a fazer ou a entender várias ações, sociabiliza-se, e vai-se situando em relação a ESPAÇO – TEMPO – CAUSALIDADE, o tripé sem o qual o processo de aprendizagem formal fica muito prejudicado, pois ele constitui a base para os conhecimentos, para o pensamento, o raciocínio. Tudo isso, realizando-se atividades como: muito do faz-de-conta, histórias, dramatizações simples e alegres, fazer bolos, saladas de frutas, dar banho em bonecas, fazer caminhos e trenzinhos, na sala e no jardim, passeios, festinhas, organizados e vivenciados pelos grupos, e muito na dependência da criatividade do professor, dos profissionais, e com bastante participação dos pais que, já tendo deixado o lazer um tanto de lado, reencontram a alegria de brincar com o filho.

Esses grupinhos, quando bem levados, viram festa, e as crianças aprendem os dias da semana, esperando aquele do atendimento. Gostaria de chamar a atenção aqui para um ponto importante em relação aos portadores de deficiência física – é claro que se vai procurar deixar sempre a criança fazer por si mesma as atividades, dentro da norma de não se fazer por ela o que ela pode fazer, entretanto, se uma ou várias delas não têm condição de fazer aquela atividade, é diferente fazer por ela e fazer com ela; nesse último caso, estamos emprestando a nossa mão, o nosso braço, para a criança poder ter a consciência do movimento necessário àquela tarefa, o que, além de não torná-la dependente, esperando tudo dos outros, vai ajudá-la a usar, a desenvolver a curiosidade, a imaginação, a criatividade.

Os princípios e normas que vimos até aqui podem estender-se ainda por muitos anos, mesmo que a criança já esteja maior, entrando ou já cursando uma escola, desde que se verifique que essa base não foi construída na época certa, naturalmente, nesses casos, trabalha-se com outras situações e em realidades diferentes e adequadas às idades.

O trabalho psicopedagógico continua, acompanhando a entrada na escola, seguindo o desempenho escolar que o aluno vai apresentando, e garantindo, paralelamente, um trabalho específico, sempre que necessário.

Isso, por meio de contatos e visitas, em vista da indicação de escolas; mediante a ligação com as professoras que receberam portadores de deficiências – e nos casos de PC as dificuldades são muitas e variadas para que se consiga ajudar o professor da classe a entender a situação e tentar lidar com ela sem frustração para si mesmo e para os alunos. Entra, então, o trabalho de reeducação.

Nessa fase, de modo geral, os alunos sofrem muito com suas dificuldades não compreendidas nem na escola nem em casa, e por causa dessa falha nossa, do professor, coordenador, diretor, psicopedagogo, a criança ou o adolescente é que vai perdendo toda a confiança em si mesmo, fica desanimado ou revoltado conforme a sua história, pois é sempre o que leva a fama de "vilão"; adjetivos como preguiçoso, desinteressado, lerdo, burro, incapaz, conversador, desatento e outros piores ficam escritos em seus cadernos, em letras grandes, vermelhas, e com a força daquilo que é dito pelo professor.

O caráter competitivo de nossas escolas agrava a situação, pois os mais lentos ou menos capazes são rejeitados para não atrapalhar o resultado do grupo. Não se sabe bem por que o aluno não vai pra frente, por que não "acompanha a classe", e não se tem ainda a mentalidade tão necessária de se perguntar: Será que realmente ele pode ser ajudado de forma correta? A quem posso recorrer? E nesse ponto é que a equipe interdisciplinar de apoio ao professor, o psicopedagogo, teria seu papel, e fazendo tudo em conjunto com o professor, a família e o próprio aluno, para localizar o verdadeiro ponto que ficou falho no processo de aprendizagem, o que ficou prejudicado pela própria deficiência, e como se poderá ajudar a esse aluno.

Depois de um trabalho consciencioso nessa linha, pudemos ver muitos alunos terem a compreensão da escola, a aceitação de vários procedimentos em classe; diferentes, sim, mas para que ele possa fazer o que os outros fazem, sentir-se igual na medida do possível, e então puderam retomar sua caminhada na escolaridade. Entretanto ainda falta muito para esses casos se tornarem o normal, o habitual. Repito aqui, muitas vezes será indispensável uma medida séria da parte das autoridades educacionais, a fim de se concretizarem normas e meios de proporcionar uma formação nessa área das deficiências – além da formação técnica didático-pedagógica – para os professores que se estão preparando, e para uma grande quantidade de já formados e em atividade nas classes inclusivas.

▸ CONCLUINDO

A inclusão é necessária e indispensável, por princípios de direito, de progresso, de crescimento das pessoas pertencentes e não pertencentes ao grande grupo dos portadores de necessidades especiais.

A inclusão é um processo difícil – dá para ver apenas com o que foi ventilado neste capítulo.

A inclusão é possível: as condições exigidas de organização administrativa, de pessoal, de postura e de vontade política são plenamente viáveis, sem necessidade de projetos e feitos extraordinários ou sofisticados, como também foi comentado anteriormente.

Ela precisa ainda ser muito mais discutida e trabalhada, nas cúpulas e nas bases, concomitantemente com as realizações que vão surgindo, uma vez que discussões e estudos abstratos, não alicerçados numa realidade vivida, ficam vazios e não levam a nada de concreto.

Além do que já se sabe e vem sendo feito em ainda bem poucas administrações educacionais, estão conceitos e condutas fundamentais que, perpassando todo o processo de implantação ou implementação da escola inclusiva, lhe dariam outra cara e acelerariam o que está por demais lento e caminhando empurrado, aos trancos e barrancos, prolongando sofrimentos, insucessos, frustrações e prejuízos ao nosso povo, bem mais do que seria inerente à situação como tal.

Ponto comumente repetido e bastante empregado, até por defensores da inclusão, é aquele "Ele não é diferente; somos todos iguais". No fundo, há nessa fala um fugir do enfrentamento, conviver, aceitar como necessárias e normais as diferenças e exceções.

A natureza nos mostra que nem a metade do nosso corpo, na vertical, é igual à outra metade. Duas folhas de uma mesma árvore são diferentes –

para citar apenas duas constatações. Por que temos tanto medo do diferente? Por que não o assumimos como algo importante, característico da nossa natureza, e que produz riqueza?

A diversidade é a marca registrada da pessoa, a sua beleza e o móvel da criatividade. Só que ela é também exigente: se não amadurecemos psico-afetivamente, se não deixamos para trás valores próprios da criança pequena – o sincretismo que vai generalizando coisas diferentes, o egocentrismo com conotação puramente psicológica, que a faz ser o centro do mundo; se não superamos essa etapa necessária do nosso desenvolvimento global, mas passageira, que deverá ir sendo normalmente seguida e substituída por outras, continuaremos egocêntricos (já então com um componente moral), e não seremos capazes de entender e amar a diversidade, o diferente.

Partindo daquele "Vai abrir precedente", negamos ao outro direitos que lhe assistem, e somos injustos, impedindo-o de seguir o seu caminho com mais facilidade e normalidade, embora seja um caminho diferente e com recursos diferentes. A aceitação da diversidade, da diferença, da exceção, permite a abertura, o diálogo, a aprendizagem de pontos de vista, idéias e opiniões diferentes dos nossos, os quais, em confronto e interagindo com os nossos, vão nos fazer crescer e aprender a sermos solidários.

Aliás, a velha controvérsia DIVERSIDADE × UNIFORMIDADE continua firme, com o passar das gerações. O institucional precisa da uniformidade para se manter, para não se "esfacelar", para ter o "controle da situação", pensando que ela é que gera e mantém a unidade. Com isso, não percebe e nem interessa perceber que os valores da pessoa estão sendo ignorados, esmagando essa pessoa. Ouvi uma comparação interessante a esse respeito: para se formarem aqueles belíssimos jardins japoneses de violetas, mais parecidos com um veludo roxo, o jardineiro, assim que uma flor cresce mais que as outras, faz a tesoura funcionar, e todas ficam do mesmo tamanho, ninguém pode sobressair – o justo é o u-n-i-f-o-r-m-e. Será mesmo?

Por que não aceitamos que um deficiente é diferente? O simples reconhecimento dessa realidade nos faz refletir em quê ele é diferente e em quê ele é igual. Como pessoa, direitos e deveres de cidadão, ele deveria ser igual, entretanto na forma de viver, de se locomover, de quais oportunidades poder abraçar, nas condições de sua vida futura, ele é um pouco ou muitíssimo diferente. Suas necessidades de equipamentos que ajudem na comunicação, na expressão, no seu agir; necessidades de nossa atenção e compreensão, vão exigir que os outros, a sociedade, nós todos, respeitando suas diferenças, possibilitemos a ele que suas especificidades não o impeçam de viver um lugar, o seu lugar ao sol, no mundo, no local e na família onde ele vive.

Só assim, poderemos entender e dizer, conscientemente, que ele é igual, que "Todos somos iguais", sabendo bem o que dizemos e a quê nos referimos.

Outro ponto a ser muito bem refletido e que tem o anterior como base é a necessidade de se fazerem parcerias que vão concretizar as estratégias em vista de uma inclusão real. Quanto mais complexas as áreas, mais necessárias elas se fazem, e torna-se quase impossível um trabalho de valor sem a interação dos vários setores envolvidos.

Dos vários locais em que tive ocasião de entrar em contato com essa realidade, dando algum curso, palestra ou supervisão, apenas numa regional municipal educacional pude ver ao menos um exemplar bem encaminhado dessa atitude. Para se discutir a situação de um portador de deficiência física que apresentava problemas no aprendizado, fomos também chamadas, como quem tinha feito anteriormente com ele um trabalho pedagógico, a participar de uma reunião na escola que ele freqüentava. Ali estava presente, além da professora, da coordenadora pedagógica da escola, da diretora, uma equipe do posto de saúde próximo, em que o adolescente era atendido: estavam lá fisioterapeuta, terapeuta ocupacional, psicóloga, assistente social, para em conjunto trocarmos idéias, dicas e sugestões, cada qual colaborando com o aporte específico de sua área, a fim de poder ajudá-lo a seguir a caminhada escolar. Foi uma surpresa bastante agradável! Só que essa parceria entre secretarias de educação e de saúde precisaria ser um dado obrigatório em qualquer projeto bem elaborado em prol da inclusão, dada a ligação direta entre as duas áreas quando se trata de pessoas acometidas de patologias e disfunções orgânicas que interferem fortemente no seu desempenho escolar. Várias explicações já tentaram justificar a grande dificuldade que se encontra aqui, mas ainda não ouvi uma que realmente justificasse o fato, a não ser que

partamos para o pouco amadurecimento da pessoa humana, que, de modo geral, não conseguiu ainda ser parceira, trabalhar em equipe, trocar informações e pontos de vista complementares.

Aliás, nesse tipo de parceria, como em geral nos outros todos, para existir realmente uma equipe interdisciplinar, formada de profissionais de várias áreas, é muito importante que se pense no seguinte: cada área ali representada deve trazer para o grupo elementos específicos da sua área que enriqueçam o entendimento da situação nos seus múltiplos aspectos. Por isso, cada representante de área precisa, de um lado, ser competente no seu campo; capaz de entender o global da situação; e ser consciente do que lhe compete definir e do que compete a outros; em nome da interdisciplinaridade, será desastroso que decisões técnicas sobre um caso sejam tomadas por alguns membros da equipe, até mesmo pelo chefe ou coordenador, sem o aval da parte diretamente ligada ao caso.

Assim, se tal aluno vai ou não para a série seguinte, não pode ser decidido por outro profissional, com parecer contrário do professor e coordenador pedagógico, por exemplo, porque "enquanto não se habituar a usar a órtese indicada, continuando a escrever com o lápis na boca, deve ser retido". Avaliado o caso, posso dizer que nunca havia visto tal capacidade de síntese, num aluno de quarta série – provavelmente movido pela sua dificuldade motora para escrever, aliada a um bom grau de inteligência – demonstrando grande compreensão de tudo o que fora aprendido, o que o impossibilitaria de repetir o ano escolar.

Quantas vezes a equipe acha que o aluno não consegue mesmo aprender a ler e leva o caso ao psicopedagogo para indicação de escola e este, avaliando-o, percebe que não só ele sabe ler, mas que está até num nível mais alto; porém como não falava e nem escrevia, não tinha sido conseguida a comunicação com ele, e fora descartada a possibilidade de seguir o aprendizado, usando-se apenas a via oral! Estendo-me sobre exemplos assim porque eles são muito mais freqüentes do que se poderia supor.

Outra parceria bem mal entendida é aquela entre a escola e as instituições especializadas em cada área das deficiências. A quem vê de fora, sem conhecer, na realidade o que é feito e as posições das mesmas – claro que se faz necessária uma seleção criteriosa –, parece que as duas partes caminham em sentidos opostos. É o *slogan* de que as entidades especializadas levam à segregação, trabalham pela manutenção dos portadores de deficiência fora do ambiente comum, posição essa totalmente errônea. Por que, em vez de alimentarem essas idéias antiquadas, não vão verificar de perto, por dentro, como se trabalha ali, e selecioná-las com conhecimento de causa?

Elas têm papel importante nas citadas parcerias, em benefício da inclusão de portadores de deficiência: para que muitos deles, com certos problemas mais específicos ou dificuldades maiores motoras ou sensoriais, possam estar bem e não atrapalhar o conjunto, precisam aprender a conviver com suas dificuldades e necessidades especiais, a contornar funções que ficaram prejudicadas, a se instrumentalizar adequadamente – o que só vai poder ser feito em locais tecnicamente preparados para essa tarefa difícil, e que, aliás, não contam, na maioria das vezes, com o devido apoio governamental. Esse trabalho em conjunto, se bem orientado, será fator de economia nos gastos com esses problemas.

Se um portador de PC ou de outro problema neuromotor mais grave não tiver aprendido a comunicar-se, expressar-se com a compreensão de quem o cerca na escola, na família, na rua, a inclusão ou não se realizará ou será conseguida a preços muito altos para ele e para os demais. Todas essas tarefas e muitas outras não poderão ser levadas a bom termo simplesmente numa sala de aula, pelo professor, por melhor que ele seja. Trata-se de um trabalho especializado, paralelo à escola, às vezes mesmo anterior, e em parceria, em colaboração mútua.

Nos casos de dislexia, dispraxias etc., no campo neuropsicológico, em que, mesmo tratando-se de alunos com capacidade intelectiva até maior que muitos de seus colegas, será praticamente impossível vencer e, portanto, incluir-se, se a parte específica das dificuldades não for trabalhada paralelamente, e por profissionais especializados. Com os meios comuns usados na escola, eles não vão poder ler e escrever satisfatoriamente.

Foi essa, aliás, uma das conclusões a que chegaram os educadores de Vermont, unidade administrativa dos EUA em que há a maior proporção de portadores de deficiência incluídos no regime educacional regular, conforme um artigo publicado no *New York Times* de 28 de novembro de 1997, de uma equipe de educação especial, muito competente e experiente nesse trabalho de inclusão.

Outras parcerias mais simples, como uma supervisão feita por algum psicopedagogo que tenha bastante contato com a área, e que possa trabalhar numa linha de prática fundamentada, ou diretamente com os professores, ou juntamente com uma pequena equipe interdisciplinar, também poderão ajudar a compreender onde está realmente o problema do aluno em relação ao aprendizado.

Enfim, se valores como os comentados nesse texto estiverem presentes e ativos no trabalho escolar, se houver as modificações necessárias que permitam o desenvolver desse trabalho, acredito que a inclusão possa se realizar satisfatoriamente, na busca de caminhos concretos que permitam soluções adequadas.

Quem lida há vários anos nessa área sonha com o dia em que a família que tem filhos portadores de necessidades especiais, chegado o momento da entrada na escola, desde pequenos ainda, possa, devidamente orientada sobre o que vai ser melhor para seus filhos, escolher a escola que mais responderá às necessidades deles, e certa de que o que for possível será feito, e que eles vão aprender a aprender, usando todas as suas possibilidades, e tornando-se cidadãos que participarão, como cada um de nós, na medida que lhe cabe, do crescimento das pessoas e do mundo.

Essa família ainda estaria certa de que, se seu filho apresenta um quadro realmente muito mais grave – cuja inserção em classe regular não seria recomendada –, ela poderia contar com locais especiais de fato, que dessem atendimento adequado, e onde ele pudesse ser feliz, participando da sociedade em geral, em outras circunstâncias que não a escola.

Creio não ser este um sonho abstrato, nem estapafúrdio e impossível de ser realizado. As experiências e os casos isolados que vão acontecendo o demonstram.

Sem esses conceitos e valores norteando o trabalho pela inclusão, vamos continuar caminhando devagar demais, sem chegar a conseguir que a inclusão se torne o normal, o habitual, no ensino regular comum.

▶ REFERÊNCIAS

1. Ajuriaguerra J e outros. *A escrita infantil – Evolução e dificuldade.* Ed. Artes Médicas.
2. Brazelton B. *Bebês e mamães.* Ed. Campus, 1981. *O Desenvolvimento do apego.*

3. Bruno MMG. *O desenvolvimento integral do portador de deficiência visual. A deficiência visual – Reflexão sobre a prática pedagógica.* Ed. Laramara.

4. Casanova JP e colab. *Manual de fonoaudiologia.* Ed. Artes Médicas, 1992.

5. Codemarim M. *Dislexia – Manual de leitura corretiva.* Ed. Artes Médicas.

6. Costallat DM. *Psicomotricidade.* Ed. Globo, 1983.

7. Delaet. *Motricidade da criança problema.* Ed. Manole Dois.

8. Dolle JM, Bellano D. *Essas crianças que não aprendem.* Ed. Vozes, 1996.

9. Ferreira ACL. *AnAlfabeta.* Biografia, 1993. Transformação. Imprensa Oficial, 2002.

10. Fonseca V. *Educação Especial.* Ed. Artes Médicas, 1995. *Manual de observação psicomotora – Significação psiconeurológica dos fatores psicomotores. Introdução às dificuldades de aprendizagem.* Ed. Artes Médicas, 1995.

11. Goldstein S, Gold M. *Hiperatividade.* Papirus Editora, 1992.

12. Heymeyer U. *Observação de desempenho.* Memnon, 1993.

13. Houzel SH. *O cérebro nosso de cada dia – Descobertas da neurociência sobre a vida cotidiana.* Vieira & Lent, 2002.

14. Johson J, Myklebust H. *Distúrbios de aprendizagem.* Pioneira Editora, 1983.

15. Lundy-Ekman L. *Neurociência – Fundamentos para a reabilitação.* Guanabara Koogan, 2002.

16. Macedo L. *Ensaios construtivistas.* Casa do Psicólogo, 1994.

17. Mantoan MTE. *A integração de pessoas com deficiência.* Ed. Memnon, 1997.

18. Marcondes E e outros. *Fisioterapia, fonoaudiologia, e terapia ocupacional em pediatria.* Ed. Sarvier, 1994.

19. Mazzotta MJS. *Trabalho docente e formação de professores de educação especial.* EPU, 1993.

20. Meur A, Staes L. *Psicomotricidade – Educação e reeducação.* Ed. Manole, 1984.

21. Bossa NAO, Vera B (organizadoras). Ed. Vozes. A avaliação psicopedagógica da criança de 0 a 6 anos, 1994. A avaliação psicopedagógica da criança de 7 a 11 anos, 1996. A avaliação psicopedagógica do adolescente, 1998.

22. Ramozzi-Chiarottino Z. *Em busca do sentido da obra de J. Piaget.* Ed. Ática, 1994. *Psicologia e Epistemologia Genética de Jean Piaget,* 1988.

23. Rodrigues T. A pessoa portadora de deficiência e a legislação em vigor. Assembléia Legislativa do Estado do Rio de Janeiro, 2000.

24. Sanseverino MM. *Meu filho vai mal na Escola, Por quê? – O tempo, o lugar e o olhar na psicopedagogia.* UNIP/Objetiva.

25. Secretaria Municipal de Educação – Instituto Helena Antipoff. *Falando de... integração,* 2000.

26. Souza AMC, Ferraretto I (organizadores). *ABPC – Paralisia cerebral – Aspectos práticos.* Ed. Memnon, 2001.

27. Valente JA, Freire FMP (organizadores). *Aprendendo para a Vida: Os computadores na sala de aula.* Cortez Editora, 2001.

28. Weiss MLL. *Psicopedagogia clínica.* Ed. Artes Médicas, 1992.

Musicoterapia e Paralisia Cerebral

Simone Presotti Tibúrcio

▶ INTRODUÇÃO

O som está em toda parte. As vibrações que o produzem provêm da mesma energia encontrada em toda natureza, desde a pulsação cardíaca até a existente na Lua, nas estrelas e em todo o universo.

Sendo uma das primeiras formas de expressão humana, os sons produzidos pela espécie refletem sua evolução filogênica. Esse fato pode ser observado quando estudamos o longo caminho percorrido, desde o grunhido do homem nas cavernas, os primeiros sons por ele articulados na fala das diversas culturas do planeta, até os virtuoses do canto em todos os tempos.

O mesmo acontece se observamos o progresso dos instrumentos musicais: primeiramente simples objetos sonoros, feitos de ossos; depois instrumentos aprimorados, artisticamente confeccionados; e chegamos aos sintetizadores de última geração, que concentram toda uma orquestra em uma única *mesa de som*.

Caminho similar será trilhado pelo indivíduo em seu desenvolvimento, estudado pela ontogenia. Da mesma forma que a vida na Terra iniciou-se em meio aquático, o embrião humano é aconchegado no líquido amniótico, nasce, cresce e passa por uma complexa maturação. Tal como ocorre em muitos aspectos da evolução humana, também no que se refere à interação do ser humano com o som, a ontogenia irá repetir a filogenia.

Barcellos[4] (1992) aponta este fato e complementa: "a música acompanha cada homem desde antes de seu nascimento até ao momento em que morre. Está presente na sua vida intra-uterina, como provam muitos estudos: faz parte de suas primeiras vivências por meio da percepção sonora do mundo que o rodeia; é utilizada como elemento de expressão individual e coletiva e se insere em quase todas as atividades do homem". Cada novo indivíduo, nascido do instinto básico de perpetuação da espécie inerente a todo ser vivo, terá de aprimorar sua produção sonora, partindo dos sons produzidos por ele e nele mesmo: seu batimento cardíaco, seu choro, sua respiração, seus movimentos peristálticos, seu balbucio, sua oralidade, sua musicalidade.

Nossas manifestações musicais estão presentes em todas as culturas, o que reflete a necessidade humana de se expressar pela música. Muitos autores afirmam que por meio da música o homem busca dizer aquilo que não soube exprimir de outra maneira. Segundo Clive Robbins, citado por Carvalho e Lopez[9] (1999), "se as palavras fossem suficientes não haveria necessidade da música". Esse é o motivo pelo qual usamos, em todo o planeta, a música para rituais e eventos. Pode-se tratar da celebração de uma boa colheita, pode-se tratar de um funeral – a música estará presente, com a função específica de torná-los manifestos.

Através da história, utilizando os recursos disponíveis do seu tempo, o homem vem também registrando dados sobre o uso dos elementos sonoros e musicais aplicados à saúde. Tais registros apontam para fatos interessantes e consistentes sobre a utilização terapêutica da música entre os povos.

Nas civilizações ditas primitivas, o estado de enfermidade era visto como um castigo advindo da ira dos deuses, posse demoníaca ou bruxaria. Os ritmos e sons eram utilizados com fins curativos. Tocava-se, cantava-se e dançava-se para o doente, porém visando a seduzir entidades espirituais que o *tomavam*.

Embora não fosse aquele o objetivo explícito, os efeitos da música e seus elementos provocavam no mínimo uma catarse, o que auxiliava na superação do mal.

A propósito, é interessante ressaltar a característica atemporal desse fenômeno, visto que, ainda hoje, em muitas culturas não-tecnológicas do planeta, a música é utilizada por profetas, xamãs, magos.

Segundo Alvim[2] (1967), na Antigüidade Oriental e Clássica, os povos judeus, gregos, egípcios e árabes já utilizavam a música como tratamento. A autora estudou a relação terapêutica entre Saul e Davi, na história descrita no Velho Testamento[6]. Saul apresentava disfunção mental, manifestada por sintoma de melancolia seguido de ataques de fúria, sugerindo um quadro de transtorno bipolar. Segundo o relato bíblico, tudo acontecia porque Deus havia se afastado de Saul, castigo por seu procedimento contrário aos mandamentos divinos. Davi usou instrumentos musicais, principalmente harpa, timbales, cornetas e címbalos, além de outros instrumentos de madeira, para *apaziguar o espírito maléfico* que possuía Saul.

Muitos outros relatos e estudos, desde o início da Era Cristã, da Idade Média até a Idade Moderna, descrevem a utilização da música e de seus elementos aplicados à saúde. Até então, a grande maioria dos estudos denotava uma visão do paciente como figura passiva no processo de cura.

Com o passar do tempo, o número de experimentos com recursos musicais cresceu e esteve cada vez mais sistematizado conforme os padrões científicos ao alcance da humanidade.

Após a II Guerra Mundial, enfermeiras musicistas começaram a utilizar o recurso do *fazer musical* com pacientes neuróticos de guerra. O paciente passa então a ser sujeito ativo, tocando e cantando durante o processo. Em 1950, foi criada nos Estados Unidos a primeira associação de musicoterapia,

o que estimulou significativamente o progresso dessa ciência em todo o mundo.

Desde então, os efeitos produzidos pela música e seus elementos nos seres vivos de forma geral, e no homem de maneira especial, vêm sendo comprovados cientificamente por estudiosos de diversas áreas.

Na atualidade, o musicoterapeuta é um profissional de nível superior, reconhecido em vários países. Eventos são realizados em todo o mundo, com o objetivo de cambiar o conhecimento adquirido mediante pesquisas realizadas, inclusive em universidades.

Em nosso país, a musicoterapia é uma ciência jovem, que vem conquistando um crescente reconhecimento. A existência de oito cursos de graduação e cinco de pós-graduação, todos reconhecidos pelo Ministério da Educação e Cultura, amplia as pesquisas científicas sobre a musicoterapia no Brasil. Some-se a isso a utilização sistemática dos recursos musicais nas diversas práticas da saúde. Profissionais com formação musical – sejam psicólogos, fonoaudiólogos, fisioterapeutas e terapeutas ocupacionais – empregam e pesquisam o recurso sonoro em suas práticas.

A musicoterapia tem, já na sua definição, o primeiro desafio. Segundo Bruscia[8] (2000), "como corpo de conhecimento e de práticas, ela é um híbrido transdisciplinar de dois campos principais, música e terapia, e ambos possuem fronteiras pouco claras e são, eles próprios, difíceis de definir; como fusão de música e terapia, ela é ao mesmo tempo uma arte, uma ciência e um processo interpessoal; como modalidade de tratamento, ela possui uma diversidade incrível de aplicações, objetivos, métodos e orientações teóricas; como tradição universal; é influenciada por diferenças culturais...".

A Federação Mundial de Musicoterapia assim define a musicoterapia[3]: "É a utilização da música e/ou seus elementos por um musicoterapeuta qualificado, com um cliente ou grupo, num processo para facilitar e promover a comunicação, relação, aprendizagem, mobilização, expressão, organização e outros objetivos terapêuticos relevantes, no sentido de alcançar necessidades físicas, emocionais, mentais, sociais e cognitivas".

▶ MUSICOTERAPIA NO TRATAMENTO DA PARALISIA CEREBRAL

A utilização da música e de seus elementos no contato com a criança é um fato natural. A melodia da fala, carregada do afeto inerente à interação entre mãe e filho, constitui verdadeira música para os bebês. Esta melodia vocal é percebida muito anteriormente à compreensão dos significados da fala e constituí o primeiro passo para a aquisição da linguagem.

Na interação com o bebê portador de paralisia cerebral, a mãe e a família têm sentimentos ambíguos. Conscientes do diagnóstico, lidam com a intercorrência comum de outros transtornos associados, e com uma criança especialmente frágil às doenças comuns da infância. Isto altera as relações familiares. Condutas de superproteção, simbiose, rejeição, medo da perda e uma série de outros sentimentos ocorrem com freqüência, interferindo na relação familiar. Diante da patologia, a escolha da postura parental influencia diretamente a musicalidade da comunicação e o manuseio da criança.

No relato dos pais, quase sempre ouvimos referências positivas ao poder que a música exerce sobre a criança portadora de paralisia cerebral. Isso leva o adulto a lançar mão mais e mais do recurso sonoro. Quando o recurso é usado de forma espontânea e apropriada, atua estimulando e reforçando os comportamentos adequados. Entretanto, o prolongado período de dependência física e emocional da criança torna o processo diferenciado, podendo levar a um uso iatrogênico dos elementos em questão. Como exemplo podemos citar a fala infantilizada e a tendência a perseverar em um repertório musical estagnado, pouco adequado para a faixa etária e capacidade cognitiva do portador de paralisia cerebral. O musicoterapeuta, inclusive, muito pode colaborar de forma preventiva, orientando a família quanto à correta utilização dos recursos sonoros e musicais na estimulação precoce.

A percepção pela família do alto grau de motivação e prazer que a música e seus elementos representam para o portador de paralisia cerebral é um dos motivos mais freqüentes da procura pela musicoterapia. Muitos pais acabam por descobri-la na busca de uma atividade que focalize a expressão artístico-musical como um canal potencializador da comunicação.

Em estudo recente, analisamos 26 questionários respondidos por pais ou cuidadores (familiares ou funcionários) que acompanham a rotina de crianças ou adolescentes portadores de paralisia cerebral. Os dados foram coletados graças à colabora-

ção de instituições de ensino e de profissionais da área de saúde.

Foi solicitada resposta a cinco questões sobre a percepção dos responsáveis quanto ao significado da música para o portador da patologia. Obtivemos 22 respostas, indicando que pais ou cuidadores *sempre* percebem modificação no comportamento do portador de paralisia cerebral quando existe música no ambiente. Quatro dos entrevistados responderam que *às vezes* ocorre modificação. Nenhum deles indicou as opções: *raramente* ou *nunca*.

Na questão sobre o uso da música e do canto ou de brincadeiras com sons para facilitar os cuidados ou a comunicação e o relacionamento com o portador de paralisia cerebral, 16 entrevistados declararam que *sempre* utilizam os recursos citados e 10 responderam *às vezes*. Também nessa questão não ocorreram as respostas *raramente* ou *nunca*.

Solicitada justificativa para as respostas, prevaleceu a percepção pelos responsáveis de alterações positivas na atenção, motivação, relaxamento e vocalização do portador de paralisia, na presença de recursos musicais.

É fato que o desejo de ampliar quantitativa e qualitativamente as possibilidades de vida dos portadores do transtorno, assim como a dificuldade de lidar física e emocionalmente com as seqüelas presentes no ser amado, tenha levado familiares e cuidadores a improvisar formas de atenuar as dificuldades. Esta parece-nos ser a origem de algumas das idéias que posteriormente foram sistematizadas como métodos e técnicas, por terapeutas das diversas áreas,.

A maioria das técnicas terapêuticas de reabilitação reconhecidas na atualidade é recente, se considerarmos que sempre houve na história da humanidade portadores de paralisia cerebral.

Até 1960, podemos considerar diminuta a bibliografia sobre a utilização da música com pacientes portadores de paralisia cerebral. O *Tratado de musicoterapia*, que reúne trabalhos apresentados em um dos primeiros eventos científicos da história desta ciência, apresenta três artigos sobre o tema. Naquela obra, encontramos três capítulos sobre o tema. Pomeroy[10] (1964) afirma que "a música é um meio valioso que permite à criança com paralisia cerebral exteriorizar-se de modo criativo, ainda que sua deficiência possa ser tal que a impeça de tomar parte ativa na produção musical".

A afirmação vem de encontro aos postulados básicos da psicologia existencial humanista. Segundo Severim[11] (1965), "Como uma terceira força na psicologia contemporânea, ela [a psicologia existencial humanista] está preocupada com tópicos que ocupam pouco espaço nas teorias e sistemas existentes como, por exemplo: amor, criatividade, o eu, crescimento, organismo, gratificação básica necessária, auto-realização, ser, vir a ser...". É nesse pressuposto que norteamos nosso trabalho com o recurso sonoro-musical no atendimento de pacientes portadores de atraso global no desenvolvimento neuropsíquico e motor.

A concepção existencial humanista, alicerçada no respeito ao valor do indivíduo e às diferenças inerentes a cada ser, vem de encontro à característica básica da patologia em questão.

A paralisia cerebral acomete seu portador em graus e formas variadas, dependendo do tipo de envolvimento neuromuscular, podendo estar ou não associada a outras enfermidades que venham a agravar o quadro motor, cognitivo e emocional. Comparada a outras patologias responsáveis por distúrbios no desenvolvimento neuropsíquico e motor, a paralisia cerebral apresenta um espectro muito variado de quadros clínicos. São observadas desde seqüelas mínimas até comprometimento global severo.

Atualmente é cada vez maior a divulgação sobre a aplicação da musicoterapia em instituições de saúde, de ensino superior e em eventos científicos de caráter interdisciplinar. Cada dia mais neurologistas, psiquiatras, fonoaudiólogos, fisioterapeutas, terapeutas ocupacionais, psicólogos e pedagogos têm percebido o quanto esta prática pode contribuir para o desenvolvimento do paciente.

A formação do musicoterapeuta se compõe de disciplinas da psicologia, música, medicina, filosofia, das artes cênicas, entre outras. O musicoterapeuta busca fundir saberes, a fim de se constituir integralmente diante da sua prática. O estudo de disciplinas de áreas afins possibilita uma discussão e uma atuação interdisciplinar, que contribui significativamente para o desenvolvimento global do paciente. Assim, para o musicoterapeuta, no estudo da paralisia cerebral, é de sumo interesse recorrer a informações das demais técnicas utilizadas: teoria de integração sensorial, método Bobath, comunicação alternativa, visão subnormal, abordagem funcional, reintegração neurológica, psicomotricidade relacio-

nal, entre outros. É importante também acompanhar e atualizar os conhecimentos sobre neurologia e ortopedia (p. ex., uso de toxina botulínica).

▶ O PROCESSO MUSICOTERÁPICO

O primeiro passo do atendimento musicoterápico é o processo de avaliação do paciente. Como na maioria dos atendimentos clínicos, consiste de uma entrevista de anamnese, na qual os responsáveis fornecem dados sobre a história de vida do paciente. Neste ponto, é específico da prática musicoterápica o levantamento de dados sobre as experiências sonoro-musicais do paciente: trata-se da ficha musicoterápica. Este material é de grande importância para o procedimento clínico, pois demarca o *background* sonoro e musical, no qual o musicoterapeuta irá se deslocar durante as sessões.

A musicoterapia é uma abordagem que utiliza tanto o som, o silêncio, o ritmo, o movimento, o timbre, a melodia, além de outros elementos constituintes do fazer musical, quanto da própria música para alcançar propósitos terapêuticos. Segundo Albinati[1] (2000) "o musicoterapeuta é antes de tudo um pesquisador em repertório musical. Ao dedicar-se ao uso da música em terapia, dificilmente ouvirá uma música sem pensar nela como possível objeto terapêutico. Irá sempre analisá-la do ponto de vista dos materiais, da forma, do contexto histórico e de prováveis associações extramusicais...".

Também fazem parte do processo de avaliação contatos com o paciente, com a família e com os demais profissionais envolvidos. O processo de avaliação termina com uma sessão com os responsáveis, na qual o musicoterapeuta expõe suas observações e demarca os objetivos específicos, de acordo com as necessidades primordiais do paciente.

A título de exemplo, citamos a seguir algumas necessidades que podem ser detectadas entre os portadores de paralisia cerebral. Cada exemplo é seguido de uma breve descrição de atividades que o musicoterapeuta pode proporcionar ao paciente.

- Estimular a propriocepção: por meio da vibração inerente ao fenômeno sonoro, ao tocar os instrumentos musicais ou ao ouvi-los (ou senti-los) sendo tocados bem próximos de si pelo musicoterapeuta, o paciente percebe o contorno corporal, formando um esquema e uma imagem corporal.

- Reduzir a defensibilidade tátil: por intermédio da vibração e da textura dos instrumentos musicais que o paciente deseja fazer soar.
- Estimular as emissões sonoras: mediante a valorização e a contextualização dos sons produzidos por ele, utilizando fragmentos melódicos, criados pelo musicoterapeuta, de conteúdo sonoro que o paciente é capaz de emitir.
- Trabalhar a atenção dirigida: por meio de jogos musicais que surgem das possibilidades do paciente e são estruturados com auxílio do musicoterapeuta.

O objetivo primordial, em todos os casos, é criar as condições ideais para que se forme um vínculo positivo entre paciente e terapeuta. Nesse momento, ambos estarão tocando, cantando, porém o musicoterapeuta estará atento à comunicação do paciente. A expressão da face, o gesto, a postura e todas as outras manifestações não-verbais são observados pelo musicoterapeuta, principalmente no caso de pacientes com comprometimento da linguagem (Fig. 49.1).

Uma das singularidades de alguns portadores de paralisia cerebral é a presença de movimentos involuntários ou dificuldade em outros movimentos, o que altera a percepção imediata da comunicação não-verbal.

A percepção do musicoterapeuta quanto à comunicação dos pacientes com acometimento severo é dificultada, o que prolonga o período de formação de vínculo. Este é um período, para o paciente e para o musicoterapeuta, de reconhecimento e

que é ultrapassado à medida que o paciente adquire confiança e segurança no musicoterapeuta. Quando este se torna apto a lidar com as particularidades do quadro clínico apresentado, a expressão do paciente torna-se uma verdadeira fonte de significados, cada vez mais consistentes, favorecendo a interação e as decorrentes intervenções.

O processo musicoterápico com portadores de paralisia cerebral requer que ambos, paciente e terapeuta, toquem instrumentos. É necessário que o paciente esteja bem posicionado, da forma mais autônoma possível, quanto às suas condições motoras. Para alcançar esse objetivo, o profissional deverá usar da sua criatividade, seguindo sempre as recomendações do fisioterapeuta que acompanha o paciente (Fig. 49.2).

Quando o paciente possui cadeira adaptada (Fig. 49.3), a utilização desta é a forma mais indicada para a realização das primeiras sessões. Ao paciente, isso garante uma postura ideal, propicia segurança e facilita a atenção. Um bom posicionamento da criança possibilita ao musicoterapeuta:

- Tocar os instrumentos, potencializando os estímulos musicais.
- Oferecer instrumentos adaptados às necessidades motoras do paciente e auxiliá-lo no manuseio.
- Manter contato visual com o paciente, a fim de perceber o conteúdo não-verbal da comunicação, principalmente em casos nos quais ocorra disfunção de linguagem.

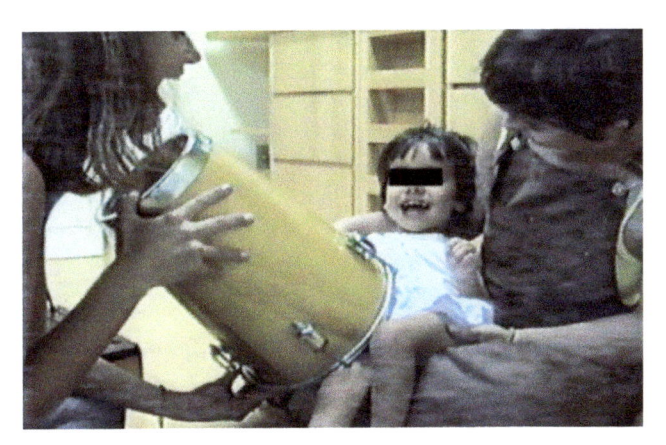

Fig. 49.1 ▶ A expressão da face, o gesto, a postura e todas as manifestações não-verbais são observados pelo musicoterapeuta.

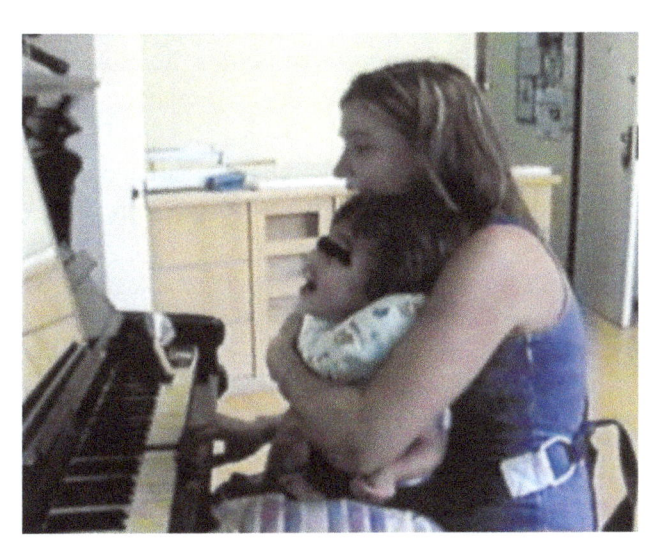

Fig. 49.2 ▶ O paciente deve estar bem posicionado, da forma mais autônoma possível às suas condições motoras, seguindo sempre as recomendações do fisioterapeuta que o acompanha.

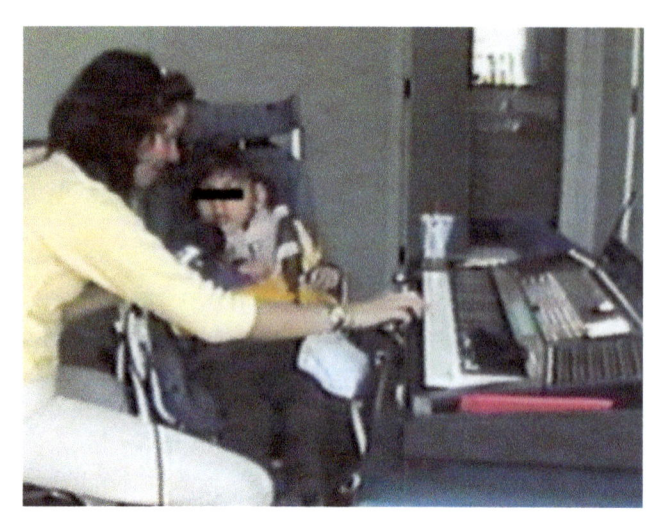

Fig. 49.3 ▶ A cadeira adaptada garante uma postura ideal, propicia segurança e facilita a atenção.

- Monitorar a função visual do paciente, quantitativa e qualitativamente.
- Facilitar a formação de vínculo entre paciente e terapeuta.

Além da cadeira adaptada, o musicoterapeuta necessita conhecer todas as órteses usadas pelo paciente, a fim de proporcionar a este um maior aproveitamento da sessão. Após buscar orientação do especialista, o musicoterapeuta deverá lidar com: colar cervical, polainas, óculos, aparelho auditivo, tutor, *splints* de posicionamento, entre outros.

Nossa prática tem demonstrado que a sessão de musicoterapia é, muitas vezes, um facilitador do processo de adaptação às órteses. A aceitação das adaptações é estimulada pelo prazer e pela motivação que o manuseio dos instrumentos musicais proporcionam ao paciente. O musicoterapeuta, consciente do ganho que terá seu paciente, pode contribuir, criando, com sua habilidade, situações nas quais a utilização da órtese facilite e aprimore a execução musical.

Para exemplificar o processo de adaptação, podemos citar o caso de uma portadora de paralisia cerebral de 7 anos, quadriplégica espástica, com componente atetóide. Foi estimulada a usar suas polainas durante a sessão de musicoterapia. A utilização da órtese em questão pode causar dor, pois exige o estiramento de uma musculatura atrofiada pelo desuso. A estratégia foi iniciar a sessão com a execução do tema clínico, um "determinado contexto musical (geralmente uma ou duas frases musicais) com

o qual o paciente interage de forma bastante particular" (Brandalise[7], 2001). No tema clínico o paciente se reconhece, se vê como sujeito do fazer musical. O reconhecimento da melodia, no caso, proporcionou à paciente um referencial de segurança e estímulo. Sentada em sua cadeira, ela utilizava um instrumento adaptado, denominado "pulseira de guizo" (Fig. 49.4), enquanto acompanhava o tema clínico, executado, ao piano pela musicoterapeuta. A atividade permitia trabalhar: a função motora dos membros superiores; a percepção dos pares opostos (começar-terminar, forte-fraco, rápido-lento), e a atenção dirigida. A paciente foi então convidada a acompanhar o mesmo tema clínico com um instrumento de grande porte e maior potência sonora: o tambor (Fig. 49.5). Naquele momento, a polaina foi introduzida, pois permitia à paciente a postura de pé, essencial para a execução do instrumento. Motivada pela musicoterapeuta e pela possibilidade de melhorar a execução musical, a paciente passou a perceber os ganhos que o uso de polaina oferecia (Fig. 49.6).

É fundamental ressaltar que a qualidade do produto musical executado pela criança está totalmente ligado à sua capacidade motora, cognitiva e emocional (Fig. 49.7). O belo e o estético do fazer musical, neste contexto, são evidentemente afetados pela patologia.

A perfeição de notas e ritmos, a estabilidade da pulsação ficam em segundo plano, pois o musicote-

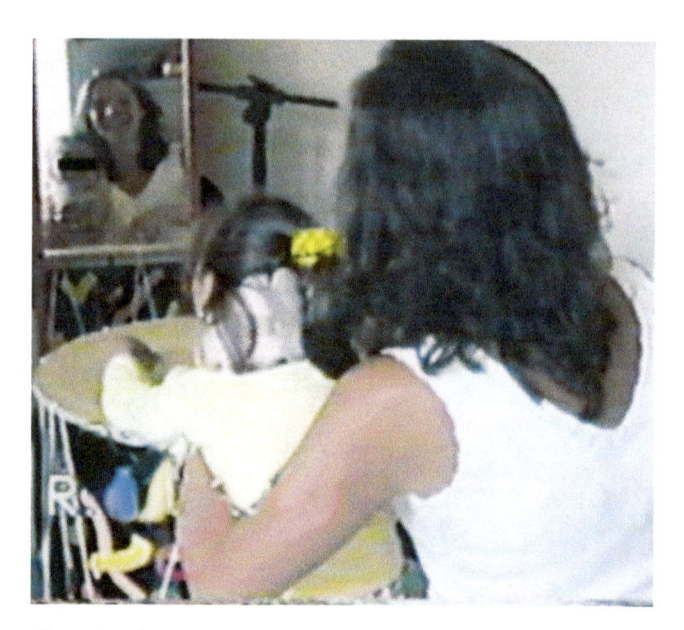

Fig. 49.4 ▶ Instrumento adaptado denominado "pulseira de guizos".

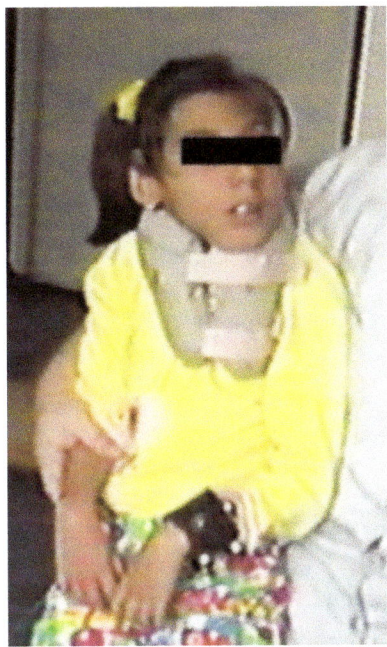

Fig. 49.5 ▶ A polaina permite à paciente a postura de pé, essencial para a execução do instrumento.

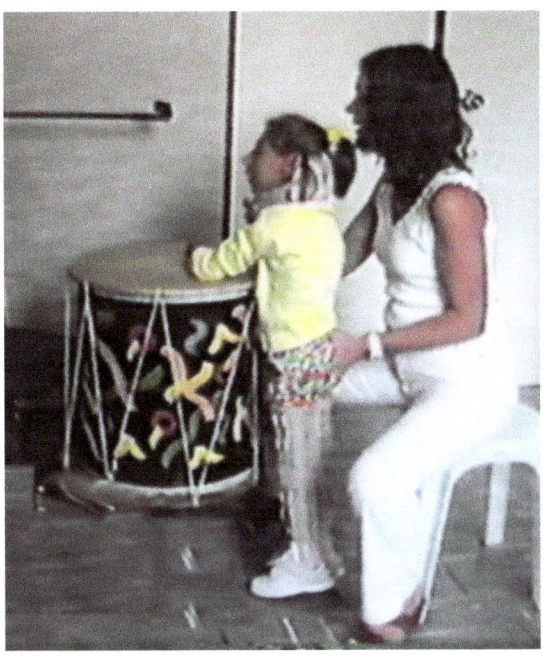

Fig. 49.6 ▶ Motivada pela musicoterapeuta e pela possibilidade de melhorar a execução musical, a paciente passou a perceber os ganhos que o uso da polaina oferecia.

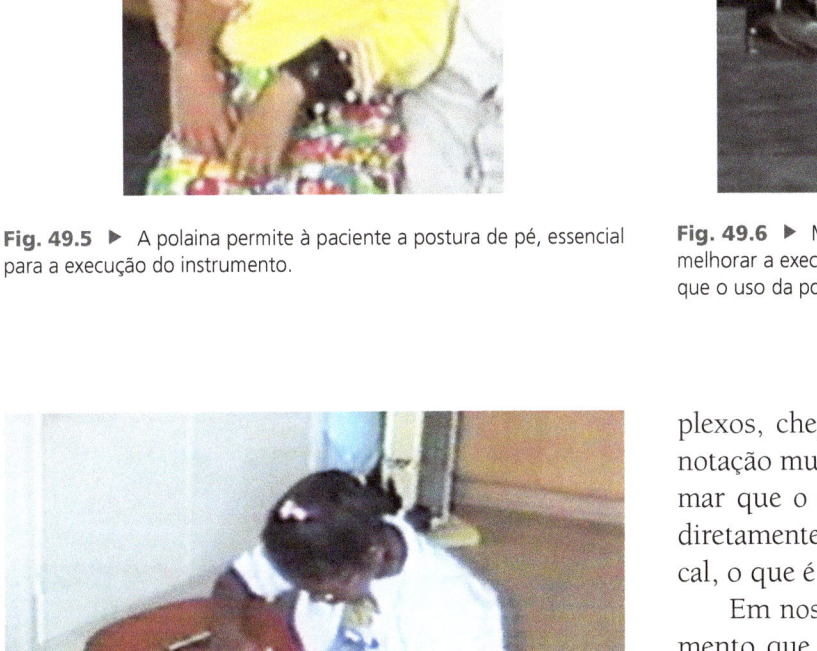

Fig. 49.7 ▶ O produto musical executado pela criança está totalmente ligado à sua capacidade motora, cognitiva e emocional.

rapeuta tem como meta ampliar os canais de comunicação e expressão do paciente.

Como a capacidade global do portador de paralisia cerebral depende do grau de acometimento da patologia, na musicoterapia ele pode usufruir desde seqüências basicamente rítmicas e melódicas até a percepção dos parâmetros harmônicos mais com-plexos, chegando a adquirir conhecimentos sobre notação musical, signos da música. E podemos afirmar que o desenvolvimento do paciente reflete-se diretamente na qualidade de sua *performance* musical, o que é um fator de motivação importante.

Em nossa prática, temos utilizado um procedimento que denominamos "espelho-partitura" (Fig. 49.8), o qual facilita a visualização do paciente durante a sessão. Consiste na utilização de um espelho, colocado na prateleira do piano, substituindo a partitura convencional. Este procedimento permite que o terapeuta tenha visão de seu paciente, independentemente da proximidade física, facilitando a interação e a observação dos aspectos pré-verbais da comunicação.

O piano ou o teclado eletrônico é utilizado com freqüência em nossa prática, pois são instrumentos que provocam impacto significativo nos pacientes. Pensamos que esse fato pode estar relacionado também ao estímulo visual que o teclado oferece. O padrão de *grating* (Fig. 49.9), listras em contraste (branco e preto), é um facilitador para as funções quantitativas e qualitativas da visão[12], Tibúrcio (2002).

Entretanto, quando o teclado eletrônico é utilizado, isolamos o painel de controle com uma placa

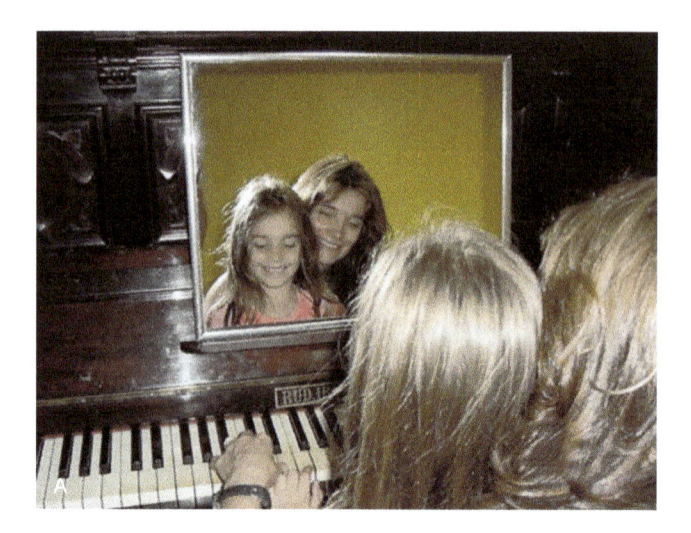
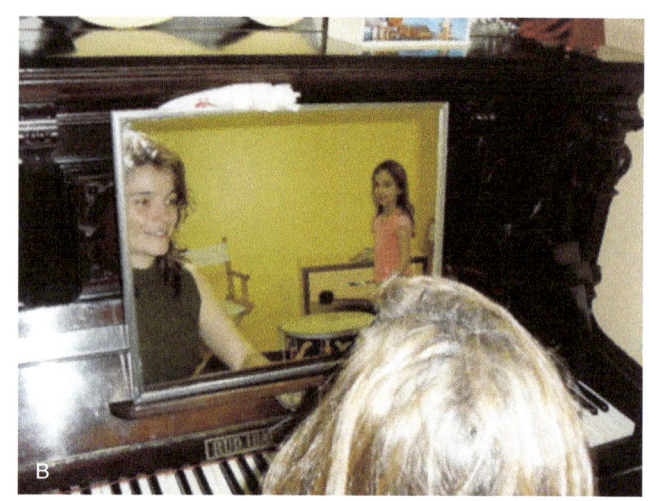

Figs. 49.8 ▶ **A** e **B** "Espelho-partitura" – facilita a visualização do paciente durante a sessão.

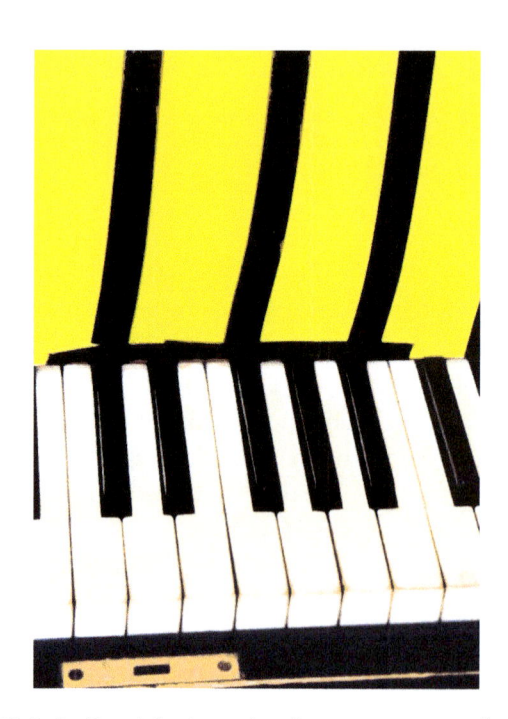

Fig. 49.9 ▶ O padrão de *grating*, listras em contraste (branco e preto), é um facilitador para as funções quantitativas e qualitativas da visão.

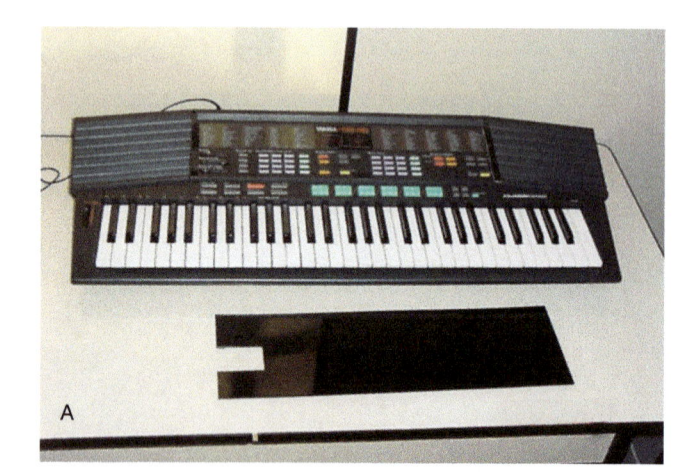
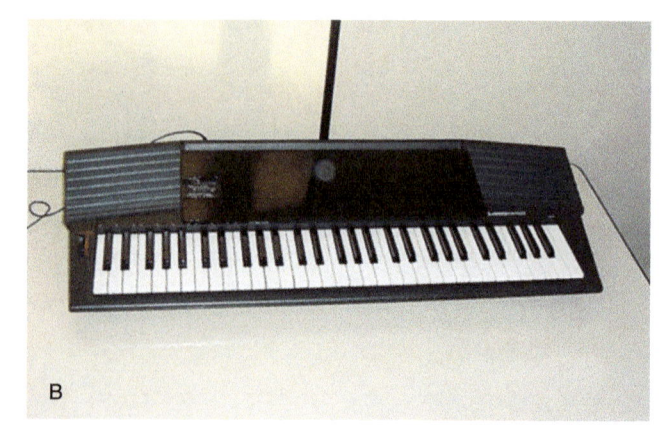

Fig. 49.10 ▶ **A** e **B** Teclado eletrônico adaptado.

de acrílico, deixando à mostra apenas os controles de função principal, pois consideramos que o painel provoca excesso de estímulos visuais, possivelmente prejudicial a alguns pacientes (Fig. 49.10). Nos casos em que há comprometimento da função visual, comumente apresentado pelo indivíduo portador de paralisia cerebral, o musicoterapeuta deve encaminhar o paciente para uma avaliação especializada em visão subnormal e seguir suas orientações.

No acervo teórico da musicoterapia, estão descritas quatro técnicas, isto é, quatro tipos de experiências musicais que são utilizados durante o processo. Caracterizadas por diferenças na necessidade de engajamento e comportamento sensorial e motor, as técnicas são distinguidas como: improvisar, recriar (ou executar), compor e escutar Brucia[8] (2000).

Essas técnicas são utilizadas no tratamento do portador de paralisia cerebral, com objetivos e adaptações específicos para o paciente. Em todas elas, o material necessário está relacionado com o fazer musical; portanto, as técnicas valem-se dos recursos inerentes à produção de som.

Aí está o diferencial do *setting* musicoterápico: a *presença do instrumento musical.* Benenzon[5] (1998) denominou de grupo operativo instrumental (GOI) a série de instrumentos sonoro-musicais que fazem parte do patrimônio terapêutico "próprio de cada musicoterapeuta, e do qual este se valerá para estabelecer ou melhorar o vínculo com seu paciente".

Fazem parte do GOI todos os objetos que possibilitam a produção de som audível, desde que este seja do interesse do paciente. Na prática musicoterápica, os instrumentos são chamados de convencionais (primitivos, folclóricos, eruditos e eletrônicos) e não-convencionais (sons da natureza, instrumentos confeccionados pelo próprio paciente, além de todos os sons produzidos pelo próprio corpo).

A musicoterapia tem-se mostrado bastante organizada, em sua teoria e prática, para auxiliar o portador de paralisia cerebral. A utilização sistematizada dos recursos musicais tem contribuído para que muitos portadores, crianças e adolescentes, conquistem nova qualidade motora, cognitiva, emocional e interpessoal.

A musicoterapia rompe com o conceito de vulnerabilidade, uma vez que as possibilidades do paciente, sejam elas quais forem, são tomadas como condição real e inegável, na qual se articula e se dá o progresso. A face artística da abordagem terapêutica, num dado momento, conduz o paciente a romper as barreiras da patologia, revelando potenciais de expressão. E, como na arte, quando há qualquer potencial de expressão, isto se torna uma necessidade.

▶ REFERÊNCIAS

1. Albinati MECB. O repertório musical em Musicoterapia. *In*: V Encontro Mineiro de Musicoterapia. Anais... Belo Horizonte: Associação de Musicoterapia de Minas Gerais, 2000:3.
2. Alvim J. *Musicoterapia.* Buenos Aires: Editorial Paidos, 1997: 74-8.
3. Baranow AL. *Musicoterapia: visão geral.* Rio de Janeiro: Enelivros, 1999:5.
4. Barcellos LR. *Cadernos de Musicoterapia 3.* Rio de Janeiro: Enelivros, 1992:19.
5. Benenzon RO. *La Nueva Musicoterapia.* Buenos Aires: Editora Lumen, 1998:19.
6. Bíblia Sagrada. A.T. I Samuel. Primeira Edição. Sociedade Bíblica do Brasil, 1988. (Sm 16-14)
7. Brandalise A. *Musicoterapia músico-centrada.* São Paulo: Apontamentos Editora, 2001:34.
8. Bruscia KE. *Definindo a musicoterapia.* 2ª edição. Rio de Janeiro: Enelivros, 2000; p. 8.121.
9. Carvalho P, Lopez ALL. *Musicoterapia com hemiplégicos.* Rio de Janeiro: Enelivros, 1999:13.
10. Gaston ET. *Tratado de musicoterapia.* Buenos Aires: Editorial Paidos, 1968:165.
11. Ruud E. Severim. *Caminhos da musicoterapia.* São Paulo: Summus, 1990:63.
12. Tibúrcio SP. *Musicoterapia e paralisia cerebral. In:* Congresso da Associação Nacional de Pesquisa e Pós-graduação em Música, 14. Resumo de comunicações e pôsteres... Porto Alegre: [s.n.] 2003:74.

Esporteterapia como Indutora da Neuroplasticidade na Paralisia Cerebral

Pedro Américo de Souza

▶ INTRODUÇÃO

Como se sabe, a neuroplasticidade é um processo em que áreas cerebrais não comprometidas assumem funções de outras áreas, que apresentam distúrbios no seu desenvolvimento ou que sofreram lesão. A plasticidade cerebral ocorreria tanto em forma de estruturas neurais já existentes, que se tornam capazes de exercer funções de outras áreas, como pela formação de novos neurônios, capazes de exercer a função desejada.

No entanto, permaneceriam ainda em aberto algumas questões, tais como:

Por que pessoas com seqüelas de paralisia cerebral apresentam ganhos motores durante os primeiros anos de tratamento, possivelmente como ocorrência da neuroplasticidade, e depois estabilizam o quadro clínico? Que fatores têm limitado a ocorrência da neuroplasticidade a só até alguns anos após a incidência da paralisia cerebral?

Por que, utilizando-se as terapias convencionais, não se tem obtido progressos na reabilitação, com evidências da neuroplasticidade, transcorridas décadas da incidência da paralisia cerebral?

Como induzir a neuroplasticidade de forma contínua ao longo de décadas?

Como induzir a neuroplasticidade, mesmo transcorridas décadas da paralisia cerebral?

Calcado em estudos e experimentos ao longo de 30 anos, este capítulo tem a pretensão de responder a estas e a outras questões, enquanto apresenta resumo da estimulação neuropsicossocial, método de reabilitação que se baseia metodologicamente na esporteterapia e que tem produzido evidências clínicas de ser capaz de induzir a neuroplasticidade ao longo de décadas.

A esporteterapia é uma ação de terapia pelo movimento, que "se utiliza de recursos adequados do esporte, visando a compensar ou a regenerar distúrbios funcionais de ordem física, psíquica e social, a prevenir distúrbios secundários e a estimular um comportamento orientado para a saúde" (Federação Alemã de Esporte para a Saúde e Esporteterapia/Deutscher Verband für Gesundheitssport und Sporttherapie – DVGS 1986).

Em vários países vêm sendo aplicadas diversas metodologias da esporteterapia em áreas específicas da saúde, tais como na psiquiatria, cardiologia, neurologia, ortopedia, oncologia, pneumologia, pediatria, entre outras. No Brasil, apesar de, há algumas décadas, serem desenvolvidas ações isoladas de reabilitação por profissionais da educação física com formação em reabilitação em nível de pós-graduação, por enquanto não tem sido feito uso desta denominação. Têm sido destacados os trabalhos de Carlos Eduardo Negrão (cardiopatias/Incor/São Paulo), Luzimar Teixeira (asmáticos e alérgicos/USP e Instituto Inspira/São Paulo) e Pedro Américo de Souza (paralisia cerebral, AVC, esclerose múltipla, lesões medulares, distrofia muscular e silicose/UFMG/Minas Gerais).

▶ METODOLOGIA DA ESTIMULAÇÃO NEUROPSICOSSOCIAL APLICADA À NEUROPLASTICIDADE

A reabilitação com base na estimulação neuropsicossocial apresenta características específicas, únicas no contexto da reabilitação neurológica, em que se estrutura uma programação longitudinal baseada na periodização do treinamento, de maneira que:

1. Procura-se detectar e estimular as funções indenes ou com paresias. Freqüentemente esta conduta permite ao reabilitando descobrir-se como portador de potencialidades e não só de perdas ou de sérias limitações. Este procedimento favorece a reabilitação emocional, sua adesão e permanência por longo prazo na esporteterapia.
2. Procura-se estabelecer e viabilizar a aquisição de pré-requisitos necessários à execução de tarefas motoras mais complexas, para a marcha ou para uma maior independência dos indivíduos.
3. A aplicação de recursos da ciência do esporte visaria a proporcionar uma melhora das condições motoras remanescentes, assim como uma predisposição para a obtenção de níveis de rendimento mais elevados, tanto sob o ponto de vista físico como psíquico.
4. A obtenção e a constatação, também por parte do reabilitando, de progressos gradativos, mesmo que temporariamente apenas nas funções indenes, visa a mantê-lo motivado em relação à reabilitação.
5. Procura-se promover uma gradativa elevação da complexidade dos estímulos, de seu volume, sua intensidade ou da combinação destes fatores, de maneira que a dinâmica dos estímulos torne simultaneamente mais eficaz e mais prazerosa a participação no processo de reabilitação. Esta dinâmica de dosagem da estimulação, associada à seleção criteriosa dos estímulos, bem como à programação longitudinal, que sofre adequações ao longo de seu transcurso, é que permitiria, neste contexto terapêutico, a viabilização da neuroplasticidade.
6. Há uma alternância da ênfase da abordagem terapêutica da paralisia cerebral se estendendo de diversos planos motores (coordenação, equilíbrio, força, percepção espaço-temporal etc.) para

o psicológico (força de vontade, autoconceito mais positivo) e, deste, para o social; facilitando, em seu todo, a adesão, permanência e maior investimento pessoal e/ou familiar no processo de fomento à neuroplasticidade, com uma conseqüente melhora do padrão motor, assim como contribuindo para o processo de superação emocional da deficiência física e a inclusão social.
7. Procura-se desenvolver um comportamento orientado para o rendimento, para a saúde física, mental e para o bem-estar social.

▶ SELEÇÃO, DOSAGEM E DINÂMICA DAS CARGAS DE ESTIMULAÇÃO

Ao considerar-se a possibilidade de a neuroplasticidade atuar como um agente capaz, ainda que restrita à irreversibilidade da paralisia cerebral, de permitir a ampliação significativa das perspectivas de um prognóstico mais positivo do que o obtido até hoje, nos processos concomitantes de inibição de padrões patológicos e de codificação de padrões desejados no processo de reabilitação de pessoas com paralisia cerebral, apresentam-se questões relativas à seleção e à dosagem dos estímulos capazes de promover a neuroplasticidade.

Pode-se considerar que a viabilização da neuroplasticidade nas terapias pelo movimento estaria condicionada, entre outros:

1. À **seleção adequada de estímulos** capazes de permitir a ocorrência da neuroplasticidade. Isto implica uma seleção criteriosa dos estímulos.

No caso da metodologia aqui descrita, estes estímulos são apresentados, por exemplo, em forma de movimentos específicos da marcha ou de elementos de modalidades esportivas, decompostos e praticados de forma acentuada. Estes elementos têm sido designados com os nomes de "educativos" ou "tarefas motoras". No decorrer da aplicação desta metodologia, estes movimentos são reagrupados, procurando-se dar maior diversidade e eficácia à estimulação do reabilitando. Destas opções, selecionam-se os estímulos mais adequados a cada caso (p. ex., hemiparesia, ataxia e atetose), os quais comporão o programa de reabilitação pela estimulação neuropsicossocial, visando a melhorar, entre outros, a coordenação motora, o equilíbrio, a percepção espaço-temporal e a percepção cinestésica.

Dentre as tarefas motoras, podem ser citadas como exemplos:

a. Andar acentuando a coordenação contralateral braço-perna.
b. Andar acentuando, de forma alternada, a flexão dos quadris.
c. Andar acentuando, de forma alternada, a extensão dos quadris.
d. Andar com variadas amplitudes de passada.
e. Andar com velocidades variadas.
f. Combinar "d" e "e".
g. Andar em ziguezague.
h. Executar exercícios simultâneos com os braços e com as pernas, especialmente por atetóides.

2. À **intensidade dos estímulos**, que deverão ser de tal ordem que permitam a obtenção da reação desejada. No entanto, a intensidade não pode promover seqüelas ou achados clínicos adicionais, como, por exemplo, a ocorrência de clônus. A elevação da complexidade de um movimento pode ser citada como uma forma de exemplo de aumento da intensidade da estimulação.

3. Ao **volume dos estímulos**, que deverá apresentar um número tal de estimulações (numa mesma sessão, durante a semana e ao longo do processo de reabilitação) compatível com o quadro inicial, e com a situação do reabilitando no transcorrer da reabilitação e no futuro, que permita uma evolução gradativa da inibição do quadro patológico e a obtenção dos padrões desejados.

4. Ao **tempo de transcurso da aplicação dos estímulos**, que deverá se estender a várias semanas, meses ou até mesmo a anos de estimulação, já que a neuroplasticidade pode se processar de forma contínua.

5. À **utilização de dinâmicas de cargas de estimulação**, visando a permitir aumentar a dosagem dos estímulos de maneira gradual. A dinâmica da dosagem dos estímulos prevê, entre outras, a aplicação de teorias do treinamento, tais como: métodos intervalados (extensivo ou intensivo), sistema em pirâmide (estímulos com dinâmica crescente ou crescente-decrescente), treinamento de resistência de força (isotônica, isocinética, isométrica e auxotônica – é a resistência de força que permite resistir ao cansaço, além de contribuir para retardar a elevação da espastici-

dade durante ações motoras), periodização da reabilitação etc.

É a periodização do processo de reabilitação que permitirá ao reabilitando a gradativa elevação do volume dos estímulos, a elevação de sua intensidade ou, a longo prazo, a elevação tanto do volume quanto da intensidade dos estímulos. Esta dinâmica visa a facilitar a plasticidade cerebral. A elevação gradativa da estimulação pode ser expressa, por exemplo, pela inclusão de exercícios mais complexos, pelo aumento do número de repetições, sendo viabilizada, entre outros, pela adoção de microciclos, mesociclos e macrociclos no processo de reabilitação.

A dinâmica de cargas dos estímulos visa, também, a impedir que o reabilitando apresente progressos no início do atendimento e pare de obter resultados positivos em sua reabilitação, se desmotivando. A utilização de séries intervaladas com 20, 30 ou mais repetições seria perfeitamente viável e, em muitos casos, até mesmo desejável, já que favoreceria a ocorrência da neuroplasticidade. No entanto, os reabilitandos devem ser gradualmente preparados para suportar tal dosagem. Para tanto, são utilizadas dinâmicas, tais como:

1. Trabalha-se com uma margem de segurança em que tem-se como referencial, por exemplo, o volume de 10 repetições. Considera-se como sendo de carga máxima a atividade em que o reabilitando só é capaz de executar uma repetição. A referência de 10 repetições ofereceria, portanto, menor risco de lesões ou de ocorrência de achados clínicos patológicos.

2. A dinâmica de dosagem dos estímulos, visando à neuroplasticidade, poderá seguir uma metodologia em que, por exemplo, de forma gradual se eleva o volume dos estímulos (expresso pelo aumento do número dos exercícios ou do tempo de estimulação), o número das opções de atividades e/ou a intensidade dos mesmos.

3. A elevação da espasticidade durante a execução de uma atividade é tida como indício de que a dosagem atingiu seu máximo, seja na sua intensidade ou no seu volume.

4. Dosagens com séries intervaladas de estímulos uniformes. Ex., 2 × 15 repetições de um mesmo estímulo.

5. Dosagens com estímulos intervalados crescentes. Ex., 1 × as intensidades de 1; 1,5; 2; 2,5 (etc., em forma figurativa neste exemplo).

6. Dosagem com estímulos combinados, crescente-decrescente. Ex., 1 × (10 × 1; 10 × 1,5; 10 × 2; 10 × 2,5; 10 × 2; 10 × 1,5; 10 × 1 unidade de carga usada na estimulação).

7. Periodização da reabilitação, na qual em cada fase da reabilitação serão enfatizadas funções definidas como imprescindíveis ou como pré-requisitos para futuras ações, tais como: acentuação da estimulação visando à melhora da coordenação motora, do equilíbrio ou um aumento gradativo da força muscular; aumento da força de vontade e da predisposição para níveis de rendimento mais elevados, que permitirão a elevação do volume ou da intensidade das cargas, ou seja, dos estímulos neuromotores, dando condições para que no futuro se trabalhe com grande diversidade de estímulos, grande volume de trabalho e uma intensidade de estímulos mais elevada; combinação esta imprescindível para induzir a neuroplasticidade de forma continuada.

8. Outras opções de variação com base na ciência do treinamento.

A aplicação de dinâmicas, como as citadas como exemplos, específicas e exclusivas da esporteterapia.

a. Para uma **programação longitudinal da reabilitação** em que alguns *assessments* são realizados no intuito de adequar a programação às alterações apresentadas pelos reabilitandos ao longo do processo de reabilitação (*vide* sobre *assessment* no Capítulo 27, Aspectos Motivacionais na Reabilitação da Paralisia Cerebral). Para se conseguir progressos contínuos é imprescindível compatibilizar a programação. Esta adequação difere, no seu tempo de realização, caso a caso. Há evidências clínicas de que é possível obter-se melhoras do padrão motor na paralisia cerebral durante vários anos, mesmo que transcorridas até mesmo décadas de sua ocorrência, seja ela congênita ou adquirida, desde que os programas de estimulação sejam adequadamente programados e sistematicamente reprogramados, redosados ao longo de sua aplicação. Além disso, devem ser realizados treinamentos de resistência (cardiovascular e muscular localizada) e de força (resistência de força), visando à melhora do condicionamento físico geral e da resistência de força, que permi-

tirão uma elevação gradativa da tolerância a estímulos cada vez mais volumosos, mais intensos e mais eficazes, capazes de promover a neuroplasticidade, a melhora do padrão motor e evitando a estagnação;

b. Para o **estabelecimento e aquisição de pré-requisitos para a neuroplasticidade**, como por exemplo: ser capaz de tolerar estímulos de alta intensidade ou de grande volume de estimulação e, especialmente, tolerar a utilização concomitante de estímulos de grande volume e intensidade.

c. Para que se evite, freqüentemente, a realização de movimentos extremos, seja na sua amplitude ou na sua dosagem.

d. Para que o terapeuta não considere prematuramente que o processo de reabilitação atingiu seu máximo, já que é possível a obtenção continuada de progressos, mesmo em casos de paralisias ou paresias cerebrais com décadas de ocorrência, podendo o progresso se estender a vários anos. Em casos de estagnação dos resultados, deve-se promover uma reestruturação da programação. Na maioria dos casos a estagnação seria causada por uma programação capaz apenas de promover resultados a curto prazo ou até alguns anos, e não pela paralisia cerebral em si. Os profissionais da saúde, em sua maioria, ainda estão condicionados por experiências e por conceitos relativos a uma limitada capacidade de reabilitação da paralisia cerebral. Este capítulo visa a contribuir para o estabelecimento de novas normas de referência.

Constata-se, na prática, a necessidade de se dar ênfase à combinação de elevado volume de estimulações, associada à seleção adequada dos estímulos, à intensidade dos mesmos, bem como à gradativa combinação destes fatores de estimulação. Com isto, seria possível permitir a obtenção de melhores padrões motores na paralisia cerebral, com base na ocorrência da neuroplasticidade, ao longo de vários anos. Esta dinâmica permitiria melhorar ainda o autoconceito e elevar o aumento da efetiva participação do reabilitando como agente causal de seu processo de reabilitação.

Enquanto isso, Sauron (1990, p. 46) propõe que "o exercício ativo, visando ao fortalecimento, deverá sempre ser isométrico em músculos espásticos e poderá ser isotônico lento em músculos que não apresentam alteração de tono. Neste último caso, a resistência imposta será gradativamente aumentada... Após estabelecer a carga máxima, a série de exercícios inicia-se com 10 repetições de movimento utilizando-se primeiro 25% da carga máxima, depois 50% da carga máxima, 75% e, finalmente, as 10 repetições são feitas contra a carga máxima conseguida". Na metodologia desenvolvida por este autor, propõe-se que na estimulação neuropsicossocial, entre outros, adote-se, como referência de "carga máxima" de teste para iniciantes, 10 repetições para as variadas intensidades (pesos, por exemplo, são utilizados para cada reabilitando e em cada exercício, especificamente).

O uso de 10 repetições como carga máxima de teste para reabilitandos no início da estimulação neuropsicossocial é feito considerando-se ser este volume relativamente pequeno. Por outro lado, por questões relativas à prevenção de lesões, evita-se na estimulação neuropsicossocial a realização de testes de repetição máxima ou de aplicação de cargas máximas, apesar de que, ao longo do tempo, os reabilitandos são capacitados, quando pertinente, a realizar programas com grande número de atividades, grande volume de repetições e elevada intensidade. No entanto, em programas plurianuais com a aplicação da periodização do treinamento à reabilitação, têm sido utilizados testes e dosagens de estimulação de algumas dezenas a, inclusive, centenas de repetições.

Deve-se mencionar que o modelo de reabilitação sumariamente apresentado aqui como exemplo de esporteterapia é aplicado em momento terapêutico sob condições completamente distintas da "terapia física" abordada por Sauron, bem como pela maioria dos métodos fisioterápicos. Com isto, não se critica aqui a proposta de Sauron, mas apresenta-se outra metodologia, que se tem mostrado eficaz quando aplicada por profissionais devidamente qualificados para esta função da esporteterapia nos casos de paralisia cerebral em pessoas acima dos 8 anos de idade.

▶ ESTRUTURA DA ESTIMULAÇÃO NEUROPSICOSSOCIAL APLICADA À PARALISIA CEREBRAL

A metodologia exemplificada a seguir foi estruturada de forma genérica, já que as diferentes manifestações e distintos graus de comprometimento apresentados pelas seqüelas da paralisia e paresia cerebral (espasticidade, atetose, ataxia etc.) não só permitem, como exigiriam uma especificidade da abordagem na esporteterapia. A estimulação neuropsicossocial pode ter sua programação estruturada, por exemplo, com as seguintes características:

Assessment *esporteterapêutico*

Em contrapartida às condutas médica e fisioterápica relativas ao diagnóstico e estabelecimento do tratamento, o *assessment* na esporteterapia é centrado no levantamento das funções indenes e das funções comprometidas, nas atividades e participações passíveis de execução (p. ex., com base na Classificação Internacional de Funcionalidade, Deficiência e Saúde – CIF, da OMS, em vigor a partir de 2004). O *assessment* na esporteterapia considera, também, a avaliação do estado atual do indivíduo ou de grupos de indivíduos e sua relação com uma possível evolução no futuro (Huber, 2000, p. 113), visando ao estabelecimento de uma programação reabilitacional de curto, médio e longo prazos, conforme recursos inerentes à esporteterapia.

O *assessment* da esporteterapia é realizado de forma a "coletar, analisar e comunicar as características relevantes de um paciente ou grupo de pacientes, para o planejamento e aplicação da esporteterapia. Com isto, o *assessment* fornece as bases decisórias sobre o tipo e o volume das intervenções terapêuticas e, considerando-se pelo menos duas repetições do *assessment*, estabelece condições para a mensuração das alterações no âmbito das avaliações, no sentido de assegurar sua qualidade" (Huber, 2000, p. 113). O *assessment*, na esporteterapia, possui ação multifuncional, estendendo-se da avaliação das funções indenes às funções comprometidas: emocionais, motoras e sociais, e considera, ainda, a relação dos potenciais e das limitações de um indivíduo ou grupo de indivíduos num plano presente e sua projeção para o futuro.

O *assessment* freqüentemente enfatiza as funções indenes ou pouco comprometidas, enquanto procura determinar as atividades passíveis de execução pelo reabilitando e a factível, mesmo que a médio prazo, participação deste na vida social (família, mercado de trabalho, lazer etc.), além de determinar a estrutura da programação e a metodologia a ser usada.

1. **O resultado do** *assessment* norteia, ainda, a seleção de atividades passíveis de execução que poderão ser incorporadas ao programa de reabilitação na esporteterapia. Algumas destas atividades poderão ser vistas como pré-requisitos para a futura realização de atividades ou de funções (sociais, motoras, emocionais) mais complexas.
2. **Análise dos pré-requisitos** ou de condições exigidas para a execução de determinadas atividades passíveis de seleção.
3. **Comparação** entre os resultados do *assessment* e os pré-requisitos necessários para a realização das atividades (exercícios, movimentos etc.) desejadas.

4. Seleção das atividades e **estruturação do programa** de reabilitação, considerando-se a teoria do treinamento e a psicologia da reabilitação (*vide* Capítulo 27, Aspectos Motivacionais na Reabilitação da Paralisia Cerebral).

A estruturação do programa de reabilitação será feita, por exemplo, em forma de circuito, em que diferentes funções são estimuladas de forma alternada. A dosagem da estimulação também é feita considerando-se teorias do treinamento, tais como as citadas, anteriormente, no item Seleção, dosagem e dinâmica das cargas de estimulação.

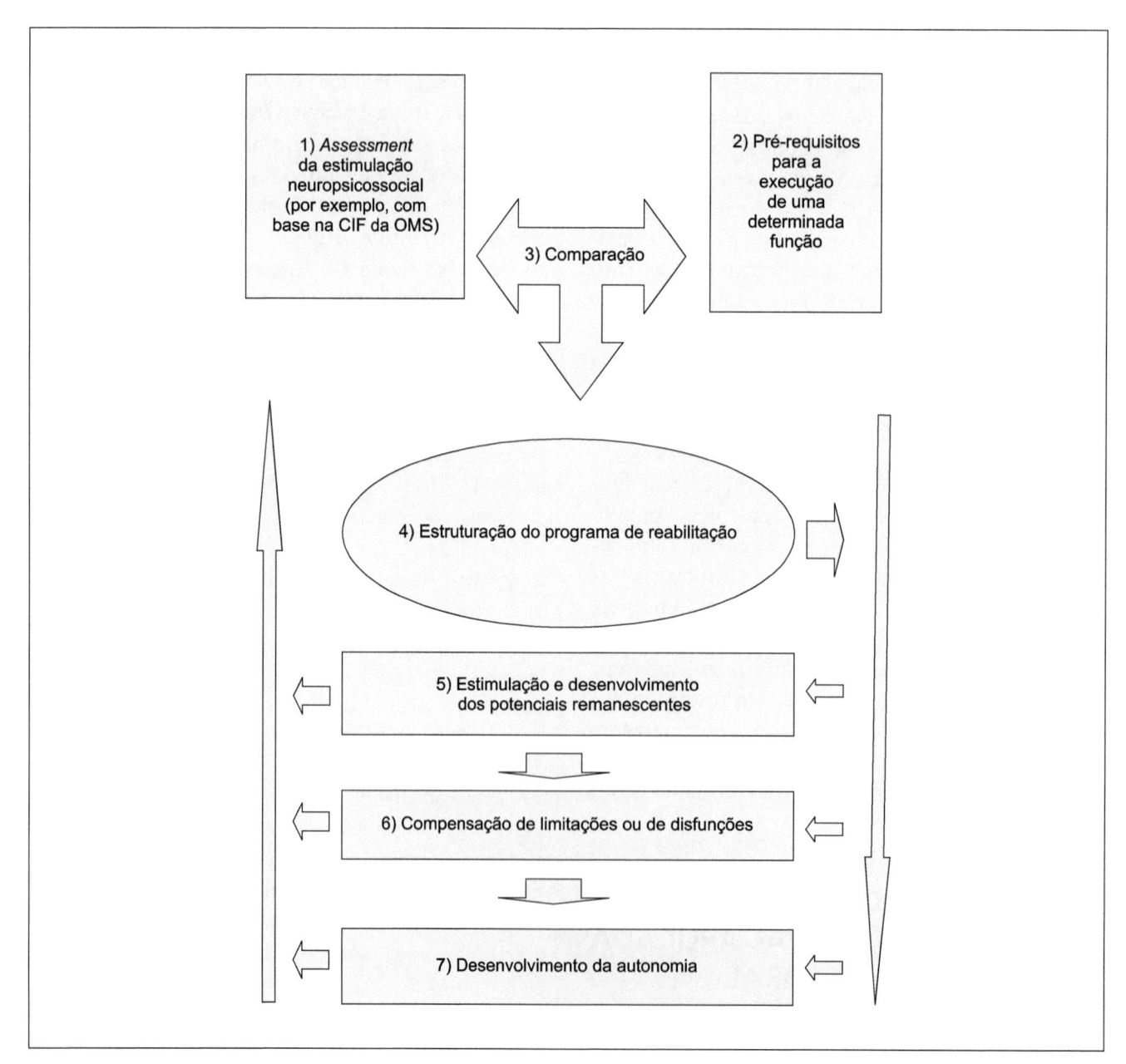

Fig. 50.1 ▶ Metodologia da esporteterapia (Souza PA, 2003).

O programa de reabilitação poderá se concentrar nos pré-requisitos para futuros objetivos, por exemplo na melhora da força muscular, melhora da percepção cinestésica ou da força de vontade, aumento da predisposição para a elevação da capacidade de rendimento (de trabalho), melhora da coordenação contralateral (braços-pernas), bem como poderá estimular direta e especificamente a melhora da marcha, desde que o reabilitando preencha certos pré-requisitos para a mesma.

Nos programas de esporteterapia não são realizados exercícios passivos, salvo alongamentos;

5. **Estimulação e desenvolvimento dos potenciais remanescentes**. Esta ação, entre outras, visa também a obter a adesão e a manutenção do reabilitando na estimulação neuropsicossocial, além de estruturar melhores condições para uma futura elevação da dosagem dos estímulos.

6. **Compensação de limitações ou de disfunções**. Esta ação tem seu início, geralmente, a partir do momento em que os primeiros sinais de melhora do padrão motor se fazem constatar ou a partir do momento em que o reabilitando se predispõe emocionalmente a trabalhar com atividades mais complexas ou com maior intensidade. Ou seja, esta ação considera tanto componentes neuromotores quanto fatores psicológicos.

7. **Desenvolvimento da autonomia**. É de fundamental importância para a superação emocional do reabilitando que o mesmo se perceba como capaz de executar sem ajuda atividades específicas da programação. Futuramente esta percepção vai ajudá-lo também a ver-se como um agente ativo de seu processo de reabilitação, contribuindo para a superação emocional da deficiência.

8. **Repetição do** *assessment*. Com a repetição do *assessment* espera-se obter resultados em que o reabilitando apresentará seus potenciais mais desenvolvidos, e menores limitações, que na avaliação anterior. A repetição do *assessment* tem por finalidade checar possíveis resultados obtidos com a programação e, se for o caso, subsidiar a reestruturação da programação.

9. **Reestruturação da programação**. A reprogramação da reabilitação constitui-se uma importante dinâmica terapêutico-metodológica, que visa a permitir uma gradativa elevação do volume, da intensidade e da combinação das dinâmicas de estimulação, as quais a longo prazo têm como

objetivo induzir a ocorrência da neuroplasticidade de forma continuada.

▶ ESTRATÉGIAS UTILIZADAS NA ESTIMULAÇÃO NEUROPSICOSSOCIAL

Considerando-se o momento terapêutico em que a estimulação neuropsicossocial atua e suas bases teóricas, que se estendem de fundamentos específicos da terapia pelo movimento, da reabilitação pelo movimento, à didática e à psicologia da motivação aplicada à reabilitação, são utilizadas as seguintes estratégias:

- Objetiva-se estabelecer, de início, uma positiva relação esporteterapeuta (professor)/cliente. Procura-se manter uma eqüidistância, oferecendo-se qualidade no atendimento, a proximidade, cordialidade e a dedicação que confortam e dão segurança, enquanto se procura manter, ao mesmo tempo, uma "distância profissional".
- Como a estimulação neuropsicossocial só atua na fase crônica da paralisia cerebral, as primeiras sessões têm por objetivo:
  1. Estabelecer uma positiva relação paciente/terapeuta(professor)/família/paciente.
  2. Mostrar ao reabilitando alguns de seus potenciais ou possibilidades remanescentes no âmbito da esporteterapia.
  3. Familiarizá-lo com equipamentos e com as demais pessoas freqüentemente presentes no ambiente.
  4. Demonstrar que a estimulação neuropsicossocial ou um programa de marcha ou de musculação adaptadas à reabilitação são compatíveis com seu estado clínico e com os objetivos da fase de reabilitação em que se encontra. Com isto, normalmente estrutura-se um programa inicial com ênfase nos potenciais remanescentes.
- Desde as primeiras sessões, procura-se proporcionar condições para que o próprio reabilitando perceba progressos, mesmo que seja em funções pouco comprometidas. Esta conduta faz parte do contexto da motivação e da reabilitação emocional.
- Testes máximos só são realizados em casos raros, tampouco são feitas atividades cansativas. Testes máximos só são feitos com reabilitandos orienta-

dos em processos plurianuais na esporteterapia e que foram especialmente preparados para os mesmos.

- Procura-se facilitar a execução de certas atividades no início da programação. Este processo de facilitação pode ser feito com a adoção de metodologias específicas ou, por exemplo, pelo emprego de contra-pesos, que tornariam menor ainda a carga mínima de um aparelho.
- São estabelecidas e aplicadas seqüências metodológicas, visando a permitir a realização de atividades (exercícios) mais complexas.
- Programa-se atividades que trabalhem ambos os hemisférios do corpo, inclusive na hemiplegia, estimulando-se tanto agonistas quanto antagonistas.
- São realizados tanto movimentos alternados quanto simultâneos.
- Reabilitandos atetóides executam atividades alternadas, com as pernas ou com os baços, apenas após ser obtida considerável inibição dos padrões patológicos. Portanto, com atetóides a ênfase inicial é dada na utilização de movimentos simultâneos.
- Se for o caso, procura-se estruturar um novo círculo de convívio social para o reabilitando, ainda que centrado em sua inclusão no grupo dos demais participantes das sessões de esporteterapia.
- Procura-se preparar o reabilitando para níveis de rendimento mais elevados.
- Procura-se proporcionar ao reabilitando gradativa autonomia na execução da programação.
- O programa de reabilitação visa a permitir-lhe a vivência de sentimentos, tais como de auto-eficácia e de também ser responsável pelos progressos obtidos.
- Procura-se estabelecer para o reabilitando novas e mais positivas normas de referência.
- Procura-se elevar o nível de aspiração dos reabilitandos, seja em termos motores, educacionais, sociais etc.
- Evita-se referir-se ao reabilitando tratando-o como "paciente", já que considera-se a esporteterapia, assim como a informática etc., como sendo um dos últimos elos da "corrente da reabilitação".
- Pelo exposto no item anterior e pelo fato de se procurar enfatizar para o reabilitando os seus potenciais, substitui-se o termo deambulação pelo termo marcha.

▶ RESUMO ILUSTRATIVO DA METODOLOGIA

Para fins de ilustração da metodologia usada pela esporteterapia como indutora da neuroplasticidade será apresentado a seguir, com estrutura em forma de pesquisa, resumo-sumário de metodologia desenvolvida por este autor.

Exposição do problema

Após a alta médica e fisioterápica os portadores de paralisia cerebral apresentam uma motricidade com qualidade aquém de suas reais possibilidades.

Hipótese

Com base na aplicação de um método da estimulação neuropsicossocial, é possível induzir a neuroplasticidade, melhorando a capacidade motora em casos de paralisia e de paresia cerebral além do obtido na reabilitação médica e fisioterápica, mesmo quando transcorridos vários anos após a ocorrência da paralisia cerebral.

Objetivo da publicação

Este capítulo tem como intento fazer uma apresentação sumária de um método da estimulação neuropsicossocial, objetivando induzir a neuroplasticidade em casos de paralisia e de paresia cerebral, tendo-se como exemplo a marcha.

ASPECTOS DE IMPORTÂNCIA ESPECÍFICA PARA A MARCHA

a. Percepção cinestésica.
b. Coordenação intramuscular, intermuscular e contralateral.
c. Força muscular.
d. Equilíbrios dinâmico e estático.
e. Resistência geral e específica (cardiovascular e muscular localizada).
f. Mobilidade articular e elasticidade muscular.
g. Motivação.
h. Características, tais como: rigidez, hipotonicidade, ataxia, espasticidade, atetose, diferenças entre os membros inferiores, entre outras.

Pessoal e metodologia

PESSOAL

Este capítulo refere-se a pesquisas realizadas por este autor, durante 30 anos, em pessoas com seqüelas de paralisias e de paresias cerebrais, tais como: hemiparesia, ataxia e atetose.

A metodologia foi aplicada em crianças desde os 8 anos de idade e em idosos.

Na grande maioria dos casos tratava-se de pessoas com comprometimentos em sua locomoção, porém com boa ou relativa independência e segurança na marcha. Uma parcela reduzida constituiu-se de pessoas sem independência na marcha.

Na maioria dos casos, a estimulação foi feita duas vezes por semana, havendo casos em que a estimulação era diária (deve-se considerar que este é um relato pós-fato e se estende ao longo de 30 anos).

A **avaliação** foi realizada com base em:

a. Entrevista com os participantes, levantando-se informações objetivas e subjetivas sobre os potenciais remanescentes e as limitações, bem como, nas reavaliações, sobre os efeitos da programação.
b. Análise da marcha e das tarefas motoras, com base em protocolo especialmente desenvolvido para este fim.
c. Análise intrapessoal. Considerando-se as especificidades de cada reabilitando, pode ser considerado como mais adequado comparar o indivíduo consigo mesmo – antes do início do processo de reabilitação, durante o processo e após transcorridos períodos adequados a cada caso.
d. Testes de força, de equilíbrio dinâmico etc.
e. Diagnósticos clínicos.

A **metodologia** considera:

- As especificidades dos reabilitandos, apresentando por isso diversidade em muitos casos com diagnóstico clínico idêntico, porém seguindo o sumário exposto neste capítulo.
- A programação é elaborada com base em metodologias do treinamento esportivo adequadas à esporteterapia, apresentando tendência à elevação gradativa e periódica das estimulações.
- Inicialmente, por questões psicológicas, procura-se detectar e estimular as funções não comprometidas e as funções pouco comprometidas.

- Um critério seguido no início do atendimento é que, do repertório de tarefas motoras e ginásticas específicas para funções da marcha, são selecionadas aquelas que se demonstram exeqüíveis com um grau baixo a médio de dificuldade ou de precisão.
- A programação é feita em etapas, numa programação longitudinal que se orienta pelos princípios da periodização esportiva. Atingindo um certo estágio se reprograma os objetivos, a dosagem ou a ênfase.
- A dosagem se orienta pelas condições físicas, motivacionais e técnicas das pessoas, apresentadas no início da programação, a cada sessão ou ao fim de cada período da programação.
- Tão logo a pessoa apresente progressos, se reajusta a programação.
- Embora o método se baseie na ciência do esporte, competições e atividades de caráter competitivo não fazem parte da esporteterapia e desta metodologia.

Resumo da discussão dos resultados

Um resumo desta metodologia foi apresentado por Kiphard (1983, vol. I, 115) em um de seus livros sobre terapia pelo movimento. Kiphard (1983, vol. II, 131); por outro lado, ele documentou os resultados obtidos na aplicação desta metodologia em um caso de ataxia. Estudos de casos de espasticidade, ataxia e atetose na esporteterapia podem ser disponibilizáveis em vídeo pelo autor.

A análise dos resultados obtidos com a aplicação de metodologia da esporteterapia aplicada à reabilitação motora (locomotora) em casos de crianças, jovens e adultos com seqüelas de paralisias e paresias cerebrais, ao longo de 30 anos, permitem as seguintes conclusões:

1. A capacidade motora e/ou locomotora de pessoas com seqüelas de paralisias e paresias cerebrais pode ser melhorada com a aplicação de método da esporteterapia, que se baseia na ciência do esporte, além do que se tem obtido até hoje exclusivamente nos atendimentos médico e fisioterápico.
2. A análise dos resultados obtidos permite aceitar a hipótese apresentada.
3. Exames clínicos constataram que o treinamento de força não provocou aumento da espasticidade.

4. Exames clínicos constataram redução da espasticidade.

5. Constatou-se melhora do equilíbrio dinâmico, do equilíbrio estático e da coordenação motora em atáxicos.

6. Constatou-se inibição de movimentos involuntários e melhora do padrão motor em atetóides.

7. Constatou-se melhoras significativas do padrão motor e da marcha, inclusive em casos em que a paralisia e a paresia cerebral tiveram origem há décadas.

8. Constatou-se, em alguns casos, melhoras significativas do padrão motor ao longo de vários anos de aplicação de metodologia da esporteterapia, em que outras opções terapêuticas não se apresentaram eficazes.

A análise da aplicação da metodologia permite ainda as seguintes conclusões

- É possível obter-se resultados positivos de reabilitação com a aplicação de metodologia da estimulação neuropsicossocial, em adultos ou idosos, além do suposto atualmente.

- O método é adequado tanto para crianças (a partir de aproximadamente 8 anos, em face da necessidade de efetiva participação do reabilitando no processo) como para idosos a até, aproximadamente, 70 anos de idade).

- O método mostrou-se adequado tanto para formas da paralisia e paresia cerebral como para seqüelas de distrofia muscular, esclerose múltipla e disfunções ortopédicas diversas.

- O método pode ser aplicado em hospitais e clínicas, em ambiente residencial, universidades, em clubes esportivos ou academias com atendimento especializado na área de educação física adaptada e/ou esporteterapia.

- O método pode ser aplicado individualmente ou em pequenos grupos, com ou sem o uso de equipamentos, dependendo de especificidades dos casos.

- A aplicação deste método deve estar restrita a pessoas com preservação de algumas funções motoras importantes e que apresentem condições emocionais e cognitivas que permitam seguir informações verbais ou por escrito, participando de forma supervisionada, mas ativamente.

- Esta metodologia deverá dar seqüência ao atendimento feito com base nos métodos Bobath (1978, 1979, 1983), Kabat (1981, 1983) e Vojta (1981, 1983). Sua aplicação, no entanto, também tem sido feita de forma concomitante à fisioterapia.

- Este método não prevê exercícios passivos, salvo os alongamentos.

O método de esporteterapia aqui apresentado, denominado estimulação neuropsicossocial, em hipótese nenhuma substitui ou pretende substituir a fisioterapia.

▶ RECOMENDAÇÕES

- Seria necessária uma aplicação mais disseminada desta metodologia para que se pudesse ter maior consistência nos resultados.

- Seria desejável um controle estatístico, para que se pudesse testar uma aplicação generalizada.

- A utilização de *software* de análise do movimento permitiria análises mais seguras dos resultados.

- Seria desejável a utilização de recursos computadorizados compatíveis com a análise da neuroplasticidade.

▶ REFERÊNCIAS

1. Bartmes-Kohlhaussen B. Behandlungsmethode PNF (Komplexbewegungen nach Dr. Kabat). *In*: Clauss A (ed.). *Förderung entwicklungsgefährdeter und behinderter Heranwachsender*. Erlangen: Perimed, 1981:55-9.

2. Bausenwein I. *Sport mit Zerebralparetikern. Wettkampfsport, Gruppensport, therapeutisches Reiten*. Schorndorf: Karl Hofmann, 1984.

3. Bobath B. *Atividade postural reflexa anormal causada por lesões cerebrais*. Trad. Elisabetsky E. São Paulo: Manole, 1978.

4. Bobath K. *A deficiência motora em pacientes com paralisia cerebral*. Trad. Duarte JP. São Paulo: Manole, 1979.

5. Bompa T. *Periodização. Teoria e metodologia do treinamento*. São Paulo: Phorte, 1990.

6. Casalis MEP *et al*. Reabilitação/Espasticidade. Rio de Janeiro/São Paulo: Atheneu, 1990.

7. Clauss A (ed.). Förderung entwicklungsgefährdeter und behinderter Heranwachsender. Erlangen: Perimed, 1981.

8. Deutscher Verband für Gesundheitssport und Sporttherapie – DVGS (DSThB – Deutscher Sporttherapeutenbund): Definition zur Bewegungs- und Sporttherapie. Herz Sport & Gesundheit 1986; 3(1):56.

9. Duus P. Diagnóstico topográfico em neurologia. Rio de Janeiro: Cultura Médica, 1989.

10. Fleck SJ e Kraemer WJ. Fundamentos do treinamento de força muscular. Trad.: Maduro CR. 2 ed. Porto Alegre: Artes Médicas, 1999.

11. Flehmig I. Die Prinzipien der neurologischen Entwicklungsbehandlung nach dem Bobath-Konzept. *In*: Clauss A (ed.). *Förderung entwicklungsgefährdeter und behinderter Heranwachsender*. Erlangen: Perimed, 1981:60-8.

12. Frontera WR, Dawson DM e Slovik DM (org.). *Exercício físico e reabilitação*. Trad.: Silva MGF e Burnier J. Porto Alegre: Artmed, 2001.

13. Huber G. Sporttherapie. *In*: Rieder H, Huber G e Werle J. *Sport mit Sondergruppen. Ein Handbuch*. Schorndorf: Karl Hofmann, 1996:69-80.

14. Huber G. Sporttherapeutisches Assessment. *In*: Schüle K e Huber G (ed.). *Grundlagen der Sporttherapie. Prävention, ambulante und stationäre Rehabilitation*. München/Jena: Urban & Fischer, 2000: 112, 122.

15. Kiphard EJ. *Mototherapie*. Vol. I. Dortmund: Modernes Lernen, 1983.

16. Kiphard EJ. *Mototherapie*. Vol. II Dortmund: Modernes Lernen, 1983.

17. Knott M. & Voss DE. *Komplexbewegungen: Bewegungsbahnung nach Dr. Kabat*. Stuttgart: Gustav Fischer, 1981.

18. Mellerowicz H Meller W. *Treinamento físico: bases e princípios fisiológicos*. Trad. Weissler B. São Paulo: EPU, 1987.

19. Sauron FN. Terapia física. *In*: Casalis MEP *et al*. *Reabilitação/Espasticidade*. Rio de Janeiro/São Paulo: Atheneu, 1990:35-48.

20. Schäfer E. Entwichlungskinesiologische Behandlung der zenebralen Bewegungsstörung nach Vojta. *In*: Feldkamp M & Danielcik I. *Krankengymnastische im Kindesalter*. Munique: Richard Pflaum, 1976:106-37.

21. Schüle K e Huber G. *Grundlagen der Sporttherapie. Prävention, ambulante und stationäre Rehabilitation*. München/Jena: Urban & Fischer, 2000.

22. Schüle K. Die Stellung der Sporttherapie und des Sporttherapeuten in der Rehabilitationskette. *In*: Appell HJ e Mauritz KH (ed.). *Sport in der Rehabilitation. Ansätze und Anwendungsfelder*. St. Augustin: Richarz, 1988: 25-42.

23. Souza AMC e Ferraretto I (org.). *Paralisia cerebral. Aspectos práticos*. São Paulo: Memnon, 2001.

24. Souza PA. Estimulação neuropsicossocial. *In*: *Anais do XX Congresso Brasileiro de Medicina Física e Reabilitação*. Belo Horizonte: SBMFR, 2006a.

25. Souza PA. Modelo de superação emocional da deficiência física, com base na estimulação neuropsicossocial. *In*: *Anais do XX Congresso Brasileiro de Medicina Física e Reabilitação*. Belo Horizonte: SBMFR, 2006b.

26. Souza PA de. Gehschule für Cerebralparetiker. Eine sporttherapeutische orientierte Methode zur Verbesserung der Gehfähigkeit von Körperbehinderten. *In*: Seidel EJ *et al* (ed.). *Konzepte der Bewegungstherapie nach Schlaganfall*. Weimar: GFBB Bad Kösen, 1995:119s.

27. Tubino MJG. *Metodologia científica do treinamento desportivo*. São Paulo: Ibrasa, 1984.

28. Vojta V. Bewegungsanbahnung auf neurophysiologischer Basis nach Vojta. *In*: Clauss A (ed.). *Förderung entwicklungsgefährdeter und behinderter Heranwachsender*. Erlangen: Perimed, 1981:47-54.

29. Zakharov A e Gomes AC. *Ciência do treinamento desportivo*. Rio de Janeiro: Palestra, 1992.

51

Tecnologia Assistiva na Paralisia Cerebral

Nivânia Maria de Melo Reis

▶ INTRODUÇÃO

Uma das características mais marcantes do homem é sua capacidade de inventar, transformar e adaptar, de forma criativa, dispositivos para auxiliá-lo nas diversas tarefas que a vida lhe apresenta. A tecnologia, que é o conjunto dessas manifestações, tanto do ponto de vista conceitual como em sua forma física (rebatimento desse conhecimento), acompanha, portanto, a humanidade desde seus primórdios. Uma ramificação desse conjunto, que se expressa por meio do que se cunhou recentemente de "tecnologia assistiva", compreende os conhecimentos, e os dispositivos a eles associados, cuja função objetiva é auxiliar pessoas portadoras de necessidades especiais no desempenho de suas funções, consideradas na especificidade cultural de suas sociedades.

O termo tecnologia assistiva (TA) é utilizado há pouco tempo no Brasil, e não goza de consenso entre os profissionais da área: alguns sugerem, por exemplo, o uso do termo assemelhado "tecnologia assistida", outros de "equipamentos de auto-ajuda", e outros, ainda, "tecnologia adaptativa, tecnologia terapêutica dinâmica" ou "tecnologia inclusiva".

Em 1988 a tecnologia assistiva foi definida nos EUA pelo Ato Congressional 100.407 (Technology Related Assistance for Individuals with Disabilities Public Act 100.407) como *qualquer item, peça de equipamento ou sistema de produtos que, quando adquiridos comercialmente, modificados ou feitos sob medida, serão utilizados para aumentar, manter ou melhorar as habilidades funcionais do indivíduo com limitações funcionais*".

No âmbito deste texto, compreende-se TA como: todo o arsenal de recursos, conceituais e/ou físicos, expressos sob suas múltiplas formas, sejam equipamentos, dispositivos ou adaptações, que possam proporcionar incremento qualitativo e/ou quantitativo na atividade funcional do portador de necessidades especiais, podendo ser o produto de ações muito simples até manifestações de grande sofisticação, mas que, ao fim, permitam ao indivíduo uma melhora em suas ações no que tange, fundamentalmente, ao seu autocuidado ou na interação que mantém com seu meio ambiente, proporcionando autonomia e sentimento de ser capaz.

Nos Estados Unidos, a Lei de Educação para os Indivíduos com Deficiência (*The Individuals With Desabilities Education Act – IDEA*), em sua reautorização do em 1997, requer a consideração da tecnologia assistiva para todos os alunos que sejam identificados com uma deficiência, como parte de seu programa de educação individualizado (IEP).

No Brasil, o termo utilizado na legislação é "ajudas técnicas" e está conceituado no Decreto 3.298, de 20 de dezembro de 1999, em seu artigo 19 parágrafo único:

"Consideram-se ajudas técnicas, para efeito deste decreto, os elementos que permitam compensar uma ou mais limitações funcionais, motoras, sensoriais ou mentais da pessoa portadora de deficiência, com o objetivo de permitir-lhe superar as barreiras da comunicação e da mobilidade e de possibilidade de sua plena inclusão social."

Já no Decreto 5.296/2004, a definição de TA é:

"Consideram-se ajudas técnicas os produtos, instrumentos, equipamentos ou tecnologia adaptados ou especialmente projetados para melhorar a funcionalidade da pessoa portadora de deficiência ou com mobilidade reduzida, favorecendo a autonomia pessoal, total ou assistida."

Mello[6] (1997) propõe que a tecnologia seja considerada "assistiva" quando for usada para auxiliar no desempenho funcional de atividades, reduzindo incapacidades para a realização de atividades da vida diária e da vida prática, nos diversos aspectos desenvolvidos, distinguindo-se então da "reabilitadora", usada, por exemplo, para auxiliar a recuperação de movimentos diminuídos.

Os dispositivos relacionados com a tecnologia assistiva podem ser produzidos em série, para distribuição comercial, como também serem produzidos sob encomenda, ou mesmo serem o produto de desenvolvimento artesanal. Quando a tecnologia assistiva é usada para atender a um caso específico, é denominada "individualizada" (Mello 1997).

A experiência cotidiana demonstra, no entanto, que uma solução híbrida se configura com grande freqüência: muitas vezes se faz necessário personalizar dispositivos de tecnologia assistiva, confeccionados em série, de forma a adequá-los às características e necessidades individuais do usuário, por ser essa a melhor resultante da análise custo-benefício ampliada para incluir outras demandas, como, por exemplo, as condições financeiras da família.

▶ TECNOLOGIA ASSISTIVA APLICADA NA PARALISIA CEREBRAL

No caso específico da paralisia cerebral (PC), vários dispositivos podem (e devem) ser utilizados com o objetivo de servirem como coadjuvantes terapêuticos no processo de reabilitação. O processo de escolha do equipamento ou dispositivo mais adequado demanda grande cuidado, bom senso, conhecimento teórico e experiência profissional, informação atualizada acerca das disponibilidades de mercado, assim como percepção da situação de vida da família, dos cuidadores, da realidade da vida corrente do usuário – que são as demais variáveis a serem levadas em conta na análise custo-benefício mencionada.

No decorrer do processo de definição do equipamento ou dispositivo a ser utilizado, deve-se buscar a solução de todas as questões que envolvam a qualidade de vida das pessoas sob análise, bem como ter claras as razões e as conseqüências esperadas na intervenção a ser implementada. Por exemplo, uma ação a se implementar pode se normalizar e/ou diminuir as influências neurológicas anormais sobre o corpo, ou seja, tentar inibir posturas inadequadas nos portadores de tônus muscular alterado. A razão dessa ação refere-se ao reconhecimento de que a utilização excessiva de formas anormais de movimento, assim como a adoção continuada de posturas incorretas, podem induzir à formação de hábitos de conduta, que, por serem inadequados, poderão provocar o aparecimento de contraturas musculares, e até de deformidades ósseas. Essas condições poderão também interferir no desempenho imediato ou futuro, ao limitar o repertório de movimentos disponíveis, acarretando uma diminuição das possibilidades de acesso a dispositivos de controle do ambiente, movimentação de cadeiras de rodas, promoção de sua própria transferência, ou desempenho em outras atividades.

Postura adequada e equipamentos adaptados eficazes poderão ser importantes coadjuvantes para a terapia como um todo, proporcionando a possibilidade de se atingir metas em todas as esferas da vida diária (lar, escola, trabalho), normalizando tônus, inibindo o aparecimento de posicionamentos anormais, ou estabilizando uma extremidade objetivando à diminuição de movimentos atetóides ou espasmos extensores.

Quando se trata de paralisia cerebral, estes cuidados devem ser ainda maiores, uma vez que os eventuais dispositivos devem ser indicados precocemente para auxiliar preventivamente no processo de reabilitação, evitando principalmente o desenvolvimento de deformidades. A compreensão adequada do conceito neuroevolutivo complementa o arsenal de conhecimentos necessários ao atendimento de pacientes portadores de paralisia cerebral, pela possibilidade de melhor diagnosticar e prever prováveis direções no desenvolvimento do quadro conforme se apresente à época.

Um equipamento ou dispositivo, uma vez definido, pode ser adequado em um determinado período, mas perder sua eficácia com o tempo, em função do crescimento, de uma mudança no quadro, uma demanda ortopédica, ou outros fatores relacionados ao desenvolvimento. Assim, um acompanhamento confiável do paciente se fará sempre necessário e irá exigir do profissional conhecimento amplo das alternativas disponíveis, já que, além de realizar reajustes, muitas vezes até uma substituição de equipamentos poderá figurar entre as opções que possam ser consideradas para melhor atender às demandas correntes.

▶ TERAPEUTA OCUPACIONAL E SUA ATUAÇÃO NO PROCESSO

Segundo King (1999), o terapeuta ocupacional que atua no campo da tecnologia assistiva tem um papel central nas discussões relativas à acessibilidade, nas questões relativas à integração das funções sensoriais e motoras, no desenvolvimento da funcionalidade dos membros e outras partes do corpo, para o controle do meio ambiente e na aquisição da independência para as atividades da vida diária, na avaliação e adaptação relativa à postura sentada e a outras, para permitir a realização das atividades da vida prática.

Pela sua formação teórica e prática, esse é o profissional que está capacitado a coordenar o processo de escolha do item de tecnologia assistiva a ser eventualmente usado por um portador de deficiência. Outros profissionais que normalmente se encontram envolvidos neste processo são engenheiros, arquitetos, educadores, protéticos, fonoaudiólogos, fisioterapeutas, médicos, oftalmologistas, enfermeiros, assistentes sociais e especialistas em audição.

▶ CLASSIFICAÇÃO DOS DISPOSITIVOS DE TECNOLOGIA ASSISTIVA

Na literatura acerca do assunto, os dispositivos de tecnologia assistiva podem ser agrupados em função da sofisticação que incorporam, e serem assim apresentados:

- Alta tecnologia – dispositivos que incorporam eletrônica e computadores, como cadeiras de rodas de propulsão motorizada e equipamentos de comunicação alternativa: computadores adaptados e *software* apropriados.
- Média tecnologia – dispositivos que incorporam elementos de mecânica com grau intermediário de complexidade, como cadeiras de rodas de propulsão manual.
- Baixa tecnologia – itens de pouca sofisticação, tais como instrumentos adaptados para alimentação, faixas ou cintos com velcro.
- Nenhuma tecnologia – são aquelas soluções que se restringem a procedimentos, serviços e outras condições ambientais existentes e não utilizam dispositivos ou equipamentos especialmente produzidos para o desempenho de funções: é o caso de talas ou muletas improvisadas a partir de galhos em forma de forquilha. A prestação de serviços de fisioterapia e terapia ocupacional, por essa definição, encontra-se nesta classificação.

▶ PROCESSO DE PRESCRIÇÃO DE TECNOLOGIA ASSISTIVA

A prescrição de um item de tecnologia assistiva demanda um processo integrado e equilibrado que envolve o terapeuta e a equipe de reabilitação, exigindo diversas ações, como a seguir delineado:

1. Avaliação do estado presente do cliente.
2. Avaliação dos dispositivos presentemente sendo utilizados.
3. Avaliação das necessidades do cliente e da família.
4. Prescrição do item de tecnologia assistiva.
5. Desenvolvimento do projeto.
6. Treinamento do usuário, do cuidador e/ou familiares.
7. Acompanhamento durante o uso.
8. Reavaliações periódicas que possam levar a novas adaptações, modificações ou substituição de dispositivos, em função das já mencionadas alterações de quadro.

Em muitos casos, após uma primeira avaliação do paciente, faz-se necessário encaminhá-lo a outros profissionais, com o objetivo de avaliar mais adequadamente a situação do cliente, antes de definir o equipamento a ser prescrito; sendo assim, é muito comum que o cliente passe por uma avaliação com um ortopedista pediátrico de portadores de paralisia cerebral. Com esta medida, podemos contar com dados importantes para definir a prescrição. Em alguns casos, será necessária a realização de algumas condutas, às vezes até cirúrgicas, para depois prescrever um equipamento.

O contato com a equipe que atende o cliente também é muito importante, pois a visão do processo de reabilitação e os objetivos dos tratamentos trazem contribuições importantes no processo de prescrição de equipamentos assistivos ou de reabilitação. Entre estes profissionais, o neurologista, o fisioterapeuta, o fonoaudiólogo, o terapeuta ocupacional, o psicólogo, o assistente social, e até mesmo a equipe da escola, podem oferecer contribuições essenciais neste processo.

Manzini e Santos (2002) propõem um fluxograma para desenvolvimento de ajudas técnicas na educação (Fig. 51.1).

Esse fluxograma ilustra bem que o processo de tecnologia assistiva não é um processo acabado em si, mas contínuo, o que nos leva a lembrar sempre que o acompanhamento periódico é fundamental para garantir a eficácia dos recursos de tecnologia assistiva na vida das pessoas com paralisia cerebral. Segundo Manzini e Santos, assim se caracterizam as etapas do fluxograma:

1. Entender a situação que envolve o estudante:
   - Escutar seus desejos.
   - Identificar características físicas/psicomotoras.
   - Observar a dinâmica do estudante no ambiente escolar.
   - Reconhecer o contexto social.
2. Gerar idéias:
   - Conversar com usuários (estudante/família/colegas).
   - Buscar soluções existentes (família/catálogo).
   - Pesquisar materiais que podem ser utilizados.
   - Pesquisar alternativas para confecção do objeto.
3. Escolher a alternativa viável:
   - Considerar as necessidades a serem atendidas (questões do educador e do aluno).
   - Considerar as disponibilidades de recursos materiais para a construção do objeto – materiais, processo para construção e custos.
4. Representar a idéia (por meio de desenhos, modelos, ilustrações):
   - Definir materiais.
   - Definir as dimensões do objeto – formas, medidas, peso, textura e cor.
5. Construir o objeto para experimentação:
   - Experimentar a situação real de uso.
6. Avaliar o uso do objeto:
   - Considerar se atendeu ao desejo da pessoa no contexto determinado.
   - Verificar se o objeto facilitou a ação do aluno e a do educador.
7. Acompanhar o uso:
   - Verificar se as condições do aluno mudam com o passar do tempo e se há alguma necessidade de fazer alguma adaptação no objeto.

Dentro dessas abordagens, temos duas opções para o desenvolvimento de recursos da tecnologia assistiva. É importante ressaltar que, dependendo da referência escolhida para ser adotada, alguns itens são bem claros, como a avaliação da necessidade do aluno e o acompanhamento do uso do recurso proposto.

▶ ÁREAS DE ATUAÇÃO DA TECNOLOGIA ASSISTIVA NA PC

Os recursos de tecnologia assistiva disponíveis para os portadores de paralisia cerebral situam-se em todos os níveis de complexidade, proporcionando uma extensa gama de possibilidades para a facilitação da vida, da ampliação das funções, e, por conseqüência, da inclusão e da socialização.

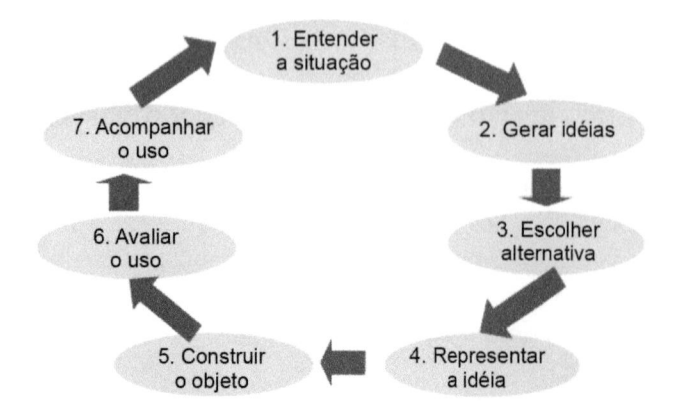

Fig. 51.1 ▶ Fluxograma para desenvolvimento de ajudas técnicas.[5]

Comunicação suplementar e/ou alternativa

Trata-se de recursos especiais que podem proporcionar possibilidades de comunicação e interação por meio de sistemas gráficos, utilizando pranchas de comunicação, comunicadores de diversos tipos, e até computadores que disponham de *software* apropriados. Outros recursos estão disponíveis no capítulo referente ao assunto (Figs. 51.2 a 51.5).

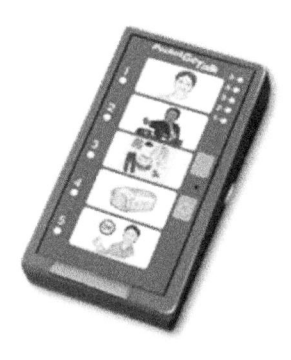

Fig. 51.2 ▶ *Go talk pocket* com sistema de varredura e uso de acionador.

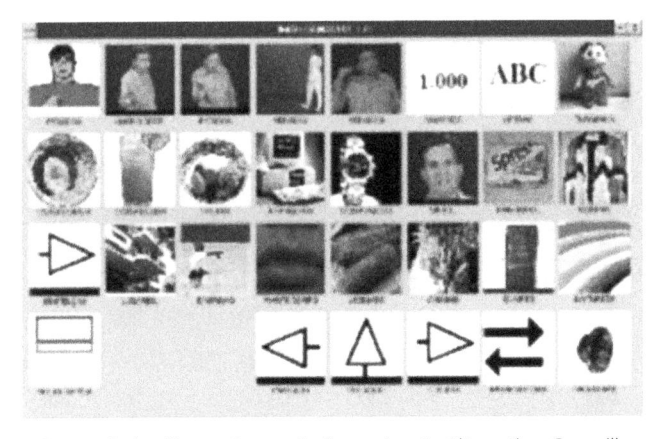

Fig. 51.3 ▶ Sistema Imago de Comunicação Alternativa. Capovilla.

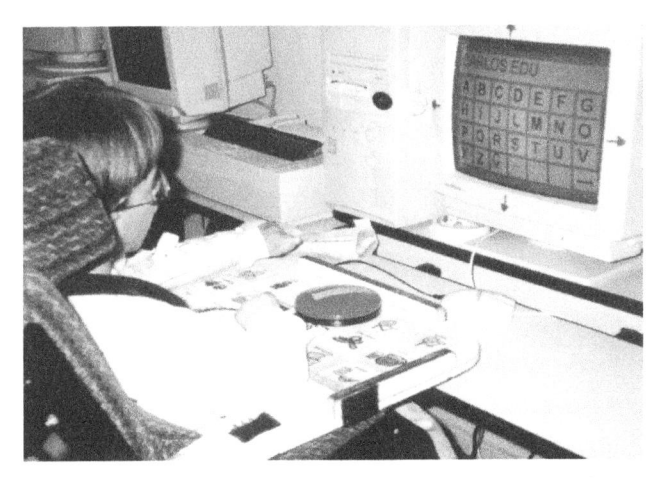

Fig. 51.4 ▶ Prancha de símbolos PCS na mesa do aluno e *software* Comunique na tela do computador.

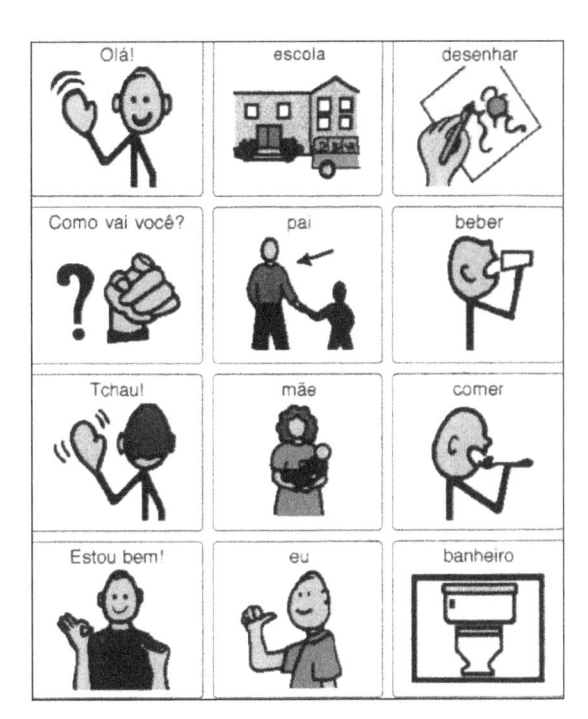

Fig. 51.5 ▶ Prancha de símbolos pictográficos de comunicação.

Informática acessível

Refere-se aos recursos que, associados ao computador, permitem ao indivíduo aprender, comunicar e utilizar a informática na forma em que ela está disponível à sociedade como um todo. No capítulo referente ao assunto podem ser encontrados mais equipamentos ilustrativos. As ilustrações estão presentes nas Figs. 51.6 a 51.9.

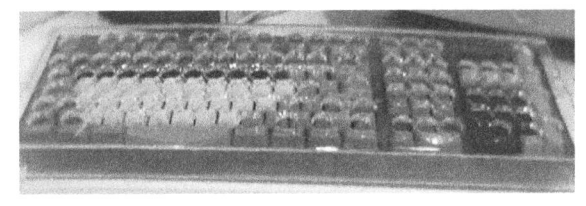

Fig. 51.6 ▶ Teclado colorido com placa de acrílico. Acessível.

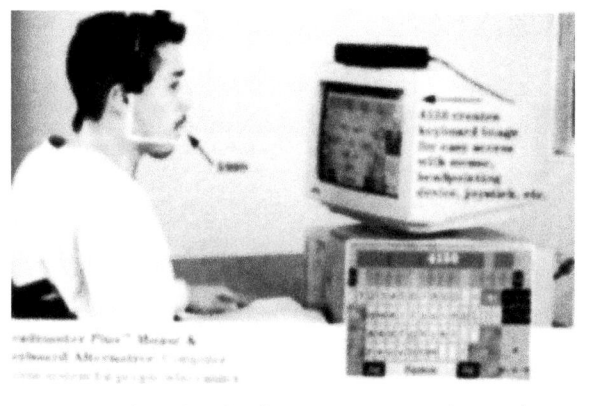

Fig. 51.7 ▶ Acionador de sopro e programa de varredura.

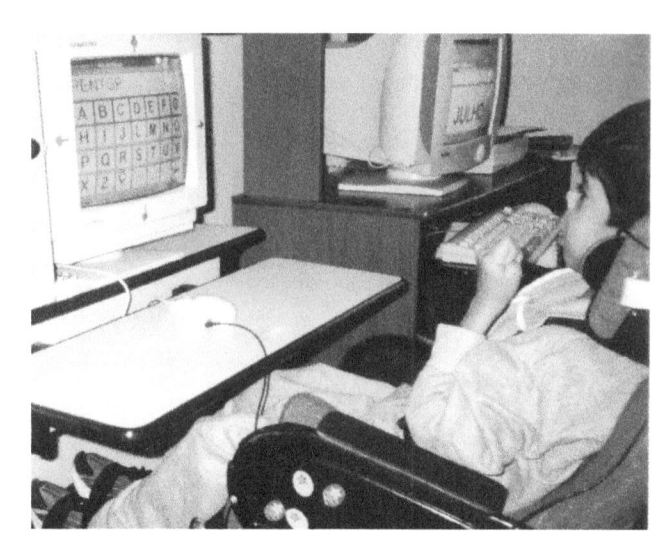

Fig. 51.8 ► Jovem com PC utilizando o *software* Comunique, *mouse* adaptado e acionador.

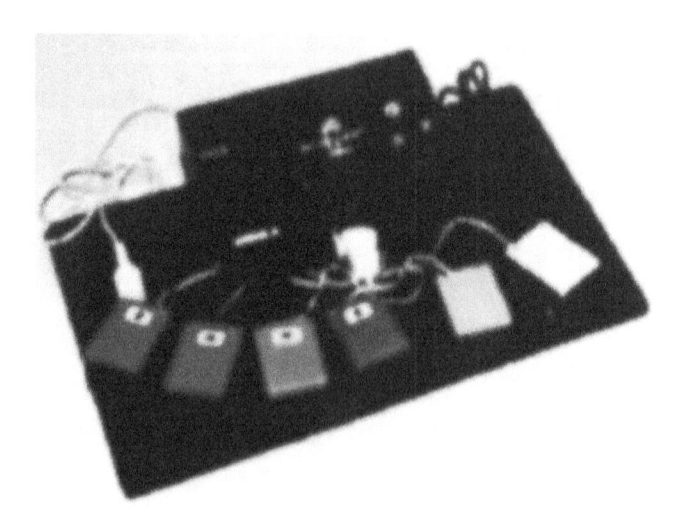

Fig. 51.9 ► *Switch mouse* da Terra Eletrônica.

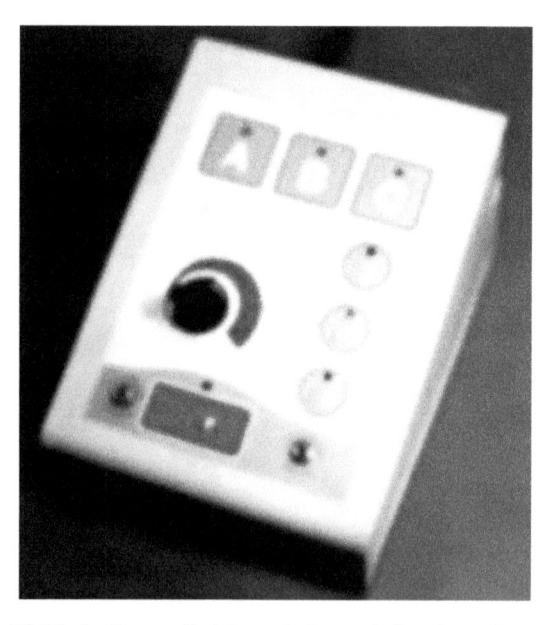

Fig. 51.10 ► *Power clik* sistema de liga e desliga de equipamentos com varredura da Clik Tecnologia Assistiva. Controle de objetos liga e desliga

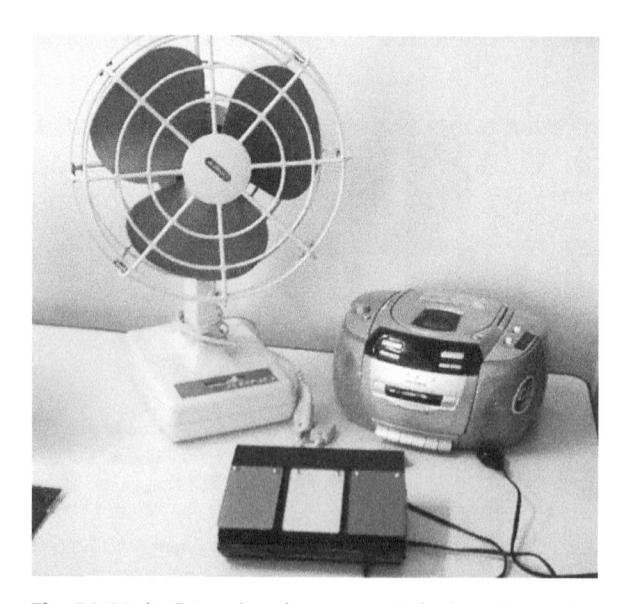

Fig. 51.11 ► Foto acionador, para controle de equipamentos.

Equipamentos para visão e audição

Caracterizam-se pelos recursos que venham proporcionar condições de acessibilidade aos portadores de distúrbios auditivos e visuais. No caso de portadores de PC, utilizam-se recursos com alto contraste, óculos, lupas e aparelhos auditivos.

Controle do meio ambiente

São todas as adaptações que permitam ao portador de necessidades especiais ter algum controle sobre seu meio ambiente, como dispositivos liga-desliga com acionadores, telefones especiais; entre outros (Figs. 51.10 e 51.11).

Adaptação de jogos, brinquedos e atividades lúdicas

Para possibilitar acesso a brinquedos e jogos é fundamental que os mesmos sejam adaptados para permitir ao aluno com limitações locomotoras ligar e desligar brinquedos eletrônicos, brincar com um jogo de peças maiores, com ímãs e cores apropriadas e desfrutar de brinquedos de parques adaptados (Fig. 51.21).

Exemplos de brinquedos adaptados nas Figuras 51.12 a 51.17.

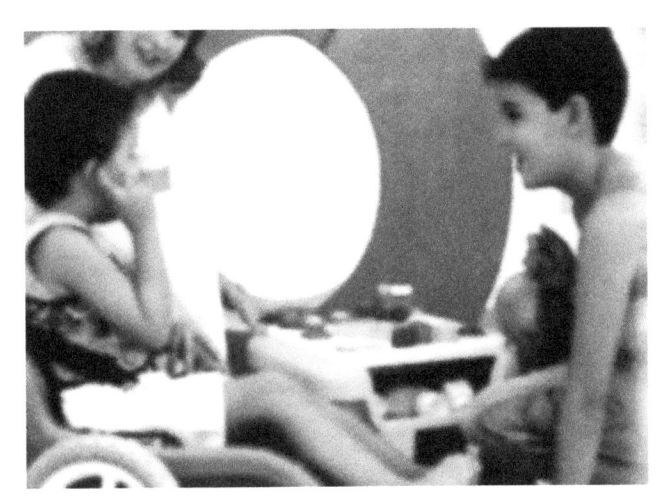

Fig. 51.12 ▶ Cadeira concha com rodas e mesa de brinquedos especiais da Expansão.

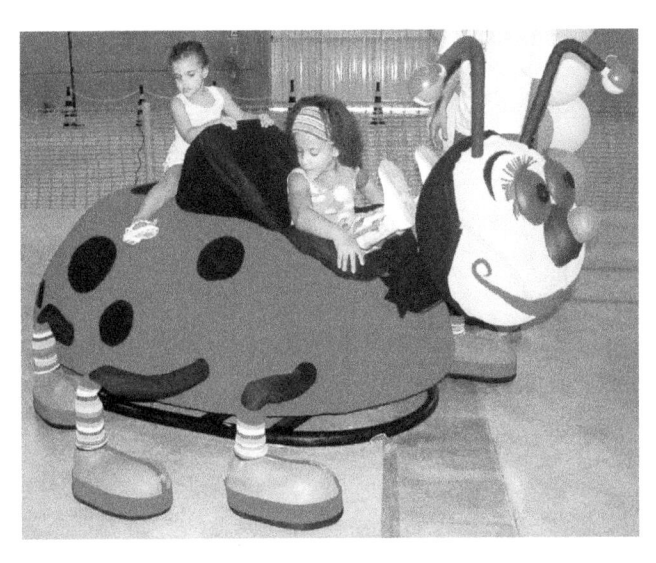

Fig. 51.15 ▶ Joaninha – Projeto Parque para Todos, da Expansão.

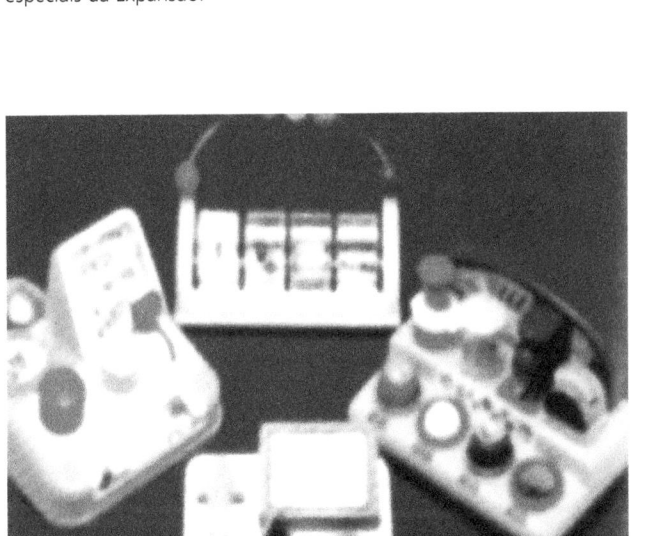

Fig. 51.13 ▶ *Kit* de brinquedos de causa e efeito da Expansão.

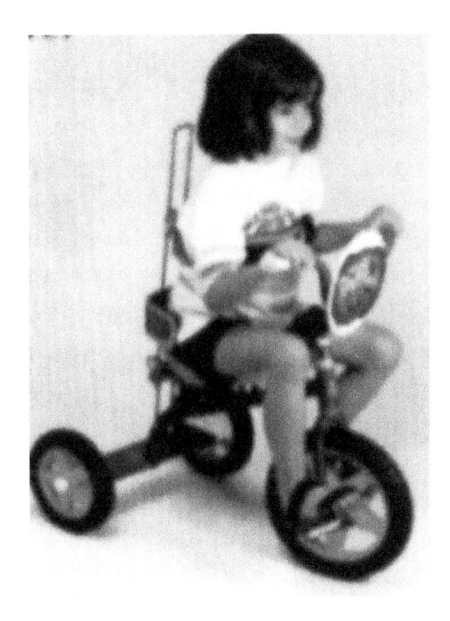

Fig. 51.16 ▶ Triciclo adaptado da Expansão.

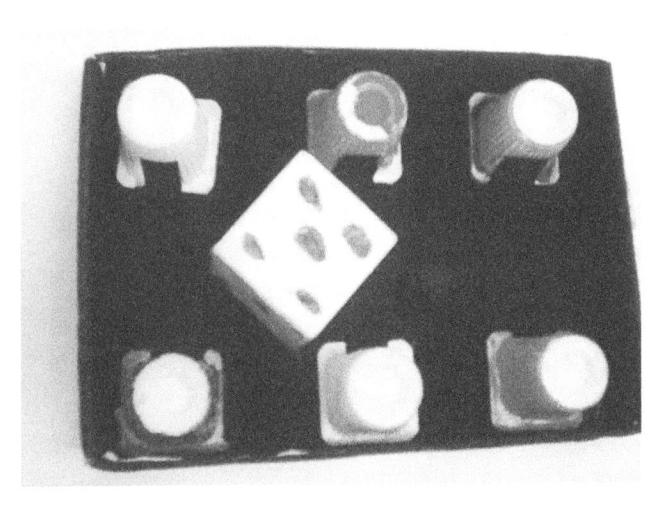

Fig. 51.14 ▶ Exemplo de jogos adaptados com sucatas.

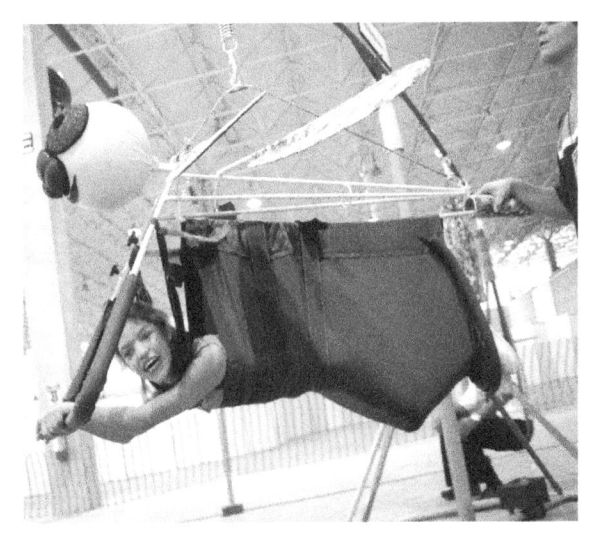

Fig. 51.17 ▶ Orbotron. Projeto Parque para Todos, da Expansão.

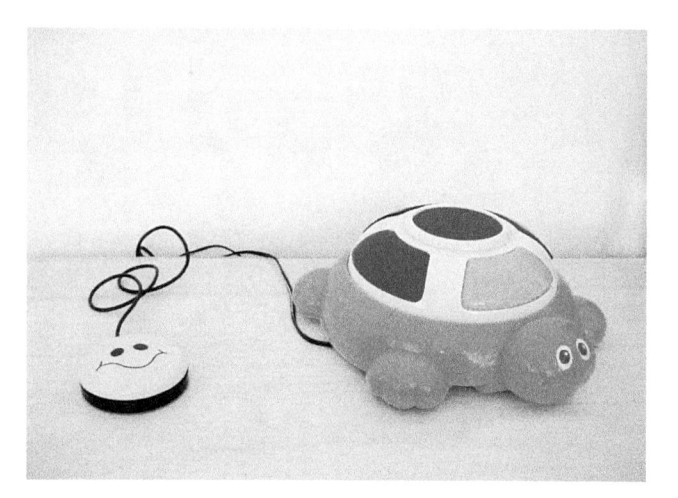

Fig. 51.18 ▶ Acionador buddy botton (*tash*), fio de cobre e tartaruga a pilha.

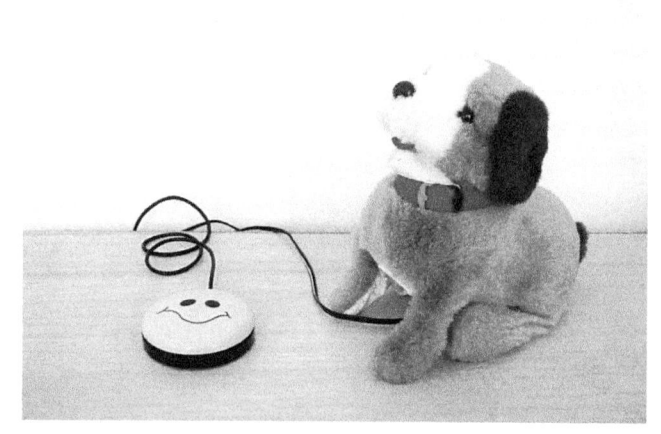

Fig. 51.19 ▶ Acionador buddy botton (*tash*), fio de cobre e cachorrinho a pilha.

Brinquedos a pilha adaptados com o uso de acionadores e fio de cobre: para as crianças com dificuldades motoras, a atividade brincar pode estar gravemente prejudicada, devido, principalmente, às dificuldades do uso funcional das mãos e da manipulação dos brinquedos. Neste sentido, o uso de brinquedos de liga e desliga (Figs. 51.18 a 51.20) com acionadores é importante, pois oportuniza o acesso ao brinquedo de outra forma e, assim, novas trocas e aprendizagens podem ser estabelecidas. O uso de brinquedos e aparelhos eletrônicos e acionadores também pode oferecer oportunidades de escolhas e auxiliar no desenvolvimento das noções de tempo, espaço, antecipação dos resultados, noções de causa e efeito, e de se trabalhar os pré-requisitos da CSA e do uso da informática.

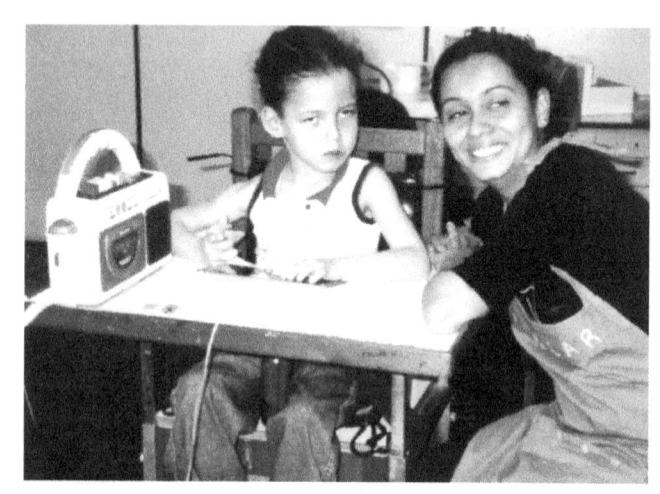

Fig. 51.20 ▶ Acionador nacional da Terra Eletrônica, fio de cobre radiogravador.

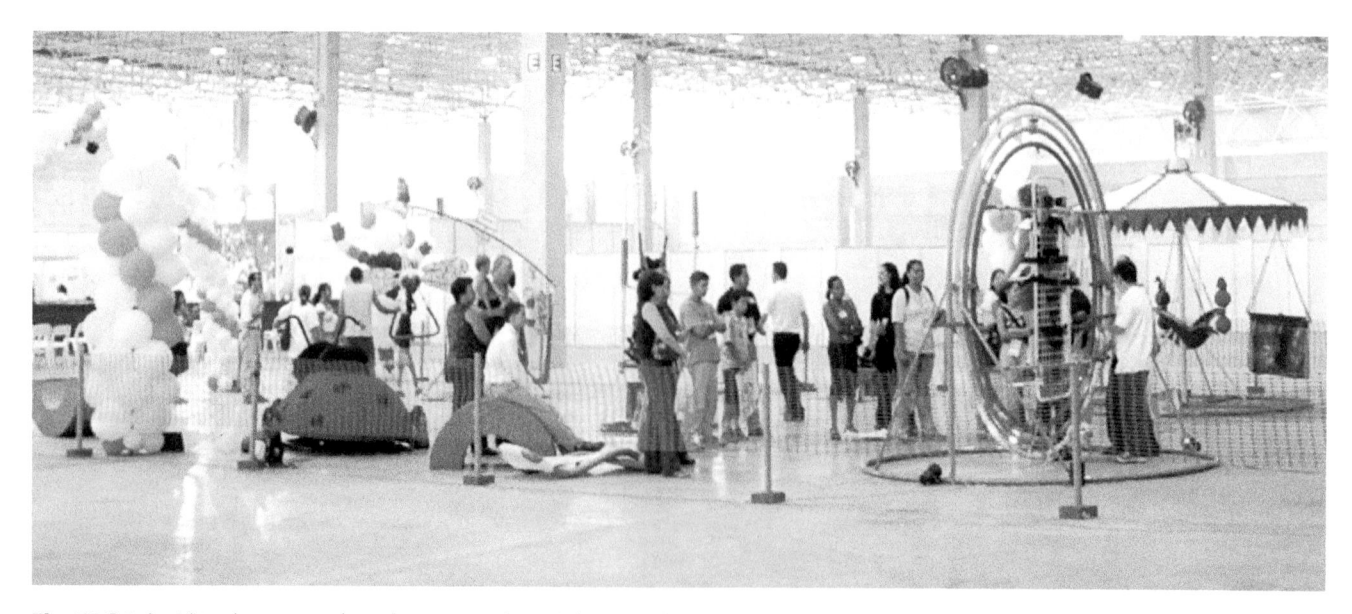

Fig. 51.21 ▶ Vista do parque adaptado apresentado na Feira Reatech, em 2003, na cidade de São Paulo. Projeto da empresa Expansão e colaboradores.

Adequação postural em pé

Caracterizam-se pelo arsenal de equipamento que possibilitem à criança com PC permanecer de pé com recursos mais e menos adaptados. As Figs.51.22 a 51.26 são alguns modelos de estabilizadores verticais que possibilitam aos portadores de PC, com os mais variados quadros a permanecerem de pé.

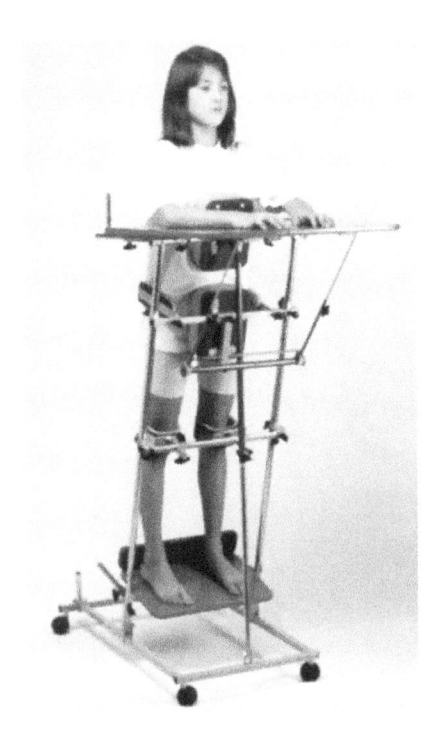

Fig. 51.22 ▶ Estabilizador vertical Ergotrol, da Expansão.

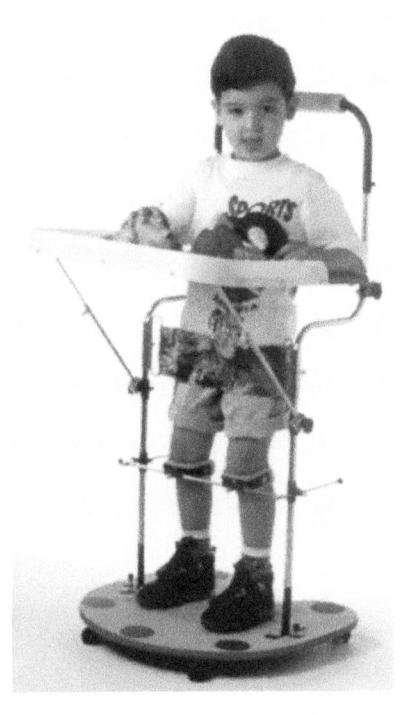

Fig. 51.23 ▶ Aquarela *stand*, da Expansão.

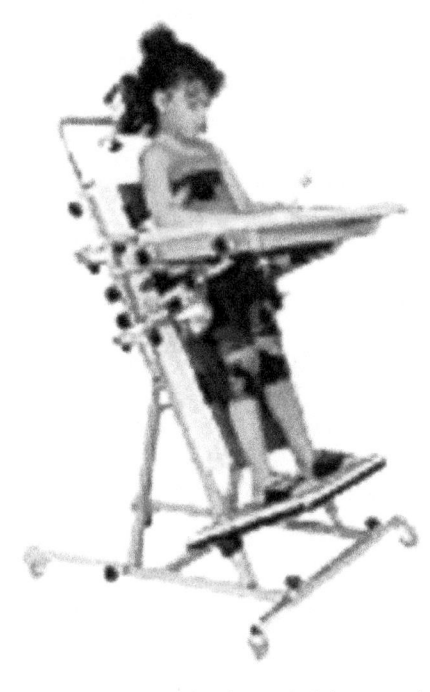

Fig. 51.24 ▶ Estabilizador vertical da Vanzetti.

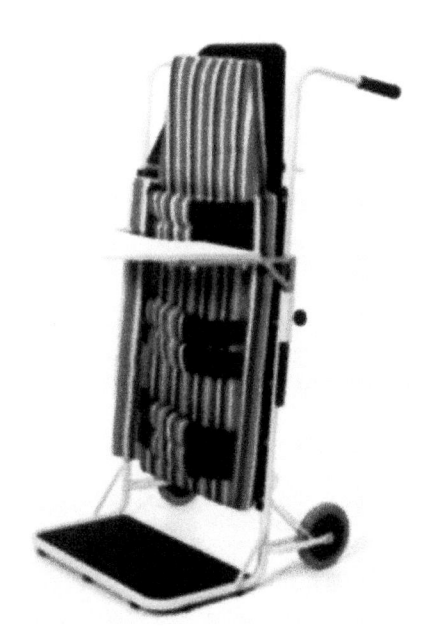

Fig. 51.25 ▶ Estabilizador vertical. Parapódium, da Tok Leve.

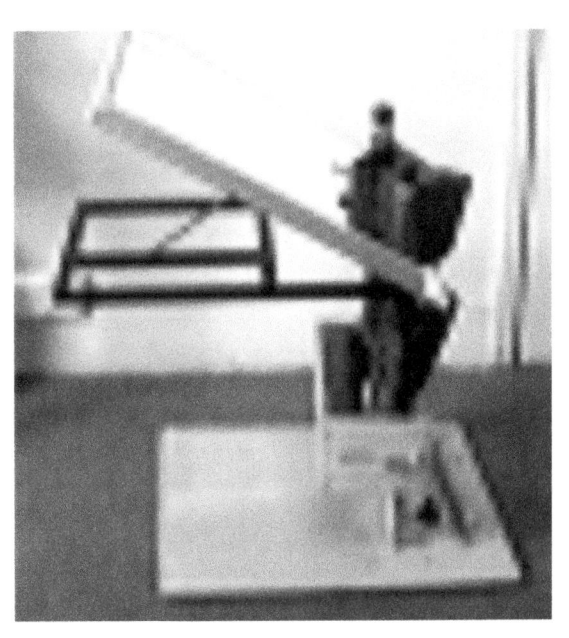

Fig. 51.26 ▶ Estabilizador vertical de madeira e metal com mesa regulável.

Dispositivos de mobilidade e locomoção

Um sistema de mobilidade é uma base que permite ao indivíduo deslocar-se de um local a outro. Exemplos destes últimos são cadeiras de rodas, andadores, cadeiras de rodas motorizadas, carrinhos e equipamentos de transferência.

A. Algumas ilustrações de equipamentos de posicionamento e locomoção de diversos fabricantes no Brasil (Figs. 51.27 a 51.33):

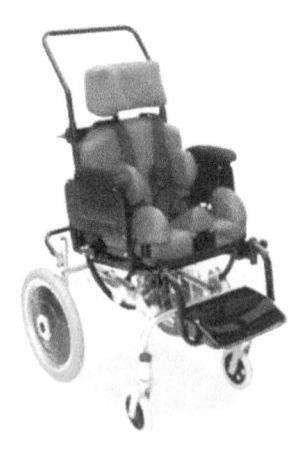

Fig. 51.27 ▶ Cadeira com sistema *tilt* anterior e posterior – TILT CGB, da Reateam.

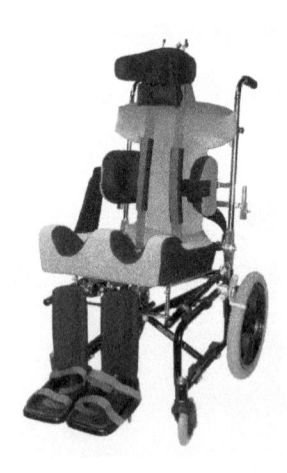

Fig. 51.28 ▶ Cadeira Envolve da Expansão, com encosto ergo-envolvente e estabilizadores de tronco.

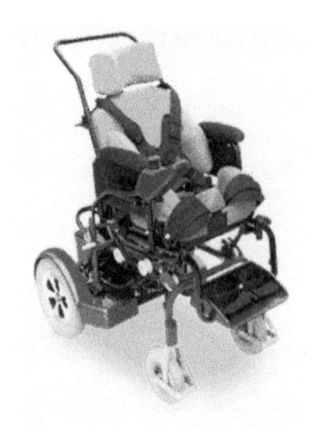

Fig. 51.29 ▶ Cadeira motorizada com centro de gravidade balanceada da Reateam.

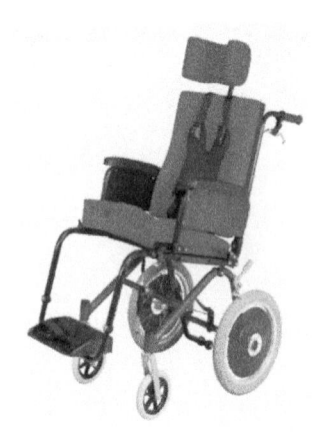

Fig. 51.30 ▶ Conforma *tilt* reclinável da Ortobrás.

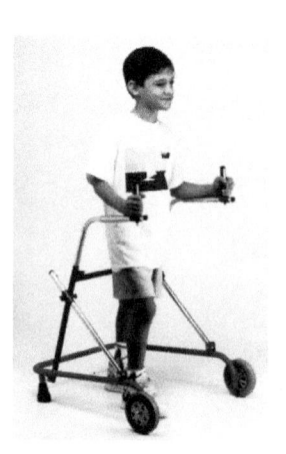

Fig. 51.31 ▶ Andadores ciclo sul e ciclo norte com base anterior e posterior, da Expansão.

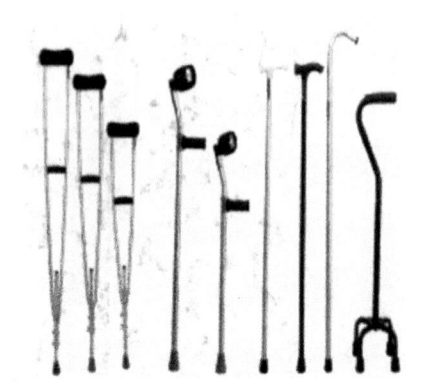

Fig. 51.32 ▶ Bengalas, muletas; bengalas canadense. Diversas marcas.

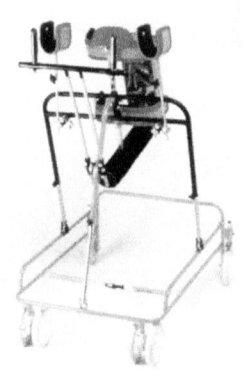

Fig. 51.33 ▶ Aparelho de locomoção utilizado para PC com sistema de transferência de peso e suportes de quadril e tronco.

B. Algumas ilustrações de equipamentos de posicionamento e locomoção de diversos fabricantes do exterior comercializados no Brasil atualmente (Figs. 51.34 a 51.36):

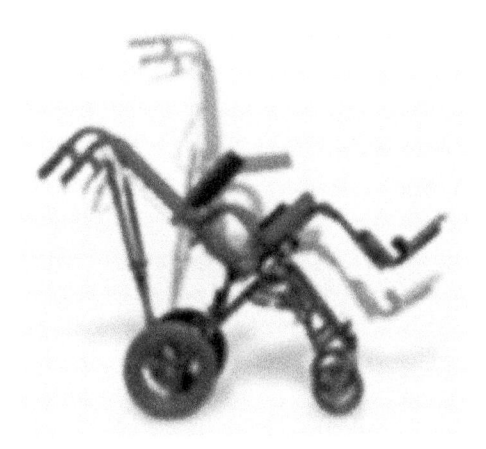

Fig. 51.34 ▸ Safári *tilt* – Convaid.

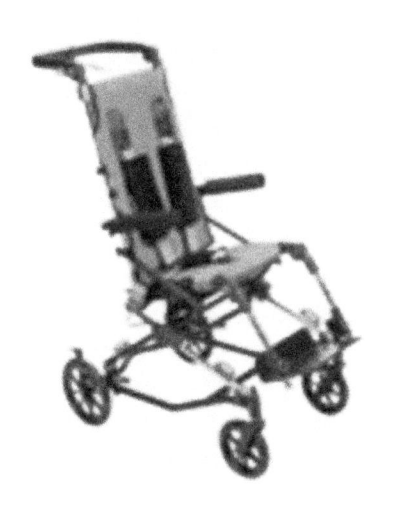

Fig. 51.35 ▸ Rodeo – Convaid.

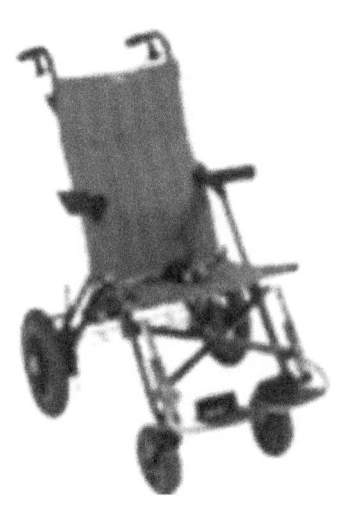

Fig. 51.36 ▸ Scout – Convaid.

C. Algumas ilustrações de cadeiras com estruturas industrializadas e sistemas posturais personalizadas (Figs. 51.37 A-C):

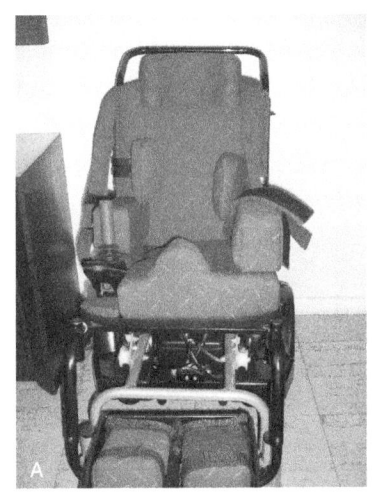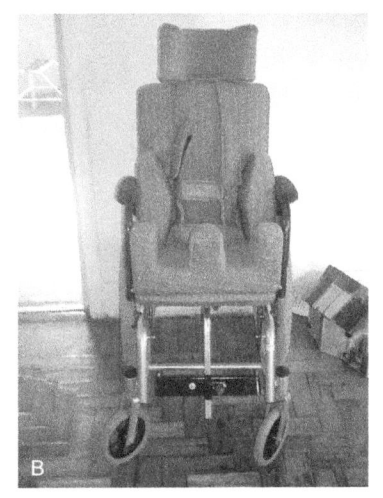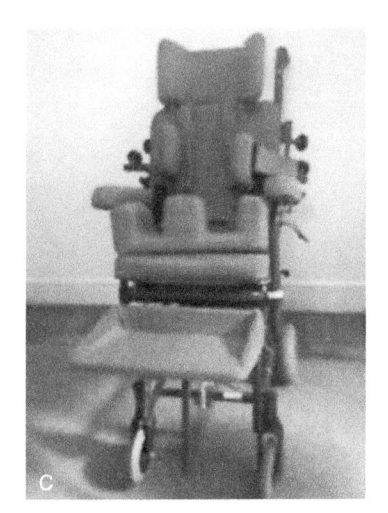

Fig. 51.37 ▸ **A.** Cadeira de rodas motorizada da Reateam com sistema postural personalizado e desenvolvido pela TO Nivânia Reis. **B.** Cadeira de rodas com forma *tilt* com sistema postural personalizado e desenvolvido pela TO Nivânia Reis. **C.** Cadeira de rodas em alumínio com sistema postural personalizado e desenvolvido pela TO Nivânia Reis.

Adaptações para o uso do vaso sanitário e banheiro

Para o uso mais independente do banheiro, existem diversos recursos, dentre os quais: barras, cadeiras de posicionamento no vaso sanitário, banheiras adaptadas, cadeiras higiênicas, além de simples adaptações, como um tapete antiderrapante no piso do banheiro (Figs. 51.38 a 51.46).

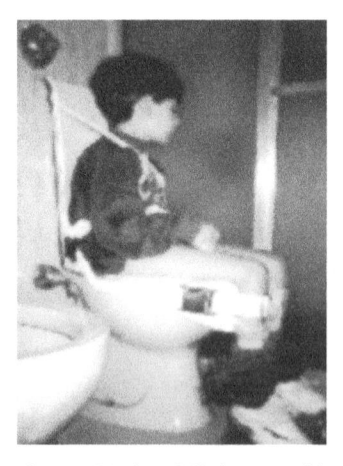

Fig. 51.38 ▶ Higiênica – estabilizador e facilitador do uso de vaso sanitário.

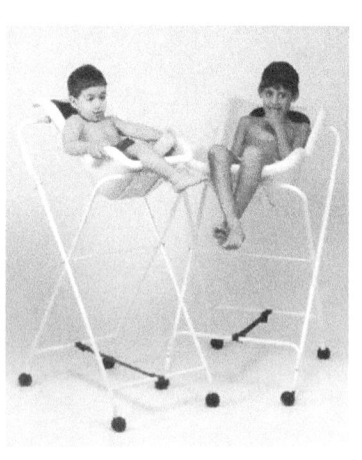

Fig. 51.39 ▶ Banhita da Expansão.

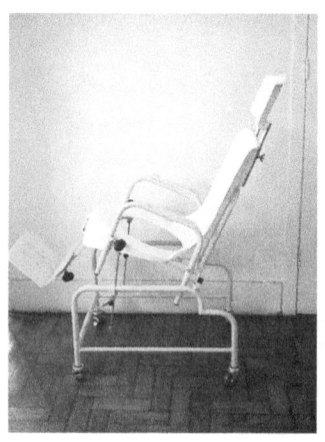

Fig. 51.40 ▶ Higiênica com estrutura de rodas.

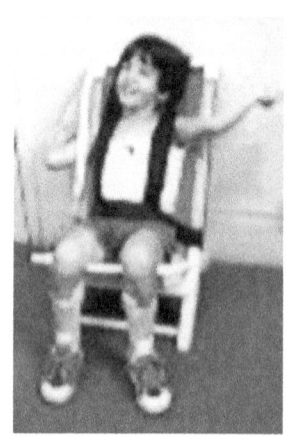

Fig. 51.41 ▶ Cadeirinha de banho para crianças pequenas.

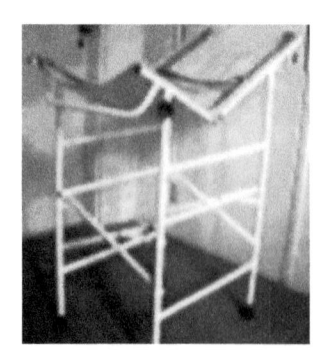

Fig. 51.42 ▶ Banheira especial dobrável.

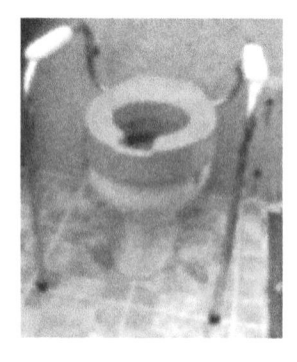

Fig. 51.43 ▶ Assento elevado com barras laterais

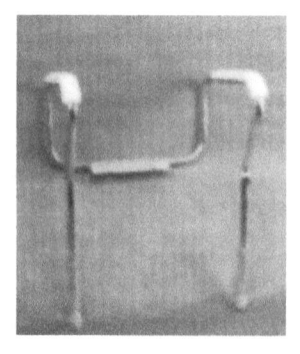

Fig. 51.44 ▶ Barras laterais para apoio em vaso sanitário.

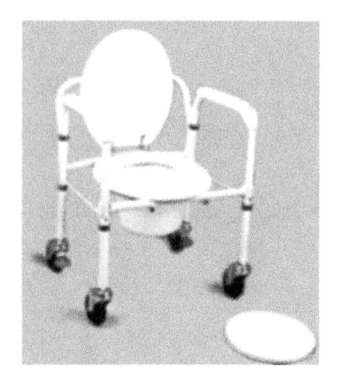

Fig. 51.45 ▶ Cadeira higiênica com rodinhas e recipiente removível.

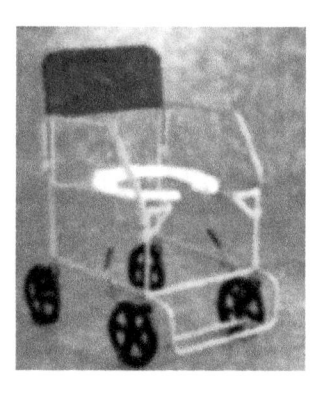

Fig. 51.46 ▶ Cadeira higiênica que encaixa no vaso sanitário.

Adaptações para escrita e leitura

São diversos os modelos de adaptações existentes para facilitar e possibilitar a escrita. A maioria delas apresenta como objetivo auxiliar ao aluno com limitações motoras a desenvolver a tarefa de escrever ou *compor* as palavras. Podem-se utilizar materiais simples, confeccionados pelo professor, pelos familiares, terapeutas ocupacionais ou materiais adquiridos comercialmente, o importante é que o aluno exercite a tarefa de escrever (das mais variadas formas possíveis). Desta maneira, o aluno terá a oportunidade de passar pela fase das mais variadas hipóteses na construção da escrita (Ferrero), que lhe poderão permitir desenvolver a escrita. Exemplos dessas adaptações estão nas Figs. 51.47 a 51.55.

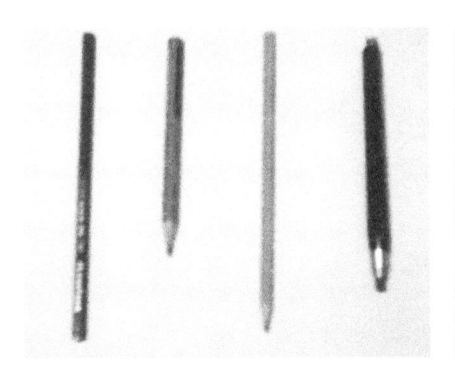

Fig. 51.47 ▶ Lápis grossos e triangulares, lapiseira triangular.

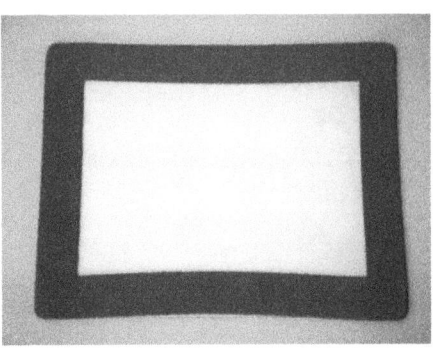

Fig. 51.48 ▶ Porta-folhas imantado.

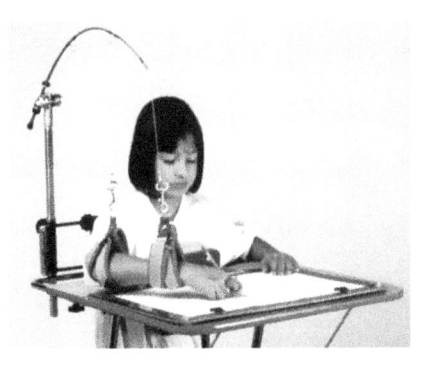

Fig. 51.49 ▶ Levitar de braço, porta-folhas especial e posicionador de punho.

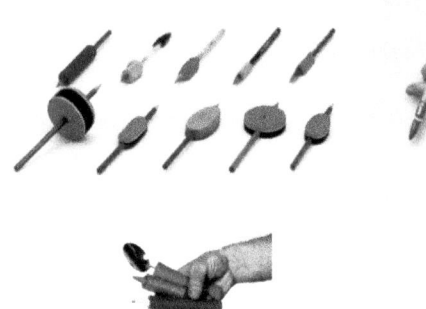

Fig. 51.50 ▶ Engrossadores diversos, da Expansão.

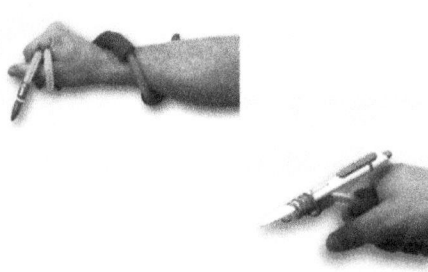

Fig. 51.51 ▶ Multiposicionadores e facilitadores de função manual.

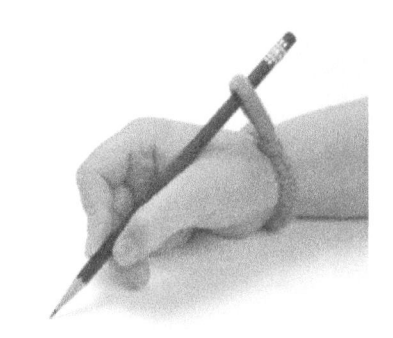

Fig. 51.52 ▶ Elástico adaptado ao braço para auxiliar na fixação do lápis.

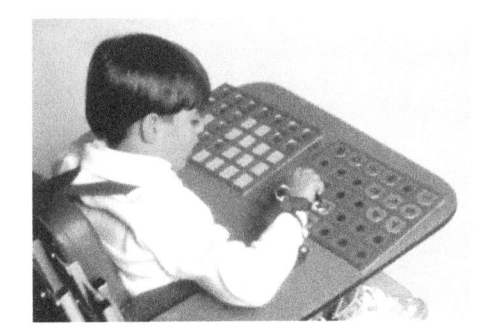

Fig. 51.53 ▶ Rouba-letras da Expansão – As letras são tiradas de uma grade para outra com um ímã.

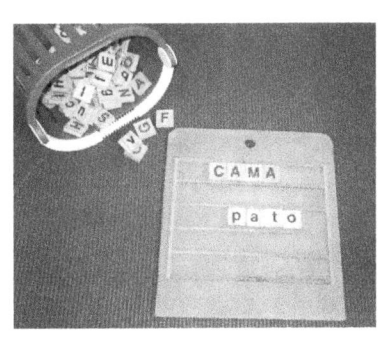

Fig. 51.54 ▶ Letras de madeira no tabuleiro em madeira com margens largas.

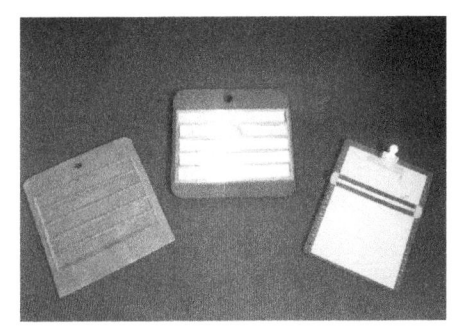

Fig. 51.55 ▶ Prancheta com guia para escrita e tabuleiro de madeira com margens para escrita e colocação das letras de madeira.

Quando o aluno não consegue segurar um livro ou mesmo manter o controle da cabeça na hora de ver ou ler um livro, faz-se necessário a utilização de recursos como suporte para livros e planos inclinados que atendam a esta sua demanda. Exemplos dessas adaptações estão nas Figs. 51.56 a 51.61.

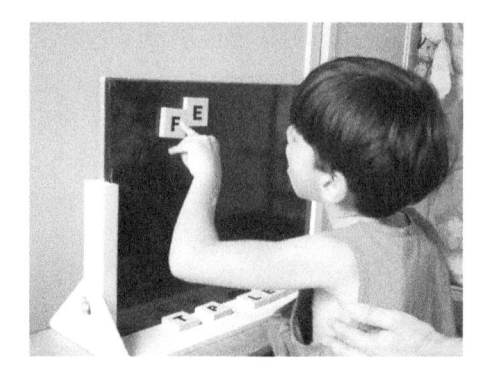

Fig. 51.56 ▶ Suporte vertical de letras e figuras imantadas, da Mindin.

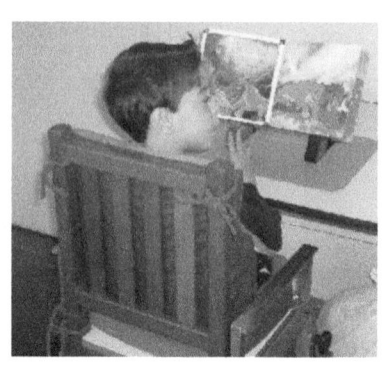

Fig. 51.57 ▶ Suporte de material plástico reclinável com antiderrapante.

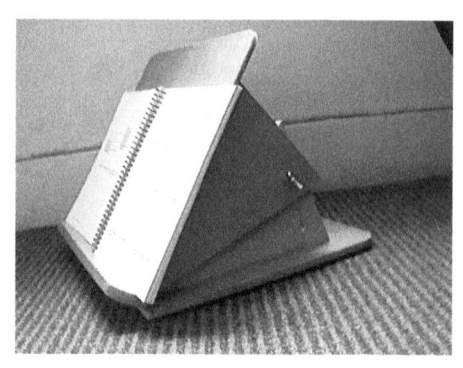

Fig. 51.58 ▶ Porta-livros de madeira reclinável.

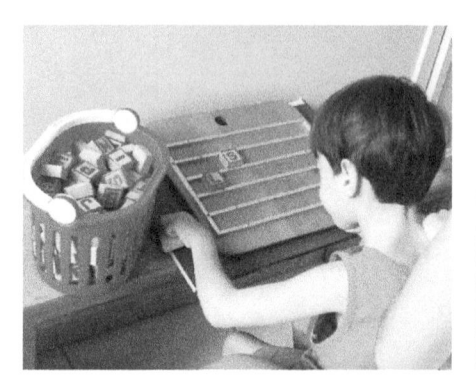

Fig. 51.59 ▶ Suporte com encaixe para letras em madeira a fim de facilitar a escrita.

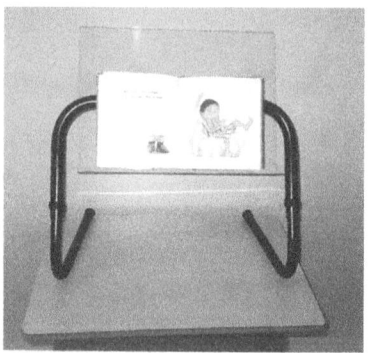

Fig. 51.60 ▶ Porta-livros de acrílico e plástico.

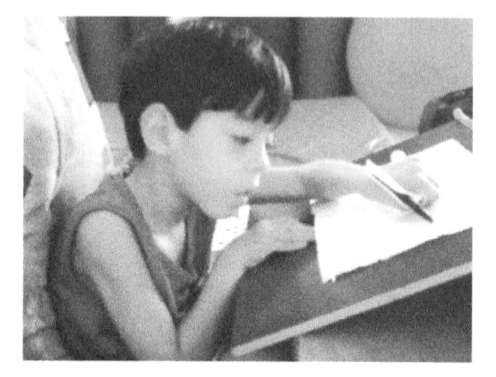

Fig. 51.61 ▶ Plano inclinado, para facilitar a escrita.

OUTROS RECURSOS PARA FACILITAR O PROCESSO DE APRENDIZAGEM E INCLUSÃO ESCOLAR DA CRIANÇA COM PC (FIGS. 51.62 A 51.64)

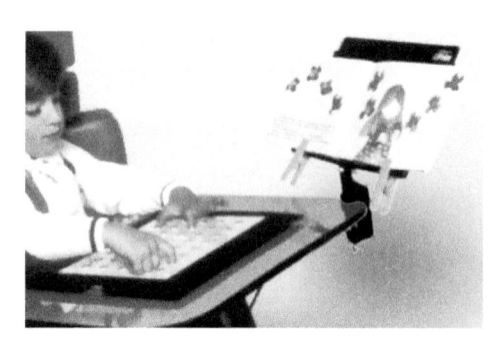

Fig. 51.62 ▶ Quadro de comunicação com letras e colméia de acrílico. Porta-livros de plástico.

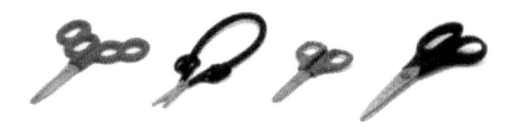

Fig. 51.63 ▶ Tesouras especiais para canhotos, duplo comando, tesoura-mola.

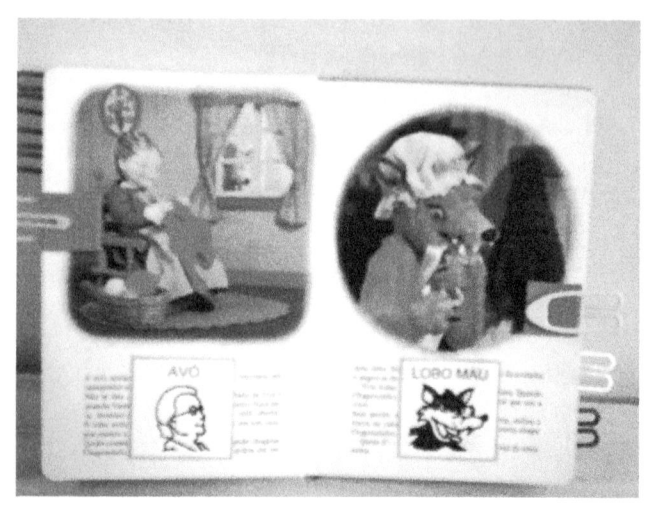

Fig. 51.64 ▶ Livro adaptado com passadores de páginas e símbolos PCS.

Equipamentos para estimulação e tratamento

O objetivo destes equipamentos é facilitar a ação dos profissionais de estimulação e reabilitação do manuseio e atendimento do portador de PC. Contamos hoje com uma grande variedade de recursos (Figs. 51.65 a 51.71):

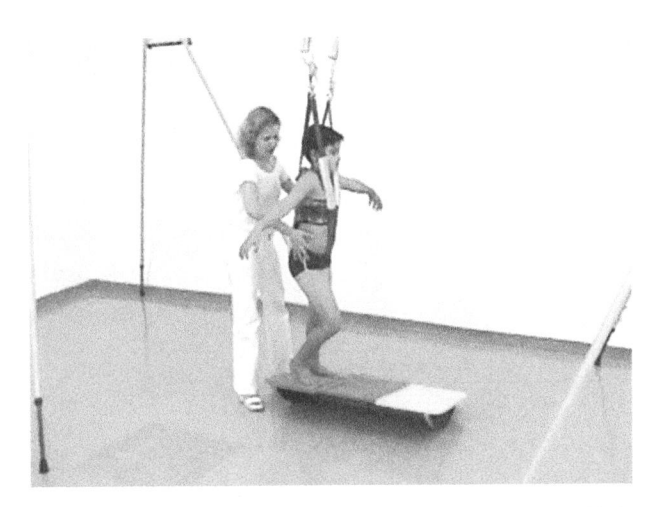

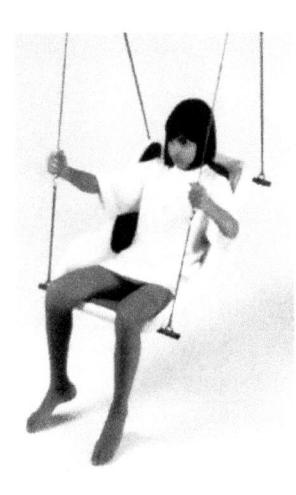

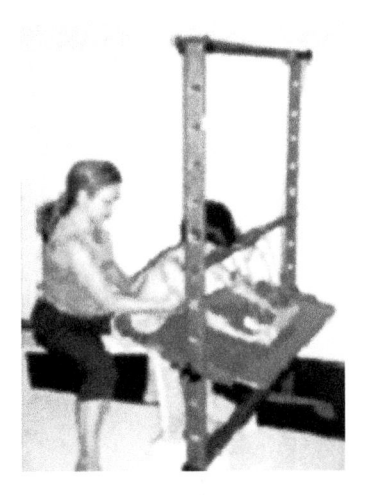

Fig. 51.65 ▶ Sistema de sustentação do corpo contra a gravidade com descarga de peso controlada sobre os membros inferiores, da Expansão.

Fig. 51.66 ▶ Balanço Koncha, da Expansão.

Fig. 51.67 ▶ Estandarte desenvolvido para facilitar e possibilitar diversas atividades no tratamento.

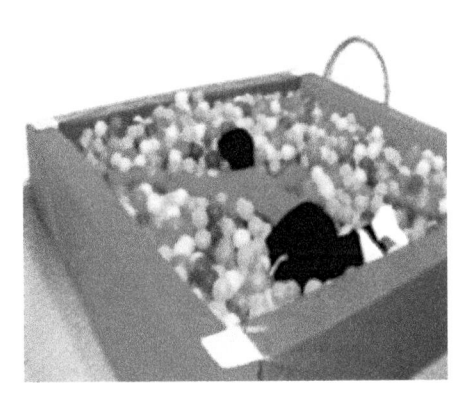

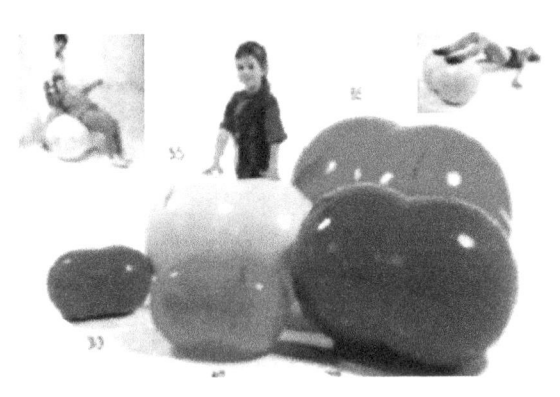

Fig. 51.68 ▶ Piscina de bolinhas comercializado pela Expansão.

Fig. 51.69 ▶ Bolas e rolos emborrachados. Muito utilizados nas terapias.

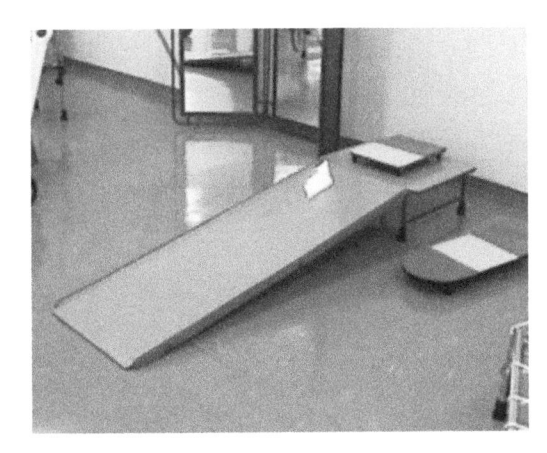

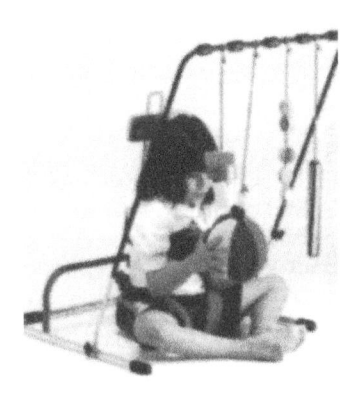

Fig. 51.71 ▶ Equipamento para posicionar e estimular a realização de atividades, da Expansão.

Fig. 51.70 ▶ Rampa e *skate* de solo, da Expansão.

Adaptação do ambiente

Rampas, piso antiderrapante, barras de apoio, elevadores podem facilitar o cuidado diário do portador de PC ou até possibilitar a sua independência no ambiente. O mais importante é avaliar e adaptar o ambiente a partir das necessidades do usuário.

Integração nos diferentes ambientes: em casa, na escola, no trabalho

Esta seria quase que o resultado das demais ações, uma vez que o portador de PC precisa ter assegurado a sua integração nos ambientes por onde transita. Neste aspecto é fundamental que as ações do profissional de tecnologia assistiva resulte uma adequada integração do usuário.

▶ ADEQUAÇÃO POSTURAL SENTADO

Muitas crianças com PC necessitam mais suporte postural do que é oferecido por uma cadeira comum ou uma cadeira de rodas tradicional. Tanto uma como outra podem ser adaptadas, mas um sistema de posicionamento pode ser especialmente projetado para atender a necessidades específicas de um determinado cliente. Este pode ser construído com rodas, como também ser desenhado para se inserir num sistema de mobilidade já existente – como uma cadeira de rodas, por exemplo. Um sistema postural normalmente consiste de uma almofada de assento, encosto, e demais eventuais componentes adicionais, os quais deverão conferir ao indivíduo maior conforto, como os estabilizadores de cabeça, estabilizadores de tronco, posicionadores de pés, apoio de braços, dispositivos de inclinação de assento e de encosto, com atuação tanto interdependente como autônoma.

A adequação postural sentado pode auxiliar o portador de PC a:

1. Estar confortável.
2. Diminuir a pressão.
3. Ter suporte postural.

4. Melhorar o seu desempenho.
5. Melhorar as funções corpóreas.
6. Mudanças e adaptação.
7. Prevenir e controlar deformidades.

No processo de avaliação para prescrição de cadeira de rodas, Mello[6] (1997) propõe levar em consideração os seguintes aspectos:

- Identificação das necessidades.
- Identificação das habilidades.
- Identificação do contexto e preocupações relativas:
  - Ambiente.
  - Cuidadores.
  - Transporte.
- Avaliar as habilidades:
  - Aspectos físicos:
    - Fatores ortopédicos.
    - Fatores neuromotores.
    - Fatores circulatórios e respiratórios.
  - Aspectos sensoriais:
    - Visão.
    - Percepção.
    - Sensibilidade tátil.
  - Aspectos cognitivos e de comportamento:
    - Capacidade de julgar situações de risco.
    - Motivação:
      - Tolerância à tecnologia.
      - Preferências estéticas.
      - Aceitação da incapacidade.
  - Aspectos funcionais:
    - Transferências.
    - Autocuidado.
    - Mobilidade e propulsão.
    - Comunicação.
    - Eliminações.
    - Outros equipamentos em uso.

A partir da nossa prática foi desenvolvido um padrão de medidas necessárias para a prescrição do modelo de estrutura da cadeira de rodas e de um sistema postural personalizado (Fig. 51.72).

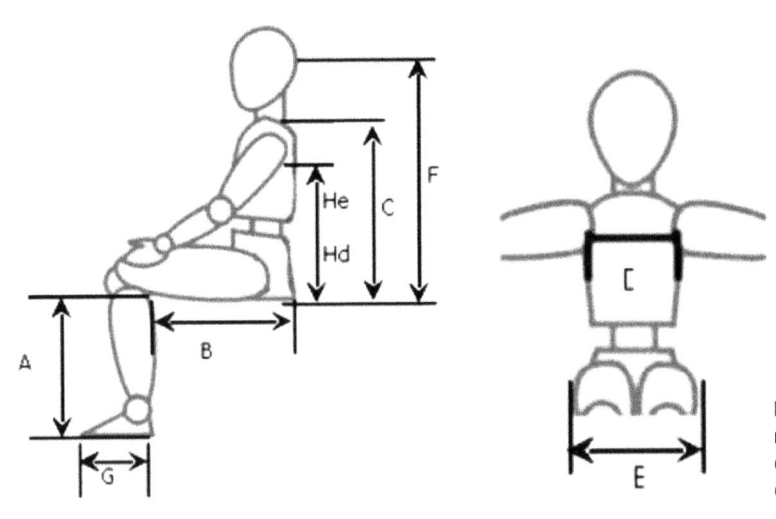

Fig. 51.72 ▶ Ilustração de um dos modelos de tomada de medidas do cliente para prescrição de cadeiras de rodas e sistema postural personalizado mais utilizado da nossa prática.

▶ CONSIDERAÇÕES NA PRESCRIÇÃO DA CADEIRA DE RODAS PARA O ACOMETIDO DE PARALISIA CEREBRAL

Cadeira de rodas ou carrinho

Na escolha da cadeira de rodas ou carrinho para o portador de paralisia cerebral é muito importante estar atento à necessidade do mesmo. Caso ele tenha condições de manejar as rodas sozinho, dever-se-á escolher uma cadeira que lhe permita impulsionar-se de forma independente. Desta forma, a cadeira deve ter rodas grandes (aro 24), que devem ficar afixadas na estrutura de forma a permitir que ele consiga movimentar seu tronco e membros superiores de maneira adequada.

Quando o usuário não apresentar controle de cabeça e de tronco, será necessário que o sistema postural personalizado e o de mobilidade prescritos oportunizem para ele um sistema de inclinação *tilt* (o conjunto assento e encosto devem ser inclinados conjuntamente, mantendo o mesmo ângulo prescrito quando a 90 graus do chão nas demais posições). Neste caso não se faz necessário que o sistema de mobilidade tenha rodas grandes, pois o usuário não irá se impulsionar de forma independente e podem ser utilizadas rodas de 14, 12 ou 8 polegadas. O importante é que as rodas permitam uma melhor dirigibilidade do equipamento e que seja transitável em qualquer terreno, ou naqueles em que o usuário deverá utilizá-lo.

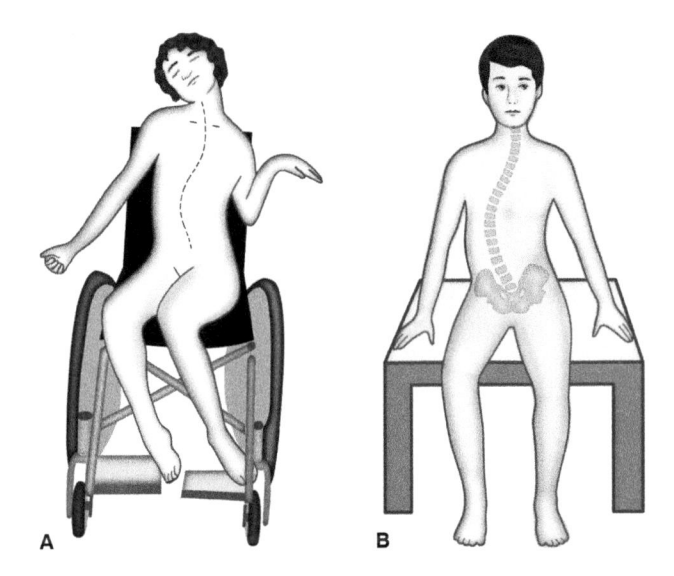

A   **B**

Fig. 51.73 ▶ **A** e **B** Figuras ilustrando a inadequação postural em cadeira de rodas. (Ilustrações do livro Adequação postural sentado: um guia ilustrado, Otto Bock, Reha Editores.)

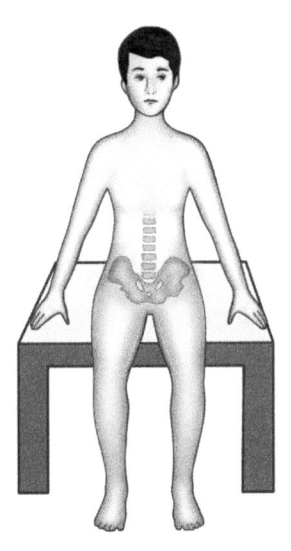

Fig. 51.74 ▶ Postura ergonomicamente correta quando sentado. (Ilustração do livro Adequação postural sentado: um guia ilustrado, Otto Bock, Reha Editores.)

Sistema postural personalizado

As almofadas de assento e encosto podem ser de várias formas, tamanhos e com espumas de densidades variadas, de acordo com os objetivos a serem alcançados. Nos últimos anos, têm sido adotado por vários fabricantes no Brasil os sistemas de almofadas ergonômicas, pelo fato de proporcionarem um conjunto estruturante, no qual o corpo pode se mover, mas, no resultado final, permanece estável e numa postura mais adequada. Para alguns destes sistemas de almofadas são utilizadas espumas injetadas em formas previamente padronizadas e, em outros casos, os sistemas são construídos de forma personalizada, utilizando-se as medidas e necessidades do usuário constatadas a partir da avaliação.

Apoio de braços

O apoio de braços é importante no posicionamento do tronco e membro superior do portador de PC, porém ele não deve ser utilizado para *segurar* o tronco superior, pois é constatado que ele auxilia na sua estabilidade, proporcionando uma propriocepção dos membros superiores e da posição adequada da cabeça, e isto é um fator de contribuição para uma estabilização adequada desta parte do corpo. A altura do apoio de braço é também uma medida importante no processo de avaliação, pois pode determinar o sucesso ou fracasso do posicionamento e a possibilidade de realização de atividades funcionais.

O apoio de braços pode servir de base para a mesa de atividades que o paciente irá utilizar e este recurso é importante, uma vez que possibilita que a mesa seja mais leve e de fácil manuseio para o cuidador. Em alguns casos, a mesa não será encaixada no apoio de braços e deve ter regulagens independentes para atender ao objetivo de cada uma.

Estabilizador de cabeça

O objetivo desta adaptação é possibilitar uma sustentação adequada da cabeça, facilitar a coordenação dos movimentos oculares e um bom acompanhamento visual pelo portador de PC. Alguns estabilizadores de cabeça são simples e sem recurso para reajustes, outros podem apresentar diversos sistemas de ajustes, com o objetivo de assegurar que a cabeça fique estabilizada e de também permitir a pessoa com PC uma boa qualidade de visão e desenvolvimento de atividades por meio da coordenação dos movimentos oculares e controle visomanual.

Sistema Tilt *(sistema de inclinação posterior do conjunto e assento de forma interligada) ou sistema de inclinação posterior independente*

Devido à dificuldade de controle postural contra a gravidade, o portador de PC que necessite de um sistema de posicionamento deverá prescindir de um sistema de inclinação dependente ou independente das bases que recepcionam as almofadas de assento e encosto, bem como dos apoios de cabeça e de pés.

Quando a inclinação acontece de forma independente em cada um dos ângulos formados nos encontros destas bases, o ajuste deverá ser realizado, independentemente e de acordo com as necessidades articulares de cada portador de PC. E, quando a inclinação posterior acontece de forma interligada no sistema postural, ou seja, em todas os ângulos formados no encontro das bases que recepcionam as almofadas que inclinam na mesma proporção, este tipo de sistema de inclinação chama-se *tilt*. Isto deve ser realizado de forma a facilitar o controle postural e proporcionar uma melhora da qualidade de visão, facilitando a atividade funcional.

A inclinação precisa ser adequada às necessidades do usuário do sistema e, em alguns equipamentos, pode ser regulada de acordo com cada atividade diária realizada durante o dia pelo portador de PC. Os familiares precisam ser bem orientados quanto ao manuseio deste sistema e as implicações e aplicações de cada uma das regulagens.

Sistema de estabilização de tronco

A estabilidade do tronco precisa ser assegurada para proporcionar um bom posicionamento global e também com o objetivo de auxiliar na prevenção de desenvolvimento de escoliose e outras posições incorretas na pessoa com PC.

Faixas de auxílio na contenção postural

As faixas têm o objetivo de manter as articulações estabilizadas a partir do sistema prescrito, não podem ter como função *segurar* a pessoa com PC, pois com isto se constataria a inadequação do sistema. Sendo assim, as mesmas podem e devem apenas manter o que o sistema proporciona. São geralmente utilizadas faixas de estabilização de tronco, de quadril, de tornozelos e de abdução de pernas. Elas devem ser acolchoadas e reguláveis para atender às necessidades.

Apoios de pés

Este sistema deve proporcionar uma boa acomodação dos pés e um adequado posicionamento das articulações e de todo o pé, garantindo a manutenção da amplitude de movimento das articulações e evitando-se deformidades. Quando o paciente utiliza um tutor de prolipropileno o sistema pode ser mais simples, mas precisa garantir este adequado posicionamento.

Mesas para atividades

Como já relatado anteriormente, a mesa pode ser acoplada ao sistema por meio dos apoios de braços ou estrutura, ou serem independentes do sistema de posicionamento, tendo seus próprios pés e forma de fixação.

Outros suportes e adaptações especiais

Além destes suportes supracitados, alguns outros ainda podem ser necessários para acomodar algumas necessidades especiais de portadores de paralisia cerebral.

▶ CONCLUSÃO

Nesta área de assistência à pessoa com paralisia cerebral tem-se constatado que os recursos de TA são fatores coadjuvantes no processo de reabilitação, desde que bem prescritos e com um adequado acompanhamento do uso. A TA deve ser um recurso num sistema de ações conjuntas que objetivam a prevenção e um melhor aproveitamento da atividade funcional da pessoa com PC, bem como a melhora da sua qualidade de vida, dos familiares e cuidadores.

▶ REFERÊNCIAS

1. Parham LD e Fazio L (organizadoras). *A recreação na terapia ocupacional pediátrica.* Trad.: Maria de Lourdes Giannini. São Paulo: Santos Livraria e Editora, 2002.

2. Blanche E. *Fazer junto com – Não fazer para: A recreação e as crianças com paralisia cerebral. In:* Parham LD e Fazio L (organizadoras). *A recreação na terapia ocupacional pediátrica.* Trad.: Maria de Lourdes Giannini. São Paulo: Santos Livraria e Editora, 2002.

3. Bergen AF. *Positioning and function. Weelchairs and other assistive technologies.* New York, Valhata: Valhala Rehabilitation Publication Ltda., 10.595.

4. Castillo R, Otrl L, Hilkey JBA. *Assistive Technology for Individuals With Learning Disabilities.* Through the Lens of the Occupational Therapy Practice Framework: Domain and Process. *OT Practice* Maio 2004; p. CE 1-8.

5. Manzini EJ, Santos MCF. *Portal de ajudas técnicas para educação – Recursos pedagógicos adaptados.* Brasília: MEC, 2002.

6. Mello MAF. *In:* Lianza S *et al. Medicina de Reabilitação.* Rio de Janeiro: Editora Guanabara Koogan, 2007.

7. Reis NMM. *Tecnologia assistiva: Recursos facilitadores no processo de aprendizagem dos alunos com necessidades educacionais especiais.* Minas Gerais: PUC Virtual, 2005.

8. Smith Roger. *O papel da terapia ocupacional no modelo de tecnologia do desenvolvimento.* Department TO – Universidade Wisconsin. Milwaukee. AJOT, Fev. 2000.

9. Teixeira E, Sauron FN, Santos LSB, Oliveira MC. *Terapia Ocupacional na reabilitação física.* São Paulo: Editora Roca Ltda., 2003.

10. Verner D. *Disable Village Children.* Second Edition Hesperian Fundation, 1988.

11. Zollars JA, Knezevich PT. *Adequação Postural Sentado" : um guia ilustrado.* Otto Bock Reha, editores.

Tecnologia Assistiva: Equipamentos Terapêuticos Personalizados

Christina Dutra Baptista

▶ INTRODUÇÃO

Muitos profissionais da área da saúde e especialistas de diversas áreas vêm projetando e indicando intervenções significativas por intermédio da tecnologia assistiva. Essa indicação parte de um maior conhecimento quanto às necessidades de intervenções para uma melhora no desempenho funcional de indivíduos deficientes, mas nem sempre a prescrição é adequada ao caso específico.

A maioria dos dispositivos adquiridos comercialmente é desenvolvida com base num padrão antropométrico. Estes procuram atender a um grupo de situações mais comuns descritas nos quadros resultantes das diferentes patologias.

Esses projetos, ao se adequarem às particularidades de cada caso, passam a abranger uma intervenção terapêutica específica, proporcionando assim a continuidade do processo. A cadeira de rodas padronizada e adaptada a um caso particular passaria, dessa forma, a ter um valor terapêutico, ao permitir um alinhamento biomecânico ao usuário com os apoios necessários e a continuidade para uma intervenção adequada ao bom uso funcional de MMSS, além da realização da atividade de transporte e locomoção (Fig. 52.1).

Esses trabalhos individualizados, que englobam projetos específicos e adaptações em projetos já existentes, exigem especialização e dedicação por meio de atualização profissional constante, uma vez que o

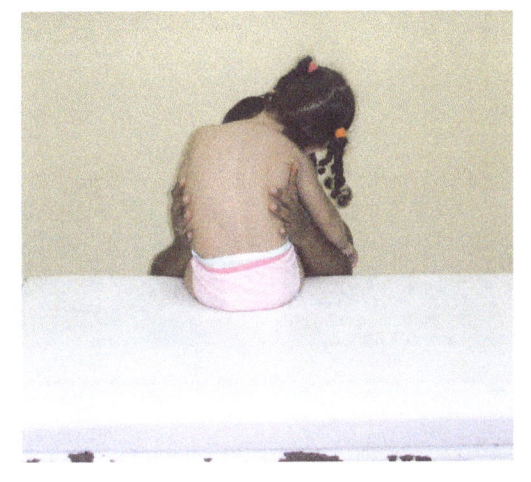

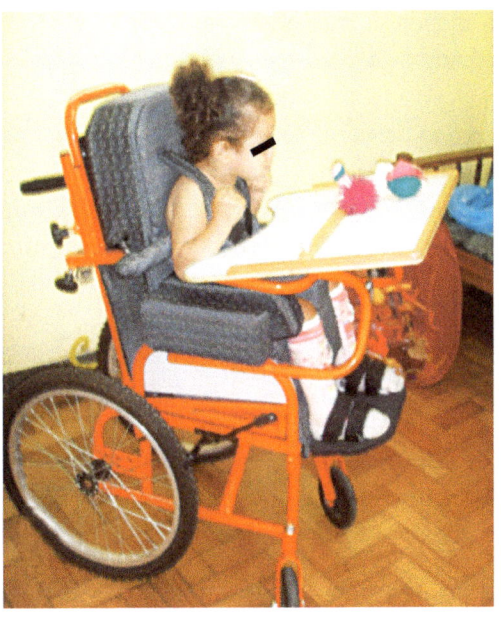

Fig. 52.1 ▶ Avaliação postural e adequação do sentado.

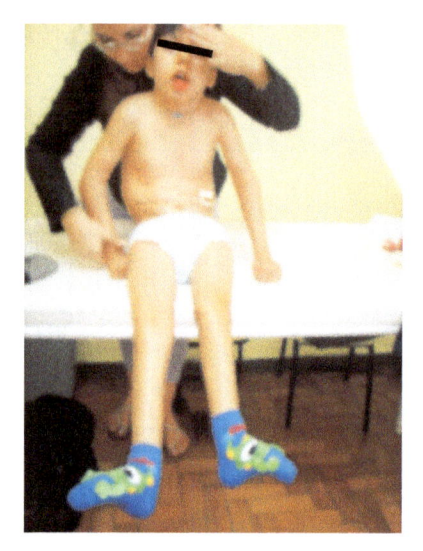 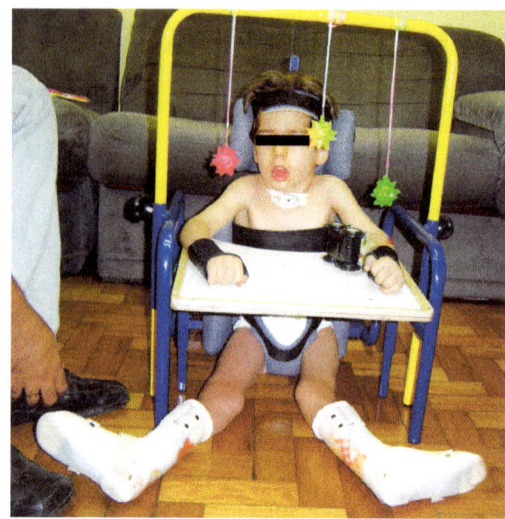

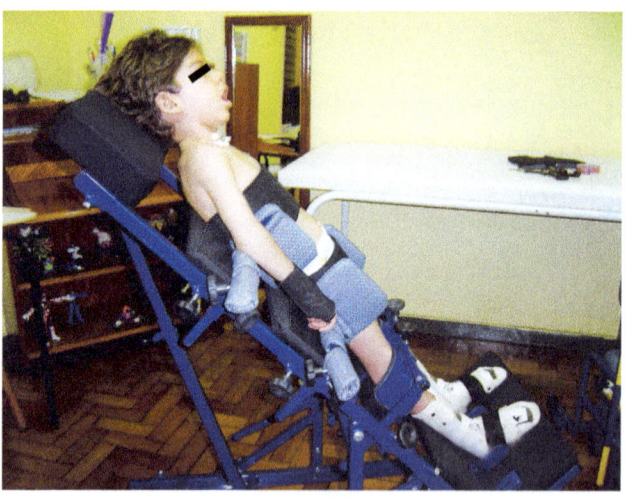 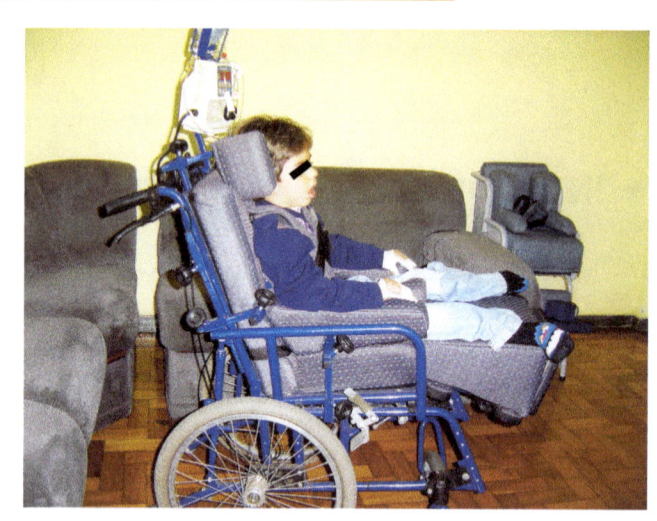

Fig. 52.2 ▶ Avaliação e projeto de dois equipamentos: sentado e de pé gradativo, e adaptação em cadeira de rodas adquirida comercialmente.

avanço tecnológico está em permanente ascensão. O resultado desse processo passa a ser denominado equipamentos terapêuticos personalizados (Fig. 52.2).

A tarefa de personalização por meio desses projetos individualizados dos equipamentos ou das adaptações em estruturas comercialmente adquiridas seria um aprimoramento do que denominamos tecnologia assistiva.

Tecnologia assistiva

A tecnologia assistiva engloba "... uma ampla gama de equipamentos, serviços, estratégias e práticas, concebidos e aplicados para minorar os problemas funcionais encontrados pelos indivíduos com deficiências".[1]

A tecnologia assistiva vem também propiciar melhor qualidade de vida e conforto, tanto para o indivíduo com algum tipo de deficiência no posicionamento ou carência funcional como para o seu cuidador (Fig. 52.3).

A tecnologia assistiva (terminologia técnica) se compõe de recursos e serviços, os quais podem ser assim definidos:

- Recursos: "Todo e qualquer item, equipamento ou parte dele, produto ou sistema fabricado em série ou sob medida, utilizado para aumentar, manter ou melhorar as capacidades funcionais da pessoa com deficiência" (ADA, 1988).

  Esses recursos podem variar de uma adaptação simples a um complexo sistema de produtos.
- Já os serviços são: "Aqueles que auxiliam diretamente uma pessoa com deficiência a selecionar, comprar ou usar os recursos acima definidos".[2]

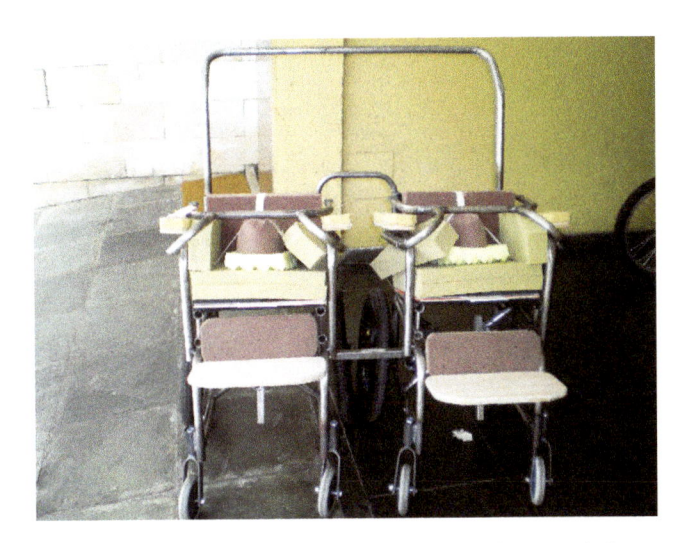

Fig. 52.3 ▶ Cadeiras de rodas acopladas para gêmeos – ainda em ponto de prova.

Seria a atenção especializada a que visa à indicação e ao projeto para confecção ou adaptação de equipamentos terapêuticos, mais o acompanhamento de seu uso (Fig. 52.4).

Objetivos

A relação dos objetivos a serem alcançados compreende uma longa gama de ações, como as a seguir relacionadas:

- Reduzir a pressão sobre pontos específicos.
- Facilitar movimentos e função.
- Proporcionar conforto com qualidade de vida.
- Garantir melhor alinhamento biomecânico.
- Manter alongamentos musculares e movimentos ativos.

- Oferecer suporte para grupos musculares.
- Proteger protuberâncias ósseas.
- Favorecer a participação social e o desenvolvimento percepto-cogntivo.
- Posicionar contra a gravidade.
- Facilitar o funcionamento de órgãos.
- Permitir maior independência.
- Garantir a continuidade terapêutica.
- Auxiliar nos cuidados ao usuário.

Origem

Quanto à tecnologia assistiva:

"Sua origem pode ser descrita na Pré-História, com o uso de um galho de árvore como apoio após fratura de fêmur".[3]

O termo *assistive technology*, traduzido no Brasil como tecnologia assistiva, foi criado oficialmente em 1988 como importante elemento jurídico da legislação norte-americana (Technology-Related Assistance for Individuals Disabilities Act-Public 100-407), que compõe, com outras leis, o ADA – American with Disabilities Act.[2]

O termo tecnologia assistiva traz consigo um conceito e organização para o que já existia, possibilitando pesquisas para o desenvolvimento de produtos e originando uma nova área de especialização.

Atuação de acordo com as políticas de saúde / legislação

Descrevemos, a seguir, outras referências, além da ADA.

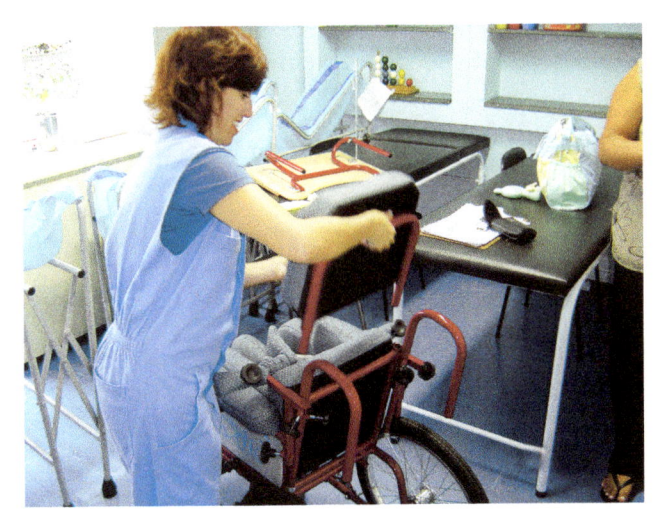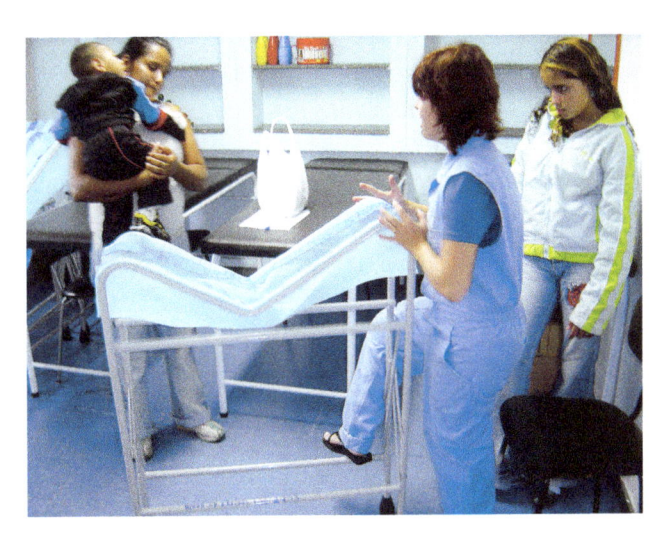

Fig. 52.4 ▶ Orientações de uso dos equipamentos projetados para transporte e adequação postural na posição sentada e banho.

EUSTAT

Faz parte da Comissão Européia no programa de aplicações temáticas do setor de deficientes e idosos, de 1989. É considerado como tecnologia de apoio: "Ajustamento individual entre a pessoa e o meio e, como tal, às tecnologias que permitem ultrapassar obstáculos aos serviços normais ou compensar limitações funcionais específicas, de modo a facilitar ou possibilitar as atividades de vida cotidiana" (p. 16).

O apoio

"É aplicado a uma tecnologia quando a mesma é utilizada para compensar uma limitação funcional, facilitar um modo de vida independente e ajudar os idosos e pessoas com deficiências a concretizarem todas as suas potencialidades" (p. 15).

PRODUTOS E TECNOLOGIA DE ASSISTÊNCIA DA CLASSIFICAÇÃO INTERNACIONAL DE FUNCIONALIDADE, INCAPACIDADE E SAÚDE (CIF/OMS) DE 2003

Eles classificam: tecnologia de assistência como: "... qualquer produto, instrumento, equipamento ou tecnologia adaptado ou especialmente projetado para melhorar a funcionalidade de uma pessoa incapacitada" (OMS, 2003, p. 201), baseada na ISO, 1999.

No Brasil, encontram-se os seguintes termos como referência ao mesmo fim: tecnologia assistiva, tecnologia de apoio, adaptações e ajudas técnicas[4].

Segundo o Ministério de Ciências e Tecnologias do Brasil, em um edital de 2005, para apoio financeiro de projetos de pesquisa e desenvolvimento, tecnologias assistivas são caracterizadas como "tecnologias que reduzam ou eliminem as limitações decorrentes das deficiências físicas, mentais, visuais e auditivas, a fim de colaborar para a inclusão social das pessoas portadoras de deficiências e dos idosos" (Brasília, setembro de 2005)[5].

Categorias

Essa classificação pode variar muito, de acordo com cada autor.

Segundo as diretrizes gerais da ADA (EUA), suas atividades estão claramente relacionadas:

• Auxílios para a vida diária e vida prática.

• Comunicações aumentativas, suplementares e alternativas.
• Recursos de acessibilidade ao computador.
• Sistemas de controle de ambiente.
• Projetos arquitetônicos para acessibilidade.
• Órteses e próteses.
• Adequação postural.
• Auxílios de mobilidade.
• Auxílios para cegos ou indivíduos com visão subnormal.
• Auxílios para surdos ou indivíduos com déficit auditivo.
• Adaptações em veículos.

Caracterização

Para sua caracterização temos uma série de preceitos aqui relacionados:

• Assistiva *versus* reabilitadora ou educacional.
• Simples a sofisticada.
• *Hard* e *soft*.
• Geral e específica.
• Comercializada e sob medida.
• Equipamento *versus* instrumento.
• Concreta e teórica.[3]

Equipamentos terapêuticos personalizados

CONCEITUAÇÃO

Trata-se, no caso, de dispositivos utilizados para auxílio no desempenho funcional das atividades cotidianas, por indivíduos com comprometimentos variados e por seus cuidadores, considerando-os em seu meio e com suas especificidades.

Atuação específica da autora, segundo categorias

Nossa contribuição, como profissional especializado:

• Auxílios para desenvolvimento de atividades na vida diária e na vida prática (Fig. 52.5).
• Sistemas de adequação postural (Fig. 52.6).
• Instrumentos e equipamentos para transporte e locomoção (Fig. 52.7).
• Auxílios de reabilitação.

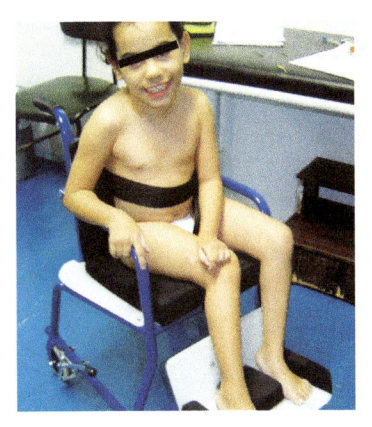
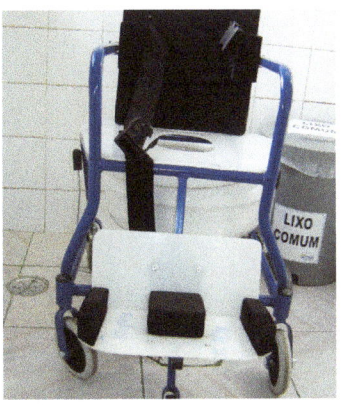
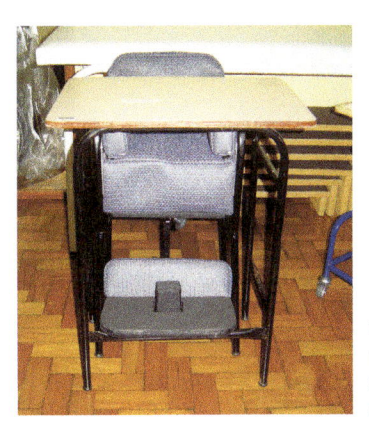

Fig. 52.5 ▶ Cadeira para banho e uso do vaso sanitário; cadeira escolar adaptada.

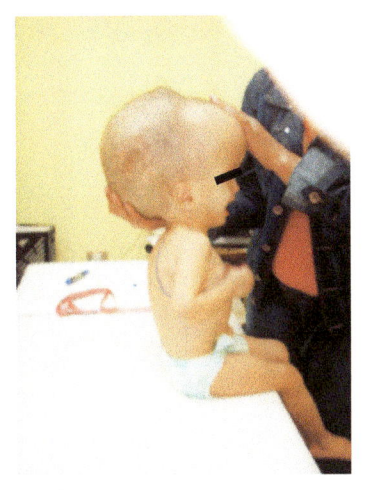
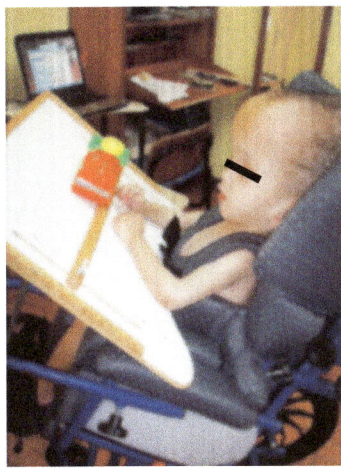
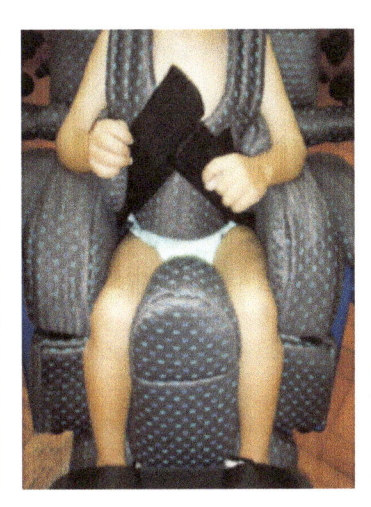

Fig. 52.6 ▶ Hidrocefalia + quadriparesia espástica grave com alinhamento biomecânico sentado.

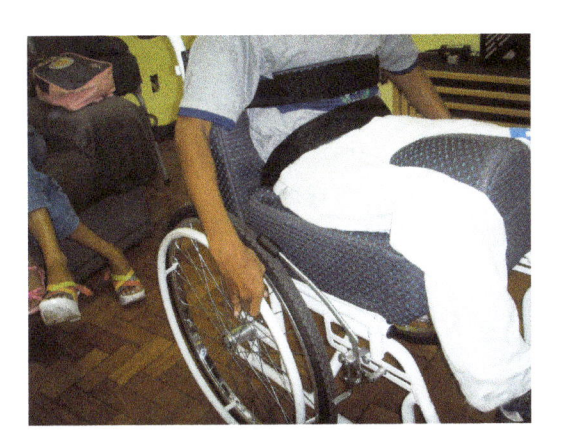
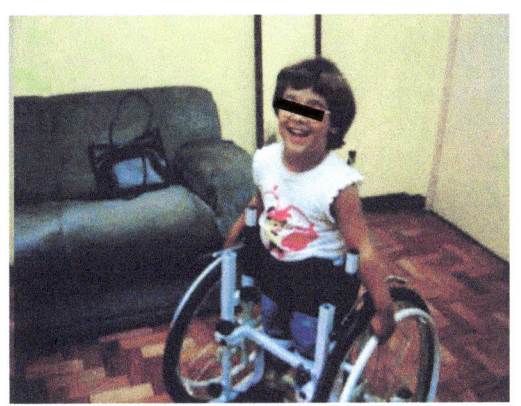

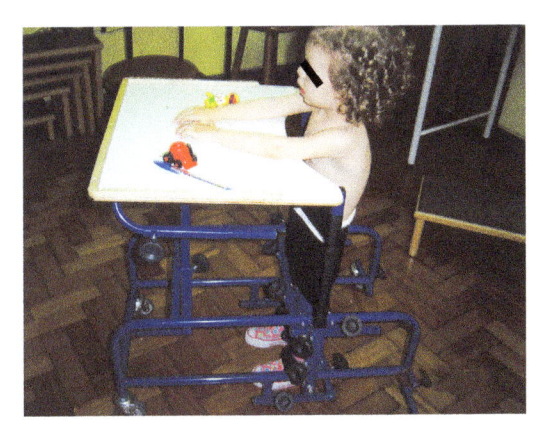
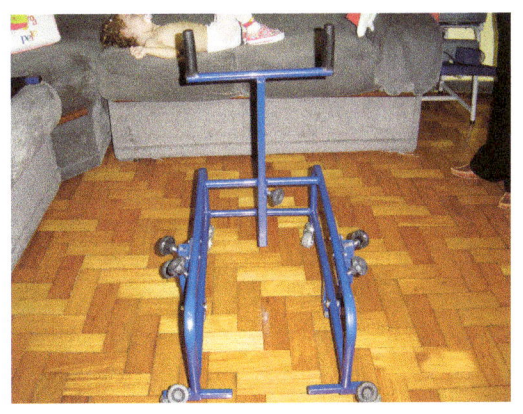

Fig. 52.7A ▶ Cadeira de rodas com aro propulsor; locomotor ortostático e andador/estabilizador.

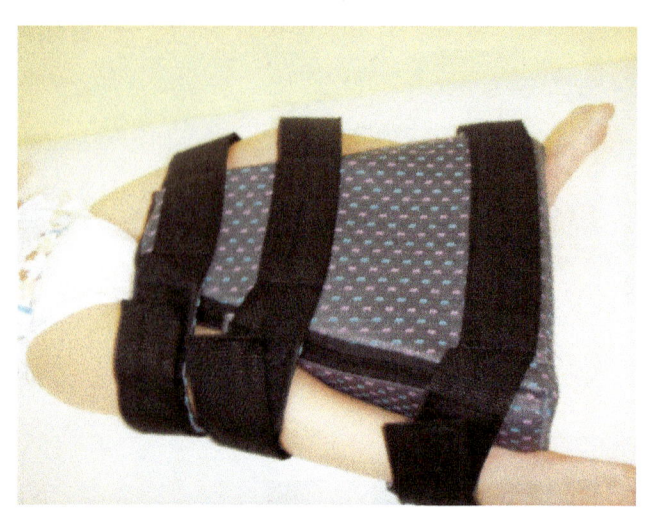
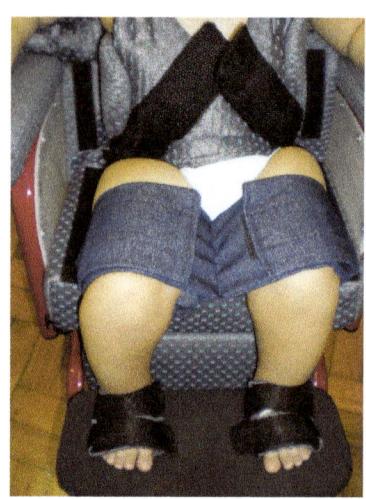

Fig. 52.7B ▶ Almofada abdutora e faixa adutora.

Fases do trabalho

- Anamnese e avaliação (Fig. 52.8).
- Desenvolvimento de projetos.
- Contatos junto aos técnicos.
- Prova com modelagens das espumas (casos que requerem adequação postural com uso de almofadas) (Fig. 52.9).
- Entrega com orientações de uso (Fig. 52.10).
- Reavaliações, com adaptações dos equipamentos, caso se façam necessárias (Fig. 52.11).

Avaliação

"Refere ao processo de obtenção e interpretação de dados para o tratamento" (Maurer e cols., 1984).

Podem vir no formato de testes, por meio de observações, entrevistas, revisões de prontuários e julgamento clínico.

Os testes são procedimentos sistemáticos para observação do comportamento/desempenho, descritos por uma escala numérica ou sistema de categorias.

As avaliações têm como propósito a obtenção de informações acuradas sobre um indivíduo em uma dada situação.

Os resultados servem como base para comparação futura, mensurando os progressos ou as perdas.[6]

As avaliações incluem uma anamnese específica, abrangendo todos os pontos que incorporem o trabalho com equipamentos terapêuticos personalizados e uma avaliação física com realização da antropometria e simulação de pontos de apoios e inclinações do sistema. Os resultados obtidos são anotados e fotografados para análise.

Estudos em metrologia demonstram a importância de dados quantitativos na caracterização da qualidade da intervenção realizada.

Do ponto de vista técnico, a medição é empregada para monitorar, controlar ou investigar um fenômeno físico.

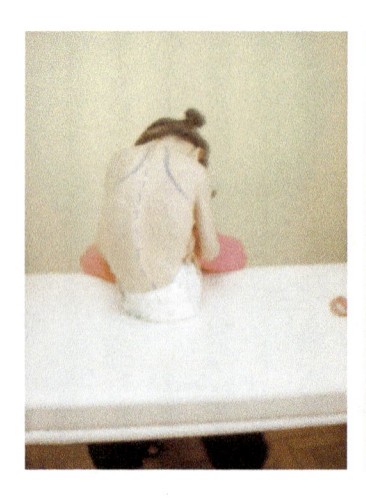
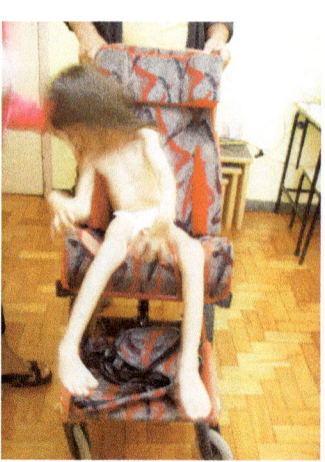
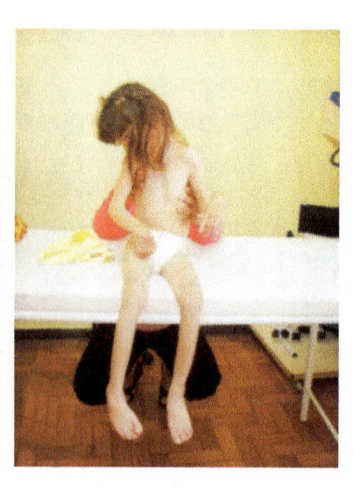

Fig. 52.8 ▶ Avaliação do sentado e uso do equipamento adquirido comercialmente.

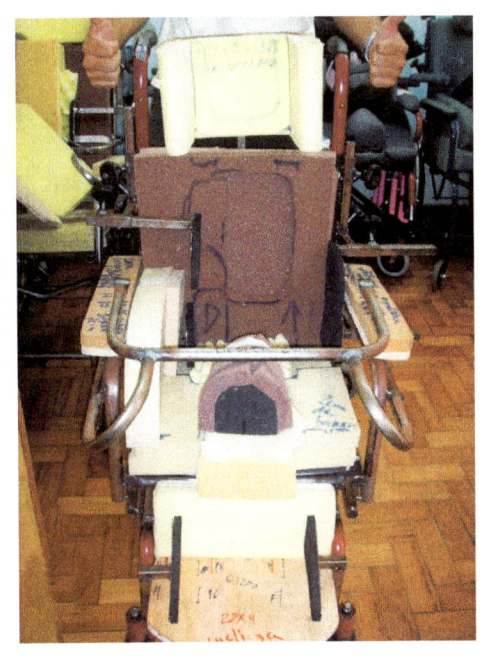

Fig. 52.9 ▶ Modelagem das espumas após prova com equipamento inacabado.

Esse trabalho requer habilidades específicas do avaliador, que identificará pontos onde passam ser obtidos correções com alinhamento biomecânico e adequações de deformidades fixas, objetivando conforto e impedindo piora destas.

A medição é realizada por um instrumento propício que fornece uma indicação a ser lida pelo avaliador. Esse tipo de avaliação requer como dispositivo de cálculo materiais para anotações e fita métrica (Fig. 52.12).

É possível fazer uso também de um equipamento com várias possibilidades de ajustes que facilitem essa avaliação. Tal equipamento, projetado para pacientes sentados, deve incluir mudanças na regulagem das medidas do assento, encosto, altura do apoio de cabeça e pés, além da inclinação de todo o sistema e de partes isoladas deste.

No caso do posicionamento de pé, torna-se necessário, por sua vez, o desenvolvimento de um es-

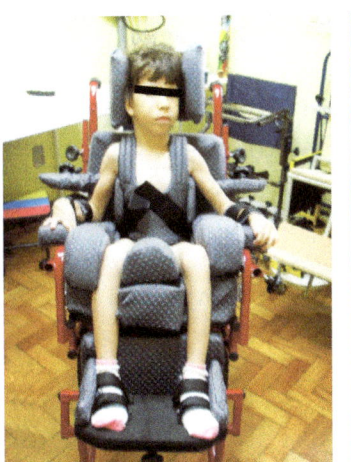
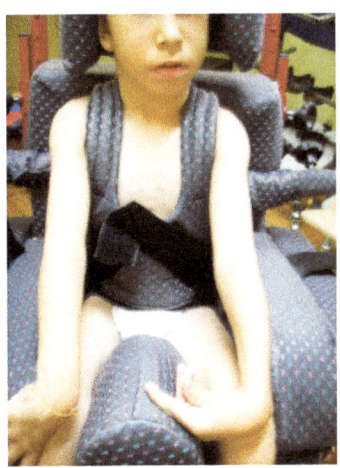
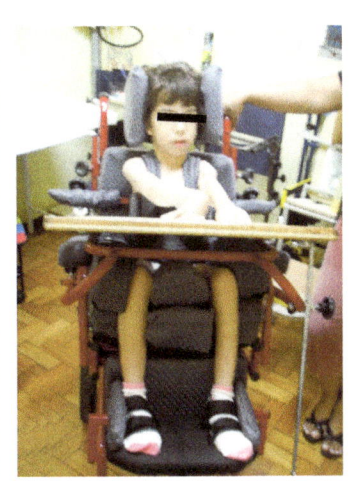

Fig. 52.10 ▶ Na entrega, todos os passos de adequação ao equipamento são orientados passo a passo.

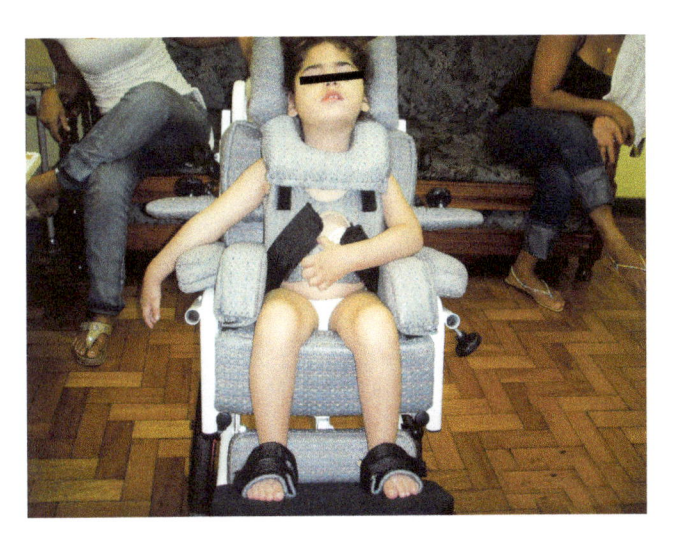
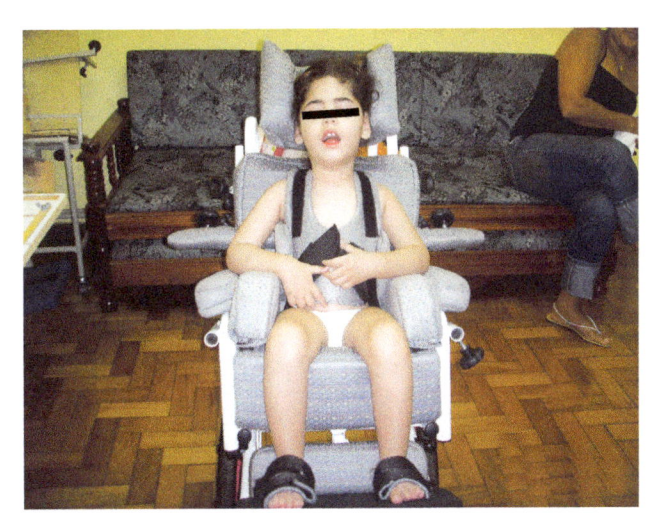

Fig. 52.11 ▶ Em reavaliação: criança posicionada pelo responsável antes, e após ele receber novas orientações.

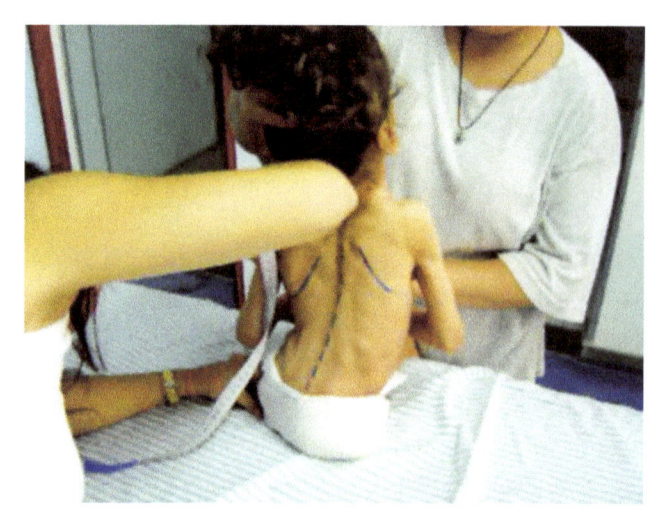

Fig. 52.12 ▶ Avaliação é antropometria.

tabilizador com várias regulagens em alturas e inclinações, além de modificações na base de apoio que auxilia o processo (Fig. 52.13).

Fotografias e biofotogrametria podem complementar o processo.

Na biofotogrametria os sinais são captados por meio de imagens fotográficas e transportados para um programa de computador, onde são analisados e interpretados.

Bio (relativo à vida) fotogrametria (aplicação da fotografia à métrica) compreende o planejamento e construção de um mapa e sua fotointerpretação a partir do estabelecimento dos pontos principais.

Essa técnica foi utilizada primeiramente por Ferreira e Corrêa da Silva, em Lisboa, e por Mário Antônio Braúna, no Brasil, em 1984[7].

Trata-se de uma técnica pioneira que vem sendo utilizada junto aos laboratórios de marcha e que pode ser orientada a diversos segmentos corporais, com o objetivo de melhor posicionamento e funcionamento. Por sua vez, existem muitos trabalhos significativos em biofotogrametria com relação aos desvios na articulação temporomandibular.

As pesquisas que vêm sendo levadas a efeito pela autora nessa área incluem a adequação do sentado pelo uso da biofotogrametria de tronco humano, pouco utilizada até agora pelos especialistas (Fig. 52.14).

Desenvolvimento de projetos

Fase posterior ao contato com os envolvidos no processo terapêutico do indivíduo assistido. Implica o estudo de todos os dados obtidos até o momento e abrange conhecimentos teóricos e práticos específicos. O projeto final passa pela compreensão de técnicos executores, os quais precisam ser acessíveis à trocas de conhecimentos e debates com as modificações possíveis em qualquer fase do processo.

É importante assegurar que mesmo equipamentos adquiridos comercialmente precisam passar pela indicação de um terapeuta responsável, que fará posteriores adaptações nessa estrutura, pois é sabido que os equipamentos comerciais, sem exce-

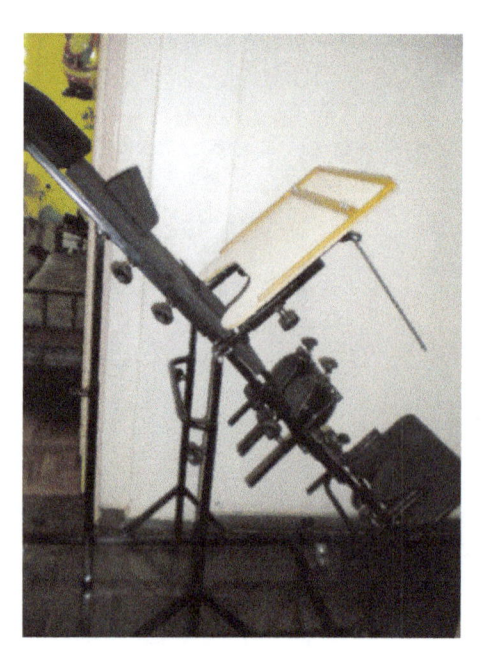
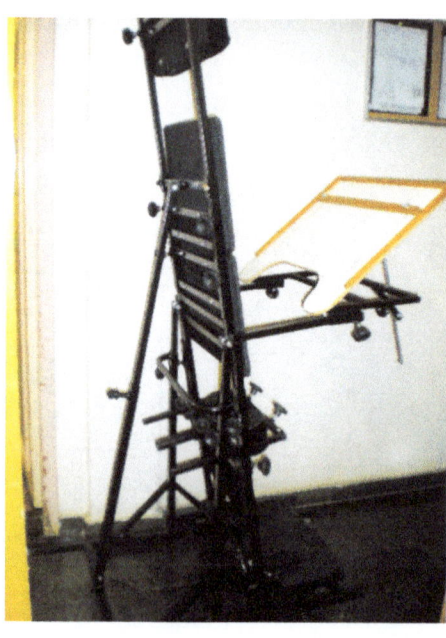

Fig. 52.13 ▶ Cama ortostática especial, projetada.

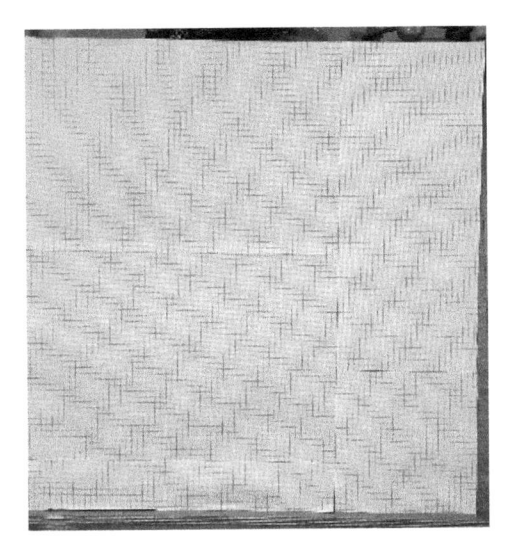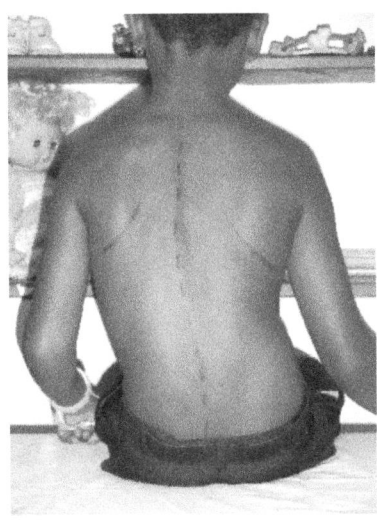

Fig. 52.14 ▸ Biofotogrametria.

ção, necessitam serem adequados de acordo com as necessidades do cliente.

Contato junto ao técnico

Sempre que surgirem dúvidas ou necessidade de trocas de experiências e eventuais modificações no projeto inicial.

Prova

Essa fase de trabalho é imprescindível quando nos referimos à personalização do sistema. É nesse processo que se realiza a experimentação do dispositivo antes de sua conclusão, onde se pode evidenciar a *performance* funcional do projeto, com as modelagens individualizadas das espumas e o desenho de cintos, no caso de adequação postural.

No posicionamento sentado, teremos que avaliar três categorias:

O controle postural e aspectos funcionais; o controle de distribuição de pressão; e a presença de deformidades, assegurando o conforto na acomodação postural[6].

Entrega com orientações de uso

Processo que envolve a todos: usuário, equipe de profissionais e responsáveis pelo usuário.

Reavaliações periódicas

As reavaliações fazem parte do processo terapêutico que implica o trabalho com equipamentos terapêuticos personalizados.

Nas reavaliações, além de serem feitas novas orientações diante dos relatos pessoais de uso, são feitas trocas de placas de apoio das almofadas, troca de espumas superiores, quando necessário, manutenção orientada e troca de velcros dos cintos, ou execução de novos projetos de adaptações do sistema.

Mediante pesquisas, as reavaliações ocorrem com estudos dos raios X da região toracolombar em AP, na posição de sentada fora da cadeira projetada ou adaptada e de sentada na cadeira. Ajustes no equipamento, seguidos de raios X, permitem evidenciar se a intervenção foi interessante diante do objetivo de um melhor alinhamento biomecânico com base na avaliação inicial (Figs. 52.15 e 52.16).

As reavaliações acontecem em períodos variáveis, de acordo com o crescimento, modificações no quadro, intercorrências diversas (pós-botox, cirurgias, convulsões, internação prolongada etc.) (Fig. 52.17).

Modificações mediante adaptações em equipamentos

Deve ocorrer frente a qualquer das situações acima descritas ou em casos novos, que adquiridos a partir de equipamento comercialmente sem acompanhamento terapêutico.

Obs.: Em caso de adaptações, deve-se avaliar o uso do equipamento primeiro e prescrever as modificações necessárias, passando essas pela aprovação de todos os envolvidos no processo terapêutico (Fig. 52.18).

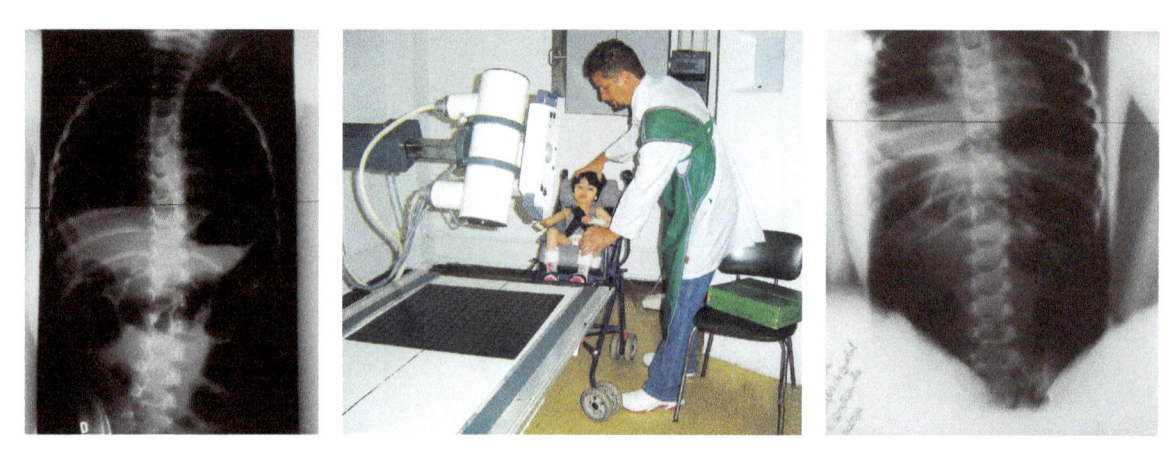

Fig. 52.15 ▶ Raios X em posicionamento sentado fora do carrinho adaptado; posicionamento para raios X no carrinho e raios X no carrinho adaptado.

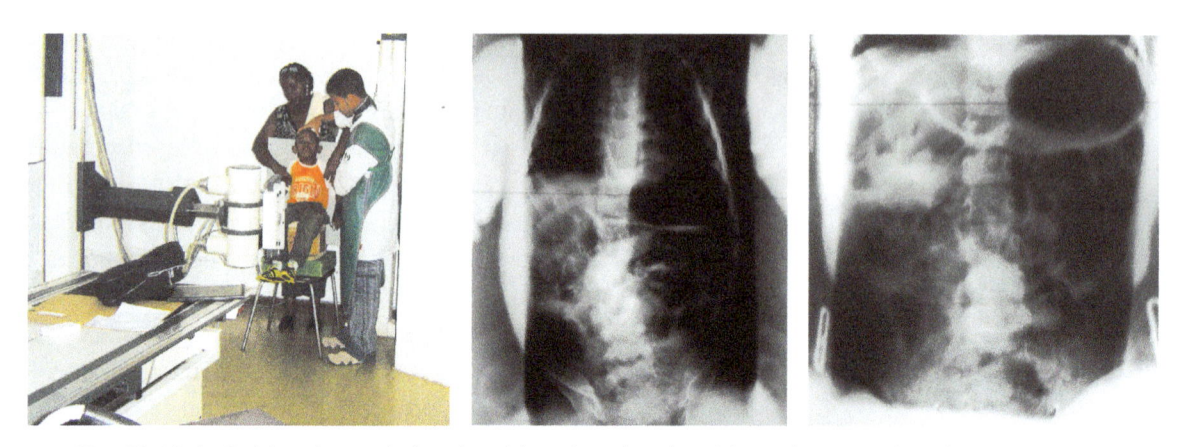

Fig. 52.16 ▶ Posicionado sentado fora da cadeira; raios X fora da cadeira e raios X na cadeira de rodas projetada.

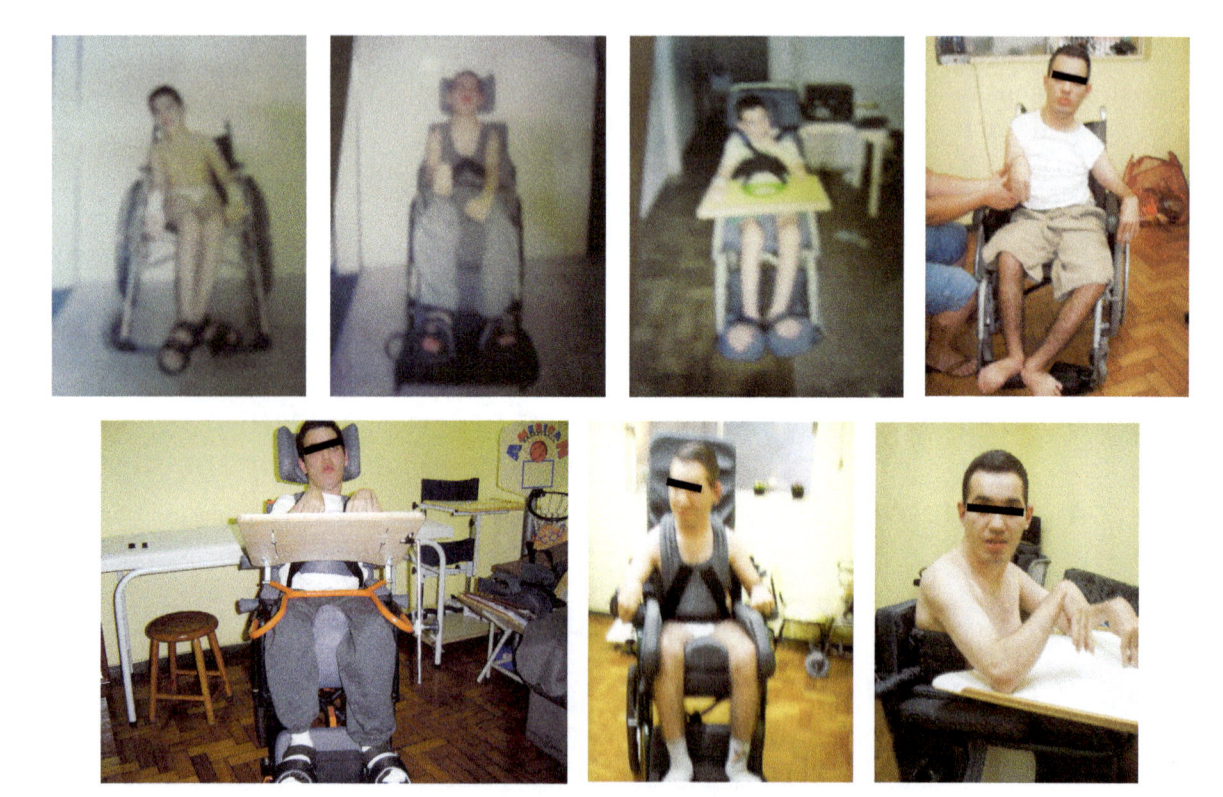

Fig. 52.17 ▶ Seqüência de fotos de um mesmo caso em reavaliações com modificações em projetos.

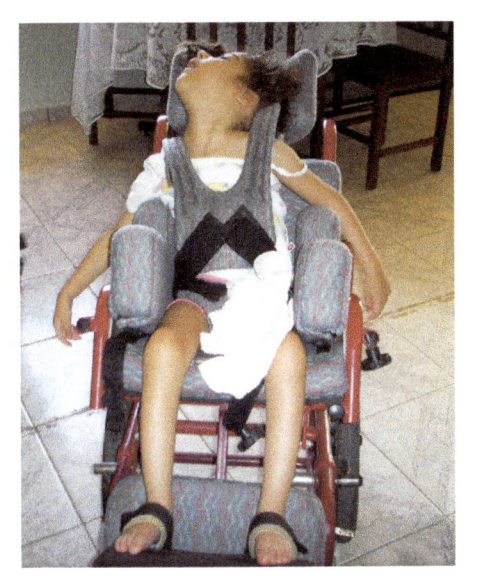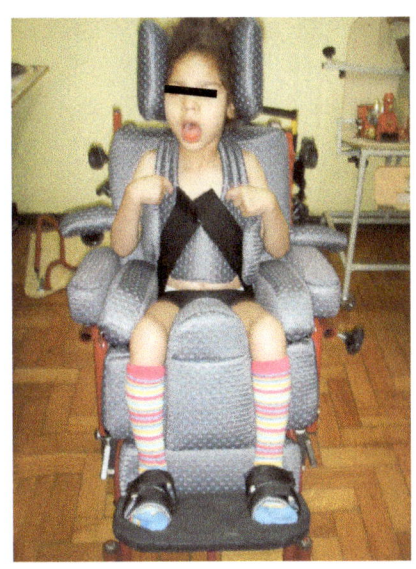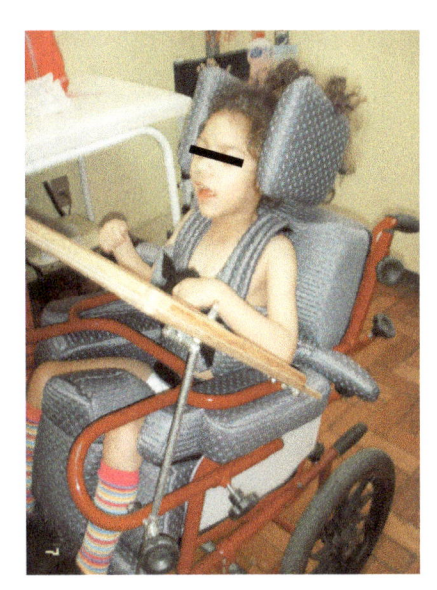

Fig. 52.18 ▶ Na cadeira antes de ser adaptada, e após adaptação com modelagem das espumas das almofadas.

O posicionamento sentado

Antes de falarmos sobre as alterações do sentado, vamos descrever o sentar ergonômico.

Grande parte das atividades é realizada na postura sentada. A postura sentada impõe carga biomecânica significativa sobre os discos intervertebrais, principalmente da região lombar. As pessoas devem evitar a permanência prolongada na posição sentada, sem movimentação corporal mais significativa, ainda que estejam nas melhores condições biomecânicas:

- "Pescoço sem flexão, extensão ou torção".
- Ângulo tronco-coxa em torno de 100 a 110 graus.
- Braços na posição vertical, alinhados ao tronco, formando um ângulo de 90 a 110 graus com os antebraços.
- Punhos em alinhamento natural com os antebraços, evitando sua flexão ou extensão.
- Ângulo coxas-pernas em torno de 90 a 120 graus.

Algumas condições que permitem tal postura são:

- coxas totalmente apoiadas sobre o assento e cadeira com bordas anteriores arredondadas, evitando-se a compressão das regiões poplíteas:
- pés apoiados no chão ou suporte para os pés, sem flexão forçada das pernas;
- espaço suficiente sob a mesa para as pernas".[8]

POSTURAS DE SENTAR CONFORTÁVEL

Uma posição levemente curvada para frente (inclinação anterior do tronco) exige menos da musculatura das costas e, assim, torna toda a postura mais confortável.

Existe um conflito de interesses entre as necessidades dos discos intervertebrais e as necessidades dos músculos. Para a musculatura, uma posição levemente inclinada para frente é recomendável. Já para os discos é melhor uma posição ereta.[9]

O sentado em casos de paralisia cerebral

POSTURAS PATOLÓGICAS MAIS COMUNS

Cabeça e pescoço

- Extensão.
- Extensão com forte retração.
- Flexão lateral.
- Rotação.
- Extensão com rotação.
- Flexão.

Ombros

- Elevação.
- Retração com rotação externa.
- Protrusão com rotação interna.

Braços

- Um dos braços em extensão e o outro em flexão.
- Ambos os braços em flexão.
- Ambos os braços em extensão.
- Um dos braços em flexão.
- Braços com movimentos involuntários.

Tronco

- Cifose.
- Escoliose.
- Rotação.
- Extensão (associada à retração e rotação externa de ombros).

Quadril e pernas

- Adução e rotação interna.
- Abdução e rotação externa.
- Posição em ventania.
- Flexão excessiva.
- Extensão excessiva.
- Movimentação involuntária.

Pés (movimentos combinados)

- Flexão plantar.
- Dorsoflexão.
- Inversão.
- Eversão.
- Pronação.
- Supinação.

Pelve

- Retroversão: deslocamento posterior da crista ilíaca (cifose).
- Anteroversão: deslocamento anterior da crista ilíaca (lordose).
- Obliqüidade pélvica.
- Rotação.[10]

Adequações do sentado

A adaptação da cadeira de rodas ou outro sistema de assento, no sentido de oferecer conforto, estabilidade corporal, suporte, postura retificada e distribuição equilibrada da pressão na superfície da pele, são os principais objetivos da adequação da postura sentada. A prescrição desses equipamentos envolve mais tempo na obtenção de informações sobre o estilo de vida e características do paciente do que propriamente na coleta de medidas. Dessa forma somente uma análise criteriosa das necessidades do cliente permitirá a indicação de um produto adequado.

PLANEJAMENTO DA INTERVENÇÃO

A intervenção consiste em duas unidades: o sistema assentado e a base de suporte.

O posicionamento sentado, na maioria dos sistemas, dá a impressão (quando olhado de frente) de um sentar apropriado. Devemos desenvolver a capacidade de avaliação, pois nem sempre o que observamos sem uma análise criteriosa corresponde ao real. Problemas ortopédicos poderão se desenvolver, caso não atentemos para esse fato.

Fatores principais:

Ângulo entre o assento e o encosto

Estudos realizados a esse respeito mostraram que para se ter um alinhamento sentado o ângulo de flexão do quadril, em casos de espasticidade leve, será de aproximadamente 85 graus. Em casos de espasticidade moderada, será de aproximadamente 63 graus e, em casos de espasticidade grave, aproximadamente de 58 graus.

A maioria das pessoas pode se beneficiar também de um leve *tilt* posterior (3 a 5 graus de inclinação do dispositivo para sentado), com alívio de pressão nas tuberosidades isquiáticas.

Clientes com problemas motores mais severos podem obter maior relaxamento com *tilt* posterior (inclinação posterior do dispositivo para o sentado) de 10 a 15 graus. Alguns casos podem responder a esta intervenção negativamente, com aumento de tônus, por exemplo.

Para promover o maior nível de função com o mínimo de risco de deformidades deve-se buscar a postura o mais simétrica possível.

Experiência prática:

Faz-se necessário que os encostos e assentos tenham base rígida em compensado, sendo o assento em polipropileno superior (para facilitar higienização). Modelagem do encosto proporcionando apoio de todo o tronco em casos de deformidades fixas e acréscimo de EVA, em regiões de deformidades flexíveis do tronco, a ponto de obter-se correção e apoio total deste com conforto, evitando aumento das deformidades fixas .

Assento com recorte que permita correção das alterações de quadril. Adutores de almofadas de apoio lateral ou faixa adutora. Abdutores com espessura que permita o encaixe adequado da cabeça do fêmur sem estímulo da musculatura adutora.

Cintos contribuindo para adequação de cintura escapular e retificação de cifose e para evitar retroversão pélvica (cintos-colete, calção e faixas).

Classificação de cadeiras segundo sua estrutura e indicação:

- Sem inclinação: casos com comprometimentos motores mais leves, em que a pélvis encontra-se flexível, chegando à sua neutralidade ou próxima a esta, sendo capazes de manter o sentado com pequena assistência. A altura do encosto se modifica, de acordo com a necessidade de adequação da cintura escapular e função de MMSS (Fig. 52.19).
- Reclinável no espaço: casos em que a inclinação do dispositivo, diminuindo as influências da gravidade, se faz necessária como alívio à demorada permanência no sentado, à espasticidade, retroversão pélvica, hipotonia grande de eixo, ausência de controle cervical e necessidade de adequação da cintura escapular (Fig. 52.20).

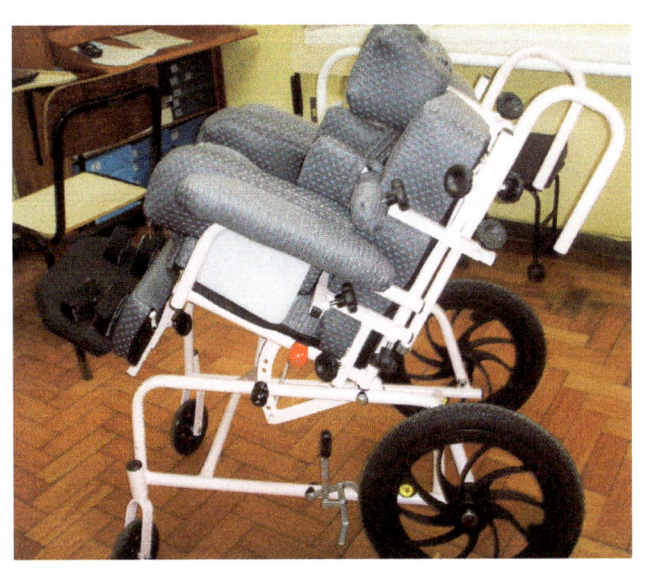

Fig. 52.20 ▶ Cadeira de rodas reclinável no espaço.

- Reclinável total: indicada para indivíduos que passam muito tempo sentado e que, devido às dificuldades dos cuidadores no lidar diário com estes, precisam de um dispositivo que proporcione mudança nas ADM articulares. Indicada também para casos que apresentem deformidades fixas ou em casos de doenças progressivas em que a necessidade de graduação da angulação entre o encosto e o assento e entre este e os pés se faça necessária[11] (Fig. 52.21).

Dentre os modelos de cadeiras de rodas existem três categorias gerais de necessidades de mobilidade sobre rodas: Mobilidade dependente; mobilidade manual independente; e mobilidade motorizada independente.

Mobilidade dependente requer bases que serão impulsionadas pelo cuidador ou acompanhante e inclui carrinhos de bebê e cadeiras de transporte.

Quando um indivíduo tem habilidade para propulsionar a cadeira de rodas, esta requer uma base de mobilidade manual independente. Estas cadeiras têm duas grandes rodas atrás e duas pequenas na frente e permitem que o usuário a impulsione independentemente.

Bases motorizadas são indicadas para aqueles usuários que têm dificuldades na propulsão e que têm habilidades cogntivas para conduzir a cadeira. Dentro dessas três categorias existem centenas de estilos e opções disponíveis (modelos variados).[6]

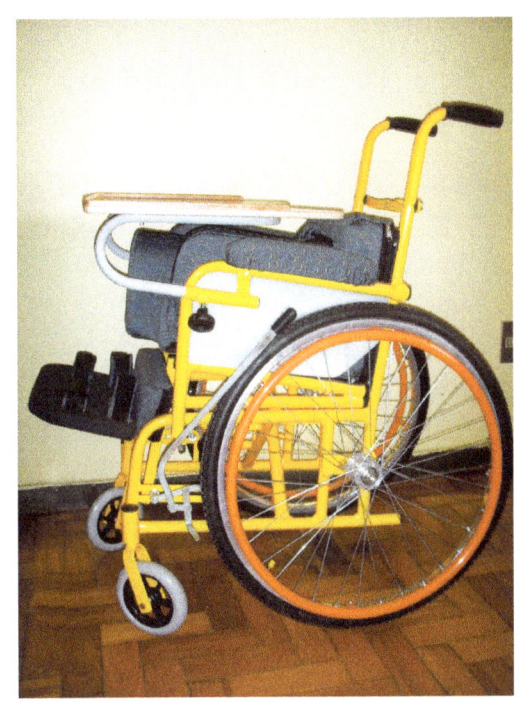

Fig. 52.19 ▶ Cadeira de rodas sem inclinação.

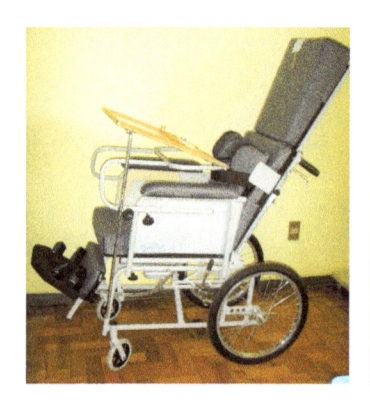 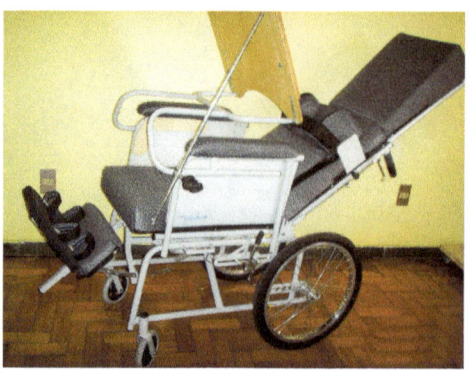 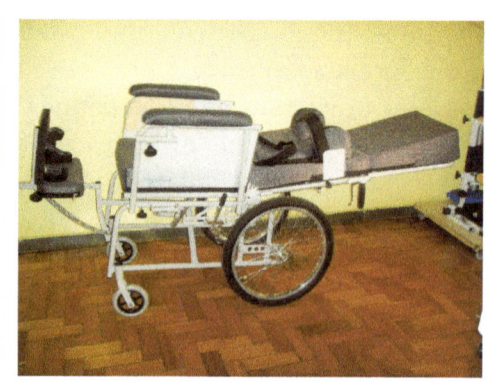

Fig. 52.21 ▶ Cadeira de rodas reclinável total.

▶ CADEIRAS DE RODAS REQUEREM CONDIÇÕES DIFERENCIADAS DE DIRIGIBILIDADE

Uma cadeira de rodas tem o poder de proporcionar independência por meio da impulsão. A cadeira de rodas é um substituto mecânico para perdas de capacidades funcionais deambulatórias típicas. Por isso deve oferecer adequação postural com facilitação do uso funcional.

São simples as maneiras de impulsionar uma cadeira de rodas:

- Semicircular: é a forma de impulsão mais eficiente. Não exige grande quantidade de movimentos repetitivos, que são realizados com menos força em MMSS:
- "Laço simples".
- "Laço duplo".
- "Arco": é a forma mais prejudicial de impulsão. Essa forma exige vários movimentos repetitivos e bruscos com mais força em MMSS.

Orientação aos usuários quanto à melhor forma de dirigibilidade:

- Deixar as mãos caírem naturalmente abaixo do aro depois do movimento de impulsão.
- As mãos devem seguir seu curso natural até chegarem ao ponto aonde o próximo ciclo começará.

Cada propulsão da roda exige uma coordenação da musculatura sinergista.

Fatores essenciais para uma melhor propulsão:

- Diminuir a distância vertical entre os ombros e o eixo das rodas.
- Posicionar o eixo da roda da frente.
- Posicionar o ombro do usuário em aproximadamente 120 graus de flexão.[12]

▶ CONCLUSÃO

O uso dos equipamentos terapêuticos personalizados considera o indivíduo com seqüelas e limitações específicas, e seus cuidadores, pessoas com um potencial para exercício de atividades que lhe são propícias. Estes indivíduos sofrem a influência de um determinado ambiente na realização das atividades diárias, assim como de toda uma história de vida. A forma com a qual lidarão com seus equipamentos são refletidas por intermédio de seu comportamento e participação familiar durante o processo de desenvolvimento dos projetos.

Os profissionais especialistas avaliam esse indivíduo que será assistido, as possibilidades de projetos para o caso específico, sem esquecer de todo processo familiar com as influências físicas e emocionais a que eles estão sujeitos.

▶ REFERÊNCIAS

1. Cook e Hussey. *Assistive Tecnologies: Principles and Pratice.* Missouri, EUA: Mosby-Year BooK, 1995.
2. ADA – American with Disabilities Act: www.usdoj.gov/crt/ada/pubs/ada.txt
3. HTML. *Informações básicas sobre tecnologia assistiva (site on line).* Disponível em "URL http://www.click.com.br" (2002 fev 18).
4. Decreto 5.296, de 2 de dezembro de 2004 – *DOU* de 03/12/2004. www.planalto.gov.br/ccivil/ato2004-2006/2004/decreto/d5296.htm.

5. Ministério de Ciência e Tecnologia. Chamada pública MCT/FINEP/Ação Transversal Tecnologias Assistivas – Seleção pública de propostas para apoio de projetos e pesquisa de desenvolvimento de tecnologias assistivas para inclusão social de pessoas portadoras de deficiência e de idosos. Brasília, setembro 2005.

6. Mello MAF. "Seating": Adequação postural para o usuário de cadeira de rodas. São Paulo: Salvapé, 1995.

7. Biofotogrametria – Recurso diagnóstico do fisioterapeuta. O Coffito dez 2002; 17:07-11.

8. Rio RP, Pires L. Ergonomia – Fundamentos da prática ergonômica. 3 ed. São Paulo: Editora LTR, 2001.

9. Mulcahy CM, Poutntney TE, Nelham RRL, Green EM, Billington GD. Adaptive seating for the motor handicapped-problems, a solution, assessment and prescription. Physiotherapy 1988; 74(10).

10. Simpósio Brasileiro de Adequação em Cadeira de Rodas – Biomecânica do Sentar. Mark R. Schmeler. Departament of Rehabilitation Science and Technology. School of Health and Rehabilitation Scienses. University of Pitsburgh.

11. Gilmour L. Fisioterapia e a criança em desenvolvimento. Gilmour L, Kentish M. Equipamentos auxiliares e aparelhos ortopédicos. (11):141-67.

12. Simpósio Brasileiro de Adequação em Cadeira de Rodas – Propulsion Biomechanics. Schmeler MR. Departament of Rehabilitation Science and Technology. School of Health and Rehabilitation Scienses. University of Pitsburgh.

Futuro e Perspectivas da Pessoa com Paralisia Cerebral com Grave Acometimento Motor: Relato de Experiências

53

Adriana Izabel Leister
Nivânia Maria de Melo Reis

▶ INTRODUÇÃO

Os homens estabeleceram na Declaração Universal dos Direitos Humanos o seguinte preceito: "Todos os homens nascem livres e iguais em dignidade e direitos. São dotados de razão e consciência e devem agir em relação uns aos outros com espírito de fraternidade. A todos os homens fica garantido o direito à vida, à liberdade e à segurança pessoal".[1]

As pessoas com deficiência tiveram história distinta até então.

A marginalização social destas pessoas apresenta raízes e vínculos profundos com todo um percurso histórico.

Na Antiguidade eram banidas, extinguidas, aniquiladas, percebidas como um perigo para o convívio social. Nesta prática acreditava-se, também, que não se deveriam curar os de frágil constituição física, os quais não chegariam ao limite natural da vida, e que não seriam proveitosos ou úteis ao Estado.

Na Idade Média essas pessoas eram vistas como puras de alma, inocentes, boazinhas, eternas crianças, objeto de caridade, não necessariamente de respeito e, muito menos, direitos. Isto quando não eram consideradas pessoas possuídas pelo demônio e, por este fato, condenadas às fogueiras da Inquisição.

O humanismo renascentista trouxe importante transformação. O moderno desdobra-se, especialmente em revolução científica. Misés (1977), *apud* Assunção,[1] afirma que no bojo da revolução científica a atitude racional começa a examinar minuciosamente, a pesquisar os retardamentos.[2] Inicia-se a busca das causas, da identificação de seus efeitos, chegando a apontar possibilidades de tratamento e prognósticos. Desta forma é introduzida, definitivamente, a questão da pessoa com deficiência no âmbito da medicina. Ele observa que, a partir de então, se passou a conhecer a história da abordagem científica e das tentativas de educação – essas últimas apoiadas por posturas humanitárias e românticas, que garantem uma recusa maciça das tendências à rejeição, mas não permitem ao portador de necessidades especiais situar-se como sujeito no mundo.

O século XX colocou o portador de deficiência em instituições – guetos. As ciências médicas, como vimos, racionalizaram este ser vivo a um problema técnico, um *caso*, apartaram-no do convívio social, hospitalizaram-no e buscaram *consertar* as peças que estivessem danificadas. A educação foi outro instrumento desta lógica. Instituições de ensino foram criadas para receber exclusivamente os especiais e oferecer um ensino especial. Novos profissionais e um novo arcabouço teórico surgiram: fisioterapia,

---

[1] A Declaração Universal dos Direitos Humanos foi consultada no *site:* http://sites.uol.com.br/elcio100/, acesso em julho de 2002.

[2] Termo utilizado pelo autor para designar as pessoas portadoras de necessidades especiais, de constituições físicas ou mentais diferentes.

terapia ocupacional, fonoaudiologia, educação especial e outras.

A preocupação humanitária romântica e o olhar científico esqueceram-se de que estas pessoas também são seres humanos plenos de direitos, potencialidades e sonhos. E, como afirma Pereira,[10] a relação da pessoa com deficiência com a sociedade geralmente é estabelecida por atitudes segregacionistas e excludentes. Neste sentido, todo e qualquer movimento em direção à cidadania significa lutar para retirar da letra morta da lei o direito à vida com dignidade.

As pessoas com paralisia cerebral e acometimento motor grave carregam consigo, nas marcas aparentes em seus corpos, o peso do estigma. São aleijados, ora retardados, ora deficientes, ora coitados, incapazes ou até, como salienta Satow,[9] super-heróis e extremamente capacitados quando conseguem inserção produtiva na vida social, como, por exemplo, cursar o nível universitário ou ser gerente de uma empresa. De qualquer maneira, na condição subumana ou super-humana as pessoas com paralisia cerebral encontram dificuldades para viver dignamente em sociedade.

Goffman[5] observa que as pessoas portadoras de imperfeições físicas, sensoriais, mentais ou múltiplas são estigmatizadas, e em função disso tende-se a pensar que elas não são completamente humanas. Realiza-se uma série de discriminações, colocando-as à margem da sociedade, negando-lhes a condição humana de ser funcional, criativa, relacional e expressiva.

Vive-se em uma sociedade onde as diferenças são ressaltadas, principalmente as mais aparentes. Os portadores de necessidades especiais tornam-se objetos de estudo, de admiração e de espanto. Tende-se a reforçar suas limitações, em vez de propiciar condições para que eles possam superar suas dificuldades, criam-se novos obstáculos. A barreira física exige que uma pessoa que usa cadeira de rodas precise ser carregada para chegar a um determinado local ou que alguém disque o número do telefone num *orelhão*. Isso ocorre porque ainda hoje, apesar de tantas mudanças, estas pessoas não têm direito à cidadania. Os *orelhões* são altos demais para quem usa uma cadeira de rodas e as escadas dificultam os acessos aos mais diversos lugares, sem contar a falta de um meio de transporte público adequado.

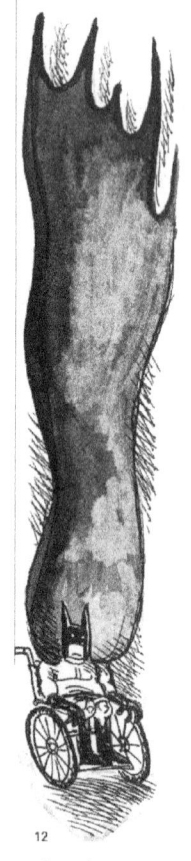

Fig. 53.1 ▶ Ilustração de Roberto Negreiros. *In*: Ribas,[7] 1995.

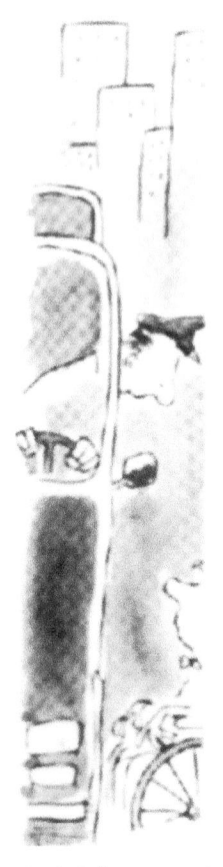

Fig. 53.2 ▶ Ilustração de Roberto Negreiros. *In*: Ribas,[7] 1995.

São dois exemplos simples, mas que demonstram como o preconceito, a falta de informação e o descuido para com o outro nos leva a inferir uma série de deficiências a partir de uma deficiência original e como que muitas vezes, sem pensar, subtraíram-se as chances de vida das pessoas com necessidades especiais. Um duplo desafio para elas, que além de se haver com os problemas exclusivos de sua *deficiência* específica terão de se haver também com as limitações e restrições impostas pelo mundo social.

A partir de todo este contexto histórico, político e social alijador, quais as contribuições que os terapeutas ocupacionais têm a oferecer na emancipação destas pessoas?

A terapia ocupacional defende a idéia de que as atividades humanas (brincar, estudar, lazer, atividades físicas, expressivas, criativas, sociais e de trabalho) são a essência da saúde, são importantes para o desenvolvimento sensorial, perceptivo, motor, afetivo, funcional e social do ser humano.

Na prática depara-se com adolescentes portadores de paralisia, com grave acometimento motor e de fala (suas intenções de comunicação são mal interpretadas ou não observadas), sem condições de pegar algum objeto, de escrever com lápis ou teclado no computador, de realizar as atividades de autocuidado de forma independente (necessitam de ajuda para comer, vestir, ir ao banheiro etc.), apresentam dificuldades para brincar, interagir com o outro e o mundo que os cerca, para realizar atividades expressivas, criativas, ocupacionais e profissionais. Chega-se então, à responsabilidade de pesquisar e encontrar formas de intervir positivamente em cada nível do fazer humano destes indivíduos, a princípio tão limitados.

A emancipação da pessoa com paralisia cerebral envolve antes de tudo a superação do autopreconceito. Que seria a possibilidade de olhar-se de frente e aprender a se amar, desejar encontrar recursos e adaptações que facilitem o surgimento de um ser mais ativo e autônomo, com ampliação e o reforço dos vínculos e laços sociais.

O que se faz hoje no presente pode garantir uma nova história, um futuro que se baseia no acolhimento e no respeito às diferenças.

A prática da terapia ocupacional faz parte da construção desta nova história. No cenário da atuação profissional, tem-se a dança, o teatro, as atividades ocupacionais e os recursos de tecnologia assistiva que permitem novas perspectivas de vida para as pessoas com paralisia cerebral com grave acometimento motor.

Mas não se pode deixar de falar da importância da família e do seu papel neste processo. Buscaglia[4] relata que o nascimento de uma criança para a maior parte das famílias é uma alegria, mas para outras este nascimento pode não ser um momento de tanta alegria. Ao contrário, pode representar um momento de lágrimas, desespero, confusão e medo. Pode representar uma mudança brusca no estilo de vida de todos. O nascimento de uma criança portadora de deficiência é um mundo novo e inesperado, cheio de mistérios e problemas específicos para resolver. Começa uma luta para a superação do choque, uma luta em busca de entendimento, tratamentos, cirurgias, escolas e outros. Pode-se até, como descreve Pearl Buck em *The Child Who Never Grew*, citado por Buscaglia,[4] apagar o brilho da vida e o orgulho da paternidade.

A forma como a família que recebe uma criança com paralisia cerebral encontra para resolver seus conflitos é de extrema importância e pode chegar a ser decisiva na emancipação desta pessoa.

Por todas as questões que envolvem a vida das pessoas com deficiências, não se pretende aqui apontar soluções mágicas que irão resolver todos os problemas, mas sim relatar experiências e contribuições.

▶ INSUCESSOS OCUPACIONAIS E POSSÍVEIS INTERVENÇÕES

Para Erickson,[12] a incapacidade de resolver uma identidade ocupacional é o que mais envergonha, embaraça e desorganiza o jovem adolescente, e, acreditamos, as perturbações que angustiam os jovens com paralisia cerebral com grave acometimento motor e com a inteligência preservada são os seus insucessos ocupacionais: não andar, não falar, não comer sozinho, não tomar banho sozinho, não ir ao banheiro sozinho, não se comunicar fluentemente e não se sentir compreendido pelo outro, não se sair bem nos processos de aprendizagem, não namorar, não trabalhar..., não, não e não!

Quais as possibilidades diante de tantas limitações? Depara-se com a obrigação de facilitar o alcance do maior desempenho possível em cada nível do fazer humano.

O ciclo da vida regular é brincar, estudar, trabalhar, ter um relacionamento sexual-afetivo, ter filhos. São estas as atividades e expectativas de vida para pessoas consideradas normais. Neste momento não se está defendendo isto como verdade absoluta, mas como uma constatação de padrões e valores que regem a sociedade.

A pergunta, no momento, é: Como compreender o mundo, interagir com tais padrões já preestabelecidos e proporcionar vivência saudável nas mais variadas atividades?

A partir desta realidade, a busca de alternativas se fez necessária, e nesta longa jornada encontra-se o caminho da mediação nas diversas atividades (lúdicas, educativas, sensoriais, sociais, artísticas e inclusivas). A mediação do terapeuta ocupacional (TO) e da equipe pedagógica é potencializadora da aprendizagem e auxilia a pessoa com PC nas suas experimentações.

Na escola, os alunos com PC que apresentam nível cognitivo e motor preservado, o processo de aprendizagem da leitura acontece com mais facilidade. Já para aqueles com maior acometimento motor e de fala, os recursos de informática e comunicação suplementar e ou alternativa se traduzem na possibilidade de vencer o limite da escrita e da fala e o processo de expressão e comunicação se torna mais efetivo.

Fazer uso da própria escrita, utilizando um programa especial no computador acessado por meio de um *mouse* adaptado e um acionador torna possível o surgimento de um sujeito mais ativo, capaz de expressar suas idéias e opiniões, interferindo no mundo, sugerindo, criticando e transformando. O objetivo é demonstrar que as grandes limitações podem ser vistas por meio da perspectiva de outras possibilidades. O uso de recursos de tecnologia assistiva permite criar, planejar e executar simples projetos que possam futuramente contribuir para o surgimento de uma sociedade inclusiva, mais justa e igualitária.

Na nossa experiência no Brincar Centro de Estimulação Especial, dentro desta filosofia, buscou-se estreitar os vínculos sociais desfazendo o imaginário social acerca da pessoa com PC. O objetivo é vencer o preconceito e, a partir deste contexto, são propostos diversos projetos.

Dentre vários projetos que idealizamos e realizamos nesses anos, enumeramos alguns: o Projeto Saideira, idealizado pela professora Elza Leister, desenvolvido pela autora e outros, o qual consiste em encontros mensais entre jovens, professoras e terapeutas ocupacionais em bares, *shoppings centers*, casas de espetáculos e eventos culturais. É preciso, neste projeto, o apoio da família, para que se disponha a levar o filho até o local, acreditar na autonomia do mesmo e ter coragem de entregar seus filhos às vivências de possíveis frustrações, angústias, desejos e alegrias. O confrontar-se com o social tem sido uma experiência muito rica. Os olhares de nojo, desprezo, curiosidade, aproximação, descoberta e aceitação são importantes e, muitas vezes, educativos.

O Projeto Bate-Papo, idealizado pela terapeuta ocupacional Márcia Lanza e desenvolvido pela professora Ludmila Melo, consiste em visitas de pessoas de diferentes áreas e com diferentes experiências ao grupo de jovens com paralisia cerebral. Mediante bate-papo orientado, mediado e auxiliado pela professora e pelos recursos de informática e comunicação suplementar e/ou alternativa, é possível trocar experiências, informações e vivências.

Outro projeto é o da terapeuta ocupacional Salete Silva, denominado Amigos do Coração. Neste projeto crianças com desenvolvimento típico passam uma tarde conhecendo, brincando e se divertindo com as crianças portadoras de PC que apresentem associado um comprometimento mental.

▶ INCLUSÃO NO MERCADO DE TRABALHO

A inclusão no mercado de trabalho implica a mudança de um paradigma de vida, porque se faz necessário levar em consideração as exigências de um mundo globalizado e de um país capitalista. Acredita-se que o trabalho seja uma atividade que dignifica o homem, garanta a sua sobrevivência e sua realização pessoal. Neste sentido, deve-se estar atento à delicadeza desta questão e não apenas criar medidas paliativas que somente reforçam o caráter depreciativo da sociedade em relação às pessoas com deficiência.

As pessoas com PC que apresentam acometimentos motores mais leves encontram um pouco mais de facilidade em realizar atividades ocupacionais e profissionais.

Além da possibilidade de exercer uma profissão, até mesmo com uma graduação superior, elas podem também se desenvolver, por meio de oficinas protegidas, ou profissionalizantes, atividades manuais como bordar, pintar, costurar, trançar macramê, colagens e diversas outras, com possibilidade de ocupar seu tempo, sentirem-se úteis e produtivas.

O grande desafio apresenta-se às pessoas com paralisia cerebral com maior acometimento motor e bom nível perceptivo, pois além das restrições motoras apresentam também uma crítica apurada sobre si mesmas.

Algumas soluções têm sido discutidas e desenvolvidas em instituições, como oficinas de artes, oficinas profissionalizantes e protegidas e já faz parte do dia-a-dia das crianças e jovens a convivência na diversidade.

▶ UM NOVO OLHAR EM CONSTRUÇÃO

Precisamos considerar que estamos diante de um novo momento histórico, em que a inclusão se faz presente. Crianças com paralisia cerebral e as mais diversas deficiências estão sendo inseridas, desde a educação infantil, em escolas regulares. Crianças com o desenvolvimento típico estão sendo convidadas a conviver com as diferenças, desde muito pequenas. Elas se tornarão cidadãs do futuro e já estão compreendendo a realidade sobre um novo olhar, sobre o ponto de vista inclusivo. Construirão uma nova realidade, uma sociedade que talvez consiga enxergar habilidades e competências

em todos e abrirá espaços de trabalho e vida digna para aqueles que, ainda hoje, chamamos de deficientes (Fig. 53.3).

▶ PESSOAS COM PC E A UNIVERSIDADE

A garantia ao percurso acadêmico e o sucesso dos alunos com PC na universidade já têm sido uma realidade e um grande desafio nas instituições universitárias que se dispuseram a realizar a inclusão de alunos com paralisia cerebral.

O grande desafio está em propiciar-lhes condições de igualdade no vestibular, preparar-lhes a inclusão na sala de aula, dando apoio e orientações aos professores e coordenadores de cursos, além de lutar pela garantia de acessibilidade desses alunos aos diversos espaços da Universidade.

E, como nos alerta Sassaki (2005),[13] com o advento da inclusão hoje entendemos que a acessibilidade não é apenas arquitetônica, pois existem barreiras de vários tipos também em outros contextos que não o do ambiente estrutural. Assim, abordagem específica da área passa pela garantia das várias formas de acessibilidade, entre elas física, tecnológica, atitudinal, comunicacional, instrumental e metodológica.

Atualmente já se encontram pessoas com lesão cerebral com diversos tipos de acometimento motor e de fala formados, por exemplo, na PUC-Minas, nos cursos de História, Fisioterapia, Psicologia, e Ciências Contábeis; profissionais já graduados e com inserção no mercado de trabalho.

Mesmo os alunos com paralisia cerebral que não se locomovem sozinhos, não escrevem de forma independente e falam com dificuldade, conse-

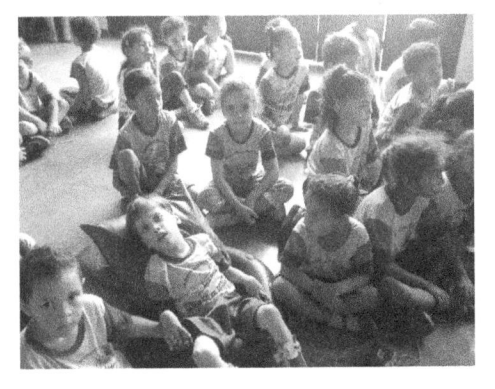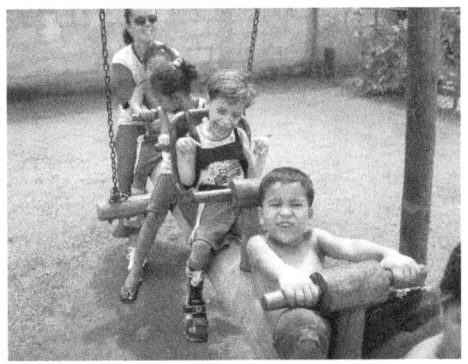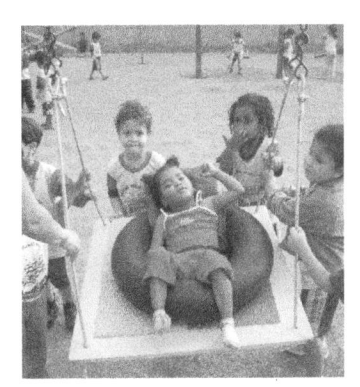

Fig. 53.3 ▶ Escola Municipal Maria Sales Ferreira – Belo Horizonte, MG.

guem desfrutar de um curso universitário pleno e explorar seu potencial cognitivo contando com o apoio de recursos de tecnologia assistiva, recursos humanos e com o suporte de profissionais especializados nessa área.

Para esses alunos, seus professores e coordenadores de cursos, o processo de inclusão pode ser um desafio maior, pois, além das limitações físicas (locomotoras), coexistem as limitações funcionais no aspecto da coordenação das mãos, da comunicação e da realização das atividades de alimentação e higiene. Muitos deles podem não conseguir falar com facilidade e isso tende a trazer desafios ainda maiores na sala de aula para sua interação. Outros necessitam de um monitor que lhes dê suporte nas atividades de alimentação, higiene e na escrita, auxiliando-os em sala na escrita computadorizada ou na realização de suas provas também no computador.

Quando esse aluno é um "cadeirante" (termo utilizado entre os DF para especificar aqueles que usam cadeiras de roda) e se locomove de forma independente, tendo a sua capacidade de fala preservada, o contexto do dia-a-dia escolar muito se simplifica, pois as atenções ficarão restritas apenas às questões de ordem de acessibilidade.

Quando os alunos com limitações locomotoras apresentam os distúrbios associados de fala e funcionalidade das mãos e braços, faz-se necessário um olhar mais atento do professor e uma maior preocupação quanto a determinados detalhes, como, por exemplo, solicitar um monitor para transcrever as provas, liberar o aluno para realizar a prova em um espaço onde a universidade possa disponibilizar um computador ou mesmo ter um pouco mais de pa-

ciência para compreender a sua fala pouco clara, num primeiro momento.

Ana Luísa, Guilherme, Leonardo e Priscila são exemplos claros desta nova realidade. Ana é formada em psicologia e está atuando no seu consultório. Guilherme está no 7º período do curso de direito e, mesmo com suas dificuldades de fala, faz estágio na área. Leonardo, que sempre teve um sonho de ser repórter, faz hoje o curso de comunicação social e Priscila, que já é escritora e artista plástica, acaba de ingressar no curso de *designer* gráfico (Fig. 53.4).

Graças à abertura, e à possibilidade que a inclusão social, educacional e profissional propicia, os jovens com paralisia cerebral podem sonhar com uma profissão e enfrentar um curso de graduação de forma justa e igualitária, tendo seus direitos garantidos em lei (Portaria 3.284, de 2003).[2]

▶ SEXUALIDADE

A adolescência, segundo Erickson,[12] é uma fase marcada por uma verdadeira revolução fisiológica, de maturação sexual e de incerteza do papel social à frente. Fase onde o indivíduo se preocupa com o valor que tem para os outros, comparado com o que julga ser. A adolescência representa a busca de um novo sentido de continuidade e uniformidade, existe uma ansiedade por ser recebido pelos pares, pelo meio social e por satisfazer os protótipos ideais do momento. O mesmo autor afirma ainda que, quando o jovem sente-se embaraçado pela incapacidade de assumir o papel que lhe é imposto e seguir os padrões exigidos pelo social, surgem os problemas, as crises pessoais e a delinqüência.

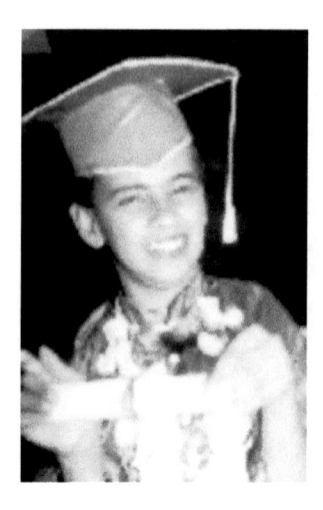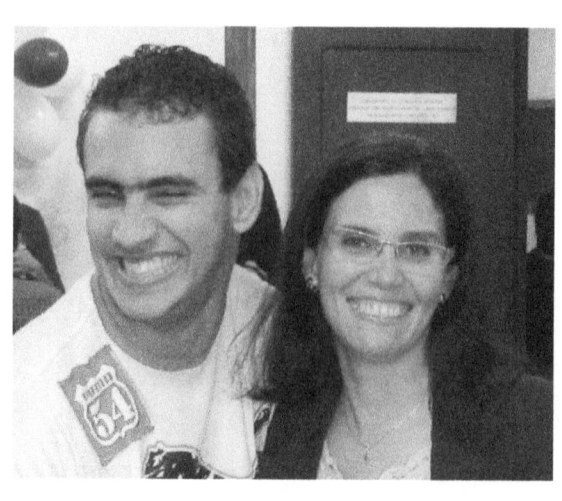

Fig. 53.4 ▶ Leonardo, na formatura da 4ª série. Leonardo e Nivânia, em dezembro de 2007, na PUC-Minas.

O jovem portador de paralisia cerebral também se defronta com tais questões. Namorar, sair com amigos, ir ao cinema, experimentar a sua sexualidade, todos estes desejos vêm à tona e muitas vezes o jovem passa inclusive por um período depressivo, em que precisa elaborar seus desejos, suas limitações, as restrições impostas pelo mundo social e suas possibilidades.

Namorar, beijar, *ficar* e se relacionar sexualmente também faz parte dos desejos destes jovens; um desafio para estes, seus familiares e educadores. No convívio com estas pessoas e com as mais variadas angústias apresentadas, faz-se necessário estar disponível à escuta do que estes sentimentos despertam e trazem à vida deles, de seus pais, terapeutas e educadores.

Palestras sobre a sexualidade de todos e da pessoa com deficiência foram um dos primeiros recursos procurados. A maioria dos jovens com paralisia cerebral apresenta um potencial fisiológico para se relacionar sexualmente, tem ereção, ejaculação e podem sentir prazer na vivência de sua sexualidade e no ato sexual, mas concomitante a isto apresentam uma incoordenação motora que, a princípio, dificulta a masturbação e o ato sexual. O estigma que carrega impede também a sua socialização, o encontro com seus pares, jovens da mesma idade, o que dificulta a vivência da sexualidade num sentido mais amplo.

Sexualidade? Masturbação? Ato sexual? O estigma, as limitações motoras, em alguns casos, são impedimentos reais no tocar-se, conhecer-se intimamente, tocar o outro e vivenciar jogos afetivos e sexuais.

A experiência, com alguns jovens e pais, nos levou a descobrir que este caminho só pode ser trilhado se houver harmonia familiar e uma disposição de todos os membros para resolver tais questões. O modo como a família se encontra organizada ou deseja organizar a sua própria sexualidade é importante para vencer mais este desafio.

Alguns pais, ao abordarmos o assunto, incluíram também os filhos de idades próximas e proporcionaram ao jovem com PC algumas experiências sexuais periódicas com pessoas "habilitadas a desenvolverem estas práticas de forma profissional".

Cabe ressaltar aqui a importância do trabalho com um sexólogo, a família e o jovem. O trabalho com este sobre a diferenciação das relações de amor das relações puramente sexuais, sobre as doenças sexualmente transmissíveis, sobre o profissional que recebe para fazer sexo, deixando clara esta relação.

Outras famílias retrocederam e simplesmente negaram a necessidade sexual de seus filhos, reprimindo qualquer manifestação da mesma. Dentre estes jovens acompanhamos um que se deprimiu e passou a ver a vida como uma torturante caminhada depressiva (não apenas pelas questões sexuais, mas pelo conjunto de limitações impostas com a afecção e a vida madura).

Alguns jovens com PC mantêm um comportamento sexual exacerbado, e, nestes casos, o neurologista é muitas vezes solicitado a prescrever medicamentos inibitórios da libido. Esta conduta tem sido mais comum nos casos de clientes em que o nível cognitivo é limitado e as possibilidades de desvio de condutas é um risco eminente. Outros chegaram a transformar a sua sexualidade em algo menos importante e passaram a colocá-la no rol de mais uma limitação a ser convivida.

O relacionamento afetivo entre pessoas com paralisia cerebral é hoje uma realidade bem mais tranqüila de ser aceita por familiares e pela sociedade em geral.

▶ TEATRO E DANÇA

A proposta de trabalho com o teatro teve início com uma turma de adolescentes com grave acometimento motor e de fala, com uma estória de insucessos ocupacionais: não andam, não falam, não comem sozinhos, não tomam banho sozinhos, não usam o banheiro de forma independente, não se comunicam fluentemente e não se sentem compreendidos pelo outro, não se saem bem nos processos de aprendizagem..., não, não e não! Fazer teatro com estes jovens foi realmente um desafio, mas o caminho foi se delineando.

A comunicação se estabeleceu por meio da leitura de um livro cujo autor, também deficiente físico, relata suas experiências. Os alunos iam se manifestando com olhares, gritos, sorrisos, choro e gestos e, assim, íamos construindo o roteiro do que seria a primeira peça teatral do grupo que recebeu o nome de Grupo Vozes da Consciência, que comemorou, em 2003, 10 anos de existência.

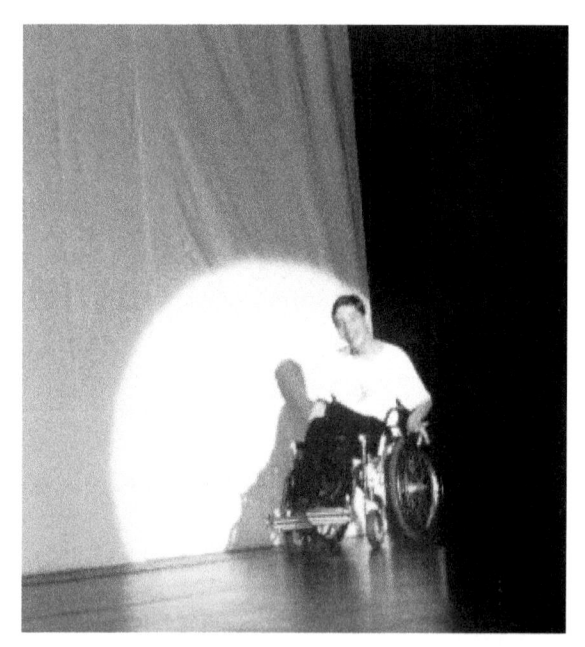

Fig. 53.5 ▶ Cena da peça: *Penso, sinto, logo existo. Você sabia disso?* Grupo Vozes da Consciência.

Ao se sentirem compreendidos e ao se identificarem com a leitura do livro e com o autor, os adolescentes mudam o seu comportamento, demonstram-se mais tranqüilos e felizes. Criticam, sugerem e transformam o roteiro da peça teatral e, aqui, eles se tornam competentes, capazes de subirem ao palco e encarar as pessoas de frente. Quando assumem o fazer teatral, sobem ao palco e dialogam com a platéia, e torna-se evidente o desejo de aceitação e interação social, pois o teatro é uma relação de troca com o público, sendo, portanto, uma forma de comunicação, onde é possível socializar as relações humanas.

Na primeira peça teatral do grupo, em que os atores estão todos ao mesmo tempo em cena, a idéia era que todos estivessem *congelados* (parados) e a cada fala, um dos atores despertasse e desse vida às cenas por meio de gestos, olhares e sons; formas de comunicação humana que vêm sendo usadas desde tempos imemoriais, como afirma Guinsburg.[6]

Não é difícil imaginar como estes adolescentes que apresentam boa capacidade intelectual sofreram e, por vezes, ainda sofrem, com seus corpos completamente fora dos padrões, marcados pelo preconceito, reflexo das normas, valores sociais e culturais. Corpos que se tornaram fonte de dor e humilhação. Neste grupo de jovens vivia-se este dilema, e a dificuldade de aceitar e de se identificar com o próprio corpo se fazia presente. E, na peça teatral, vamos tratar de todas as questões que os afligiam.

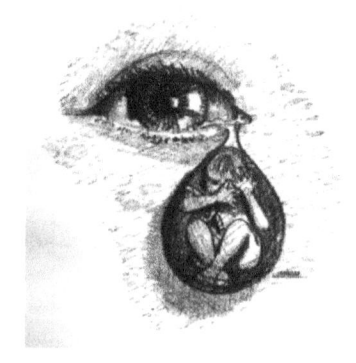

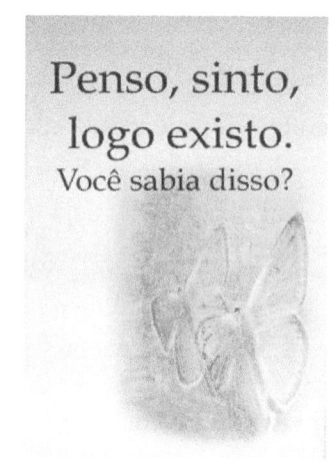

Fig. 53.6 ▶ Desenho feito, no livro, por Mário Silveira. Capa do livro.

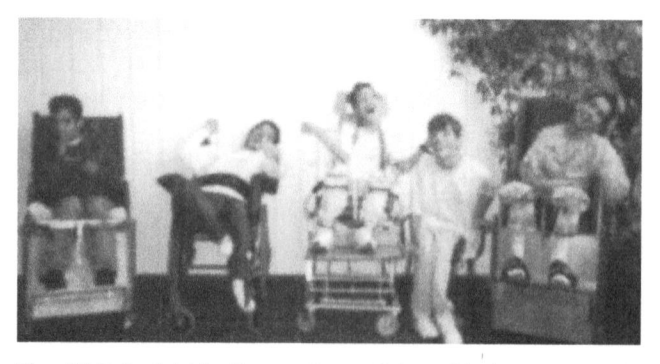

Fig. 53.7 ▶ Patrícia, Terence, Bruno, Celso e Sérgio, os autores do livro.

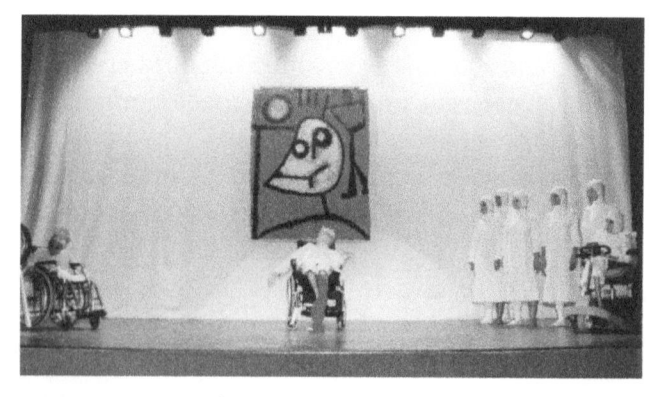

Fig. 53.8 ▶ Peça *Édipo: um caminho de aceitação.* Caminhos: Festival de Artes Cênicas.

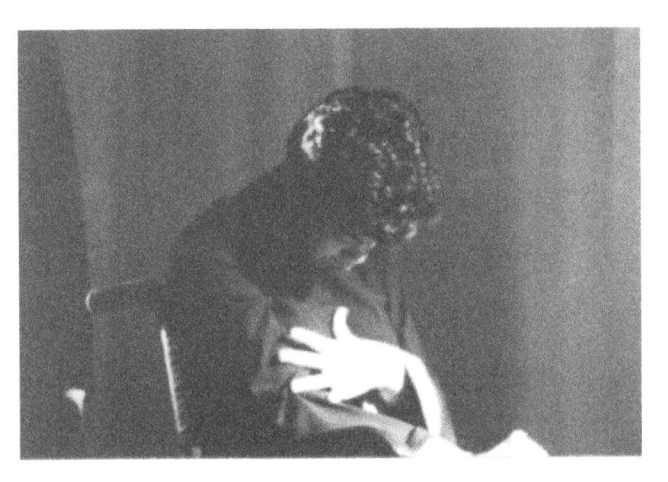 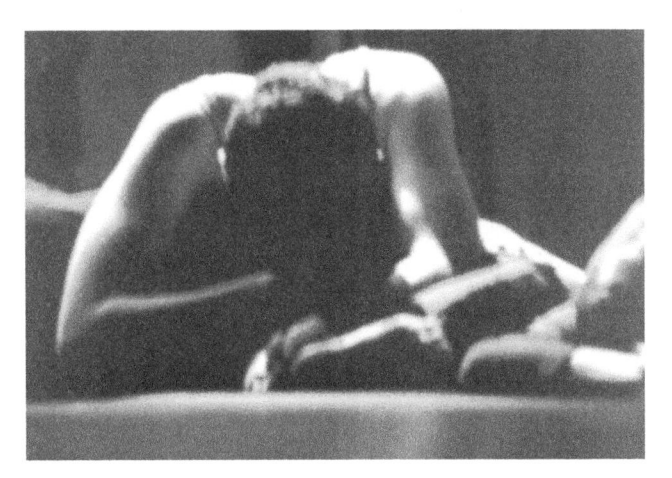

Fig. 53.9 ▶ Imagens do espetáculo do Grupo de Dança Crepúsculo.

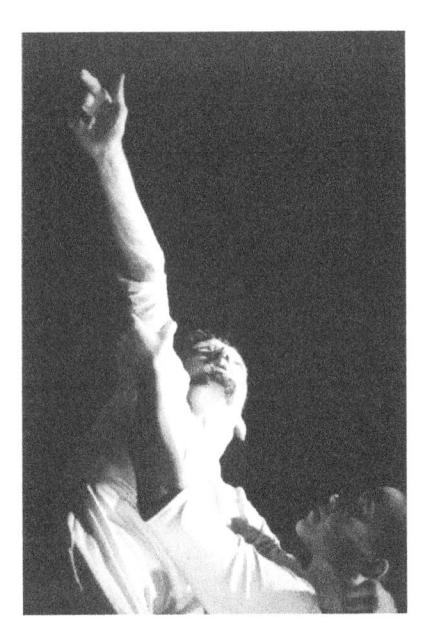

Fig. 53.10 ▶ Bailarino do Grupo de Dança Crepúsculo.

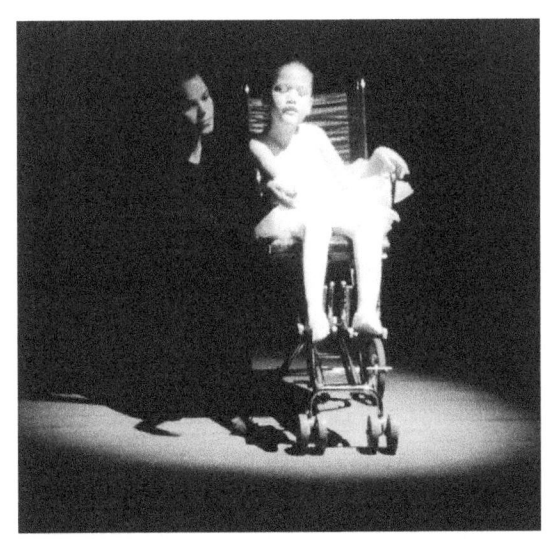

Fig. 53.11 ▶ Bailarina do Grupo de Dança Crepúsculo.

Buscaglia[4] sentencia que as pessoas portadoras de deficiências podem vivenciar a rejeição, a vergonha, a culpa e a solidão e que talvez aceitem a derrota ou as possibilidades muito limitadas, mas ele sustenta a idéia de que nós podemos ajudá-las a desenvolverem um conceito positivo de si mesmas. E, este percurso se fez, com o trabalho teatral.

Em 1996, o grupo monta e produz a sua segunda peça teatral e lança um livro intitulado *Penso, sinto, logo existo. Você sabia disso?* Tendo a 1ª edição esgotada, em 1998 o grupo lança a 2ª edição do livro, revisado e ampliado (Figs. 53.5 a 53.7).

Trabalhamos com o grupo, que busca a importância da sua profissionalização, e continuamos realizando trabalhos do mesmo perfil. Em 2002 montamos a peça *Édipo: um caminho de aceitação*, uma releitura da clássica tragédia grega de Sófocles (Fig. 53.8).

Alguns integrantes do grupo teatral demonstraram interesse pelo trabalho com a dança e passaram a compor o Grupo de Dança Crepúsculo, se entregando de maneira mais intensa a uma investigação corporal. O que tem sido valioso para estes jovens, uma vez que, de acordo com Brikman,[3] a linguagem ou a expressão corporal nos dá a possibilidade de saber que se é, e de sentir-se como se é. A dança, enquanto linguagem do corpo, nos dá a oportunidade de olhar-se, conhecer-se, aprender a gostar de si, comunicar-se consigo mesmo e com os outros e aceitar-se corporalmente (Figs. 53.9 a 53.11).

Geralmente não é dada chance para o jovem com paralisia cerebral experimentar aquilo que ele é. Os tratamentos são feitos com base na inibição dos padrões e movimentos anormais, o que é realmente importante para se evitar contraturas e luxações, mas, ao mesmo tempo, não possibilita ao jovem com paralisia cerebral espástico, por exemplo, vivenciar sua espasticidade ao máximo, conhecê-la para dominá-la, sentir o que toda movimentação involuntária lhe causa, tomar consciência dela e usá-la a seu favor, controlá-la enfim.

Realmente existem os prejuízos fisiológicos, ortopédicos, decorrentes da paralisia cerebral, mas faz-se necessário permitir ao portador da paralisia cerebral vivenciá-los, pois seu corpo acaba por ser reprimido, a todo momento, por profissionais, pela família e pela sociedade. Na dança faz-se o caminho inverso, entra-se em contato com este corpo, instiga-se sua movimentação espontânea e criativa, na busca de melhor reconhecê-lo, pois, de acordo com Brinkman:[3]

"A pessoa que se move fica assim num âmbito de permanente renovação e se torna lúcida para perceber o que acontece com ela no nível corporal, mental e emocional. Essa profunda concentração é necessária para que o movimento emerja com força e possa suscitar a transformação interior da personalidade e sua mais profunda e harmônica manifestação."

A partir deste contato com a arte e a sua capacidade de enlear, envolver, provocar reflexão, ação, transformação, o grupo teatral Vozes da Consciência e o Grupo de Dança Crepúsculo buscaram também o questionamento do universo social ante ao preconceito e à discriminação. Para estes jovens, a arte tem sido espaço de auto-afirmação, de comunicação, de profissionalização e inserção no mundo social.

▶ DUAS HISTÓRIAS DE SUCESSO

Priscila tem diagnóstico clínico de quadriparesia espástica com atetose: usa cadeira de rodas e não apresenta uma boa coordenação motora fina para realizar atividades de vida diária e escrever. Apesar de apresentar a fala bastante comprometida, Priscila sempre se comunica, ela fala, mesmo com dificuldades, e utiliza o computador com o dedão do pé esquerdo para escrever, fazer provas, trocar *e-mails* e resolver questões da vida prática (Fig. 53.12).

Começamos a utilizar o computador quando Priscila tinha 6 anos de idade. Naquela época era um grande desafio, pois se tratava de computadores sem sofisticação nenhuma. Começamos com os computadores MSX (da Gradiente) sem *mouses*, sem programas de acessibilidade, mas começamos com determinação e acreditando que iríamos conseguir. A meta era possibilitar-lhe a comunicação tão dificultada pelas seqüelas da paralisia cerebral. E Priscila não deixou por menos.

Nestes 22 anos de vida a história de Priscila sempre foi pautada com muitas lutas para superar os seus desafios. Encontramos nessa jovem e na sua família uma determinação que a faz ir além de todas as incapacidades, buscando com determinação suas potencialidades para realizar mais e mais.

Priscila editou seu primeiro livro em 2005, com o nome de *Poemas dedicados aos amigos*. Além de desenvolver sozinha o seu *site*, Priscila utiliza programas de computação gráfica para fazer as ilustrações, seus quadros, cartões e, mesmo, ilustrações do seu livro.

Para fazer sua inscrição no vestibular, Priscila entrou no *site* da universidade sozinha, fez sua inscrição teclando com o pé, imprimiu o boleto, fez o pagamento pela internet utilizando-se de sua conta bancária e, quando sua mãe chegou do trabalho, Priscila apresentou-lhe a inscrição pronta.

Priscila hoje estuda, trabalha nos seus quadros em tinta e no computador, continua escrevendo e apresenta palestras em diversas escolas que se propõem a serem inclusivas. Sua força de vontade tem sido um dos grandes incentivadores para estimular a inclusão e demonstrar aos professores que, na paralisia cerebral, as incapacidades são mais aparentes, porém as potencialidades e possibilidades existem. Só depende da iniciativa de ir buscá-las. Seu sorriso, disponibilidade e determinação fazem toda a diferença na sua vida e na vida das pessoas que convivem com ela (Fig.53.12).

Marcela apresenta o quadro de paralisia cerebral do tipo atetóide, anda com certa dificuldade e apresenta razoável funcionalidade de membros superiores. Hoje tem 35 anos, seu filho Lucas está com 15 anos. Marcela estudou na Escola Especial Estadual João Moreira Sales até a quarta série. Casou-se aos 20 anos de idade. Relata ter casado contra a vontade da sua família, mas era o que ela queria. Sua gravidez percorreu razoavelmente tranqüila e o parto foi normal, sem anestesia, por sua opção.

Lucas nasceu bem e Marcela teve o auxílio da mãe nos cuidados do seu filho, que ficava parte do dia com sua mãe e, quando ele ia para a sua casa,

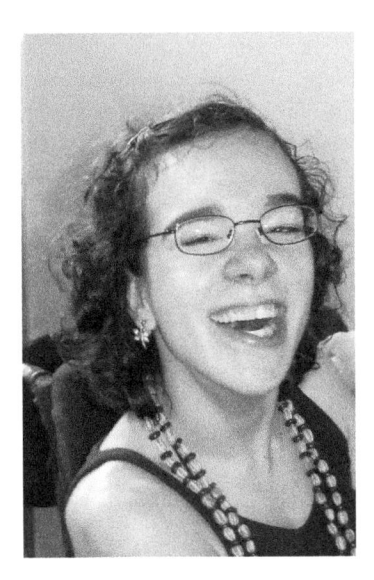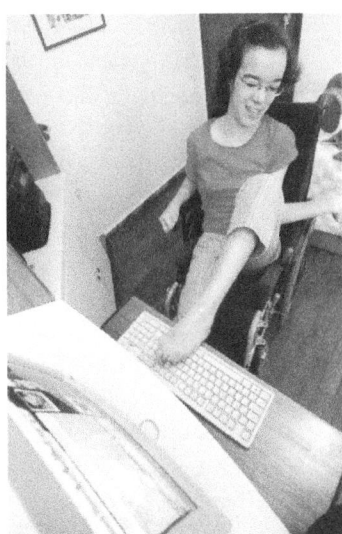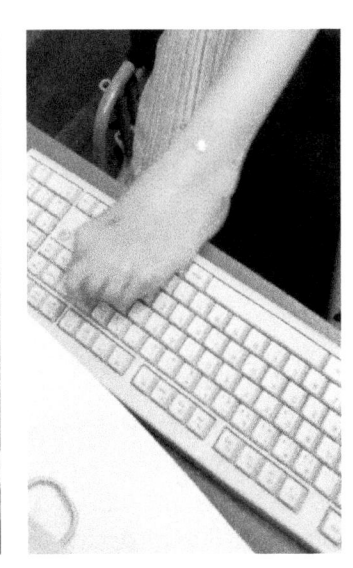

Fig. 53.12 ▶ Priscila de Toledo Fonseca. Escritora, artista plástica e estudante de *design* gráfico.

ela mesma cuidava dele. *"Eu mesma trocava a fralda. Só que não usava alfinete, para não correr o risco de machucá-lo."* Ela e a sua mãe desenvolveram uma forma de dobrar a fralda de maneira que ela passou a prescindir do uso de alfinete.

Marcela cuidava de sua casa, de seu filho e de seu marido. Viveu com seu marido por 11 anos, quando decidiu se separar e voltar para a casa dos pais. Há três anos voltou a estudar e já está na segunda série do segundo grau e seu maior sonho é fazer o curso de direito ou de contabilidade.

Marcela relata que a sua vida tem grandes desafios, mas que ela sempre tenta ir mais além. Depois que se separou já teve dois outros namorados. Atualmente namora um homem de 46 anos e ainda sonha em se casar novamente.

Seus relacionamentos afetivos sempre foram normais. Ela relata não ter dificuldades em se relacionar sexualmente e acrescenta dizendo que o sexo é muito importante para um bom relacionamento.

Marcela se emociona ao abraçar Lucas, para tirar uma foto, e começa a chorar... Diz que ele é o grande presente de sua vida. Relata também que Lucas não tem vergonha dela. Que ele sai com ela e que tem uma vida normal (Fig. 53.13A e B).

"Siga sempre em frente. Você consegue!" É a frase que Marcela diz quando lhe pergunto se deseja dar algum recado a outros jovens e crianças com paralisia cerebral. E *"nunca desista do seu filho"*, é a frase que Marcela diria a todas as mães de crianças com paralisia cerebral.

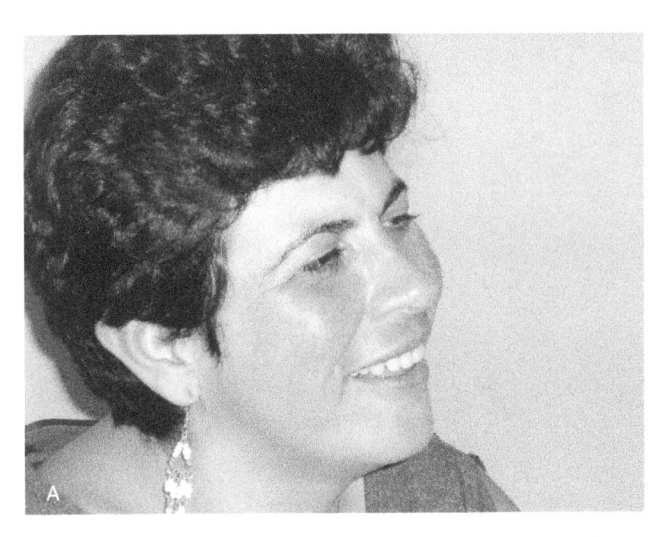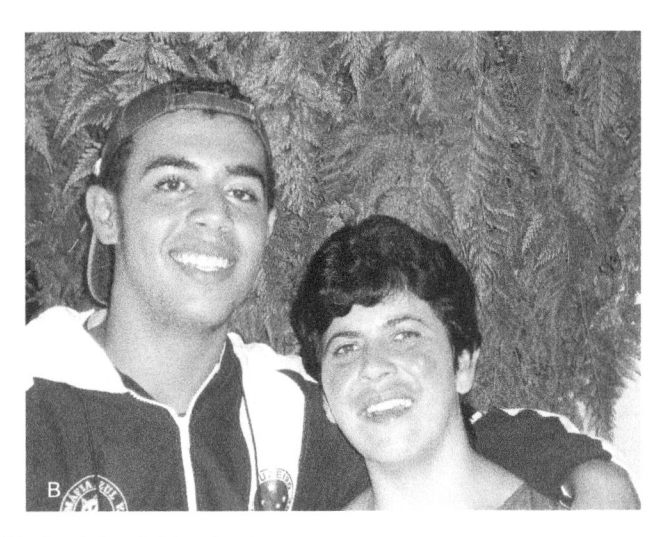

Fig. 53.13 ▶ **A.** Marcela Aparecida dos Anjos. **B.** Marcela e Lucas.

▶ CONCLUSÃO

As pessoas com PC sofreram e ainda sofrem as conseqüências de uma história pautada na rejeição e exclusão dadas às pessoas diferentes. Mas, felizmente hoje trilha-se um caminho em direção à construção de uma sociedade mais justa e igualitária. E, desta luta, fazem parte a pesquisa, a descoberta e criação dos recursos da tecnologia assistiva e, também, a inclusão, a arte, a dança, a formação e capacitação, o trabalho como forma de devolução, às pessoas com PC, da condição que lhes é negada, a de seres criativos, relacionais e expressivos.

As possibilidades, mesmo diante de incapacidades, têm sido a nossa meta junto aos nossos alunos e clientes com PC e grave acometimento motor. Podemos constatar que, depois de muitos anos de investimento e buscas juntos, eles hoje desfrutam de resultados muito positivos: vida acadêmica nas escolas comuns, vida profissional, vida afetiva e sexual e vida em família com seus filhos.

▶ REFERÊNCIAS

1. Assumpção JF e Sprovieri MH. *Introdução ao estudo da deficiência mental.* São Paulo: Memnon, 2000.
2. Brasil. Portaria nº 3.284/03 – Ensino superior. Dispõe sobre requisitos de acessibilidade de pessoas portadoras de deficiências, para instruir os processos de autorização e de reconhecimento de cursos, e de credenciamento, de instituições de ensino superior.
3. Brikman L. *A linguagem do movimento corporal.* Tradução de Beatriz A. Cannabrava. São Paulo: Summus, 1989.
4. Buscaglia L (PhD). *Os deficientes e seus pais. Um desafio ao aconselhamento.* 3ª ed. Tradução de Raquel Mendes. Rio de Janeiro/São Paulo: Record, 1997.
5. Goffman E. *Estigma: notas sobre a manipulação da identidade deteriorada.* 4ª ed. Rio de Janeiro: Zahar, 1982.
6. Guinsburg J, Coelho Netto JT, Cardoso RC (orgs.). *Semiologia do teatro.* São Paulo: Perspectiva, 1988 (Col. Debates).
7. Ribas JBC. *Viva a diferença! Convivendo com nossas restrições ou deficiências.* São Paulo: Moderna, 1995.
8. Ribas JBC. *O que são pessoas deficientes.* São Paulo: Nova Cultural/Brasiliense, 1985.
9. Satow SH. *Paralisado cerebral: Construção da identidade na exclusão.* São Paulo: Cabral Editorial, 1995.
10. Pereira ET. *A educação física como agente integrador de portadores de deficiência na escola regular,* 1996. Monografia (Especialização). Faculdade de Educação Física, Universidade Federal de Viçosa.
11. Bauby JD. *O escafandro e a borboleta.* São Paulo: Livraria Martins Fontes Editora Ltda., 1997.
12. Erickson EH. *Identidade, juventude e crise.* Rio de Janeiro, RJ: Editora Guanabara SA, 1987.
13. Sassaki R. Conceito de acessibilidade. www.escoladegente.org.br. Acesso em 31/01/2008.
13. Filme: *Gaby – Uma história verdadeira.* Direção de Luis Mandoki. EUA, 1989.
14. *Citações pessoais:* Elza Fabiana Leister, artista plástica e professora; Ludmila Melo Rosa, professora e psicopedagoga; Márcia Maria Lanza Barbosa, terapeuta ocupacional; e Salete Beatriz da Silva, terapeuta ocupacional.
15. *Fotos:* Adriana Leister, Marcos Bonfim, Sálvio Chinchilla, Nivânia Melo Reis e Grupo Crepúsculo.
16. *Site da Priscila:* www.feitocomospes.com.

Paralisia Cerebral e TDA/H

54

Walter Camargo Jr.

▶ INTRODUÇÃO

Antes de iniciarmos falando das "doenças" e transtornos médicos é importante imaginarmos como deve ser a pessoa e a vida de alguém acometido por paralisia cerebral (PC) e das pessoas que o circundam, para que nós, como médicos e terapeutas, possamos entendê-los e assim desenvolver um trabalho de melhor qualidade.

Mas, antes, o que é uma criança? Criança é um momento da vida no qual há uma dependência total dos cuidadores, usualmente pais, em que ela estará sujeita às crenças de todas as ordens, das figuras paternas e parentais. Isso quer dizer que normalmente as crianças são moldadas, até certo ponto, pelos conceitos das pessoas e de seu meio social. Isso quer dizer que a superproteção usualmente é interpretada como: eu não consigo! Não vou nem tentar! É melhor ficar dependente.

Qual o significado familiar de se ter filhos? Desejar filhos é uma autopromessa de que tudo será melhor do que foi. Ter filhos e vê-los "cumprir" essa autopromessa, que não é dele, é, talvez, o mais sublime sentimento das pessoas psiquicamente sãs.

Como é ter filhos doentes já na primeira infância? É algo como se cobrar/culpar de algo que não deu certo/de algo que não fomos suficientemente capazes de realizar, tanto pessoalmente como no duo casal. Isso gera conflitos imensos nos quais geralmente a mãe, que *funciona* diferente do pai, assu-

me algumas posturas: eu não acredito no que estão me dizendo; estão me enganando; trocaram meu filho; "comigo vai ser diferente", ele vai ser normal custe o que custar; e diversas outras posturas, mais doentias ou menos, até a que assume a realidade, cruel, de que aquela criança, seu filho, não é o filho desejado e imaginado, mas sim o filho concreto que adoeceu e precisa de sua energia para que possa atingir o melhor patamar possível de melhora. O pai, homem, sem o sentimento de "cuidar-da-cria", usualmente não suporta a situação e os abandona. Para o pai não abandonar a família e continuar a assumir as funções paternas é necessário que ele também abdique de sua autopromessa, equacione a relação amorosa com a esposa e a família e encare a realidade. Guilherme e cols.[25], numa revisão sobre o assunto, abordam de forma simples e consistente sobre conflitos familiares e maritais quando o filho é portador de TDA/H, que é um transtorno bem menos invasivo que PC. Enfim, ter um filho com doença crônica é um sofrimento que nos atinge em valores primordiais.

E, para os profissionais, como é? De modo geral, o profissional que ouve o termo PC imagina um indivíduo com gravíssimo comprometimento global, mesmo que a verdade não seja tão restrita. Como esse tema não faz parte do treinamento da formação atual do psiquiatra infantil, a idéia de uma pessoa com PC é associada à idéia de que nada resta a fazer do que a reabilitação e "algum remédio para dormir/agitação". Isso tem gerado um efeito nocivo a todos: paciente, familiares e profissionais, pois os psiquiatras da infância têm ficado ao largo do desenvolvimento científico neste tema.

Como será a vivência de um portador de PC? E de sua família? Como será sua vida afetiva, encontros, namoros, sexo, trabalho e vida conjugal? Se estivermos fixados ao conceito de que PC é igual a um indivíduo que é completamente dependente, "cadeirante", cuja capacidade verbal ou não existe ou é extremamente pobre, portador de retardo mental e epilepsia, não haverá resposta. Mas se pensarmos que esse indivíduo pode apresentar um quadro menos grave, então há razão para pensar todas essas questões, e outras, para que essas possibilidades possam fazer parte de um futuro possível!

Alguns artigos tratam dessas questões. Aran e cols.[4] pesquisaram nas famílias com portadores de PC entre 6 e 18 anos e concluiu que o estilo de vida das famílias influenciou o desenvolvimento dessa pessoas em grau maior que a severidade da doença em si. Blancahrd, Gurka e Blackman,[8] no National Survey sobre crianças e suas famílias nos EUA em 2003, encontraram que os pais estavam mais preocupados com questões emocionais que de *performance* escolar e que as crianças com transtornos de desenvolvimento apresentaram mais baixa-estima, depressão e ansiedade, e que suas famílias (como as que tinham doenças crônicas) tinham mais dificuldade de lidar com elas e menos empregos.

Shields e cols.,[37] em revisão de artigos publicados sobre auto-imagem, encontraram que as meninas apresentam maior baixa-estima que os meninos e que por isso são grupo de maior risco que exige maiores esforços terapêuticos.

Nadeau e Tessier[32] concluíram que mais gravemente as meninas eram percebidas como diferentes pelos colegas de escola, com menos relacionamento social, eram mais isoladas e mais vitimizadas.

Dickinson e cols.[16] em estudo de 818 crianças entre 8 e 12 anos, em seis países da Europa, apresentaram que os portadores de quadros mais graves (39%) tiveram suas questões respondidas por terceiros e a queixa mais freqüente foi dor crônica. Os outros relataram que a limitação de mobilidade diminuia muito a sensação de bem-estar e que a dificuldade na fala prejudicava o relacionamento com as pessoas.

Voorman e cols.,[42] avaliando as atividades da população entre 9 e 13 anos, encontraram que a mobilidade prejudicava a vida doméstica e os autocuidados, e que a epilepsia e os atrasos cognitivos eram os maiores perturbadores da vida social e de comunicação.

Murphy[31] reforça a necessidade de a população portadora de necessidades especiais ser orientada no quesito sexualidade, já que está mais exposta a risco.

Wiegerink e cols.[44] fizeram uma metanálise de artigos publicados entre 1990 e 2003, todos só com adolescentes e adultos com inteligência normal, encontrando que diversos fatores interferem nas relações sociais e sexuais satisfatórias dessa população, mas que seu sucesso dependia de questões pessoais de auto-estima (social e sexual), que lhes eram transmitidos pela família e reforçados pelo sucesso dos relacionamentos conseguidos.

Cho e cols.,[15] em trabalho com adultos institucionalizados ou não, concluíram que as mulheres casadas apresentavam menor nível de satisfação sexual, independente do tipo de paralisia cerebral, mas que a população de risco para as disfunções psicossexuais eram os indivíduos institucionalizados.

No quesito vida social, Michelsen e cols.[29] estudaram 416 pessoas na Dinamarca, todos nascidos entre 1965 e 1970, e não encontraram evidências de melhora no padrão de integração social. Entre eles, 54% não tinham empregos formais, não viviam com companheiras/os e não tinham filhos, comparados com 4% da amostra controle. Já Murphy e cols.,[30] em estudo com 101 pessoas entre 27 e 74 anos que viviam independentemente, encontraram: 53% tinham empregos formais que dependiam de condições adaptadas mais às limitações cognitivas que às físicas e de comunicação; mais de 80% desejavam que seus médicos entendessem mais sobre PC; 90% desejavam mais informação sobre sexualidade; e 84% relatavam que tinham sido superprotegidos pelos pais quando crianças.

Agora, após a leitura do texto, será possível imaginar qual o impacto do TDA/H na vida de uma criança.

▶ TRANSTORNO DO DÉFICIT DE ATENÇÃO/HIPERATIVIDADE

O transtorno do déficit de atenção/hiperatividade[27] é um transtorno de origem biológica que tem início até os 7 anos, evolução crônica (duração mínima de 6 meses), acomete mais meninos do que meninas, mas pode ter remissão e os prejuízos precisam estar presente nos vários cenários do cotidiano – isso significa que comportamentos de hiperatividade e/ou desatenção encontrados somente na escola, em casa, no clube, na casa de familiares desqualificam o diagnóstico. Da mesma forma, comportamentos de curta duração (semanas) também o colocam sob suspeição.

Pode ter natureza genética[6,13,20] ou ambiental,[34] sendo acompanhado de várias morbidades psiquiátricas correlatas.[36] Seu tratamento é hoje fundamentado na farmacologia e em modificações do comportamento do paciente, dos seus familiares e dos profissionais da escola, por meio da técnica cognitivocomportamental.

O quadro clínico varia num espectro de hiperatividade à desatenção, sendo o tipo misto o mais comum (50%), seguidos pelo tipo desatento (20% a 30%) e o hiperativo (menos que 15%).[3]

Polanczyk e Rohde,[35] em trabalho de metanálise, encontraram prevalência, na população, de 5,29% em crianças e 4,4% em adultos. Isso mostra que aproximadamente 20% curam.

O quadro clínico

Os sintomas básicos são descritos pelo DSM-IV,[27] mas é preciso entender que esse padrão de comportamento só se dá diante de tarefas que exigem esforços extras, que as outras crianças conseguem; por isso a pergunta dos pais: Quando é para jogar videogame, ele/ela dá conta, por que para isso não consegue? Importante saber que atrás dessa pergunta está uma questão moral, que devemos transformá-la numa questão técnica, caso o diagnóstico esteja correto.

Importante também acessar o imaginário dos pais sobre o que esse TDA/H significa de rompimento da fantasia do "filho-ideal". Outra dificuldade é a aceitação de mais medicações. Algumas das perguntas são sempre feitas, ou sugeridas: Vai ficar, mais, "agitado" ou desatento ao tomar o remédio? É um calmante – ela vai ficar sonolenta? O remédio vicia? A pessoa vai ficar dependente do remédio?

É fundamental que os profissionais saibam: uma pessoa pode ter mais de um diagnóstico – PC + TDA/H; o objetivo final do tratamento é a melho-

ria na qualidade de vida da pessoa e sua família, o que significa também tratar o TDA/H. Estudar é imprescindível. Não sabemos o futuro, portanto não se deve ficar *prevendo* o futuro dos pacientes, pois certamente produziremos, ao menos, conflitos desnecessários à sua família.

▶ TIPO HIPERATIVO/IMPULSIVO

É tecnicamente definido, pelo DSM-IV, pela presença de seis das seguintes características: inquietação – mexendo as mãos e os pés ou se remexendo na cadeira; dificuldade em permanecer sentado; corre sem destino ou sobe nas coisas excessivamente; age como se fosse movida a motor; dificuldade de esperar sua vez em filas, jogos ou outras atividades; dificuldade em engajar-se em atividades silenciosamente; fala excessivamente; responde a perguntas antes de elas serem formuladas; interrompe os outros e se intromete na conversa dos outros. Quanto menor a idade, maior a relevância da inquietação motora e a impulsividade.

É a forma mais fácil e precocemente percebida por todos, mais comum em homens e mais associada a comportamentos disruptivos (agressividade, impulsividade, outros distúrbios de comportamento e conduta).

A impulsividade, sempre presente, prejudica muito o convívio social, com atitudes como não conseguir brincar sem brigar; expor-se a riscos, com maior freqüência de acidentes; ter dificuldade de esperar sua vez nas atividades; dificuldade em expor seu ponto de vista sem explodir de raiva; entre outros exemplos.

A fala é rápida, abrupta e impulsiva, sendo, às vezes, de difícil entendimento. Na maioria das vezes o pensamento é simples, pouco organizado, e a resposta "não sei" é a mais freqüente delas, mesmo a perguntas simples. Isso ocorre mais pela impulsividade que propriamente pelo desconhecimento de uma resposta, exigindo que o interlocutor dê o comando básico: "Pare. Pense. Agora responda", repetindo-se a pergunta. Em geral, a criança responde adequadamente. O exame dos cadernos nos fornece inúmeras informações: coordenação motora, o desempenho da escrita, a espacialidade (prejudicada com uso de cadernos sem pautas), letras espelhadas, troca e omissão de letras, palavras e frases incompletas, compreensão de textos e enunciados etc.

Também faz parte do exame o grau de internalização e automatização do conceito de direito/esquerdo, de conceitos básicos (em cima, em baixo, do lado), do estágio do pensamento (sincrético, mágico, racional), compreensão abstrata, qualidade da percepção auditiva e se há presença de outros transtornos psiquiátricos. O exame semiológico fundamentado na psicopatologia é necessário para a avaliação clínica.

O modelo clínico do diagnóstico é complementado por escalas: a Snap-IV,[28] a ADHD Rating Scale IV,[18] a Behavior Development Rating Scale,[6] a Escala para Adultos,[6] além de teste neuropsicológicos.

▶ TIPO DESATENTO

Deve apresentar, pelo menos, seis das seguintes características, segundo o DSM-IV: Não enxerga detalhes ou erra por falta de cuidado; dificuldade em manter a atenção; parece não ouvir, quando se chama pelo nome; dificuldade em seguir instruções; dificuldade na organização; evita, reluta e não gosta de tarefas que exijam um esforço mental prolongado; freqüentemente perde os objetos necessários para uma atividade; distrai-se com facilidade; esquecimento de atividades diárias. Quanto menor a idade, mais difícil se torna a identificação da forma desatenta.

Mais comum em mulheres, diagnóstico mais tardio, maior prejuízo pedagógico e em alta freqüência associado a transtornos de ansiedade. O termo desatenção, geralmente, só surge a partir dos profissionais da escola. Em seu lugar são usuais os conceitos "É necessário estar atento aos termos esquecido, distraído, *avoado*, imaginativo, preguiçoso, relaxado, e sem persistência", para se pesquisar sobre TDA/H. Imagine, leitor, que isso não é muito fácil quando se está examinando uma pessoa com PC.

Durante o exame clínico fica evidente a desatenção da pessoa quando o entrevistador está perguntando algo a ela e durante a pergunta a pessoa desvia o olhar, deixando de prestar a atenção na pergunta. Freqüentemente tem que falar com a pessoa: "Olhe para mim", e continuar a pergunta. Um tempo de latência entre pergunta e resposta também é encontrado, quando ele/a pergunta: "O quê?!".

TIPO COMBINADO

É quando a pessoa apresenta características dos dois conjuntos de critérios do tipo desatento e hiperativo/impulsivo.

História Pregressa

Já em 1956, Pasamanick e cols.[34] relacionavam fatores pré, peri e pós-natais ao TDA/H. Num interessante artigo,[39] os autores analisaram crianças (sem familiares afetados) só com TDA/H e com TDA/H associado a comorbidades. Eles encontraram maior incidência de baixo peso e doenças no período perinatal nesses dois grupos. Uso de álcool ou tabaco durante a gravidez, complicações durante a gravidez, sofrimento fetal e meningites[45] também reproduzem quadro clínico de TDA/H.

LaJoie[26] lembra a importância da ação das drogas antiepiléticas no comportamento e cognição, em que o fenobarbital causa hiperatividade; a gabapentina, o valproato e o clonazepan podem causar desatenção, prejuízos cognitivos e lentidão motora; que a carbamazepina não diminuiu a capacidade atencional e que alguns desses efeitos colaterais podem ser superados com sua retirada e/ou após tempo de uso.

Histórico Pessoal

A prevalência de TDA/H no grupo familiar pode ser até cinco vezes maior.[7,14] Estudo[21] reporta concordância de 79% com gêmeos idênticos e de 32% em dizigóticos. Assim sendo, um portador de PC pode apresentar TDA/H pelo viés hereditário de algum dos pais.

Histórico social

Uma realidade usual na clínica é a presença de pais também portadores de TDA/H, o que causa uma piora da qualidade da dinâmica familiar. Partindo-se do princípio de que é a qualidade da estrutura psíquica materna que responde pela organização ambiental e psíquica da criança, é possível antever o desfavorecimento quando a mãe também é portadora de TDA/H em grau de severidade significativa. O transtorno no pai parece ser menos prejudicial. Outra situação que também complica muito o cotidiano familiar é a presença de dois ou mais filhos portadores de TDA/H.

COMORBIDADES COMUNS

Processos infecciosos do SNC e epilepsia.

Encontra-se na clínica significativa prevalência de TDA/H como seqüela dos processos infecciosos do SNC;[43,45] e um prognóstico comum da meningite tuberculosa é o TDA/H.

A incidência de PC e epilepsia é de aproximadamente 1/3 dos casos[38]. Do mesmo modo, TDA/H em crianças com epilepsia é em torno de 20 a 30%, comparando com os 5% da população infantil geral[19]. Segundo Singhi e cols.,[38] a prevalência de epilepsia foi de 35,2% (num universo pesquisado de 452), enquanto Panteliadis e cols.[33] referem maior incidência de epilepsia em pacientes com hemiplegia de acordo com a gravidade do quadro – 19,4% para os casos leves e 47,5% para os moderados e graves. Bruck e cols.[10] relatam que os resultados são díspares no que concerne à prevalência da epilepsia no quadro-base PC, encontrando índice de 62%, sendo que os acometidos com as formas hemiplégica (70,6%) e quadriplégica (66,1%) de PC tiveram a maior incidência.

Tratamento

O eixo terapêutico psiquiátrico é a psicofarmacologia,[11,12] e a lógica para qualquer tratamento deve ser a da melhor relação benefício/custo, independente do publicado!

Amplamente sabido, hoje, que os medicamentos de 1ª escolha para o TDA/H são os psicoestimulantes, sendo a Ritalina® (metilfenidato – MFD) o único comercializado no Brasil. Aqui temos disponível, na formulação de curta ação, a Ritalina®,[12] e de ação prolongada (Ritalina LA® e Concerta®). Importante deixar claro que o composto químico (MFD) é o mesmo. A Ritalina 10mg possui meia-vida muito curta – 2,5 a 3,5h. Com a produção de mecanismos de liberação mais prolongados temos o Concerta® 36mg, que equivale a 3 a 4 tomadas de 10mg de Ritalina® ao dia, e suas frações de 18 e de 54mg, enquanto a Ritalina LA® existe na formulação de 20mg, 30mg e 40mg, equivalendo a duas tomadas de 10mg, 15mg e 20mg, respectivamente. A engenharia de cada produto é diferente, sendo que o Concerta® usa o mecanismo Oros e a Ritalina LA® o Sodas. As apresentações de liberação prolongada não podem ser partidas/amassadas.[12]

A indicação das apresentações de liberação prolongada é quando a de ação curta deu boa resposta, mas há necessidade de ação por mais tempo como as 4 ou 8h do período de aula. Como geralmente a criança não lembra de tomar o remédio, um recurso que pode gerar constrangimento é alguém da escola dar o remédio para a criança. Quando essa criança não tem assessoria de adultos, o indicado é o uso do de ação mais prolongada.

Começar sempre com a formulação de curta ação (10mg/compr.) pela manhã. Algumas pessoas apresentam intensa excitação, até com vivências psicóticas, que usualmente cedem espontaneamente após algumas horas da ação. Outra cautela é seu início em doses, às vezes sabidamente subterapêuticas com objetivo de titulação, sempre às segundas-feiras, para que no caso de presença de efeito colateral grave seja mais fácil o contato com o médico assistente.

O efeito rebote é o retorno dos sintomas disruptivos (hiperatividade/agressividade/etc.) de forma mais intensa do que os previamente existentes e relatados após período de melhora clínica.

Um efeito colateral importante para as famílias é a diminuição do apetite, que nas apresentações de longa ação é mais duradoura. As pessoas que também são ansiosas apresentam maior índice de efeitos colaterais na forma de sintomas somáticos, mal-estar geral, irritabilidade, inquietação etc.

No quesito interação medicamentosa – MFD e drogas antiepilépticas (DAE), a única alteração descrita foi com associação de valproato de sódio por Gara e Roberts,[19] que publicaram relato de dois casos já em uso de valproato que na primeira dose de MFD desenvolveram quadro súbito e grave de discinesia e bruxismo. Na prática do autor isso não é comum. Sabe-se, porém, que as duas drogas agem no sistema dopaminérgico, levando a altos níveis de dopamina, que justificam o quadro apresentado.

Gucuyener e cols.,[24] Dunn e Kronenberger[17], Tan e Appleton[41] e Aldenkamp e cols.[1] publicaram recentes revisões do tema desmistificando a prescrição de MFD em pacientes epiléticos estáveis.

O uso de MFD para portadores de QI inferior a 45 (equivalente ao retardo mental moderado: 35 a 49, e os mais graves) é positivo em vários casos, mas nem sempre.[12]

▶ TDA/H EM PORTADORES DE PARALISIA CEREBRAL

É interessante notar que essa associação mórbida é nova na realidade dos médicos em geral, razão pela qual há poucos artigos publicados. Gross-Tsur e cols.[23] relatam presença e melhora clínica do TDA/H com uso de psicoestimulante num trabalho de duplo-cego com 29 pacientes (8,0 +/– 4,0 anos) por quatro semanas, sendo que 12 continuaram a fazer uso da medicação por tempo médio de um ano. Boogerd e Beijnen[9] relatam caso clínico de paciente que havia usado vários medicamentos, incluso a toxina botulínica, para distonia incapacitante, obtendo melhoras com uso de psicoestimulante.

Goodman R[22] publicou interessante trabalho em 328 crianças com hemiplegia em que a presença de hiperatividade no período da pré-escola e escolar era preditivo de outros transtornos psiquiátricos, ao contrário de sintomas do universo "emocional", neurológico e familial. Conclui que todos os portadores de hemiplegia devem merecer maior preocupação na detecção de transtornos psiquiátricos para uma precoce terapêutica.

Symons e cols.[40], avaliando crianças com PC em sala de aula, concluíram que doses menores (0,5mg/kg/dose) diminuíram as estereotipias e houve melhora do comportamento. Aman, Binger e Turgay[2] estudaram a resposta de crianças com Retardo Mental e hiperatividade, além de várias comorbidades psiquiátricas, ao uso de risperidona, placebo e risperidona + MFD e placebo + MFD. Encontraram que risperidona + MFD eram estatisticamente melhor para a hiperatividade, mas a risperidona havia promovido bons resultados.

Os antidepressivos tricíclicos (ADT)[11,12] são considerados como medicações de 2ª linha e devem ser usados com cautela devido aos efeitos arrítmicos. A imipramina é indicada quando não houve melhora com o MFD, ou houve piora do quadro; quando o paciente tem enurese noturna e quando há ansiedade como comorbidade. Pode ser associada ao MFD.

A bupropiona[12] possui propriedades dopaminérgicas e noradrenérgicas não muito intensas. Após ingestão oral, apresenta pico de concentração sanguínea após duas horas. A dose deve ser titulada, sendo usual que em crianças variem de 37,5 a 300mg/dia, distribuídas em duas ou três tomadas, sendo a preparação SR especialmente destinada ao uso duas vezes ao dia. Cautela na ultrapassagem de 450mg/dia devido ao risco de convulsões. Em geral não apresenta efeitos sobre a condução cardíaca observada com os ADT. Os efeitos colaterais mais comuns são: irritabilidade, diminuição do apetite, insônia, agravamento de tiques, e convulsões.

A atomoxetina[12] é uma droga aprovada pelo FDA para tratamento do TDA/H, é altamente seletiva para inibição da recapatação da nor-adrenalina, rapidamente absorvida, metabolizada pelo citocromo P450 2D6 e com vida média de cinco horas. Não está disponível comercialmente no Brasil.

A clonidina[11,12] é outra droga para hiperatividade. Possui custo muito acessível, é potente e pode ser utilizada em associação com o metilfenidato e/ou DAE. No mercado brasileiro a apresentação existente é de curta ação (4 a 6h) e age como agonista parcial inverso alfaadrenérgico. A dosagem preconizada é de 0,03mg/kg/dia a 0,05mg/kg/dia, sendo encontrada em apresentações a partir de 0,1mg. Como é uma medicação cuja indicação comercial (bula) é para hipertensão, é fundamental que os profissionais expliquem aos familiares a razão da prescrição. Na prática é raro o evento de hipotensão, na opinião do autor. Outra questão que não pode ser relegada é o acompanhamento das funções cardiológicas naqueles que a usam, pois uma das contra-indicações absolutas são as arritmias e intervalos QT altos. Também tem indicação para tiques.

Os neurolépticos (tioridazina, haloperidol, clorpromazina e propericiazina)[11,12] possuem ação de diminuir a atividade motora, mas sabidamente não melhoram a atenção e apresentam riscos de discinesia tardia e impregnação maligna, mas há situações em que necessitam ser utilizados, seja como último recurso ou nos portadores de desenvolvimento mental menor de 4 anos. Os similares mais recentes, denominados antipsicóticos atípicos, como risperidona e olanzapina, têm sido utilizados em casos de acentuada agitação e agressividade, podendo também ser associados ao MFD/clonidina.

▶ REFERÊNCIAS

1. Aldenkamp AP, Arzimanoglou A, Reijs R, Van Mil S. Optimizing therapy of seizures in children and adolescents with ADHD. *Neurology* 2006 Dec 26; 67(12 Suppl 4): S49-51.

2. Aman MG, Binder C, Turgay A. Risperidone effects in the presence/absence of psychostimulant medicine in children with ADHD, other disruptive behavior disorders, and subaverage IQ. *J Child Adolesc Psychopharmacol* 2004; *14*(2): 243-54.

3. Andrade ER. Quadro Clínico do TDA/H. In: Rohde LA *et al*. *Princípios e Práticas em TDA/H*. Porto Alegre: Artmed, 2003: 75-83.

4. Aran A, Shalev RS, Biran G, Gross-Tsur V. Parenting style impacts on quality of life in children with cerebral palsy. *J Pediatr* 2007 Jul; *151*(1): 56-60.

5. Baptista-Neto L, Dodds A, Rao S, Whitney J, Torres A, Gonzalez-Heydrich J. An expert opinion on methylphenidate treatment for attention deficit hyperactivity disorder in pediatric patients with epilepsy. *Expert Opin Investig Drugs* 2008 Jan; *17*(1): 77-84.

6. Barkley RA & Murphy KR. *A Clinical Workbook. Attention-Deficit Hyperactivity Disorder*. Second edition. New York: The Guilford Press, 1998.

7. Biederman J *et al*. Family-genetic and psychosocial risk factors in DSM-III attention deficit disorder. *J Am Academy Child Adolesc Psychiatry* 1990, *29*: 526-33.

8. Blanchard LT, Gurka MJ, Blackman JA. Emotional, developmental, and behavioral health of American children and their families: a report from the 2003 National Survey of Children's Health. *Pediatrics* 2006 Jun; *117*(6): 1202-12.

9. Boogerd W & Beijnen JH. Methylphenidate for Cerebral Palsy with Choreoathetosis. *Annales of Internal Medicine* 2000; *132*(6): 510.

10. Bruck I, Antoniuk SA, Spessatto A, Bem RS, Hausberger R, Pacheco CG. Epilepsy in children with cerebral palsy. *Arq Neuropsiquatr* 2001 Mar; *59*(1): 35-9.

11. Camargos Jr W & Cabral SB. Psicofarmacoterapia do TDA/H. *Rev Psiq & Psicanálise de Crianças e Adol* 2003; *4*(10): 20-8.

12. Camargos Jr W. Psicofarmacoterapia. In: Camargos Jr W & Hounie AG. *Manual clínico do transtorno de déficit de atenção/hiperatividade*. Belo Horizonte: Editora Info, 2005: 1.074-143.

13. Cantwell DP & Baker L. Association between attention deficit-hyperactivy disorder and learning disorders. *J of Learning Disabilities* 1991; *24*: 88-95.

14. Cantwell DP. Attention Deficit Disorder: A Review of the Past 10 Years. *J Am Academy Child Adolesc Psychiatry* 1996; *35*(8): 978-87.

15. Cho SR, Park ES, Park CI, Na SI. Characteristics of psychosexual functioning in adults with cerebral palsy. *Clin Rehabil* 2004 Jun; *18*(4): 423-9.

16. Dickinson HO, Parkinson KN, Ravens-Sieberer U, Schirripa G, Thyen U, Arnaud C, Beckung E, Fauconnier J, McManus V, Michelsen SI, Parkes J, Colver AF. Self-reported quality of life of 8-12-year-old children with cerebral palsy: a cross-sectional European study. *Lancet* 2007 Jun 30; *369*(9580): 2171-8.

17. Dunn DW, Kronenberger WG. Childhood epilepsy, attention problems, and ADHD: review and practical considerations. *Semin Pediatr Neurol* 2005 Dec; *12*(4): 222-8.

18. DuPaul GJ *et al*. *ADHD Rating Scale-IV. Checklists, Norms and Clinical Interpretation*. New York: The Guilford Press, 1998.

19. Gara L, Roberts W. Adverse response to methylphenidate in combination with valproic acid. *J Child Adolesc Psychopharmacol* 2000 Spring; *10*(1): 39-43.

20. Geller B, Fox L, Clark KA. Rate and predictors of prepubertal bipolarity during follow-up of 6 to 12-year-old depressed children. *J Am Academy Child Adolesc Psychiatry* 1994; *33*: 461-8.

21. Gillis JJ *et al*. Attention deficit disorder in reading-disabled twins: Evidence for a genetic etiology. *J of Abnormal Child Psychol* 1992; *20*: 303-15.

22. Goodman R. The longitudinal stability of psychiatric problems in children with hemiplegia. *J Child Psychol Psychiatry* 1998 Mar; *39*(3): 347-54.

23. Gross-Tsur V, Shalev RS, Badihi N, Manor O. Efficacy of methylphenidate in patients with cerebral palsy and attention-deficit hyperactivity disorder (ADHD). *J Child Neurol* 2002 Dec; *17*(12): 863-6.

24. Gucuyener K, Erdemoglu AK, Senol S, Serdaroglu A, Soysal S, Kockar AI. Use of methylphenidate for attention-deficit hyperactivity disorder in patients with epilepsy or electroencephalographic abnormalities. *J Child Neurol* 2003 Feb; *18*(2): 109-12. *Links*.

25. Guilherme PR *et al*. Conflitos conjugais e familiares e presença de TDAH na prole: revisão sistemática. *J Brás Psiq* 2007; *56*(3): 201-7.

26. LaJoie J, Miles DK. Treatment of attention-deficit disorder, cerebral palsy, and mental retardation in epilepsy. *Epilepsy Behav* 2002 Oct; *3*(5S): 42-8.

27. *Manual de diagnóstico e estatística de distúrbios mentais (DSM IV)*. Porto Alegre: Artes Médicas, 1996.

28. Mattos P *et al*. Apresentação de uma versão em português para uso no Brasil do instrumento MTA-SNAP-IV de avaliação de sintomas de transtorno do déficit de atenção/hiperatividade e sintomas de transtorno desafiador e de oposição. *Rev Psiquiatr* (Rio Grande Sul) 2006; *28*(3): 276-88.

29. Michelsen SI, Uldall P, Hansen T, Madsen M. Social integration of adults with cerebral palsy. *Dev Med Child Neurol* 2006 Aug; *48*(8): 643-9.

30. Murphy KP, Molnar GE, Lankasky K. Employment and social issues in adults with cerebral palsy. *Arch Phys Med Rehabil* 2000 Jun; *81*(6): 807-11.

31. Murphy N. Sexuality in children and adolescents with disabilities. *Dev Med Child Neurol* 2005 Sep; *47*(9): 640-4.

32. Nadeau L, Tessier R. Social adjustment of children with cerebral palsy in mainstream classes: peer perception. *Dev Med Child Neurol* 2006; *48*(5): 331-6.

33. Panteliadis C, Jacobi G, Covanis A, Tzitiridou M, Kotzaeridou U, Arsos G, Kardaras P. Epilepsy in children with congenital hemiplegia: correlation between clinical, EEG and neuroimaging findings. *Epileptic Disord* 2002 Dec; *4*(4): 251-5.

34. Pasamanick B, Rogers ME, Litienfeld AM. Pregnancy experience and the development of behavior in children. *Am J Psychiatry* 1956; *112*: 613-8.

35. Polanczyk G, Rohde LA. Hospital de Clínicas de Porto Alegre, Federal University of Rio Grande do Sul, Brazil. Epidemiology of attention-deficit/hyperactivity disorder across the lifespan. *Curr Opin Psychiatry* 2007 Jul; *20*(4): 386-92.

36. Pliszka SR, Carlson CL, Swanson JM. *ADHD with Comorbid Disorders. Clinical Assessment and Management.* New York: The Guilford Press, 1999.

37. Shields N, Murdoch A, Loy Y, Dodd KJ, Taylor NF. A systematic review of the self-concept of children with cerebral palsy compared with children without disability. *Dev Med Child Neurol* 2006 Feb; *48*(2): 151-7.

38. Singhi P, Jagirdar S, Khandelwal N, Malhi P. Epilepsy in children with cerebral palsy. *J Child Neurol* 2003 Mar; *18*(3): 174-9.

39. Sprich-Buckminster S *et al*. Are Perinatal Complications Relevant to the Manifestation of ADD? Issues of Comorbidity and Familiality. *J Am Acad Child Adolesc Psychiatry* 1993; *32*(5): 1032-7.

40. Symons FJ, Tervo RC, Kim O, Hoch J. The effects of methylphenidate on the classroom behavior of elementary school-age children with cerebral palsy: a preliminary observational analysis. *J Child Neurol* 2007 Jan; *22*(1): 89-94.

41. Tan M, Appleton R. Attention deficit and hyperactivity disorder, methylphenidate, and epilepsy. *Arch Dis Child* 2005 Jan; *90*(1): 57-9.

42. Voorman JM, Dallmeijer AJ, Schuengel C, Knol DL, Lankhorst GJ, Becher JG. Activities and participation of 9-to 13-year-old children with cerebral palsy. *Clin Rehabil* 2006 Nov; *20*(11): 937-48.

43. Wait JW, Stanton L, Schoeman JF. Tuberculosis meningitis and attention deficit hyperactivity disorder in children. *J Trop Pediatr* 2002; *48*(5): 294-9.

44. Wiegerink DJ, Roebroeck ME, Donkervoort M, Stam HJ, Cohen-Kettenis PT. Social and sexual relationships of adolescents and young adults with cerebral palsy: a review. *Clin Rehabil* 2006 Dec; *20*(12): 1023-31.

45. Xavier CC & Gauzzi LDV. Transtornos neurológicos da infância e TDA/H. *In*: Camargos Jr W & Hounie AG. *Manual clínico do transtorno de déficit de atenção/hiperatividade.* Belo Horizonte: Editora Info, 2005: 799-816.

Índice Remissivo